PACIFIC'S

HUMAN PHYSIOLOGY

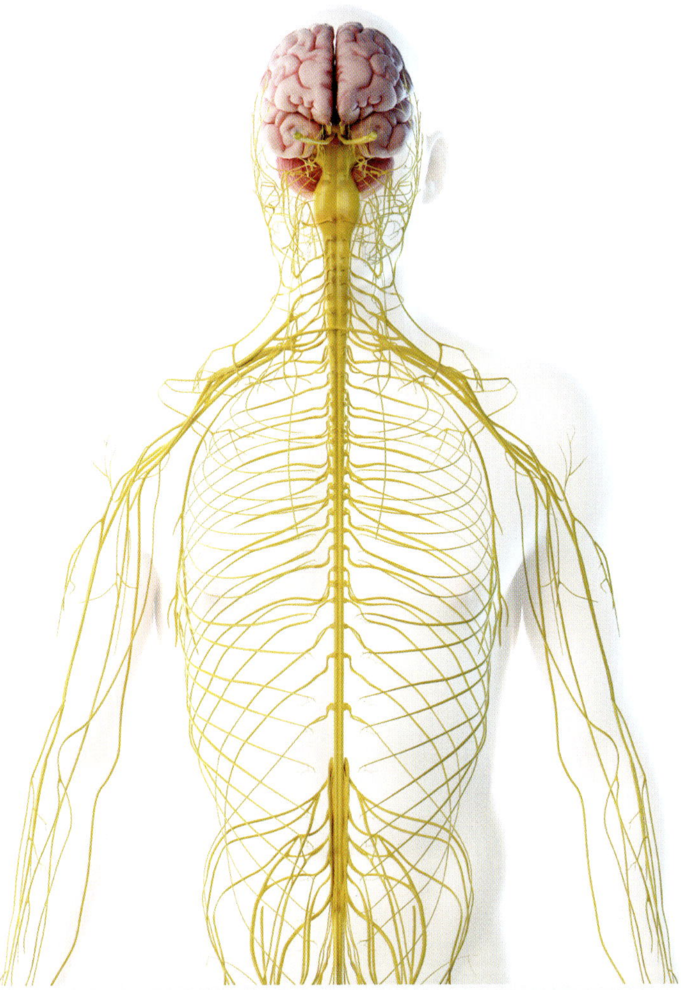

Pacific Books

집 ◦ 필 ◦ 진

- 우희영(삼육보건대학교 간호학과)
- 강은희(경남정보대학교 간호학과)
- 권유정(동의과학대학교 물리치료학과)
- 김경완(청암대학교 응급구조학과)
- 김기도(한국국제대학교 물리치료학과)
- 김기종(우송대학교 작업치료학과)
- 김여진(원광보건대학교 간호학과)
- 김은우(서영대학교 치위생학과)
- 김은정(동신대학교 물리치료학과)
- 김재경(단국대학교 임상병리학과)
- 김정선(강동대학교 물리치료학과)
- 김주행(극동대학교 간호학과)
- 류전남(여주대학교 물리치료학과)
- 박경희(수원대학교 간호학과)
- 박근실(신성대학교 물리치료학과)
- 박민희(동서대학교 간호학과)
- 박종항(광양보건대학교 물리치료학과)
- 박희수(경동대학교 작업치료학과)
- 방미란(경동대학교 간호학과)
- 서연희(여주대학교 간호학과)
- 서태화(광주여자대학교 물리치료학과)
- 우진주(충청대학교 간호학과)
- 윤영숙(동주대학교 간호학과)
- 윤중수(경동대학교 임상병리학과)
- 이명렬(경동대학교 응급구조학과)
- 이시경(경동대학교 보건관리학과)
- 이재민(광주보건대학교 응급구조학과)
- 이중철(동신대학교 운동처방학과)
- 이태훈(남서울대학교 응급구조학과)
- 이호승(충북보건과학대학교 작업치료학과)
- 임종민(여주대학교 건강재활학과)
- 정다은(가야대학교 물리치료학과)
- 정석률(남서울대학교 임상병리학과)
- 정효주(동신대학교 간호학과)
- 최성남(두원공과대학교 간호학과)
- 최은희(세한대학교 작업치료학과)
- 하승한(충북보건과학대학교 간호학과)
- 한승태(호원대학교 응급구조학과)
- 황기철(백석대학교 작업치료학과)

(가나다 순)

I/N/T/R/O/D/U/C/T/I/O/N

머리말

생리학은 생명 현상은 신체가 세포로부터 조직, 조직으로부터 기관, 기관으로부터 기관계통에 걸쳐 어떻게 작용하는지 그리고 생물체가 생명을 유지하기 위해 하는 필수적인 활동을 연구하는 학문입니다. 하나의 생명현상이 일어나는 과정은 매우 많은 요인들이 상호작용하고 있어 처음 배우는 학생들에게 인체의 신비에 대한 호기심을 갖게 하고 친근하게 접근하도록 저술하고자 노력하였습니다.

생리학을 배우는 학생들(의학, 간호학, 보건계열, 식품계열)이 인체에서 일어나는 생리현상을 좀 더 알차고, 재미있게 배울 수 있는 폭넓은 교재 그리고 학문의 발전에 맞추어 새로운 지식을 확장하는데 도움이 되는 교재의 필요성을 느껴왔습니다. 그래서 그간의 교육경험을 바탕으로 한 최신 정보와 내용들을 참고하여 조금 더 쉽게 다가갈 수 있는 인체생리학을 출간하게 되었습니다.

이 책은 생리기전에 대한 본문의 내용과 그림 및 도표의 이해도를 높이기 위해 노력하였으며, 마치는 장마다 요약을 통해 학습의 맥을 잡아가는데 도움이 되도록 하였습니다. 처음 생리학을 접하는 학생뿐만 아니라 생리현상을 조금 더 깊이 공부하고자 하는 학생들에게 도움이 되고자 하였습니다.

사용하는 용어는 해부학용어 여섯째 판(대한해부학회, 2014), 의학용어집 제5판(대한의사협회, 2009)을 기준으로 하였습니다.

마지막으로 이 책을 통해 생리학을 공부하는 학생 여러분들에게 밝은 앞날이 있기를 바라고 이 책이 나올 수 있게 물심양면으로 도움을 주신 퍼시픽북스의 임직원 여러분께 감사의 말씀을 올리며 머리말을 이만 줄이도록 하겠습니다.

2020년 7월

저자일동

C.O.N.T.E.N.T.S

C.O.N.T.E.N.T.S

C.O.N.T.E.N.T.S

C.O.N.T.E.N.T.S

C.O.N.T.E.N.T.S

01

C·H·A·P·T·E·R

생리학 서론

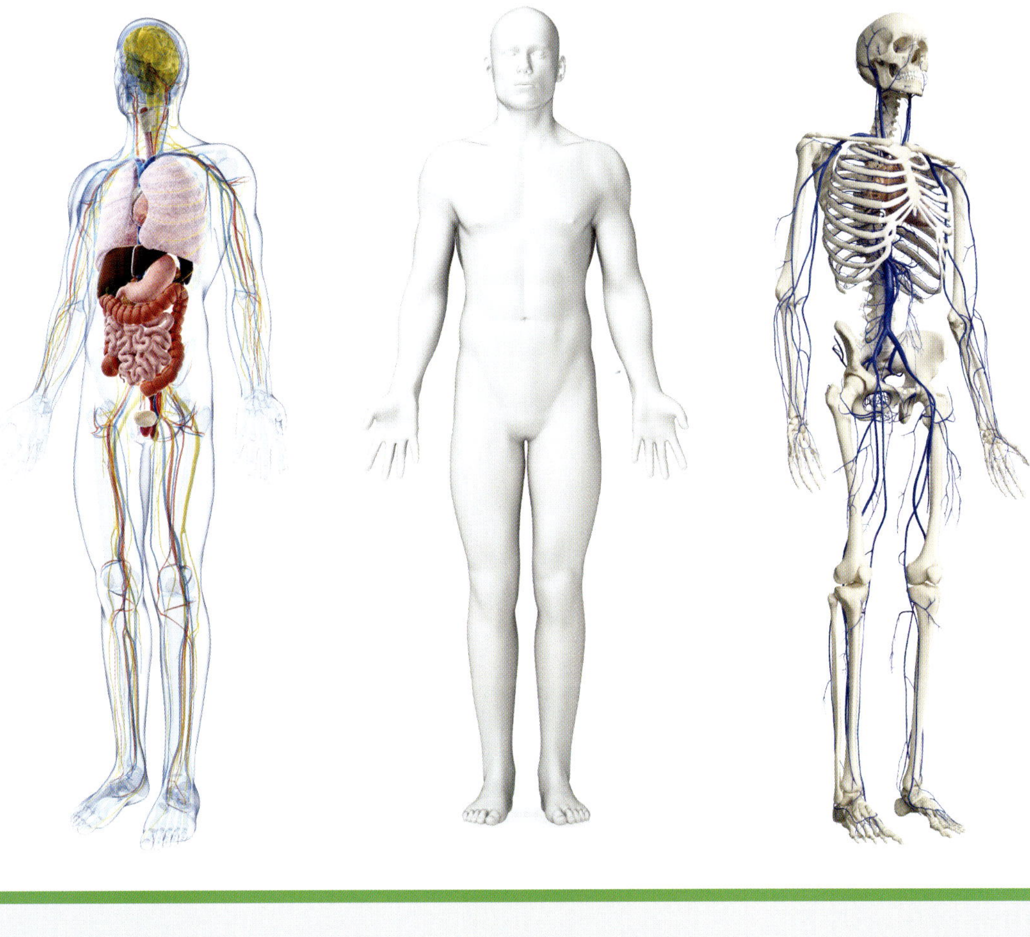

학·습·목·표

1. 항상성의 개념을 설명할 수 있다.
2. 음성피드백의 개념을 이해하고 구체적인 예를 들어 설명할 수 있다.
3. 양성피드백의 개념을 이해하고 구체적인 예를 들어 설명할 수 있다.
4. 길항작용의 개념을 이해하고 구체적인 예를 들어 설명할 수 있다.

핵·심·용·어

- 갑상샘(thyroid gland)
- 갑상샘자극호르몬(thyroid stimulating hormone, TSH)
- 갑상샘자극호르몬방출호르몬(thyroid releasing hormone, TRH)
- 갑상샘호르몬(T_3, T_4)
- 뇌하수체 앞엽(anterior pituitary)
- 시상하부(hypothalamus)

01 CHAPTER 생리학 서론

생리학(Physiology)은 생명체가 가지고 있는 기능을 과학적으로 분석하고 설명하는 생물학의 한 분야이다. 해부학은 생명체가 가지고 있는 형태를 연구하는 분야라면, 생리학은 생물체가 가지고 있는 기능에 대해 연구하는 것으로, 해부학적 구조를 바탕으로 세포, 조직, 장기에서 일어나는 생리학적 기능을 살펴 볼 것이다. 생리학은 신체의 상태를 일정하게 유지하여 균형을 잃지 않으려고 하는 항상성과 밀접한 관련성을 가지고 있다.

1 항상성과 조절(Homeostasis and control)

항상성(homeostasis)이란 끊임없이 변하는 외부 환경에서 내부 환경을 비교적 일정하게, 안정적으로 유지하려는 특성을 의미한다. 생명체는 내부 환경과 외부 환경의 균형을 일정하게 유지하고자 한다. 생명체의 외부 환경은 계절 변화에 따른 온도 변화, 지리적 조건에 따른 기압의 변화, 매일 경험하는 밤과 낮의 변화 등이 있으며, 내부 환경은 세포를 둘러싸고 있는 환경으로 pH, 전해질의 농도, 산소와 이산화탄소의 분압, 체온 등을 의미한다. 생명체는 수시로 변하는 외부 환경에서 내부 환경을 일정하게 유지하기 위해 내부 환경과 외부 환경이 끊임없이 물질의 교환을 이루고 있으며, 이는 내분비계와 신경계를 통해 적절히 조절되고 있다. 이러한 조절작용은 어떤 원인에 의해 나타난 결과가 다시 원인에 작용하여 그 결과를 줄이거나 늘리는 '자동조절원리'인 피드백(feedback)과 체내에서 두 개의 물질이 어떤 현상에 대해 반대로 작용하여 그 효과를 상쇄하는 길항작용(antagonism)을 통해 인체의 항상성이 유지된다.

1) 음성피드백(음성되먹임, Negative Feedback)

신체의 대부분 조절 작용은 음성피드백(negative feedback)에 의해 이루어지는데, 음성피드백이란 어떤 원인에 의해 나타난 결과가 다시 그 원인에 작용해 그 결과를 줄이는 것으로, 정상에서 벗어나는 어떤 변화가 있으면 다시 정상으로 돌아올 수 있도록 하는 기전이다. 체내에서의 음성피드백은 내분비계에서 활발하게 일어나고 있으며, 대표적인 예로 갑상샘호르몬의 작용이 있다.

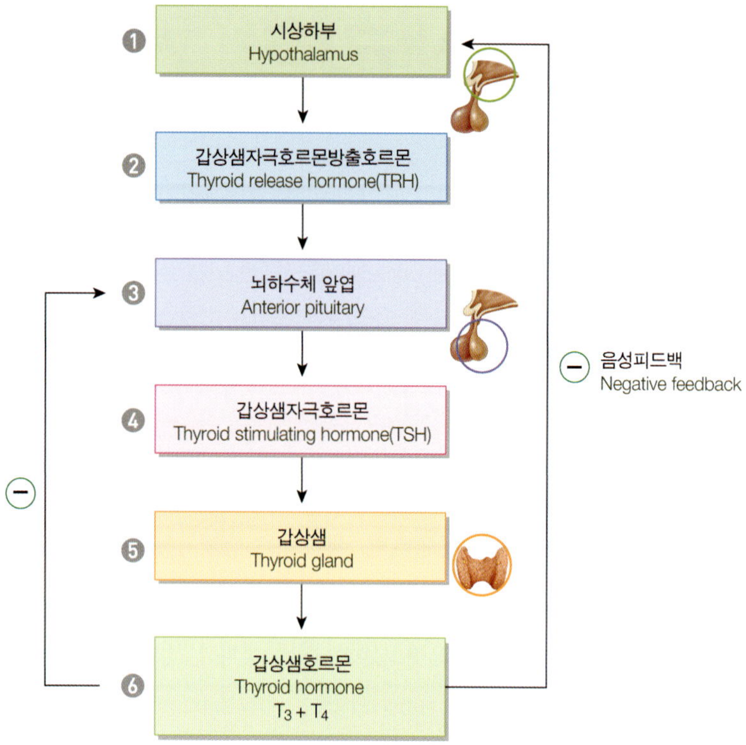

그림 1-1 음성피드백(갑상샘호르몬)

❶ 시상하부(hypothalamus)에서 ❷ 갑상샘자극호르몬방출호르몬(thyroid release hormone, TRH)이 분비되면 이것이 ❸ 뇌하수체 앞엽(anterior pituitary)을 자극하고, 뇌하수체 앞엽에서 ❹ 갑상샘자극호르몬(thyroid stimulating hormone, TSH)을 분비하여 ❺ 갑상샘(Thyroid gland)을 자극하면, 갑상샘에서 ❻ 갑상샘호르몬(T_3, T_4)이 분비된다. 갑상샘호르몬이 필요 이상으로 증가하면 갑상샘자극호르몬의 분비가 감소하여 갑상샘호르몬이 과다하게 생성되는 것을 방지하고, 반대로 갑상샘호르몬이 부족하면 갑상샘자극호르몬이 증가하여 갑상샘호르몬의 생성을 촉진한다(그림 1-1).

2) 양성피드백(양성되먹임, Positive Feedback)

양성피드백은 음성피드백과는 반대로 어떤 원인에 의해 나타난 결과가 다시 그 원인에 작용해 결과를 강화시키는 기전이다. 양성피드백은 옥시토신호르몬(oxytocin hormone)의 작용에서 볼 수 있는데 분만 시 임산부의 ❶ 뇌하수체 뒤엽(posterior pituitary)에서는 ❷ 옥시토신이 분비되어 ❸ 자궁을 수축시키고 진통을 유발한다. 이 진통은 옥시토신의 분비를 더욱 촉진시키고 자궁을 더 강하게 수축시키므로 아기를 출산하게 한다. 이와 같이 ❹ 양성피드백은 옥시토신의 분비로 일어나는 생체 내 반응(진통, 자궁수축)이 원래의 자극(옥시토신의 분비)을 한층 더 증가시키는 방향으로 작용하는 것을 의미한다(그림 1-2).

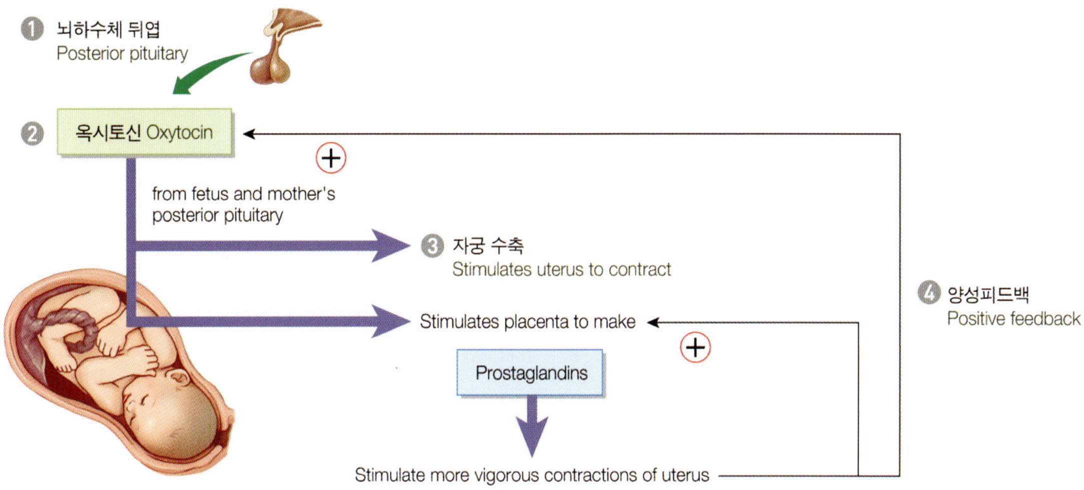

그림 1-2 양성피드백(옥시토신호르몬)

3) 길항작용(Antagonism)

길항작용(antagonism)은 서로 상반되는 기능을 가진 두 가지 물질이 한쪽으로 지나치게 치우치지 않도록 상호 간에 적절히 통제해 주는 기전이다. 신체에서 일어나는 길항작용의 대표적인 예로는 자율신경계를 이루는 인슐린(insulin)과 글루카곤(glucagon)의 서로 반대되는 작용을 들 수 있다. ❶ 인슐린은 간에서 포도당을 글리코겐으로 합성하여 혈액 속 포도당을 감소시켜 혈당을 떨어뜨리고, 이에 길항하는 ❷ 글루카곤은 간에서 글리코겐을 분해하여 혈액 속 포도당을 증가시켜 혈당을 높이는 역할을 한다. 혈당이 떨어지면 글루카곤이 작용하여 글리코겐이 포도당으로 전환되어 혈당을 높이고, 혈당이 올라가면 인슐린이 작용하여 가장 이상적인 혈당을 유지하게 되는 것이다(그림 1-3). 이처럼 인체는 끊임없이 변하는 외부 환경에서 내부 환경을 비교적 일정하게 유지하기 위해 다양한 조절기전을 사용하고 이를 통해 항상성을 유지하고 있다.

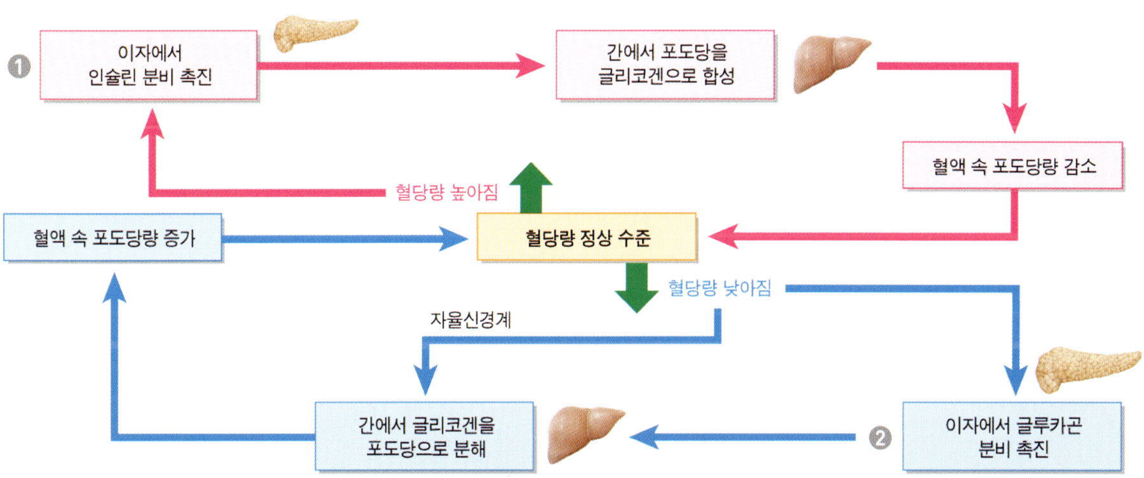

그림 1-3 길항작용(인슐린과 글루카곤)

- 항상성이란 끊임없이 변하는 외부 환경에서 내부 환경을 비교적 일정하게, 안정적으로 유지하려는 특성을 의미한다.
- 음성피드백은 어떤 원인에 의해 나타난 결과가 다시 그 원인에 작용해 그 결과를 줄이는 것으로, 정상에서 벗어나는 어떤 변화가 있으면 다시 정상으로 돌아올 수 있도록 하는 기전이다. 갑상샘호르몬이 필요 이상으로 증가하면 갑상샘자극호르몬의 분비가 감소하여 갑상샘호르몬이 과다하게 생성되는 것을 방지하고, 반대로 갑상샘호르몬이 부족하면 갑상샘자극호르몬이 증가하여 갑상샘호르몬의 생성을 촉진한다.
- 양성피드백은 음성피드백과는 반대로 어떤 원인에 의해 나타난 결과가 다시 그 원인에 작용해 결과를 강화시키는 기전이다. 옥시토신의 분비로 일어나는 생체 내 반응(진통, 자궁수축)이 원래의 자극(옥시토신의 분비)을 한층 더 증가시키는 방향으로 작용하는 것을 의미한다.
- 길항작용은 서로 상반되는 기능을 가진 두 가지 물질이 한쪽으로 지나치게 치우치지 않도록 상호 간에 적절히 통제해 주는 기전이다. 인슐린은 간에서 포도당을 글리코겐으로 합성하여 혈액 속 포도당을 감소시켜 혈당을 떨어뜨리고, 이에 길항하는 글루카곤은 간에서 글리코겐을 분해하여 혈액 속 포도당을 증가시켜 혈당을 높이는 역할을 한다. 혈당이 떨어지면 글리코겐이 작용하고, 혈당이 올라가면 인슐린이 작용하여 가장 이상적인 혈당을 유지하게 되는 것이다.

02

C·H·A·P·T·E·R

세포와 체액생리

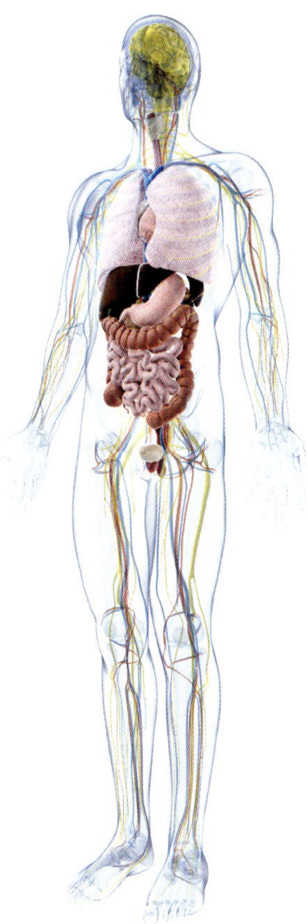

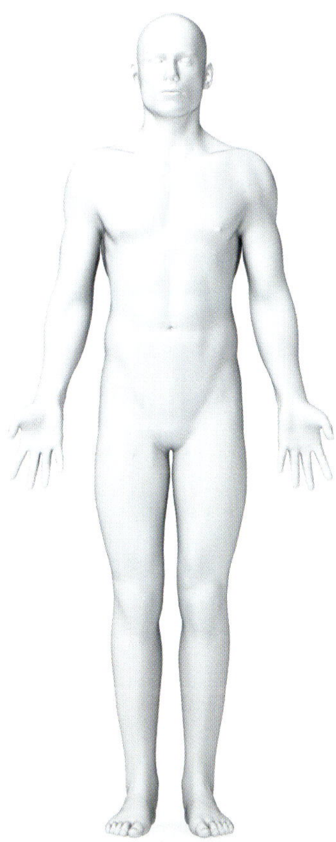

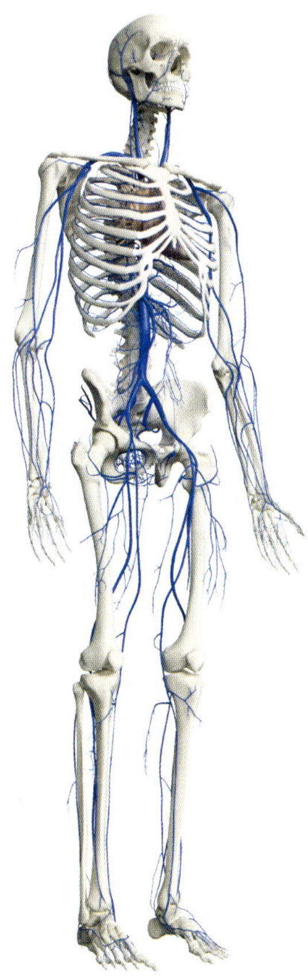

학·습·목·표

1. 세포의 구조를 이해한다.
2. 체액의 구성(세포내액과 세포바깥액)을 구분하여 이해한다.
3. 세포막을 통한 물질의 이동을 이해하고 구체적인 예를 들어 설명한다.
4. 막전위와 활동전위의 개념을 이해하고 설명할 수 있다.

핵·심·용·어

- 골지기관(골지체, golgi apparatus)
- 과분극(hyperpolarization)
- 과산화소체(peroxisome)
- 능동수송(active transport)
- 단순확산(simple diffusion)
- 리보솜(ribosome)
- 리소좀(용해소체, lysosome)
- 미세관(microtubule)
- 미세섬유(microfilament)
- 분극(polarized)
- 사립체(미토콘드리아, mitochondria)
- 삼투(osmosis)
- 섬모(cilia)
- 세포내이입(endocytosis)
- 세포외유출(exocytosis)
- 수동수송(passive transport)
- 여과(filtration)
- 이차능동수송(secondary active transport)
- 일차능동수송(primary active transport)
- 재분극(repolarization)
- 중심소체(centrioles)
- 촉진확산(facilitated diffusion)
- 탈분극(depolarization)
- 편모(flagellum)
- 휴지기(resting stage)
- 세포질그물(소포체, endoplasmic reticulum; ER)

02 CHAPTER

세포와 체액생리 (세포막을 통한 물질의 이동)

1 세 포

세포는 생명체를 이루고 있는 가장 작고, 독립적이며, 구조적, 기능적 단위이다. 인체는 약 50～100조(1014)개의 세포(cell)로 구성되어 있고, 적절한 환경이 제공된다면 스스로 기능할 수 있으며, 분열하여 자신을 재생산 할 수 있는 특성을 가지고 있다.

세포의 구성 물질 중 가장 많은 부분을 차지하는 것은 물이다. 물은 지방세포를 제외한 대부분의 세포에서 70～85%의 비율을 차지하고 용매(solvent)로서 중요한 작용을 한다. 물은 많은 물질들을 녹이기 때문에 녹아 있는 물질 사이에 화학반응이 일어날 수 있는 장소로 사용되며, 대사(metabolism)를 가능하게 한다. 단백질은 10～20% 정도의 비율을 차지하고 있으며, 20여 개의 아미노산(amino acid)이 긴 사슬모양으로 이어져 다양한 기능을 한다. 세포내에서 구조(structure)를 만들거나 화학반응을 돕는 효소(enzyme), 신호를 전달하는 호르몬(hormone)으로서의 역할을 한다. 지질은 세포에서 주로 인지질(phospholipid)이나 콜레스테롤(cholesterol)의 형태로 존재하며 전체 세포 부피의 2% 정도를 차지한다. 특히 인지질은 세포막을 구성하면서 중요한 구조적 역할을 수행하고, 에너지원으로서 쓰이게 된다. 탄수화물은 세포에 1～6% 정도 존재하면서 포도당(glucose)은 에너지원으로 사용되며, 글리코겐(glycogen)으로 저장된다. 그 외 나트륨(sodium), 칼륨(potassium), 칼슘(calcium), 마그네슘(magnesium) 등의 다양한 이온들이 세포에 존재하여 상호작용을 일으킨다(표 2-1).

표 2-1 세포의 주요 구성 물질

세포의 주요 구성 물질	비 율	기 능
물	70～85%	용매, 화학반응 장소, 대사
단백질	10～20%	세포 구조, 효소, 신호전달(호르몬)
지질	2%	세포막구성, 에너지원
탄수화물	1～6%	에너지원

1) 세포막(Cell membrane) (그림 2-1)

세포막은 7.5~10nm의 두께로 주로 단백질(protein)과 ❶ 인지질 이중층(phospholipid bilayer)으로 구성되어 있다. 인지질 이중층이 세포의 안과 밖의 경계를 이루고 있으며, 레시틴인 머리 부분은 ❷ 친수성(hydrophilic), 지방산인 꼬리 부분은 ❸ 소수성(hydrophobic)을 가지고 있다. 이러한 세포막의 구조적 특징으로 지용성 물질은 비교적 잘 통과시키는 반면, 수용성 물질은 잘 통과시키기 못하는데 이를 선택적 투과성(selective permeability)이라 한다.

세포막의 인지질 이중층은 유동적인 상태를 유지하고 있으며, 그 사이 사이에 비연속적인 구형 단백질이 세포막 표면에 자유롭게 분포하고 있으며, 이는 호르몬과 신경전달물질, 항원-항체반응, 수용기로 작용한다. 또한 세포막을 관통하는 운반단백질(transmembrane protein)은 안과 밖의 부분이 모두 수용성이므로 수용성 물질의 통로로 사용된다.

2) 세포질과 세포소기관(Cytoplasm and cell organelle) (그림 2-2)

세포질(cytoplasm)은 핵(nucleus)을 제외한 세포막 내부에 존재하는 모든 물질을 말한다. 세포소기관(cell organelle)은 세포액에서 떠다니는 기관으로 ❶ 사립체(미토콘드리아, mitochondria), ❷ 리보솜(ribosome), ❸ 세포질그물(소포체, endoplasmic reticulum; ER), ❹ 섬모(cilia), ❺ 리소좀(용해소체, lysosome), 과산화소체(peroxisome), ❻ 미세관(microtubule), 미세섬유(Microfilament), ❼ 골지기관(골지체, golgi apparatus), ❽ 중심소체(centrioles), ❾ 편모(flagellum) 등으로 이루어져 있다.

(1) 사립체(미토콘드리아, Mitochondria)

미토콘드리아는 1~7μm의 크기로 대게 길쭉한 모양이고 인지질 이중층으로 둘러싸여 있다. 외부는 비교적 매

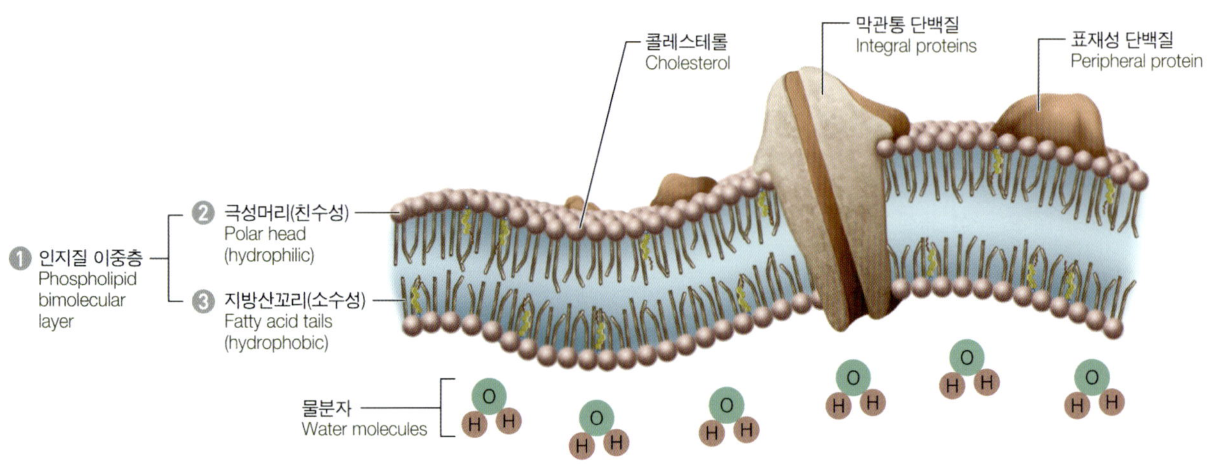

그림 2-1 세포막 인지질 이중층의 구조

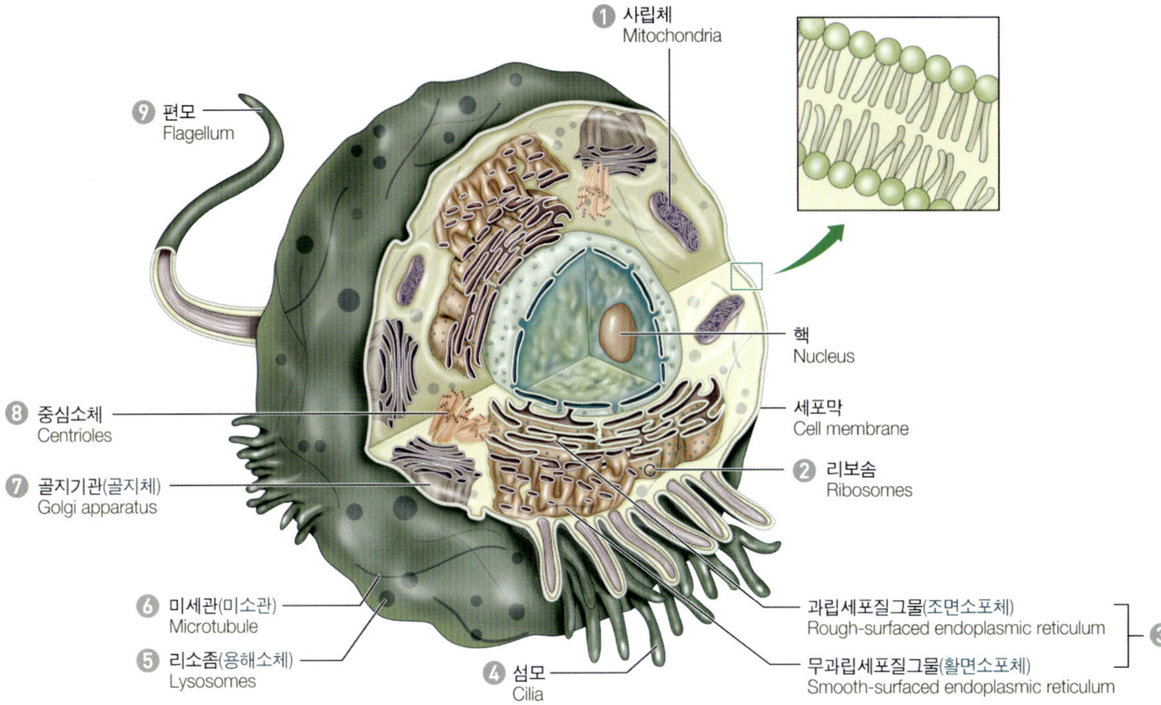

그림 2-2 세포의 구성

끈한데 비해 내부는 주름져 있으며, 모성으로부터 유래된 유전정보가 포함되어 있기 때문에 스스로 복제가 가능하다. 또한 에너지 생산에 필요한 많은 효소들을 함유하고 있어 주로 에너지를 생산하는 기능을 맡고 있다. 세포는 산화작용을 통해 에너지를 이용할 수 있는 형태로 만들어 내고 사립체에서 생성된 에너지는 아데노신삼인산(adenosine triphosphate, ATP)의 형태로 저장된다. ATP는 아데닌(adenine)염기, 리보오스(ribose)오탄당, 3개의 인산(phosphate)으로 구성되어 있으며, 이 인산들이 결합을 끊을 때 많은 에너지가 나오게 된다. ATP의 인산결합이 끊어져 인산이 떨어져 나가게 되면 에너지와 함께 ADP(adenosine diphosphate)가 생성되고 한번 더 끊어지면 AMP(adenosine monophosphate)가 된다. 이렇게 생성된 ADP, AMP는 다시 에너지를 공급하는 반응을 통해 ATP로 재활용할 수 있게 된다.

(2) 세포질그물(소포체, Endoplasmic Reticulum; ER) (그림 2-3)

세포질그물은 가느다란 관과 소포들이 서로 이어진 모양으로 인지질 이중층으로 둘러싸여 있으며, 이는 많은 단백질을 포함한다. ① 리보솜(ribosome)이 부착된 ② 과립세포질그물(rough endoplasmic reticulum)은 단백질을 합성하는 기능을 하고, 리보솜이 없는 ③ 비과립세포질그물(smooth endoplasmic reticulum)은 단백질을 합성하는 대신 인지질과 콜레스테롤을 합성한다. 또한 소포(vesicle)를 형성하여 사립체에서 생성된 물질을 골지기관으로 운반하기도 하며, 내부의 풍부한 효소를 이용해 글리코겐의 분해나 독성물질의 분해에 관여한다.

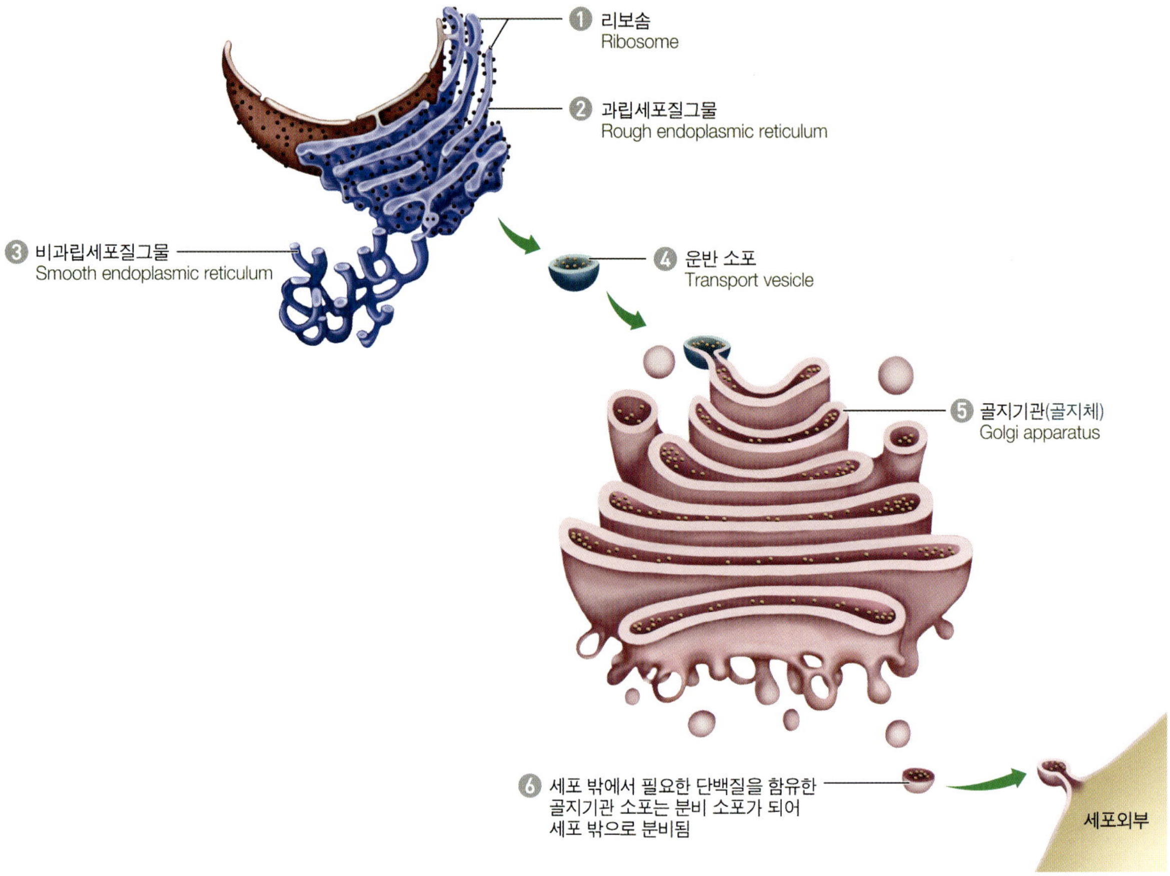

그림 2-3 골지기관을 통한 소포의 이동

(3) 리보솜(Ribosome) (그림 2-3)

리보솜은 아미노산을 연결하여 단백질 합성을 담당하는 세포소기관으로 리보솜 RNA와 단백질로 이루어져 있다. 대단위체와 소단위체로 분리되어 있으며, 두 단위체가 결합하여 단백질 합성을 수행한다.

(4) 골지기관(골지체, Golgi apparatus) (그림 2-3)

골지기관은 납작한 판 모양의 주머니가 겹겹이 쌓여 있는 구조로 세포질그물과 관련이 깊다. 세포질그물에서 합성된 물질을 ❹ 운반 소포(transport vesicle)에 담아 ❺ 골지기관으로 운반하고, 필요에 따라 분비하는 기능을 하므로 특히 분비 세포에 발달해 있다. ❻ 분비 소포는 세포막과 결합하면서 분비 소포 내부의 물질을 세포 밖으로 분비하는 역할을 함과 동시에 세포막에 인지질이나 세포막 단백질을 공급하는 역할을 하고, 세포막과 결합하지 않는 분비 소포는 리소좀(용해소체, lysosome)이 되거나 리소좀과 결합해 세포 내 소화에 도움을 준다.

(5) 리소좀(용해소체, Lysosome) (그림 2-4)

리소좀은 250~750nm 크기에 인지질 이중막으로 둘러싸여 있으며 소포(vesicle)모양을 하고 있다. 리소좀은 골

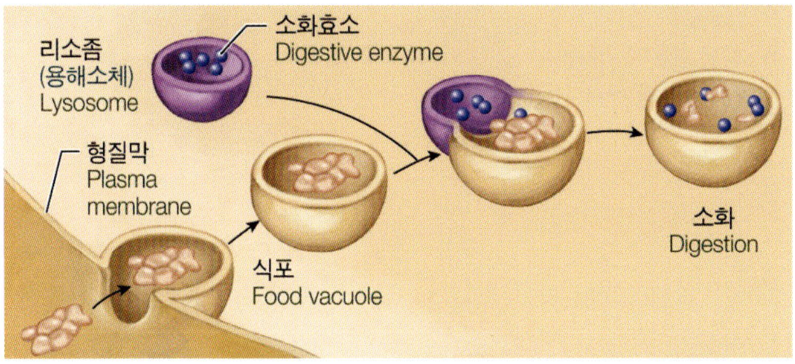

❶ 포식작용에 의한 소화

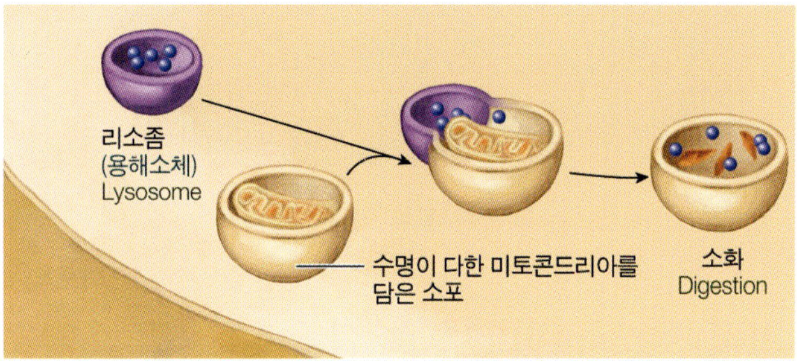

❷ 자가포식작용에 의한 소화

그림 2-4 리소좀의 가수분해 작용기전

지기관의 한 부분이 떨어져 나오며 생긴 것으로 세포내의 소화기관이라 할 수 있다. 세포내에서 생성된 노폐물이나 외부에서 들어온 유해물질 등 세포가 필요로 하지 않는 물질을 분해할 수 있는 가수분해 효소(hydrolylase enzyme)를 가지고 있으며, ❶ 포식작용과 ❷ 자가포식작용에 의해 이들을 소화하는 역할을 한다.

(6) 과산화소체(퍼옥시좀, Peroxisome)

과산화소체는 리소좀과 비슷한 구조물이나 리소좀과 같이 가수분해 효소를 가지고 있는 것이 아니라 산화효소(oxidase)와 카탈라아제(과산화수소분해효소, catalase)를 가지고 있다.

이를 통해 지방이나 아미노산 등 다양한 유기물을 산화효소를 통해 산화시키고 이때 발생하는 과산화수소를 카탈라아제를 통해 분해한다. 또 과산화소체는 리소좀과 다르게 스스로 복제해서 그 수를 늘리거나 세포질그물로부터 떨어져 나와 생성된다.

(7) 섬모와 편모(Cilia and Flagellum)(그림 2-5)

❶ 섬모와 ❷ 편모는 세포에서 돌출된 부분으로 내부는 미세관(microtubule)으로 구성되어 있고 운동성이 있는 구조물이다. 세포의 움직임은 크게 아메바 운동(ameboid locomotion)과 섬모운동(ciliary movement)으로 나눌 수 있으며, 섬모운동은 세포를 움직이는 것이 아니라 세포위에 있는 물질을 움직이는 운동이다. 섬모의 길이는 2~4μm 정도이고 상피세포에 주로 분포해 점액을 이동시킨다. 편모는 훨씬 길어 20μm 정도에 이르기도 한다. 편모는 섬모와는 달리 세포 자체의 움직임을 만들어 낼 수 있다.

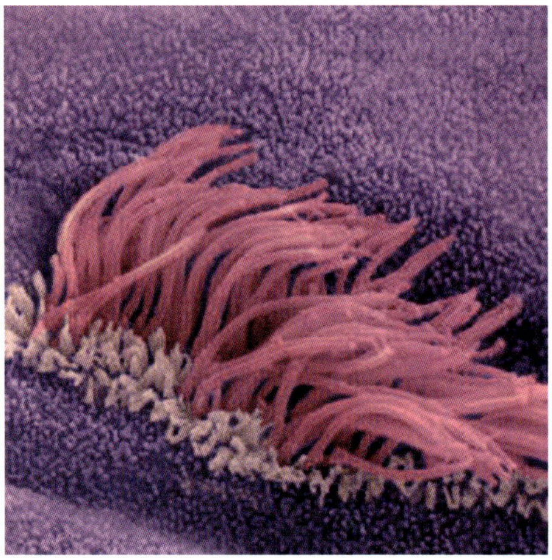

❶ 세포 섬모

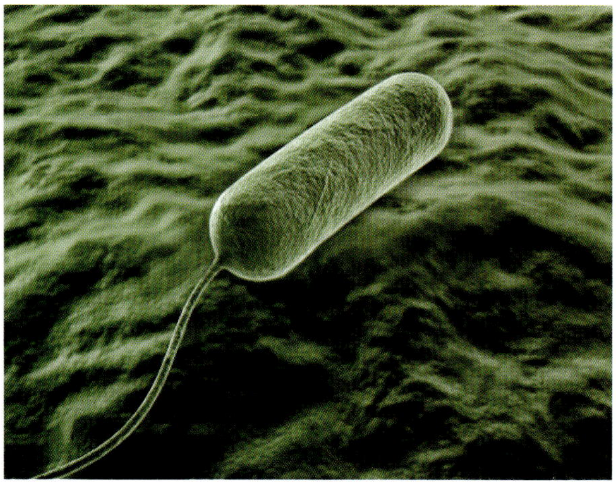

❷ 세포 편모

그림 2-5 세포의 섬모와 편모

(8) 세포중심(중심소체, Centrosome) (그림 2-6)

중심소체는 핵 주변에 위치하고 있는 두 개의 원통형 구조물이다. 각각의 원통은 3개의 미세관(microtubule)이 9쌍으로 구성되어 있고 두 원통은 서로 직각으로 배치되어 있다. 세포분열을 할 때 두 쌍, 총 네 개의 원통은 각각 한 쌍씩 반대쪽으로 이동하면서 방추섬유(spindle fiber)를 형성하여 염색체를 끌어당기는 역할을 한다.

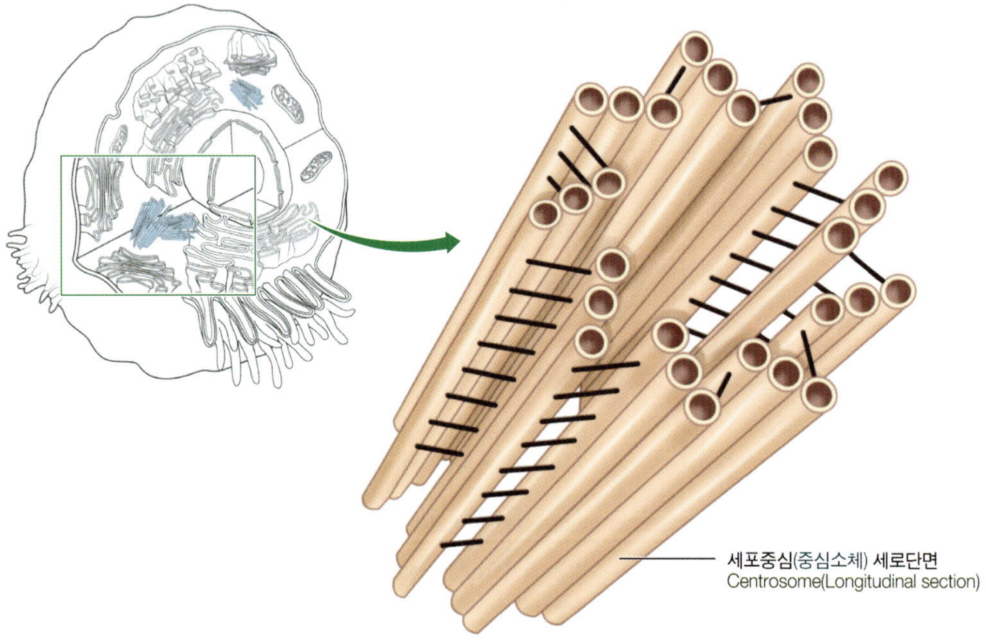

그림 2-6 세포중심(중심소체)의 구조

(9) 미세섬유와 미세관(Microfilament and microtubule)

미세섬유와 미세관은 각각 지름이 7, 24nm인 얇은 관 같은 구조물로 세포뼈대(세포골격, cytoskeleton)를 형성한다. 미세섬유는 단백질 액틴(actin)으로 구성되어 있고 세포막을 지지해주는 탄력적인 구조를 형성한다. 또 근육세포에서는 근육이 수축할 수 있도록 지지해주는 구조를 형성하기도 한다.

3) 핵(Nucleus)

핵은 세포중앙 통제소로 내부에는 유전자(gene)를 가지고 있으며, 핵막(nuclear envelope)이라고 부르는 인지질 이중층으로 둘러싸여 있다. 핵막의 바깥 막은 과립세포질그물(rough endoplasmic reticulum)과 연결되어 있고 핵막 내부의 공간도 세포질그물의 내부와 연결되어 있다. 핵막에는 수천 개의 핵 구멍(nuclear pore)이 있어 큰 분자들이 쉽게 이동할 수 있다. 핵막의 내부에는 핵질(nucleoplasm), 핵소체(핵인, nucleolus), 염색질(chromatin)이 있다. 핵질은 핵소체와 염색질을 제외한 부분으로 세포의 세포액과 같이 핵의 대사나 유전정보(DNA, RNA)의 전사에 필요한 물질들이 있다.

2 체 액

인체를 구성하는 물질 중 가장 많은 비중을 차지하는 것은 물이며, 성인은 체중의 약 60%, 신생아는 75%의 체액을 갖는다. 세포막을 경계로 세포 안쪽의 세포내액(intercellular fluid, ICF)은 총 체액의 2/3, 체중의 40%를 차지하고 세포의 화학적 기능이 일어나는데 장소로 사용된다. 또한 세포바깥액(extracellular fluid, ECF)은 총 체액의 1/3, 체중의 20%를 차지하며, 세포와 세포 사이에 존재하는 사이질액(간질액, interstitial fluid)과 혈관 내 용액(혈장)으로 구성된다. 사이질액은 세포주위를 싸고 있는 액체로 림프를 포함하며 세포대사를 위한 매개체 역할을 한다. 혈액은 세포에 영양분과 수분, 전해질을 운반하고 대사 노폐물을 세포 밖으로 운반한다. 또한 모세혈관을 통해 세포에 산소를 운반하고, 이산화탄소를 운반한다.

세포막은 인지질 이중층으로 구성되어 있어 수용성 물질들에 대한 투과성이 매우 낮아 세포 안과 밖의 용질들이 자유롭게 이동하는 것을 억제한다. 이는 세포내액과 세포바깥액의 조성을 다르게 유지하도록 하고 세포막에 존재하는 운반단백질을 통해 물질의 이동이 선택적으로 이루어지도록 한다.

세포막에 존재하는 Na^+ 펌프는 세포안의 Na^+를 밖으로 보내 세포내 Na^+ 농도를 낮게 유지하고 반대로 K^+는 세포 안으로 이동시켜 세포내액의 K^+ 농도를 높게 유지한다. 체액은 양이온과 음이온을 모두 가지고 있으며, 양이온은 음이온과 각각 화학적 균형을 이루고 있다(표 2-2).

표 2-2 세포내액과 세포바깥액

	비 율	구 성	기 능
세포내액 (ICF)	체액 : 2/3 체중 : 40%	세포 내 액체	• 화학적 기능이 일어나는 장소
세포바깥액 (ECF)	체액 : 1/3 체중 : 20%	세포 사이 존재(사이질액)	• 림프포함, 세포대사를 위한 매개체
		혈관 내 용액(혈장)	• 세포에 영양분, 수분, 전해질 등을 전달하며 노폐물을 운반 • 혈장은 허파(폐)에서 모세혈관으로 산소를 운반하고, 이산화탄소를 허파꽈리로 되돌림

3 세포막을 통한 물질의 이동

세포는 생명의 기본 현상인 생명 활동을 하기 위해 세포막을 통해 끊임없이 물질을 교환한다. 세포막을 통해 일어나는 물질의 운반은 수동수송과 능동수송이 있다.

1) 수동수송(Passive transport) (그림 2-7)

세포막을 통해 일어나는 수동수송은 크게 ❶ 인지질 이중층을 통한 단순확산(simple diffusion), ❷ 비특이적, ❸ 특이적 운반체를 통한 촉진확산(facilitated diffusion), ❹ 삼투(osmosis), 여과(filtration)로 나눌 수 있다. 수동수송의 가장 큰 특징은 물질을 운반하는데 있어 에너지가 필요하지 않다는 것이다. 물질들은 각각 그들의 화학적, 전기 화학적 경사도가 높은 곳에서 낮은 곳으로 물질이 이동하게 된다.

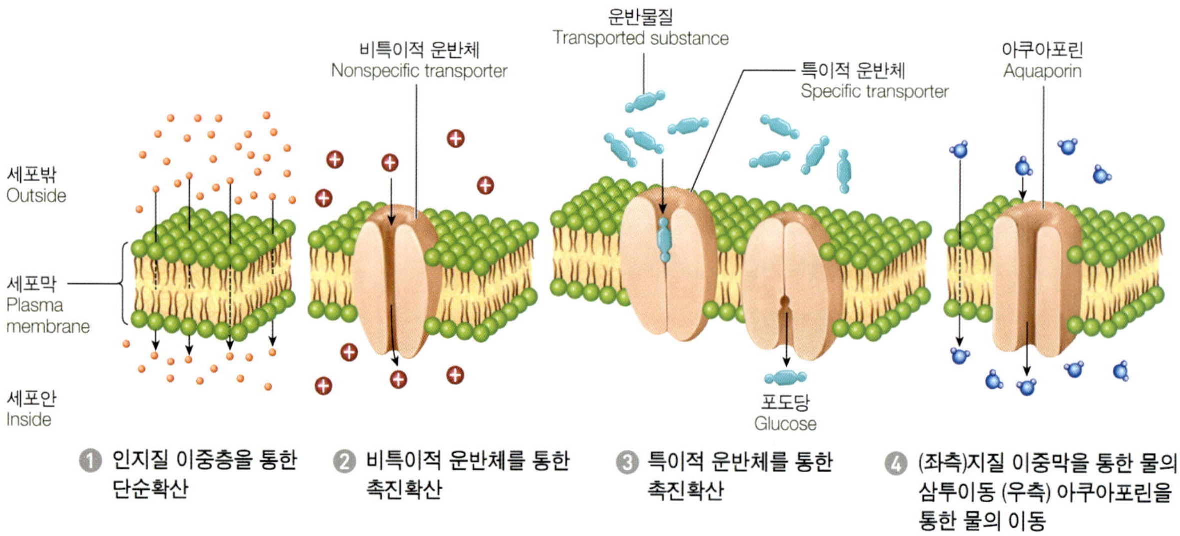

그림 2-7 수동수송(Passive transport)

(1) 단순확산(Simple diffusion)

단순확산은 세포막을 기준으로 물질의 농도가 높은 쪽에서 낮은 쪽으로 이동(확산)한다. 시간이 지나면 농도가 서로 같아지는 상태에 도달하게 되고 평형을 이루게 되며, 더 이상의 농도변화는 일어나지 않는다. 세포막은 인지질 이중층으로 구성되어 있어 지방에 잘 녹는 성질인 지질용해도(lipid solubility)가 세포막을 통한 물질의 이동 속도에 많은 영향을 미친다. 지질용해도가 높은 산소, 질소, 이산화탄소, 알코올, 스테로이드호르몬, 지방산 등은 세포막을 쉽게 통과할 수 있지만, 지질용해도가 낮은 물이나 전하를 띄고 있는 이온들은 인지질 이중층을 쉽게 통과하지 못한다. 이러한 물질들은 단백질 통로를 통해 이동한다. 단백질 통로는 각각이 특정한 물질들에 대해서만 통과를 허용하는 선택적 투과성(selective permeability)을 가지게 된다.

(2) 촉진확산(Facilitated diffusion)

촉진확산은 단순확산과 달리 세포막에 있는 운반체(carrier)에 의해 이동(확산)한다. 단순확산으로 세포막을 통과하기에는 큰 물질이나, 큰 극성이나 전하를 띈 물질들이 촉진확산을 통해 세포막을 이동한다. 촉진확산을 통해 이동되는 물질은 대표적으로 수용성을 갖는 포도당과 아미노산이 있다. 일반적으로 촉진확산에서는 운반단백질(carrier protein)이 충분한 크기의 통로를 가져 물질이 이동할만한 공간을 만든다. 이 공간에 운반할 물질이 들어오면 운반단백질의 수용체(receptor)에 결합하게 되고 운반단백질이 구조적 변화를 일으켜 막의 반대쪽으로 통로가 열리게 된다. 그러면 수용체에 결합해 있던 물질이 떨어져 나와 막의 반대편으로 이동하게 되는 것이다. 따라서 촉진확산을 통한 물질의 이동 속도는 물질의 농도차이 뿐만 아니라 운반단백질이 구조적 변화를 일으키는 속도, 그리고 운반단백질의 수와도 관련이 있다. 인체에서 일어나는 촉진 확산의 예로는 혈액속의 포도당이 근육으로 확산 될 때, 단순 확산을 통한 이동은 매우 느리지만 인슐린(insulin)에 의해 근육 세포막의 포도당 운반체가 포도당을 촉진 확산시키면 포도당의 이동량이 매우 증가하게 된다. 촉진확산에서 한 종류의 운반체가 구조적으로 다른 물질을 이동 시키는 것이 아니라 특정 물질을 이동시키는 특이성을 가진다. 하지만 이러한 특이성이 정교하지 못해 비슷한 구조를 가진 물질(갈락토오즈, 글루코즈)이 같은 운반체를 통해 이동할 수도 있어 이러한 물질의 이동은 서로 경쟁적인 관계가 된다.

(3) 삼투(Osmosis)

삼투는 반투과성막(semipermeable membrane)을 경계로 서로 농도가 다른 두 용액이 있을 때 용액에 녹아있는 용질이 반투과성 막을 통과하지 못한다면 삼투압(osmotic pressure)이 발생해 낮은 농도의 용액에서 높은 농도의 용액으로 용매(물)의 이동이 일어난다. 이러한 현상은 세포막이 단백질 통로를 통해 용매인 물은 잘 통과시키지만 단백질과 같은 어떤 용질은 잘 투과시키지 않기 때문이다. 따라서 세포막을 통해서도 삼투압이 작용할 수 있고 삼투에 의한 물의 이동이 일어날 수 있다. 1kg의 물에 1osmole의 용질이 녹아있는 용액은 kg당 1osmole의 삼투질농도(osmolality)를 가진다고 한다. 세포보다 높은 삼투압농도를 가진 용액을 고장액(hypertonic solution), 세포보다 낮은 삼투압농도를 가진 용액을 저장액(hypotonic solution), 세포와 용액의 삼투압농도가 같은 경우의 용액을 등장액(isotonic solution)이라고 한다. 인체에서는 혈관 내 존재하는 알부민과 같은 단백질이 사이질액과 혈관 사이에 삼투압을 형성하게 하고 혈관 내 단백질로 형성된 삼투압에 의해 물이 사이질에서 혈관 안으로 이동하게 하는 것을 볼 수 있다.

(4) 여과(Filtration)

서로 압력이 다른 용액이 막을 사이에 두고 있을 때 막을 통해 압력이 높은 곳에서 낮은 곳으로 용액이 이동하는 현상을 여과(filtration)라고 한다. 인체에서는 정수압이 대표적이다. 정수압은 혈관 밖으로 물을 밀어내는 압력을 의미하며, 정수압의 차이로 인해 세포나 혈관을 통해 액체가 이동(여과)하게 된다(표 2-3).

표 2-3 수동운반

수동운반	이 동	이동방법	이동 물질의 예
단순확산	고농도 > 저농도	인지질 이중층	산소, 질소, 이산화탄소, 알콜, 스테로이드호르몬, 지방산
촉진확산	고농도 > 저농도(운반체)	운반단백질	포도당, 아미노산
삼투	고농도 > 저농도(용매의 이동)	반투과성막	혈관 내 단백질로 형성된 삼투압에 의해 물이 사이질에서 혈관 안으로 이동
여과	고압 > 저압	세포막	혈관 밖으로 물을 밀어내는 정수압

2) 능동수송(Active transport)

세포막을 통한 물질의 이동 중 물질의 농도나 압력이 낮은 곳에서 높은 곳으로 이동하는 현상을 능동수송(active transport)라고 한다. 이는 단순확산이나 촉진확산 같은 수동수송으로는 농도 경사를 거스를 수 없기 때문에 에너지를 이용하여 물질을 수송하는 방법이다.

능동수송은 촉진확산과 마찬가지로 막을 관통하는 운반단백질을 통해 일어나며, 능동수송에는 크게 일차능동수송(primary active transport)과 이차능동수송(secondary active transport)이 있다. 일차능동수송은 운반단백질이 ATP 등의 에너지를 직접 이용해 농도경사를 거슬러 운반을 하는 방식이고, 이차능동수송은 다른 물질이 확산하는 에너지를 이용하여 농도경사를 거슬러 운반하는 방식이다.

(1) 일차능동수송(Primary active transport)(그림 2-8)

일차능동수송은 세포막을 기준으로 농도가 낮은 곳에서 높은 곳으로 물질을 이동시키기 위해 에너지(ATP)를 필요로 하며, 물질을 운반하는 단백질(펌프)을 이용하는 이동방법이다. 일차능동수송의 대표적인 예로서 Na^+-K^+ 펌프(sodium-potassium pump)가 있다. ATP를 분해해서 ADP와 Pi(인산)가 될 때 나오는 에너지를 사용하기 때문에

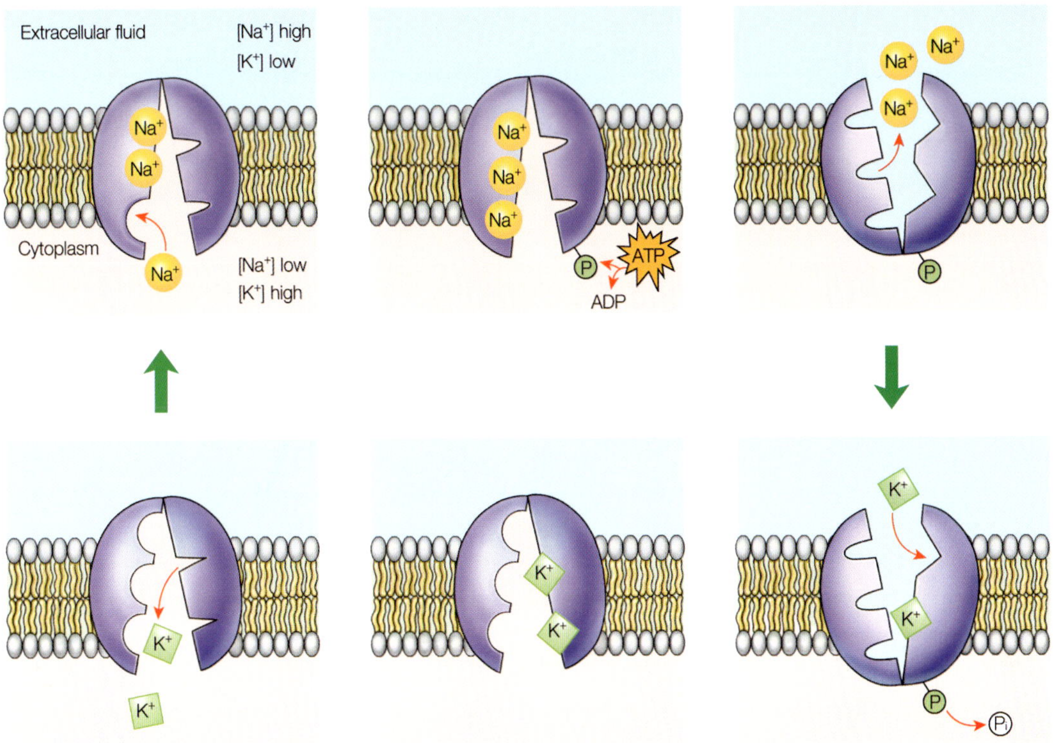

그림 2-8 Na^+-K^+ 펌프

Sodium potassium ATPase라고 부르기도 한다. 나트륨(sodium, Na^+)은 세포바깥액에 많고, 칼륨(potassium, K^+)은 세포내액에 많은데 이러한 농도차이를 유지하기 위해 Na^+-K^+펌프가 작용한다. Na^+-K^+펌프는 막을 관통하는 막단백질로서 두 개의 구형단백질로 세포 안쪽 부분에는 나트륨이 3개 결합할 수 있는 부분과 ATP를 분해하는 능력을 가진 ATPase가 있고, 세포 바깥 부분에는 칼륨이 2개 결합할 수 있는 부분이 있다. 세포의 밖에서 칼륨이 2개 결합하고, 안에서 나트륨에 3개가 결합한 후 ATP가 분해되면서 에너지를 공급하면 단백질의 구조가 변하면서 농도경사를 거슬러 세포 밖의 칼륨이 안으로, 세포 안의 나트륨이 밖으로 나가게 되므로 Na^+와 K^+의 운반비는 3 : 2를 유지하게 된다.

이와 같이 Na^+-K^+펌프는 나트륨 이온 세 개를 내보내고 칼륨 이온 두 개를 들여오면서 세포의 부피조절과 막전위형성에 중요한 역할을 한다. 실제로 우리 몸에서 능동수송이 많은 에너지를 소모하고 있고, 휴식상태에선 대부분의 에너지가 농도경사를 유지하는데 쓰이게 된다.

(2) 이차능동수송(Secondary active transport) (그림 2-9)

일차능동수송에 의해 생성된 세포 안팎의 농도경사를 이용해 별도의 에너지(ATP)를 사용하지 않고 농도가 낮은 곳에서 높은 곳으로 물질을 운반하는 것을 이차능동수송이라 한다.

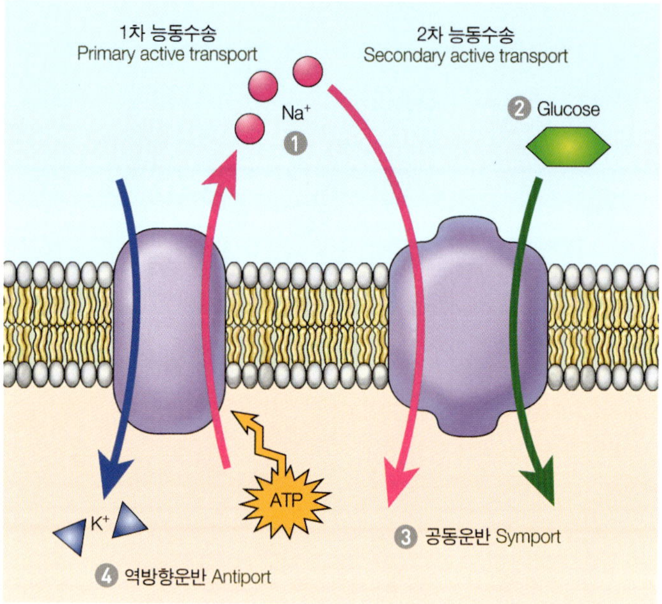

그림 2-9 일차능동수송과 이차능동수송

이차능동수송의 대표적인 예는 위장이나 콩팥(신장)의 상피세포에서 세포밖에 높은 농도를 가지고 있는 나트륨과 함께 세포 안에서 필요한 포도당이나 아미노산 등을 실어 나를 수 있다. 이 경우 ❶ 나트륨이 확산하려는 에너지를 이용해 ❷ 포도당이나 아미노산을 수송하게 되고 나트륨과 원하는 물질이 같은 방향으로 움직이게 된다. 이런 경우를 ❸ 공동운반(symport)이라고 한다. 반대로 $Na^{+}-Ca^{2+}$ counter-transport의 경우는 세포 밖의 나트륨 결합부위에 나트륨이 붙고, 세포 안의 칼슘 결합부위에 칼슘이 붙으면 이 둘이 서로 반대방향으로 움직여 나트륨은 세포안으로 들어오고 칼슘은 세포 밖으로 나가게 된다. 이 역시 나트륨의 농도경사를 이용한 수송이고, 두 물질이 서로 반대방향으로 움직이기 때문에 ❹ 역방향운반(antiport)이라 한다.

3) 세포내이입과 세포외유출(Endocytosis and exocytosis) (그림 2-10)

세포에서는 세포막을 통한 물질이동 외에도 세포막을 통과하기 어려운 물질을 세포 내로 들여오는 세포내이입(endocytosis)과 세포 바깥으로 내보내는 세포외유출(exocytosis)이 일어난다. 이러한 이동은 에너지(ATP)가 사용되기 때문에 능동운반의 한 형태로 볼 수 있다.

(1) 세포내이입(Endocytosis)

세포내이입은 식작용(포식작용, phagocytosis)과 포음작용(포액작용, pinocytosis)으로 나뉜다. 먼저 식작용은 커다란 입자를 세포 내부로 들여오는 과정으로 우리 몸에 침입한 박테리아나 죽은 세포를 처리할 때, 백혈구와 큰 포식세포에 의해 일어난다.

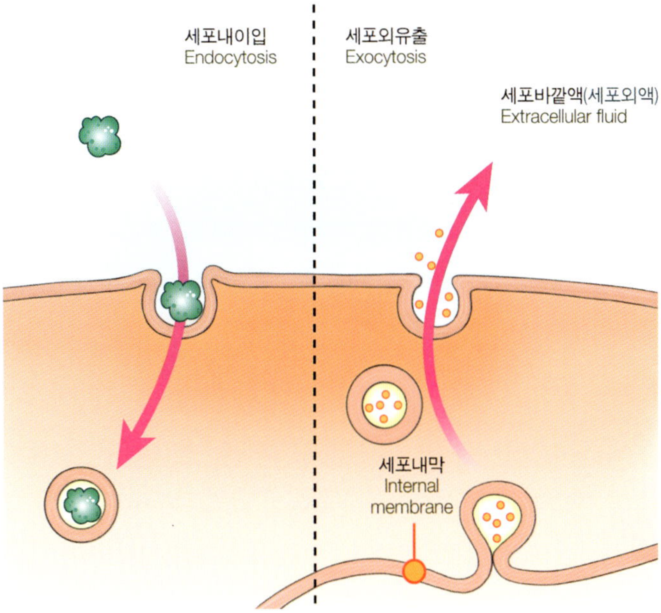

그림 2-10 세포내이입과 세포외유출

세포 외부의 단백질이 수용체와 결합을 하면 주변의 세포막이 세포안쪽으로 함입해 들어오기 시작한다. 그러면 세포 안쪽의 함입된 세포막을 충분히 안쪽으로 들어오게 하고 감싸게 된다.

이후 세포막 안쪽에서 구형의 모양을 취하게 되고 결국엔 세포막에서 떨어져 피노좀(pinosome)이라는 소포를 이루게 된다. 음세포작용도 식작용과 같은 방법으로 이루어지며, 소량의 세포바깥액이 선택작용 없이 세포 내부로 받아들일 때 이루어지는 작용을 말한다.

(2) 세포외유출(Exocytosis)

세포외유출(exocytosis)은 세포내이입(endocytosis)과 반대되는 순서로 일어나게 된다. 세포내 이입으로 세포 안으로 들어온 물질들은 그 나름대로 이용되거나 리소좀(lysosome)과 결합해 소화 소포(digestive vesicle)를 형성한다. 이후 소화 소포안에서 처리된 노폐물들을 세포외유출로 내보낸다. 이 외에도 시냅스(synapse)에서 신경전달물질(neurotransmitter)이 나올 때, 외분비세포에서 소화효소를 분비할 때 등에서 세포외유출이 이용된다.

4) 막전위와 활동전위(Membrane potential and action potential)

세포는 세포막을 중심으로 내부와 외부에 전하를 띈 이온들이 농도경사를 이루고 있다. 또한 세포막의 특성상 세포안팎을 자유롭게 이동할 수 있는 이온과 단백질과 같이 세포막을 통과하지 못하는 물질들에 의해 세포막 안팎으로 전압차이가 형성된다. 이러한 전압의 차이를 막전위(membrane potential)이라 하고 어떠한 신호에 의해 세포의 막전위가 급작스럽게 변하는 것을 활동전위(action potential)이라 한다.

(1) 막전위와 안정막전위(Membrane potential and Resting membrane potential)

세포의 막전위(membrane potential)란 세포 밖의 환경을 0으로 놓고 세포 안과 밖의 전위차를 측정하여 나타낸 값으로 화학적 농도경사에 따라서 이동하려는 힘과 전기적 위치에너지에 의해 끌어당겨지는 힘이 평형을 이룰 때 농도변화는 멈춰지게 되고 막전위가 생기게 된다. 이 경우 전기적 위치에너지는 화학적 위치에너지에 비해 농도에 매우 민감하게 변하게 되는데 아주 적은 농도변화만으로도 전기적 위치에너지는 크게 변하게 된다.

세포가 활동하지 않고 안정된 상태의 막전위를 안정막 전위(resting membrane potential)이라 하고 안정막 전위는 대략 −90mV가 된다. 세포 내부의 전위가 외부에 비해 90mV 낮다는 뜻이다. 이온들의 농도와 그 투과성에 의해 막전위가 결정되는데 Na^+-K^+펌프의 작용으로 인해 세포 밖에는 나트륨이 많고, 세포 안에는 칼륨이 많은 상황이 조성된다. Na^+-K^+펌프는 이온들의 농도경사를 만들어줄 뿐 아니라 양이온 3분자를 내보내고 양이온 2분자를 들여오면서 −4mV의 전압차를 만든다. 안정시 칼륨이 나트륨에 비해 100배의 투과성을 갖게 되는데 이를 골드만 방정식에 대입해 계산해보면 안정막 전위가 −90mV로 계산되는 것을 알 수 있다.

(2) 활동전위(Action potential)

① 전압의존성 나트륨 통로와 전압의존성 칼륨 통로

신경세포나 근육세포 같은 흥분성 세포들은 신호를 받아 활동전위를 일으키고 활동전위는 빠른 속도로 주변으로 퍼지면서 신호를 전달한다. 먼저 활동전위를 만드는데 중요한 역할을 하는 전압의존성 나트륨 통로(voltage-gated Na^+ channel)와 전압의존성 칼륨 통로(voltage-gated K^+ channel)에 대해 알아보겠다. 일반적인 안정막 전위(resting membrane potential)인 −90mV에서 이 두 통로들은 닫혀있고 나트륨이나 칼륨은 이 통로들을 통과할 수 없는 상태이다. 하지만 세포의 막전위가 상승해 −70∼−50mV 정도가 되면 전압의존성 나트륨 통로의 단백질 구조가 바뀌어 활성화문(activation gate)이 빠르게 열리고 나트륨이 이 통로를 통해 세포내로 유입될 수 있게 된다.

이와 반면에 전압의존성 칼륨 통로는 비교적 천천히 열리기 시작한다. 이와 동시에 전압의존성 나트륨 통로에는 불활성화문(inactivation gate)라는 것이 있는데, 전압의존성 칼륨 통로와 비슷하게 막전압 상승에 천천히 반응한다. 다만 불활성화문은 다른 경우와는 달리 구조가 변해 통로를 막아버린다. 따라서 막전압이 상승하면서 전압의존성 나트륨 통로는 빠르게 열린 후 천천히 닫히고, 전압의존성 칼륨 통로는 천천히 열려 나트륨 통로가 닫힐 때가 되어서야 열리게 된다.

② 활동전위의 생성 (그림 2-11)

활동전위는 다음과 같은 과정을 거치면서 발생하고 소멸한다. 가장 먼저 휴지기(resting stage)로 세포막은 안정막전위(resting membrane potential)인 −90mV 상태에 있으며 이 상태를 분극(polarized)상태라고 한다. ❶ 휴지기에 있는 흥분성 세포가 자극을 받아 막전위가 증가하면 세포막에 있는 전압의존성 나트륨 통로(voltage-gated Na^+

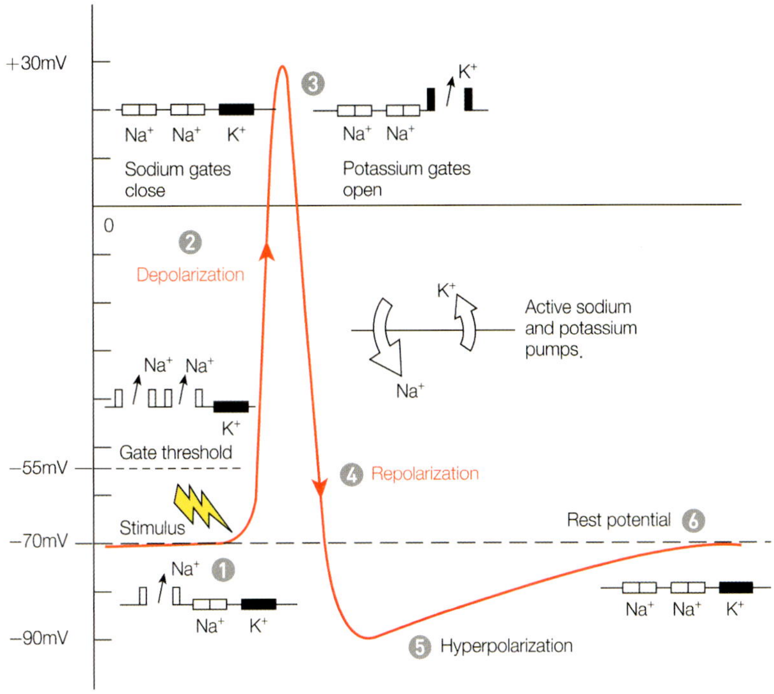

그림 2-11 세포의 활동전위

channel)의 활성화문(activation gate)이 열리면서 빠르게 나트륨이 세포내로 유입되게 된다. 나트륨의 유입은 다시 막전위의 상승을 일으키고 더 많은 전압의존성 나트륨 통로가 열리게 된다. 이런 양성피드백 작용이 계속되면 모든 전압의존성 나트륨 통로가 열리게 되고 막전위는 0mV 이상으로 올라가게 된다. 이런 상태를 분극상태에서 벗어났다 하여 ❷ 탈분극(depolarization) 상태라 한다.

탈분극이 일어나기 위해서는 첫 자극의 크기가 양성피드백을 일으키기에 충분해야 하는데 그 값을 역치(threshold)라 부르고 보통 막전위가 −65mV가 되면 활동전위가 유발되기에 충분한 값이라고 본다.

탈분극이 되면 전압의존성 나트륨 통로의 활성화문과는 별개로 불활성화문(inactivation gate)이 닫히면서 나트륨의 유입이 줄어든다. 그리고 천천히 ❸ 전압의존성 칼륨 통로(voltage-gated K^+ channel)가 열리면서 세포 내부의 양이온인 칼륨이 세포 밖으로 유출되게 된다. 이 과정에서 다시 막전위는 음의 값을 가지게 되며 다시 분극되었다 하여 ❹ 재분극(repolarization) 상태라 한다.

재분극 상태가 된 후에도 전압의존성 칼륨 채널은 다 닫히지 않아 계속적으로 칼륨의 유출이 지속된다. 따라서 막전압은 분극상태인 −90mV보다도 더 아래로 떨어지게 되고 이 상태를 ❺ 과분극(hyperpolarization)이라 한다.

과분극 상태를 거친 후 전압의존성 칼륨 통로가 닫히게 되고 Na^+-K^+펌프가 작용해 막전압은 ❻ 분극(polarized) 상태로 돌아가게 된다. 이러한 과정을 통해 활동전위가 생성된다.

- 세포는 생명체를 이루고 있는 가장 작고, 독립적이며, 구조적, 기능적 단위이다.
- 세포막은 주로 단백질과 인지질 이중층으로 구성되어 세포의 안과 밖의 경계를 이루고 있으며, 레시틴인 머리 부분은 친수성, 지방산인 꼬리 부분은 소수성을 띈다. 이러한 세포막의 구조적 특징으로 지용성 물질은 비교적 잘 통과시키는 반면, 수용성 물질은 잘 통과시키기 못하는데 이를 선택적 투과성이라 한다.
- 세포막을 경계로 세포 안쪽의 세포내액은 총 체액의 2/3, 체중의 40%를 차지하고 세포의 화학적 기능이 일어나는데 장소로 사용된다. 세포바깥액은 총 체액의 1/3, 체중의 20%를 차지하며, 세포와 세포 사이에 존재하는 사이질액과 혈관 내 용액(혈장)으로 구성된다.
- 단순확산은 세포막을 기준으로 물질의 농도가 높은 쪽에서 낮은 쪽으로 이동(확산)한다. 시간이 지나면 농도가 서로 같아지는 상태에 도달하게 되고 평형을 이루게 되며, 더 이상의 농도변화는 일어나지 않는다.
- 촉진확산은 세포막에 있는 운반체에 의해 이동(확산)한다. 단순 확산으로 세포막을 통과하기에는 큰 물질이나, 큰 극성이나 전하를 띈 물질들이 촉진확산을 통해 세포막을 이동한다.
- 삼투는 반투과성막을 경계로 서로 농도가 다른 두 용액이 있을 때 용액에 녹아있는 용질이 반투과성 막을 통과하지 못한다면 삼투압이 발생해 낮은 농도의 용액에서 높은 농도의 용액으로 용매(물)의 이동이 일어난다.
- 정수압은 혈관 밖으로 물을 밀어내는 압력을 의미하며, 정수압의 차이로 인해 세포나 혈관을 통해 액체가 이동(여과)하게 된다.
- 능동수송은 세포막을 통한 물질의 이동 중 물질의 농도나 압력이 낮은 곳에서 높은 곳으로 이동하는 현상을 의미하며, 이는 단순확산이나 촉진확산 같은 수동수송으로는 농도 경사를 거스를 수 없기 때문에 에너지를 이용하여 물질을 수송하는 방법이다.
- 일차능동수송은 세포막을 기준으로 농도가 낮은 곳에서 높은 곳으로 물질을 이동시키기 위해 에너지(ATP)를 필요로 하며, 물질을 운반하는 단백질(펌프)을 이용하는 이동방법이다.
- 일차능동수송에 의해 생성된 세포 안팎의 농도경사를 이용해 별도의 에너지(ATP)를 사용하지 않고 농도가 낮은 곳에서 높은 곳으로 물질을 운반하는 것을 이차능동수송이라 한다.
- 세포에서는 세포막을 통한 물질이동 외에도 세포막을 통과하기 어려운 물질을 세포 내로 들여오는 세포내이입과 세포 바깥으로 내보내는 세포외유출이 일어난다. 이러한 이동은 에너지(ATP)가 사용되기 때문에 능동운반의 한 형태로 볼 수 있다.
- 세포의 막전위란 세포 밖의 환경을 0으로 놓고 세포 안과 밖의 전위차를 측정하여 나타낸 값으로 화학적 농도경사에 따라서 이동하려는 힘과 전기적 위치에너지에 의해 끌어당겨지는 힘이 평형을 이룰 때 농도변화는 멈춰지게 되고 막전위가 생기게 된다.
- 세포의 활동전위는 휴지기에 있는 흥분성 세포가 자극을 받아 막전위가 증가하면 세포막에 있는 전압의존성 나트륨 통로(voltage-gated Na^+ channel)가 열리면서 시작되고 탈분극(depolarization) > 재분극(repolarization) > 과분극(hyperpolarization) > 분극(polarized)상태의 변화를 통해 이루어진다.

03

C·H·A·P·T·E·R

근육과 운동생리

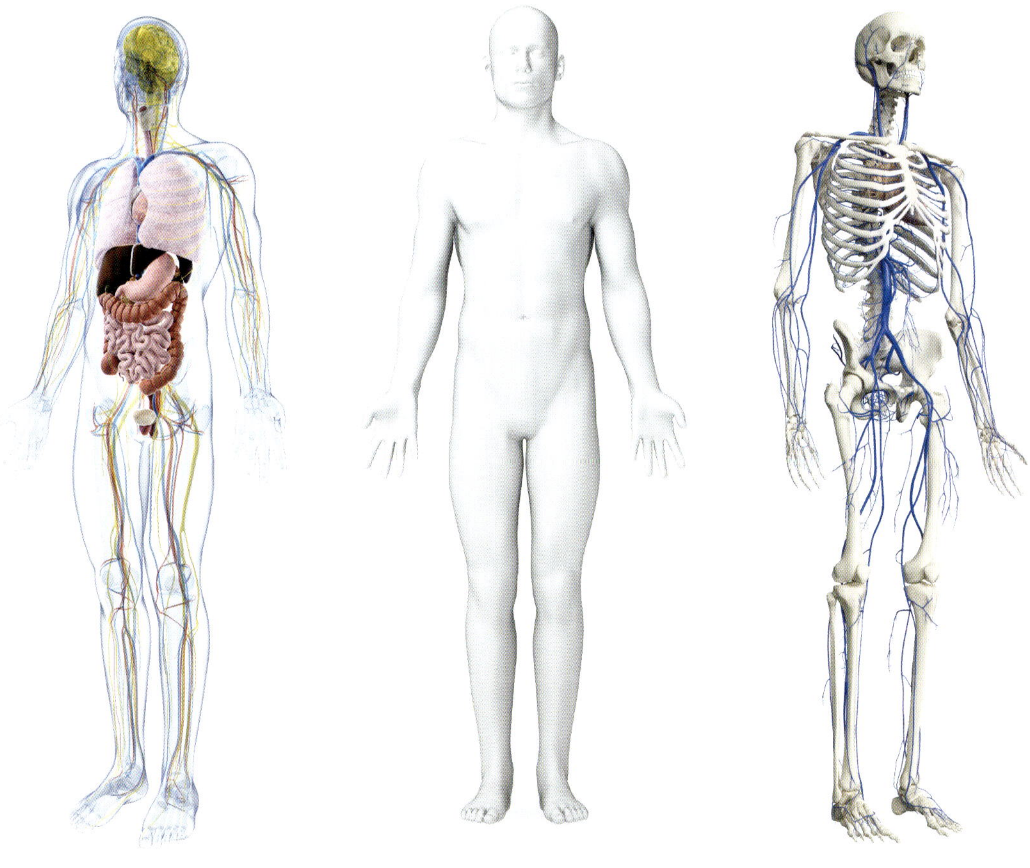

학·습·목·표

1. 근육의 구조를 이해한다.
2. 근육의 수축기전(수축설)을 이해하고 설명할 수 있다.
3. 뼈대근육과 민무늬근육의 차이점을 설명할 수 있다.

핵·심·용·어

- 가는근육미세섬유(액틴필라멘트, actin filament)
- 굵은근육미세섬유(미오신필라멘트, myosin filament)
- 근육원섬유마디(근절, sarcomere)
- 다단위 민무늬근(다단위 평활근, multi-unit smooth muscle)
- 단단위 민무늬근(단단위 평활근, single-unit smooth muscle)
- 등장수축(isotonic contraction)
- 등척수축(isometric contraction)
- 민무늬근(평활근, smooth muscle)
- 백색근육섬유(white muscle fiber)
- 뼈대근육(골격근, skeletal muscle)
- 심장근육(심근, cardiac muscle)
- 적색근육섬유(red muscle fiber)
- 칼모듈린(calmodulin)

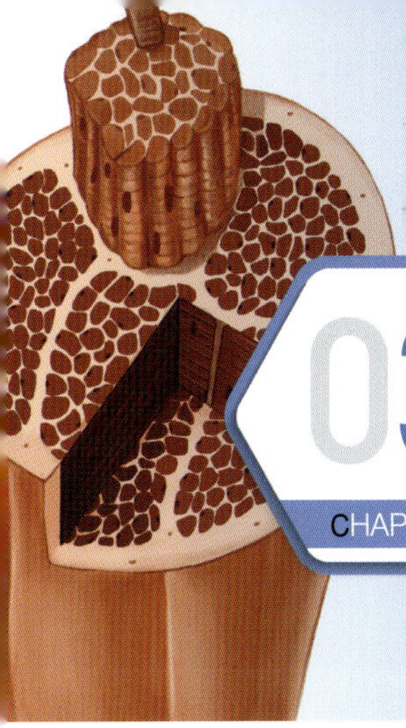

03 CHAPTER

근육과 운동생리

근육세포 역시 신경세포와 마찬가지로 흥분성 세포이며 신경으로부터 자극을 받아 활동전위를 전달한다. 활동전위로부터 흥분한 근육세포는 ATP를 분해해서 에너지를 얻고 수축하게 된다. 근육세포의 종류는 뼈대근육(골격근, skeletal muscle), 민무늬근(평활근, smooth muscle), 심장근육(심근, cardiac muscle)으로 분류할 수 있다.

1 뼈대근육(골격근, Skeletal muscle)

뼈대근육은 우리가 의지대로 움직일 수 있는 맘대로근(수의근, voluntary muscle)이다. 우리 몸의 40% 정도를 차지하며, 가로무늬가 발달해 있고, 대부분 뼈대에 붙어 종말신경의 지배를 받는다.

1) 뼈대근육의 구조

뼈대근육은 수많은 ❶ 근육원섬유(근원섬유, myofibrill)가 모여 ❷ 근육섬유(근섬유, muscle fiber)를 이룬다. 근육섬유는 수많은 근육모세포(myoblast)들이 합쳐져서 발생하므로 근육섬유 속에는 수많은 핵(nucleus)이 존재하고 더 이상 분열하지 않는 특성을 가지고 있다. 그러므로 사람은 이미 출생 시 근육섬유의 수가 정해지게 되고 성장과 발달을 통해 근육섬유의 크기가 커지게 된다.

또한 근육섬유 주위에 위성세포가 존재하는데 이는 평소에는 활동하지 않지만 운동으로 인하여 외부의 자극과 스트레스를 받게 되어 근육이 손상되면 활성화되어, 근육섬유의 재생에 관여한다고 알려져 있다. 이러한 근육섬유를 둘러싸고 있는 막을 ❸ 근육속막(근내막, endomysium)이라 한다. 근육섬유가 모여 ❹ 근육다발(근속, muscle fascicle)을 이루고, 근육다발을 둘러싸고 있는 막을 ❺ 근육다발막(근주막, perimysium)이라 한다. 근육 다발이 모여 근육을 이루며 이를 둘러싸고 있는 막을 ❻ 근육바깥막(근외막, epimysium)이라 한다(그림 3-1).

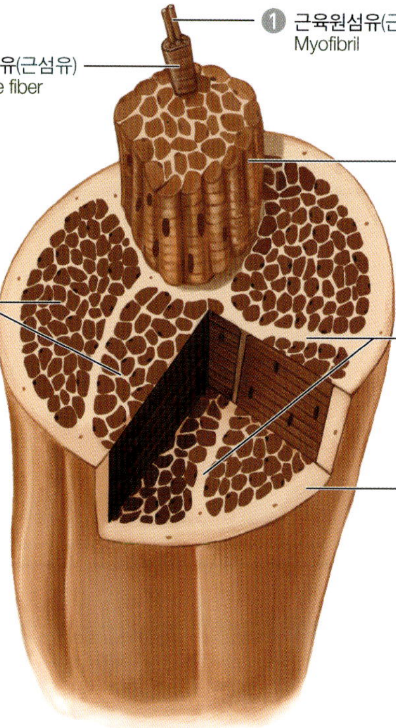

그림 3-1 근육조직의 미세구조

(1) 근육속막(횡문근형질막, Sarcolemma) (그림 3-2)

❶ 근육속막은 근육섬유(muscle fiber)를 싸고 있는 세포막이다. 근육섬유의 양쪽 끝에는 근육속막과 힘줄섬유(건 섬유, tendon fiber)가 융합하고 힘줄섬유는 다발로 모여 뼈에 연결된다. 이를 근육 힘줄(muscle tendon)이라 한다.

(2) 근세포질(근형질, Sarcoplasm)

근육세포에 있어서 근육원섬유(myofibril)를 제외한 세포질을 ❷ 근세포질(근형질, sarcoplasm)이라 한다. 근세포질에는 근육원섬유에 에너지를 공급하기 위한 ❸ 사립체(미토콘드리아, mitochondria)와 산소를 저장하는 마이오글로빈(myoglobin)과 에너지원인 글리코겐(glycogen), 전해질 효소들이 풍부하게 존재한다.

(3) 근세포질그물과 가로세관(근소포체와 횡세관, Sarcoplasmic reticulum and transverse tubule)

근육섬유에 있는 세포질그물(소포체, endoplasmic reticulum)을 ❹ 근세포질그물(근소포체, sarcoplasmic reticulum)이라 하고, 근세포질그물은 근육원섬유를 둘러싸고 있다. 또한 근육속막과 연결되어 근육섬유 내부를 가로지르는 ❺ 가로세관(횡세관, transverse tubule)은 내부가 세포바깥액과 연결되어 세포바깥액이 차 있어 근육이 빠르게 흥분해서 수축할 수 있도록 도와준다.

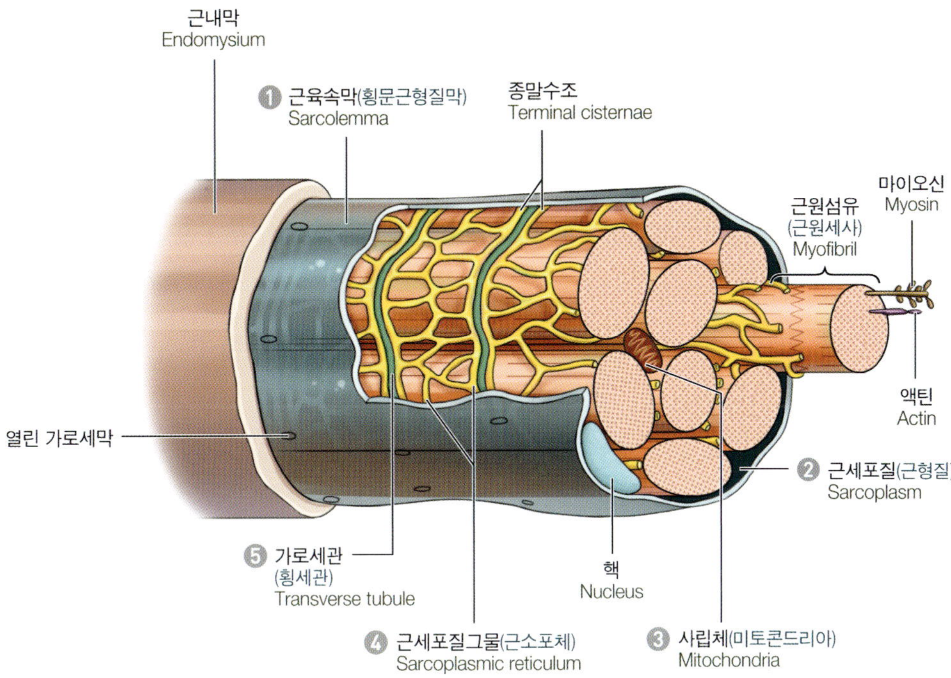

그림 3-2 뼈대근육의 세포구조

(4) 근육원섬유(Myofibril)

한 개의 근육섬유는 천개 이상의 근육원섬유(근원섬유, myofibril)를 가지고 있으며, 하나의 근원섬유는 약 1,500개의 굵은근육미세섬유(미오신필라멘트, myosin filament)와 약 3,000개의 가는근육미세섬유(액틴필라멘트, actin filament)를 가지고 있다.

굵은근육미세섬유는 미오신 단백질 수백 개가 모여서 생성된 것으로 미오신 단백질 한 분자에 머리가 두 개 있고 머리에서 각각 하나씩 꼬리가 연결되어 서로 꼬여있다.

굵은근육미세섬유의 몸통에서 바깥쪽으로 팔(arm)을 내고 있는 모양으로 미오신 단백질 분자의 머리 부분이 나와 있다. 이 팔과 머리를 교차결합(cross bridge)이라고 하고, 팔이 나오는 부분과 팔과 머리가 연결된 부분에서 변형이 가능하다. 이 중 머리와 팔이 연결된 부분은 실제 수축에 관여한다.

가는근육미세섬유는 액틴(actin)과 트로포미오신(tropomyosin), 트로포닌(troponin)으로 구성되어 있다. 액틴단백질로 구성된 골격에 미오신 단백질의 머리가 결합할 수 있는 활성부위가 있으며, 평소에는 이 활성부위가 트로포미오신이라는 긴 나선모양의 단백질에 의해 막혀 있다. 트로포닌은 칼슘과 결합해 액틴과 미오신이 결합하는 것을 도와 수축기전에 작용하는 것으로 여겨진다.

(5) 근육원섬유마디(근절, Sarcomere)

근육원섬유마디는 근육의 기본 단위이며, 근육원섬유마디가 연결되어 근원섬유를 이루게 된다. 길게 늘어선 근원섬유를 가로지르는 어두운 Z선(Z line, Z disc)과 Z선 사이를 하나의 근육원섬유마디라 한다(그림 3-3).

Z선에는 가는근육미세섬유가 붙어 양옆으로 평행하게 뻗어있다. Z선 양 옆에는 상대적으로 밝은 부분인 I띠(밝은띠, I band)가 있는데, 이 부분은 굵은근육미세섬유 없이 가는근육미세섬유가 있는 곳이다. Z선과 Z선의 사이, I띠와 I띠의 사이 공간은 좀 더 어둡게 보이는데 이곳은 굵은근육미세섬유가 있는 A띠(어두운띠, A band)이다. 또 근육원섬유마디의 한 가운데에는 M선(M line)이 있는데, 마이오메신(myomesin)이라는 단백질이 M선을 만들고 굵은근육미세섬유를 지지한다.

M선 주변으로 가는근육미세섬유 없이 굵은근육미세섬유만 있는 부분을 H띠(H band)라고 한다.

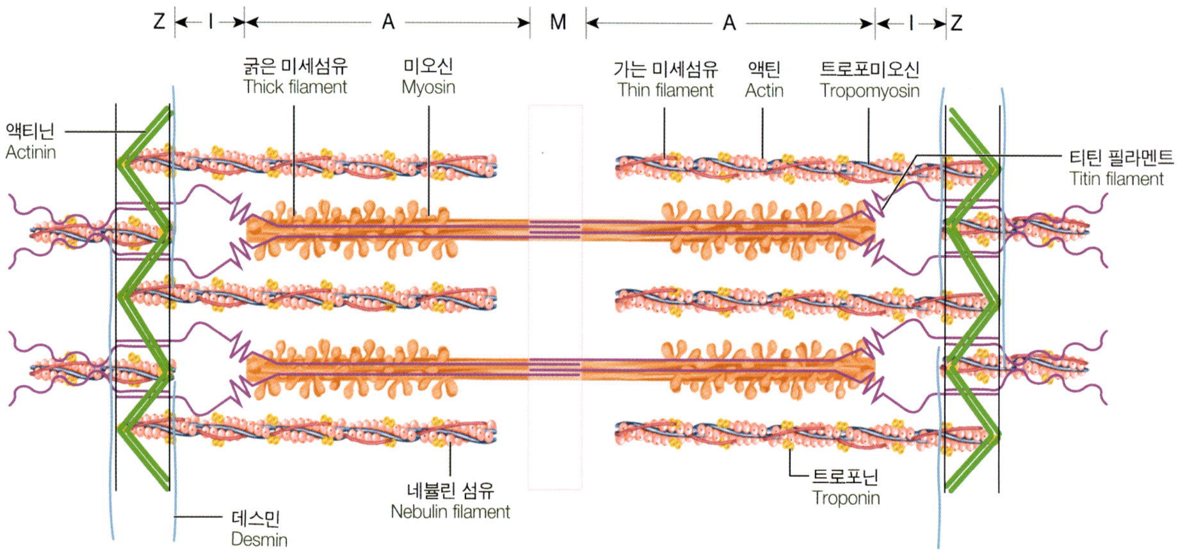

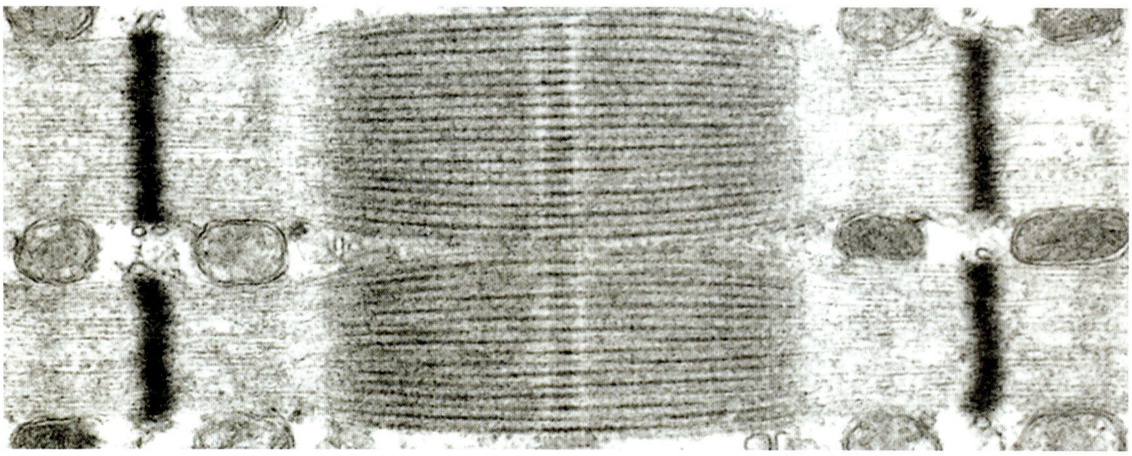

그림 3-3 근육원섬유마디

2) 신경근육이음부(신경근접합부, Neuromuscular junction)

뼈대근육(skeletal muscle)은 보통 신경에서 신호를 받아 흥분하고 수축한다. 척수(spinal cord)의 앞뿔(anterior horn)에 있는 큰 신경세포가 위운동신경세포(상위운동신경원, upper motor neuron)에서 신호를 받아 활동전위(action potential)를 유발하고 축삭(axon)을 통해 활동전위가 전달되어 신경근육이음부에 이른다. 신경근육이음부(신경근접합부, neuromuscular junction)에서 근육세포가 자극을 받아 활동전위가 생기면 근육세포로 칼슘이온이 들어오고 수축이 일어나게 된다(그림 3-4).

신경세포와 근육세포가 만나는 부분이 신경근육이음부이다. 신경섬유는 근육과 만나기 전 신경종말(nerve ending)을 형성하고, 신경 종말과 맞닿아 있는 근육세포의 표면을 운동종말판(motor endplate)라고 부른다. 신경종말과 근육세포 사이의 공간을 연접틈새(synapse cleft)라고 한다.

신경종말에는 시냅스 소포(synaptic vesicle)들이 30만개 정도 분포하고 있고, 한 개의 소포(vesicle)에는 약 1만개의 아세틸콜린(acetylcholine)들이 들어있다.

❶ 신경종말에 활동전위가 전달되면 신경종말에 있는 전압의존성칼슘통로(voltage-gated Ca^{2+} channel)가 열려 신경세포 안으로 칼슘이온이 들어오게 되고 활동전위 한번에 약 100개의 시냅스 소포가 세포외유출(exocytosis)을 일으킨다.

❷ 연접틈새로 배출된 아세틸콜린은 근육세포의 세포막에 있는 아세틸콜린 의존성 이온통로(acetylcholine-gated ion channel)의 아세틸콜린 수용체(acetylcholine receptor)와 결합하여 아세틸콜린 의존성 이온통로가 구조적 변화를 일으키게 되고 나트륨, 칼륨, 칼슘 등의 양이온에 투과성을 가지게 된다. 그 결과 실제로는 세포밖에 많은 나트륨이 이 통로를 가장 많이 이용하게 되고 나트륨의 세포내 유입이 일어나게 된다.

❸ 나트륨의 유입은 세포막을 탈분극(depolarization)시켜 종판전위가 역치 이상으로 올라가게 되면 활동전위가 유발되고 신호가 전달된다. ❹ 이후 연접틈새에 배출된 아세틸콜린은 연접틈새에 존재하는 아세틸콜린 분해효소(acetylcholinesterase)에 의해 빠르게 분해되어 다시 신경종말에 흡수되고 아세틸콜린으로 재합성되어 재활용된다.

3) 뼈대근육의 수축

신경종말(nerve ending)에서 아세틸콜린이 분비되면 종판전위(end plate potential)가 생기게 되고 역치를 넘으면 활동전위(action potential)가 된다. 근육세포는 신경세포보다 크기 때문에 가로세관(횡세관, transverse tubule)이 없이는 모든 근육원섬유에 전류를 전달하기 힘들다.

가로세관은 근육속막(sarcolemma)과 연결되어 있고 근육세포 내부를 지나 근육원섬유마디(sarcomere)의 굵은근육미세섬유의 종단을 지난다. 가로세관의 내부는 세포바깥액과 연결되어 있어 활동전위가 가로세관을 통해서도 전도되는 것이다. 또한 가로세관의 주변에는 근세포질그물이 있고, 근세포질그물에는 칼슘이 고농도로 농축되어 있다. 가로세관을 통해 활동전위가 전달되면 근세포질그물 내부에 저장되어 있던 칼슘이온들이 근육세포질로 나오게 된다.

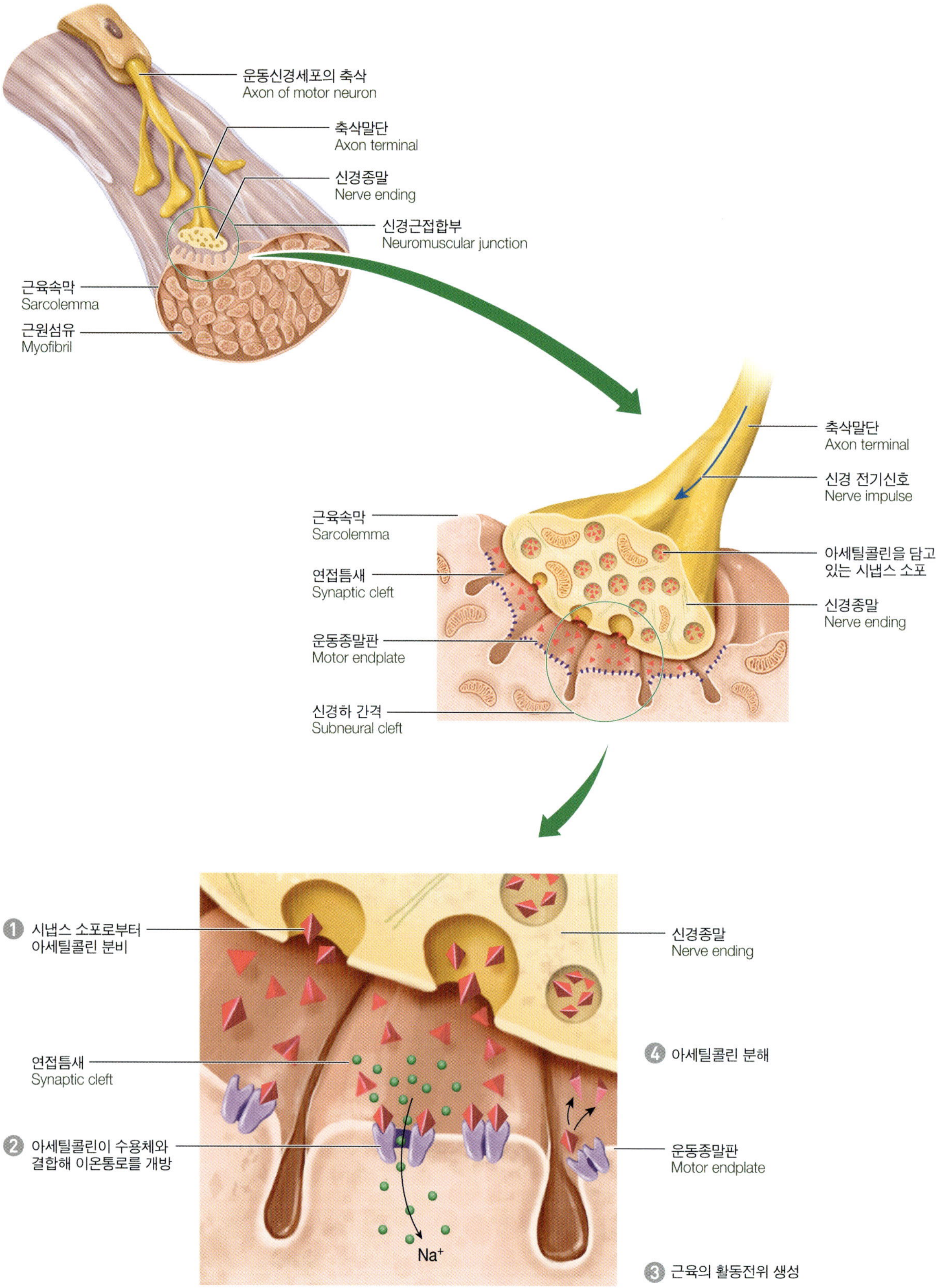

그림 3-4 신경근육이음부

근세포질로 유리된 칼슘이온은 트로포닌C(troponin C)와 결합해 트로포닌 복합체의 구조변화를 일으켜 트로포미오신(tropomyosin)을 가는근육미세섬유(actin filament)의 이중나선 사이의 틈으로 끌어당긴다. ❶ 가는근육미세섬유의 미오신 결합부위가 노출되고 ATP를 분해해 에너지를 얻은 미오신 단백질의 머리 부분이 가는근육미세섬유와 결합한다. ❷ 미오신 머리의 ATPase에 의해 ATP가 분해되어 에너지를 얻고 미오신의 머리가 액틴의 활성부분에 부착되면 교차결합(cross bridge)의 머리가 팔 쪽으로 구부러지고 가는근육미세섬유를 근육원섬유마디 가운데로 끌어당기게 된다. ❸ 팔 쪽으로 구부러진 머리는 가는근육미세섬유의 부착부위에서 떨어져 다시 원래상태로 돌아감과 동시에 저에너지 상태가 되고 새로운 ATP가 결합되어 교차결합은 분리된다. ❹ ATP가 ADP와 무기인산으로 분리되면서 미오신 머리가 위로 젖혀진다.

이처럼 가는근육미세섬유가 굵은근육미세섬유 사이로 미끄러져 근육원섬유마디가 길이가 짧아져 근육섬유의 수축이 일어난다는 가설을 근활주설(Sliding Filament Mechanism)이라 한다(그림 3-5).

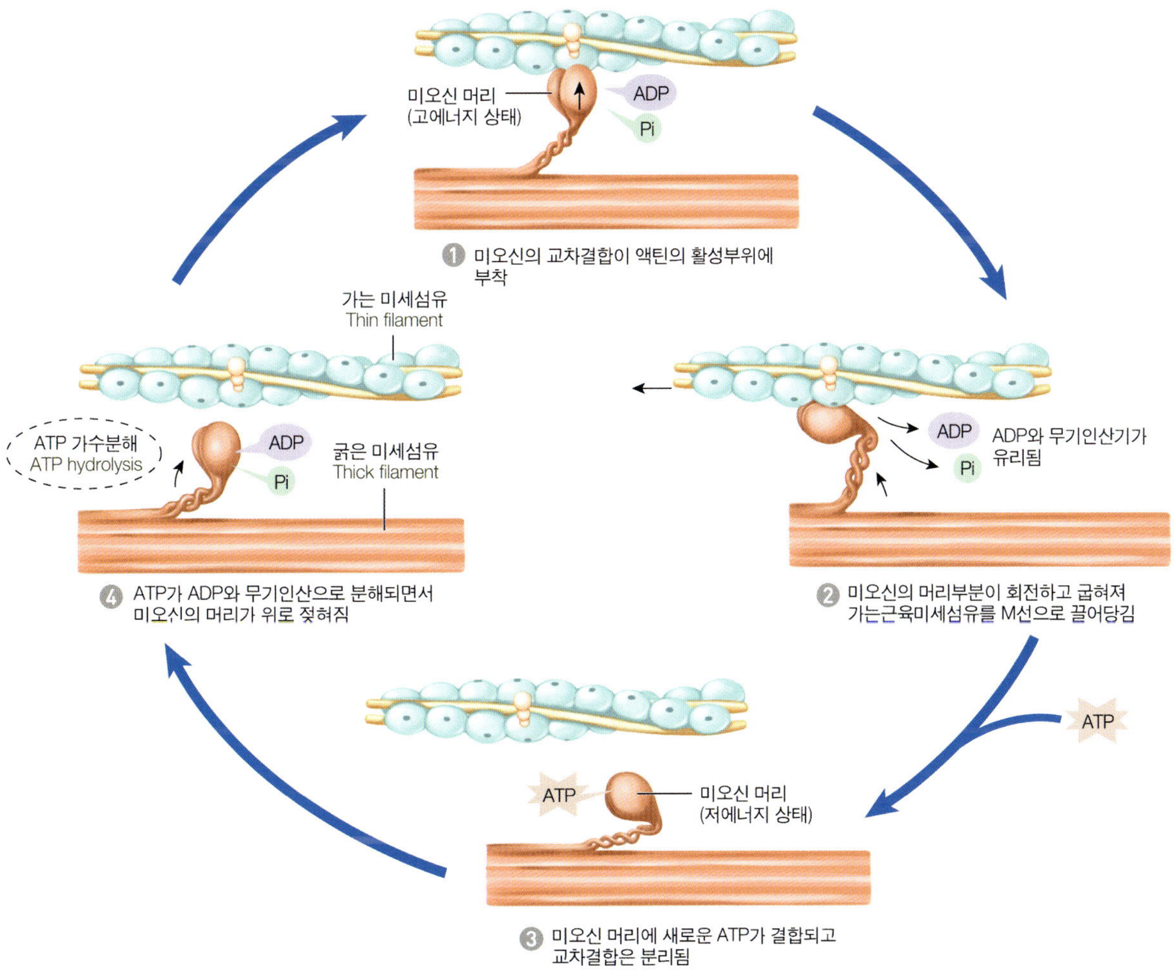

그림 3-5 교차다리 주기의 주요단계

4) 근육 수축의 생리학

(1) 근육 수축의 특성

하나의 운동신경원과 그의 지배를 받는 근육섬유들이 운동단위(motor unit)이다. 하나의 운동신경원이 자극을 받으면 그 지배를 받는 근육섬유가 수축–이완을 하는데 이를 ❶ 단일수축(근연축, muscle twitch)이라 한다. 충분히 이완되기 전에 자극을 주면 ❷ 가중(summation)이 발생하고, 이완될 틈 없이 지속적인 자극이 계속되면 결국 강직성 연축인 ❸ 강축(tetanus)이 발생한다(그림 3-6).

근육 수축에는 ❶ 등장수축(isotonic contraction)과 ❷ 등척수축(isometric contraction)이 있다. 등장수축은 근육에 일정한 추를 매달고 근육을 수축시키면 근육의 길이가 짧아지면서 장력은 일정하게 유지되는 경우이며, 등척수축은 근육의 길이는 일정하게 유지되지만 근육이 수축하는 경우이다(그림 3-7).

근육섬유는 수축하는 속도에 따라 ❶ 백색근육섬유(white muscle fiber)와 ❷ 적색근육섬유(red muscle fiber) 그리고 중간형태로 나눌 수 있다(그림 3-8).

백색근육섬유는 빠르고 강한 근 수축에 이용되는 섬유로 근 수축을 시작시키는 칼슘이온을 빠르게 사용할 수 있도록 근세포질그물이 발달해 있다. 또 빠르게 에너지를 얻기 위한 효소들이 풍부하며, 산화과정을 통한 에너지 획득은 비교적 덜 중요하기 때문에 혈액공급이 적고 사립체의 수도 적다. 산화과정이 적기 때문에 그에 필요한 마이오글로빈(myoglobin)이 적어 하얀색을 띈다(예, 안구 근육).

적색근육섬유는 몸을 지탱하는 경우나 장거리 달리기처럼 오래 지속되는 근 수축에 이용되는 섬유로 크기가 작고 미세한 신경섬유가 분포한다. 활발한 산화과정을 위해 사립체가 많고 혈관이 풍부해 혈액공급이 원활하며, 산소와 결합하는 마이오글로빈이 풍부해 붉게 보인다(예, 가자미근).

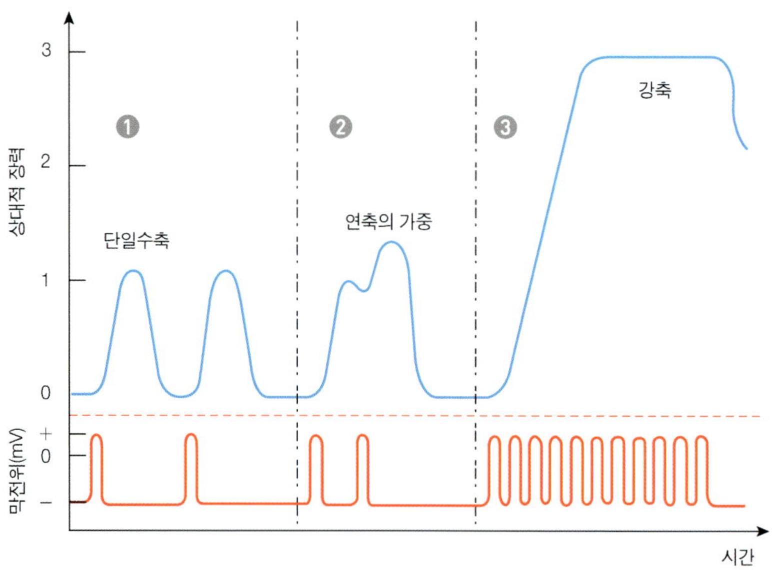

그림 3-6 단일수축, 가중, 강축

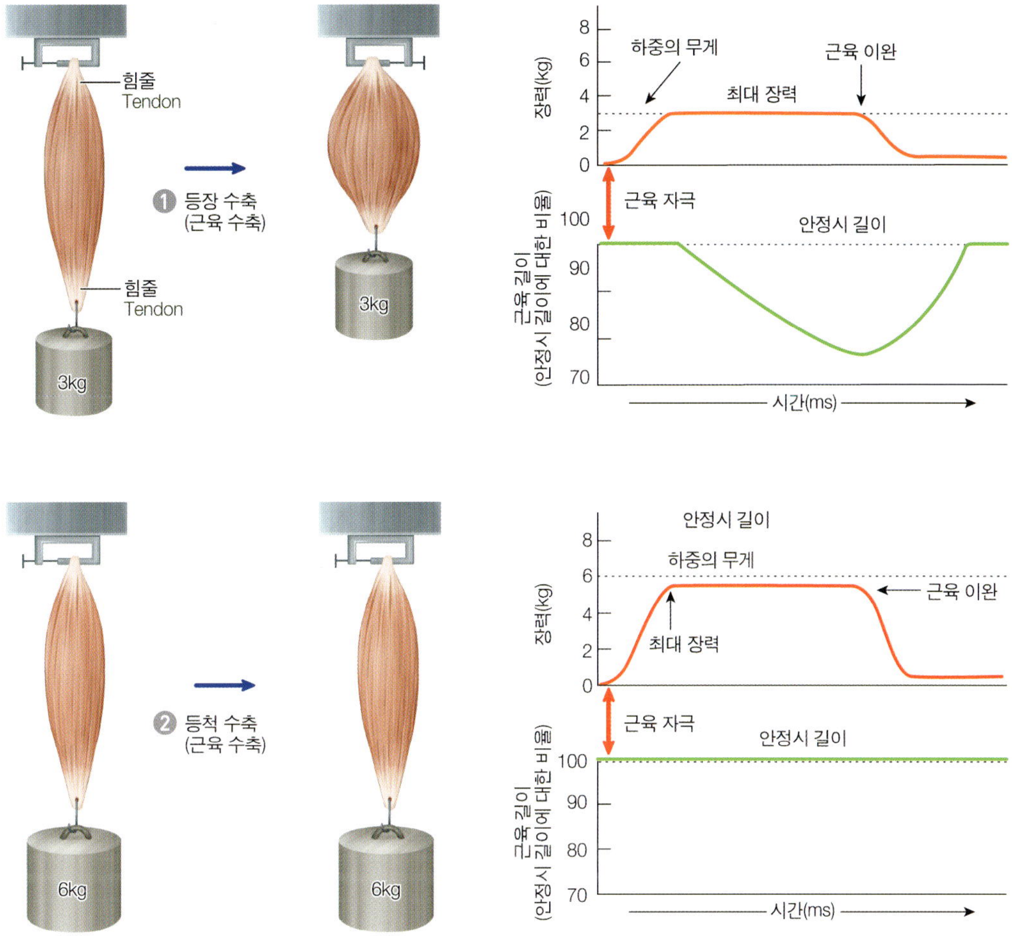

그림 3-7 등장·등척 수축

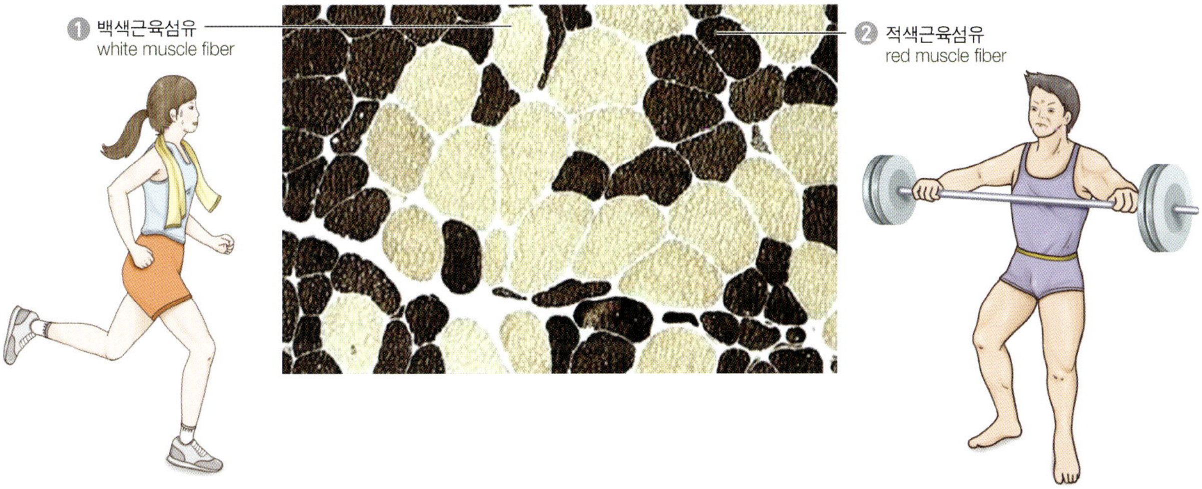

그림 3-8 백색근육섬유와 적색근육섬유의 비교

중간형태의 섬유는 백색근육섬유와 적색근육섬유의 평균적인 특성을 갖는다(표 3-1).

표 3-1 백색근육섬유와 적색근육섬유의 비교

근육의 종류	백색근육섬유(White muscle fibers) = 빠른근육섬유(Fast muscle fiber)	적색근육섬유(Red muscle fiber) = 느린근육섬유(Slow muscle fiber)
근육의 수축속도	빠름	느림
근육의 산소요구도	무산소	유산소
힘의 강도	강한 힘	가벼운 힘
근육의 사용	큰 근육	작은 근육
근력	강함	약함
근육의 피로도	높음	낮음

(2) 근육 수축을 위한 에너지원

근육은 아데노신삼인산(Adenosine TriPhosphate, ATP)을 에너지원으로 움직인다. 근육세포에는 아데노신삼인산이 고갈되었을 때를 대비한 여러 기전들이 발달해 있어 근육에 지속적으로 에너지를 공급해 줄 수 있다. 근육세포에 인산크레아틴(creatine phosphate)은 ATP 저장량보다 2~4배 더 많이 저장되어 있고, ATP가 소모되어 ADP가 되면 인산결합이 분해되면서 짧은 시간에 ATP를 다시 합성해낼 수 있다.

근육세포 내에는 많은 양의 글리코겐(glycogen)이 저장되어 있어 에너지원으로 활용된다. 글리코겐은 분해되어 포도당이 되고 포도당은 해당작용(glycolysis)을 거쳐 피루브산(pyruvic acid)이 되면서 포도당 한 분자가 분해될 때 4분자의 ATP를 만들어낼 수 있다. 피루브산은 산소가 충분한 상황에서는 사립체에서 시트르산회로(구연산회로, citric acid cycle)와 산화과정을 겪으면서 훨씬 많은 ATP를 생성해낼 수 있지만 근육이 활발히 운동하는 경우 산소가 충분하지 않은 경우가 많다. 이때 피루브산은 젖산(lactic acid)으로 전환되어 사이질액이나 혈액으로 확산된다. 이 과정은 인산크레아틴이 모두 소모되고 난 후 작동하기 시작해 80~100초 동안 근육의 수축을 위한 에너지를 제공해 줄 수 있다. 이후 설명할 유산소 체계보다 2~3배 정도 빠르게 일어나 인산크레아틴에 의한 에너지 공급과 유산소상황에서의 에너지공급 사이의 공백을 메워주는 역할을 한다.

근육이 운동을 하면서 소모된 인산크레아틴이나 글리코겐은 운동을 마친 후 다시 축적되기 시작한다. 산소를 소모하는 산화과정에 의해서 에너지가 공급되어 크레아틴으로부터 인산크레아틴이 다시 합성되어 저장되고, 글리코겐이 분해되어 나온 젖산은 다시 포도당으로 전환되어 글리코겐의 합성에 사용된다. 이 과정에서 많은 양의 산소가 소모되어 신체는 운동이 끝났음에도 불구하고 많은 호흡을 요구하게 된다.

운동이 오랜 시간동안 지속되면 산화과정에 의해서 탄수화물이 가장 먼저 고갈된다. 에너지는 탄수화물-지방-단백질 순으로 사용되며, 굶었을 때만 단백질이 사용된다. 또한 단백질은 간과 근육에, 지방은 간과 지방세포에 저장되며, 지방(77%), 단백질(22%), 탄수화물(1%)의 비율로 저장된다(표 3-2).

표 3-2 근육 수축을 위한 에너지원

ATP 재합성 에너지원	• 인산크레아틴(creatine phosphate), 글리코겐(glycogen), 산화과정(oxidation)
에너지 사용순서	• 탄수화물 – 지방 – 단백질
에너지 저장장소	• 단백질 : 간, 근육 • 지방 : 간, 지방세포
에너지 저장비율	• 지방(77%), 단백질(22%), 탄수화물(1%)

(3) 근육 긴장도(Muscle tone)

신경과 연결되어 있는 근육은 항상 어느 정도의 장력을 유지하고 있다. 이는 운동신경이 지속적으로 근육에 약한 신호를 보내기 때문이다. 이 신호는 대뇌에서 척수의 운동신경으로 보내는 자극에 의해 조절되기도 하고 근육 자체에 있는 근육방추(muscle spindle)에 의해 조절되기도 한다.

(4) 기능에 부합하는 근육의 재구성

근육은 지속적으로 요구되는 기능에 맞추어 재구성(근육의 지름, 길이, 강도, 혈류분포, 종류)될 수 있다. 이런 과정은 수주에 걸쳐서 일어나게 되는데 근육의 크기가 작고 활성이 높을수록 그 속도가 빠르다. 재구성 과정을 거쳐 근육의 총량이 증가하는 것을 근비대증(muscle hypertrophy)이라고 한다. 근비대증은 근육세포의 증가가 아닌 근육세포안의 가는근육미세섬유와 굵은근육미세섬유의 증가로 일어난다(그림 3-9).

근비대증이 일어나는 정확한 기전은 알려져 있지 않지만 최대강도 또는 그에 근접한 근 수축에 의해 일어난다. 실제로 최대강도의 수축을 매일 반복했을 경우 6~10주 후엔 유의한 변화를 확인할 수 있다. 반대로 오랜 시간 근육을 사용하지 않으면 근육세포안의 가는근육미세섬유와 굵은근육미세섬유의 분해가 가속화하게 되고 근위축증(muscle atrophy)이 나타나게 된다.

근육이 길게 늘어나는 경우에도 근비대증이 나타날 수 있다. 근육이 늘어나게 되면 수분 정도의 짧은 시간동안 근육원섬유마디(sarcomere)가 근육섬유의 말단에 추가되어 근육섬유의 총 길이가 늘어나는 결과를 얻게 된다. 반대로 근육이 오랫동안 짧아져 있으면 근육원섬유마디가 해체되어 근육섬유의 길이가 짧아지는 결과를 얻을 수 있다. 이런 방법으로 근육은 적절한 길이를 유지한다. 간혹 극도로 강한 수축력을 발생시키는 경우 근비대증뿐만 아니라 근육증식(muscle hyperplasia)이 일어나는 경우도 있다. 증식이란 말은 세포의 수가 증가했다는 뜻으로 근육의 총량이 증가한 비대증과는 약간 다른 개념이다.

근육을 지배하는 신경세포가 어떤 이유로 손상을 받아 근육에 신호를 보내지 못하게 되면 근위축증이 나타나게 된다. 근위축증이 지속되어 2달가량 지나면 근육섬유의 퇴행성 변화가 시작된다. 3개월 안에 신경손상이 복구되면 완전한 근육기능의 회복을 바라볼 수 있지만, 기간이 길어질수록 기능의 회복은 더뎌져 신경손상 후 1~2년까지 회복되지 않으면 근육기능이 회복되지 않는다. 이런 경우 대부분의 근육섬유가 파괴되어 섬유질이나 지방조

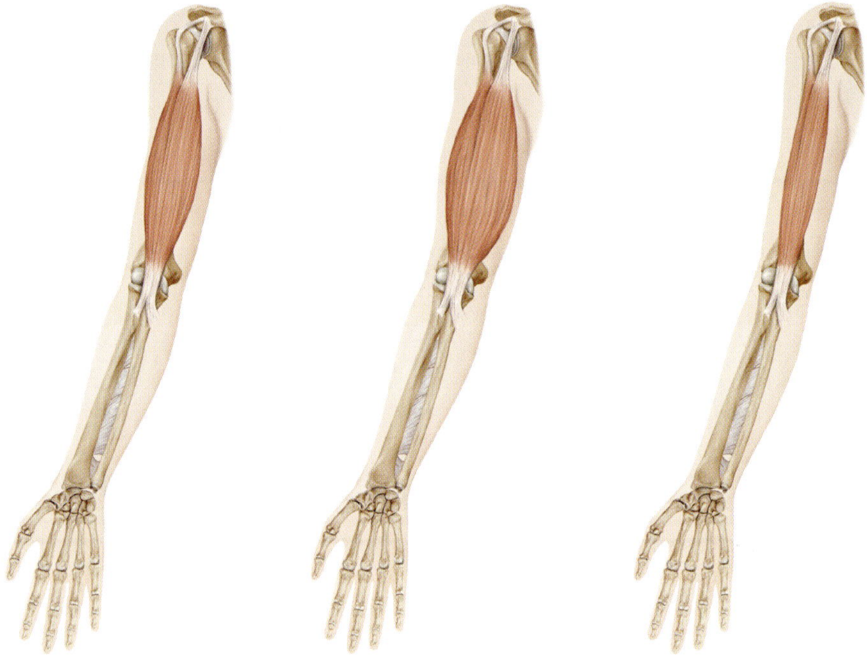

그림 3-9 정상 근육, 근비대, 근위축

직으로 바뀌고 남아있는 근육섬유는 근육원섬유마디와 같은 수축요소들을 갖고 있지 못한다. 죽은 근육섬유를 대체한 섬유질은 지속적으로 짧아지는 경향이 있는데 이를 근육구축(muscle contracture)이라 한다(표 3-3).

(5) 근육 피로(Muscle fatigue)

근육의 지속적이고 강한 수축은 근육 피로(muscle fatigue)를 일으킨다는 것이 잘 알려져 있다. 하지만 근육 피로를 일으키는 정확한 기전은 아직 잘 알려져 있지 않다. 근육의 수축을 일으키는 모든 단계에서 피로가 생길 수 있다고 여겨진다.

표 3-3 기능에 부합하는 근육의 재구성

비대증 (hypertrophy)	장기나 조직이 본래의 구조를 유지한 채로 크기가 증가하는 상태	근비대증(muscle hypertrophy) : 가는근육미세섬유와 굵은근육미세섬유의 증가
위축증 (atrophy)	장기나 조직의 기능·부피·수가 감소하는 상태	근위축증(muscle atrophy) : 가는근육미세섬유와 굵은근육미세섬유의 분해 가속
증식증 (hyperplasia)	조직의 세포가 정상 형태로 증식하여 세포수가 증가하는 상태	근육증식증(muscle hyperplasia) : 극도로 강한 수축력을 발생시키는 경우 세포수가 증가
구축증 (contracture)	근육이나 힘줄이 수축되어 운동이 제한된 상태	근육구축증(muscle contracture) : 죽은 근육섬유를 대체한 섬유질이 지속적으로 짧아지는 경향을 나타냄

신경근육이음부(신경근접합부, neuromuscular junction)에서는 신경전달물질의 저하나 수용체의 활성저하가 원인이 될 수 있다. 많은 소모로 인해 신경전달물질인 아세틸콜린이 충분히 합성되지 못하거나 아세틸콜린이 결합해야 할 수용체가 하향조절(down regulation)되어 피로를 일으킬 수 있다.

근육 세포 안에서 일어나는 글리코겐(glycogen)의 고갈과 무기인산, 젖산(lactic acid)의 축적이 가장 인정받는 가설이다. 에너지원으로 사용되는 글리코겐이 고갈되어 근육세포가 제 기능을 하지 못하게 되거나, 젖산이 축적되면 세포내 환경이 산성으로 바뀌어 화학적 반응이 잘 일어나지 않게 된다. 이 또한 피로를 일으킬 수 있다.

(6) 경직(Rigidity)

근 피로와는 별개로 열에 의한 단백질변성이나 ATP, 활동전위가 없는 상태에서 근육이 수축한 상태로 뼈대근육의 비가역적인 변화를 말한다.

시체굳음(사후경직, rigor mortis)은 사람이 죽은 후 1~2시간 후부터 15~25시간 정도 지속되는 상태이다. 세포내의 ATP가 모두 소실되어 교차결합(cross bridge)이 가는근육미세섬유에서 분리될 때 필요한 에너지가 없어 근육이 이완하지 못하는 상태이다. 사후 15~25시간이 지나면 세포내의 리소좀(lysosome)에서 나오는 자가용해효소에 의해 수축단백질들이 분해되고 근육이 이완되게 된다.

2 민무늬근(평활근, Smooth muscle)

민무늬근(평활근, smooth muscle)은 뼈대근육(골격근, skeletal muscle)과는 달리 작은 섬유들로 구성되어 있다. 민무늬근은 직경이 1~5μm, 길이는 20~500μm 정도이다. 뼈대근육에 비해서 직경은 30배, 길이는 수천 배가 차이난다. 민무늬근도 뼈대근육과 같이 가는근육미세섬유와 굵은근육미세섬유의 상호작용에 의해 수축을 하지만 자세한 기전은 서로 다르다.

1) 민무늬근의 분류

몸의 다양한 기관들에 존재하는 민무늬근은 위치하는 기관에 따라 다양한 특성을 갖는다. 민무늬근은 기능적으로 ❶ 다단위 민무늬근(다단위 평활근, multi-unit smooth muscle)과 ❷ 단단위 민무늬근(단단위 평활근, single-unit smooth muscle)으로 나뉜다(그림 3-10).

(1) 다단위 민무늬근(다단위 평활근, Multi-unit smooth muscle)

다단위 민무늬근은 분리된 여러 개의 민무늬근섬유들로 구성되어 있고, 근접한 민무늬근섬유 사이에 특별한 연

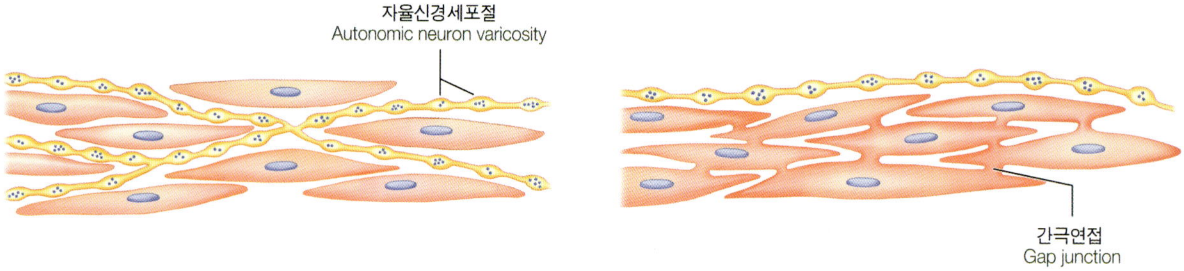

❶ 다단위 민무늬근(Multi-unit smooth muscle) ❷ 단단위 민무늬근(Single-unit smooth muscle)

그림 3-10 민무늬근의 분류

결이 없어 구조적, 기능적으로 독립적이다. 따라서 각 섬유는 주로 자율신경에 의해 조절되며 자발적인 수축은 거의 일어나지 않는다. 뼈대근육처럼 하나의 신경종말에 의해 지배받기도 하며, 섬세한 조절이 요구되는 눈의 홍채, 모양체근, 피부의 털세움근 등에 있다.

(2) 단단위 민무늬근(단단위 평활근, Single-unit smooth muscle)

단단위 민무늬근은 수많은 민무늬근섬유들의 다발이 하나의 단위로서 함께 기능한다. 민무늬근섬유들 사이에는 틈새연접(간극연접, gap junction)으로 연결되어 있어 이온들이 자유롭게 넘나든다. 따라서 하나의 민무늬근섬유에 활동전위가 발생하게 되면 주변의 섬유에도 활동전위가 전달될 수 있고 표면에 신경종말이 있으면 문제없이 신호전달을 할 수 있다. 또, 신경 자극 없이도 폄(신전, extension)이나 호르몬, 화학물질의 자극으로 수축을 일으킬 수 있다. 위장관, 호흡기, 비뇨생식기에 넓게 퍼져 있어 내장 민무늬근(visceral smooth muscle)이라 부르기도 한다.

2) 민무늬근의 수축기전

민무늬근은 빠르게 수축－이완을 반복하는 뼈대근육과는 다르게 지속적인 긴장성 수축을 하는 경우가 많다. 목적하는 기능이 다르기 때문에 구조에서부터 기전까지 뼈대근육과 민무늬근 사이에는 많은 차이가 있다.

(1) 민무늬근의 구조와 수축기전(그림 3-11)

민무늬근은 근육원섬유마디(sarcomere)가 없다. 근육원섬유마디의 Z선(Z line)에 해당해 가는근육미세섬유가 붙는 치밀소체(dense body)가 대신 있다. 치밀소체의 일부는 세포막에 있고 일부는 세포의 안쪽에 흩어져 구조단백질에 의해 서로 연결되어 있다. 또 인접한 민무늬근의 치밀소체가 서로 결합해 있는 경우가 있어 한 민무늬근이 수축하면 다른 세포는 끌려오게 된다.

뼈대근육에서 칼슘과 결합해 수축을 조절하는 단백질인 트로포닌 복합체(troponin complex)가 없는 대신 칼모듈린(calmodulin)이라는 단백질이 수축을 조절한다.

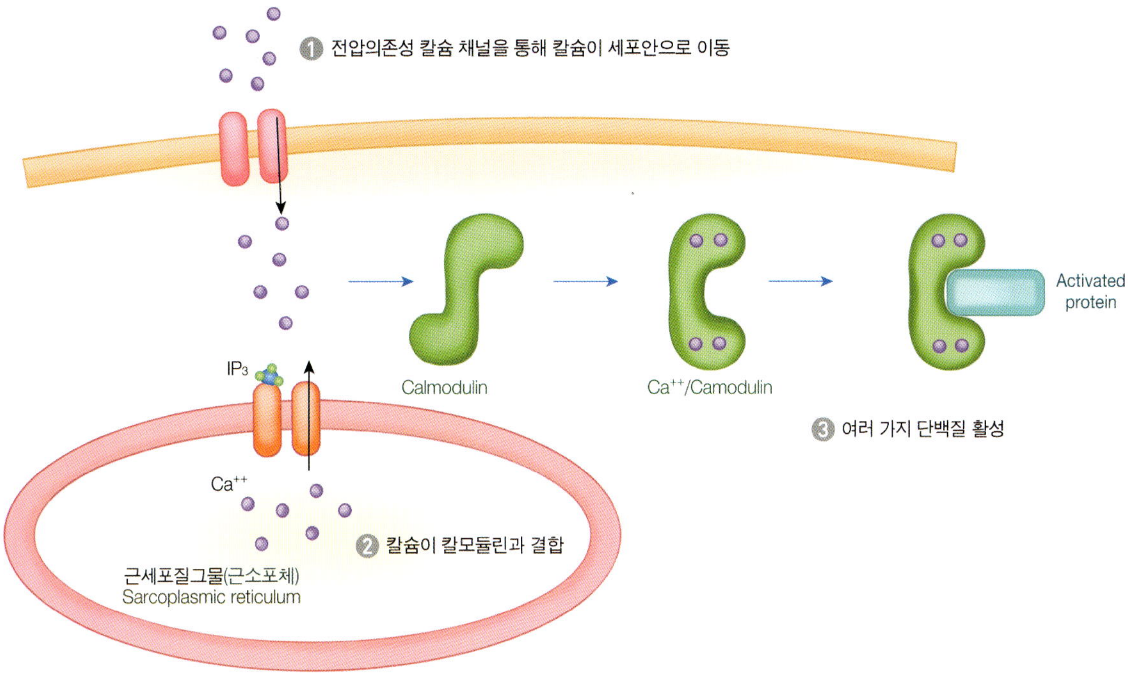

그림 3-11 민무늬근의 수축기전

뼈대근육에 풍부하게 존재했던 근세포질그물(근소포체, sarcoplasmic reticulum)이 민무늬근에는 거의 존재하지 않는다. 민무늬근의 세포 내 칼슘이온은 매우 낮게 유지되고 있으며, 세포바깥액에는 칼슘이온 농도가 매우 높게 유지된다. 민무늬근에는 일반적인 세포가 활동전위를 만들기 위해 가지고 있는 전압의존성 나트륨 통로(voltage-gated Na^+ channel)대신 ① 전압의존성 칼슘 채널(voltage-gated Ca^{2+} channel)을 많이 가지고 있다. 이 칼슘 채널을 통해 민무늬근은 활동전위를 만듦과 동시에 수축을 위한 칼슘을 세포바깥액으로부터 얻는다.

② 칼슘이온이 세포안으로 들어오게 되면 칼모듈린과 결합하게 되고 ③ 칼슘과 결합한 칼모듈린은 여러 가지 단백질들을 활성화시킨다. 특히 MLC(myosin light chain)는 활성화된 미오신키나아제와 반응해 인산화되고 미오신의 머리는 가는근육미세섬유에 탈부착 할 수 있게 된다.

여기서 민무늬근의 미오신단백질은 뼈대근육과 달리 ATPase 활성이 낮아서 교차결합(cross bridge)이 움직이는 속도가 민무늬근에 비해 10~300배 정도 느리다. 천천히 움직이기 때문에 10~300 정도 더 작은 에너지를 소모해서 오랫동안 근 긴장도를 유지할 수 있으며, 교차결합이 느리게 움직이기 때문에 민무늬근에 흥분이 전도된 후 50~100ms 정도가 지나야 수축이 시작된다.

(2) 민무늬근의 막전위와 활동전위

① 안정막전위(Resting membrane potential)

민무늬근은 보통 −50~−60mV의 안정막전위를 갖는다. 뼈대근육이 −90mV 정도의 안정막전위를 가졌던 것과 비교해 보면 훨씬 저분극(hypopolarization)되어 있음을 알 수 있다. 저분극된 상태는 곧 흥분성이 높아 쉽게 활동전위를 발생시킬 수 있다는 의미이다. 민무늬근은 뼈대근육처럼 안정적으로 고정된 막전위를 가지고 있는 것이 아니라 느린파(서파, slow wave)라고 부르는 천천히 오르내리는 막전위를 가지고 있다. 이로 인해 민무늬근의 안정막전위 대부분이 역치인 −35mV 이상으로 올라가면 활동전위가 스스로 생길 수 있다.

② 활동전위(Action potential)

▌극파전위(가시전위, Spike potential)

뼈대근육이나 신경세포에서 볼 수 있는 모양의 활동전위로 흔히 단단위 민무늬근에서 나타난다. 극파전위는 전기자극, 호르몬, 신경전달물질, 폄(신전, extension), 혹은 자발적으로 일어날 수 있다.

▌편평기(Plateau phase)를 가진 활동전위

편평기를 가진 활동전위는 탈분극이 일어날 때는 극파전위와 비슷하게 빠른 속도로 일어나지만 재분극이 매우 천천히 일어나 활동전위의 기간이 지속된다. 이러한 결과 요도, 자궁, 혈관민무늬근이 지속적으로 수축할 수 있는 것이다.

단단위 민무늬근이 폄(extension)될 때 활동전위가 일어날 수 있다. 폄을 통해 위장관은 꿈틀운동(연동운동, peristalsis)을 할 수 있으며, 활동전위 없이 수축할 수 있는 민무늬근의 특성 때문에 소동맥이나 세동맥, 모세혈관의 민무늬근은 신경종말(nerve ending) 없이도 잘 수축한다. 호르몬 역시 호르몬 의존성 흥분성 수용체(hormone-gated excitatory receptor)를 통해 비슷한 역할을 수행할 수 있는데, 대표적으로 에피네프린(epinephrine), 안지오텐신(angiotensin), 바소프레신(vasopressin) 등의 호르몬이 혈관을 수축시키는 작용을 한다.

3 운동시 호흡기계의 변화

호흡기계는 산소를 신체 조직의 세포들에게 전해주고, 세포들의 대사 결과 발생한 이산화탄소를 배출하는 기능을 할 수 있다. 운동을 할 때 세포에서 활발한 대사가 일어나고 많은 산소가 소모되며 많은 이산화탄소가 생성된다. 따라서 운동시 호흡기계가 적절한 반응을 보이는 것은 필수적이다.

안정 상태에서 성인 남성은 분당 250mL의 산소를 소모한다. 하지만 극심한 운동을 할 때 이 양은 분당 3,600mL까지도 늘어날 수 있고, 훈련된 마라토너의 경우는 분당 5,000mL까지도 소모한다. 산소 소모량의 차이는 VO_2 max로 표현되는데 훈련에 의해서 10% 정도까지 상승할 수 있다. 하지만 일반인과 마라토너 사이에는 그 이상의 차이가 발생하는데 마라토너의 경우 유전적인 요인에 의해 일반인보다 큰 흉곽과 강한 호흡근을 타고나기 때문에 많이 차이가 벌어진다는 것이다.

운동 시에 허파꽈리에서 산소의 확산능력도 증가한다. 확산능력은 ml/mmHg를 단위로 쓰는데, 이 말은 1mmHg의 기체분압차이가 있을 때 기체가 확산되는 양을 의미한다. 운동을 할 때 허파꽈리를 지나는 모세혈관이 더욱 확장하고 닫혀있던 모세혈관도 열릴 수 있다. 그 결과 허파꽈리에서 기체교환이 일어나는 표면적이 넓어지고 산소의 확산능력이 상승한다. 안정 시 일반인의 경우 23ml/mmHg의 확산능력을 가지지만 운동 시에는 48ml/mmHg까지 늘어날 수 있고 훈련된 선수의 경우 60~80ml/mmHg까지도 상승한다.

운동 시 조직은 안정 시보다 산소를 많이 소모하고 많은 이산화탄소를 내보낸다. 따라서 혈액속의 산소분압은 떨어지고 이산화탄소분압은 높아질 것이라고 생각하기 쉽다. 하지만 운동 시 혈액의 산소분압과 이산화탄소분압은 안정 시와 거의 같은 수준으로 유지된다. 최대호흡용량과 최대부하 운동에서의 허파환기량을 비교해보면 그 이유를 알 수 있다.

신체의 호흡기계는 분당 150~170L의 기체를 들이마시고 내쉴 수 있다. 그런데, 개체가 할 수 있는 최대한의 운동을 할 때 허파환기량은 분당 100~110L에 그친다. 운동과정에서 필요한 산소, 노폐물인 이산화탄소를 배출하는 데에는 호흡기계외의 다른 요인이 제한요소로 작동하기 때문이다.

호흡기계는 더 많은 산소를 흡수하고 이산화탄소를 내보낼 여력이 있지만 순환기계의 전달능력이 이에 미치지 못해 최대부하운동을 할 때에도 호흡기계는 여유 있게 혈액에 산소를 공급할 수 있다. 하지만 질병 상황이나 만성적인 허파기능의 저하가 있다면 호흡기계의 여유는 사라지고 가벼운 운동에도 호흡곤란이 생길 수 있다.

4 운동시 심혈관계의 변화

운동을 할 때 근육은 많은 양의 에너지원과 산소를 소모한다. 따라서 심혈관계는 근육섬유가 필요로 하는 자원을 공급하기 위해 평소보다 더 많은 혈액을 공급해 준다. 운동을 할 때 근육 주변의 모세혈관이 확장하고, 혈액을 내보내는 심장의 수축력이 강해져 안정시보다 많게는 25배에 이르는 혈액이 공급될 수 있다. 운동의 강도와 심박출량은 비례하는 양상을 보인다. 안정시 성인 남성의 경우 5.6L/min의 심박출량을 보이지만 운동 시에는 이것이 늘어나 23L/min까지도 늘어나고 최고수준 선수의 경우는 40L/min까지도 늘어날 수 있다.

엘리트선수의 심장은 일반인의 심장보다 40% 이상 크고 심장의 근육량 또한 40% 이상 많다. 그 결과 1회 박출량(stroke volume)이 증가하고 이에 반해 심박수(heart rate)는 안정적으로 감소해 있다. 물론 운동을 할 때에는 일반인 못지않게 심박수가 증가할 수 있다. 따라서 일반인과 훈련된 선수의 심박출량 차이는 최대 심박수의 차이라기 보다는 일회 박출량의 차이라고 볼 수 있다. 일반인의 경우도 선수와 같이 분당 200회의 심박수를 보일 수 있지만 일회박출량의 차이로 인해 심박출량의 차이가 나온다(그림 3-12).

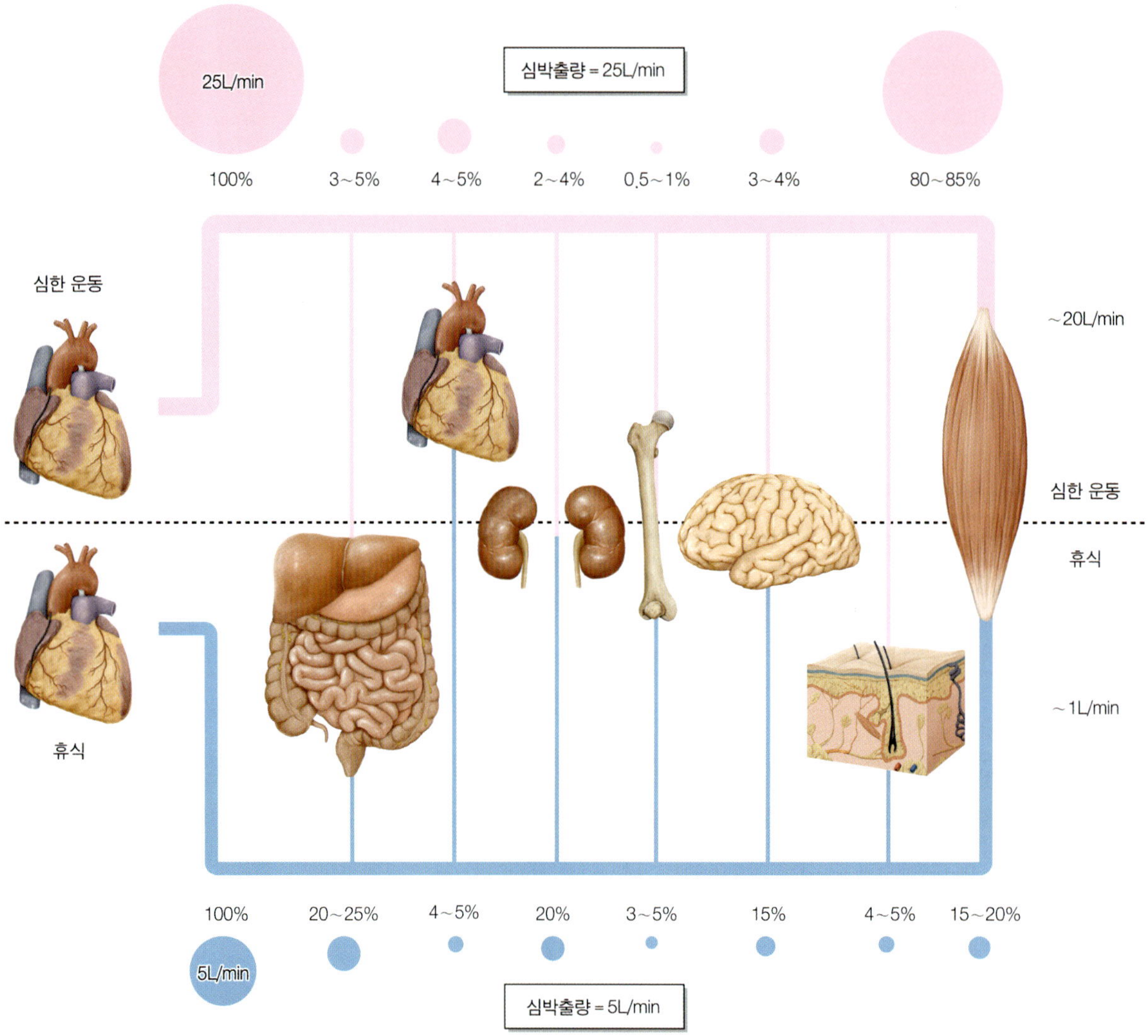

그림 3-12 운동중 혈류 재분배

5 운동시 체온과 전해질 균형

근육은 ATP를 소모하여 근육섬유를 수축시킴으로서 운동을 할 수 있다. 이때 ATP에서 방출되는 에너지의 20~25%만이 실제로 일을 하는데 쓰인다. 그 외의 에너지는 화학반응의 열이나 마찰 등에 의해서 대부분 열에너지의 형태로 전환되어 발산된다. 운동 시에는 안정시보다 수십 배나 많은 에너지가 소모되고 따라서 그만큼 많은 열이 발생하게 된다. 이때 체온 조절을 위한 다양한 기전들이 작동하고 많은 열이 발생함에도 체온은 안정적으로 조절되며, 체온 조절을 위한 중요한 기전 중 하나가 발한(sweating)이다. 땀을 흘리고 땀이 증발하면서 피부의 체온을 빼앗아 간다.

극심한 운동을 할 때 많은 열이 발생되고 그만큼 많은 땀이 분비될 수 있다. 이런 경우 신체는 체액량을 보존하기 위해 콩팥에서 수분재흡수를 일으킨다. 주로 알도스테론과 항이뇨호르몬의 작용으로 콩팥에서의 체액보존이 일어나는데, 이 경우 알도스테론의 작용에 의해 칼륨의 배출이 많아지고 저칼륨혈증에 빠질 수 있다. 물론 콩팥에서의 보존이 한계에 다다른 경우 수분과 나트륨의 부족이 일어날 수도 있다.

6 운동과 약물

많은 종류의 약물이 운동능력에 영향을 미칠 수 있다고 알려져 있다. 대표적으로 남성호르몬(androgen)은 단백동화스테로이드(anabolic steroid)로 널리 알려져 있다. 남성호르몬은 단백질의 합성을 일으켜 근육량을 증가시키고 운동능력의 향상을 가져올 수 있다. 하지만 혈중 저밀도 지단백(Low Density Lipoprotein, LDL)의 증가, 고밀도 지단백(High Density Lipoprotein, HDL)의 감소 등 이상지질혈증(dyslipidemia)을 일으켜 심장의 관상동맥질환

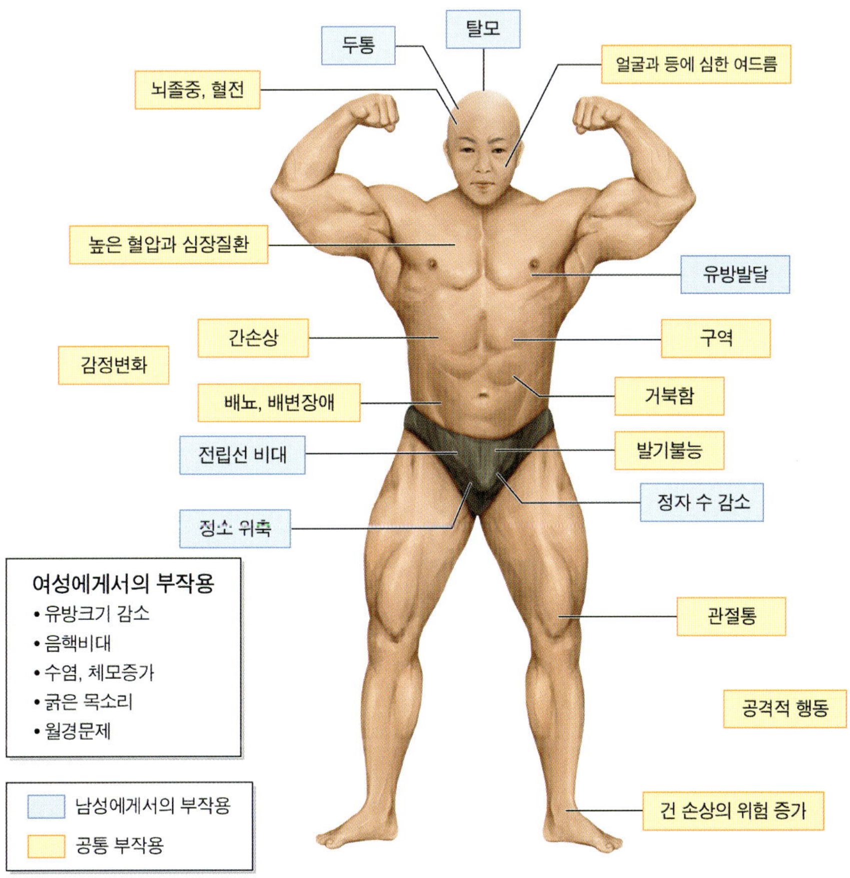

그림 3-13 스테로이드의 부작용

(coronary artery disease)이나 뇌졸중(stroke)의 위험을 증가시킬 수 있다. 또, 외부에서 주입되는 남성호르몬에 의해 정상적인 호르몬체계가 교란받아 남성의 경우 정자형성에 이상이 오는 등 정소의 기능에 문제가 생긴다(그림 3-13).

여성이 남성호르몬을 주입받는 경우 수염이 나거나 목소리가 굵어지는 등 추가적으로 남성화부작용이 생길 수 있다. 남성호르몬 이외에도 각성제, 신경흥분제로 쓰이는 암페타민(amphetamine), 코카인(cocaine) 등이 운동능력의 향상을 가져올 수 있다고 알려져 있다. 하지만 과다 사용할 경우 오히려 운동능력의 감소를 가져오거나 심한 경우 사망할 수 있다.

- 뼈대근육은 우리가 의지대로 움직일 수 있는 맘대로근으로 우리 몸의 40% 정도를 차지하며, 가로무늬가 발달해 있고, 대부분 뼈대에 붙어 종말신경의 지배를 받는다. 뼈대근육은 수많은 근육원섬유가 모여 근육섬유를 이룬다. 근육섬유는 수많은 근육모세포들이 합쳐져서 발생한다.
- 근육원섬유마디는 근육의 기본 단위이며, 근육원섬유마디가 연결되어 근육원섬유를 이루게 된다. 근육원섬유를 가로지르는 어두운 Z선(Z line, Z disc)과 Z선 사이를 근육원섬유마디라 하고, Z선에는 가는근육미세섬유가 붙어 양옆으로 평행하게 뻗어있다. Z선 양 옆에 상대적으로 밝은 부분인 I띠(밝은띠, I band)는 굵은근육미세섬유 없이 가는근육미세섬유가 있는 곳이다. Z선과 Z선의 사이, I띠와 I띠의 사이 공간은 굵은근육미세섬유가 있는 A띠(어두운띠, A band)이다. 또 근육원섬유마디의 한 가운데에는 M선(M line)은 마이오메신이라는 단백질이 M선을 만들고 M선 주변으로 가는근육미세섬유 없이 굵은근육미세섬유만 있는 부분을 H띠(H band)라고 한다.
- 신경종말에서 아세틸콜린이 분비되면 종판전위가 생겨 활동전위가 일어나고 가로세관을 통해 전도된다. 가로세관의 주변 근세포질그물에 농축되어 있는 칼슘이온이 근세포질로 나오게 된다. 근세포질로 유리된 칼슘이온은 트로포닌C와 결합해 트로포닌 복합체의 구조변화를 일으켜 트로포미오신을 가는근육미세섬유의 이중나선 사이의 틈으로 끌어당긴다. 가는근육미세섬유의 미오신 결합부위가 노출되고 ATP를 분해해 에너지를 얻은 미오신 단백질의 머리 부분이 가는근육미세섬유와 결합한다. 미오신 머리의 ATPase에 의해 ATP가 분해되어 에너지를 얻고 미오신의 머리가 액틴의 활성부분에 부착되면 교차결합(cross bridge)에 의해 머리가 팔 쪽으로 구부러지고 가는근육미세섬유를 근육원섬유마디 가운데로 끌어당기게 된다. 팔 쪽으로 구부러진 머리는 가는근육미세섬유의 부착부위에서 떨어져 다시 원래상태로 돌아감과 동시에 저에너지 상태가 되고 새로운 ATP가 결합되어 교차결합은 분리된다. ATP가 ADP와 무기인산으로 분리되면서 미오신 머리가 위로 젖혀진다. 이처럼 가는근육미세섬유가 굵은근육미세섬유 사이로 미끄러지며 근육원섬유마디의 길이가 짧아져 근육섬유의 수축이 일어난다는 가설을 근활주설이라 한다.
- 근육 수축에는 등장수축과 등척수축이 있다. 등장수축은 근육에 일정한 추를 매달고 근육을 수축시키면 근육의 길이가 짧아지면서 장력은 일정하게 유지하는 경우이며, 등척수축은 근육의 길이는 일정하게 유지되지만 근육이 수축하는 경우이다.
- 민무늬근은 빠르게 수축–이완을 반복하는 뼈대근육과는 다르게 지속적인 긴장성 수축을 하는 경우가 많다. 민무늬근은 전압의존성 칼슘 채널을 많이 가지고 있어 활동전위를 만듦과 동시에 수축을 위한 칼슘을 세포바깥액으로부터 얻는다. 칼슘이온이 세포 안으로 들어오게 되면 칼모듈린과 결합하게 되고 칼슘과 결합한 칼모듈린은 여러 가지 단백질들을 활성화시킨다. 민무늬근의 미오신단백질은 뼈대근육과 달리 ATPase 활성이 낮아서 교차결합이 움직이는 속도가 민무늬근에 비해 10~300배 정도 느려 천천히 움직이기 때문에 오랫동안 근 긴장도를 유지할 수 있으며, 교차결합이 느리게 움직이기 때문에 뼈대근육에 비해 느리게 수축한다.

PACIFIC'S

Human Physiology

04

C·H·A·P·T·E·R

심장생리

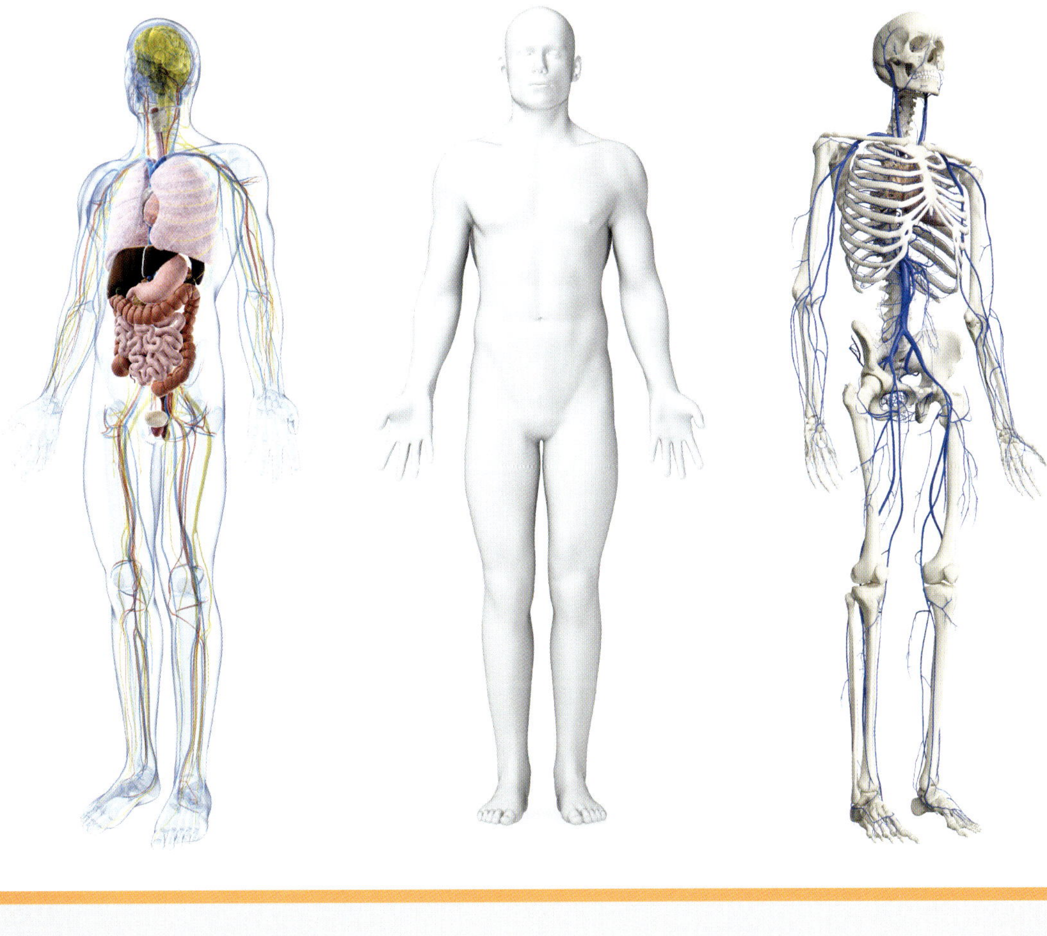

학·습·목·표

1. 심장의 구조(근육, 흥분전도계, 판막)를 이해하고 설명할 수 있다.
2. 심장의 기능을 이해하고 심전도의 기본을 학습한다.
3. 심전도 파형을 이해하고 각 파형의 특징을 구분할 수 있다.

핵·심·용·어

- 동굴심방결절(동방결절, sinoatrial node)
- 박출률(ejection fraction)
- 방실결절(atrioventricular node)
- 방실다발(atrioventricular bundle)
- 수축(systole)
- 심방(atrium)
- 심실(ventricle)
- 심장길잡이(박동조율기, pacemaker)
- 표준팔다리전극(표준사지전극, standard limb lead)
- 심장동맥(관상동맥, coronary artery)
- 심장전도체계(cardiac conduction system)
- 심전도(electrocardiogram, ECG, EKG)
- 이완(diastole)
- 일회박출량(stroke volume)
- 판막(valve)
- 푸르킨예섬유(Purkinje fiber)

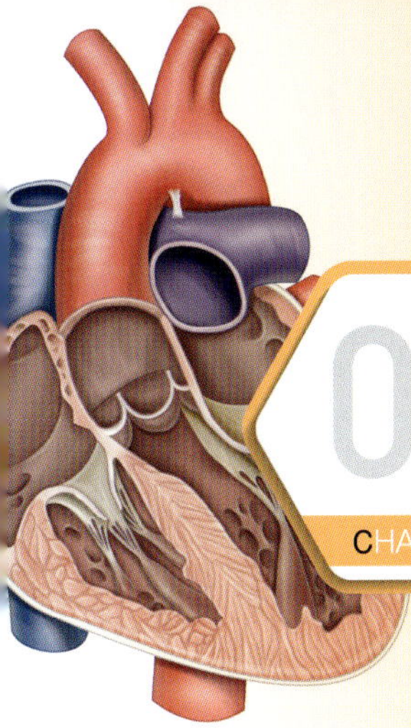

04
CHAPTER

심장생리

사람의 심장(heart)은 순환기계의 중추 기관으로 온몸에 혈액을 공급하는 역할을 한다. 심장은 가슴우리 안에 위치하고, 횡격막 위, 허파 사이 중앙에서 약간 왼쪽으로 치우쳐 있으며, 2심방 2심실로 구성되어 있다. 왼쪽심장(좌심방, 좌심실)에서는 허파로부터 산소를 받아온 동맥혈이 온몸으로 나간다. 오른쪽심장(우심방, 우심실)에서는 온몸으로부터 이산화탄소를 비롯한 노폐물을 포함한 정맥혈을 허파로 보낸다.

이때 주로 심방(atrium)은 심장으로 들어오는 혈액을 받아 심실로 들어가게 해주고 심실(ventricle)은 펌프작용을 하여 내보내는 역할을 한다.

1 심장근육(심근, Myocardium)

심장근육은 심방근(atrial muscle), 심실근(ventricular muscle), 흥분성과 전도성이 있는 근육섬유(muscle fiber)로 나눌 수 있다. 심방근과 심실근을 고유심근이라 하며 뼈대근육(skeletal muscle)과 비슷한 구조를 가지고 강제적(불수의적)으로 수축한다. 또한 빠르게 수축하지만 천천히 이완해 총 수축기간이 뼈대근육에 비해 긴 특성을 가지고 있다. 전도성이 있는 근육섬유는 수축력은 거의 없지만 자발적으로 흥분할 수 있고, 활동전위(action potential)를 통해 심장의 박동(리듬)을 만들어 낸다.

1) 고유심근의 구조

심장근육을 구성하는 ❶ 근육섬유(muscle fiber)는 격자구조(latticework)를 만들며 조밀하게 짜여 있다. 근육섬유 사이에는 이온이 통과할 수 있는 ❷ 사이원판(intercalated disc)이 세포막을 이루고 있고, 이는 틈새이음(간극결합, gap junction)을 형성하여 흥분을 전달 할 때, 훨씬 쉽게 전달하는 특성을 가지고 있다. 심방과 심실사이에는 판막(valve)과 섬유조직이 있어 전기적 흥분이 잘 전달되지 않는다. 대신 심방과 심실을 이어주는 전도계가 있어 신호를 잘 전달할 수 있다(그림 4-1).

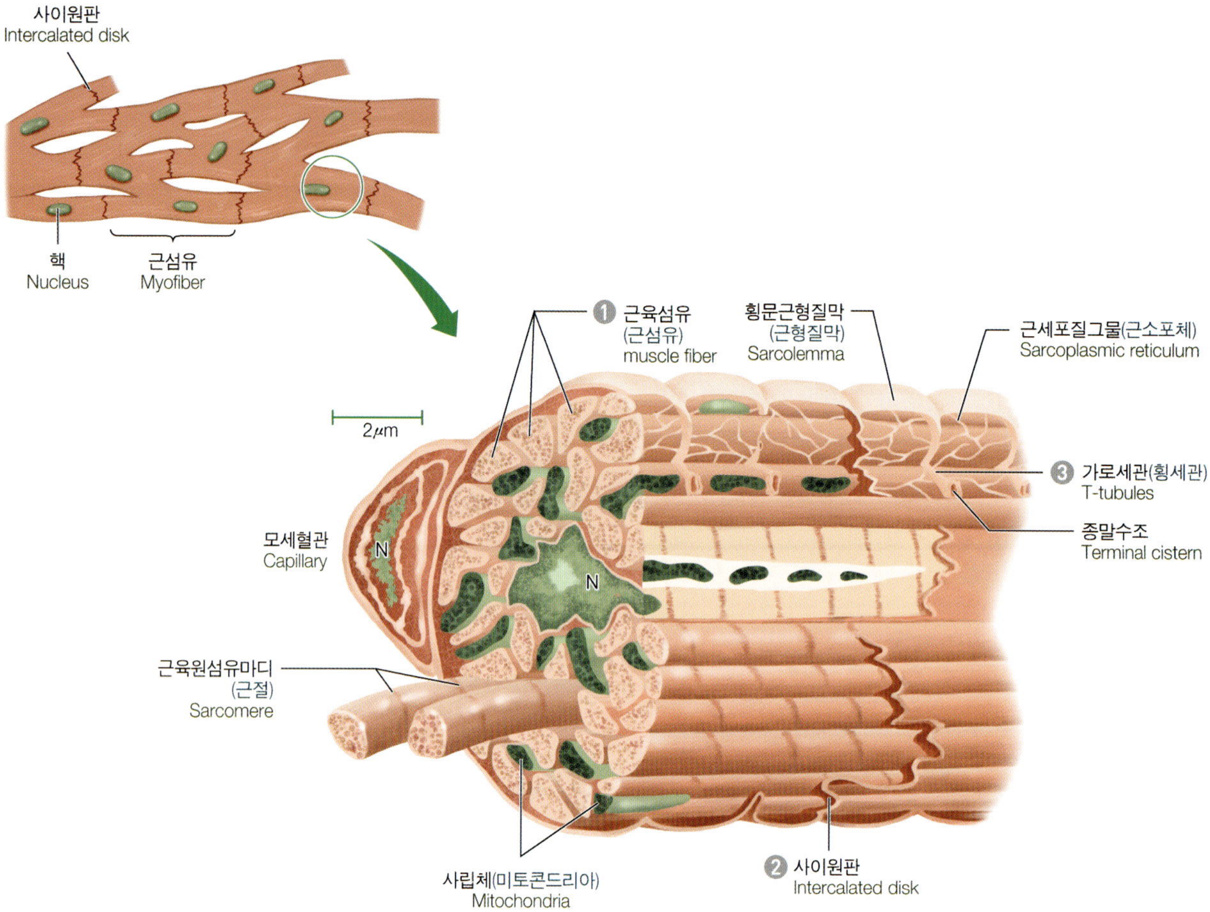

그림 4-1 심장근육 격자구조

2) 심장근육의 활동전위

고유심근의 안정막전위(resting membrane potential)는 −85mV로 뼈대근육과 차이가 없다. 그러나 자극에 의해 활동전위가 생기면 20mV까지 올라간다. 이후 뼈대근육과 같이 빠르게 재분극(repolarization)되지 않고, 심방근은 0.2초, 심실근은 0.3초 간 분극(polarization)상태를 유지하는 고원기(plateau)를 갖는다. 오랫동안 분극상태를 유지하기 때문에 심장근육은 뼈대근육보다 길게 수축할 수 있다.

심장근육은 뼈대근육에서 탈분극(depolarization)을 일으키는 나트륨통로 외에도 칼슘−나트륨통로가 탈분극에 기여한다. 나트륨통로는 빠르게 열리고 닫히며 칼슘−나트륨통로는 상대적으로 느리게 열리고 닫혀 각각 빠른 나트륨 통로(fast sodium channel)와 느린 칼슘 통로(slow calcium channel)로 불린다. 빠른 나트륨 통로가 존재함으로서 활동전위가 빠르게 상승할 수 있고, 길게 열린 상태를 유지하는 느린 칼슘 통로에 의해 고원기가 유지된다.

느린 칼슘 통로가 0.2∼0.3초 후에 닫히고 칼슘과 나트륨의 유입이 중지되면 칼륨 통로가 열려 칼륨의 유출이 일어나고 재분극이 이루어진다. 심장세포 역시 다른 세포들과 마찬가지로 불응기(refractory period)를 가진다. 세포가 전기 신호를 받아 활동전위를 발생 시킨 후 잠시 동안은 다시 신호를 받아도 활동전위를 생성하지 못하는 것이다. 심장근육세포의 경우는 이 불응기가 0.2~0.3초 정도로 활동전위의 길이와 비슷하다.

3) 심장근육의 수축

심장근육세포의 수축은 세포질로 칼슘이온이 유입되는 방법만 제외하면 뼈대근육과 유사하다. 활동전위가 심장근육세포의 세포막을 지나 ③ 가로세관(횡세관, transverse tubule)에 이르면, 가로세관 주변의 근세포질그물로부터 칼슘이온이 세포질로 나오게 된다(그림 4-1). 하지만 심장근육세포에는 근세포질그물이 발달하지 못해 충분한 양의 칼슘이온을 세포질로 공급하지 못한다. 대신 뼈대근육에 비해 직경이 5배 큰 가로세관이 칼슘을 공급한다.

가로세관을 통해 활동전위가 지나게 되면 가로세관 주변에 풍부하게 존재하던 칼슘이 전압의존성 칼슘통로를 통해 세포 내부로 들어가게 되고 심장근육세포의 수축력은 세포바깥액의 칼슘이온 농도에 영향을 받는다. 세포바깥액에서 주로 칼슘이온을 공급받기 때문에 세포바깥액의 칼슘이온 농도가 낮다면 수축력이 떨어질 것이다.

심장근육세포가 고원기를 거쳐 재분극이 시작되면 세포막의 전압의존성 칼슘통로가 닫혀 칼슘의 유입이 멈추고 반대로 칼슘을 세포 내부에서 외부로 퍼 나르는 칼슘펌프에 의해 세포내의 칼슘농도가 낮아지고 수축이 끝나게 된다.

2 심장의 흥분전도계

심장은 자발적으로 활동전위를 만들어 전기신호를 전달할 수 있는 능력을 가지고 있다. 이러한 자극전도계를 심장전도체계(cardiac conduction system)하고 하며, 신경이 아닌 근육섬유로 구성되어 있다(그림 4-2). 심장전도체계는 ① 동굴심방결절(동방결절, sinoatrial node; SA node)에서 율동적인 흥분파를 발생시킨다. 이 신호는 방실결절(atrioventricular node, AV-node)로 전달되고 이후 ② 방실다발(atrioventricular bundle, AV-bundle; bundle of his)을 통해 심실세포로 전달되고, 마지막으로 ③ 푸르킨예섬유(Purkinje fiber)를 통해 심실 곳곳으로 퍼져나간다.

1) 동굴심방결절(동방결절, Sinoatrial node; SA node)

동굴심방결절은 상대정맥과 우심방의 돌기능선이 만나는 곳에 위치한다. 수축력이 거의 없는 직경 3~5μm 정도의 세포들이 모여 길쭉하고 납작한 타원형을 이루고 있다. 동굴심방결절이 자동적으로 흥분해 전도성을 가진 근육섬유로 활동전위를 전달한다. 심장은 동굴심방결절에 의해 스스로 생성해낸 리듬에 맞춰 박동할 수 있게 되고 이런 특성을 자동율동성(autorhythmicity)이라 한다. 동굴심방결절 외에도 심장전도체계를 구성하고 있는 방실결절, 푸르킨예섬유들은 모두 스스로 흥분하여 활동전위를 생산하고 전달할 수 있지만 동굴심방결절이 가장 빈번하게 흥분하면서 심장길잡이(박동조율기, pacemaker) 역할을 한다.

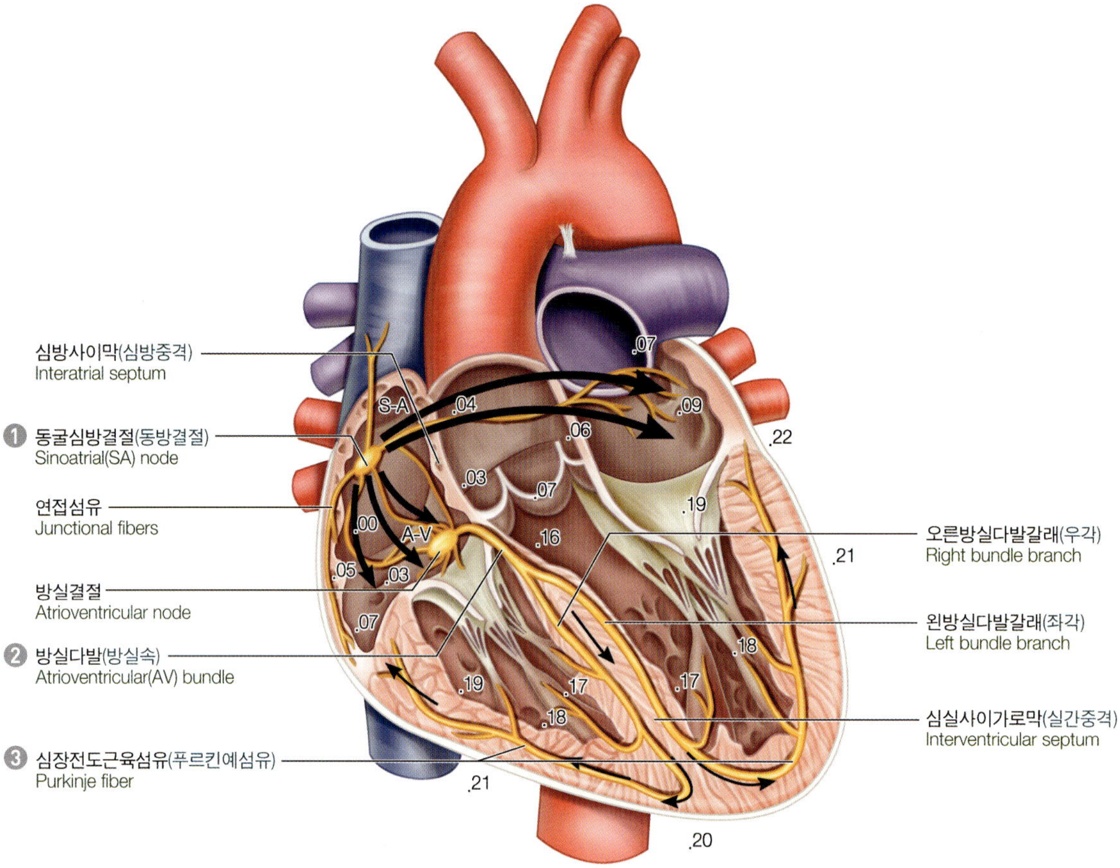

그림 4-2 심장벽의 내적 신경경로

동굴심방결절은 보통 분당 70~80회, 방실결절은 40~60회, 푸르킨예섬유는 15~40회의 박동을 한다.

동굴심방결절은 −55~−60mV의 안정막전위를 갖고 있으며, 세포막의 나트륨에 대한 투과도가 높아 상대적으로 저분극(hypopolarization)상태를 유지한다. 동굴심방결절은 전압의존성 나트륨 통로의 불활성화문(inactivation gate)이 닫혀있는 상태로 존재하며, 활동전위를 만드는 통로는 느린 칼슘 통로인 전압의존성 칼슘−나트륨 통로이다.

동굴심방결절의 세포막은 안정 상태에서 나트륨이 세포 내부로 유입될 수 있도록 하는 통로가 열려 있어 안정 막전위가 높게 유지되는 것이다. 나트륨이 계속적으로 유입되면서 안정 상태에서 동굴심방결절의 막전위가 서서히 상승하여 역치인 −40mV에 도달하게 되면 칼슘−나트륨통로가 열려 칼슘이온과 나트륨이온이 유입되고 활동전위가 발생한다(그림 4-3).

칼슘−나트륨통로는 활동전위가 생긴 후에 다시 닫히고 칼륨통로가 열려 세포내의 칼륨이 세포외부로 유출된다. 칼륨이 세포외부로 유출되면서 활동전위는 끝나게 되고 동굴심방결절 섬유는 다시 −55~−60mV의 막전위를 갖게 된다.

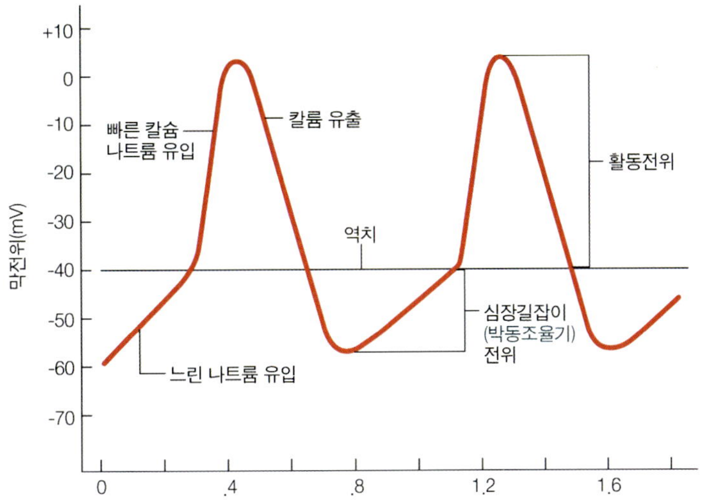

그림 4-3 동굴심방결절 활동전위

2) 방실결절(Atrioventricular node, AV node)

심방과 심실은 판막과 판막주위의 섬유조직들로 나뉘어 있어 방실결절을 통하지 않고서는 전기적 신호가 전달되기 어렵다. 방실결절은 우심방과 우심실 사이에 있는 삼첨판막(tricuspid valve) 바로 뒤쪽, 심장정맥굴(관상정맥동, coronary sinus)이 들어오는 곳 근처에 위치하고 있다. 방실결절은 상대적으로 다른 흥분전도계보다 느린 전파속도를 갖는다. 방실결절의 섬유들 사이의 틈새이음(gap junction)의 수가 적고 섬유의 굵기가 작아 큰 저항을 갖기 때문이다. 동굴심방결절에서 생성된 흥분파가 방실결절에 들어오기까지는 0.03초 정도가 걸리고 이 신호가 방실결절을 나가 방실다발로 전달되는 데는 0.09초가 소모되어 동굴심방결절로부터는 0.12초가 걸리게 된다. 방실결절에서 시간지연이 있어 심실이 수축하기 전 심방이 먼저 수축해 심방에 있는 피가 심실로 넘어갈 시간이 생기게 된다.

3) 방실다발(히스다발, Atrioventricular bundle; bundle of His)

방실결절이 흥분은 방실다발(히스다발)을 통해 심실로 전도된다. 방실다발은 굵은 심장근육세포의 집합체로, 이것에 의해 심방과 심실이 연락되고 있으며, 좌우 심실의 경계, 즉 심장 중격으로 나와 2개의 가지로 나뉘어 심장끝(apex of heart)으로 주행한다.

4) 푸르킨예섬유(Purkinje fiber)

심장끝에 도달한 푸르킨예섬유는 양쪽으로 퍼져 심장바닥(cardiac base)으로 방향을 돌린다. 푸르킨예섬유가 흥분파를 받고 가장 먼 심실이 수축할 때까지 0.06~0.07초가 걸린다. 심실은 푸르킨예섬유가 있음으로서 흥분파를 빠르게 전달받아 거의 동시에 수축할 수 있다.

3 심장주기(Cardiac cycle)

심장이 한번 수축(systole)해서 이완(diastole)한 후 다시 수축하는 과정을 심장주기라고 한다. 심장주기는 동굴심방결절에서 흥분파가 발생하면서 시작된다(그림 4-4).

심실이 수축하는 동안 방실판막(atrioventricular valve)은 닫혀 정맥에서 오는 피가 심방을 채우게 된다.

심실이 수축을 끝내고 이완하면서 방실판막이 열리면 심실로 피가 급격히 유입되고 이 시기를 심실의 급속충만기(period of rapid filling)라 한다. 급속충만기는 심실이완기의 앞 1/3동안 일어난다. 이후에는 방실판막이 열린 채 정맥에서 심방, 심실로 피가 바로 흘러들어간다. 이후 이완기의 마지막 1/3에서는 심방이 수축해 혈액을 심실로 짜 넣고 이 시기를 심방수축기(atrial systole)라 한다.

심실이 수축을 시작하게 되면 심실 내 압력이 올라가고 방실판막이 닫히게 된다. 하지만 아직 대동맥이나 허파동맥보다는 심실내부의 압력이 낮아 대동맥판막(aortic valve)과 허파동맥판막(폐동맥판, pulmonary valve)은 열리

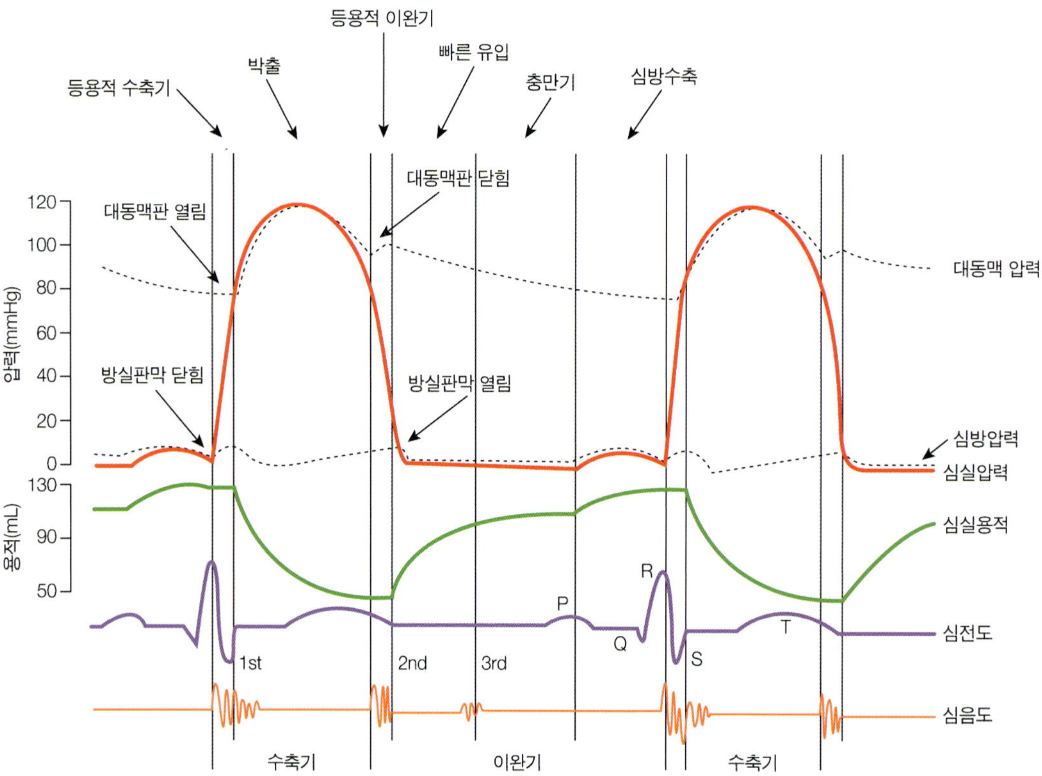

심장주기 시간

(심박동수=75/mon) : 0.8sec(수축기=0.27sec, 이완기=0.53sec)
(심박동수=200/mon) : 0.3sec(수축기=0.16sec, 이완기=0.14sec)

그림 4-4 심장주기

지 않는다. 이 기간 동안 심실은 수축을 하지만 실제 부피는 변하지 않기 때문에 이 기간을 등용적 수축기(isovolumic contraction)라고 부른다.

심실의 압력이 올라가 대동맥과 허파동맥보다 높아지면 대동맥판막과 허파동맥판막을 열게 되고 이 시기를 박출기(ejection period)라고 한다.

수축이 끝나면 심실이 이완하기 시작하면서 다시 대동맥판막과 허파동맥판막이 닫히게 되고 등용적성 수축기 때처럼 심실은 이완하지만 실제 부피는 변함이 없는 등용적 이완기(isovolumic relaxation)가 된다. 심실이 이완하면서 심실내부 압력이 심방보다 낮아져 방실판막이 열리게 되면서 새로운 심장주기가 시작된다.

- 확장기말 용적(end-diastolic volume)은 심실이 이완을 마치고 혈액으로 가득 찼을 때, 심실 내 혈액량으로 보통 110~120mL 정도이다.
- 수축기말 용적(ene-systolic volume)은 심실이 수축을 마쳤을 때, 이완을 시작하기 직전의 혈액량으로 보통 40~50mL 정도이다.
- 일회박출량(stroke volume)은 확장기말 용적에서 수축기말 용적을 뺀 값이며, 심장이 한 주기 동안 뿜어낸 혈액의 양으로 보통 70mL 정도이다.
- 박출률(ejection fraction)은 일회박출량 / 확장기말용적 × 100(%)로 계산되는 값으로 60% 정도이다.

4 심장 판막(Cardiac valve)

심장에는 정맥－심방, 심방－심실, 심실－대동맥 사이의 역류를 막기 위한 판막(valve)이 있다. 심방과 심실사이의 판막을 방실판막이라 하고 좌심방과 좌심실 사이에는 ❶ 승모판막(mitral valve) or 이첨판막(bicuspid)이, 우심방과 우심실 사이에는 ❷ 삼첨판막(tricuspid valve)이 있다. 심실과 혈관사이의 판막을 반월판막(반달판막, semilunar valve)이라 하고 좌심실과 대동맥사이의 판막을 ❸ 대동맥판막(aortic valve), 우심실과 허파동맥사이의 판막을 ❹ 허파동맥판막(폐동맥판, pulmonary valve)이라고 한다(그림 4-5).

모든 판막은 바른 순환방향으로 압력이 가해지면 열리고 반대 순환방향으로 압력이 가해지면 닫힌다. 예를 들어 심실의 압력이 대동맥보다 높으면 대동맥판막은 열려서 심실에서 대동맥으로 혈액이 나가게 해 주고, 대동맥의 압력이 심실보다 높으면 대동맥판막은 닫혀서 대동맥에서 심실로 혈액이 역류하는 것을 막는다.

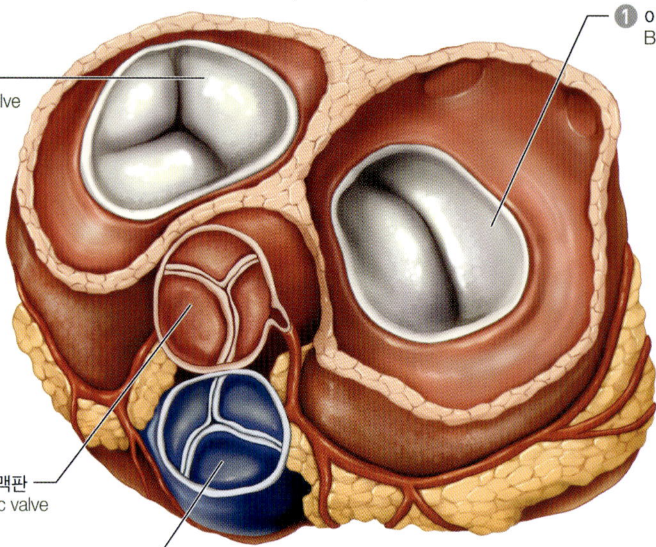

그림 4-5 심장판막

5 심장의 혈류순환

심장 스스로도 혈류를 공급받아야 영양분과 산소를 얻을 수 있다. 심장조직을 관류하는 혈관을 심장동맥(관상동맥, coronary artery)이라고 하고, 이는 대동맥의 뿌리부분에서 기시한다. 특이한 점은 심장동맥의 뿌리가 그림 4-6과 같이 대동맥판의 발살바동(valsalva sinus)에 위치한다는 점이다. 따라서 심장이 수축할 때 대동맥판이 열리면서 심장동맥으로 통하는 부분을 막고 심장이 이완할 때 열어주는 구조를 가진다(그림 4-7).

심장동맥은 심장이 이완할 때 대동맥의 탄성반동(elastic recoil)에 의한 압력으로 흐르게 되며, 심장동맥을 통해서 전체 심박출량의 5% 정도가 순환한다.

6 심 음(Heart sound)

심장이 수축하고 이완하면서 혈류와 판막에 의해 심음이 들리게 된다. 정상적으로 들리는 심음을 크게 네 가지로 나누어 제1심음~제4심음으로 부른다. 제1심음과 제2심음은 보통 청진기(stethoscope)로도 잘 들리며 제3심음과 제4심음은 마이크로폰(microphone)을 통해 기록한 심장음도(phonocardiogram)에서 구분할 수 있다.

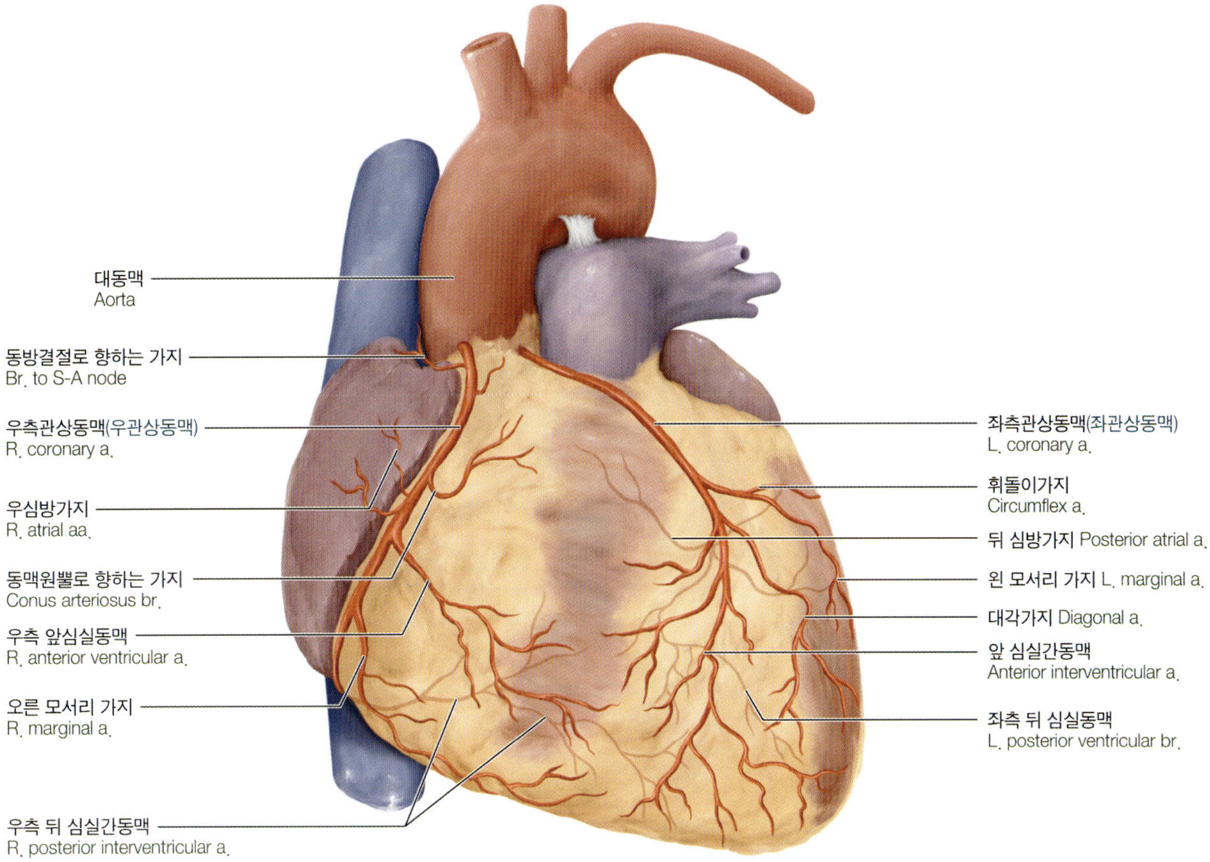

그림 4–6 심장주기

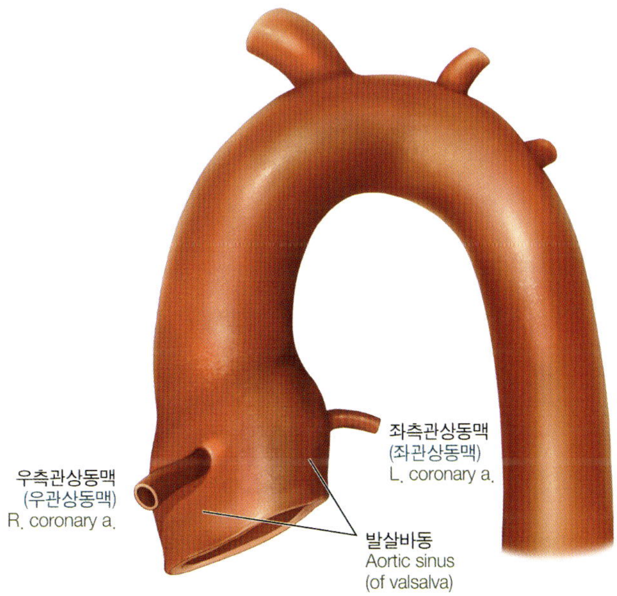

그림 4–7 발살바동(valsalva sinus)

• 제1심음은 심방수축이 끝나고 심실이 수축하기 시작할 때 들리는 소리로, 승모판막과 삼첨판막이 닫히면서 나는 소리와 혈액이 대동맥으로 분출되면서 일으키는 소리이다. 제1심음은 0.14초 정도 유지되며 낮고 부드러운 소리이다.

• 제2심음은 심실수축이 끝나고 대동맥판막과 허파동맥판막이 닫히면서 나는 소리이다. 이 판막들은 방실판막들보다 더 딱딱해서 짧은(0.11초)시간 동안 높은 소리를 낸다.

• 제3심음은 심실이 이완할 때, 제2심음 뒤에서 간혹 들리는 소리이다. 대개 심실이완기 1/3지점에서 들리며 심실로 혈액이 들어오면서 소용돌이흐름(와류)을 형성해 들리는 소리라고 생각된다. 우르릉 하는 소리라고 해서 rumbling sound라고도 한다.

• 제4심음은 대개 청진기로는 청음이 불가능하다. 제3심음 뒤에서 심방이 수축하면서 혈액이 심실로 유입될 때 나는 소리이다.

정상적인 심음 외에도 심잡음(cardiac murmur)이라고 부르는 소리들이 들릴 수 있다. 가장 대표적인 것이 심장에 판막질환(valvular disease)이 생겼을 때 들리는 소리이다. 판막질환이 생기면 판막이 제대로 닫히지 않거나 판막을 통해 혈액이 역류한다. 그때 좁은 틈으로 혈액이 빠르게 지나가면서 소용돌이흐름을 형성하고 심잡음을 발생시킨다. 이 외에도 다양한 심장질환에 의해 잡음이 발생할 수 있다.

7 심장기능의 조절

심장은 심장으로 들어오는 혈액량의 변화에 따라 스스로 박출량을 조절하는 내인성 조절기전(intrinsic regulation)을 가지고 있다. 대표적인 Frank-Staring 기전을 따르는데, 심장으로 들어오는 혈액량인 정맥환류량(venous return)이 많아지면 일정범위까지 많이 들어온 만큼 많이 내보내게 되는 것이다. 이는 근육의 길이와 근육의 수축력의 관계를 통해 설명할 수 있다. 근육의 기본단위인 근육원섬유마디(근절, sarcomere)는 2.2μm에서 가장 큰 수축력을 가지게 되는데 심장에 많은 혈액이 들어와 확장기말 용적이 커지게 되면 심장근육세포는 더 늘어나게 되고 심장근육세포의 근육원섬유마디는 2.2μm에 근접해 더 큰 수축력을 낼 수 있게 되는 것이다.

심장은 교감신경(sympathetic nerve)과 부교감신경(parasympathetic nerve)에 의해서도 조절된다. 교감신경에 의해 심장이 자극되면 젊은 성인의 경우 심박동수는 80에서 200회까지도 증가할 수 있다. 또 교감신경이 흥분하면 심장근육의 수축력을 강화시켜 더 많은 혈액을 배출하고 혈압도 증가시킨다. 교감신경은 이런 기능을 하면서 정상 심장기능을 유지하기 위해 일정하게 흥분파를 내고 있다. 교감신경이 억제되어 아무런 신호를 전달하지 못하게 되면 심장의 기능은 30% 가량 떨어지게 된다.

심장에서 부교감신경으로 작용하는 것은 미주신경(vagus nerve)이다. 부교감신경은 주로 심실보다는 심방부분에 위치하고 있어 수축력보다는 박동수에 더 큰 영향을 미친다. 부교감신경도 교감신경처럼 지속적인 활성을 띄고 있고 교감신경과 부교감신경이 모두 없어진다면 심박동수는 안정시보다 약간 상승하게 된다. 이는 안정상태에서 부교감신경이 교감신경보다 약간이나마 더 큰 영향을 미친다는 것을 의미하고 이를 미주신경 우세(vagal dominance)라고 한다.

이 외에도 심장의 기능은 세포바깥액의 칼륨이온과 칼슘이온에 영향을 받는다. 세포바깥액이 고칼륨혈증(hyperkalemia) 상태가 되면 심장은 확장되어 수축력이 약해지고 전도가 차단될 수도 있으며, 고칼슘혈증(hypercalcemia) 상태가 되면 세포바깥액의 칼슘이온농도가 높아지고 세포내로의 유입이 많아져 불규칙한 수축을 유발할 수 있다.

8 심전도(Electrocardiogram, ECG, EKG)

심전도는 심장의 전기적 활동을 신체 여러 부위에서 측정한 것을 말한다. 심장근육세포가 활동전위를 일으키게 되면 심장근육세포 주위는 그에 따라 양전하(+)와 음전하(−)를 띄게 된다.

심장은 동굴심방결절로부터 흥분하기 시작해 심방, 방실결절, 심실의 순서로 차례대로 탈분극과 재분극을 일으키고 그 시간적 차이에 의해 각 부분의 전위차 및 전류가 생기게 된다. 이 전위차와 전류는 조직과 체액을 통해 신체표면으로 전도되고 심전도기는 이렇게 전도된 전기적 신호를 읽어 각 부분의 전위차를 기록하게 된다.

심전도는 네덜란드의 빌렘 에인트호벤(William Einthoven)에 의해 처음 만들어졌다. 심전도를 읽을 때 그래프의 가로축은 시간을 의미하고 세로축은 전압을 의미한다. 가로축 1mm는 0.04초에 해당하며, 세로축은 1mm는 0.1mV의 전압에 해당하도록 그려진다.

1) 심전도 유도

심전도를 측정하기 위해 몸의 표면에서 전압의 변화를 측정하게 된다. 기준이 되는 점과 비교하는 점의 위치에 따라 심전도의 모양은 다양하게 나타나고 이를 올바로 해석하기 위해 공통된 방법을 사용한다.

(1) 표준팔다리전극(표준사지전극, Standard limb lead)

표준팔다리전극은 심전도를 측정하기 위해 두 개의 전극을 이용하므로 두극유도(쌍극유도, bipolar lead)라 부르기도 한다. 유도 I ~ III을 이용하고 오른팔, 왼팔, 왼다리가 전극의 부착점으로서 이용된다. 심장주위에 그려져 있는 삼각형을 Einthoven's triangle이라 부르고 삼각형의 각 꼭지점은 각각 전극이 연결된 오른팔, 왼팔, 왼다리와 대응된다(그림 4-8).

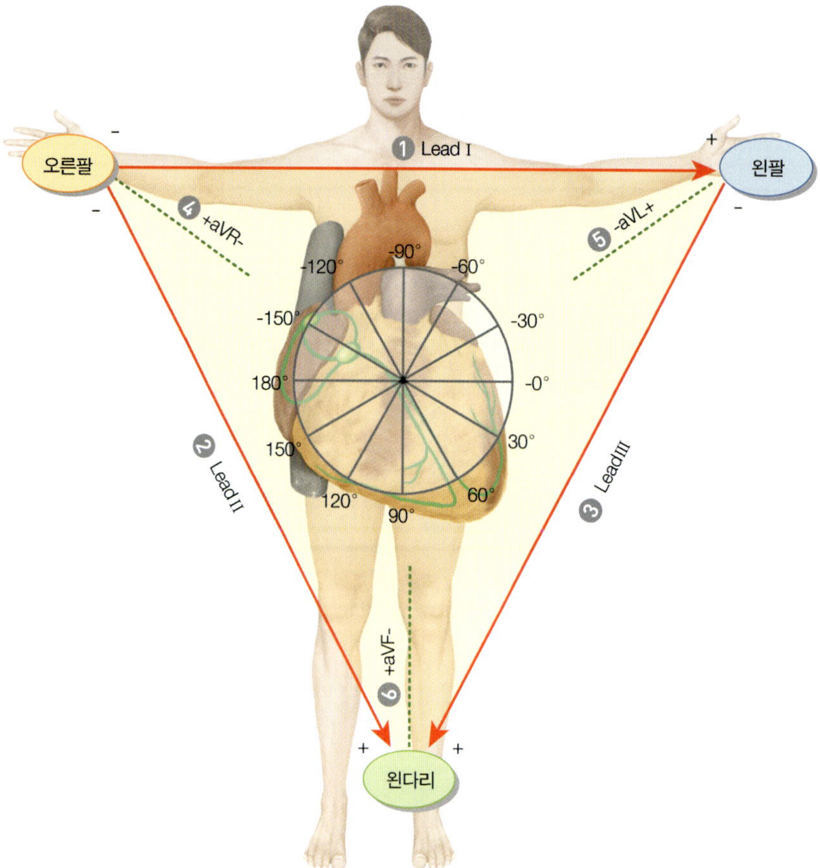

그림 4-8 심전도 유도

- ❶ 유도 Ⅰ(lead Ⅰ) : 음전극(−)을 오른팔(right arm, RA)에 두고 양전극(+)을 왼팔(left arm, LA)에 둔다.
- ❷ 유도 Ⅱ(lead Ⅱ) : 음전극(−)을 오른팔에 두고 양전극(+)을 왼다리(left leg, LL)에 둔다.
- ❸ 유도 Ⅲ(lead Ⅲ) : 음전극(−)을 왼팔에 두고 양전극(+)을 왼다리에 둔다.

(2) 홑극팔다리유도(단극사지유도, unipolar limb lead)

이 방법은 표준팔다리전극과 같이 오른팔, 왼팔, 왼다리를 전극의 부착점으로 사용한다.

- ❹ aVR유도(aVR lead) : 오른팔을 양극에, 나머지 왼팔과 왼다리를 전기저항을 통해 음극에 연결한다.
- ❺ aVL유도(aVL lead) : 왼팔을 양극에, 나머지 오른팔과 왼다리를 전기저항을 통해 음극에 연결한다.
- ❻ aVF유도(aVF lead) : 왼다리를 양극에, 나머지 오른팔과 왼팔을 전기저항을 통해 음극에 연결한다.

이렇게 두 전극을 전기저항을 통해 연결함으로서 기준점으로 사용하고 양극에 연결된 부분의 전위만을 기록할 수 있어 홑극팔다리유도라고 한다.

(3) 심장앞유도(흉부유도, Precordial lead)

오른팔, 왼팔, 왼다리를 모두 저항을 통해 음전극에 연결함으로서 기준점으로 삼고 양전극은 새로이 가슴 앞에 연결하게 된다. 표준팔다리전극과 홑극팔다리유도가 심장을 수직면에서 바라보았다면 심장앞유도는 심장을 수평면에서 바라볼 수 있는 방법이다(그림 4-9, 그림 4-10).

- ❶ V_1유도(V_1 lead) : 4번째 갈비사이공간(제4늑간, intercostal space)과 복장뼈 오른쪽이 만나는 곳
- ❷ V_2유도(V_2 lead) : 4번째 갈비사이공간(제4늑간, intercostal space)과 복장뼈 왼쪽이 만나는 곳
- ❸ V_3유도(V_3 lead) : V_2유도와 V_4유도의 중앙
- ❹ V_4유도(V_4 lead) : 5번째 갈비사이공간(제5늑간, intercostal space)과 빗장뼈중앙선이 만나는 곳
- ❺ V_5유도(V_5 lead) : V_4 높이의 앞겨드랑이선(전액와선, anterior axillary line)이 만나는 곳
- ❻ V_6유도(V_6 lead) : V_4 높이의 중간겨드랑이선(중액와선, midaxillary line)이 만나는 곳

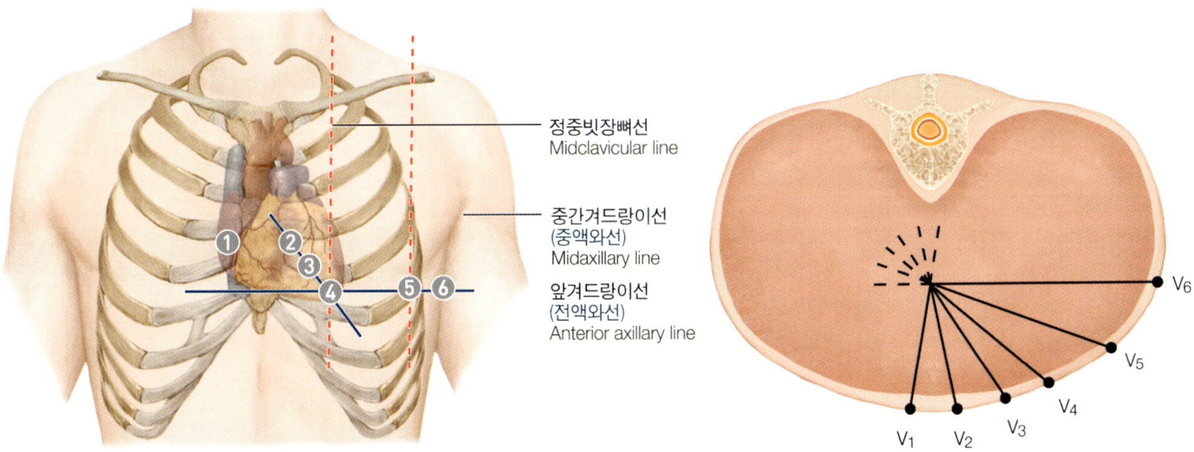

그림 4-9 심장앞유도(흉부유도)

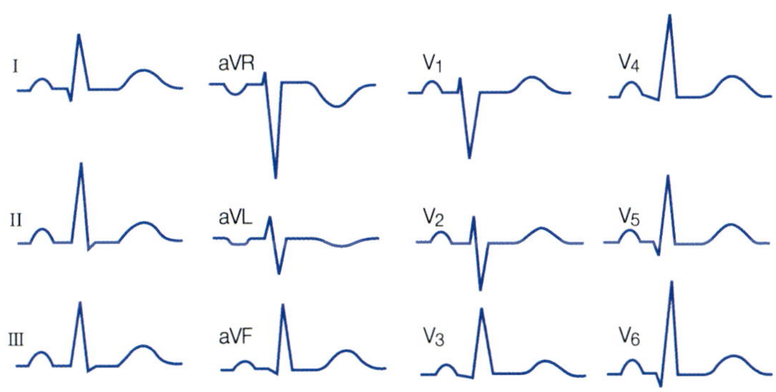

그림 4-10 정상 12유도 EKG

2) 심전도 파형의 분석

(1) 탈분극파와 재분극파(Depolarization wave and repolarization wave)

❶ 세포가 탈분극 되면 세포의 내부는 양전하를 띠게 되고 세포의 외부는 음전하를 띠게 된다. 따라서 시작부분의 전극은 상대적으로 음전하, 끝 부분의 전극은 양전하를 기록하게 되고 심전도의 모양은 양(+)의 방향으로 올라가게 된다.

❷ 탈분극이 끝나고 원점으로 돌아오게 되면 재분극이 이루어지고 세포 내부는 다시 음전하, 외부는 양전하를 띠게 되어 음전극이 우세하게 된다. 따라서 심전도는 음(−)의 방향으로 내려가게 된다.

심전도 그래프는 탈분극파와 재분극파를 기록하여 그림 4-11과 같은 모양을 나타내게 된다.

3) 심전도의 파와 분절(Wave and segment) (그림 4-12)

(1) P파(P wave)

❶ P파는 심방의 탈분극을 나타내는 파형이다. 동굴심방결절에서 흥분파가 시작되어 심방으로 전달되고 심방이 탈분극을 시작하면 파형이 나타나기 시작한다. 이후 심방을 통해 흥분파가 전도되면서 P파는 커지고 심방의 탈분극이 모두 이루어지면 P파가 끝난다.

(2) QRS군(QRS complex)

❷ QRS군은 심실의 탈분극을 나타내는 파형이다. 방실결절에서 방실다발, 푸르킨예섬유를 거쳐 심실세포까지 전기적 신호가 전달되면서 QRS군을 만든다.

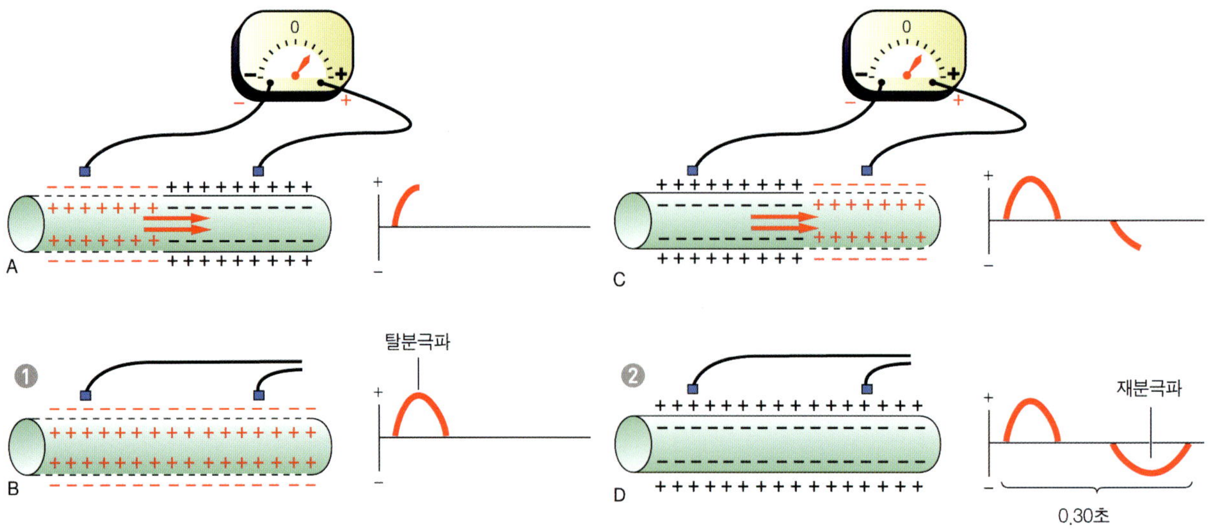

그림 4-11 탈분극파(+)와 재분극파(−)

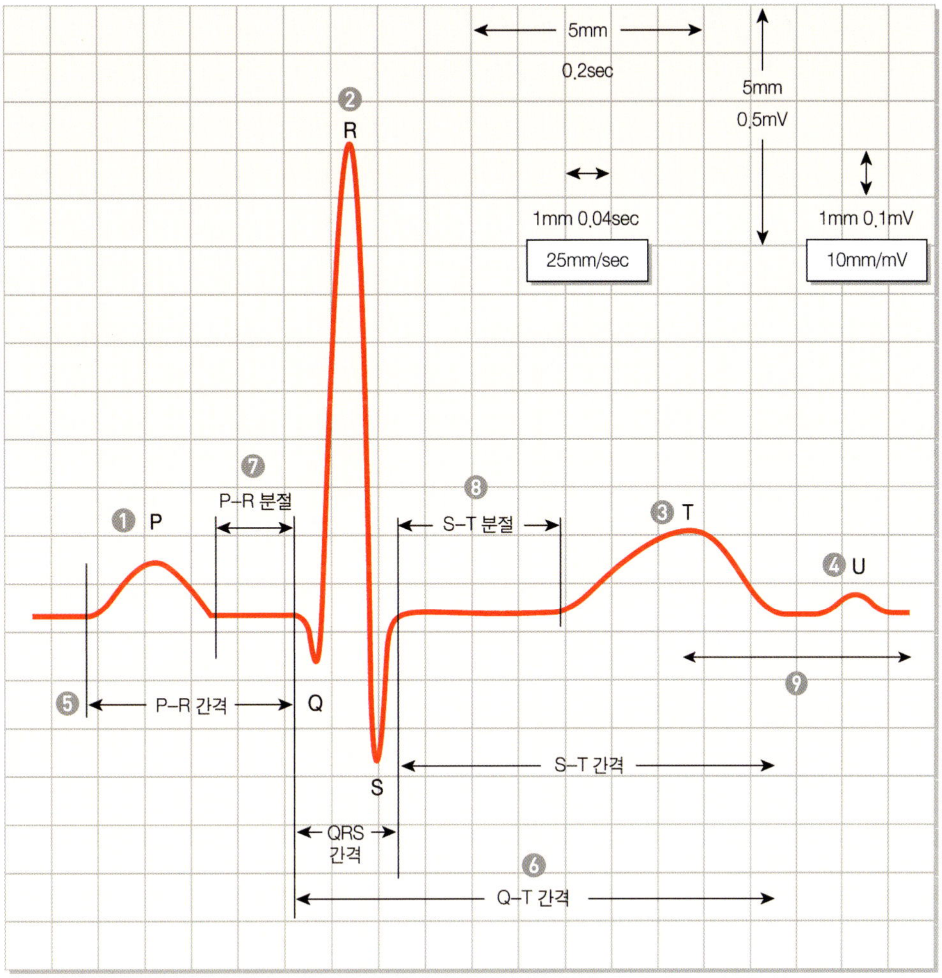

그림 4-12 정상 EKG

P파 이후에 처음 나타나는 음의 값을 갖는 파형을 Q파, 이후에 나타나는 양의 값을 갖는 파형을 R파, R파 뒤에서 다시 음의 값을 갖는 파형을 S파라고 한다. 심방의 재분극을 나타내는 파형은 이 QRS군에 의해 가려져서 보통 보이지 않는다.

(3) T파(T wave)

❸ T파형은 심실의 재분극을 나타낸다. 재분극은 탈분극 뒤 0.2초에서 0.35초 후에 일어나기 시작하고 탈분극보다는 느려서 0.15초 가량 지속된다.

(4) U파(U wave)

❹ U파형은 심실 내 흥분전도계의 재분극을 나타내는 파형으로 보통은 보이지 않으나 간혹 T파 뒤에 P파 앞에 나타난다.

(5) PR(PQ)간격(PR interval, PQ interval)

❺ P파의 시작부터 Q파 혹은 Q파가 보이지 않는 경우 R파의 시작까지의 간격으로 동굴심방결절에서 방실결절까지 흥분이 전도되는데 걸리는 시간을 의미하고 정상에서 0.16초(4mm) 정도이다. P파의 시작부터 R파의 시작까지를 PR분절(PR segment) 혹은 Q파의 시작까지를 PQ분절(PQ segment)이라 부른다.

(6) QT간격(QT interval)

❻ Q파의 시작에서부터 T파의 끝까지 걸린 시간으로 심실의 수축이 일어나는 시간과 거의 같다. 다시 말해 심실세포의 활동전위가 지속되는 시간과 거의 같은 값을 갖고 정상에서 0.35초(9mm)이다.

(7) RR간격(RR interval)

❼ R파의 꼭지점부터 다음 주기의 R파의 꼭지점까지의 거리이다. 심박동수를 계산하기 위해 사용된다.

분당 심박동수 계산

- 6초 동안 QRS complex 개수 × 10
- 1,500 /심전도 작은 칸수 *RR*간격(*mm*)
- 300/심전도 굵은 칸수 *RR*간격(*mm*)

(8) ST분절(ST segment)

❽ QRS군의 끝인 S파의 끝에서부터 T파의 시작까지이고 전체 심실세포가 탈분극된 시기이다.

(9) TP분절(TP segment)

❾ T파의 끝에서부터 다음주기의 P파가 시작될 때까지의 부분으로 심장의 전기적 활동이 가장 적은 부분이다. 이 부분을 심전도의 기저선으로 한다(표 4-1).

표 4-1 심전도 파형 요약

Electrical Activity	Graphic Depiction	Associated Pattern
심방의 탈분극	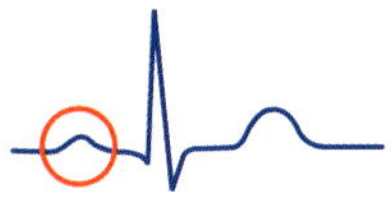	P파
동굴심방결절에서 방실결절까지 흥분이 전도되는데 걸리는 시간	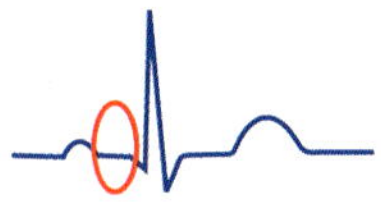	PR간격
심실의 탈분극	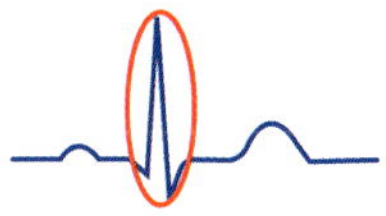	QRS파
심실의 재분극	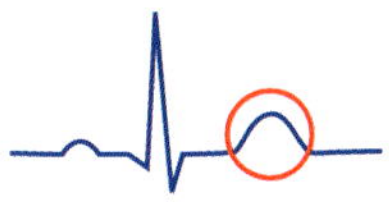	T파
전기적 활동(−)	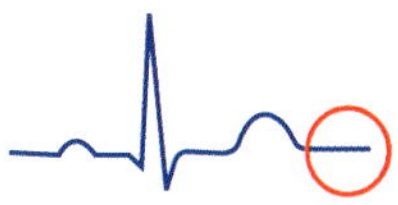	심전도의 기저선

- 심장은 심방근, 심실근, 흥분성과 전도성이 있는 근육섬유로 나눌 수 있다. 심방근과 심실근을 고유심근이라 하며 뼈대근육과 비슷한 구조를 가지고 불수의적으로 수축한다. 빠르게 수축하지만 천천히 이완해 총 수축기간이 뼈대근육에 비해 긴 특성을 가지고 있다. 전도성이 있는 근육섬유는 수축력은 거의 없지만 자발적으로 흥분할 수 있고, 활동전위를 통해 심장의 박동(리듬)을 만들어 낸다.
- 심장은 자발적으로 활동전위를 만들어 전기신호를 전달할 수 있는 자극전도계를 가지고 있다. 이를 심장전도체계라하며 신경이 아닌 근육섬유로 구성되어 있다. 심장전도체계는 동굴심방결절에서 율동적인 흥분파를 발생시킨다. 이 신호는 방실결절로 전달되고 이후 방실다발을 통해 심실세포로 전달되고, 마지막으로 푸르킨예섬유를 통해 심실 곳곳으로 전달된다.
- 심장이 한번 수축해서 이완한 후 다시 수축하는 과정을 심장주기라고 한다.
- 심장에는 정맥－심방, 심방－심실, 심실－대동맥 사이의 역류를 막기 위한 판막이 있다. 심방과 심실사이의 판막을 방실판막이라 하고 좌심방과 좌심실 사이에는 승모판막(이첨판)이, 우심방과 우심실 사이에는 삼첨판막이 있다. 심실과 혈관사이의 판막을 반월판막이라 하고 좌심실과 대동맥사이의 판막을 대동맥판막, 우심실과 허파동맥사이의 판막을 허파동맥판막라고 한다.
- 심전도는 심장의 전기적 활동을 신체 여러 부위에서 측정한 것을 말하며, 심장근육세포가 활동전위를 일으키게 되면 심장근육세포 주위는 그에 따라 양전하(＋)와 음전하(－)를 띄게 된다. 심장은 동굴심방결절로부터 흥분하기 시작해 심방, 방실결절, 심실의 순서로 차례대로 탈분극과 재분극을 일으키고 그 시간적 차이에 의해 각 부분의 전위차 및 전류가 생기게 된다. 이 전위차와 전류는 조직과 체액을 통해 신체표면으로 전도되고 심전도기는 이렇게 전도된 전기적 신호를 읽어 각 부분의 전위차를 기록하게 된다. 심전도는 네덜란드의 빌렘 에인트호벤(William Einthoven)에 의해 처음 만들어졌다. 심전도를 읽을 때 그래프의 가로축은 시간을 의미하고 세로축은 전압을 의미하며, 가로축 1mm는 0.04초, 세로축은 1mm는 0.1mV의 전압에 해당하도록 그려진다.
- 심전도를 측정하기 위해 두 개의 전극을 이용하는 표준팔다리전극은 오른팔, 왼팔, 왼다리가 전극의 부착점으로서 이용된다. 증폭단극사지유도는 표준팔다리전극과 마찬가지로 오른팔, 왼팔, 왼다리를 전극의 부착점으로 사용한다. 두 전극을 전기저항을 통해 연결함으로서 기준점으로 사용하고 양극에 연결된 부분의 전위만을 기록할 수 있어 단극유도(unipolar lead)라고 한다. 심장앞유도는 오른팔, 왼팔, 왼다리를 모두 저항을 통해 음전극에 연결함으로서 기준점으로 삼고 양전극은 새로이 가슴 앞에 연결하게 된다. 표준팔다리전극과 증폭단극사지유도가 심장을 수직면에서 바라보았다면 심장앞유도는 심장을 수평면에서 바라볼 수 있는 방법이다.
- 심전도의 파형은 심방의 탈분극을 나타내는 P파, 동굴심방결절에서 방실결절까지 흥분이 전도되는데 걸리는 시간을 나타내는 PR간격, 심실의 탈분극을 나타내는 QRS파, 심실의 재분극을 나타내는 T파, 전기적 활동(－)이 없는 경우 심전도의 기저선을 나타내게 된다.

05

C·H·A·P·T·E·R

순환생리

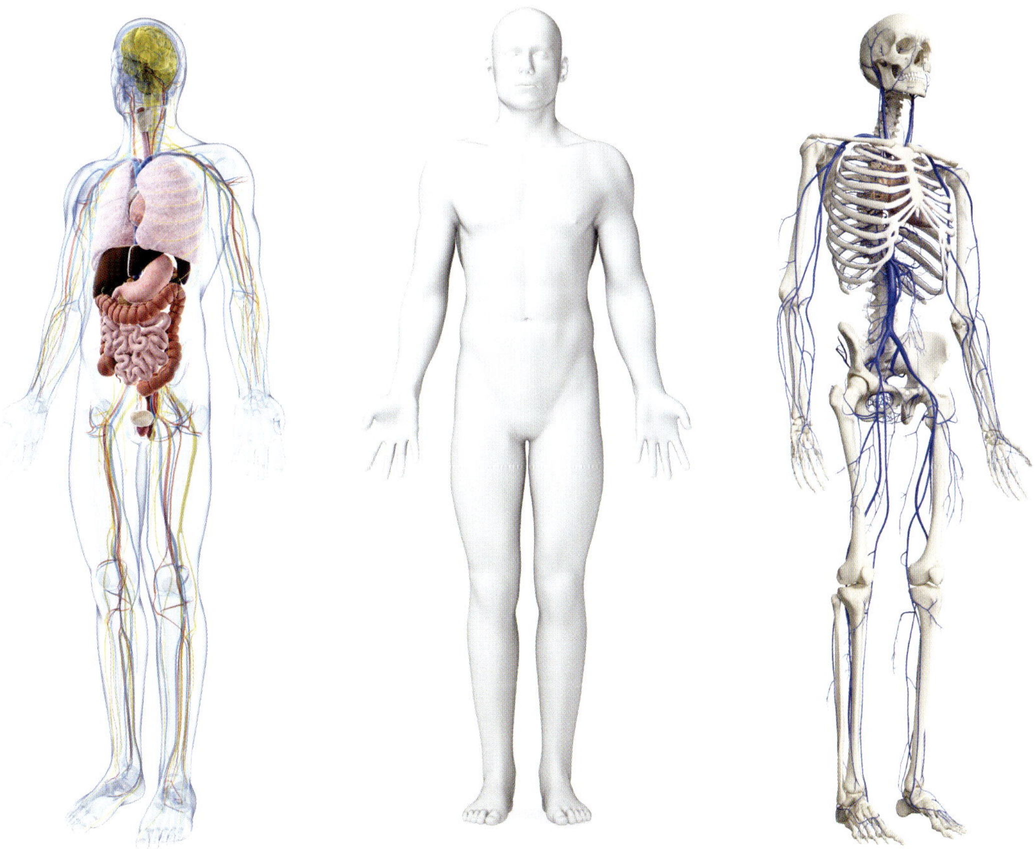

학·습·목·표

1. 순환(온몸순환, 허파순환)을 이해한다.
2. 혈관의 구조(동맥, 정맥, 모세혈관)를 구분하여 이해한다.
3. 모세혈관의 물질교환 기전을 설명할 수 있다.
4. 혈압조절기전을 이해하고 설명할 수 있다.

핵·심·용·어

- 동맥(artery)
- 림프(lymph)
- 모세혈관(capillary)
- 수축기혈압(systolic pressure)
- 심박동수(heart rate)
- 심박출량(cardiac output)
- 이완기혈압(diastolic pressure)
- 일회박출량(stroke volume)
- 정맥(vein)
- 정수압(hydrostatic pressure)
- 혈관확장제(vasodilator)
- 혈류(blood flow)
- 혈압(blood pressure)
- 레닌－안지오텐신－알도스테론시스템(renin-angiotensin-aldosterone system, RAAS)
- 조직콜로이드 삼투압(tissue colloid osmotic pressure)
- 프랑크－스탈링의 법칙(Frank-Starling law of the heart)
- 혈장콜로이드 삼투압(plasma colloid osmotic pressure)

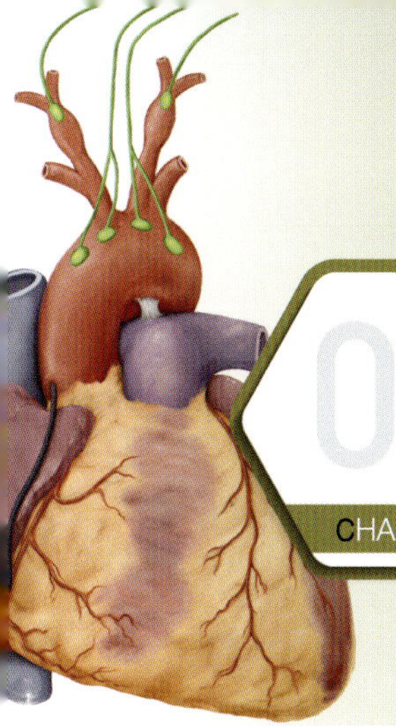

CHAPTER 05 순환생리

심장과 연결된 혈관, 모세혈관을 순환계통이라고 한다. 심장이 혈액을 온몸으로 내보내면 큰 혈관을 따라 작은 혈관으로 흐르게 되고, 모세혈관에 이르면 주변조직에 영양분과 산소를 공급하고 이산화탄소와 노폐물을 거두게 된다. 순환계는 조직의 각 세포들이 생존하고 기능 할 수 있도록 세포외환경을 만들어준다.

좌심실(Lt. ventricle) → 대동맥(aorta) → 동맥(artery) → 세동맥(arteriole) → 각 기관의 모세혈관(capillary) → 세정맥(venule) → 정맥(vein) → 대정맥(vena cava) → 우심방(Rt. atrium)에 이르기까지의 과정을 온몸순환(체순환, systemic circulation)이라고 한다.

우심실(Rt. ventricle) → 허파동맥(폐동맥, pulmonary artery) → 허파(폐, lung) → 허파정맥(폐정맥, pulmonary vein) → 좌심방(Lt. atrium)으로 돌아오는 과정을 허파순환(폐순환, pulmonary circulation)이라 한다(그림 5-1).

1 혈류, 혈압, 혈류저항

1) 혈 류(Blood flow)

혈류는 어떤 구간을 지나는 시간당 혈액의 양으로 단위는 mL/min을 쓴다. 혈액이 곧고, 굵은 혈관을 안정적인 속도로 흐를 때 혈관의 중심축으로 ❶ 결흐름(층류, laminar flow)이 형성된다(그림 5-2). 결흐름이 혈관의 중심부 혈액이 가장자리보다 더 빨리 흐르고, 가장자리일수록 혈관벽에 의한 저항을 많이 받아 속도가 느려지기 때문에 포물선 형태의 흐름을 나타낸다. 또한 혈관이 구불구불하거나 좁고 장애물이 있는 경우에는 ❷ 소용돌이흐름(와류, turbulent flow)을 형성하게 된다. 소용돌이흐름은 서로 섞이면서 여러 방향으로 움직여 결흐름보다 더 많은 에너지가 소모될 뿐만 아니라 잡음이 들릴 수 있다.

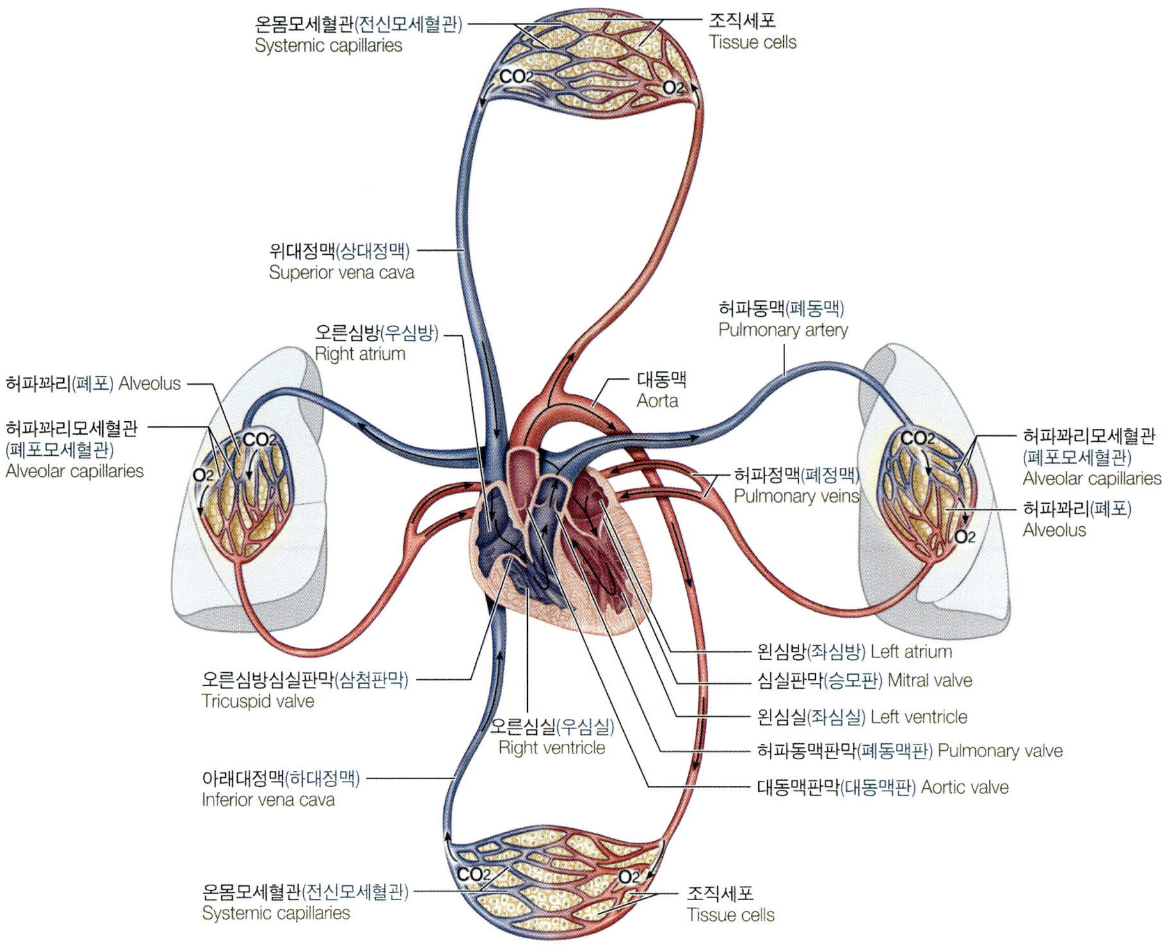

그림 5-1 온몸순환과 허파순환

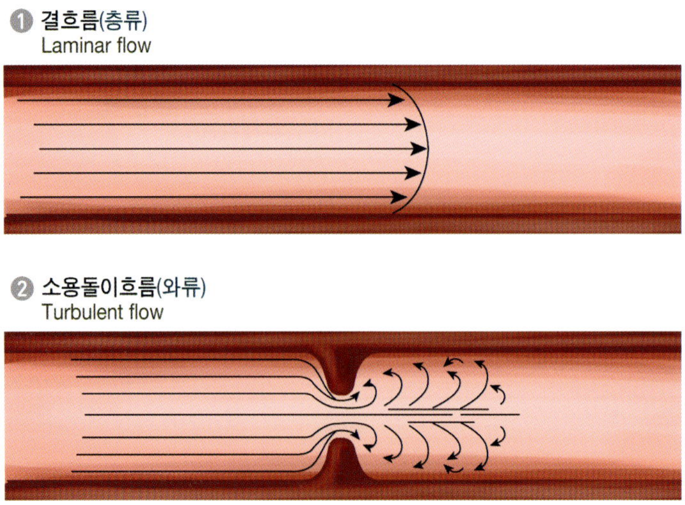

그림 5-2 결흐름과 소용돌이흐름

2) 혈 압(Blood pressure)

혈압은 혈관에서 흐르는 혈액이 혈관 벽에 미치는 압력을 의미한다. 혈압의 단위는 흔히 mmHg를 사용하고, 과거로부터 수은(Hg)을 이용해 측정해 왔다. 예를 들어 혈압이 100mmHg라면 혈관속의 혈액이 수은기둥을 100mm 높이까지 밀어 올릴 수 있다.

3) 혈류저항

혈액이 압력을 받아 혈류를 만들 때 저항(resistance)이 생겨 혈류를 방해한다. 저항을 직접적으로 측정하는 것은 불가능하지만 혈관 내 혈액이 흐를 때 압력 차이와 혈류를 통해 간접적으로 알 수 있다. 포아세유법칙(Poiseuille's law)에 따르면, 혈관의 반지름의 네제곱(πr^4)에 저항이 반비례하고, 혈관의 반지름의 변화가 혈류에 영향을 미치게 된다.

2 혈 관(Blood vessel)

혈관은 혈액이 지나는 통로이다. 크게 동맥(artery), 정맥(vein), 모세혈관(capillary)으로 나뉘며, 각각의 역할과 구조가 다르다. 우리 몸의 혈액량은 체중의 약 8%이고, 온몸을 한번 순환하는데 1분이 걸린다.

혈액의 분포는 정맥 64%, 동맥 15%, 모세혈관 5%, 허파순환(폐순환, pulmonary circulation) 9%, 심장 7% 정도이다(그림 5-3).

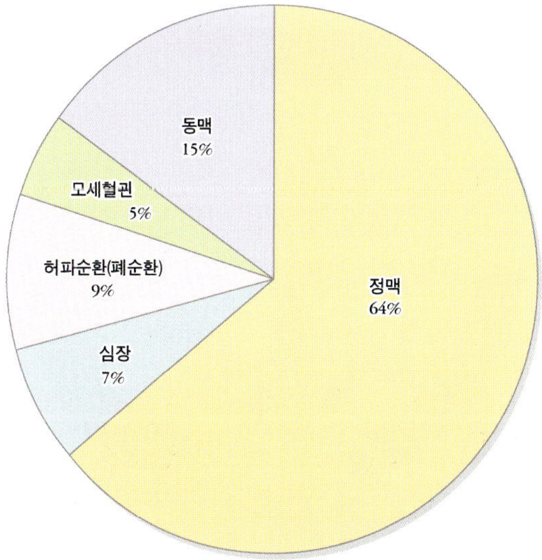

그림 5-3 혈액의 분포

1) 동 맥(Artery)

심장은 온몸으로 혈액을 내보내기 위해 강한 압력으로 수축한다. 동맥은 심장에서 높은 압력의 혈액을 받아 전달하기 때문에 탄력조직(elastic tissue), 민무늬근(smooth muscle), 결합조직(connective tissue)이 매우 발달한 혈관벽을 가지고 있다.

탄력조직이 발달한 동맥을 대형동맥, 민무늬근육층이 두꺼운 동맥을 중형동맥(근육성동맥)이라 한다. 좌심실이 수축할 때의 압력은 120mmHg 내외이며, 심장에서 바로 나온 대동맥(aorta)은 심장과 연결된 부위의 대동맥판(aortic valve)과 혈관벽의 탄력성으로 인해 80~120mmHg의 혈압을 유지한다(그림 5-4).

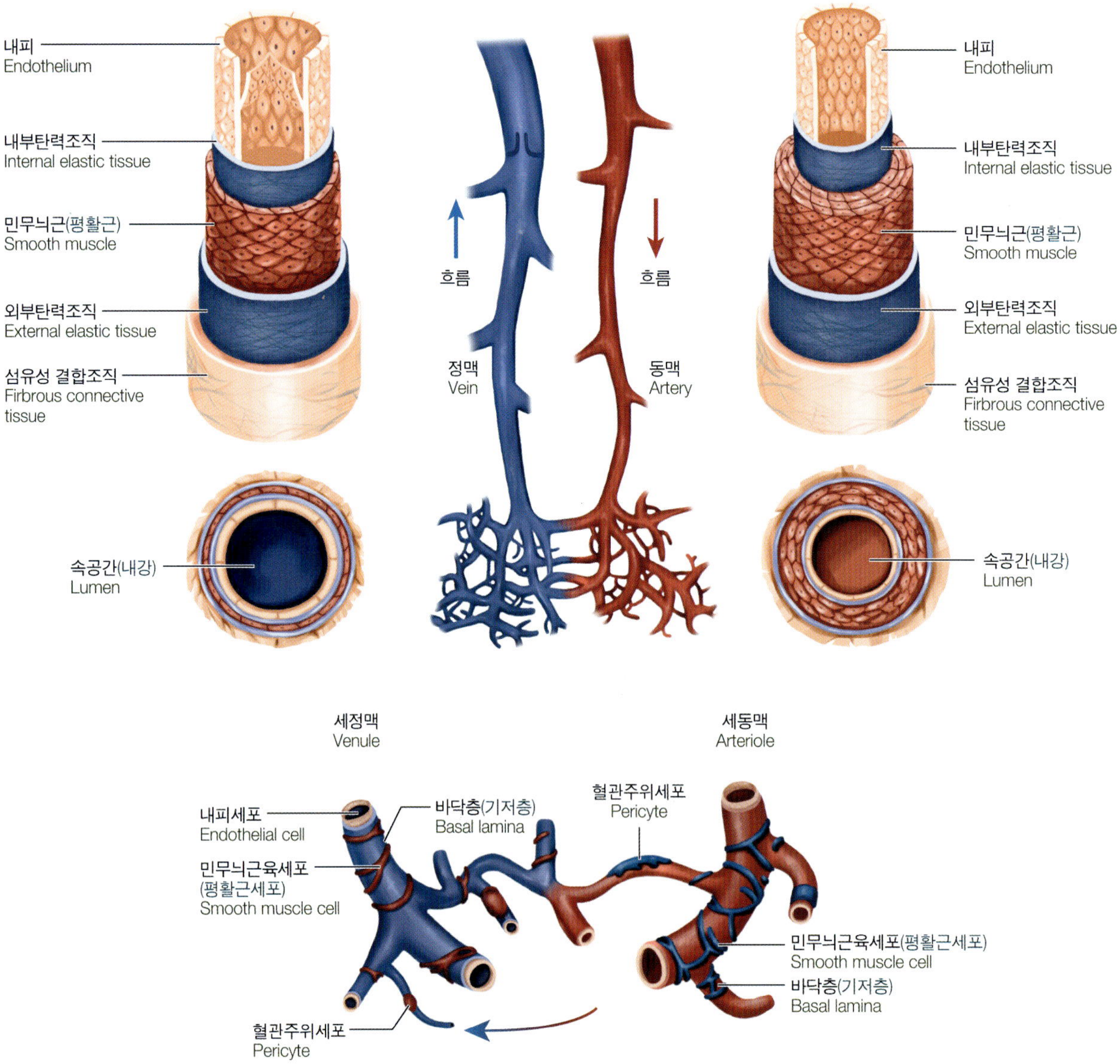

그림 5-4 혈관구조

2) 소동맥과 세동맥(Small artery and arteriole)

소동맥과 세동맥은 모세혈관과 가까워지는 동맥의 가지로 민무늬근육층의 수를 기준으로 분류한다. 소동맥의 민무늬근육층은 8∼10개, 세동맥은 1∼2층으로 구성되며, 혈관의 직경을 조절하기에 용이하다. 세동맥과 모세혈관이 만나는 부분에 모세혈관앞조임근(모세혈관이전괄약근, precapillary sphincter)이 존재해 모세혈관으로 향하는 혈류를 조절 할 수 있다. 세동맥은 대동맥으로부터 멀어져 35mmHg 정도의 혈압을 유지한다(그림 5-4).

3) 모세혈관(Capillary)

모세혈관은 조직과 혈액간의 영양소, 전해질, 기체교환이 이루어지는 곳으로 17mmHg 정도의 혈압을 유지한다. 모세혈관의 직경은 4∼9μm로 적혈구가 겨우 지나갈 수 있을 정도이나 혈관벽이 한 층의 내피세포(endothelial cell)로 이루어져 물질교환에 유리하다. 지질에 잘 용해되는 물질은 혈관벽을 통해 교환되고 지질에 잘 녹지 않는 물질은 혈관벽의 구멍(pore)을 통해 교환된다.

이 구멍은 혈관내피세포 사이의 간극(intercellular cleft)으로 수용성물질을 잘 통과시킨다. 인체 부위에 따라 뇌(brain)에는 치밀결합(tight junction)을 형성하여 아주 작은 물질들만 통과 시키고, 간(liver)에는 간극이 넓게 열려 혈장에 용해된 대부분의 물질들이 교환된다. 또한 콩팥에는 창(fenestra)이라는 구조가 있어 많은 전해질과 미세분자들이 통과해 여과가 일어난다(그림 5-4).

4) 정 맥(Vein)

모세혈관을 지난 혈액은 세정맥(venule)에 이른다. 세정맥의 혈압은 10mmHg 정도이고 세정맥의 혈액이 정맥(vein)으로 가면 혈압은 0mmHg로 거의 없어진다. 때문에 정맥은 판막(valve)이 있어 혈액의 역류를 방지하고 정맥 주변근육의 수축에 힘을 얻어 혈액을 이동시킨다. 또 정맥은 확장성(distensibility)이 높아 적은 압력의 변화에도 잘 늘어나는데 이를 순응도(compliance)라고 하며, 이를 구하는 공식은 아래와 같다.

$$C = \frac{V}{P}$$

C : 순응도, V : 용적, P : 압력

순응도(C)가 높다는 것은 압력(P)이 조금만 변해도 용적(V)이 넓게 변한다는 뜻이다. 정맥의 확장성이 동맥보다 8배 높아 같은 압력의 변화에서도 정맥이 8배나 확장 할 수 있다. 이러한 특성 때문에 정맥은 혈액이 저장될 수 있는 공간이 되고, 순환계 전체 혈액의 약 60%가 존재한다. 때문에 인체에 출혈이 있을 시 정맥을 수축시켜 저장하고 있던 혈액을 순환해 어느 정도의 혈액손실을 보상할 수 있다.

3 모세혈관에서의 물질교환

우리 몸의 1/6은 사이질(간질, interstitium)이라 불리는 세포 사이의 공간으로 구성되어 있다. 사이질은 아교섬유(교원질섬유, collagen fiber)와 프로테오글리칸(proteoglycan)으로 구성되어 있으며, 프로테오글리칸은 히알루론산(hyaluronic acid)을 다량 가지고 있어 액체를 저장하는데 용이하다. 사이질에는 모세혈관에서 나온 사이질액(interstitial fluid)이 프로테오글리칸에 잡혀 있어 흐르지 못하지만 자유로운 확산을 통해 움직인다. 사이질액의 성분은 혈장(plasma)과 유사하지만 모세혈관을 통과하지 않는 단백질은 포함하지 않는다.

모세혈관을 흐르는 혈액은 사이질액과 실질적인 물질교환을 하며, 물질교환이 일어날 때 확산과 스탈링힘(Starling force)에 의해 모세혈관에서 사이질로 여과가 일어나고, 사이질에서 모세혈관으로 흡수가 일어난다. 스탈링힘은 모세혈관의 정수압(hydrostatic pressure), 사이질의 정수압, 모세혈관의 혈장콜로이드 삼투압(plasma colloid osmotic pressure), 사이질의 조직콜로이드 삼투압(tissue colloid osmotic pressure)으로 구성된다. 정수압은 혈장이나 사이질액을 밀어내는 압력으로 모세혈관의 정수압은 동맥쪽 끝에서 35mmHg, 정맥쪽 끝에서 18mmHg 정도이며, 사이질의 정수압은 0mmHg이거나 −3mmHg 정도이다. 삼투압은 용매를 끌어당기는 힘으로 모세혈관의 혈장 콜로이드 삼투압은 분자량이 큰 알부민(albumin)이나 글로불린(globulin) 같은 단백질에 의해 생성되고 25mmHg 정도이며, 사이질액의 조직 콜로이드 삼투압은 단백질이 거의 없어 0mmHg에 수렴한다(그림 5-5).

❶ 모세혈관의 동맥쪽 끝에서 모세혈관의 정수압(35mmHg)이 사이질의 정수압(0mmHg)보다 높고 이 둘의 차이(35mmHg)가 혈장콜로이드 삼투압(25mmHg)보다도 높으므로 모세혈관에서 사이질 방향으로 여과가 일어난다. ❷ 반대로 정맥쪽 끝에서는 정수압의 차이(18mmHg)가 모세혈관의 혈장 콜로이드 삼투압(25mmHg)보다 낮아 여과를 일으키지 못하고 사이질의 사이질액이 혈관으로 들어오는 흡수가 일어나게 된다.

4 림프계(Lymphatic system) (그림 5-6)

모세혈관에서 사이질로 나온 체액은 다시 모세혈관으로 돌아가기도 하지만 림프계를 통해 순환계로 되돌아가기도 한다. 림프관을 흐르는 체액을 림프(lymph)라고 하며 사이질액과 구성 성분이 거의 동일하다. 간에서 생성된 림프는 단백질이 많고, 창자에서 생성된 림프는 소화된 지방성분이 포함돼 암즙(chyle)이라고도 부른다. 림프관(lymphatic vessel)을 통해 조직으로부터 모세혈관으로 이동할 수 없는 큰 물질을 운반할 수 있다.

매일 사이질액의 10%(2∼3L)가 림프로 생산된다. 림프모세혈관은 모세혈관처럼 한 층의 내피세포로 구성되어 있어 분자량이 큰 물질을 들여 올 수 있다. 또한 내피세포는 서로 중첩되어 한방향판막(one-way flap valve)을 형성하고, 림프관으로 들어온 물질은 밖으로 나가지 않는다(그림 5-7).

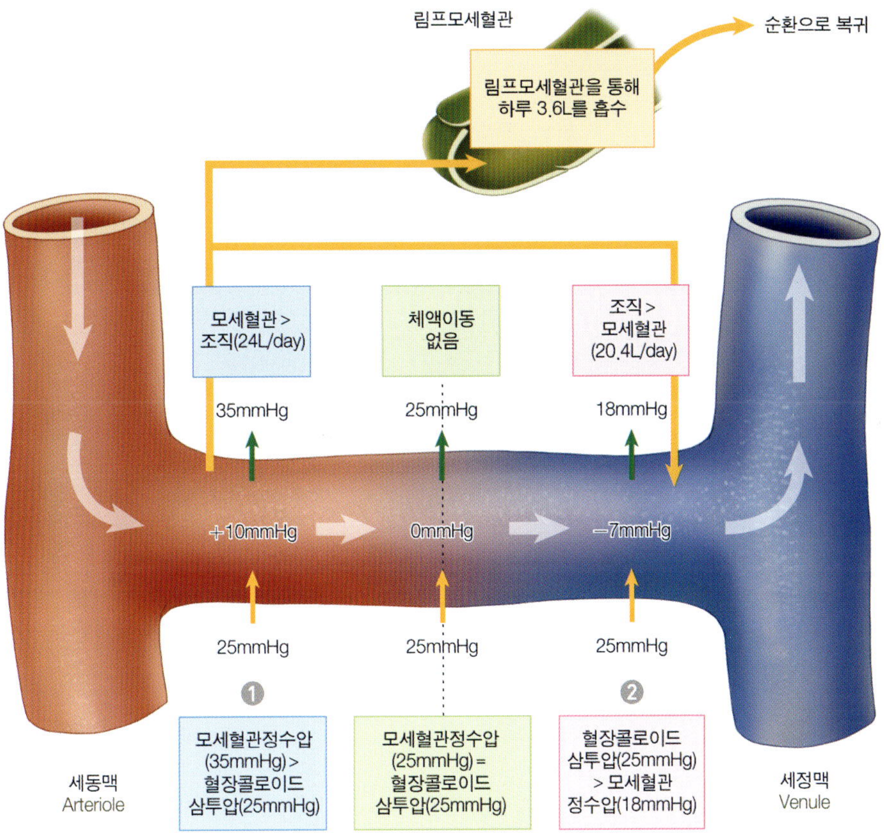

그림 5-5 혈관내 압력

오른쪽 흉곽, 팔, 머리, 목 등 오른편에서 생성된 림프는 우림프관(right lymph duct)을 따라 들어와 오른쪽 빗장밑정맥(우쇄골하정맥, right subclavian vein)과 오른쪽 속목정맥(우내경정맥, right internal jugular vein)이 연결되는 지점에서 정맥으로 개구된다. 이를 제외한 모든 림프는 흉관(가슴림프관, thoracic duct)으로 들어와 좌왼쪽 속목정맥(내경정맥, left internal jugular vein)과 왼쪽 빗장밑정맥(좌쇄골하정맥, left subclavian vein)이 만나는 곳에서 정맥으로 개구된다. 이런 정맥의 흐름이 원활하지 않거나 막히게 되면 부종(edema)이 생길 수 있다.

5 혈류량의 조절

1) 국소혈류량의 조절

각각의 장기들은 각자의 필요에 따라 다양한 양의 혈류를 공급받는다. 순환계는 혈류량을 조절함으로서 각 기관이 적절하게 기능할 수 있는 환경을 만들어준다.

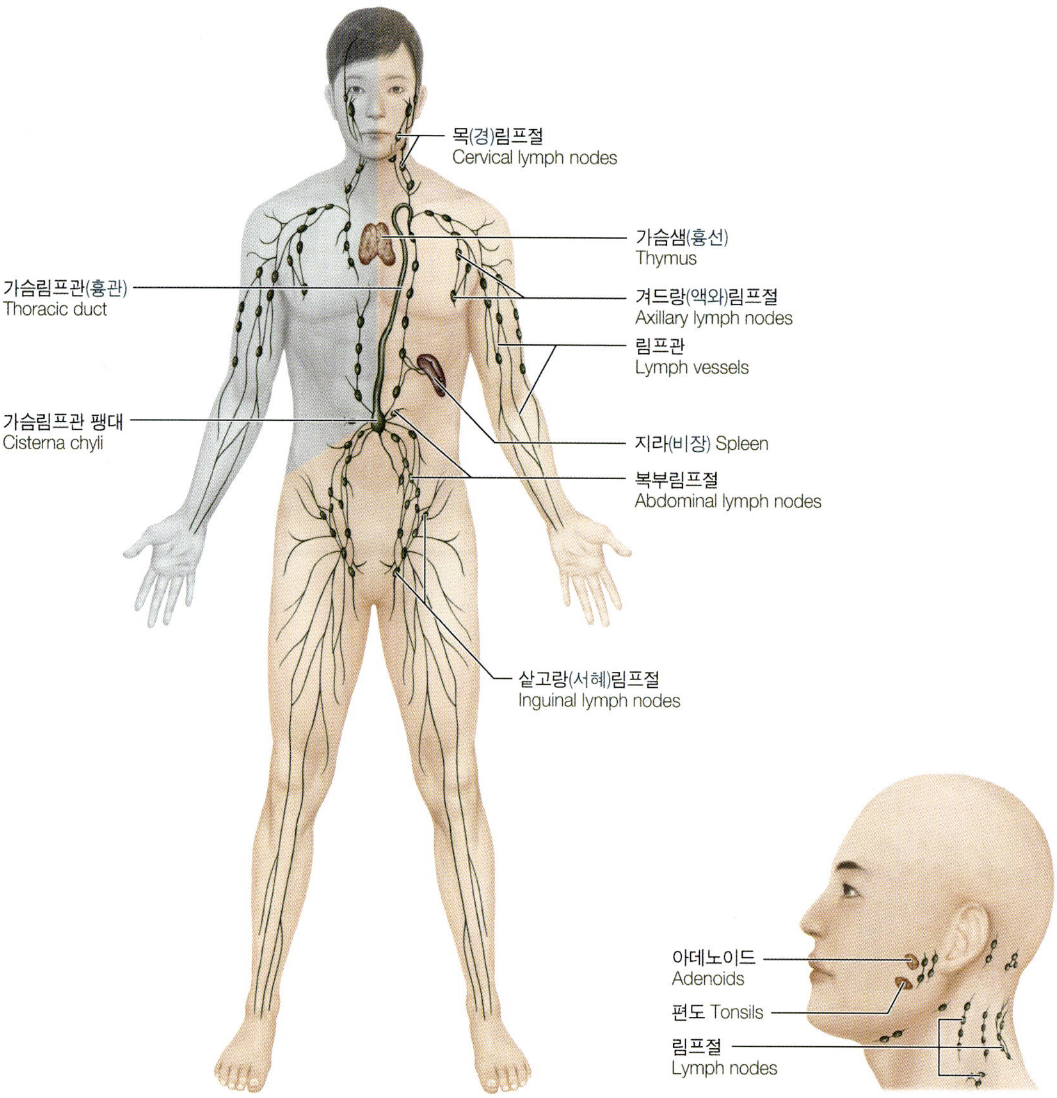

그림 5-6 림프계통

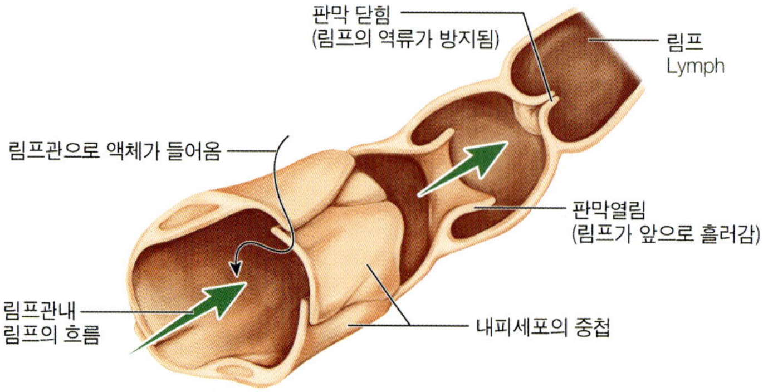

그림 5-7 림프모세혈관

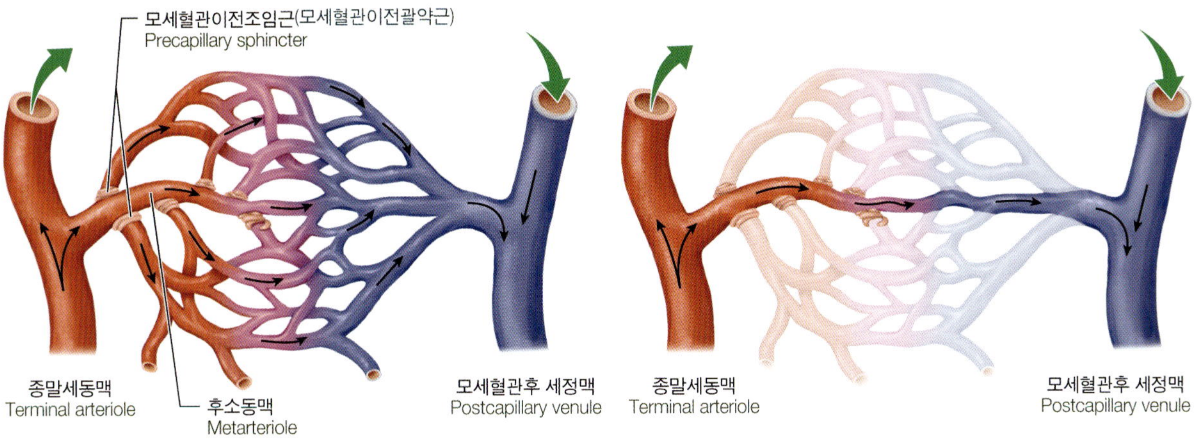

그림 5-8 모세혈관 혈류조절

(1) 내인성 혈류조절 기전(그림 5-8)

① 단기조절(Acute control)

혈류의 단기조절에 큰 영향을 미치는 인자는 조직의 대사율과 산소요구량이다. 조직의 대사율이 8배 증가하는 경우 조직으로 향하는 혈류량은 단기간에 4배까지도 상승한다. 또, 조직의 산소포화도가 감소해 25%가 되면 혈류량이 3배가량 증가하는 것을 볼 수 있다. 조직에 공급되는 혈류량을 증가시키기 위해서 혈관이 확장된다. 조직이 더 많은 혈류를 필요로 하는 상황에서는 혈관확장제(vasodilator)라고 부르는 인자들이 분비된다.

혈압이 상승하면 혈관의 내경이 넓어지고 민무늬근육은 이에 반응해 수축되어 혈류량을 유지한다. 이런 작용을 근원성 이론(myogenic theory)이라고 하고 이 덕분에 혈압이 어느 정도 변하더라도 혈류량은 일정하게 유지되는 자동조절(autoregulation)이 가능하게 된다.

② 장기조절(Long term control)

혈류량 조절기전이 있어 급격한 상황변화에는 단기조절을 통해 어느 정도 대처할 수 있지만 지속적인 대처는 불가능하다. 오랜 시간 변화가 지속되면 장기조절이 일어나 조직의 요구에 맞추게 된다. 장기조절은 주로 조직에 신생혈관이 생기거나 곁순환(collateral circulation)이 생성되어 혈류량을 증가시키는 방향으로 이루어진다. 이런 작용을 위해 혈관생성 촉진인자(angiogenic factors)가 분비된다(표 5-1).

표 5-1 내인성 혈류조절 기전

내인성 혈류조절	조절기전	조절인자
단기조절	혈관확장제	작은혈관 : 아데노신, 히스타민, 칼륨, 수소, 젖산, 이산화탄소
		큰혈관 : 산화질소
장기조절	혈관생성촉진인자	혈관내피 성장인자, 섬유아세포성장인자, 안지오제닌

CHAPTER 5

(2) 외인성 혈류조절 기전

외인성 혈류조절은 신경성 및 체액성 조절기전을 말한다. 신경성조절은 짧은 지속시간을 가진 대신 가장 신속하게 작용하는 조절기전이며, 체액성조절은 체액속에 있는 호르몬이나 이온 인자들이 혈관의 수축 및 이완을 일으키는 것을 말한다(표 5-2).

표 5-2 외인성 혈류조절 / 체액성 조절인자

조절기전	조절인자
혈관수축제	에피네프린(epinephrine) 노르에피네프린(norepinephrine) 안지오텐신(angiotensin) 바소프레신(vasopressin) 엔도텔린(endothelin)
혈관확장제	브라디키닌(bradykinin) 히스타민(histamine)
이온(확장)	칼륨 나트륨 수소
이온(수축)	칼슘

2) 심박출량의 조절

심박출량(cardiac output, CO)은 심박동수(heart rate)와 일회박출량(stroke volume)의 변화에 의해 조절된다.

심박출량(*Cardiac Output*) = 심박동수(*Heart Rate*) × 일회박출량(*Stroke Volume*)의 방법으로 구할 수 있다.

심박동수는 1분당 심장박동수로 동굴심방결절에서부터 시작된 전기적 신호의 전달로 인해 생기게 되는데 빈도를 결정하는 가장 큰 인자는 자율신경계이다. 교감신경은 심박동수를 늘리고, 부교감신경은 심박동수를 줄이는 방향으로 조절한다.

일회박출량은 프랑크-스탈링의 법칙(Frank-Starling law of the heart)에 의해 설명될 수 있다. 심장으로 돌아오는 정맥환류(venous return)량이 많아지면 심실이 확장되고 심실세포가 수축할 때 더 큰 힘을 낼 수 있는 길이로 늘어나게 된다. 즉, 확장기말용적(end-diastolic volume)이 늘어나면 심장은 더 큰 힘으로 수축할 수 있게 되는 것이다.

정맥환류량이 많아지면 심장수축력이 강해져 더 많은 혈액을 내뿜게 되는데 이를 프랑크-스탈링의 법칙이라고 한다. 프랑크-스탈링의 법칙 외에도 교감신경은 심장의 수축력을 증가시키고, 부교감신경은 수축력을 저하시킨다. 또, 칼슘이온이 많으면 수축력이 늘어나는 등 전해질의 농도변화도 수축력에 영향을 미칠 수 있다.

6 혈압의 조절

1) 혈 압

혈압이란 단위면적의 혈관벽에 대해 혈액이 누르는 힘을 말한다. 혈압은 심장에 의해 생성되며 각 조직에 혈류를 공급하기 위해 적절하게 조절되고 있다(그림 5-9).

수축기혈압(systolic pressure)은 심장이 수축할 때의 혈압, 즉 가장 높은 혈압이고 이완기혈압(diastolic pressure)은 가장 낮은 혈압을 말한다. 온몸순환의 경우 대동맥에서 시작해 동맥에 이르는 혈압이 120mmHg~80mmHg 정도로 유지된다. 작은 동맥을 거치면서 혈압은 더 떨어져, 모세혈관에 이르면 35mmHg 정도가 되고, 모세혈관을 지나면 10mmHg 정도로 떨어지게 된다. 이후 정맥에서는 혈압이 거의 없어 0mmHg가 되고, 정맥혈은 혈압보다는 주변근육과 판막의 작용으로 인해 우심방으로 돌아오게 된다. 허파동맥의 혈압은 25mmHg~8mmHg 혈압밖에 되지 않는다. 온몸순환으로 나가는 시간당 혈액의 양과 허파순환으로 나가는 시간당 혈액의 양이 같아야 함을 생각해 볼 때 허파순환은 온몸순환보다 훨씬 작은 저항을 가지고 있다고 할 수 있다.

2) 혈압의 측정

혈압은 혈관에 직접 도관(catheter)을 넣어 측정할 수도 있지만 청진기와 압박 커프(cuff)를 이용한 청진법(auscultation method)이 주로 사용되며 청진법의 원리는 다음과 같다. 혈압을 측정하기 위한 위치는 위팔과 다리를 주로 사용한다. 위팔에서는 그림 5-10과 같이 압박 커프를 감고 위팔목동맥(전완동맥, antecubital artery)에 청진기를 댄다. 압박 커프를 팽창시켜 압력을 증가시키다가 압박 커프의 압력이 수축기 혈압보다 높아지면 혈관의 맥

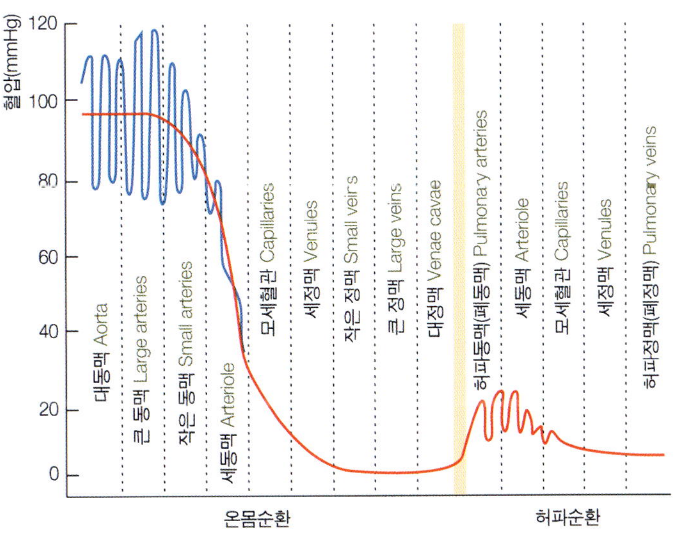

그림 5-9 혈압변화

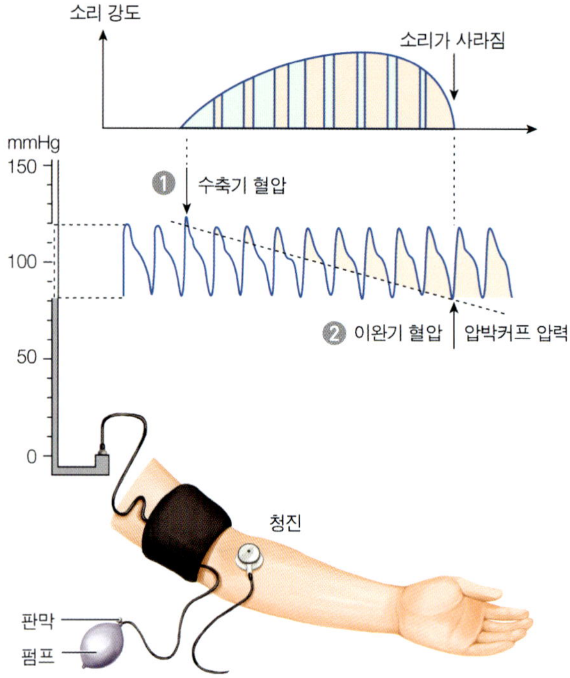

그림 5-10 혈압측정

박이 느껴지지 않게 된다. 이때 압박 커프의 압력을 조심스럽게 천천히 내리면서 맥박 소리를 듣는다.

커프의 압력이 수축기 혈압보다 조금 낮아지면 혈관이 살짝 열리면서 코로트코프음(Korotkoff sound)이 들리게 된다. 코로트코프음이 들릴 때를 ❶ 수축기 혈압(systolic preassure)이라 하고, 이후 압박 커프의 압력을 더 내리면 작게 들리던 코로트코프음이 크고 명확해지다가 다시 줄어들기 시작한다. 코로트코프음이 더 이상 들리지 않는 순간이 이완기혈압과 압박 커프의 압력이 같아지는 순간으로 ❷ 이완기 혈압(diastolic pressure)이라 한다.

3) 혈압의 신경성 조절

신경에 의한 혈압조절은 빠르고 신속하게 일어나며, 교감신경계와 부교감신경계로 나뉘는 자율신경계가 혈압 조절에 중요한 역할을 한다.

(1) 자율신경계(Autonomic nervous system)에 의한 혈압조절

자율신경계 중에서도 교감신경계(sympathetic nervous system)가 혈압조절에 중요한 작용을 한다. 교감신경이 흥분하면 혈관은 수축해 혈액의 흐름을 힘들게 하고, 교감신경이 억제되면 혈관이 이완되어 혈액이 쉽게 흐르게 된다. 또한 교감신경은 심장에도 작용해 심박수와 수축력을 늘릴 수 있고, 부교감신경(parasympathetic nerve)은 혈관보다는 심장에 분포해 심박수와 수축력을 낮추는 작용을 한다.

혈압을 조절하는 교감신경계는 숨뇌에 있는 혈관운동중추(vasomotor center)에 의해 조절된다. 정상상태에서 혈관운동중추는 지속적인 흥분파를 발사해서 교감신경들을 흥분시키고 교감신경들은 흥분파를 받아 지속적으로 혈관을 수축시킨다. 이것을 긴장성 혈관운동(vasomotor tone)이라고 한다. 긴장성 혈관운동이 있음으로서 어느 정도의 혈압이 유지될 수 있고 조직으로 향하는 혈액량이 조절된다.

동맥압을 적절하게 조절하기 위해서는 동맥압을 감지하는 수용체인 압력수용기(baroreceptor)가 있다. 압력수용기는 동맥의 폄(extension)에 민감하게 반응하며, 목동맥팽대(경동맥동, carotid sinus)와 대동맥활(aortic arch)에 분포한다. 압력수용기들은 혈압이 높아질수록 더 빈번하게 흥분파를 발생시키고 발생한 흥분파는 숨뇌로 들어가 혈관운동중추를 억제하는 작용을 한다. 따라서 혈압이 높아지면 혈관운동중추는 억제되어 혈관을 이완시키고 혈압이 낮아지게 되는 음성피드백(음성되먹임, negative feedback)이 일어난다. 하지만 압력변화가 오래 지속되는 상황에서는 자율신경계에 의한 조절작용이 제 역할을 못 하는 경우가 있다. 혈압이 증가해서 혈관벽이 펴지면 압력수용체는 더 많은 신호를 보내어 혈압을 떨어뜨리는 방향으로 작용하지만, 그런 작용에도 불구하고 혈압이 계속 증가해 있으면 압력수용체가 보내는 신호는 1~2일내에 정상수준으로 돌아오게 된다. 자율신경계에 의한 혈압조절은 신속하고 강하게 일어나지만 오랜 시간의 변화에 대처하기에는 적절하지 않다.

(2) 심방과 허파동맥의 확장에 의한 혈압조절

동맥의 압력수용기 외에도 심방과 허파동맥에는 저압수용기(low-pressure receptor)가 있다. 혈액량이 증가하여 심방이 확장되면 저압수용기가 활성화된다. 저압수용기로부터 뇌하수체로 신호가 전달되어 항이뇨호르몬(antidiuretic hormone, ADH)의 분비가 감소되어 콩팥으로부터 더 많은 체액이 빠져나가게 된다. 이 과정에서 심방나트륨이뇨펩티드(atrial natriuretic peptide, ANP)가 중요한 작용을 한다. 콩팥에서 많은 체액이 빠져나가면 혈액량이 줄고 혈압은 떨어지게 된다.

(3) 화학수용기(Chemoreceptor)에 의한 혈압조절

화학수용기는 혈액의 산소분압이나 이산화탄소분압, pH 등에 민감하게 반응한다. 화학수용기는 온목동맥(총경동맥, common carotid artery)이 갈라지는 부분에 2개, 대동맥에 1~3개가 존재하고 각각 ❶ 목동맥토리(경동맥체, carotid body), ❷ 대동맥토리(대동맥체, aortic body)라 부른다. 이들은 특히 산소분압에 민감하다. 또 숨뇌에 있는 중추화학수용기(central chemoreceptor)는 이산화탄소분압과 pH에 민감하게 작용한다.

이 화학수용기들은 압력수용기와 같은 기전으로 작용해 혈압과 호흡을 조절한다. 혈관의 압력이 떨어지거나 환기(ventilation)가 잘 되지 않아 화학수용기의 산소분압이 떨어지면 흥분파를 발생시켜 혈관을 수축시키고 호흡수를 늘리며 심박수를 늘린다(그림 5-11).

(4) 중추신경계의 허혈에 따른 혈압조절

압력수용기, 화학수용기, 저압수용기는 모두 자극을 받으면 신호를 발생시켜 뇌줄기(뇌간, brain stem)의 혈관

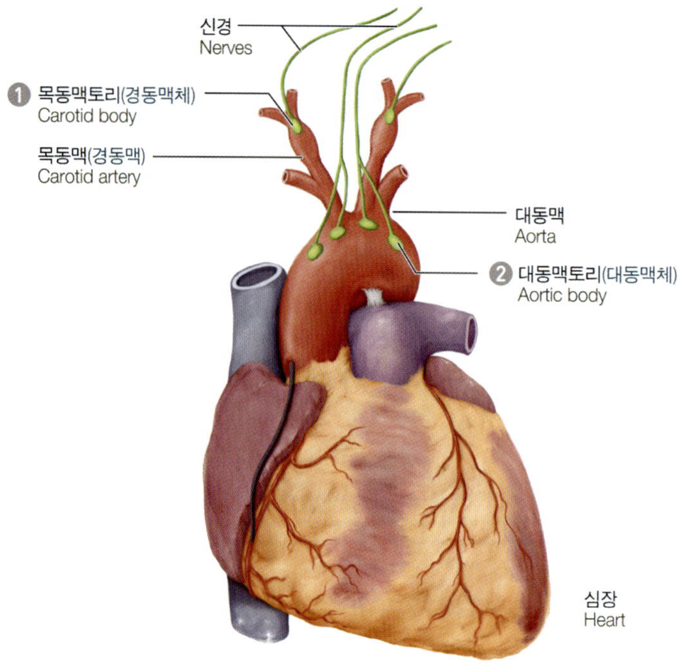

그림 5-11 화학수용기

운동중추에 보냈다. 그런데 이 혈관운동중추에 혈액공급이 제대로 되지 않아 허혈(ischemia)이 발생하면 이산화탄소분압이 높아지고 pH는 높아진다. 중추화학수용기가 자극받아 강하게 교감신경을 자극하고 혈압과 심박수를 상승시킨다.

4) 콩팥(신장, Kidney)에 의한 혈압조절

신경계에 의한 혈압조절은 장기적인 혈압조절에 적합하지 못하다. 따라서 오랜 시간동안 변하는 혈압을 조절할 다른 기전이 필요한데, 콩팥에 의한 체액조절이 그 역할을 수행한다. 콩팥에 의한 조절은 단순하게 체액이 많아져서 혈압이 높아지면 더 많은 체액을 여과시켜 체액의 양을 정상화시키는 혈압이뇨(pressure diuresis)와 혈압이 높아지면 염분의 배출을 증가시키는 혈압나트륨이뇨(pressure natriuresis)의 기전을 통해 조절된다.

체액량이 증가하면 혈압이 상승하고 혈액량도 많아진다. 이는 심장으로 돌아가는 혈액량을 증가시켜 심박출량을 상승시키게 된다. 동맥압은 심박출량과 혈관저항에 의해 결정되는데, 심박출량의 증가는 동맥압의 증가로 이어지게 된다. 따라서 체액량이 증가하면 혈압이 상승한다는 것을 알 수 있다. 또, 염분이 많아지면 체액의 삼투농도(osmotic pressure)가 증가해 갈증중추가 자극되고 항이뇨호르몬(ADH)이 분비된다. 갈증중추의 자극으로 인해 더 많은 수분을 섭취하게 되고 항이뇨호르몬은 콩팥에서 수분재흡수를 일으켜 결국 체액량의 증가를 가져오게 된다(그림 5-12).

콩팥에서 일어나는 또 다른 체액조절 기전인 레닌–안지오텐신–알도스테론 시스템(renin-angiotensin-aldoster-

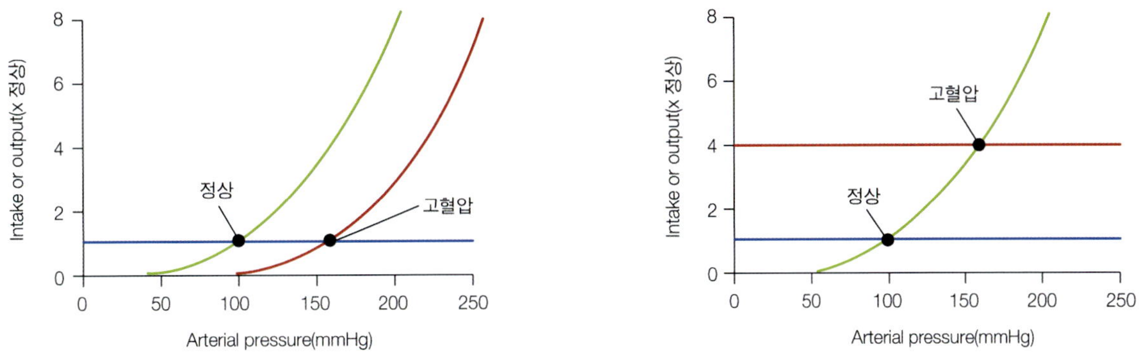

그림 5-12 동맥압이 증가하는 두 가지 기전

one system, RAAS)은 콩팥의 토리(사구체, glomerulus)로 들어오는 혈관인 수입사구체세동맥(afferent glomerular arteriole)의 혈류량이 감소되면 ❶ 토리 주변의 토리곁세포(사구체옆세포, juxtaglomerular cell)에서 ❷ 레닌(renin)이라는 효소를 분비한다. 레닌은 혈장단백질로부터 ❸ 안지오텐신 I (angiotensin I)이라는 물질을 합성해 내고 안지오텐신 I 은 ❹ 허파의 안지오텐신 전환 효소(angiotensin converting enzyme, ACE)에 의해 ❺ 안지오텐신 II 로 전환된다(그림 5-13).

안지오텐신 II 는 혈관수축을 일으키는데, 주로 ❻ 세동맥에 작용해 말초저항을 증가시키고, 정맥을 수축시켜 혈압을 높인다. 또한 부신에 작용해 ❼ 알도스테론(aldosterone)을 분비시키고 알도스테론은 ❽ 콩팥에서 염분과 수분의 재흡수를 증가시켜 혈압을 높이게 된다.

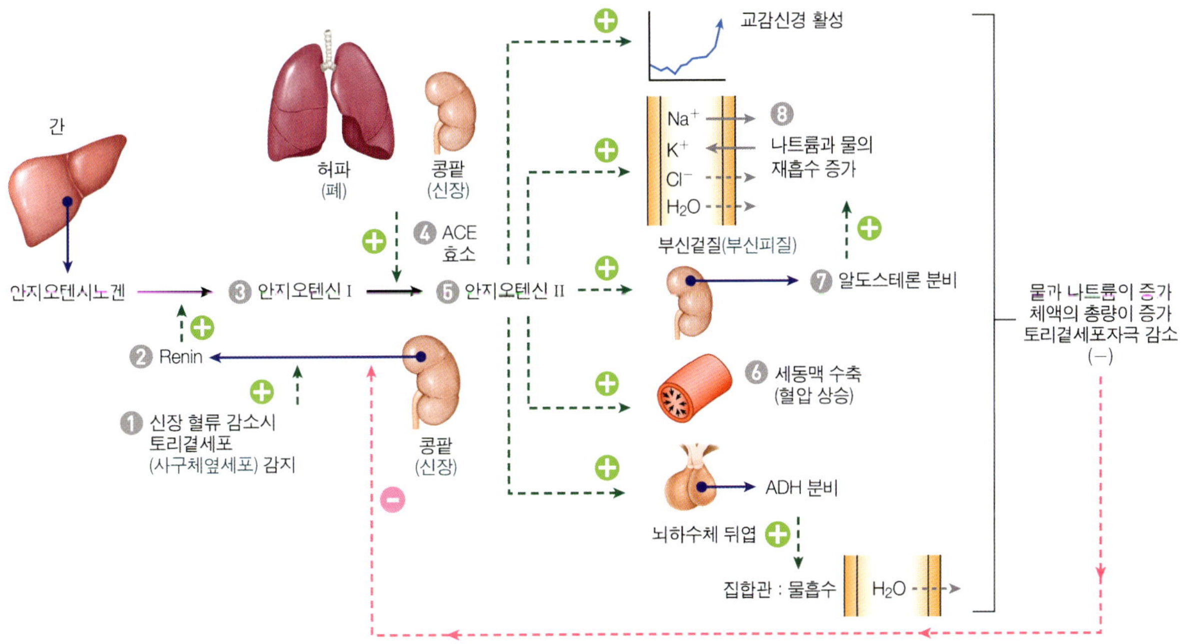

그림 5-13 레닌－안지오텐신－알도스테론 시스템

- 심장과 연결된 혈관, 모세혈관을 순환계통이라고 한다. 심장이 혈액을 온몸으로 내보내면 큰 혈관을 따라 작은 혈관으로 흐르게 되고, 모세혈관에 이르면 주변조직에 영양분과 산소를 공급하고 이산화탄소와 노폐물을 거두게 된다. 순환계는 조직의 각 세포들이 생존하고 기능 할 수 있도록 세포외환경을 만들어준다.
- 좌심실 → 대동맥 → 동맥 → 세동맥 → 각 기관의 모세혈관 → 세정맥 → 정맥 → 대정맥→ 우심방에 이르기까지의 과정을 온몸순환(체순환, systemic circulation)이라고 한다.
- 우심실 → 허파동맥→ 허파 → 허파정맥→ 좌심방으로 돌아오는 과정을 허파순환(폐순환, pulmonary circulation)이라 한다.
- 혈압은 혈관에서 흐르는 혈액이 혈관 벽에 미치는 압력을 의미한다. 혈압의 단위는 흔히 mmHg를 사용하고, 과거로부터 수은(Hg)을 이용해 측정해 왔다. 예를 들어 혈압이 100mmHg라면 혈관속의 혈액이 수은기둥을 100mm 높이까지 밀어 올릴 수 있다.
- 동맥은 심장에서 높은 압력의 혈액을 받아 전달하기 때문에 탄력조직, 민무늬근, 결합조직이 매우 발달한 혈관벽을 가지고 있다. 좌심실이 수축할 때의 압력은 120mmHg 내외이며, 대동맥(aorta)은 80~120mmHg의 혈압을 유지한다. 소동맥과 세동맥은 모세혈관과 가까워지는 동맥의 가지로 민무늬근육층의 수를 기준으로 분류한다. 혈관의 직경을 조절하기에 용이하다. 세동맥과 모세혈관이 만나는 부분에 모세혈관앞조임근(모세혈관이전괄약근, precapillary sphincter)이 존재해 모세혈관으로 향하는 혈류를 조절 할 수 있다. 세동맥은 대동맥으로부터 멀어져 35mmHg 정도의 혈압을 유지한다. 모세혈관은 조직과 혈액간의 영양소, 전해질, 기체교환이 이루어지는 곳으로 17mmHg 정도의 혈압을 유지한다. 모세혈관의 직경은 적혈구가 겨우 지나갈 수 있을 정도이나 혈관벽이 한 층의 내피세포(endothelial cell)로 이루어져 물질교환에 유리하다. 세정맥의 혈압은 10mmHg 정도이고 세정맥의 혈액이 정맥(vein)으로 가면 혈압은 0mmHg로 거의 없어진다. 때문에 정맥은 판막(valve)이 있어 혈액의 역류를 방지하고 정맥 주변근육의 수축에 힘을 얻어 혈액을 이동시킨다.
- 모세혈관을 흐르는 혈액은 사이질액과 실질적인 물질교환을 하며, 물질교환이 일어날 때 확산과 스탈링힘(Starling force)에 의해 모세혈관에서 사이질로 여과가 일어나고, 사이질에서 모세혈관으로 흡수가 일어난다. 모세혈관의 동맥쪽 끝에서 모세혈관의 정수압(35mmHg)이 사이질의 정수압(0mmHg)보다 높고 이 둘의 차이(35mmHg)가 혈장콜로이드 삼투압(25mmHg)보다도 높으므로 모세혈관에서 사이질 방향으로 여과가 일어난다. 반대로 정맥쪽 끝에서는 정수압의 차이(18mmHg)가 모세혈관의 혈장 콜로이드 삼투압(25mmHg)보다 낮아 여과를 일으키지 못하고 사이질의 사이질액이 혈관으로 들어오는 흡수가 일어나게 된다.
- 심박출량(*Cardiac Output*) = 심박동수(*Heart Rate*) × 일회박출량(*Stroke Volume*)의 방법으로 구할 수 있다.
- 인체의 혈압조절은 자율신경계인 교감신경계와 부교감신경계에 의해 빠르고 신속하게 일어나며 혈압조절에 중요한 역할을 한다. 이외에도 동맥의 압력수용기, 심방과 허파동맥에는 저압수용기가 있으며, 혈액의 산소분압이나 이산화탄소분압, pH 등에 민감하게 반응하는 화학수용기, 콩팥에서 일어나는 체액조절 기전인 레닌-안지오텐신-알도스테론 시스템이 혈압을 조절하게 된다.

06

C·H·A·P·T·E·R

배설생리

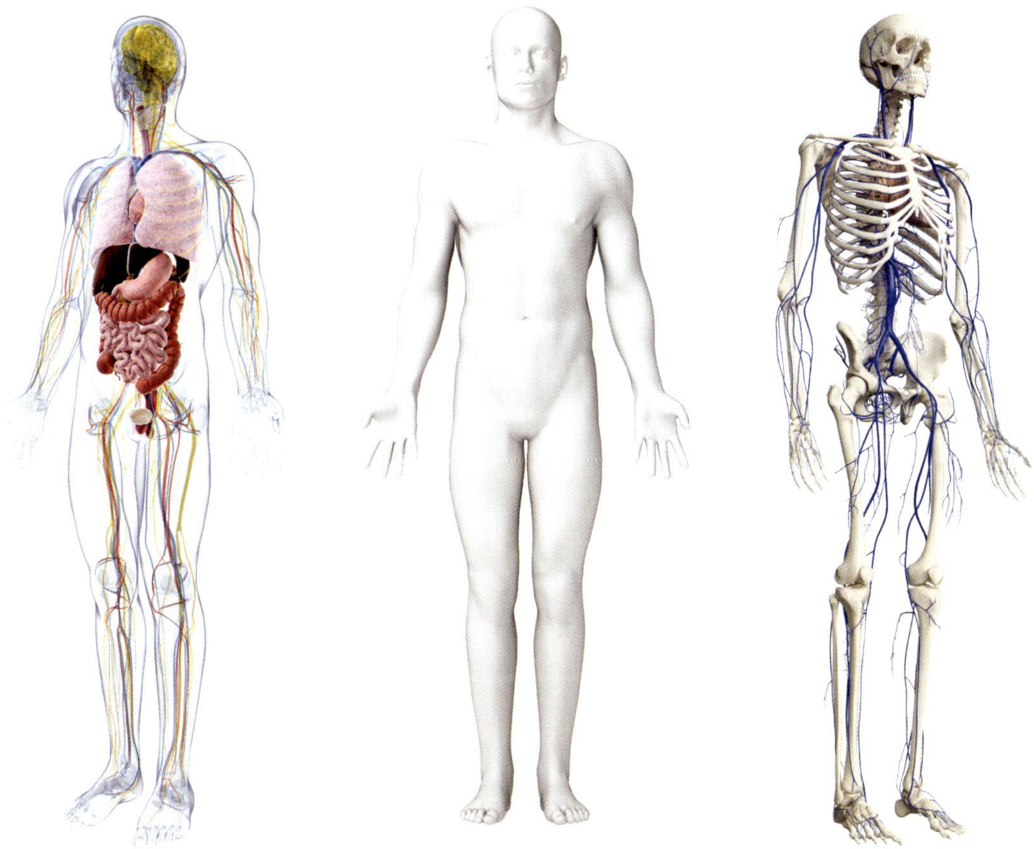

학·습·목·표

1. 콩팥(신장)의 기능을 이해한다.
2. 콩팥의 구조를 이해하고 소변 생성과정을 설명할 수 있다.
3. 세포바깥액의 전해질 균형을 이해한다.

핵·심·용·어

- 나트륨－칼륨 펌프(Na-K ATPase)
- 레닌(renin)
- 방광(urinary bladder)
- 보우만주머니(Bowman's capsule)
- 여과(filtration)
- 완충제(buffer agent)
- 요관(요관극, ureter)
- 집합관(collecting duct)
- 집합세관(collecting tubule)
- 콩팥겉질(신피질, renal cortex)
- 콩팥세관고리(헨레고리, Henle's loop)
- 콩팥속질(신수질, renal medulla)
- 토리(사구체, glomerulus)
- 먼쪽곱슬세관(원위곡세관, distal convoluted tubule)
- 토리곁세포(사구체옆세포, juxtaglomerular cell)
- 토리여과율(사구체여과율, glomerular Filtration Rate; GFR)
- 토리쪽곱슬세관(근위곡세관, proximal convoulted tubule)

CHAPTER 06

배설생리

1 콩팥(신장)의 기능과 구조

1) 콩팥의 기능

콩팥은 우리 몸에서 노폐물 대사 및 신체 평행유지를 담당하는데 중요한 기능을 하고 있다.

이러한 기능을 살펴보면

(1) 배설기관으로서 노폐물을 제거

(2) 체액과 전해질 농도 조절

(3) 체액의 산－염기 균형 유지

(4) 내분비기관으로서의 분비(renin, erythropoietin) 등이다.

2) 콩팥의 구조

콩팥은 11, 12번 등뼈와 1, 2번 요추 사이에 위치하며, 강낭콩 모양으로 좌우 한 쌍의 복막뒤공간(후복막강, retroperitoneal cavity)에 위치하고 있다.

콩팥은 ❶ 콩팥동맥(신동맥, renal artery)과 ❷ 콩팥정맥(신정맥, renal vein)이 드나들고 ❸ 요관(요관극, ureter)이 나와 방광(urinary bladder)과 연결된다. 요관은 소변을 콩팥에서 방광까지 운반하는 25cm 정도의 가늘고 긴 관이며, 방광은 소변을 배출하기 전 저장하는 기관으로 민무늬근(평활근, smooth muscle)이 주를 이루는 신축성 기관이다. 콩팥의 내부는 ❹ 콩팥속질(신수질, renal medulla)과 ❺ 콩팥겉질(신피질, renal cortex)로 나눌 수 있다. 콩팥속질은 8～15개 원뿔 모양의 ❻ 콩팥피라밋(신추체, renal pyramid)들로 구성되어 있고, 콩팥피라밋의 말단은 ❼ 콩팥유두(신유두, renal papilla)를 형성하고 있다. 콩팥겉질은 콩팥피라밋을 감싸는 듯한 모양으로 존재하여 각각의 콩팥피라밋 사이의 콩팥겉질을 ❽ 콩팥기둥(신주, renal column)이라고 한다. 각각의 콩팥피라밋들은 ❾ 작은콩팥잔(소신배, minor calyx)으로 연결되고, 작은콩팥잔은 모여서 ❿ 큰콩팥잔(대신배, major calyx)이 된다. 큰콩팥잔이 다시 모여 ⓫ 콩팥깔때기(신우, renal pelvis)가 되어 요관과 연결된다.

두 개의 콩팥은 심장으로부터 뿜어져 나오는 혈액량의 22%인 1,100mL/min의 혈액을 공급받는다. 콩팥동맥을 통해 들어온 혈류는 들세동맥(수입세동맥, afferent arteriole)을 거쳐 토리(glomerulus)모세혈관에 이른다. 토리를 지나는 혈액은 많은 양의 수분과 전해질 등을 여과시키고 날세동맥(수출세동맥, efferent arteriole)을 통해, 콩팥정맥(renal vein)으로 나가게 된다. 콩팥은 들세동맥과 날세동맥의 직경을 조절함으로서 토리모세혈관과 세관주위모세혈관의 정수압을 조절할 수 있다. 보통 토리모세혈관의 정수압은 60mmHg로 높은 편이어서 쉽게 여과가 일어나고 세관주위모세혈관은 13mmHg로 낮은 편이어서 재흡수가 일어난다(그림 6-1).

콩팥 하나당 소변을 생성하는 최소단위인 네프론(콩팥단위, nephron)은 백만 개 가량 존재한다. 네프론은 콩팥소체(신소체, renal corpuscle)와 콩팥세관(신세관, renal tubule)으로 구성되며, 콩팥소체는 토리(사구체, glomerulus)와 보우만주머니(Bowman's capsule)로 구성된다. 토리는 토리모세혈관으로 구성된 혈관덩어리로 토리모세혈관의 높은 정수압으로 인해 보우만주머니로 수분과 용질을 여과시킨다.

보우만주머니는 이 여과액을 받아 콩팥세관으로 보낸다. 콩팥세관은 여과액이 흐르는 순서대로 ❶ 토리쪽곱슬세관(근위곡세관, Proximal convoulted tubule) → ❷ 콩팥세관고리(헨레고리, Henle's loop) → ❸ 먼쪽곱슬세관(원위곡세관, distal convoluted tubule) → ❹ 집합세관(collecting tubule) → ❺ 집합관(collecting duct)으로 흐르게 된다. 결국 네프론들은 집합세관과 집합관을 통해 모이게 된다. 하나의 콩팥에는 이러한 관들이 250여 개가 있고 각각의 관들은 4,000개 정도의 네프론으로부터 소변을 받아들이게 된다(그림 6-2).

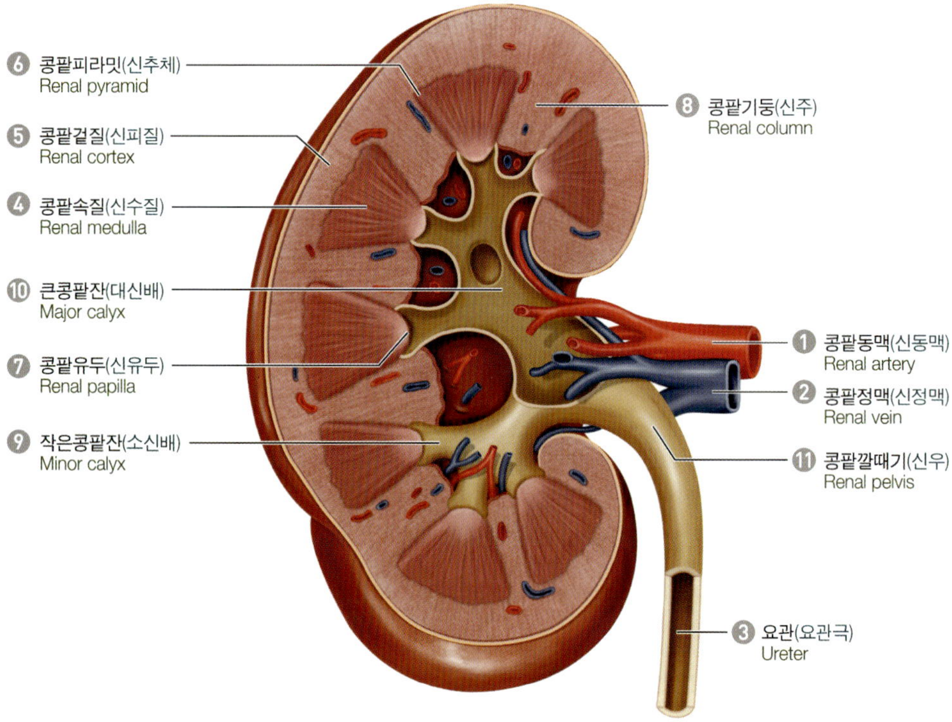

그림 6-1 콩팥의 혈액공급

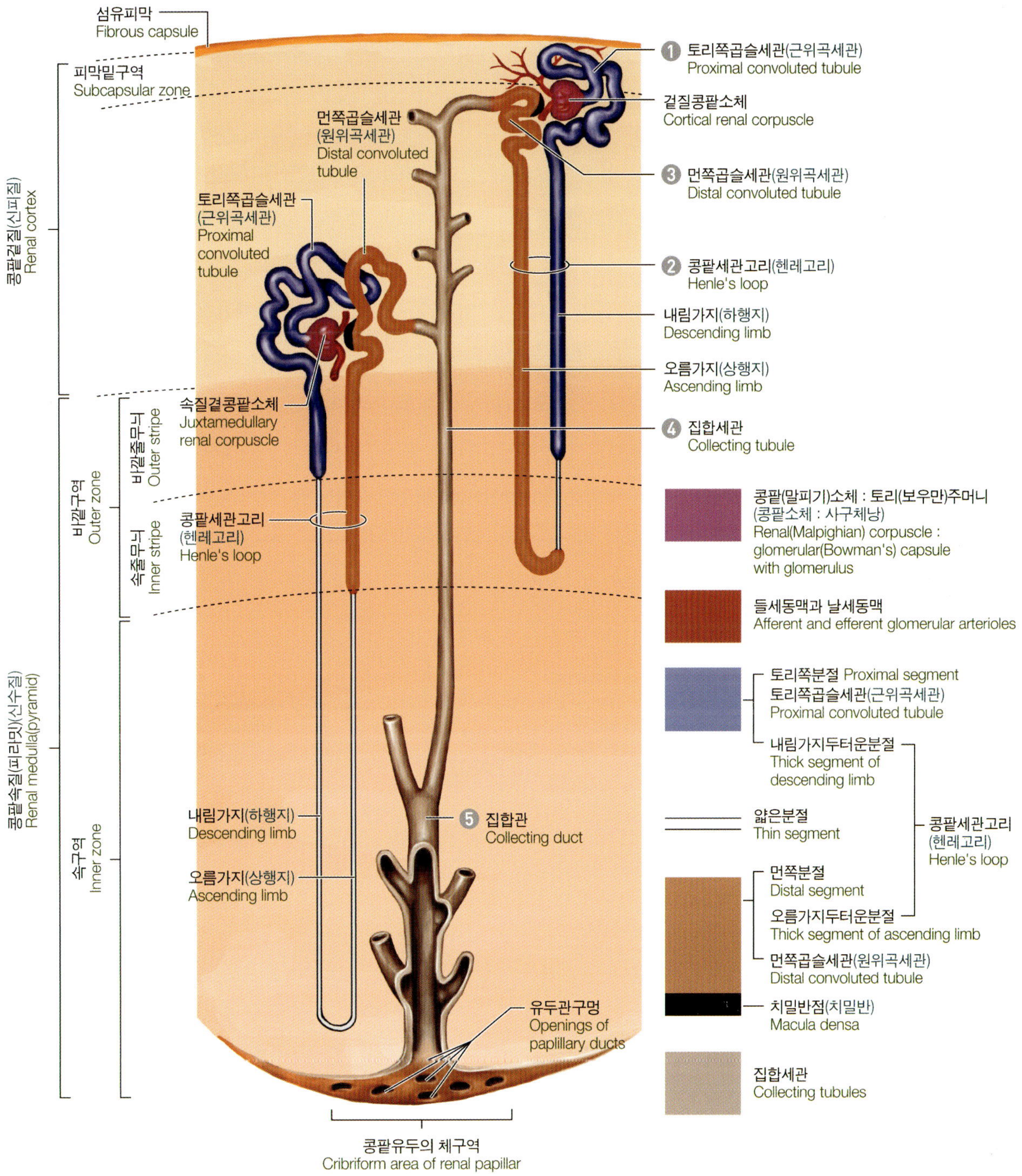

그림 6-2 콩팥의 미세구조

2 소변의 형성

1) 토리의 여과

소변의 형성은 토리와 보우만주머니로 구성된 신소체에서 여과(filtration)를 통해 시작된다. 토리의 정수압에 의해 여과된 소변은 세뇨관을 따라 흐르다 세뇨관 주변의 세관주위모세혈관에 의해 재흡수와 분비 과정을 거친다. 이 과정을 거치면서 몸에 필요한 전해질이나 영양분들은 재흡수 되어 다시 혈류로 돌아가고, 높은 농도의 노폐물을 가진 소변이 배출되게 된다. 토리모세혈관은 다른 모세혈관들과는 조금 다른 구조를 갖는다. 다른 모세혈관들이 두 개의 층으로 구성되어 있는데 비해 토리모세혈관은 세 개의 층(혈관 내피세포, 바닥막, 족세포)으로 구성되어 있으며, 창(fenestra)이라는 큰 구멍을 가진 구조 덕분에 모세혈관 벽을 통한 다량의 여과가 일어날 수 있다.

토리를 통한 여과에는 토리모세혈관의 혈압과 삼투압 그리고 보우만주머니속의 정수압이 크게 관여한다. 토리모세혈관의 혈압은 60mmHg 정도이고 ❶ 삼투압은 32mmHg, ❷ 보우만주머니의 정수압은 18mmHg이다. 따라서 토리의 ❸ 순여과 압력(net filtration pressure)은 60mmHg − 18mmHg − 32mmHg = 10mmHg가 된다. 또, 토리를 통해 여과되는 물질의 크기와 전하에 따라서도 많은 영향을 받는다(그림 6-3).

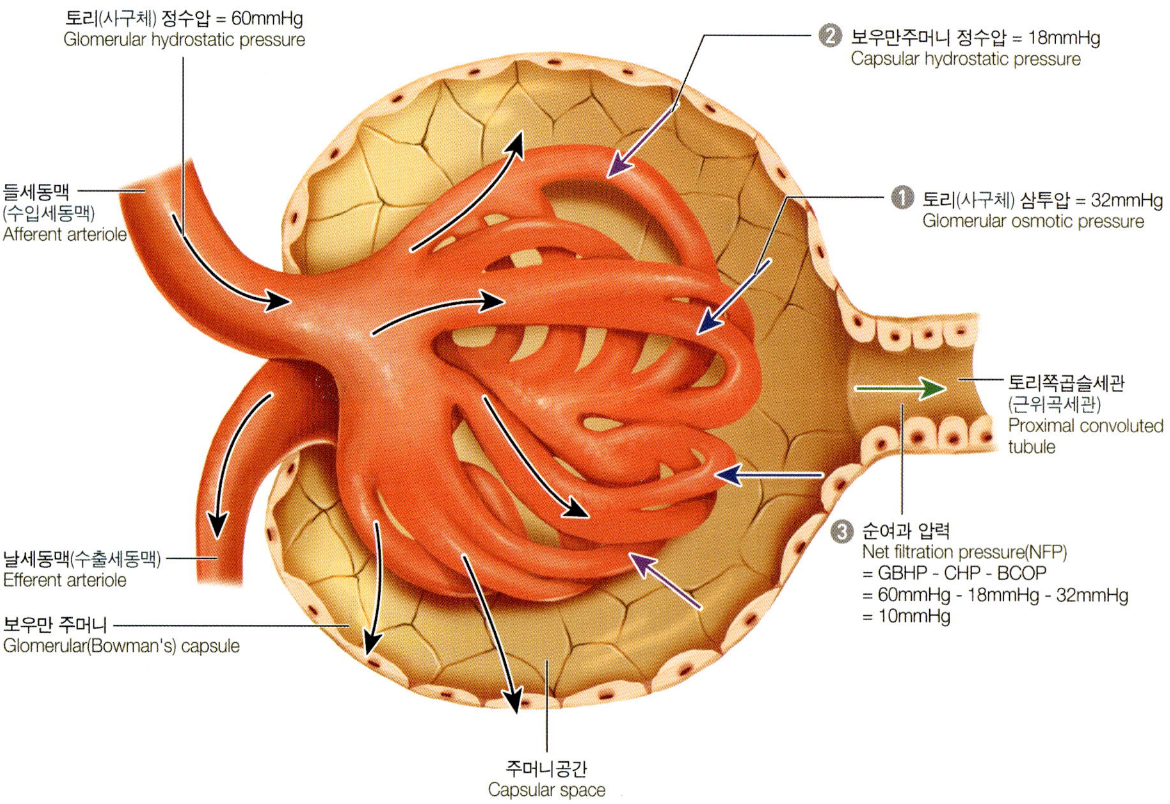

그림 6-3 체액과 콩팥 토리 여과

토리여과율(사구체여과율, Glomerular Filtration Rate; GFR)은 1분 동안 콩팥의 토리에서 여과되어 나오는 여과액의 총합이다. 하루 180L가 토리를 통해 여과되는데 보통 남자의 경우는 125mL/min이고, 여자의 경우는 110mL/min이다. 하루 180L 정도 여과되며 총 혈장량은 약 3L이므로 60여 회가 걸러지게 된다.

실제 토리여과율을 측정하는데 inulin이란 물질이 이용된다. inulin은 토리모세혈관에서는 여과가 쉽게 일어나는 반면 신세뇨관을 통과하는 동안에는 재흡수나 분비가 일어나지 않는 대표적인 물질이다. 토리모세혈관에서 여과된 inulin은 소변의 inulin양과 동일하므로 inulin의 제거율이 토리여과율이 된다.

$$\text{GFR} = \frac{\text{소변 내 inulin 농도} \times \text{1분간 소변량}}{\text{혈장 내 inulin 농도}}$$

$$\text{GFR} = \text{inulin의 제거율(mL/min)}$$

토리여과율을 결정짓는 인자는 토리모세혈관의 정수압이다. 토리모세혈관의 정수압은 혈관, 수입소동맥 저항, 수출소동맥 저항에 의해 결정된다. 혈압이 높아지면 정수압이 높아지고 토리여과율도 증가된다. 수입소동맥 저항이 높아지면 정수압이 떨어지고 토리여과율도 떨어진다. 마지막으로 수출소동맥 저항이 낮아지면 정수압이 높아지고 토리여과율도 높아진다. 다만 혈압은 콩팥 자체의 자동조절(autoregulation)작용 덕분에 어느 정도 범위에서는 변화가 있어도 콩팥으로 향하는 혈류량에는 큰 변화가 없고, 따라서 토리여과율에도 큰 변화가 없게 된다. 콩팥의 자동조절은 사구체옆장치(juxtaglomerular apparatus)에 의해 일어난다. 예를 들어 혈압이 감소하여 토리여과율이 감소하면 ❶ 먼쪽곱슬세관에 도달하는 여과액 양 또한 감소한다. 이를 ❷ 치밀반이 감지하여 그 정보를 ❸ 토리곁세포(사구체옆세포, juxtaglomerular cell)에 전달하면 토리곁세포는 ❹ 레닌(renin)을 분비한다. 레닌은 안지오텐신이라는 물질의 합성을 촉진해 안지오텐신이 날세동맥을 수축하여 혈압을 유지한다. 요약하면 혈압이 떨어져 토리여과율이 감소하면 ❺ 들세동맥은 이완되고 ❻ 날세동맥은 수축하여 토리여과율을 유지하는 방향으로 자동조절능이 작동한다는 것이다(그림 6-4).

이 외에도 혈관에 있는 민무늬근에 의한 근원성 기전에 의해 콩팥혈류량이 일정하게 유지된다. 이 기전은 혈압이 상승할 때 주로 작용하는데, 혈압이 상승해 혈관이 늘어나고 혈관의 민무늬근이 확장되면 세포바깥액의 칼슘이온이 민무늬근 내로 유입되어 민무늬근은 다시 수축하게 된다. 따라서 혈압이 증가할 때 콩팥혈류량이 갑자기 증가하는 것을 막는 기전이다. 또한 콩팥의 모든 동맥에는 교감신경이 풍부하게 분포해 교감신경이 활성화되면 혈관을 수축시켜 혈류량을 감소시키는 작용을 하고, 부신속질(부신수질, adrenal medulla)에서 분비되는 에피네프린(epinephrine)과 노르에피네프린(norepinephrine) 역시 교감신경과 동일하게 혈관을 수축시킨다.

2) 세뇨관 재흡수와 분비(Reabsorption and excretion)

토리에서는 하루에 180L가 여과되지만 실제 소변으로 배출되는 것은 1% 정도에 지나지 않고 나머지 99%는 세뇨관을 거치면서 혈관으로 재흡수 된다. 세뇨관 곁에 있는 세뇨관주위모세혈관은 세뇨관을 지나는 여과액에서 필요한 물질은 재흡수하고, 필요 없는 물질은 소변을 통해 배출한다. 예를 들어 포도당과 아미노산 같은 물질은

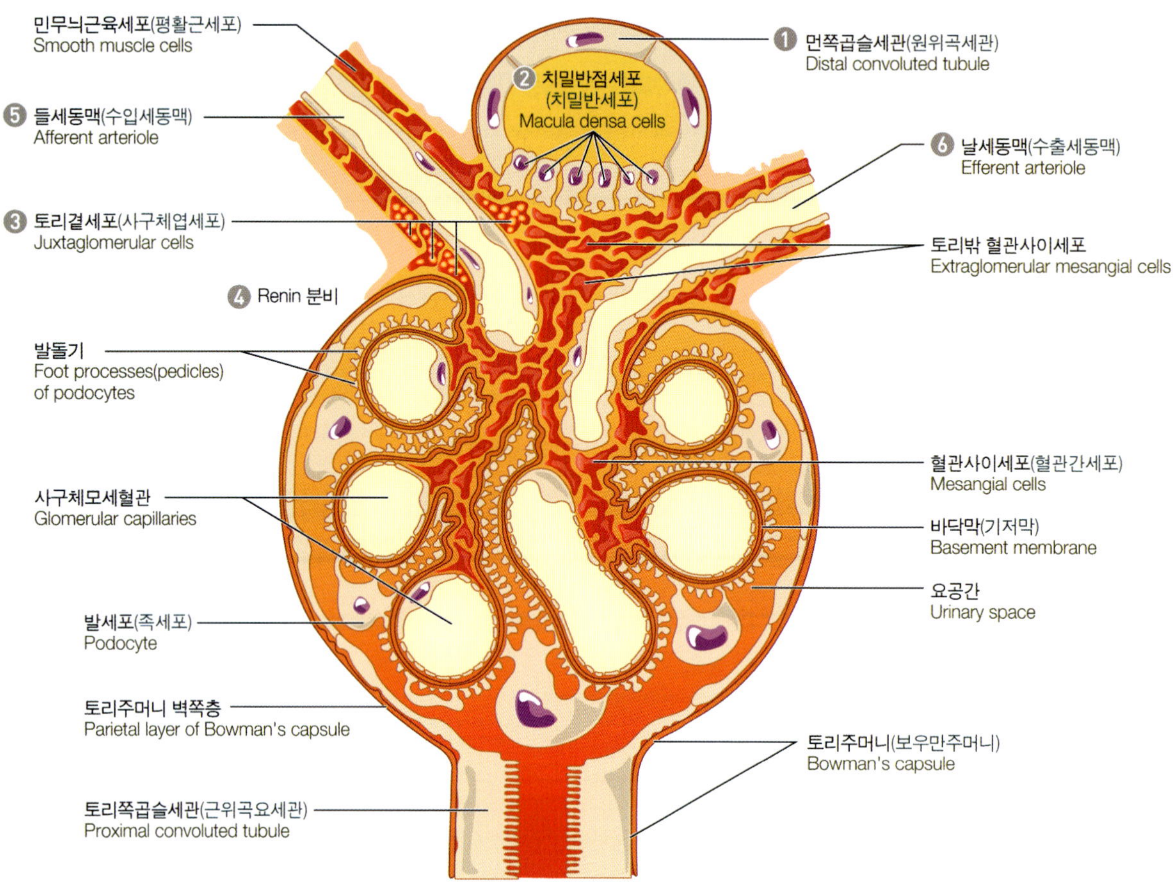

그림 6-4 토리곁장치

소변으로 전혀 배출되지 않지만, 요소 같은 물질은 소변으로 배출되는 경우가 이에 해당한다. 세뇨관 속공간에서 모세혈관으로의 재흡수나 모세혈관에서 세뇨관 속공간으로의 분비가 일어나려면 세뇨관 상피세포를 통해야 한다. 세뇨관 상피세포의 이동은 세포사이 틈새를 이용한 방법과 능동수송(active transport)이 있다.

세포사이 틈새를 통한 이동은 세뇨관 상피세포 사이사이에 용질이 들어갈 수 있는 공간을 이용한 방법이다. 이 공간을 통한 이동 경로를 세포주위경로(paracellular pathway)라고 하고 이 경로를 통해 대부분의 확산이 일어난다.

능동수송은 일차능동수송과 이차능동수송으로 나눌 수 있다. 일차능동수송은 상피세포의 세포막에 있는 나트륨−칼륨 펌프(Na-K ATPase)가 대표적이다. 바닥막(기저막)쪽 세포막에는 나트륨−칼륨 펌프(Na-K ATPase)가 있어 ATP를 이용해 나트륨을 세포 밖으로 내보내고 칼륨은 세포 안으로 들여오는 것이다. 이때 형성된 나트륨 농도 경사를 이용하여 아미노산이나 포도당이 재흡수되는데 이를 이차능동수송이라 한다. 또한 수소이온 같은 경우 역방향 공동수송(counter transport)이 일어나 나트륨이 흡수되면서 반대방향으로 수소이온이 분비된다. 능동수송에 의해 용질의 농도경사가 만들어지면 삼투압이 발생해 용매인 물이 끌어 들인다. 토리쪽세관에서는 물의 투과성이 높아서 빠르게 물이 재흡수 되고 농도경사가 없어진다. 물은 세포막을 통해서 들어오기도 하지만 세포사이의 치밀이음부를 통해서도 들어온다. 치밀이음부는 완전히 막혀있지 않아 물 뿐만 아니라 다른 이온들, 나트륨, 염소, 칼륨, 칼슘, 마그네슘 등에 높은 투과성을 갖고 있다. 물이 치밀이음부를 통해 들어오면서 이온들도 함께 끌고 들어오는데 이것을 용매끌기(solvent drag)라고 한다. 이런 물의 투과는 세뇨관 상피세포의 물 투과성에 큰 영향을 받는다. 토리쪽세관은 물에 대한 투과도가 높아서 쉽게 물이 재흡수 되지만 헨레의 고리오름가지에서는 거의 재흡수가 일어나지 않고 세뇨관의 마지막 부분인 먼쪽세뇨관, 집합세관, 집합관에서는 항이뇨호르몬의 존재 유무에 따라서 달라진다. 항이뇨호르몬은 이들 부위에서 물의 투과성을 증가시켜서 물의 재흡수를 일으킨다. 세포막이나 치밀이음부를 통해서 들어올 수 없는 단백질 같은 큰 물질들은 에너지를 사용하는 음세포작용(pinocytosis)에 의해 세포 안으로 들어오기도 한다.

(1) 토리쪽세관(근위세관, Proximal tubule)

토리쪽세관에서는 물, 나트륨, 염소의 약 65% 정도가 혈관쪽으로 재흡수된다. 하지만 여러 조건에 따라 이 양은 변할 수 있다. 토리쪽세관의 상피세포들은 능동수송을 유지하기 위해 수많은 사립체(mitochondria)를 가지고 있으며 속공간쪽 세포막은 솔가장자리(쇄자연, brush border)모양을 하고 있어 표면적을 늘려준다(그림 6-5).

혈관쪽 바닥막(basolateral)의 나트륨－칼륨 펌프가 형성한 나트륨 경사를 이용해 많은 물질들을 수송한다. 먼저 세뇨관 세포로 나트륨을 들여오며 물과 염소도 함께 흡수한다. 또한 나트륨은 토리쪽세관의 시작하는 부위에서 포도당, 아미노산과 함께 공동운반체(co-transporter)를 통해 들어온다. 많은 양의 나트륨이 재흡수 되지만 그만큼 물도 함께 재흡수 되므로 토리쪽세관을 지나면서 나트륨의 농도는 크게 변하지 않는다. 토리쪽세관은 물에 대한 투과성이 높아서 여과액이 지나는 동안 여과액은 일정한 삼투농도를 갖는다.

토리쪽세관은 분비에서도 중요한 역할을 담당한다. 쓸개즙염(담즙염), 옥살산염, 요산염, 카테콜아민 등의 유기

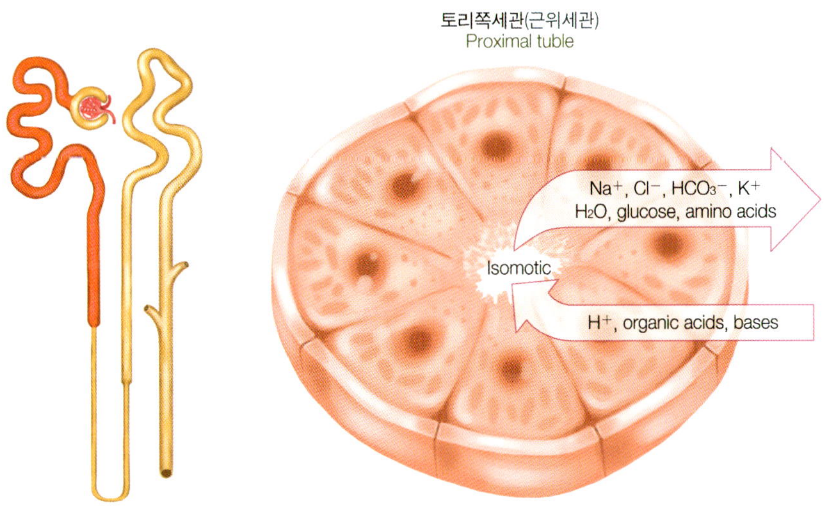

그림 6-5 토리쪽세관의 미세구조 및 기능

산과 염기는 세뇨관으로 분비된다. 이 물질들은 최종 대사산물이고 축적될 경우 신체에 좋지 않은 영향을 끼칠 수 있어 토리에서 여과된 후에 재흡수 되지 않고 분비되어 소변으로 배설된다. 이 외에도 수소이온을 분비하여 신체의 산-염기 균형을 맞추는데 도움을 준다.

(2) 헨레고리

토리쪽세관에서 이어지는 헨레고리는 수질로 깊숙이 내려갔다 올라오면서 요농축에 중요한 역할을 한다. 헨레고리는 크게 세 부분으로 나눌 수 있다. 토리쪽세관에서 이어지는 순서대로 가는 내림다리(thin descending limb), 가는 오름다리(thin ascending limb), 굵은 오름다리(thick ascending limb)로 나뉜다. 가는 내림다리에는 사립체가 거의 없고 단순 확산만 일어난다. 이 부분에서는 나트륨과 요소를 포함한 대부분의 용질에 중간 정도의 투과성을 갖는다. 반대로 가는 오름다리와 굵은 오름다리는 물에 대한 투과성이 거의 없다(그림 6-6).

가는 오름다리도 가는 내림다리와 마찬가지로 대사활동이 거의 없다가 굵은 오름다리에 이르면 사립체가 많아지고 활발한 대사활동을 보인다. 이곳에서 여과된 나트륨, 칼륨, 염소의 25% 정도가 재흡수되고 이 외의 칼슘, 중탄산염, 마그네슘도 재흡수가 이루어진다. 굵은 오름다리의 상피세포도 나트륨-칼륨 펌프를 이용해 농도 경사를 만들고 이 농도 경사를 에너지원으로 물질들을 수송한다.

(3) 먼쪽세뇨관(원위세뇨관)

굵은 오름다리에서 이어지는 먼쪽세뇨관은 재흡수와 분비에 있어 굵은 오름다리와 비슷한 역할을 한다. 나트륨, 칼륨, 염소, 칼슘, 마그네슘, 중탄산염 등을 재흡수하고 물에 대한 투과도는 낮아서 여과액을 희석시킨다(그림 6-7).

이와는 별개로 먼쪽세뇨관에는 치밀반(macula densa)이 있어서 들세동맥과 날세동맥의 토리곁세포(juxtaglomerular cell)와 함께 토리복합체(juxtaglomerular apparatus)를 이룬다. 치밀반은 세뇨관 속공간을 지나는 여과액의 삼투농도를 감지해서 토리여과율을 조절하는 작용을 한다(그림 6-8).

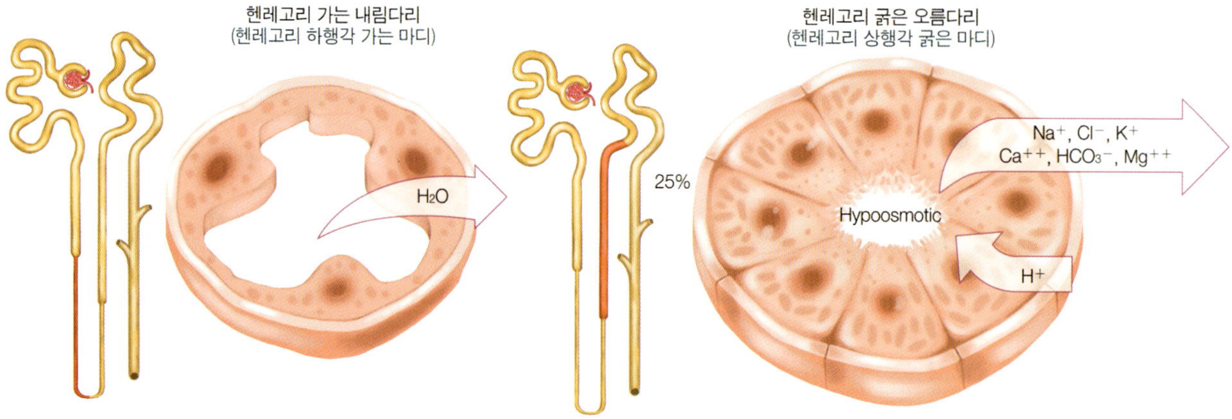

그림 6-6 헨레고리의 세포미세구조 및 기능

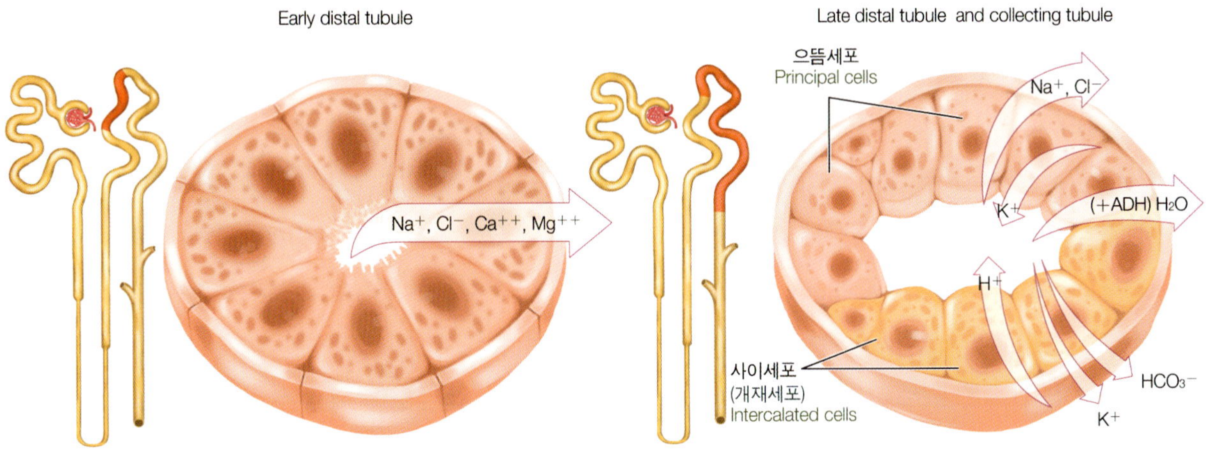

그림 6-7 전반부 및 후반부 먼쪽세관과 집합세관의 세포미세구조 및 기능

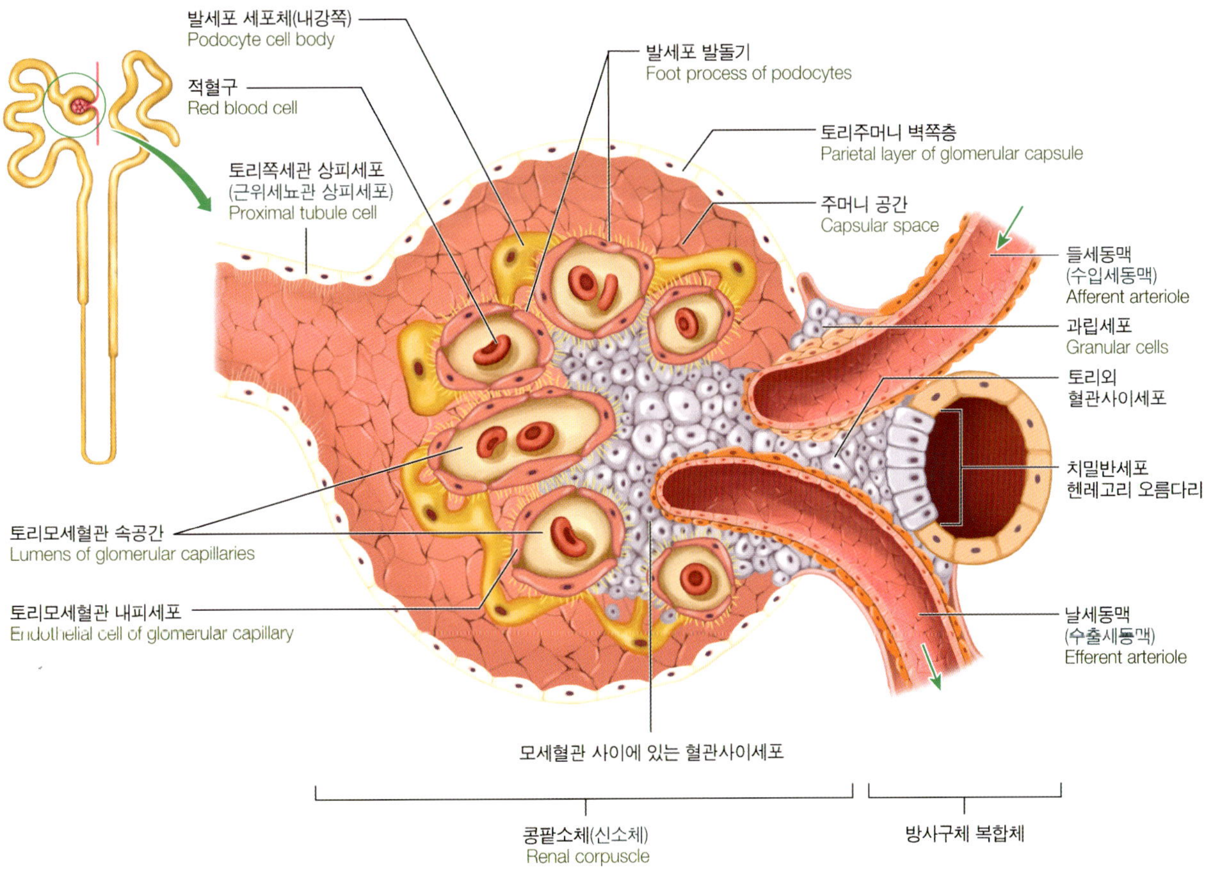

그림 6-8 치밀반

(4) 집합세관

먼쪽세뇨관에서 이어지는 집합세관은 두 가지 종류의 으뜸세포(주세포, chief cell)와 사이세포(개재세포, intercalated cell)로 구성되어 있다. 으뜸세포는 다른 세뇨관 상피세포들과 마찬가지로 나트륨-칼륨 펌프에 의한 농도경사를 이용해 물질(나트륨, 칼륨, 물)을 전달한다. 으뜸세포의 속공간쪽 세포막에는 나트륨을 들여오면서 칼륨을 내보내는 역방향 공동운반체가 있어서 나트륨을 들여오면서 물을 끌어오고 칼륨을 내보낸다. 사이세포는 세포 내부에 탄산탈수효소(carbonic anhydrase)를 많이 가지고 있어서 물과 이산화탄소로부터 수소이온과 중탄산 이온을 만들어낸다. 만들어진 수소이온은 속공간으로 분비되고 중탄산 이온은 바닥막을 통해 재흡수 된다. 이 부위에서 항이뇨호르몬이 작용한다. 항이뇨호르몬은 으뜸세포의 투과성을 높여 나트륨의 재흡수와 함께 물의 재흡수도 증가시켜 소변을 농축시킨다. 항이뇨호르몬이 감소하면 물의 재흡수가 잘 이루어지지 않아 희석된 소변이 만들어질 것이다.

(5) 집합관

집합관은 재흡수와 분비가 일어나는 마지막 부분으로서 상대적으로 적은 양이 재흡수 되고 분비되지만 최종적으로 배설되는 물과 소변의 양에 큰 영향을 미친다. 집합관의 물 투과성도 항이뇨호르몬에 의해 조절된다. 일반적으로 여과된 물과 나트륨의 10%가 집합관에서 재흡수 되는데, 항이뇨호르몬의 여부에 따라 그 양이 달라진다. 또한 집합관은 요소에 대한 투과성이 있어서 콩팥속질의 요소농도를 높이는데 기여한다. 콩팥속질의 높은 요소농도는 요농축에 중요한 역할을 한다. 집합관에서도 수소이온을 분비함으로서 산-염기균형을 맞추는데 도움을 준다.

(6) 호르몬의 영향

수분의 양과 그 수분에 녹아있는 전해질의 양을 항상 일정하게 조절하기 위해 콩팥은 정교하게 작동한다. 때로는 수분을 더 많이 배출해야 할 때도 있고, 반대로 나트륨 이온을 많이 배출해야 할 때도 있다. 이런 미세한 조절들은 대부분 호르몬의 작용에 의해 이루어진다. 호르몬들은 주로 세뇨관에 작용해서 재흡수와 배설의 양을 조절하는 방식으로 소변의 조성을 바꾸고 항상성을 유지한다.

① 알도스테론

알도스테론(aldosterone)은 콩팥에서 나트륨을 재흡수하고 칼륨을 분비하게 하는 호르몬이다. 알도스테론은 콩팥겉질(adrenal cortex)의 토리층(사구대, zona glomerulosa)에서 만들어져 집합관(collecting duct)의 으뜸세포(주세포, chief cell)에 작용한다. 으뜸세포의 바닥막쪽 세포막에 있는 나트륨-칼륨 펌프를 자극해 더 많은 나트륨을 재흡수하고 칼륨을 내보내도록 한다. 또, 세뇨관 속공간쪽 막의 나트륨 투과성을 증가시켜 나트륨이 더 잘 흡수될 수 있도록 한다. 즉, 알도스테론이 많은 상황에서는 나트륨의 재흡수가 증가해 체액의 나트륨 농도가 높아지고 칼륨 농도는 낮아진다. 알도스테론은 나트륨과 칼륨의 농도조절에 중요한 작용을 한다.

② 안지오텐신Ⅱ

안지오텐신Ⅱ는 나트륨 재흡수를 촉진한다. 혈압이 떨어지거나 세포바깥액의 양이 줄어드는 상황에서 분비되며 나트륨을 재흡수하면서 수분도 함께 재흡수 시킨다. 또한, 수출세동맥을 수축시켜 세뇨관주위모세혈관의 정수압을 떨어뜨리는 작용을 한다.

③ 항이뇨호르몬

항이뇨호르몬은 수분재흡수를 늘려 소변의 양을 줄인다. 항이뇨호르몬은 먼쪽세뇨관, 집합세관, 집합관에 작용해 수분 투과성을 늘린다. 체액의 양이 부족한 상황에서 분비되어 체액의 양을 유지하는 역할을 한다.

④ 심방나트륨이뇨펩티드(Atrial Natriuretic Peptide, ANP)

혈액량이 많아져 정맥환류량이 많아지면 심방이 늘어나게 되고 늘어난 심방의 특수한 세포들은 심방나트륨이뇨펩티드를 분비한다. 이 호르몬이 증가하게 되면 집합관에서 나트륨과 물의 재흡수가 감소되게 된다. 따라서 더 많은 소변이 생성되고 혈액용적이 줄어들게 될 것이다.

⑤ 부갑상샘호르몬(Parathyroid hormone, PTH)

부갑상샘호르몬은 칼슘/인의 균형조절을 한다. 주로 헨레고리에 작용해서 칼슘, 마그네슘의 재흡수를 일으키고 토리쪽세관에서 인의 재흡수를 억제한다.

3) 콩팥 청소율(신장 청소율, Renal clearance)

콩팥 청소율은 1분 동안 어떤 물질이 소변으로 완전히 배설되는 혈장량을 말한다. 주의해야 할 점은 콩팥에 의해 제거되는 물질의 양이 아니라 물질이 녹아있는 혈장의 양이라는 점이다. 예를 들어 혈장 100mL에 어떤 물질이 1g 녹아있다고 하자. 매 분당 콩팥에 의해 이 물질이 10mg 제거된다면 이 물질이 녹아있는 1mL 만큼의 혈장이 콩팥에 의해 걸러진다는 뜻이다. 즉 이 물질의 청소율은 1mL/min이라고 할 수 있다.

일반적인 식으로 나타내어보면 $C \times P = U \times V$로 나타낼 수 있다. C는 청소율이고 P는 혈장의 물질농도, U는 소변에서 물질의 농도, V는 소변의 양이다. 따라서 청소율에 관해 정리하면 아래와 같다.

$$C(\text{청소율}) = \frac{U(\text{소변의 물질 농도}) \times V(\text{소변의 양})}{P(\text{혈장의 물질 농도})}$$

콩팥의 청소율은 콩팥의 기능을 측정하는 방법으로 토리여과, 세뇨관 재흡수, 세뇨관 분비 여부에 따라 다르게 나타날 수 있다.

이눌린(inulin)은 토리에서 여과된 후 세뇨관에서 재흡수되거나 배설되지 않는다. 따라서 이눌린의 청소율을 계산할 수 있다면 토리에서 여과된 혈장의 양을 알 수 있다. 즉 이눌린의 청소율은 토리여과율과 같다는 말이다.

하지만 이눌린은 체내에 자연적으로 존재하지 않는 물질로 토리여과율을 측정하기 위해 주입해야 하는 물질이다. 대신 크레아티닌(creatinine)을 임상적으로 많이 사용한다. 크레아티닌은 뼈대근육에서 생성되는 물질로 우리 몸에서 거의 일정한 농도로 유지된다. 포도당(Glucose)과 같이 토리에서 여과된 후 일부가 세뇨관에서 재흡수 되고 분비되지 않으면 소변으로 배설되는 포도당의 양은 여과된 양에서 재흡수 된 양을 뺀 것과 같을 것이다.

이와는 반대로 세뇨관을 통해 완전히 분비되는 물질이 있다. 예를 들어 마뇨산(p-aminohippuric acid, PAH)은 토리에서 걸러지고, 세뇨관에서 분비되어 콩팥을 거쳐 나가면 혈장에 거의 남지 않게 된다. 이런 물질의 청소율을 계산하면 신혈류량을 구할 수 있을 것이다.

앞에서 설명했듯이 토리여과율은 신혈장류량의 20% 정도밖에 되지 않아서 신혈장류량을 구하기 위해서는 세뇨관을 통해 배설되는 양까지 모두 더해 주어야 한다. 신혈장류량을 계산할 수 있고 적혈구 용적률을 알 수 있다면 이를 통해 신혈류량을 다음과 같이 계산할 수 있다(그림 6-9).

$$\text{신혈류량} = \frac{\text{신혈장류량}}{(1 - \text{적혈구용적률})}$$

3 세포바깥액의 전해질균형

세포가 기능을 하기 위해서는 적절한 주변 환경이 형성되어 있어야 한다. 세포바깥액(세포외액, extracellular fluid)의 삼투농도나 전해질 균형, 산－염기 균형이 조직과 세포에 적절히 유지되어야 하며, 섭취와 배설의 균형이 맞아야 세포가 원활한 기능을 할 수 있다.

1) 수분조절

(1) 소변의 농축

콩팥은 정상적으로 소변의 삼투농도를 조절할 수 있다. 세포바깥액이 많은 상황에서는 소변의 삼투농도를 50mOsm/L까지 감소시켜 희석된 소변을 배출함으로서 세포바깥액을 줄일 수 있고, 세포바깥액이 부족한 상황에서는 소변의 삼투농도를 1,200～1,400mOsm/L까지 늘려 농축된 소변을 배출함으로서 세포바깥액을 보존 할 수 있다. 이런 기전은 나트륨이나 칼륨 같은 전해질의 양을 크게 변화시키지 않고 수분을 조절함으로서 이루어질 수 있다. 소변은 토리에서 여과되어 토리쪽세관, 헨레고리, 먼쪽세뇨관, 집합세관, 집합관을 거치면서 만들어진다.

토리쪽세관에서는 물에 대한 투과성이 높아 용질이 재흡수 되면서 물도 함께 재흡수 되고 농도의 변화가 크게 없어 소변의 삼투농도는 혈장과 거의 같은 300mOsm/L을 유지하게 된다.

헨레고리의 내림다리에서는 용질의 재흡수 없이 수분의 재흡수만 일어난다. 내림다리 주변의 사이질액과 평형을 이루게 되는데, 내림다리를 따라 콩팥속질 깊은 곳으로 갈수록 사이질액의 삼투농도는 높아져 최대 1,200mOsm/L

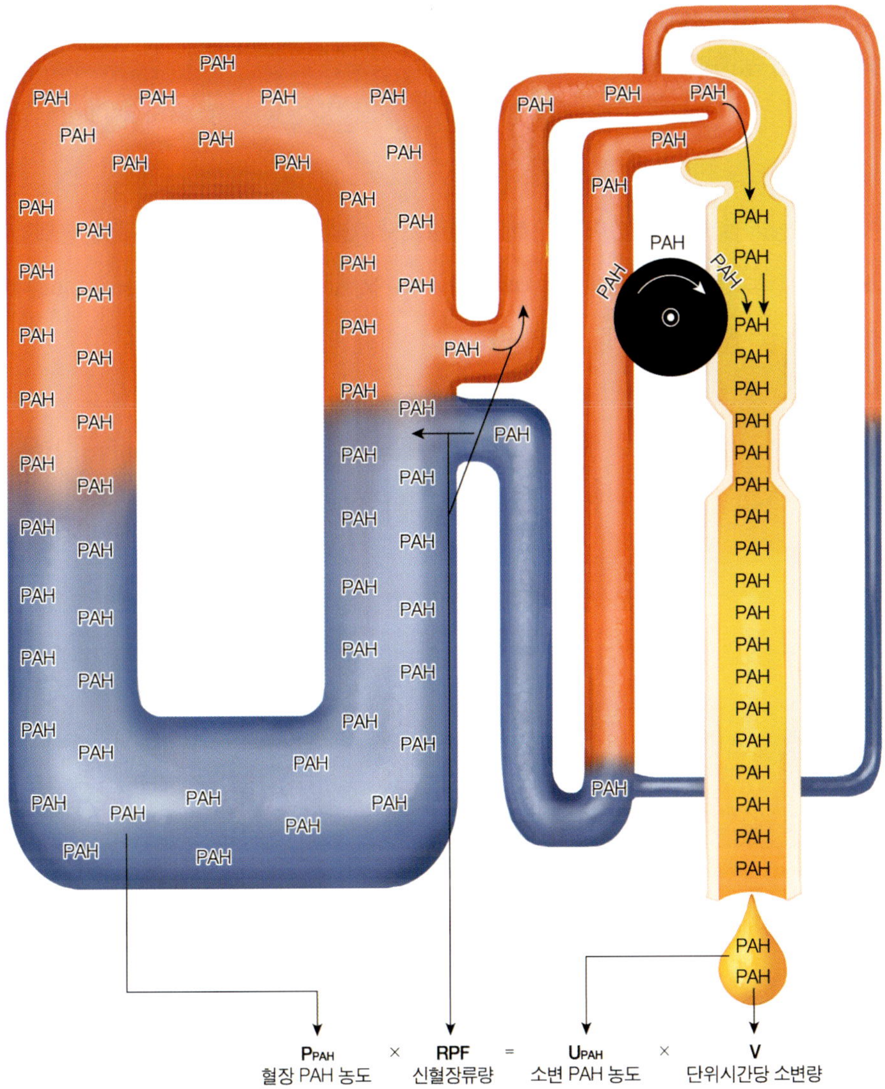

$$RPF = \frac{U_{PAH} \times V}{P_{PAH}} = C_{PAH}$$

그림 6-9 PAH청소율

까지 증가되며 소변이 농축된다. 이후 헨레고리의 굵은 오름다리에서 다시 전해질의 재흡수가 활발히 일어난다. 이 부분은 물이 투과되지 않는 부분으로 전해질만 재흡수 되면서 소변은 100mOsm/L까지 희석된다.

집합세관과 집합관은 콩팥속질을 통과하며 이때 항이뇨호르몬의 작용으로 수분투과성이 높아져 삼투농도가 높은 콩팥속질의 사이질액과 여과액이 삼투균형을 맞추어 소변이 농축된다. 그러나 항이뇨호르몬이 작용하지 않는다면 집합세관과 집합관에서는 전해질의 재흡수만 일어나 소변이 더 희석될 것이다. 이런 기전을 통해 소변의 삼투 농도가 결정되게 된다.

(2) 항이뇨호르몬(AntiDiuretic Hormone, ADH)

항이뇨호르몬은 소변을 농축해 체내 수분량을 보존하는데 중요한 역할을 한다. 수분이 부족하면 세포바깥액의 삼투농도는 증가하게 되고 시상하부의 뇌하수체에서 항이뇨호르몬이 분비된다. 이러한 반응은 비교적 빠르게 일어나 삼투농도의 변화를 일으킨다.

항이뇨호르몬은 삼투농도의 변화뿐만 아니라 혈압의 감소나 혈액량의 감소에도 반응해 분비된다. 대동맥활(대동맥궁, aortic arch)이나 목동맥팽대(경동맥동, carotid sinus)에 있는 압력수용체(baroreceptor)나 심방(atrium)에 있는 저압수용기(low-pressure receptor)가 저혈압, 저혈량 자극을 인식해 작용한다.

이와 같이 항이뇨호르몬은 혈장 삼투압농도와 혈장량에 모두 영향을 준다. 특히, 혈장 삼투압농도의 변화에 민감하게 반응해 삼투농도가 1%만 변해도 항이뇨호르몬의 혈중농도는 변하게 된다. 하지만 혈장량은 10% 정도가 변할 때까지 항이뇨호르몬의 농도는 큰 변화가 없다가 그 이상의 변화가 일어나면 급격히 분비가 상승한다.

(3) 수분섭취

콩팥과 내분비계가 수분과 전해질의 배출을 효과적으로 조절하면서 항상성을 유지하지만 수분섭취 또한 중요하다. 시상하부에서는 항이뇨호르몬의 분비뿐만 아니라 갈증을 일으켜 수분을 섭취하게 한다.

갈증은 대표적으로 삼투농도에 의해 유발된다. 삼투농도의 대부분을 구성하는 나트륨농도가 정상보다 2mOsm/L 만 증가하더라도 갈증중추는 활성화되어서 물을 섭취하게 만든다. 삼투농도 외에도 혈압, 혈장량의 감소, 안지오텐신Ⅱ의 분비 등에 의해 갈증이 유발되며 수분 섭취를 증가시킨다.

2) 전해질 조절

세포바깥액과 세포내액에 녹아있는 전해질의 농도는 항상 일정하게 유지된다. 즉 섭취하는 만큼 배출된다는 뜻이다. 갈증에 의해 어느 정도 조절되는 수분섭취와는 달리 전해질 섭취는 생리적인 조절기전 보다는 개체의 행동양식에 따라 좌우된다. 따라서 배출되는 양을 조절함으로서 항상성을 유지해야하고 다양하고 복잡한 기전이 잘 발달해 있다.

(1) 나트륨

나트륨은 혈장에 135～145mEq/L 정도 존재하며, 세포바깥액의 삼투농도를 형성하는데 중요한 전해질 이온이다. 나트륨은 토리에서 여과되고 세뇨관에서 재흡수 되어 배출량이 조절된다. 토리쪽세관에서 67%가 흡수되고, 헨레고리의 굵은 오름다리에서 25%, 나머지는 먼쪽세뇨관과 집합세관, 집합관에서 흡수된다.

세뇨관 상피세포의 바닥막에는 나트륨－칼륨 펌프가 있어서 세포내의 나트륨 농도를 낮게 유지한다. 토리쪽세관에서는 거의 일정한 양의 나트륨이 흡수되고, 먼쪽세뇨관이나 집합관에서는 나트륨 흡수의 조절이 일어난다.

먼쪽세뇨관에 있는 방사구체 복합체(juxtaglomerular apparatus)의 치밀반(macula densa)은 그 안을 통과하는 여과액의 나트륨 농도나 칼륨농도에 자극받아 방사구체세포(juxtaglomerular cell, granular cell)가 레닌(renin)을 분비하게 한다. 레닌은 간에서 생성된 안지오텐시노겐(angiotensinogen)을 안지오텐신 I 으로 변환시키고, 안지오텐신 I 은 다시 안지오텐신 전환효소(Angiotensin Converting Enzyme, ACE)에 의해 안지오텐신 II 가 된다. 안지오텐신 II 는 부신겉질에 작용해 알도스테론(aldosteron)분비를 촉진시킨다. 알도스테론은 먼쪽세뇨관과 집합세관, 집합관에서 세뇨관 상피세포의 나트륨−칼륨 펌프를 촉진시킴으로서 나트륨 재흡수를 일으킨다(그림 6-10).

반대로 혈장량이 많아 심방이 확장되면 심방의 특수세포는 심방나트륨이뇨펩티드(atrial natriuretic peptide, ANP)를 분비한다. 이는 알도스테론과는 상반된 작용으로 먼쪽세뇨관과 집합세관, 집합관에서 나트륨의 재흡수를 억제한다. 나트륨의 재흡수가 억제되면 상대적으로 소변의 삼투농도가 높아져 물의 재흡수도 느려지고 더 많은 수분이 소변으로 배출되면서 혈장량이 줄어들게 된다.

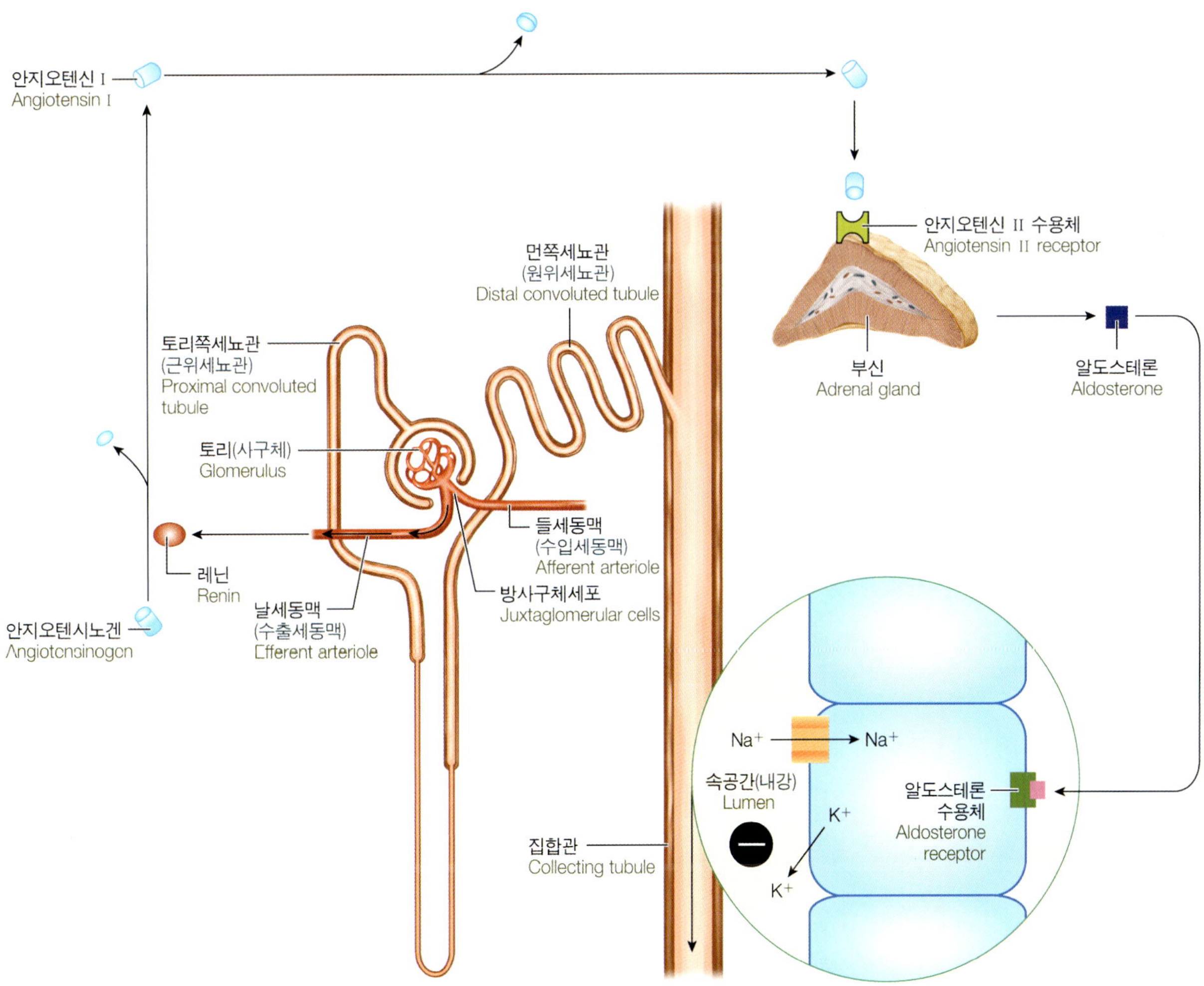

그림 6-10 레닌−안지오텐신−알도스테론 시스템

(2) 칼 륨

칼륨은 혈장에서 3.5～5.1mEq/L의 농도로 존재하며, 세포내액에는 140mEq/L의 높은 농도로 존재한다. 세포바깥액 보다는 세포내액이 더 많아 세포는 칼륨의 저장고로서의 역할을 한다고 할 수 있다. 실제로 혈액의 칼륨농도에 변화가 있으면 다양한 호르몬이 분비되어 세포에서부터 칼륨이 나오게 하거나 칼륨을 세포내로 들여보냄으로서 칼륨을 조절하는 작용을 한다. 칼륨은 92%가 소변으로 배출되고 나머지 8%는 대변으로 배출된다. 하루에 50～200mEq의 칼륨을 섭취하게 되고 같은 양이 배설된다. 칼륨도 나트륨과 비슷하게 토리쪽세관에서는 토리에서 여과된 양의 65%가 재흡수 되고 헨레고리의 굵은 오름다리에서 25～30%가 재흡수 된다. 이 비율은 비교적 일정해 소변으로 배출되는 칼륨의 조절에는 큰 영향을 미치지 않는다. 먼쪽세뇨관과 집합세관, 집합관의 으뜸세포(chief cell)에서 칼륨의 분비량이 변하면서 배출되는 칼륨의 양이 조절된다.

으뜸세포는 먼쪽세뇨관 상피세포의 90%를 차지하고 있으며, 바닥막쪽 세포막에는 나트륨 칼륨 펌프가 있어 세포내 칼륨농도를 높인다. 세포 내로 들어온 칼륨은 속공간쪽 세포막을 통해 속공간으로 나가게 되고, 속공간쪽 세포막은 칼륨에 대한 투과도가 높아 쉽게 빠져 나갈 수 있다. 또한, 사이세포(개재세포, intercalated cell)를 통해 칼륨을 재흡수 할 수도 있다. 세포바깥액의 칼륨농도가 증가하게 되면 부신겉질에서는 증가된 칼륨 농도에 반응해서 알도스테론을 분비하는데, 알도스테론은 콩팥에 작용해 나트륨 재흡수를 일으킬 뿐만 아니라 칼륨의 분비를 일으킨다. 칼륨의 배설은 세포바깥액의 수소이온 농도에 따라서도 영향을 받는다. 세포바깥액의 수소이온 농도가 증가해 pH가 떨어지면 나트륨－칼륨 펌프의 활동이 억제되어 세포내로 향하는 칼륨이온의 이동이 줄어들게 되고 따라서 세뇨관 속공간으로 배출되는 칼륨의 양도 줄어들게 된다. 하지만 세포바깥액의 pH가 떨어지는 현상인 산증(acidosis)이 오래 지속되게 되면 토리쪽세관에서의 나트륨이온과 수분 재흡수를 저해하고 세뇨관 속공간의 유량이 증가되어 칼륨 분비가 오히려 촉진된다.

(3) 칼 슘

혈장의 칼슘이온 농도는 2.1～2.6mEq/L로 99%가 뼈에 저장되어 있고, 1%가 세포바깥액, 0.1%가 세포내액에 존재한다. 칼슘은 뼈를 기대한 저장고로 이용하면서 혈중농도를 일정하게 유지한다. 혈장 내 칼슘농도의 조절은 부갑상샘호르몬(parathyroid hormone, PTH)과 갑상샘에서 분비되는 칼시토닌(calcitonin)이 주로 담당한다. 부갑상샘호르몬은 혈중 칼슘농도를 높이는 방향으로 작용해 콩팥에서 칼슘재흡수를 일으키고, 칼시토닌은 혈중 칼슘농도를 낮추는 방향으로 작용해 콩팥에서 칼슘재흡수를 줄인다.

칼슘도 나트륨과 비슷하게 여과된 양의 65%는 토리쪽세관에서, 25～30%는 헨레고리에서, 나머지 4～9%는 먼쪽세뇨관, 집합세관, 집합관에서 재흡수되어 평균 여과된 양의 1%만이 소변으로 배출된다. 부갑상샘호르몬이 증가하면 헨레고리 굵은 오름다리와 먼쪽세뇨관에서의 칼슘재흡수가 증가해서 칼슘의 배설량이 줄어들게 된다.

인산염은 칼슘과 함께 뼈를 구성하기 때문에 항상성을 유지하면서 함께 조절되는 경우가 많다. 인산염 역시 칼슘과 마찬가지로 부갑상샘호르몬에 의해 농도가 조절되는데, 부갑상샘호르몬의 작용으로 뼈에서 인산염이 혈중으로 유리되고 콩팥에서는 재흡수가 줄어들어 인산염이 배출된다. 칼슘의 배설은 콩팥뿐만 아니라 장(intestine)도 재흡수와 배설을 한다.

3) 산-염기 조절

체액의 수소이온 농도는 pH단위로 나타낸다. 체내에서 수소이온 농도의 정상 값은 7.35~7.45이며, 아주 세밀하게 조절되고 있다. 체내의 수소이온을 안정적으로 유지하기 위한 다양한 기전이 작용되어 항상성을 유지하고 있는 것이다. 대표적으로 완충제라고 불리는 물질이다. 완충제는 수소이온과 결합할 수 있는 물질들로 수소이온의 농도가 증가하면 수소이온과 결합해 수소이온의 증가를 더디게 하고, 수소이온의 농도가 감소하면 결합해 있던 완충제들이 수소이온과 해리(분리)되면서 수소이온 농도의 감소를 느리게 만든다. 또한 호흡을 통해 우리 몸의 이산화탄소가 제거되는데 이산화탄소는 물에 녹아 탄산(H_2CO_3)을 만들고 수소이온을 내놓게 된다. 따라서 이산화탄소의 제거는 수소이온의 제거라고해도 무방하다. 콩팥에서도 소변을 산성 또는 알칼리성으로 만들어 배출함으로서 수소이온의 배출을 조절하고 체액의 항상성 유지에 기여한다.

(1) 완충제(Buffer agent)

완충제는 강산을 약산으로 변화시키고 산을 중화시키거나 결합하도록 하여 혈액의 산도에 미치는 부정적인 영향을 최소화한다. 그러므로 호흡기계와 콩팥의 적절한 도움 없이는 산도를 유지 할 수 없다. 인체가 가진 완충체계의 절반 이상이 중탄산염 완충체계이고, 그 외 인산염, 단백질 완충체계 등이 있다.

① 중탄산염 완충체계

보통 세포바깥액에서는 탄산(H_2CO_3)-중탄산나트륨체계(Na HCO_3)가 작용하고 있으며, 탄산-중탄산나트륨의 비율은 1 : 20이다. 대부분의 경우가 이온화되어 Na^+와 HCO_3^-의 형태로 존재하며, 중탄산이온(HCO_3^-)이 완충제로서 기능한다. 여기에 강산이 첨가되어 수소이온의 농도가 높아지면 중탄산이온과 반응하여 H_2CO_3를 형성하고 이는 다시 물과 이산화탄소가 된다. 혈액 내 용해된 이산화탄소의 농도가 높아지면 호흡중추가 자극되어 호흡수가 늘어나고 이산하탄소가 더 많이 환기되어 제거된다.

반대로 강염기(NaOH)가 첨가되면 $NaOH + H_2CO_3 \rightarrow Na\ HCO_3 + H_2O$가 된다. 이러한 반응으로 H_2CO_3의 농도가 감소하게 되는데 혈액에 녹아있는 물과 이산화탄소가 반응해 새로운 H_2CO_3를 형성하면서 농도를 유지한다. 이때 혈액내의 이산화탄소가 소모되고 농도가 떨어져 호흡중추가 억제되고 호흡수가 줄어든다.

허파는 이산화탄소의 혈액 내 분압을 조절함으로서 신체의 산-염기균형을 맞추는데 도움을 준다. 허파를 통한 기체교환이 증가하여 이산화탄소 분압이 떨어지면 용해된 이산화탄소의 양도 줄어들게 되고 pH는 높아지게 된다. 또한, 혈액 내에 수소이온이 많아지면 호흡중추가 자극되어 호흡수가 증가하고 환기량이 많아진다. 따라서 수소이온과 중탄산염 이온이 결합해서 최종적으로 생성되는 이산화탄소가 허파를 통해 제거되면서 호흡성 완충작용이 일어나게 된다. 이런 작용은 3~12분 내에 일어나는 상대적으로 빠른 완충작용이기도 하다.

콩팥은 혈액속의 염기나 산을 소변으로 배출함으로서 신체의 산-염기균형을 이루는 역할을 한다. 콩팥에서는 산의 분비와, 중탄산염 재흡수, 중탄산염의 생성이 일어나면서 산-염기균형이 맞춰지게 된다. 토리쪽세관과 헨레고리의 굵은 오름다리, 먼쪽세뇨관의 근위부에는 나트륨 이온과 수소이온의 역행성 공동운반(counter transport)이 일어나면서 나트륨 농도경사를 이용해 수소이온을 분비한다. 다시 말하면, 근위부의 세뇨관 상피세포에서는 수소이온을 분비함으로서 중탄산염을 재흡수 하는 기전이 일어나는 것이다.

먼쪽세뇨관의 먼쪽 부분과 집합관, 집합세관에서는 사이세포(개재세포, intercalated cell)가 수소이온을 분비한다. 또, 바닥막쪽 세포막에는 염소이온과 중탄산염이온을 교환하는 역행성 공동운반체가 있어서 중탄산염을 재흡수하고 염소이온을 분비할 수 있다. 사이세포의 기능으로 인해 소변은 최저 pH 4.5까지 산성화될 수 있다.

② 인산염 완충체계

인산염 완충계는 $H_2PO_4^-$와 HPO_4^{2-}로 구성된다. 인산염 완충체계에 산이 첨가되면 H^+와 HPO_4^{2-}가 반응하여 $H_2PO_4^-$를 생성하며 완충되고, 알칼리가 첨가되면 OH^-와 $H_2PO_4^-$가 반응하여 HPO_4^{2-}와 H_2O를 생성하며 완충된다. 인산염 완충계의 pK(이온화 지수)값은 6.8로 소변의 pH값과 비슷해 효과적인 완충작용을 할 수 있다. 다만 세포바깥액에서는 중탄산염 완충체계에 비해 상대적으로 완충효과가 떨어진다. 토리에서 여과된 인산염과 분비되는 수소이온이 결합해서 배출된다.

③ 단백질 완충체계

세포내액에서는 단백질이 중요한 완충제로 작용한다. 단백질 완충계의 pK값은 거의 7.4에 가깝고 세포내 농도가 높아 효과적인 완충작용을 할 수 있다. 또, 중탄산염 완충체계를 통해 생성된 이산화탄소는 세포막을 잘 통과할 수 있어 세포바깥액의 중탄산염 완충체계와 함께 완충작용을 한다.

세포바깥액 보다는 세포내액이 2배가량 많으므로 체액의 총 화학적 완충작용의 절반이상이 세포내액의 단백질 완충체계에 의해 일어난다는 것을 알 수 있다. 다만 세포막을 통한 수소이온과 중탄산염 이온의 확산이나 전달이 느리게 이루어지기 때문에 단백질 완충계가 실제로 작용하기까지는 어느 정도 시간이 걸린다.

4 소변의 배출

네프론(콩팥단위, nephron)에서 만들어진 소변은 작은콩팥잔(소신배, minor calyx)으로 모여 큰콩팥잔(대신배, major calyx)을 지나 콩팥깔대기(신우, renal pelvis)에 모인다. 콩팥깔대기는 요관(ureter)을 통해 방광(bladder)에 연결된다. 소변은 방광에 저장되어 있다 요도(urethra)를 따라 몸 밖으로 배출된다.

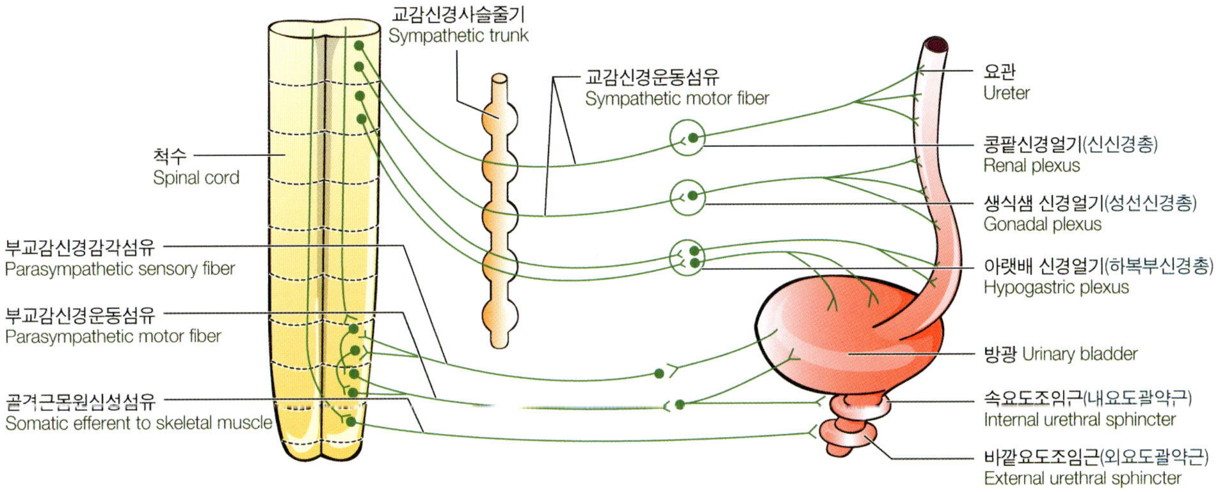

그림 6-11 방광의 신경지배

1) 방 광

방광은 민무늬근(배뇨근)으로 구성된 주머니 모양의 내장기관이다. 민무늬근은 방광의 모든 방향으로 뻗어있어 동시에 수축할 수 있고, 수축할 때 최대 40~60mmHg의 압력을 낼 수 있다. 방광의 근육은 외조임근을 제외하고 대부분 자율신경의 조절을 받아 소변을 저장하고 배출한다.

또한, 부교감신경의 활성에 의해 수축하여 배뇨를 일으키고, 교감신경은 근육의 수축과 관계없이 혈관을 지배하고, 감각을 전달하는 역할을 한다. 외조임근은 음부신경(pudendal nerve)의 지배를 받아 맘대로운동(수의운동)을 한다(그림 6-11).

2) 요 도

요도(ureter)는 콩팥에서 생성된 소변을 방광으로 전달해주는 역할을 한다. 요관은 민무늬근으로 둘러싸여 있어 소변이 신배를 통해 콩팥깔대기로 흘러들어오면 꿈틀운동(peristalsis)을 시작하게 된다. 이 꿈틀운동은 요관을 지배하고 있는 부교감신경에 의해 항진되며 교감신경에 의해 억제된다. 또한 요도에는 감각신경이 풍부하게 분포하고 있어 요도가 막힌 경우 강한 민무늬근 수축과 함께 통증을 일으키게 된다.

3) 배뇨반사

방광에 소변이 차오르면서 방광내압도 상승하게 된다. ❶ 30~50mL의 소변이 방광에 모이게 되면 4~7mmHg의 내압이 생기게 되고 이후 ❷ 200~300mL의 소변이 추가로 더 모여도 내압은 이 상태로 유지되며 크게 상승하지 않는다. 이후 방광에 모인 소변의 양이 ❸ 300mL를 넘어가게 되면 압력이 크게 올라간다(그림 6-12).

그림 6-12와 같은 방광내압의 상승은 방광근의 내인적인 요인으로 인한 효과이다. 방광 내 압력이 높아지면서 방광근에 있는 감각성 뻗침수용기(신전수용기, stretch receptor)가 자극되고 배뇨반사가 일어나게 된다.

부교감신경의 흥분은 방광근을 수축시키는데 동안 지속되다 소실된다. 방광에 소변이 들어올수록 이 반사는 빈번해져 방광근의 수축은 더욱 강해진다. 배뇨반사가 시작되면 방광근이 수축하게 되고 이 수축은 뻗침수용기(신전수용기)를 더욱 자극하여 다시 방광근을 수축시키는 양성피드백(positive feedback)을 하게 된다.

배뇨반사가 강해지면 음부신경을 통해 외조임근의 수축을 억제한다. 배뇨가 일어날 때는 외조임근과 내조임근이 이완하고 방광근이 수축하면서 소변이 요로를 통해 몸 밖으로 빠져나온다.

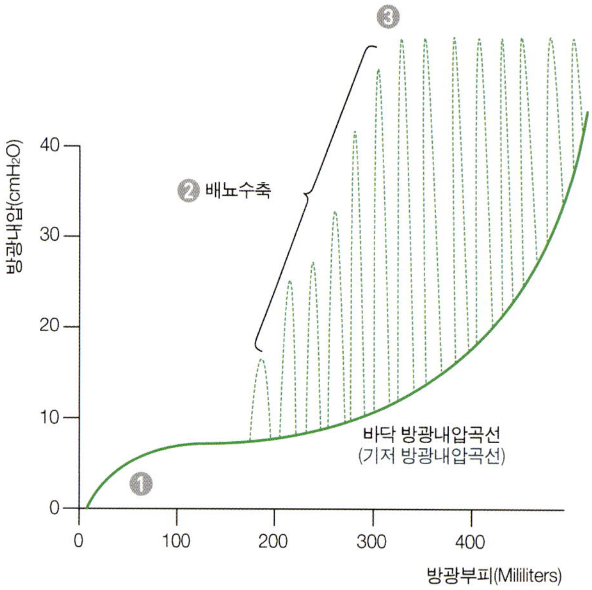

그림 6-12 방광내압

- 콩팥은 우리 몸에서 노폐물 대사 및 신체 평행유지를 위해, 배설기관으로서 노폐물을 제거, 체액과 전해질 농도 조절, 체액의 산-염기 균형 유지, 내분비기관으로서의 분비의 기능을 한다.
- 콩팥 하나당 소변을 생성하는 최소단위인 네프론은 백만 개 가량 존재한다. 네프론은 콩팥소체와 콩팥세관으로 구성되며, 콩팥소체는 토리와 보우만주머니로 구성된다. 콩팥소체는 높은 정수압으로 인해 보우만주머니로 수분과 용질을 여과시킨다. 이러한 여과액은 콩팥세관을 통해 토리쪽곱슬세관 → 콩팥세관고리 → 먼쪽곱슬세관 → 집합세관 → 집합관으로 흐르게 된다.
- 토리모세혈관의 혈압은 60mmHg 정도이고 삼투압은 32mmHg, 보우만주머니의 정수압은 18mmHg이다. 따라서 토리의 순여과압은 60mmHg－18mmHg－32mmHg＝10mmHg가 된다.
- 토리여과율은 1분 동안 콩팥의 토리에서 여과되어 나오는 여과액의 총합이다.
- 세뇨관주위모세혈관은 세뇨관을 지나는 여과액에서 필요한 물질은 재흡수하고, 필요 없는 물질은 소변을 통해 배출한다. 토리쪽세관에서는 물, 나트륨, 염소의 약 65% 정도가 혈관쪽으로 재흡수된다. 토리쪽세관의 상피세포들은 능동수송을 유지하기 위해 수많은 사립체를 가지고 있다.
- 헨레고리는 수질로 깊숙이 내려갔다 올라오면서 요농축에 중요한 역할을 한다. 헨레고리는 가는 내림다리, 가는 오름다리, 굵은 오름다리, 세 영역으로 나뉘며, 가는 내림다리에는 사립체가 거의 없고 단순 확산만 일어나 나트륨과 요소를 포함한 대부분의 용질에 중간 정도의 투과성을 갖는다. 반대로 가는 오름다리와 굵은 오름다리는 물에 대한 투과성이 거의 없는 특징을 가지고 있다.
- 먼쪽세뇨관은 재흡수와 분비에 있어 굵은 오름다리와 비슷한 역할을 하며, 나트륨, 칼륨, 염소, 칼슘, 마그네슘, 중탄산염 등을 재흡수하고 물에 대한 투과도는 낮아서 여과액을 희석시킨다.
- 집합세관은 두 가지 종류의 으뜸세포와 사이세포로 구성되어 있으며, 으뜸세포는 다른 세뇨관 상피세포들과 마찬가지로 나트륨－칼륨 펌프에 의한 농도경사를 이용해 물질(나트륨, 칼륨, 물)을 전달한다.
- 집합관은 재흡수와 분비가 일어나는 마지막 부분으로서 상대적으로 적은 양이 재흡수되고 분비되지만 최종적으로 배설되는 물과 소변의 양에 큰 영향을 비친다.
- 콩팥 청소율은 1분 동안 어떤 물질이 소변으로 완전히 배설되는 혈장량을 말하는 것으로 이눌린은 토리에서 여과된 후 세뇨관에서 재흡수되거나 배설되지 않아 이눌린의 청소률을 통해 토리에서 여과된 혈장의 양을 알 수 있다.
- 항이뇨호르몬은 소변을 농축해 체내 수분량을 보존하는데 중요한 역할을 한다. 항이뇨호르몬은 삼투농도의 변화, 혈압의 감소, 혈액량의 감소에도 반응해 분비된다. 대동맥활이나 목동맥팽대에 있는 압력수용체나 심방에 있는 저압수용기가 저혈압, 저혈량 자극을 인식해 작용한다.

- 산-염기 조절을 위한 완충제는 수소이온과 결합할 수 있는 물질들로 수소이온의 농도가 증가하면 수소이온과 결합해 수소이온의 증가를 더디게 하고, 수소이온의 농도가 감소하면 결합해 있던 완충제들이 수소이온과 해리(분리)되면서 수소이온 농도의 감소를 느리게 만든다. 또한 호흡을 통해 우리 몸의 이산화탄소가 제거되는데 이산화탄소는 물에 녹아 탄산(H_2CO_3)을 만들고 수소이온을 내놓게 된다. 콩팥에서도 소변을 산성 또는 알칼리성으로 만들어 배출함으로서 수소이온의 배출을 조절하고 체액의 항상성 유지에 기여한다.
- 소변의 배출은 네프론에서 만들어진 소변이 작은콩팥잔으로 모여 큰콩팥잔을 지나 콩팥깔대기에 모인다. 신우는 요관을 통해 방광에 연결되어 방광에 저장되어 있다가 요도를 따라 몸 밖으로 배출된다.

07

C·H·A·P·T·E·R

혈액과 면역생리

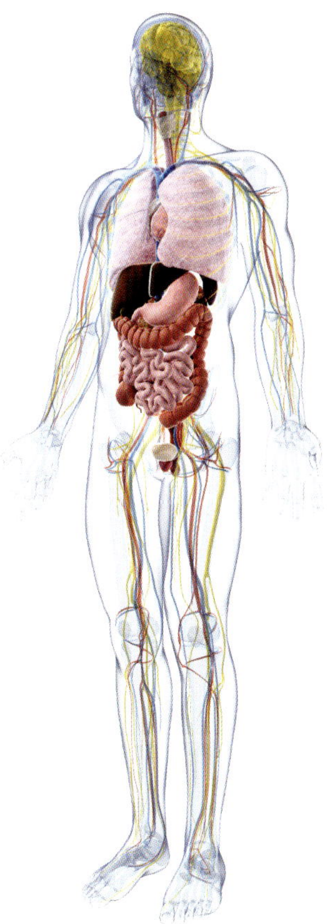

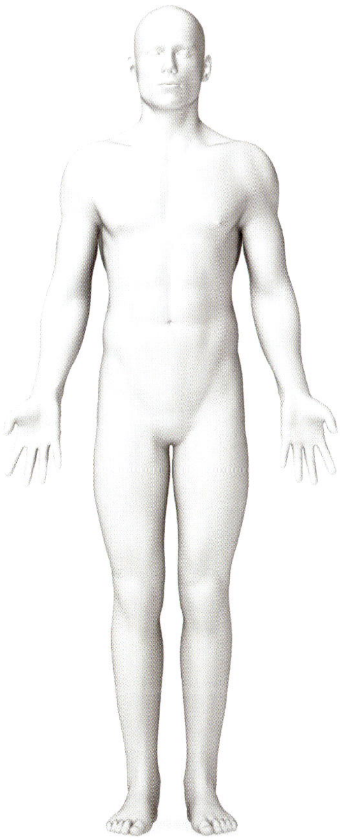

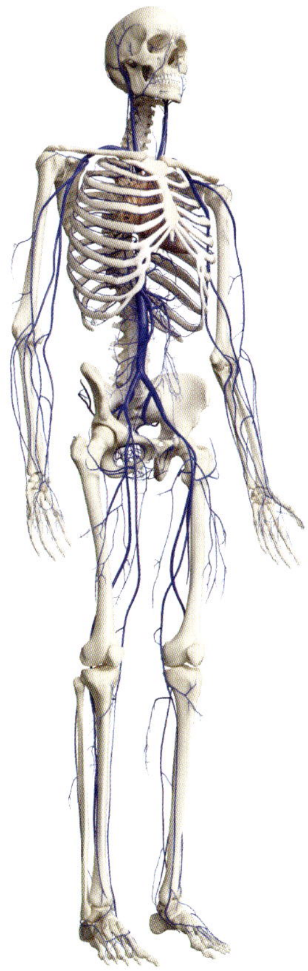

학·습·목·표

1. 주요 혈액의 구성을 이해하고 기능을 설명할 수 있다.
2. 선천면역과 후천면역을 이해하고 예방접종의 기전을 설명할 수 있다.
3. 지혈과 혈액응고기전을 설명할 수 있다.
4. 혈액형과 수혈을 각각 이해하고 설명할 수 있다.

핵·심·용·어

- 단핵구(monocyte)
- 림프구(lymphocyte)
- 면역글로불린(immunoglobulin)
- 백혈구(White blood cell, leukocyte)
- 선천면역(자연면역, innate immunity)
- 세포독성 T 세포(cytotoxic T cell)
- 적혈구(red blood cell, Erythrocyte)
- 적혈구형성인자(erythropoietin, EPO)
- 탄산탈수효소(carbonic anhydrase)
- 헤모글로빈(혈색소, hemoglobin)
- 혈소판(platelet)
- 호산구(eosinophil)
- 호염구(basophil)
- 호중구(중성구, neutrophil)
- 후천면역(획득면역, acquired immunity)

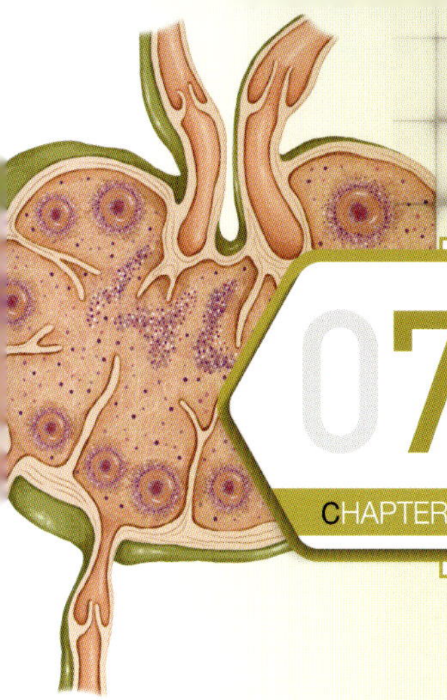

07 CHAPTER

혈액과 면역생리

혈액은 우리 몸을 끊임없이 순환하며 각 조직의 세포들이 필요로 하는 세포외 환경을 만들어 주는 역할을 한다. 허파에서는 산소를 조직에 공급해 주고 조직이 노폐물로 내 놓은 이산화탄소를 내보낸다. 장에서는 영양분을 간에 저장하고 필요로 하는 조직으로 보내준다. 우리 몸에 병원체가 침입한 경우 면역반응이 일어나 방어를 하기도 하고, 혈관에 손상이 있는 경우 지혈작용을 통해 출혈을 줄이기도 한다.

1 혈액의 구성

정상적인 성인의 혈액량은 체중의 약 7%로, 4~6L 정도이며 크게 혈구(45%)와 ❶ 혈장(55%)으로 나뉘게 된다. 혈구는 ❷ 백혈구, 혈소판, ❸ 적혈구로 구성되며, 혈장은 약 90%의 물과 10%의 혈장단백질, 전해질, 비타민 등을 포함하고 있다. 혈장단백질은 알부민(albumin) 55%, 글로불린(globulin) 38%, 섬유소원(fibrinogen) 7%의 비율로 구성되어 있으며, 그 외 산소, 이산화탄소 등의 기체도 함께 녹아있다(그림 7-1).

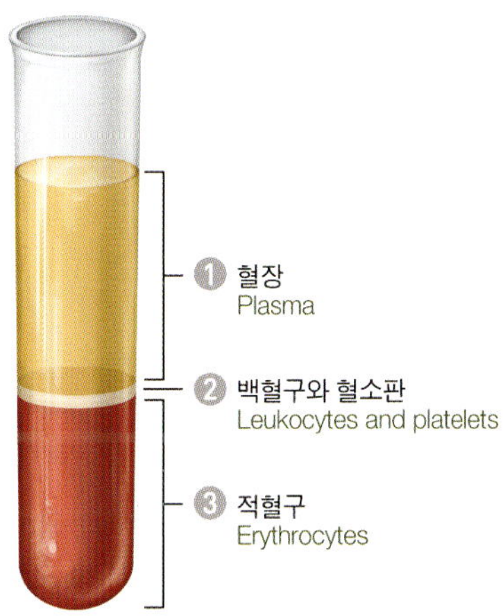

그림 7-1 혈액구성

2 적혈구(Red blood cell, Erythrocyte)

적혈구는 혈액의 40% 정도로 가장 많은 비율을 차지하고 있으며, 혈액 1mL당 약 450~580만개가 존재한다. 혈색소(hemoglobin)는 혈액 100mL당 약 14g 정도이다. 적혈구는 직경 7.8μm, 두께 2μm로 가운데 부분이 오목하게 들어간 도넛모양의 납작한 원반 형태를 가지고 있다. 기본적으로 도넛모양을 하고 있지만 직경이 좁은 모세혈관을 지날 때는 조금 더 길쭉하게 변해 통과할 수도 있는 유연성을 가졌다. 가운데가 움푹 패인 구조 덕분에 표면적이 커 어느 정도의 외형변화는 세포막이 늘어나지 않고도 가능하다. 적혈구에는 핵(nucleus)과 사립체(mitochondria), 세포질그물(세포질세망, endoplasmic reticulum)이 없는 대신 포도당을 대사하고 ATP를 형성할 수 있는 효소들을 가지고 있다(그림 7-2).

1) 적혈구의 생성

출생 전까지 적혈구를 비롯한 혈구세포들은 난황주머니(난황낭, yolk sac)이라 부르는 기관에서 만들어지다 임신중기를 지나면 주로 간과 지라(비장, spleen)에서 만들어진다. 출생 후에는 대부분이 골수에서 만들어진다. 5세까지는 모든 뼈의 골수에서 혈구세포들이 만들어지지만 시간이 지나면서 척추뼈(vertebar), 복장뼈(sternum), 갈비뼈(rib), 골반뼈(pelvic bone), 머리뼈(skull)를 제외한 뼈의 골수는 황색골수(yellow marrow)가 되어 조혈기능을 상실하고 열거한 뼈들은 적색골수(red marrow)로 남아 계속 조혈활동을 하게 된다(그림 7-3).

모든 혈구세포는 다능성 줄기세포(pluripotent stem cell)라는 세포로부터 분화되어 만들어진다. 적혈구는 골수의 CFU-E(Colony-Forming Unit-Erythrocyte)으로부터 만들어지며, CFU-E는 ❶ 풋적혈구모세포(전적혈모구, pro-erythroblast)가 되어 적혈구로 분화하기 시작한다. 또한 ❷ 적혈모구(erythroblast)의 단계를 거쳐 ❸ 그물적혈구(망상적혈구, reticulocyte)라는 미성숙한 형태로 혈액에 방출되지만 모세혈관으로 나와 1~2일이 지나면 우리가 알고 있는 ❹ 적혈구의 모양을 갖추게 된다(그림 7-4).

적혈구는 산수운반에 필수적인 요수이지만 너무 많아지게 되면 혈액의 점도가 높아져 순환에 장애가 반생

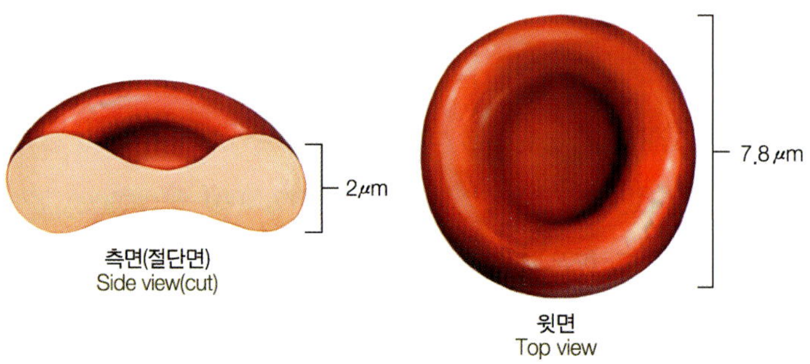

그림 7-2 적혈구

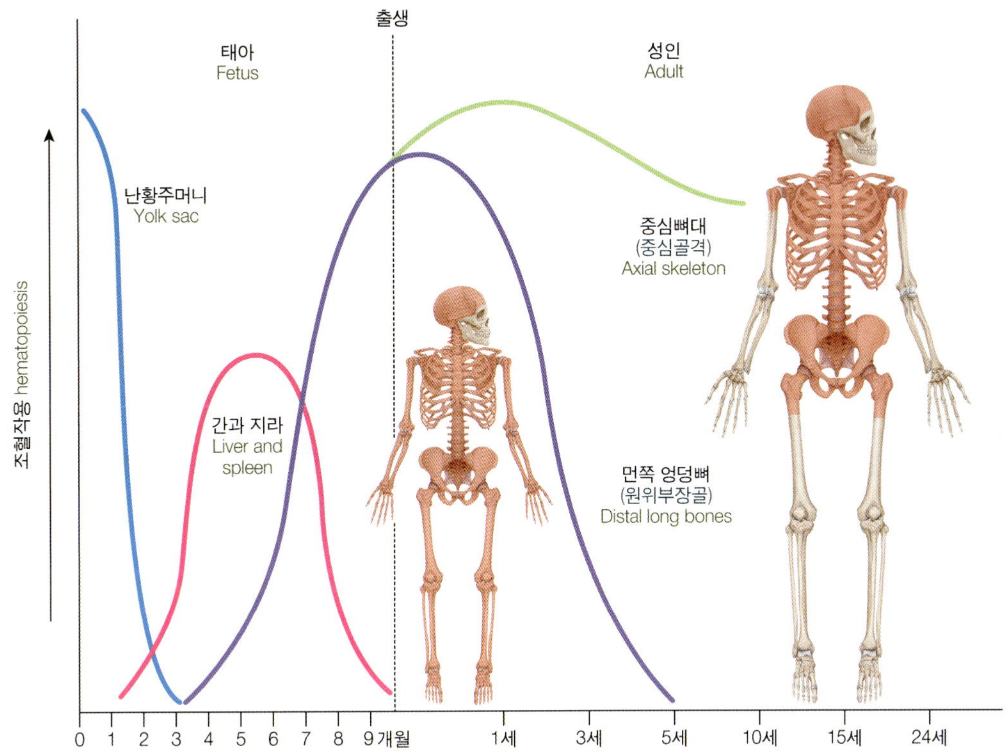

그림 7-3 조혈

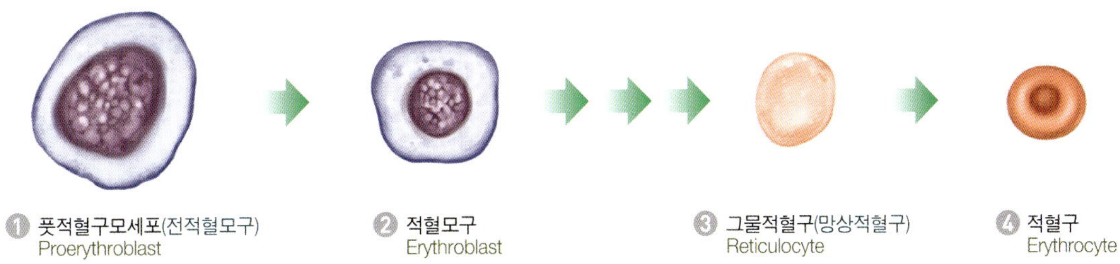

그림 7-4 적혈구의 생성과정

한다. 따라서 적혈구의 적절한 생산과 조절은 매우 중요한데, 적혈구형성인자(erythropoietin, EPO)가 이 역할을 맡고 있다. 어떤 원인에 의해 조직으로 산소가 잘 공급되지 못하는 상황이 되면 조직은 저산소증에 빠지고 적혈구형성인자가 분비된다. 적혈구형성인자는 90% 이상 콩팥에서 생성되고 나머지 일부는 간에서 생성된다. 간에서 생성되는 양만으로는 충분하지 못해 콩팥이 없거나 심각한 질환이 있는 사람의 경우 적혈구가 부족한 빈혈에 빠질 수 있다. 개체가 저산소 환경에 있으면 수분~수시간 내에 적혈구형성인자가 분비되기 시작해서 24시간 내에 최대치에 도달하게 되고 충분한 자극이 있다면 안정상태보다 10배 더 많은 적혈구를 만들 수 있다.

적혈구가 생성될 때 필요한 영양소는 철분, 비타민(Vitamin B_{12}, B_6, C, E), 엽산(folic acid), 티아민, 리보플라빈 등이다. 이러한 물질이 부족하면 적혈구 생성과 성숙에 영향을 미쳐 빈혈이 발생한다.

2) 헤모글로빈(혈색소, Hemoglobin)

철분은 헤모글로빈의 Heme을 차지하는 주요 성분일 뿐만 아니라 근육의 미오글로빈(myoglobin)이나 사립체의 사이토크롬(cytochrome) 등에 이용되는 중요한 자원이다. 인체는 총 4~5g의 철을 가지고 있고 65%가 헤모글로빈과 결합해 있으며, 기능철과 저장철의 형태로 분포한다.

기능철은 혈색소를 구성하는 철분으로 2,100mg을 저장하고 있으며, 근육 200mg, 간, 지라, 골수 150mg, 철운반체계 3mg으로 저장되어 있고, 저장철은 feritin 700mg, hemosiderin 300mg의 형태로 저장되어 있다(표 7-1).

표 7-1 기능철과 저장철

기능철	저장철
혈색소 2,100mg	feritin 700mg
myoglibin 200mg	hemosiderin 300mg
간, 지라, 골수 150mg	
철분운반체계 3mg	

헤모글로빈은 성인 남성이 혈액 1dL에 16g을 가지고 있으며, 여성은 14g을 가지고 있다. 헤모글로빈 1g은 1.3mL의 산소와 결합할 수 있다. 따라서 남성에서는 혈액 1dL당 21mL, 여성은 19mL의 산소가 운반된다. 산소가 단순히 혈장에 용해된다면 1dL당 0.29mL 밖에 녹지 않기 때문에 산소운반에는 헤모글로빈이 필수적이다.

3) 적혈구의 수명과 파괴

보통 적혈구는 생성된 후 120일 정도 몸을 순환한 후 파괴된다. 적혈구는 시간이 지날수록 세포질에 가지고 있던 대사효소들의 활성이 떨어지고 세포막의 유연성을 유지하거나 단백질의 산화를 막을 에너지가 부족해진다. 세포막의 유연성이 부족해지면 좁은 모세혈관을 지나면서 세포가 쉽게 파괴되는데 특히 지라에서 적혈구의 파괴가 일어난다. 이는 주로 그물내피계통(reticuloendothelial system)에서 처리되는데 그물내피세포는 적혈구를 파괴시켜 혈색소를 분리시키고 혈색소는 heme과 globin으로, heme은 철분과 bilirubin으로 분해된다. bilirubin은 쓸개즙으로 배설되며, 철분은 혈장단백질과 결합해 새로운 혈색소를 만드는데 활용된다.

4) 적혈구의 기능

(1) 산소운반의 기능

적혈구의 주요 기능은 산소를 허파에서 조직으로 운반하는 것으로 적혈구가 가진 혈색소가 이러한 기능을 하게 한다. 혈색소는 필요에 따라 산소와 결합하기도 하고 분리되기도 하며 체내 산소 농도 조절에 기여하게 된다.

(2) 산의 완충작용

적혈구에는 많은 탄산탈수효소(carbonic anhydrase)가 있어서 산－염기 조절에 관여한다. 세포대사 작용으로 생긴 수소 이온과 결합하여 다량의 산을 완충하는 역할을 하는 것이다.

3 백혈구(White blood cell, leukocyte)

신체는 세균(bacteria), 바이러스(virus), 진균(fungus), 기생충(parasite) 등에 끊임없이 노출된다. 어떤 것들은 정상적으로 입안이나, 장(intestine), 비뇨기계 등에 자리 잡고 정상균무리(normal flora)로서 살아가고 있지만 어떤 것들은 몸속으로 침투하여 질병을 일으킬 수 있다. 백혈구는 이런 외부의 병원체에 대항하기 위한 세포들로 크게 두 가지 방법으로 병원체와 싸운다. 첫 번째는 병원체를 탐식(phagocytosis)하는 것이다. 두 번째는 병원체에 맞는 항체를 분비하여 항원－항체반응을 통해 파괴시키거나 무력화시킨다. 다양한 종류의 백혈구들이 각각의 역할에 맞게 기능하면서 우리 몸의 면역체계(immune system)가 완성된다.

1) 백혈구의 종류와 생성

백혈구의 종류는 크게 다섯 가지로 호중구(중성구, neutrophil), 호산구(eosinophil), 호염구(basophil), 단핵구(monocyte), 림프구(lymphocyte)이다. 백혈구의 60% 정도를 차지하는 호중구, 호산구, 호염구는 2～4개의 엽으로 이루어진 다핵(multinucleated)을 이루며, 세포질 내부에 다량의 과립(granule)을 가지고 있어 과립구(granulocyte)라 한다. 반면, 백혈구의 40% 정도를 차지하는 림프구와 단핵구는 단핵으로 이루어져 있고, 세포는 무과립구(agranulocyte) 형태를 띤다. 백혈구는 핵이 있고 크기가 커서 염색이 되는 특성을 가지고 있다(그림 7-5).

혈액 내 정상적인 백혈구 수는 5,000～10,000/mm^3으로, ❶ 호중구가 54～62%, ❷ 호산구가 1～3%, ❸ 호염구가 0.5～1%, ❹ 단핵구가 2～8%, ❺ 림프구가 25～33%를 차지한다.

백혈구는 조혈과정을 살펴보면 조혈모세포(blood stem cell)는 골수계 줄기세포(myeloid stem cell)와 림프계 줄

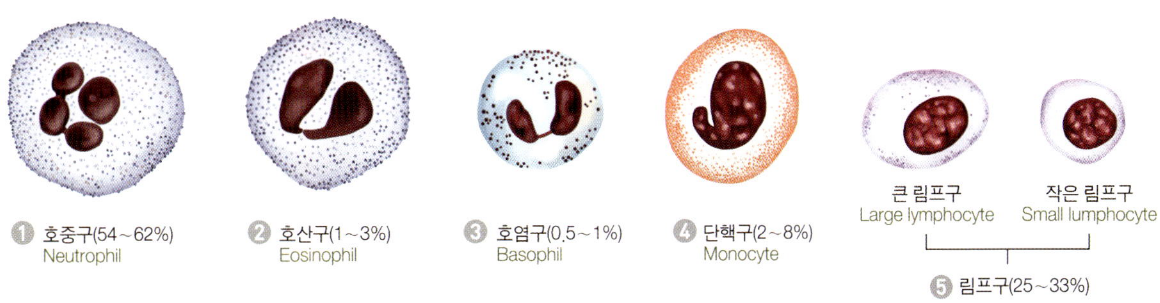

그림 7-5 백혈구

기세포(lymphoid stem cell)로 분화한다. 골수계는 뼈속질모세포(골수모세포, myeloblast)로 분화되고, 뼈속질모세포는 다시 풋골수세포(전골수세포, promyelocyte)와 단핵모세포(monoblast)로 나뉘어 분화한다. 단핵모세포는 분화해서 단핵구(monocyte)가 되고, 풋골수세포는 다시 분화해서 혈소판(platelet)을 만드는 거대핵모세포(megakaryoblast)와 호중구, 호산구, 호염구로 분화한다. 림프모세포는 분화해 림프구가 된다. 이들 중 골수세포는 세포분화과정이 모두 골수 안에서 일어나지만 림프구는 골수와 림프조직에서 분화가 이루어진다. 림프조직은 림프선(lymph node), 지라(spleen), 가슴샘(흉선, thymus), 편도(tonsil) 등이다. 골수에서 형성된 세포들은 보통 저장되어 있다가 신체가 필요한 상황이 되면 배출되는데, 이 양이 평소 혈액을 순환하던 양의 3배까지도 될 수 있다. 림프구의 경우는 앞서 말한 림프조직에 대부분이 존재한다(그림 7-6, 그림 7-7).

혈액을 순환하는 백혈구는 4~8시간 만에 스스로를 필요로 하는 조직으로 가서 정착하게 된다. 조직에 자리 잡은 백혈구는 4~5일간 존재하며 기능을 수행하게 되는데, 간혹 조직에 심한 염증반응이 있는 경우는 백혈구가 제 역할을 수행하고 파괴되기 때문에 수명이 더욱 짧아지기도 한다. 림프구의 경우는 림프계와 순환계를 반복해서 순환하며 평균 100~200일 정도의 수명을 유지한다.

2) 백혈구의 기능

백혈구의 기능은 체내로 침입한 세균이나 이물질로부터 인체를 보호하는 것이다.

(1) 호중구(Neutrophil)

조직으로 박테리아나 이물질이 들어오면 시토카인(cytokine)이 분비되어 염증세포들을 끌어 모은다. 이때 가장 먼저 반응하는 세포 중 하나이다. 호중구는 백혈구 중 가장 많은 약 60%를 차지하며, 완전히 성숙한 세포로서 염증이나 외부의 침입에 반응해 기능할 수 있다.

(2) 호염구(Basophil)

호염구는 백혈구 전체의 0.3~0.5%를 차지하며 비만세포와 더불어 염증매개물질인 헤파린과 히스타민을 혈중으로 방출시킨다. 강력한 항산화성분과 단백질 분해효소를 가지고 있어 세균을 파괴하고 알레르기 반응에서 중요한 역할을 한다.

(3) 호산구(Eosinophil)

호산구는 혈액의 백혈구 중 1~3% 정도를 차지한다. 알레르기 반응에서 헤파린(heparin), 히스타민(histamine), 세로토닌(serotonin)을 방출을 돕고 염증반응을 활성화 시킨다. 또한 화학적 매개물질을 방출하여 알레르기 반응을 일으키는 물질을 해독하는 것으로 추정된다. 호산구는 일반적인 박테리아 감염에서는 큰 역할을 하지 않으나 알레르기, 기생충 감염에서는 그 수가 증가한다.

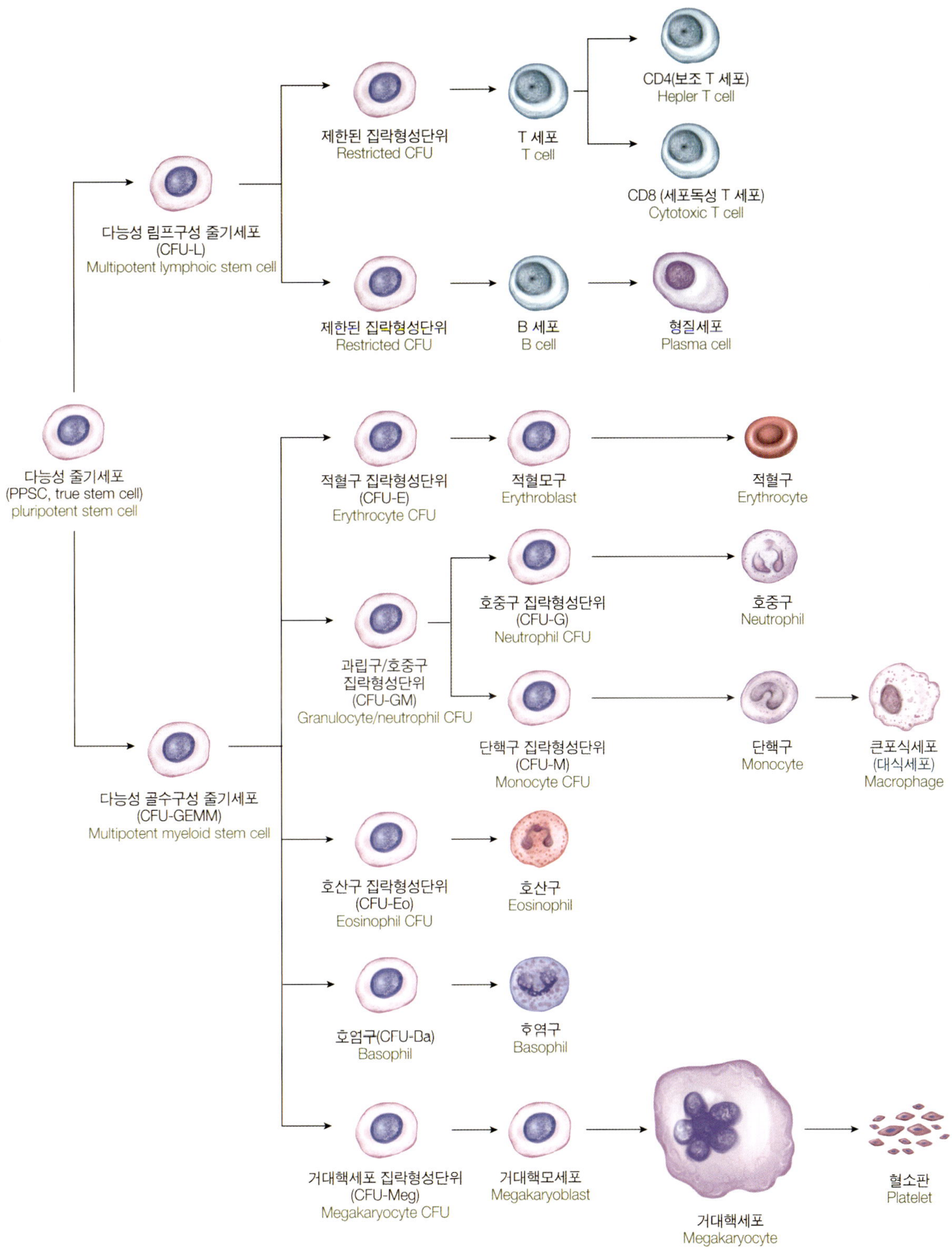
CD4(보조 T 세포)
Hepler T cell
제한된 집락형성단위
Restricted CFU
T 세포
T cell
CD8 (세포독성 T 세포)
Cytotoxic T cell
다능성 림프구성 줄기세포
(CFU-L)
Multipotent lymphoic stem cell
제한된 집락형성단위
Restricted CFU
B 세포
B cell
형질세포
Plasma cell
다능성 줄기세포
(PPSC, true stem cell)
pluripotent stem cell
적혈구 집락형성단위
(CFU-E)
Erythrocyte CFU
적혈모구
Erythroblast
적혈구
Erythrocyte
호중구 집락형성단위
(CFU-G)
Neutrophil CFU
호중구
Neutrophil
과립구/호중구
집락형성단위
(CFU-GM)
Granulocyte/neutrophil CFU
단핵구 집락형성단위
(CFU-M)
Monocyte CFU
단핵구
Monocyte
큰포식세포
(대식세포)
Macrophage
다능성 골수구성 줄기세포
(CFU-GEMM)
Multipotent myeloid stem cell
호산구 집락형성단위
(CFU-Eo)
Eosinophil CFU
호산구
Eosinophil
호염구(CFU-Ba)
Basophil
호염구
Basophil
거대핵세포 집락형성단위
(CFU-Meg)
Megakaryocyte CFU
거대핵모세포
Megakaryoblast
거대핵세포
Megakaryocyte
혈소판
Platelet

그림 7-6 조혈작용

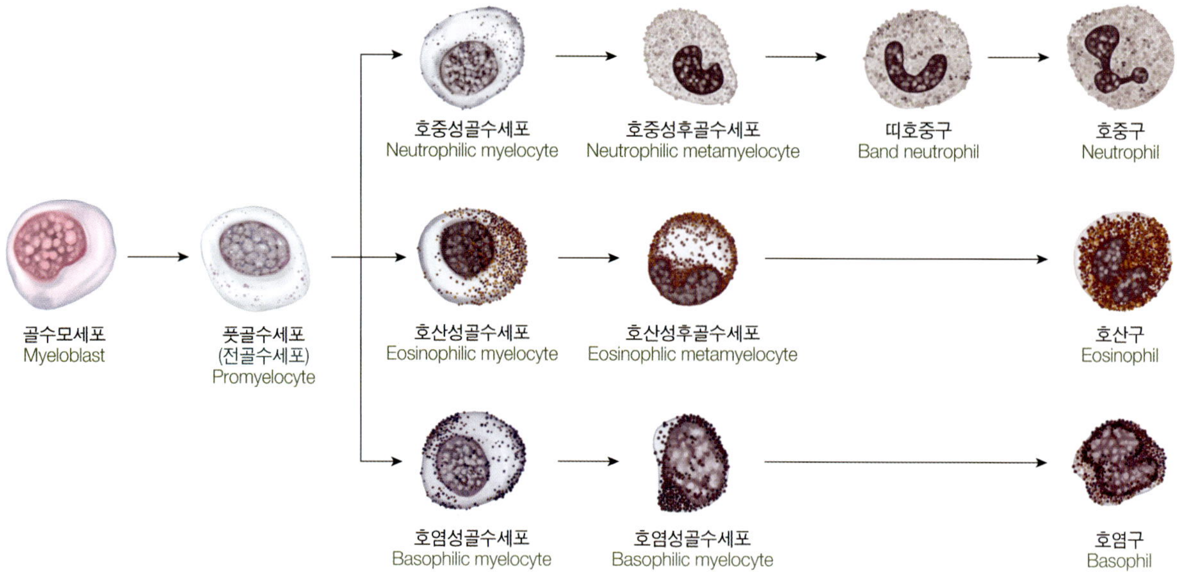

그림 7-7 과립구 생성

(4) 단핵구(Monocyte)

혈액속의 단핵구가 조직 속으로 들어와 성숙하게 되면 큰포식세포(대식세포, macrophage)가 된다. 감염 반응 후기에 세균이나 이물질을 처리하는 포식 작용을 담당하며 장시간 작용한다. 큰포식세포의 세포막에 항원이 접촉하면 활성화되어 침입한 항원을 포식하고 소화 효소와 독성물질을 분비해 제거하는 역할을 한다. 수명은 2~4개월 정도이다.

(5) 림프구(Lymphocyte)

림프구는 인체의 일차적인 침입을 막는 물질을 생성하며, T-림프구, B-림프구, 자연살해세포가 있다.

T-림프구는 림프구의 60~70%를 차지하며, 출생 전 골수에서 가슴샘(흉선, thymus)으로 이동하여 저장된다. 또한 정상적인 조직과 이물질을 구별 할 수 있는 세포면역(cellular immunity)에 관여하고, 이물질을 감지하면 세포독성물질을 분비하여 파괴한다.

B-림프구는 림프구의 10~20%를 차지하며, 출생 전 골수로부터 나오지만 정확한 저장고는 밝혀지지 않았다. B-림프구의 기능은 항원-항체 반응이 일어나면 항체를 생산하여 체액면역(humoral immunity)에 관여한다.

자연살해세포(natural killer cell)는 면역화 과정을 거치지 않고 세포용해작용을 일으켜 종양세포나 바이러스 감염세포를 자발적으로 죽이며, 인터페론에 의해 활성이 증진된다.

4 혈소판(Platelet)

혈소판은 골수의 다기능성 줄기세포로부터 시작하여 거대핵세포로 분화한 뒤 혈소판으로 성숙된다. 혈소판은 간과 콩팥에서 분비되는 호르몬인 혈소판생성인자(thrombopoietin)에 의해 거대핵세포를 자극하여 생성한다. 혈소판의 크기는 지름 2~4μm이며, 수명은 8~12일 정도이다. 수명을 다한 혈소판은 콩팥과 그물내피계에서 큰 포식세포에 의해 파괴된다. 혈소판은 혈액의 응고기전에 중요한 역할을 한다. 세로토닌을 분비해 손상된 부위에 국소적으로 혈관을 수축시켜 출혈량을 감소시킨다.

5 지혈과 혈액응고

지혈(hemostasis)은 정상적으로 혈관 속을 흐르고 있는 혈액이 어떤 이유로 인해 손실되고 있을 때 그것을 막는 일련의 과정을 의미한다. 지혈이 일어나는 동안 혈액응고(blood coagulation)가 중요한 역할을 한다.

1) 혈관수축

혈관이 손상을 입으면 즉시 혈관은 수축되어 혈류량을 줄이고 출혈을 최소화한다. 이 과정은 혈관의 손상에 비례해 혈관수축이 강하게 일어난다. 신경반사나 손상된 조직의 자극에 의해서도 혈관수축이 일어날 수 있지만, 혈소판(platelet, thrombocyte)에서 분비되는 트롬복산A2(thromboxane A2)에 의한 작용이 가장 강력하다. 혈관수축은 이어지는 지혈과정이 효과적으로 작용하기 전에 가장 먼저 혈액손실을 줄이고 안정적으로 지혈과정이 일어날 수 있도록 도와준다.

2) 혈소판 마개 형성

혈관이 손상되어 혈관내벽의 아교섬유(교원섬유, collagen fiber)가 노출되면 그곳에 혈소판이 달라붙는다. 이때 혈소판은 팽창하면서 내부의 물질을 방출하여 혈장에 있는 본 웰리브랜드 인자(von Willebrand factor)와 결합하고, ADP와 트롬복산A를 방출해 주변의 혈소판을 끌어 모은다. 혈관의 작은 구멍은 혈소판의 응집으로 인한 혈소판 마개(platelet plug)만으로도 충분히 메워질 수 있다. 빠르게 지나가는 혈류에 의해 하루에도 작은 혈관손상이 수없이 일어난다는 점을 생각해 볼 때 혈소판의 존재는 지혈작용에 있어 필수적이라고 할 수 있다.

예를 들어 혈소판감소증(thrombocytopenia)이 있는 사람은 일상생활 중에도 끊임없이 피하출혈이 발생하는 것을 관찰할 수 있다(그림 7-8).

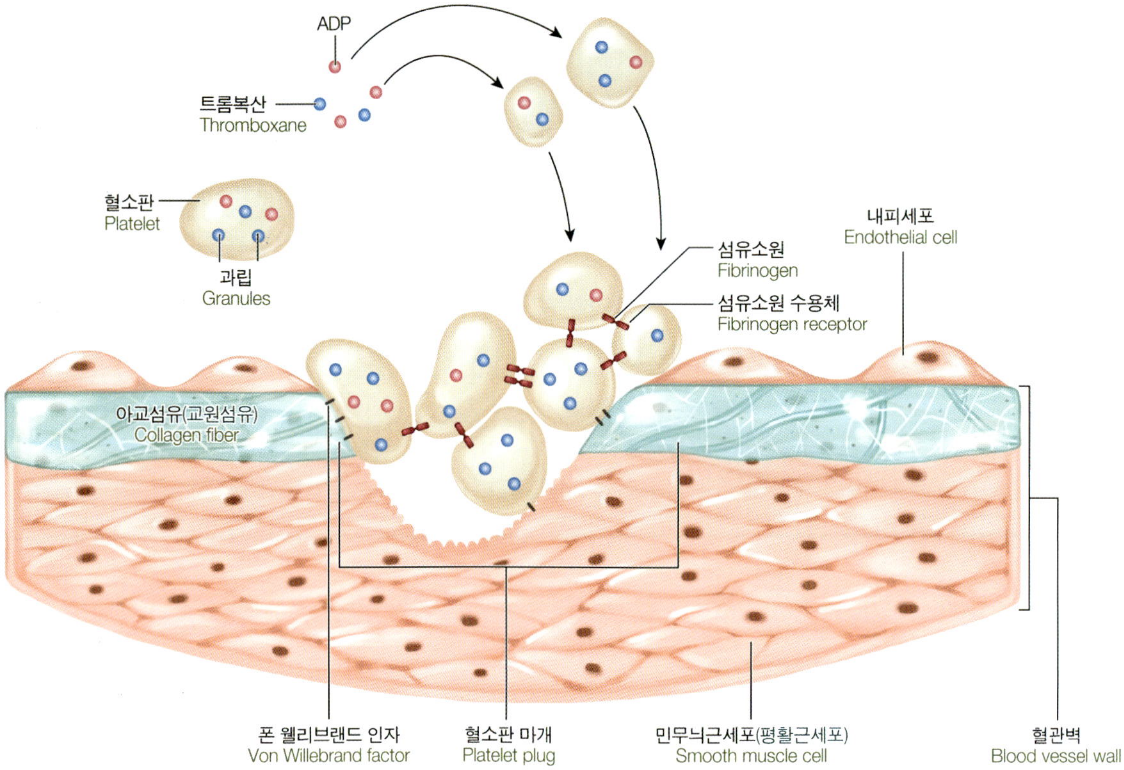

그림 7-8 혈소판 마개

3) 혈액응고

혈액응고에는 내인성 응고 경로(intrinsic pathway of coagulation)와 외인성 응고 경로(extrinsic pathway coagulation)가 있다. ❶ 내인성 응고 경로는 응고가 일어나는데 1~6분정도 걸리는, 비교적 느린 경로로 ❷ 손상된 혈관의 콜라겐과 혈소판이 접촉해 ❸ 해그먼 인자(Hageman factor, factor XII)가 활성화되면서 시작된다. ❹ 외인성 응고 경로는 응고가 일어나기까지 15초 정도가 걸리고, 손상된 조직에서 분비되는 ❺ 조직 트롬보블라스틴(tissue thromboplastin, factor III)에 의해 시작된다. 각각의 과정은 혈장에 있는 50여 가지의 혈액응고인자들과 복잡한 과정을 거쳐 이루어진다(그림 7-9).

두 경로는 ❻ 공통적으로 응고인자 X(factor X)를 활성화시키고, 이는 다시 ❼ 칼슘이온과 인지질의 도움을 받아 혈장단백질인 ❽ 프로트롬빈(prothrombin)을 ❾ 트롬빈(thrombin)으로 전환시킨다. 트롬빈은 ❿ 섬유소원(fibrinogen)을 ⓫ 섬유소(fibrin)로 바꾸는데, 섬유소는 실 같이 생겨 손상된 조직에 달라붙어 그물망을 형성하고 ⓬ 핏덩이(blood clot)가 생성되어 손상된 부분이 메워지게 된다.

혈액응고작용이 생긴 후에 핏덩이가 생긴다. 이 핏덩이로 섬유아세포(fibroblast)가 침투해 결합조직(connective tissue)을 만들 수 있다. 핏덩이가 생기고 몇 시간 안에 혈소판의 작용으로 섬유아세포가 이동하고 손상된 조직이 모두 회복되어 섬유조직이 생성될 때까지 계속된다. 혹은 응괴가 서서히 녹아서 없어질 수도 있다(그림 7-10).

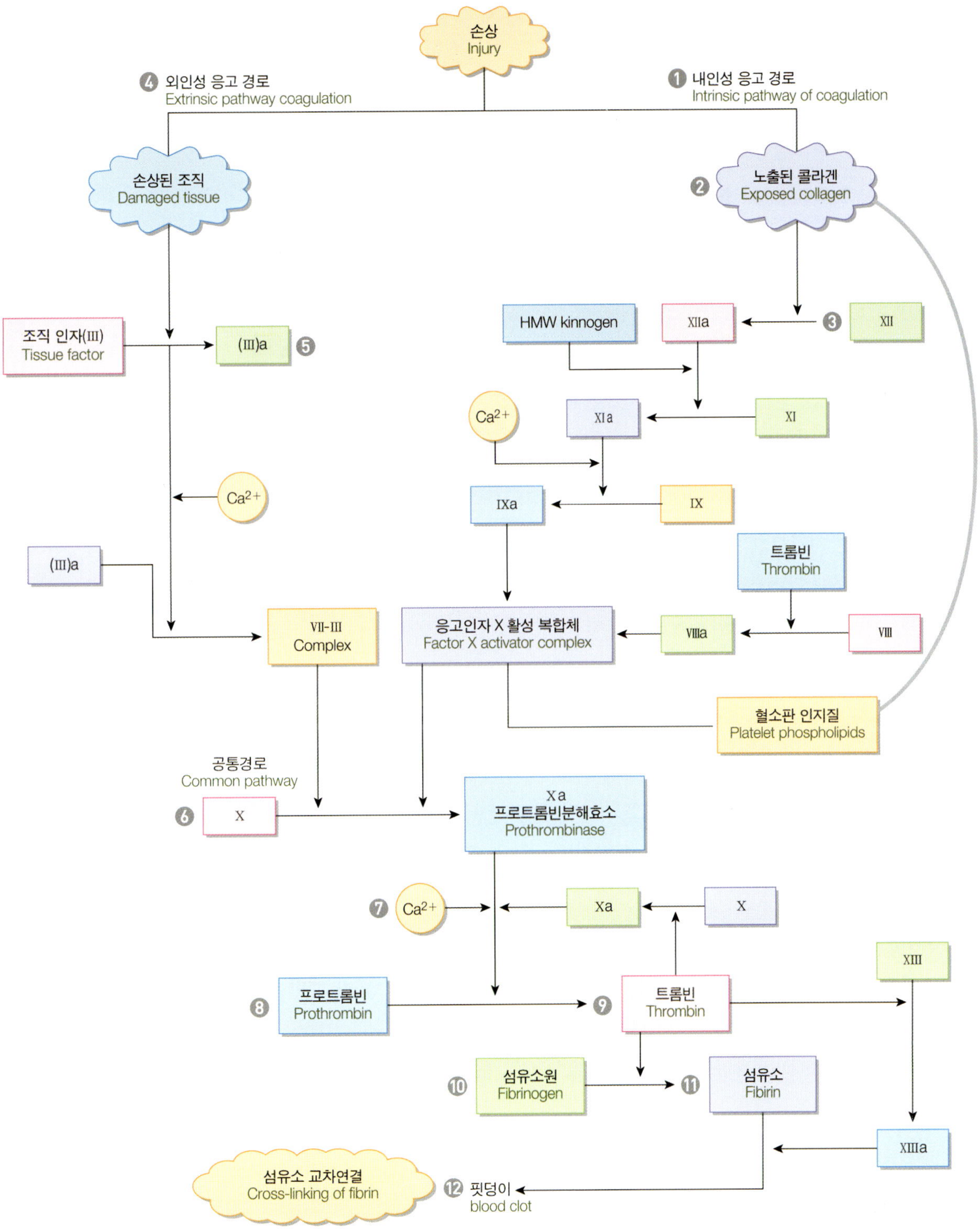

손상
Injury
④ 외인성 응고 경로
Extrinsic pathway coagulation
① 내인성 응고 경로
Intrinsic pathway of coagulation
손상된 조직
Damaged tissue
② 노출된 콜라겐
Exposed collagen
조직 인자(III)
Tissue factor
(III)a ⑤
HMW kinnogen
XIIa
③ XII
Ca2+
XIa
XI
Ca2+
IXa
IX
트롬빈
Thrombin
(III)a
VII-III
Complex
응고인자 X 활성 복합체
Factor X activator complex
VIIIa
VIII
혈소판 인지질
Platelet phospholipids
공통경로
Common pathway
⑥ X
Xa
프로트롬빈분해효소
Prothrombinase
⑦ Ca2+
Xa
X
XIII
⑧ 프로트롬빈
Prothrombin
⑨ 트롬빈
Thrombin
⑩ 섬유소원
Fibrinogen
⑪ 섬유소
Fibrin
XIIIa
섬유소 교차연결
Cross-linking of fibrin
⑫ 핏덩이
blood clot

그림 7-9 응고 과정

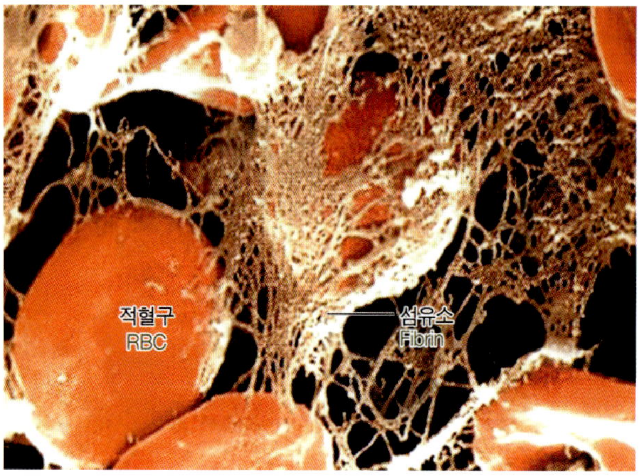

그림 7-10 피브린

4) 혈액응고의 조절

혈액은 응고를 일으키기 위해 혈소판과 많은 혈장단백질을 가지고 있다. 이 응고체계가 적절히 조절되지 않으면 혈액내에서 무분별하게 핏덩이가 생성될 수 있고, 이는 순환계에 치명적인 결과를 가져올 것이다. 정상상황에선 이런 일이 일어나지 않도록 혈액응고가 잘 억제되고 있다. 가장 먼저 부드러운 혈관 내피세포의 표면이 응고를 막는다. 응고체계가 시작되려면 혈소판이나 응고인자가 부착할 부위가 필요하다. 내피세포가 손상되면 이 부드러운 벽이 없어지고 결합조직이 나타나 응고가 시작될 기반을 마련해 준다. 또, 혈관 내피에 있는 당질층(glycocalyx)은 응고인자와 혈소판을 밀어내 응고가 시작되는 것을 막는다.

내피세포의 세포막에 있는 트롬보모듈린(thrombomodulin)은 응고과정에서 중요한 작용을 하는 트롬빈(thrombin)과 결합해 응고과정을 지연시키고, 단백질 C(protein C)를 활성화시켜 응고인자 Ⅴ, Ⅷ를 비화성화시킴으로서 항응고인자로서 작용하게 한다. 응고과정에서 트롬빈이 섬유소원을 섬유소로 전환시키는 것을 막는다면 그것이 가장 강력한 항응고력을 가질 것이다. 응고 과정에서 만들어지는 섬유소에는 트롬빈이 달라붙어 주변으로 퍼지지 못하고 응고과정도 주변으로 퍼지지 못한다. 또, 항트롬빈Ⅲ이나 항트롬빈 헤파린 보조인자(antithrombin-heparin cofactor)는 트롬빈의 기능을 차단할 수 있고 비활성화시킨다.

헤파린은 의료과정에서 응고작용을 막기 위해 흔히 사용되는 약물이다. 헤파린이 항트롬빈Ⅲ와 결합하면 항트롬빈Ⅲ이 트롬빈을 제거하는 작용이 100~1,000배까지 증가한다. 헤파린만 충분하다면 항트롬빈Ⅲ은 혈장에서 트롬빈을 거의 순간적으로 없앨 수 있다. 또한 헤파린과 항트롬빈Ⅲ이 결합한 복합체는 활성화된 응고인자 Ⅶ, Ⅸ, Ⅹ, Ⅺ를 제거함으로서 항응고작용을 일으킨다.

플라스민(plasmin)은 플라스미노겐(plasminogen)이라는 혈장단백질로부터 만들어진다. 플라스민은 이미 형성된 섬유소를 소화시켜 분해할 수 있다. 그뿐 아니라 응고인자 Ⅴ, Ⅷ, Ⅻ를 분해시킬 수 있다. 플라스미노겐은 응고과정에 의해 핏덩이가 형성될 때 섬유소에 의해 같이 잡혀 핏덩이를 구성하고 이 상태에서는 플라스민으로 바뀔 수 없다. 따라서 핏덩이를 용해시키는 작용을 할 수 없는데, 혈관내피는 조직 플라스미노겐 활성인자(tissue Plasminogen Activator, tPA)를 천천히 분비해 플라스미노겐으로부터 플라스민을 만든다. 이로서 혈관에 생성된 응괴는 제거되고 혈류는 재개통된다.

6 면 역(Immune)

면역이란 외부의 유해한 물질에 대한 반응으로 우리 몸을 지키기 위한 기전을 의미한다. 이를테면 피부의 결합조직에 의한 외부 침입의 방지라든가 위장관의 산이나 소화효소에 의한 무력화 같은 것도 면역의 일부에 포함된다. 이런 것들은 모두 태어날 때부터 가지고 있는 것이라 하여 선천면역(자연면역, innate immunity)이라고 한다. 또한 병원균이나 유해물질에 노출된 후에 생성되는 면역으로 느리게 생성되지만 선천면역보다 특이적(specific)이고 강력해 우리 몸의 면역 대부분을 차지하는 면역을 후천면역(획득면역, acquired immunity)이라 한다.

1) 후천면역(획득면역)

신체에 유해한 외부물질이 침입하게 되면 선천면역에 의해 즉시 염증반응과 동시에 제거된다. 이 과정에서 침입한 물질을 항원(antigen)이라 하고 그것의 정보가 후천면역체계를 통해 전달되고 저장된다. 이런 후천면역체계에는 림프구(lymphocyte)들이 중요한 역할을 한다. 인체에 침입한 물질을 인식하는 것을 항원이라고 하고, 항원으로서 면역반응을 일으키는 능력을 항원성(antigenicity)이라고 한다(그림 7-11).

항원에 특이적으로 결합하는 능력을 가진 물질을 항체(antibody)라고 부른다. 항체는 주로 형질세포(plasma cell)에 의해 생성되고 감마글로불린(γ-globulin) 혹은 면역에 관계하기 때문에 면역글로불린(immunoglobulin)이라고도 부른다. 항체는 1쌍의 가벼운 사슬과 또 1쌍의 무거운 사슬로 구성되어 Y자 모양을 하고 있다. Y자 부분의 위쪽 끝부분은 가변부위(variable portion)로 특이적인 항원에 맞추어 모양이 변하는 특징을 가지고 있다(그림 7-12).

항체는 IgM, IgA, IgE, IgG, IgD의 다섯 종류가 존재한다. 이중 IgG가 우리 몸에 가장 많은 75%를 차지하고, IgE는 비만세포(mast cell)와 관계해 알러지반응에 중요한 역할을 하고, IgM은 Y자 모양이 5개 동그랗게 모여 있는 모습으로 10개의 항원과 결합할 수 있어 적은 양에도 효과적으로 면역기능을 한다.

2) 림프구(Lymphocyte)

림프구에 의해 후천면역이 기능을 할 수 있다. 림프구는 다른 백혈구들처럼 골수에서 생성되지만 온 몸의 림프기관에서 성숙한다. 림프기관은 림프절(lymph node)을 포함해 위장관의 점막 연관성 림프조직(Mucous Associated Lymphoid Tissue, MALT), 지라, 골수 등을 포함한다.

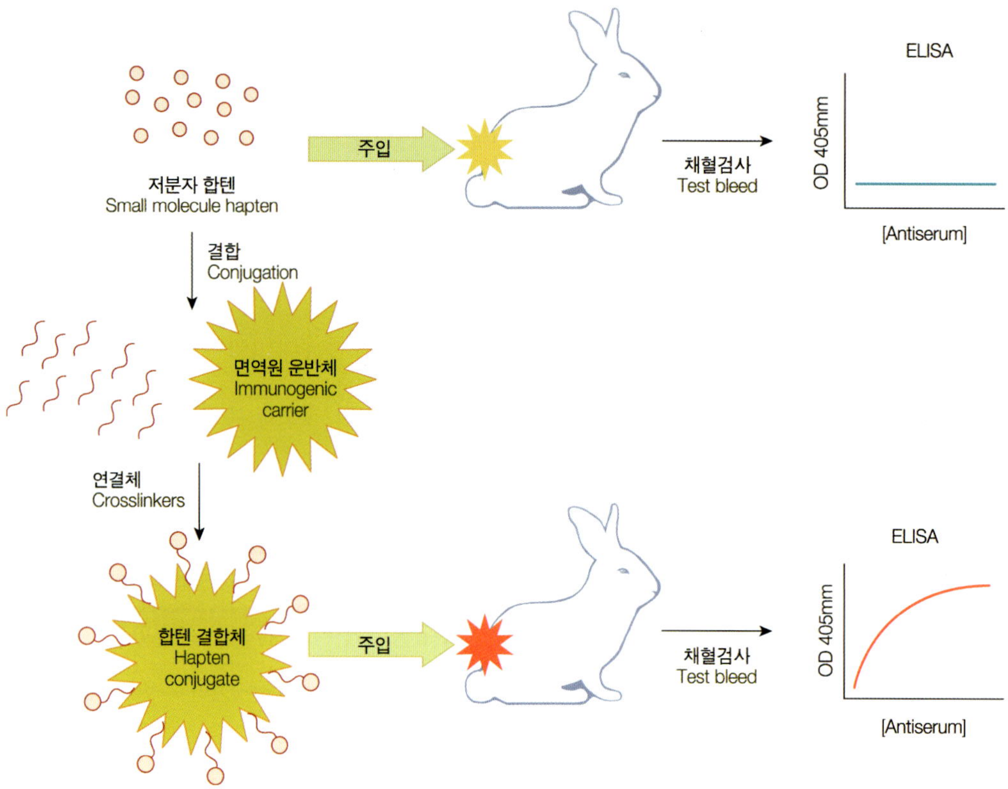

그림 7-11 합텐

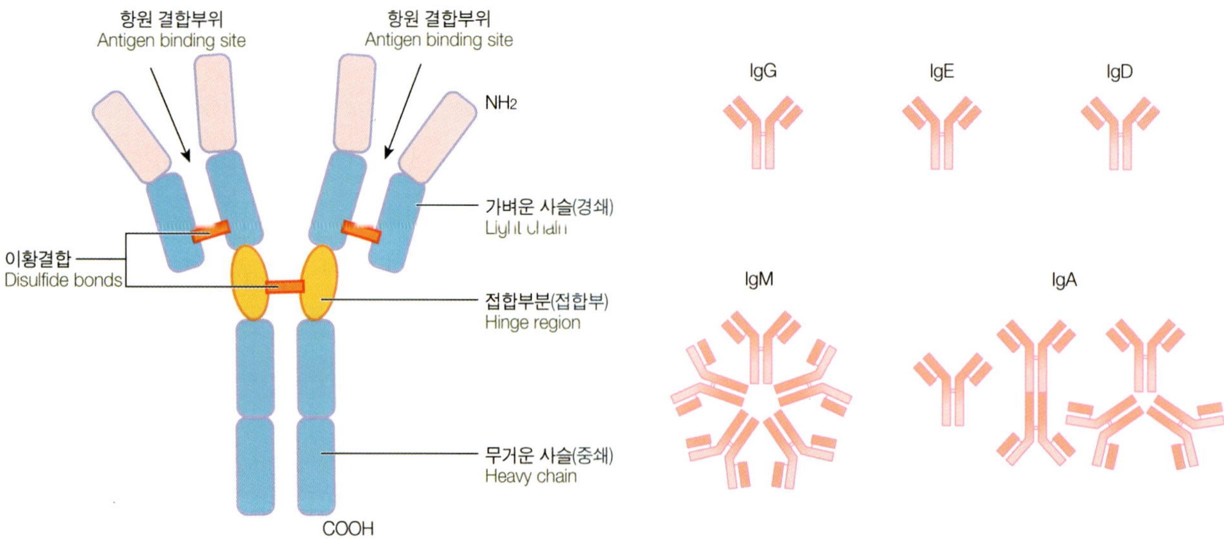

그림 7-12 면역글로불린과 면역글로불린의 종류

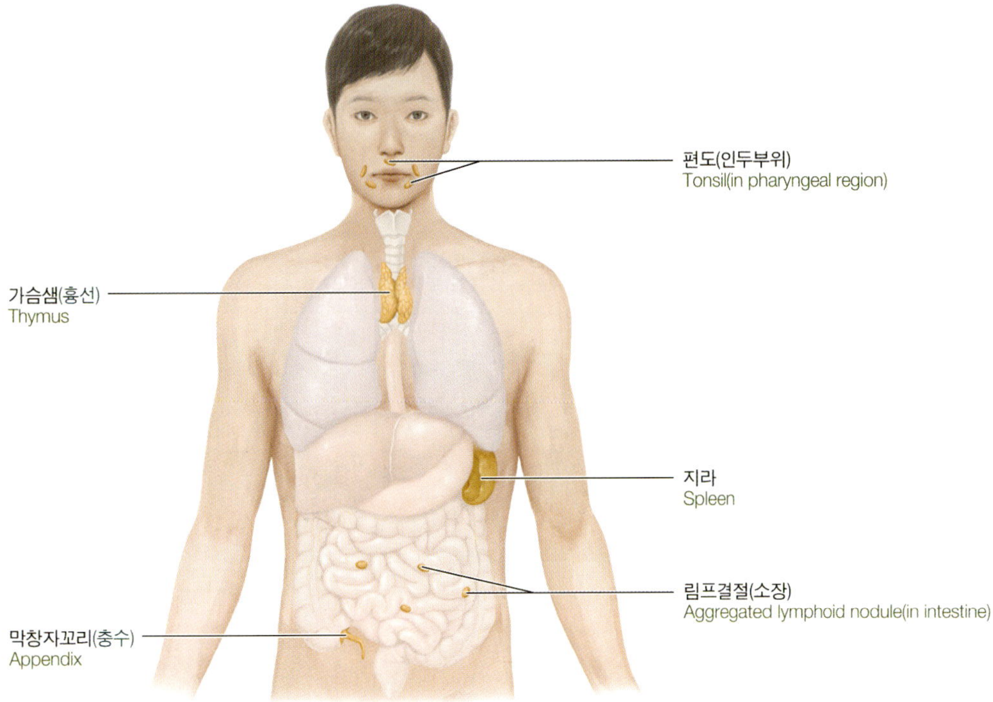

그림 7-13 림프기관

림프구는 이곳에서 체액으로 들어오려고 하는 항원들과 접하면서 후천면역을 생성한다. 이 림프기관들은 서로 림프관이나 혈관을 통해 연결되어 밀접한 관련성을 갖고 있다(그림 7-13).

림프구에는 T 림프구와 B 림프구가 있는데 각기 다른 장소에서 성숙과정을 거친다. T 림프구는 가슴의 앞세로칸(anterior mediastinal cavity)에 존재하는 가슴샘(흉선, thymus)에서 성숙된다. 골수에서 생성된 T 림프구는 가슴샘으로 이동해 증식한다. 빠르게 증식하며, 각각의 T 림프구는 하나하나가 특정 항원에 반응할 수 있는 특이성을 갖게 된다. 또, 특이성을 갖추면서도 우리 몸의 단백질에 대한 자가면역반응(autoimmune reaction)을 일으키지 않도록 걸러진다. 이 과정은 출생전후로 이루어지며 신생아기 동안 끝나게 되고 이후 가슴샘은 점차 작아지게 된다. 가슴샘에서 성숙한 T 림프구는 밖으로 나와 림프절을 포함한 신체 곳곳의 림프조직에 퍼지게 된다(그림 7-14).

B 림프구는 간과 골수에서 성숙과정을 거친다. T 림프구가 항원에 반응해 면역반응을 일으키고 조절하는 기능을 주로 맡았다면 B 림프구는 직접적으로 항체를 생성하는 기능을 한다.

(1) B 림프구

성숙한 B 림프구는 림프조직에서 휴면상태를 유지하고 있다가 특정 항원A가 침입하게 되면 항원제시세포(Antigen Presenting Cell, APC)에 의해 항원A에 대응하는 T 림프구가 활성화되고 활성화된 T 림프구는 같은 항원 A에 대응하는 B 림프구를 자극해 활성화시킨다.

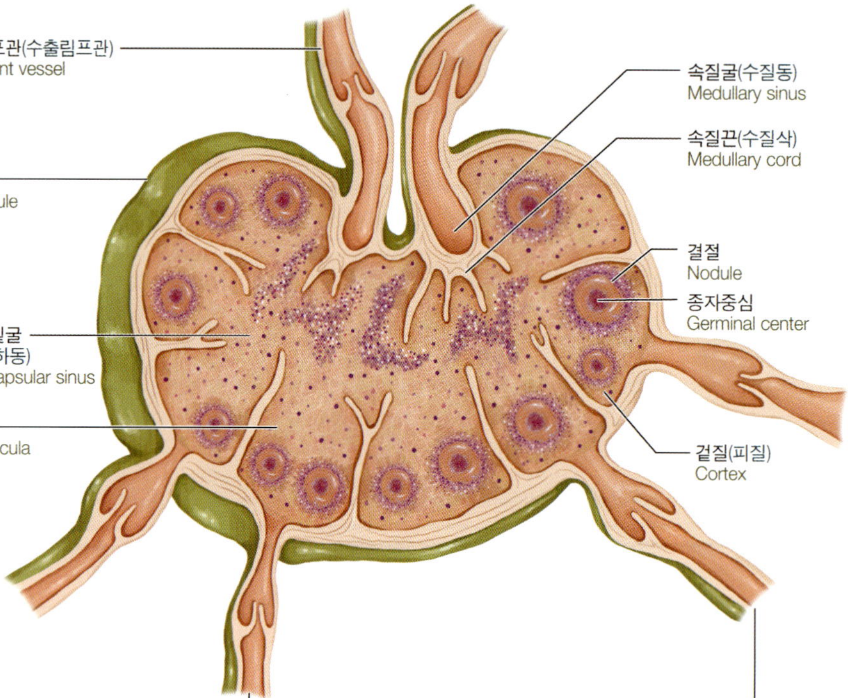

그림 7-14 림프절

활성화된 B 림프구는 림프모세포(lymphoblast)를 발현시키고, 림프모세포 중 일부는 더욱 분화하여 형질모세포(plasmablast)가 된다. 형질모세포는 보통의 림프구에 비해 세포질이 풍부하고 과립세포질세망(조면소포체, rough Endoplasmic Reticulum; rER)이 크다. 형질모세포는 다시 빠르게 분열하기 시작하여 형질세포(plasma cell)가 된다. 형질세포는 초당 2,000개 정도의 면역글로불린을 생산해내서 혈관 속으로 내보낸다.

림프모세포 중 형질세포로 분화하지 않은 세포는 원래의 B 림프구와 비슷한 세포로 분화한다. 이들 세포는 기억 B 림프구(memory B lymphocyte)라고 불리며 같은 항원에 다시 노출되었을 때를 대비해서 온 몸의 림프조직으로 퍼진다. 기억세포의 존재 덕분에 신체는 같은 항원에 다시 노출되었을 때 더 신속하고 강한 면역반응을 보일 수 있다.

(2) T 림프구

T 림프구 역시 B 림프구와 비슷한 방식으로 활성화되고 증식한다. 조직에서 항원을 섭취한 큰포식세포 등의 항원 제시 세포에 의해 항원을 제시받는다. T 림프구는 항체와 비슷한 모양의 세포막 단백질인 항원결합체를 통해 이 항원을 인식하고 활성화 된다. 그러면 일부는 기억 T 림프구로서, 일부는 활성화된 T 림프구로서 혈액을

순환한다. T 림프구의 종류에는 크게 3가지가 있어 면역을 조절한다.

첫 번째는 보조 T 세포(helper T cell)이다. T 림프구 중 가장 많은 비율인 75% 이상을 차지한다. 림포카인(lymphokine)이라는 물질을 통해 다양한 면역반응과 다른 면역세포의 성장을 조절한다. 림포카인에는 인터류킨(interleukin)과 인터페론(interferon)이 포함된다.

림포카인을 통해 보조 T 세포는 다른 종류의 T 세포인 세포독성 T 세포(cytotoxic T cell)와 억제 T 세포(suppressor T cell)의 성장을 촉진한다. 또, B 림프구를 자극해 항체를 생성할 수 있는 형질세포로 분화시킨다. 이 외에도 큰포식세포를 활성화시켜 화학주성을 따라 이끌려가는 큰포식세포가 더 효율적으로 탐식작용을 할 수 있도록 돕는다. 이는 큰포식세포의 이동을 잠시 정지시키거나 지연시켜 큰포식세포가 모여 한꺼번에 탐식작용을 수행하도록 한다. 마지막으로 인터류킨-2를 통해 자기 자신을 활성화시키기도 한다.

두 번째는 세포독성 T 세포(cytotoxic T cell)이다. 이 세포는 직접적인 공격기능을 가진 세포이다. 세포막에 항원이나 특정 세포에 결합할 수 있는 특이 수용체를 가지고 있어 강하게 결합할 수 있다. 결합한 후에는 퍼포린(perforin)이라는 단백질을 내보내 상대편 세포막에 커다란 구멍을 만든다. 세포막에 구멍이 생긴 세포는 순간적으로 사이질액이 유입되어 세포가 사멸된다. 세포독성 T 세포는 세포의 사멸을 유도하고 다시 떨어져 다른 세포에 다시 결합할 수 있다. 조직 내의 세포독성 T 세포는 수개월까지도 유지되면서 기능을 한다.

이 세포는 특히 바이러스에 감염된 세포에 적절하게 작용하는데, 바이러스에 감염된 세포는 특이적인 세포막 단백질을 형성해 세포막에 표현하고 세포독성 T 세포는 이를 인식해 결합하고 세포를 공격함으로서 바이러스가 더 이상 증식할 수 없도록 한다. 이 외에도 암세포나 외부에서 이식된 세포의 죽음에 세포독성 T 세포가 깊게 관여한다.

마지막으로 억제 T 세포(supressor T cell)이다. 이 세포에 대해서는 자세히 알려진 바가 많지 않으나 자신을 제외한 보조 T 세포나 세포독성 T 세포의 기능을 억제함으로서 과다한 면역반응을 조절한다고 알려져 있다.

(3) 항체와 보체(Antibody and complement)

항체는 가변부(variable portion)를 통해 항원과 결합할 수 있다. 항원과 결합한 항체는 직접 항원을 무력화시키거나 보체계(complement system)를 활성화시켜 항원을 무력화시킬 수 있다.

항체는 2개 이상의 항원과 결합함으로서 항원들을 응집(agglutination)시킨다. 응집된 항원은 제 기능을 잃고 불활성화된다. 응집되면서 항원-항체 복합체(antigen-antibody complex)는 점점 커지고 침전(precipitation)된다. 또, 어떤 항체는 항원의 독성부위를 중화(neutralization) 시킬 수도 있고, 강한 항체는 세포벽을 직접 용해(lysis)시킬 수도 있다.

항원과 항체가 결합해 항원-항체 복합체를 형성하면 보체(complement)가 결합해 반응을 일으킬 수 있다. 보체는 혈장에 존재하는 단백질로 총 20여 개의 보체단백질과 그 단백질들의 작용을 보체계라고 한다. 그림과 같이 보체 단백들이 차례로 결합되고 활성화되면서 면역반응을 이끌어낸다(그림 7-15).

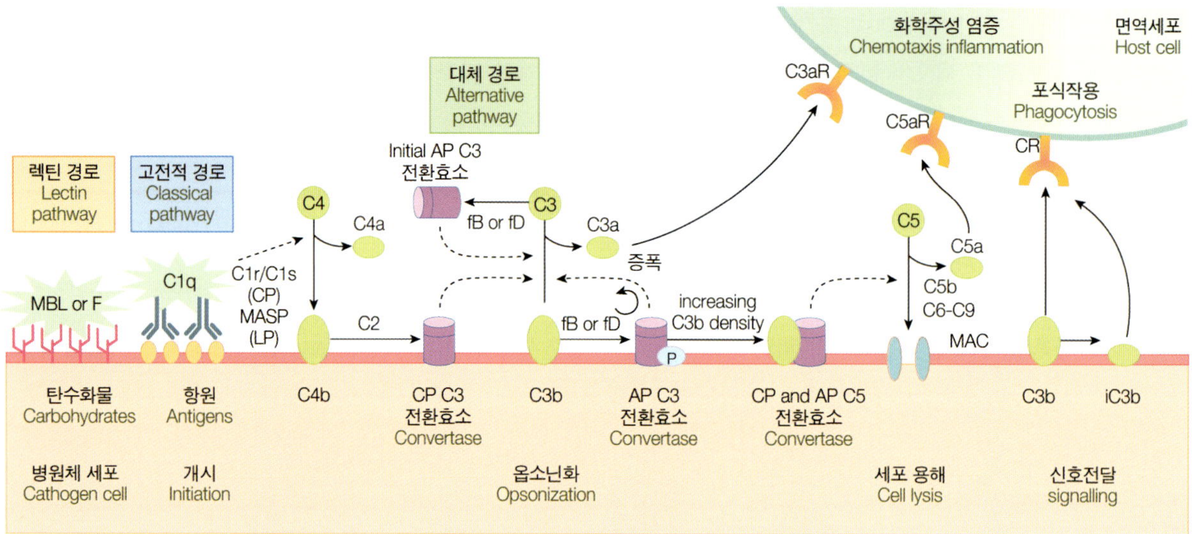

그림 7-15 보체계

보체 C3가 분해되어 활성화된 C3b는 호중구나 큰포식세포 등의 탐식작용을 할 수 있는 세포들이 더 쉽게 탐식을 할 수 있도록 하고 이를 옵소닌화(opsonization)라고 한다. 또, 막공격복합체(Membrane Attack Complex, MAC)를 형성해 세포막에 구멍을 낼 수도 있다. 보체가 활성화되면서 항원의 표면을 변화시켜 항원끼리 서로 응집되도록 하기도 하고 어떤 바이러스의 경우 보체에 의해 구조가 변형되어 중화될 수도 있다. 이 외에도 염증반응을 일으키기도 하고 화학주성(chemotaxis)을 띄기도 한다.

3) 예방접종과 수동면역(Vaccination and passive immunity)

후천면역은 항원과 처음 접한 후 생기고 다시 같은 항원에 민감화(감작, sensitization)되었을 때 더 빠르고 강한 반응으로 항원을 몸에서 제거한다. 이런 반응을 이용해 독성을 없앤 항원을 몸에 주입함으로서 항원에 대한 면역력을 얻는 방법을 예방접종이라고 한다. 이때 사용되는 항원은 원인균을 물리, 화학적 방법으로 사멸시킨 항원이나, 독소에 처리를 가한 변형 독소 등이 이용된다. 백신을 통한예방접종은 일종의 능동면역이다. 이와 반대되는 개념으로 수동면역(passive immunity)이라는 것이 있다. 수동면역은 능동면역처럼 항원을 주입해서 신체가 면역세포를 활성화시켜 스스로 면역력을 얻게 하는 것이 아니라, 항원에 대한 항체, 활성화된 T 세포 등을 주입해서 일시적으로 면역력을 주는 것이다. 항체는 체내에서 2~3주간 머물 수 있어 그 동안 항원에 대한 면역력을 얻을 수 있다. 면역체계에 이상이 있어 능동면역을 획득할 수 없는 경우 유용하게 사용할 수 있다.

4) 알러지(Allergy)

면역체계는 항원에 반응한다. 대부분의 경우에는 항원이 실제로 우리 몸에 미치는 부정적인 영향을 제거함

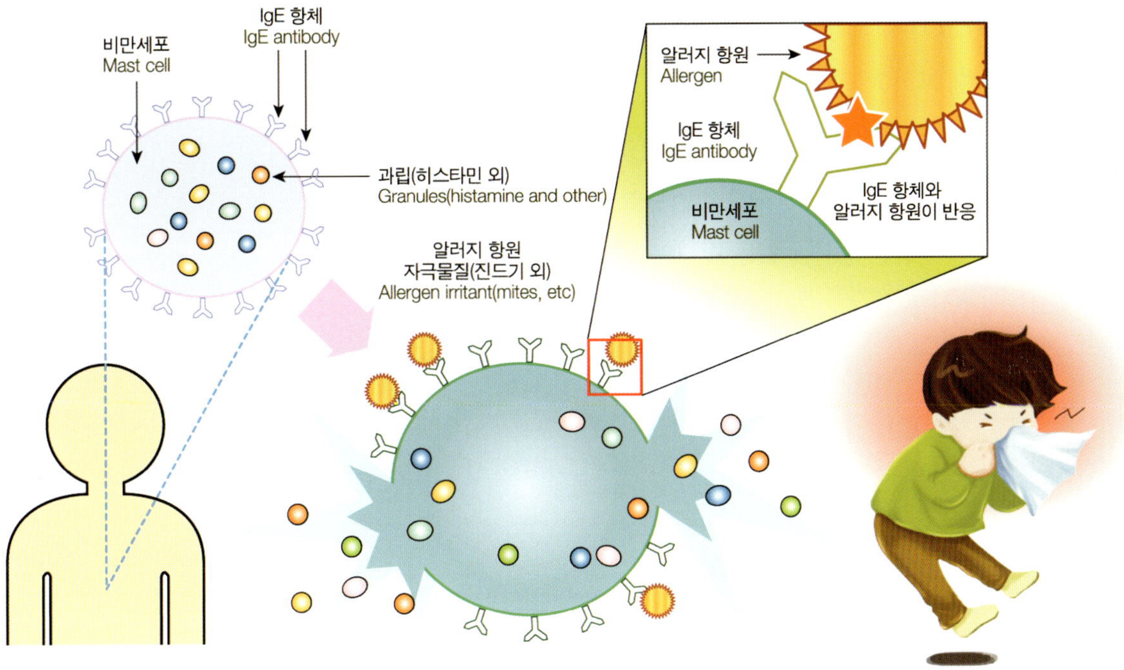

그림 7-16 알러지 반응

으로서 우리 몸을 이롭게 하지만, 어떤 경우 우리 몸에 부정적 영향을 끼치지 않는 항원에 대해 예민하게 반응해 오히려 면역체계가 우리 몸을 공격 경우가 있다. 이런 경우를 알러지(allergy), 과민반응(hypersensitivity)이라고 한다(그림 7-16).

알러지 반응은 면역글로불린 중 IgE와 비만세포, 호염구와 관련이 있으며, 이 세포들이 분비하는 헤파린이나 히스타민이 알러지 증상을 주로 일으킨다고 알려져 있다. 알러지 반응이 심하거나 많은 항원에 갑작스럽게 노출되면 과민증(anaphylaxis)이 생길 수 있다. 전신적인 알러지 반응이 일어나 혈관이 확장되고 혈장이 조직으로 빠져나가 순간적으로 혈압이 떨어지고, 세기관지의 수축이 일어나 질식에 빠지게 된다. 두드러기(urticaria)나 천식(asthma)이 대표적인 알러지에 의한 질환이다.

7 혈액형

사람의 혈액은 제각각 다른 항원성과 면역성을 갖고 있다. 혈구세포의 표면에는 적어도 400가지의 항원이 발견되었다. 이 항원을 응집원(agglutinogen)이라고 하고 항원에 대한 항체를 응집소(agglutinin)라고 한다. 응집원의 종류는 다양하지만 그 중 수혈부작용을 일으킬 만큼 강한 항원성을 띄는 것은 A, B 응집원과 Rh응집원 두 가지가 있다.

1) ABO식 혈액형

부모로부터 한 짝씩 물려받아 한 쌍이 되는 유전자에 의해 ABO혈액형이 결정된다. 유전자는 A형, B형, O형이 존재하고 O형의 경우는 항원을 만들지 않는데 비해 A형과 B형은 강력한 항원을 적혈구 표면에 만들어낸다.

세 가지 항원이 한 쌍으로 조합되기 때문에 가능한 경우의 수는 AA, AB, AO, BB, BO, OO 여섯 가지가 있다. 이 때 O형이 두 개 조합되면 항원이 없는 상태로 혈액형 O형이 된다. AA, AO형은 적혈구 표면에 A형 항원이 만들어져 혈액형 A형이 되고, BB, BO형은 B형, AB형은 표면에 A형 항원과 B형 항원이 다 만들어져 AB형 혈액형이 된다(그림 7-17). 응집원에 대응하는 응집소는 혈장에 항체로 존재한다. A형 응집원만을 가진 사람은 B형 응집원에 결합하는 항 B응집소를 가지고 있고, B형 응집원만을 가진 사람은 항 A 응집소를 가지고 있다. 응집원이 없는 혈액형 O형은 항 A 응집소와 항 B 응집소를 다 가지고 있고 A형과 B형 응집원을 다 가지고 있는 혈액형 AB형은 응집소를 가지고 있지 않다. 따라서 같은 ABO혈액형끼리는 수혈이 가능하고, AB형은 모든 혈액을 받아들일 수 있으며 O형은 모든 혈액형에게 수혈을 해 줄 수 있다.

응집소 역시 다른 항체들과 마찬가지로 면역글로불린(immunoglobulin)이다. 면역글로불린중 단량체(monomer)인 IgG와 오합체(pentamer)인 IgM이 대부분이다. 출생 직후 응집소의 역가(titer)는 거의 0이지만, 생후 2~8개월 동안 생산이 시작된다. 각각의 혈액형에 맞는 응집소가 생산되기 시작하여 8~10세때 최대 역가에 도달하고 이후에는 천천히 감소하게 된다. 면역글로불린은 Y자 모양으로 생겨서 하나의 항체가 두 개의 항원에 결합할 수 있다. 따라서 서로 다른 혈액이 섞이게 되면 항원-항체 반응이 일어나 혈액이 서로 엉기게 되고 이 현상을 응집이라고 한다.

혈액형을 검사할 때는 항A응집소와 항B응집소에 혈액을 떨어뜨려 응집이 일어나는지 확인한다. 항A응집소와 항B응집소 양쪽에서 혈액의 응집이 일어난다면 AB형 혈액형일 것이다. 항A응집소에서만 응집이 일어나면 A형, 항B응집소에서만 응집이 일어나면 B형이고 응집이 일어나지 않으면 O형 혈액형임을 의미한다.

혈액형(유전형질) Blood type(genotype)	A형(AA, AO)	B형(BB, BO)	AB형(AB)	O형(OO)
적혈구 표면 단백질 (표현형질) Red blood cell surface protein(phenotype)	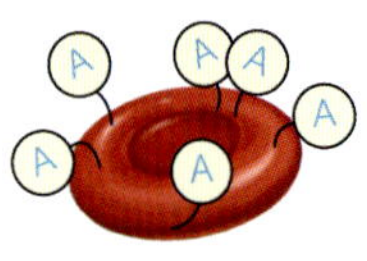 A 응집원만 존재	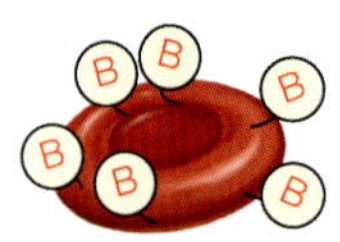 B 응집원만 존재	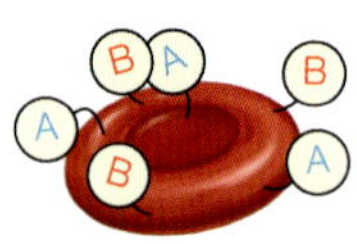 A, B 응집원 모두 존재	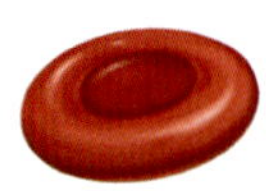 응집원 없음
혈장 항체(표현형질) Plasma antibodies (phenotype)	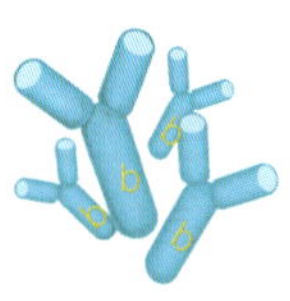 b 응집소만 존재	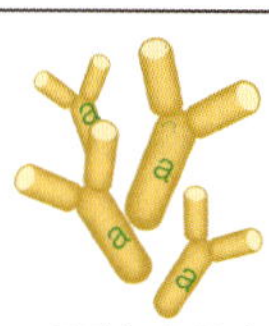 a 응집소만 존재	NONE 응집소 없음	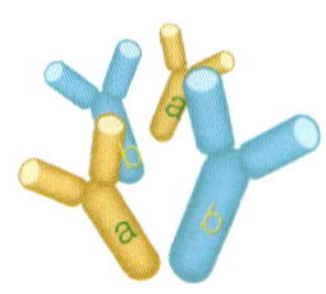 a, b 응집소 모두 존재

그림 7-17 혈액형

2) Rh혈액형

ABO혈액형 뿐 아니라 Rh혈액형도 수혈을 할 때 고려해야할 사항이다. Rh혈액형은 C, c, D, d, E, e의 여섯 가지 항원이 존재한다. ABO혈액형과는 달리 응집원에 대한 응집소가 자연적으로 생기지 않고 여타 후천면역처럼 다른 응집소에 대해 노출된 경험이 있을 때 항체가 생성된다. 여섯 가지 항원 중에서 D가 가장 흔하게 나타난다. D항원이 있으면 d항원이 없고, d항원이 있으면 D항원이 없다. 다른 종류에 대해서도 마찬가지여서 C항원이 있으면 c항원이 없고, E항원이 있으면 e항원이 없는 식이어서 C−c, D−d, E−e 세 쌍의 항원 중 한 짝씩만을 가지고 있다. 이때 흔히 고려하는 사항은 D−d항원이다. D항원이 있는 경우 Rh양성이라고 하고 d항원이 있는 경우 Rh음성이라고 한다. Rh양성인 사람은 Rh양성, 음성의 모든 혈액을 받아들일 수 있지만 Rh음성인 사람은 Rh음성인 혈액만을 수혈 받을 수 있다. Rh음성인 사람이 Rh양성인 혈액형을 수혈 받으면 ABO혈액을 잘못 수혈했을 때처럼 응집과 용혈반응이 나타나게 된다. 다만 처음 Rh양성에 노출된 경우 ABO혈액형의 경우처럼 즉각적인 거부반응이 나타나지는 않고, 2~4주 동안 천천히 항체를 생성해 반응을 일으킨다. 잘못 수혈 받은 혈액은 생성된 항원에 의해 응집을 일으키고 그물내피계통(망상내피계)에 의해 제거된다. 하지만 이미 항체가 생성된 상태에서 다시 한번 잘못된 혈액을 수혈받으면 그 때는 즉시 거부반응이 심각하게 일어난다. 태아가 가지고 있는 Rh항원은 태반을 통해 자신을 품고 있는 어머니에게 전달될 수 있다. 만약 어머니가 Rh음성이고 뱃속의 태아가 Rh양성인 경우, 어머니가 Rh항원에 처음 노출된 상황에서 천천히 Rh항원에 대한 항체를 만든다. 첫 노출의 경우 보통은 태아에게 해가 될 정도로 많은 양의 항체가 만들어지진 않고 태아는 정상적으로 출산된다. 하지만 한번 항원에

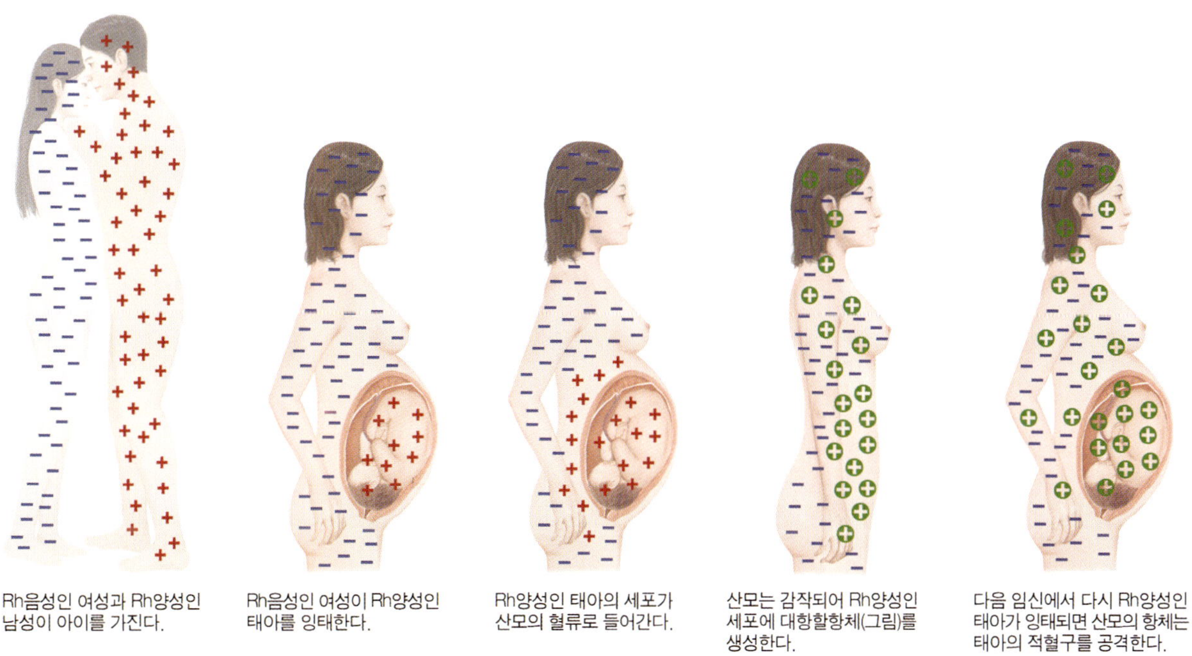

그림 7-18 Rh면역

노출된 어머니가 다시 한번 Rh양성인 태아를 임신할 경우 이미 생성되어 있는 Rh항체와 급격히 생성되는 Rh항체가 태반을 통해 태아에게 넘어갈 수 있다. 이 경우 Rh항체에 의해 태아의 혈액이 응집되고 파괴된다 (그림 7-18).

파괴된 혈액에서 헤모글로빈(hemoglobin)이 나와 분해되어 빌리루빈이 되고 태아의 조혈체계는 파괴된 혈액을 만들어 내느라 생산 속도를 높인다. 따라서 적혈구모세포(erythroblast)를 포함한 미성숙한 세포들이 골수에서 순환계로 나오게 되고 이를 태아적모구증(erythroblastosis fetalis)이라고 한다. 이를 예방하기 위해서 Rh음성인 산모가 Rh양성인 태아를 임신한 경우 Rh항원이 어머니에게 전달되기 전에 미리 로감(Rho GAM)이라는 인공 Rh항체를 산모에게 주입해 산모가 Rh항원에 민감화(감작, sensitization)되는 것을 막는다.

3) 수혈 부작용

잘못된 혈액이 수혈될 경우 공여자(donor)의 혈구에 있는 응집원과 수용자(recipient)의 혈장에 있는 응집소가 반응해 응집반응이 일어난다. 물론 공여자의 혈장에 있는 응집소과 수용자의 혈구에 있는 응집원이 반응을 일으킬 수도 있지만 일반적으로 수혈되는 혈액의 양이 총 혈액량에 비해 미미하기 때문에 공여자 혈액의 혈장이 희석되어 반응이 제대로 일어나지 않거나 크게 문제되지 않는 수준에서 일어난다.

응집된 혈액은 즉시, 혹은 포식 작용에 의해 지연되어 용혈(hemolysis)된다. 용혈이 일어나면 적혈구의 수가 감소하고 혈구 내에 있던 물질들이 혈장으로 유리되면서 순환성 쇼크나 급성신부전(급성콩팥기능상실, acute renal failure), 황달(jaundice) 등이 일어날 수 있다.

4) 조직이식

신체조직의 일부나 장기를 이식하는 조직이식(tissue transplantation)이나 장기이식(organ transplantation)은 이미 널리 이용되고 있다. 이중 자신의 조직을 스스로에게 이식하는 것을 자가이식(autograft)라고 하고, 유전정보가 동일한 일란성 쌍생아간의 이식을 동계이식(syngraft), 사람－사람간의 같은 종(species)간의 이식을 동종이식(allograft), 서로 다른 종간의 이식을 이종이식(heterograft, xenograft)라고 한다. 자가이식이나 동계이식은 공여자와 수용자의 유전정보가 같고 항원도 같기 때문에 성공적인 이식을 기대할 수 있다. 이종이식의 경우는 특별한 관리가 없다면 면역반응에 의해 이식 조직의 생착이 불가능하다. 동종이식이 현재 가장 많이 이용되고 있는 방법이지만 같은 종이라도 항원이 서로 다르기 때문에 이를 극복하기 위한 방법들이 연구되고 있다. 수혈 부작용을 일으킬 수 있는 응집원들은 조직세포에도 풍부하게 분포하고 있다. 또한 사람백혈구항원(Human Leukocyte Antigen, HLA)이라는 6개의 항원이 조직세포에 있어 면역거부반응을 일으킬 수 있다. 사람백혈구항원은 150여 개의 항원 중에 6개가 표현되어 가능한 조합의 수가 매우 많다. 하지만 개중 강한 항원성을 띄지 않는 것을 무시하고 6개 중 일부만 일치시켜 조직이식을 수행함으로서 위험성을 낮출 수 있다. 또한 부신겉질호르몬(glucocorticoid)이나 사이클로스포린(cyclosporine) 등의 면역억제제를 복용함으로서 이식거부를 예방하거나 줄일 수 있다.

- 정상적인 성인의 혈액량은 체중의 약 7%로, 4~6L 정도이며 크게 혈구(45%)와 혈장(55%)으로 나눠게 된다. 혈구는 적혈구, 백혈구, 혈소판으로 구성되며, 혈장은 약 90%의 물과 10%의 혈장단백질, 전해질, 비타민 등을 포함하고 있다. 혈장단백질은 알부민 55%, 글로불린 38%, 섬유소원 7%의 비율로 구성되어 있으며, 그 외 산소, 이산화탄소 등의 기체도 함께 녹아있다.
- 적혈구는 혈액의 40% 정도로 가장 많은 비율을 차지하고 있으며, 혈액 1mL당 약 450~580만개가 존재한다. 가운데 부분이 오목하게 들어간 도넛모양의 납작한 원반 형태를 가지고 있으나 직경이 좁은 모세혈관을 지날 때는 조금 더 길쭉하게 변해 통과할 수도 있는 유연성을 가졌다. 적혈구는 골수의 CFU-E로부터 만들어져 풋적혈구모세포가 되고 분화적혈모구의 단계를 거쳐 그물적혈구라는 미성숙한 형태로 혈액에 방출되지만 모세혈관으로 나와 1~2일이 지나면 우리가 알고 있는 적혈구의 모양을 갖춘다. 적혈구의 주요 기능은 산소를 허파에서 조직으로 운반하고, 체내 산소 농도 조절에 기여하며, 많은 탄산탈수효소가 있어서 산-염기 조절에 완충작용을 한다.
- 백혈구는 외부의 병원체에 대항하기 위한 세포들로 병원체를 탐식하고, 병원체에 맞는 항체를 분비하여 항원-항체반응을 통해 파괴시키거나 무력화시키는 역할을 한다. 조직으로 박테리아나 이물질이 들어오면 시토카인이 분비되어 염증세포들을 끌어 모으고 가장 먼저 반응하는 호중구(54~62%), 알레르기 반응에서 헤파린, 히스타민, 세로토닌을 방출을 돕고 염증반응을 활성화 시키는 호산구(1~3%), 비만세포와 더불어 염증매개물질인 헤파린과 히스타민을 혈중으로 방출시키는 호염구(0.5~1%), 조직 속으로 들어와 성숙하게 되면 큰포식세포가 되는 단핵구(2~8%), 인체의 일차적인 침입을 막는 물질을 생성하며, T-림프구, B-림프구, 자연살해세포가 있는 림프구(25~33%) 5가지로 분류된다.
- 혈소판은 골수의 다기능성 줄기세포로부터 시작하여 거대핵세포로 분화한 뒤 혈소판으로 성숙되며, 혈소판생성인자(thrombopoietin)에 의해 거대핵세포를 자극하여 생성한다. 혈액의 응고기전에 중요한 역할을 하며, 세로토닌을 분비해 손상된 부위에 국소적으로 혈관을 수축시켜 출혈량을 감소시킨다.
- 혈액응고에는 내인성 응고 경로와 외인성 응고 경로가 있다. 내인성 응고 경로는 손상된 혈관의 콜라겐과 혈소판이 접촉해 해그먼 인자가 활성화되면서 외인성 응고 경로는 손상된 조직에서 분비되는 조직 트롬보블라스틴에 의해 시작된다. 두 경로는 공통적으로 응고인자 X를 활성화시키고, 이는 다시 칼슘이온과 인지질의 도움을 받아 혈장단백질인 프로트롬빈을 트롬빈으로 전환시킨다. 트롬빈은 섬유소원을 섬유소로 바꾸는데, 섬유소는 실 같이 생겨 손상된 조직에 달라붙어 그물망을 형성하고 핏덩이가 생성되어 손상된 부분이 메워지게 된다. 핏덩이가 생기고 몇 시간 안에 혈소판의 작용으로 섬유아세포가 이동하고 손상된 조직이 모두 회복되어 섬유조직이 생성될 때까지 계속된다.

- 면역은 외부의 유해한 물질에 대한 반응으로 우리 몸을 지키기 위한 기전이다. 피부의 결합조직에 의한 외부 침입의 방지, 위장관의 산이나 소화효소에 의한 무력화도 면역의 일부이며 태어날 때부터 가지고 있어 선천면역이라 한다. 병원균이나 유해물질에 노출된 후에 생성되는 면역으로 느리지만 선천면역보다 특이적이고 강력해 우리 몸의 면역 대부분을 차지하는 면역을 후천면역이라 한다.
- 혈액형은 항A응집소와 항B응집소 양쪽에서 혈액의 응집이 일어난다면 AB형 혈액형, 항A응집소에서만 응집이 일어나면 A형, 항B응집소에서만 응집이 일어나면 B형이고 응집이 일어나지 않으면 O형 혈액형임을 의미한다.

08

C·H·A·P·T·E·R

호흡생리

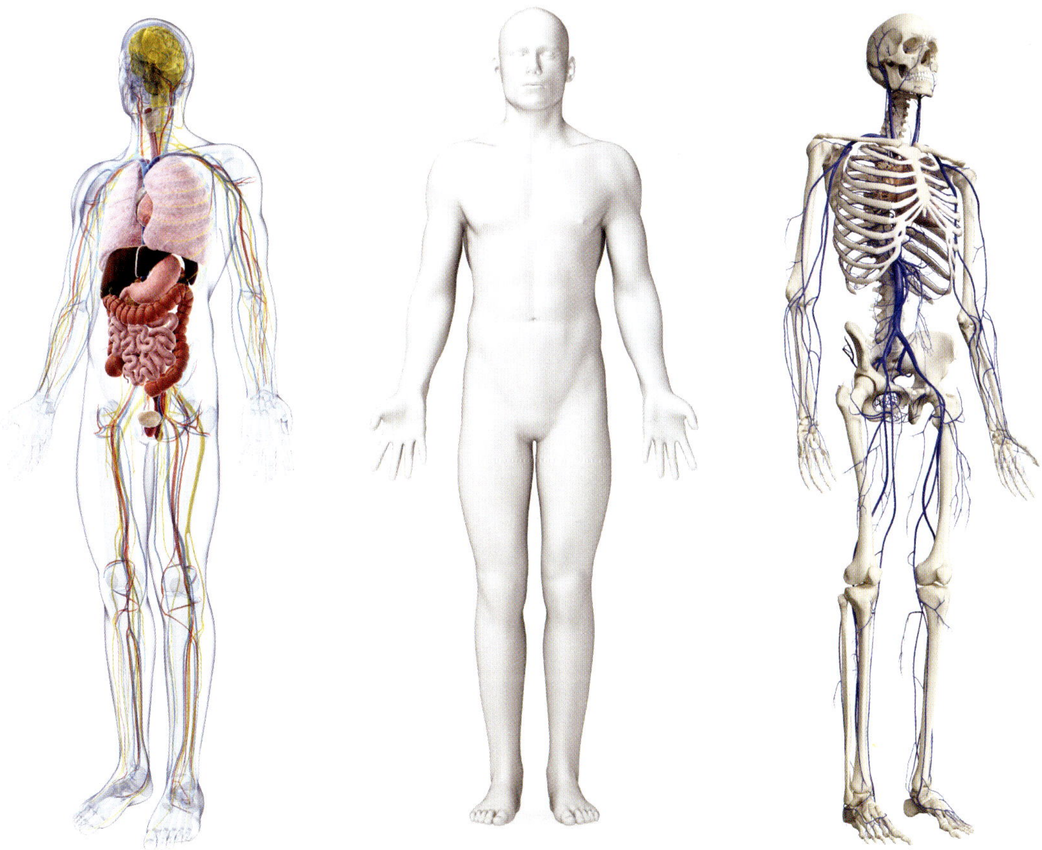

학·습·목·표

1. 호흡의 구조와 역학을 이해하고 설명할 수 있다.
2. 허파순환을 이해하고 허파꽈리에서 일어나는 기체교환 기전을 설명할 수 있다.
3. 혈액에 의한 기체운반을 이해한다.
4. 산소해리 곡선을 이해하고 기전을 설명할 수 있다.

핵·심·용·어

- 기관(trachea)
- 세기관지(bronchiole)
- 기관지(bronchus)
- 온허파용량(총폐용량, total lung capacity)
- 남은공기량(잔기량, residual volume)
- 일회호흡량(일회호흡용적, tidal volume)
- 들숨용적(흡기용적, inspiratory capacity)
- 폐활량(vital capacity)
- 무용공간(사강, dead space)
- 표면활성제(surfactant)
- 산소해리곡선(oxygen dissociation curve)
- 허파꽈리(폐포, alveolus)
- 기능적 잔기용량(functional residual capacity)
- 날숨예비량(예비호기량, expiratory reserve volume)
- 들숨예비량(예비흡기량, inspiratory reserve volume)
- Ⅰ형 허파꽈리세포(Ⅰ형 폐포세포, type Ⅰ alveolar cell)
- Ⅱ형 허파꽈리세포(Ⅱ형 폐포세포, type Ⅱ alveolar cell)

CHAPTER 08 호흡생리

세포는 대사활동을 하고 살아나가기 위해 에너지를 필요로 한다. 산소를 이용한 에너지 생산은 효율적이어서 우리 몸 대부분의 세포가 산화작용을 통해 에너지를 얻는다.

호흡기계(respiratory system)는 호흡(respiration)을 통해 세포가 필요로 하는 산소를 공급해주고 대사 결과 생긴 이산화탄소를 조직으로부터 받아 밖으로 내보내는 역할을 한다. 허파(폐, lung)의 허파꽈리(폐포, alveolus)에서 대기와 혈액사이의 기체교환을 바깥호흡(외호흡, external respiration) 혹은 허파호흡(폐호흡, pulmonary respiration)이라 하고, 기체를 교환한 혈액이 세포에 산소를 공급하고 이산화탄소를 받아온다. 세포가 산소를 이용해 에너지를 생산해내고 부산물로 이산화탄소가 생성되는 과정을 속호흡(내호흡, internal respiration) 혹은 세포호흡(cellular respiration)이라고 한다. 일반적으로 말하는 호흡은 코에서 허파꽈리까지 공기가 들어와 허파꽈리에서 산소교환이 일어나는 바깥호흡을 말한다.

1 호흡기계의 구조와 역학

호흡기계는 코에서 시작하여 코안(비강, nasal cavity)을 거쳐 인두(pharynx), 후두(larynx), 기관(trachea), 기관지(bronchus), 세기관지(bronchiole)를 거쳐 허파꽈리(폐포, alveolus)까지 이어진다. 실제로 공기와 혈액사이 기체교환이 일어나는 부분은 허파꽈리이고 이 부분을 호흡구역(respiratory zone)이라 한다. 나머지 부분은 공기가 전달되는 통로로 전도구역(conducting zome)이라고 한다. 또, 호흡기계는 구조적으로 코안부터 후두까지를 ❶ 상기도(upper respiratory tract)라 하고, 후두부터 허파꽈리까지를 ❷ 하기도(lower respiratory tract)로 구분한다(그림 8-1).

1) 기관, 기관지 및 세기관지

기관부터 세기관지 까지는 공기가 전달되는 통로이다(그림 8-2). 코안과 인두, 후두를 포함한 전도구역은 공기를 허파로 전달하는 기능을 할 뿐 아니라 전달되는 공기를 체온과 같은 정도까지 따뜻하게 하고 습하게 만들어준다.

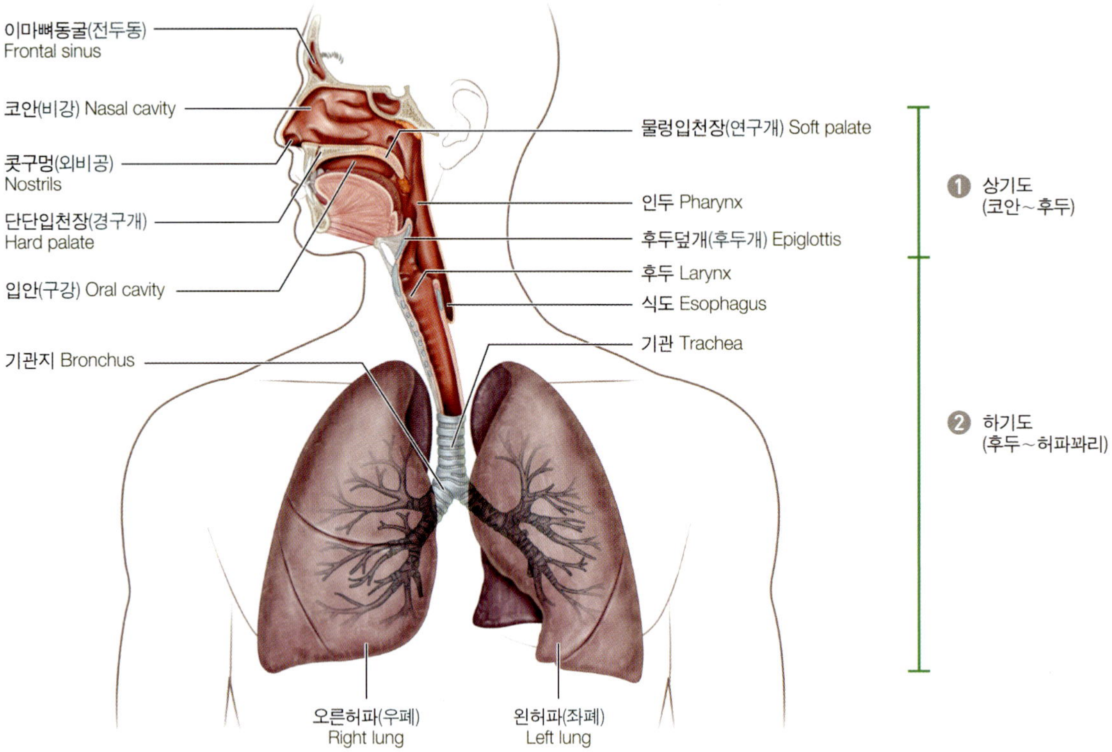

그림 8-1 호흡기계통

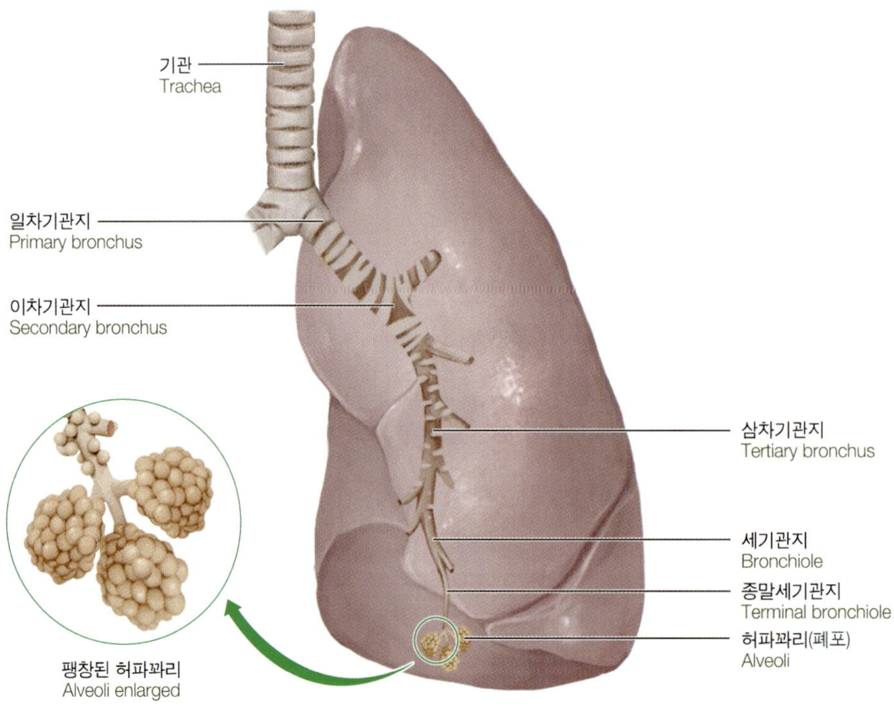

그림 8-2 기관, 기관지, 세기관지

기도의 벽에는 연골판(cartilage plate)이 존재해 내부 압력변화에도 상대적으로 일정한 직경을 유지하면서 기도가 닫히는 것을 막는다. 연골판은 기관부터 기관지까지 존재하고 직경이 1.5mm 보다 작은 세기관지에는 존재하지 않는다. 기도에는 민무늬근(평활근)이 존재해 수축할 수 있는 능력이 있으며, 섬모가 있는 상피세포와 점액을 분비하는 술잔세포가 있다. 술잔세포에서 점액을 분비해 공기에 포함된 먼지 같은 작은 이물질을 걸러낸다. 상피세포는 속공간 쪽 세포막에 풍부하게 존재하는 섬모(cilia)를 이용해 점액을 밖으로 천천히 밀어낸다. 이런 기능 덕분에 직경 6μm가 넘는 큰 입자는 허파꽈리까지 도달할 수 없다.

2) 허파와 호흡을 통한 기체교환

(1) 허파(폐, lung)

허파는 양쪽 가슴안(흉강, thoracic cavity)에 존재하는 반 원뿔 모양의 부드러운 기관이다. 허파는 척추뼈(vertebra)와 복장뼈(흉골, sternum), 갈비뼈(늑골, rib)로 둘러싸여 있다. 이 뼈들과 뼈 사이의 연부조직을 흉곽(thoracic cage)이라고 한다. 허파와 흉곽은 연속성이 있는 얇은 막으로 둘러싸여 있는데 이 막을 가슴막(흉막, pleura)이라고 한다. 가슴막은 허파를 겉으로 감싸고 있고 또, 흉곽의 안쪽 면을 따라 붙어 있어 마치 허파를 두겹으로 감싸고 있는 듯한 모양을 하고 있다. 허파 쪽 가슴막을 ❶ 허파쪽가슴막(내장측흉막, visceral pleura)이라 하고 흉곽 쪽 가슴막을 ❷ 벽쪽가슴막(벽측흉막, parietal pleura)이라 한다. 가슴막은 액체가 생산되고 흡수되어 호흡하는 과정에서 마찰을 줄여주는 역할을 하고 이 액체가 머무는 공간을 ❸ 가슴막안(흉막강, pleura cavity)이라 한다(그림 8-3).

허파는 양쪽 각각 3억 개 정도의 허파꽈리로 구성되어 있으며 이 허파꽈리 하나의 지름은 0.25~0.5nm로 작지만 허파꽈리의 총 표면적은 70~90m^{2}으로 굉장히 넓다. 넓은 표면적을 통해 효율적인 기체교환이 이루어질 수 있다.

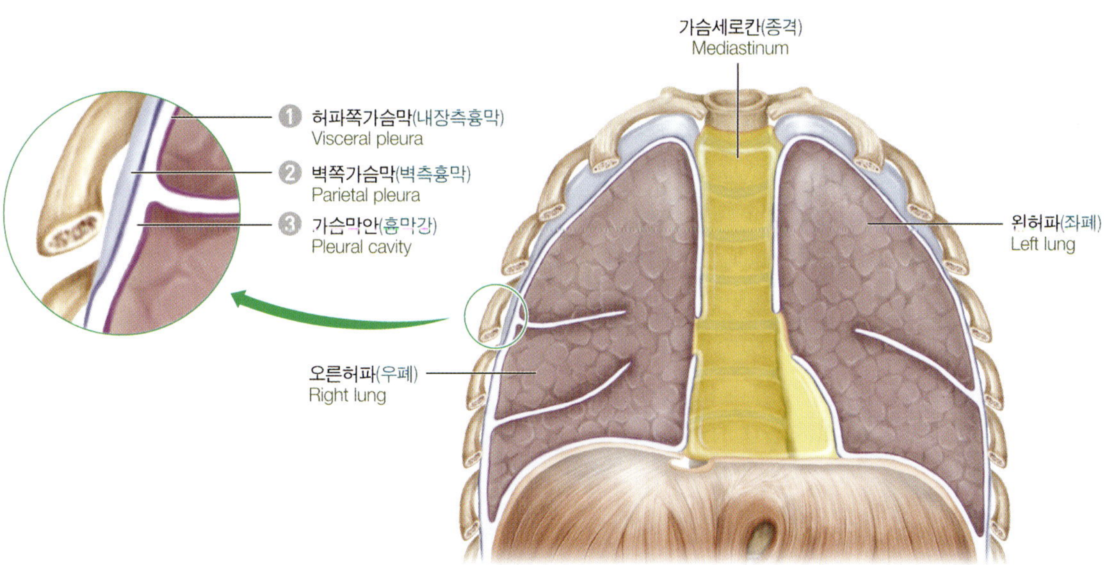

그림 8-3 가슴막

허파꽈리의 상피세포 대부분(95%)은 ❶ Ⅰ형 허파꽈리세포(Ⅰ형 폐포세포, type Ⅰ alveolar cell)로 구성되어 있다. 이 세포는 얇고 넓게 퍼져있어 기체교환에 유리한 환경을 만들어준다. 나머지는 ❷ Ⅱ형 허파꽈리세포(Ⅱ형 폐포세포, type Ⅱ alveolar cell)로 표면활성제(surfactant)를 분비해 호흡과정에서 허파꽈리가 완전히 닫히는 허탈(collapse)이 일어나지 않도록 하고, 적은 압력으로 허파꽈리가 쉽게 늘어날 수 있도록 해준다. 이 외에도 큰포식세포(대식세포, macrophage)가 존재해 허파꽈리까지 들어오는 미세한 외부물질을 탐식한다(그림 8-4).

허파꽈리는 종말세기관지(terminal bronchiole)와 연결되고 종말세기관지가 모여 세기관지, 세기관지가 모여 기관지, 기관지가 모여 기관이 되어 밖과 통한다. 양쪽으로 나뉜 허파 중 오른쪽 허파는 600~650g의 무게를 가지고 있고, 빗틈새(경사열, oblique fissure)와 수평틈새(수평열, horizontal fissure)에 의해 위엽(상엽, superior lobe), 중간엽(중엽, middle lobe), 아래엽(하엽, inferior lobe)의 3엽으로 나뉜다. 왼쪽 허파는 심장이 왼쪽으로 치우쳐 있어 오른쪽 허파보다는 작고 525~575g 정도의 무게를 가진다. 왼쪽 허파는 빗틈새에 의해 나뉘어 위엽과 아래엽의 2엽이 존재한다.

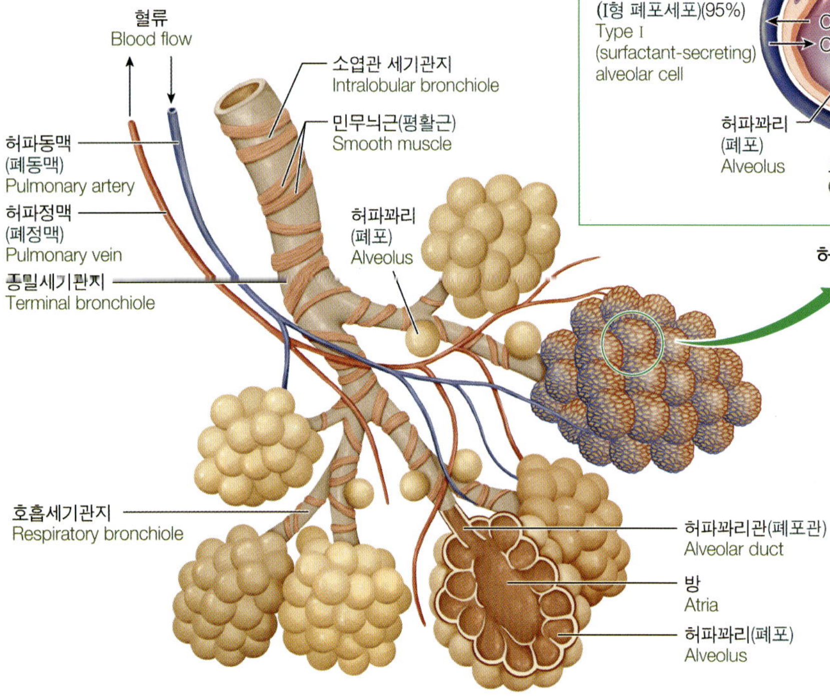

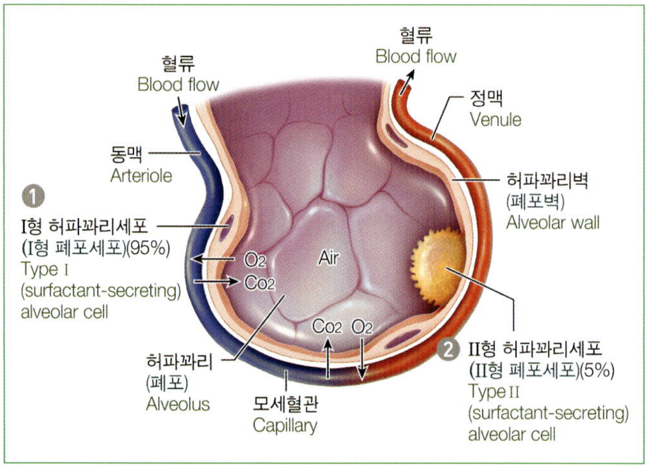

허파꽈리–가스교환

그림 8-4 허파꽈리의 구조

(2) 호흡을 통한 기체 교환

들숨 시 산소를 함유한 공기가 허파꽈리로 유입된다. 산소는 허파꽈리 기체교환에 의해 허파 모세혈관의 혈액으로 확산된다. 산소가 온몸순환(체순환)을 통해 온몸의 세포로 전달되고 모세혈관을 통해 온몸의 세포로 확산된다. 온몸에서 일어나는 기체 교환에 의해 이산화탄소가 모세혈관으로 확산되고 허파로 운반된다. 이산화탄소는 허파꽈리 기체교환에 의해 모세혈관에서 허파꽈리로 확산된다. 날숨 시 이산화탄소를 함유한 공기가 대기로 유출된다.

3) 허파환기의 역학

(1) 안정호흡근육

① 호흡 시 가슴안의 크기 변화

날숨(호기, expiration) 시에는 ❶ 가로막(횡격막, diaphragm)이 이완되어 가슴안의 수직 용적을 감소시키고, ❷ 바깥갈비사이근이 이완하면서 갈비뼈는 내려오고 복장뼈의 아래를 뒤쪽으로 당겨 가슴안의 가로 용적을 줄인다. 날숨은 허파에 있는 공기가 밖으로 나가는 과정으로 확장된 가슴이 원래 모양으로 돌아가려는 탄성반동(elastic recoil)이 주된 힘으로 작용한다. 하지만 빠르고 강한 날숨이 필요할 때는 배벽의 근육들이 수축하여 배안(복강, abdominal cavity)의 압력을 높이고 가로막을 들어 올리게 된다. 들숨(흡기, inspiration) 시에는 ❸ 가로

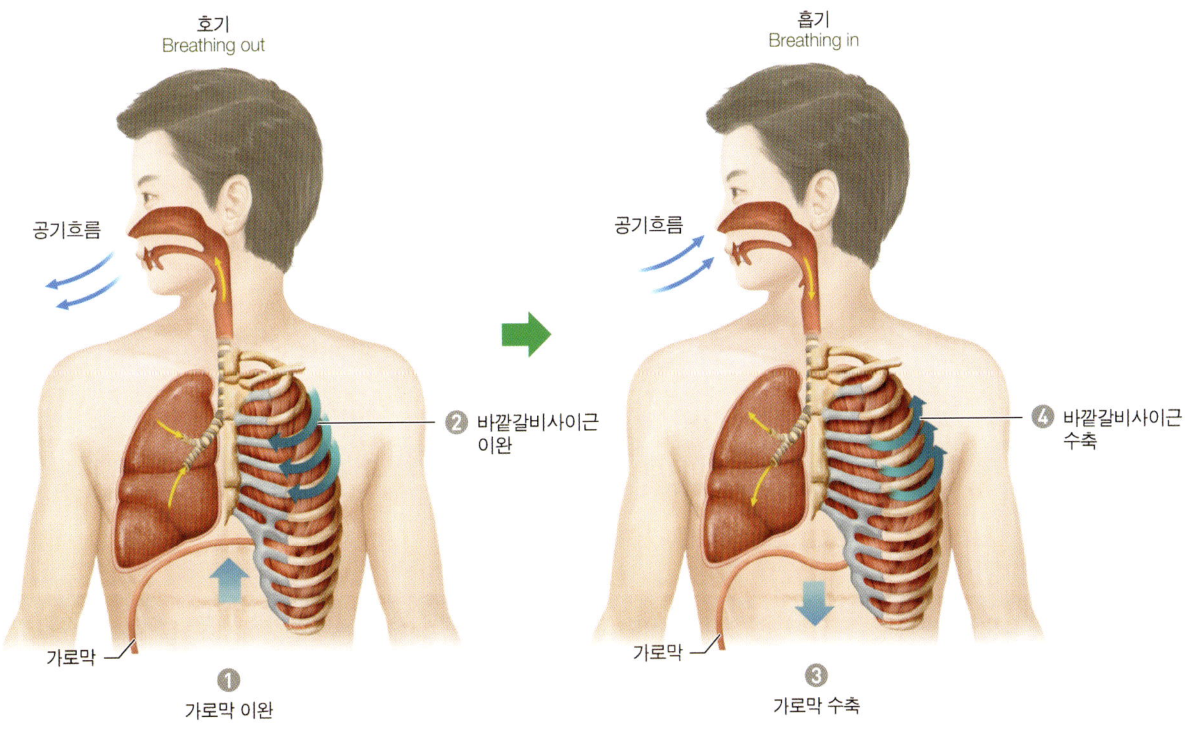

그림 8-5 가로막과 바깥갈비사이근

막(횡격막, diaphragm)이 수축하면서 아래로 내려와 가슴안의 수직 용적을 증가시키고, ❹ 바깥갈비사이근이 수축하면서 갈비뼈를 들어 올릴 뿐만 아니라 복장뼈의 아래를 앞쪽으로 밀어 가슴안의 가로 용적을 확장시킨다(그림 8-5).

② 호흡 시 부피와 압력

기압은 외부 환경에서 공기가 나타내는 압력을 의미한다. 1기압(atm)은 760mmHg이고, 허파 내 압력은 호흡과정에서 변화하므로 기압과 같거나, 높거나, 낮을 수 있다. 들숨 시 가슴안의 부피가 증가하고 압력이 감소하면 공기가 허파로 들어간다. 반대로 날숨에서는 가슴안의 부피가 감소하고 압력이 증가하여 공기가 허파에서 나오게 된다.

들숨 전 허파내압은 760mmHg이고 가슴막 안 내압은 756mmHg로 4mmHg 정도가 낮다.

- 들숨이 시작되면 가로막이 수축하면서 가슴안의 수직 크기는 증가하고 바깥갈비사이근이 수축하면서 수평크기 또한 증가한다.
- 가슴막 안의 부피는 증가하고, 가슴막 안 내압은 756mmHg에서 754mmHg로 감소한다.
- 허파꽈리의 용적은 증가하고, 허파내압은 760mmHg에서 759mmHg로 감소한다.
- 허파내압이 기압보다 낮아지면 두 압력이 같아 질 때까지 외부의 공기가 허파 안으로 들어온다. 이때 허파 안으로 들어오는 공기의 양은 0.5L 정도로 이를 일회호흡량이라 한다.

날숨 전 허파내압은 760mmHg이고 가슴막 안 내압은 754mmHg로 6mmHg 정도가 낮다.

- 날숨이 시작되면 가로막과 바깥갈비사이근이 이완하면서 가슴 안의 수직크기와 수평크기는 줄어든다.
- 가슴막 안의 부피는 감소하고 가슴막 안 내압은 754mmHg에서 756mmHg로 증가한다.
- 허파꽈리의 용적은 감소하고, 허파내압은 760mmHg에서 761mmHg로 증가한다.
- 허파내압이 기압보다 높아지면 두 압력이 같아 질 때까지 허파꽈리에서 내부의 공기가 외부로 나가게 된다. 이때 외부로 나가는 공기의 양은 0.5L 정도이다(표 8-1).

표 8-1 들숨과 날숨의 변화

기 관	들 숨	날 숨
가로막	수축	이완
바깥갈비사이근	수축	이완
허파, 가슴막안	부피증가 / 압력감소	부피감소 / 압력증가

4) 허파용적과 허파용량

허파(폐)로 유입되거나 유출되는 공기량을 폐활량계(spirometer)를 통해 측정할 수 있다(그림 8-6). 측정된 값은 용적(volume)과 용량(capacity)으로 나뉘는데, 두 종류 이상의 용적 값을 합친 것이 용량이다. 보통 남성의 허파용적이 여성의 허파용적보다 20~25% 많으며 체구가 크고 운동을 하는 사람이 더 많은 허파용적을 가진다.

(1) 허파용적

매 호흡시 들이마시는 공기의 양을 ❶ 일회호흡량(일회호흡용적, tidal volume)이라고 하고 보통 500mL 정도이다. 정상적으로 숨을 들이쉰 후 최대한의 노력으로 더 들이마실 수 있는 공기의 양을 ❷ 들숨예비량(예비흡기량, inspiratory reserve volume)이라고 하고 보통 3,000mL 정도이다.

숨을 내쉰 후 최대한의 노력으로 숨을 내쉴 때 나올 수 있는 공기의 양을 ❸ 날숨예비량(예비호기량, expiratory reserve volume)이라고 하고 보통 1,100mL 정도이다. 최대한의 노력으로 숨을 내쉰 후 더 이상 숨을 내쉴 수 없을 때 허파에 남아있는 공기의 양을 ❹ 남은공기량(잔기량, residual volume)이라고 하고 보통 1,200mL 정도이다.

(2) 허파용량

일회호흡량과 들숨예비량을 합한 것을 ❺ 들숨용적(흡기용적, inspiratory capacity)이라 한다. 일회호흡량과 들숨예비량을 합한 것이기 때문에 정상적으로 숨을 내쉰 후 최대한 들이마실 수 있는 공기의 양을 의미하고 약 3,500mL 정도이다.

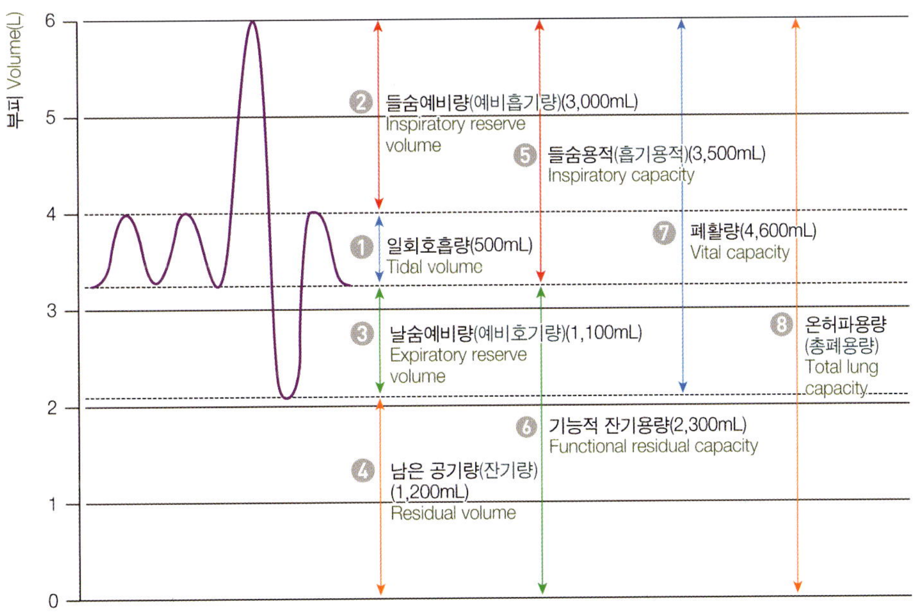

그림 8-6 허파기능 검사

들숨예비량과 남은공기량(잔기량)을 합한 것을 ❻ 기능잔기용량(functional residual capacity)이라고 한다. 정상적으로 숨을 내쉰 후 허파에 남아있는 공기의 양을 의미한다. 들숨예비량, 일회호흡량, 날숨예비량을 합쳐 ❼ 폐활량(vital capacity)이라고 한다. 공기를 최대한 들이마신 후 최대한의 노력으로 내뱉을 수 있는 양으로 2,300mL 정도이다. 폐활량계에 남은공기량을 합한 것을 ❽ 온허파용량(총폐용량, total lung capacity)이라고 한다. 공기를 최대한 들이마셨을 때 허파에 있는 공기의 부피를 의미한다.

허파용적은 폐활량계로 측정이 가능하지만 남은공기량은 폐활량계로 측정할 수 없다. 남은공기량은 헬륨(helium)과 같이 반응성이 낮고 흡수되지 않는 기체를 이용해 간접적으로 측정한다. 폐활량계의 용적을 미리 알고 있는 상황에서 폐활량계에 있는 공기를 일정 농도의 헬륨혼합공기로 바꾼다. 이때 폐활량계를 통해 호흡을 하면 폐활량계의 헬륨이 허파 속의 공기로 확산되어 헬륨이 희석될 것이다. 이때 헬륨이 희석되는 정도로 남은공기량을 계산해낼 수 있다.

(3) 무용공간(사강, Dead space)

공기가 흡기되어 허파꽈리로 들어오면 기체교환을 하게 되지만 허파꽈리까지 들어오지 못하고 기관이나 기관지에 머무르는 공기는 기체교환이 불가능하다. 기체교환을 하지 못하는 공간을 무용공간이라고 하고 용적은 150mL 정도이다. 허파꽈리를 제외한 세기관지, 기관지, 기관, 후두, 인두, 코안 등을 해부학적 무용공간(anatomical dead space)이라 한다. 허파꽈리 중에서도 허파꽈리의 기능이상이나 관류의 부족으로 인해 제대로 기체교환을 할 수 없는 곳이 있다. 이런 허파꽈리를 포함한 공간을 생리학적 무용공간(physiological dead space)이라 한다.

(4) 허파꽈리환기율(폐포환기율, Alveolar ventilation rate)

허파꽈리환기율은 분당 허파꽈리를 통해 기체교환에 참여하는 공기의 양을 의미한다. 다음과 같은 식으로 나타낼 수 있다.

$$\text{허파꽈리환기율} = \text{분당호흡수} \times (\text{일회호흡용적} - \text{무용공간})$$

정상값을 대입해 계산해 보면 분당호흡수는 12회/min이고, 일회호흡용적은 500mL, 무용공간은 150mL이므로 허파꽈리환기율은 4,200mL/min이 된다.

5) 코안과 후두

코안(비강)과 인두, 후두는 상기도로서 공기가 허파꽈리로 전달되는 통로역할 뿐 아니라 공기를 따뜻하게 한다. 코안의 코선반(비갑개, nasal concha)은 160cm^{2}의 넓은 표면적을 가지고 있어 공기의 소용돌이흐름(와류, turbulent flow)을 형성하게 되고, 이때 흡입되는 공기는 빠른 속도로 체온과 평형을 이루게 된다. 그 결과 하기도로 내려가는 공기의 온도는 거의 체온과 비슷하고 2~3% 낮은 습도를 유지하게 된다. 만약 이런 기전이 없다면 하기도는 건조하고 차가운 공기에 의해 손상받기 쉬울 것이다.

코안의 복잡한 구조로 인해 기체는 쉽게 방향을 바꾸며 소용돌이흐름을 형성하지만 비교적 무거운 이물질은 방향을 바꾸지 못하고 점막에 머물게 된다. 이 덕분에 크기가 6μm을 넘는 입자는 하기도로 내려갈 수 없고, 이보다 작은 입자들은 기관지와 세기관지 상피에 의해 걸러진다. 간혹 0.5μm보다 작은 물질들은 허파꽈리까지 내려가서 큰포식세포에 의해 포식되거나 호기 시에 다시 빠져나오기도 한다.

후두에는 ❶ 성대주름(vocal fold)이 있어 소리를 내는데 중요한 역할을 한다. 성대주름은 앞쪽으로 ❷ 방패연골(갑상연골, thyroid cartilage), 뒤쪽으로는 ❸ 모뿔연골(피열연골, arytenoid cartilage)에 연결되어 있다. 방패연골 쪽 끝은 모아져서 고정되어 있고, 모뿔연골이 방패연골 밑의 ❹ 반지연골(윤상연골, cricoid cartilage) 위에서 회전운동을 하면서 성대주름을 모으고 벌린다. 이때 날숨이 일어나면 성대주름사이로 공기가 지나가게 되고 성대주름의 떨림이 발생하면서 소리가 발생하게 된다(그림 8-7).

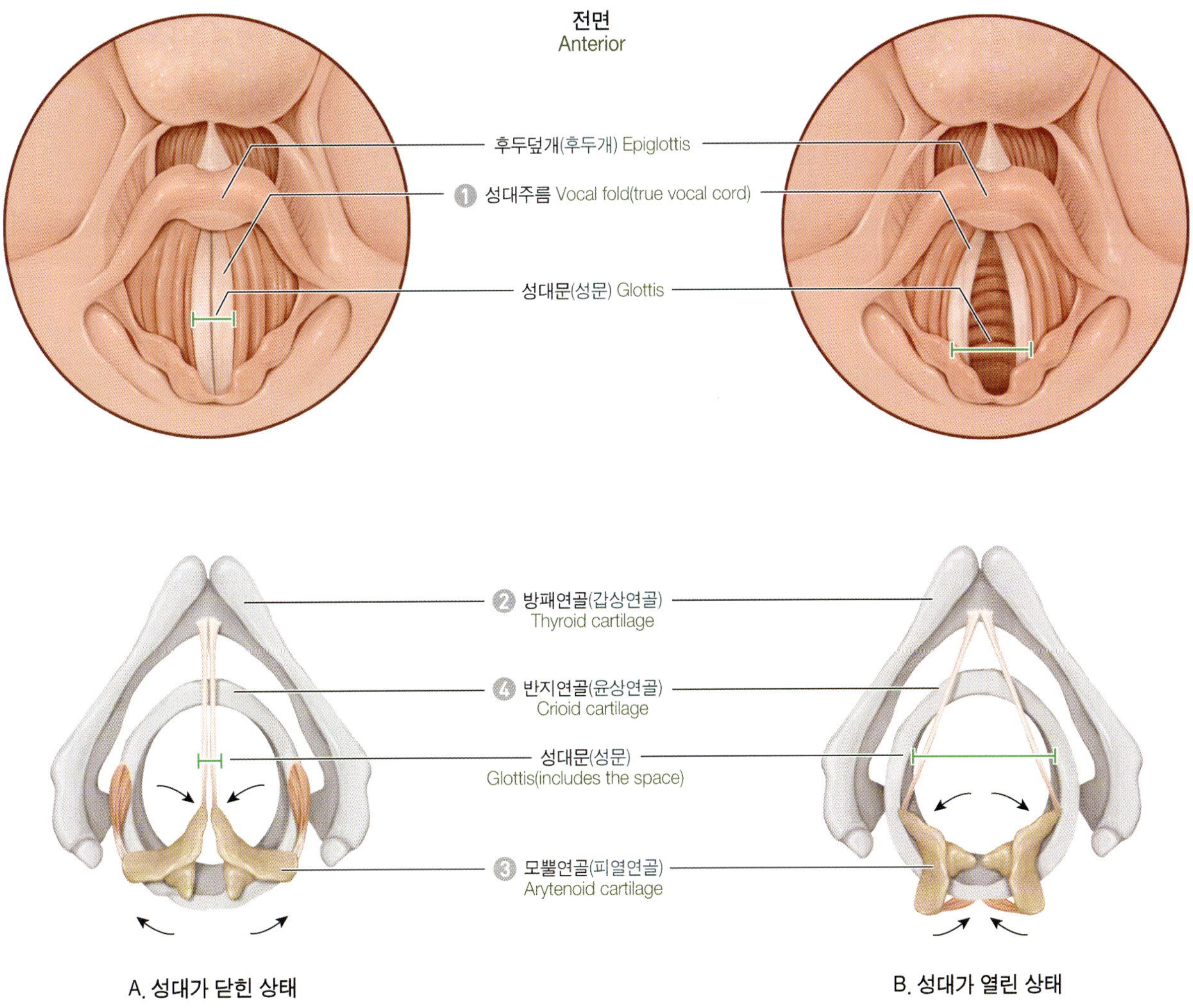

그림 8-7 성대주름

2 허파순환(폐순환)

1) 허파순환계의 구조

허파의 혈액 공급은 허파동맥(pulmonary artery)과 대동맥(aorta)에서 나온 기관지동맥(bronchial artery)이 담당한다. 그 중 우심실에서 시작된 허파동맥이 기체교환에 주로 참여하며, 허파동맥을 포함해서 허파동맥에서 나누어지는 혈관들은 혈관벽이 얇고 유순도가 높을 뿐 아니라 온몸순환(체순환)보다 동맥의 길이가 짧고 직경이 큰 특징을 가지고 있다.

대동맥에서 뻗어 나온 기관지동맥은 허파동맥과는 달리 산소화된 혈액이 흐르고 있다. 이 혈관은 허파로 가서 기체교환을 하는 대신 허파의 결합조직, 기관지 등에 산소를 공급한다. 산소를 공급한 혈액은 다른 온몸순환의 혈액처럼 우심방으로 들어가는 것이 아니라 허파정맥으로 합쳐져 좌심방으로 들어가게 된다.

2) 허파순환의 혈압

허파순환은 우심실의 수축으로부터 압력을 얻어 순환한다. 우심실은 좌심실에 비해 얇고 수축력이 약하다. 우심실 내에서 측정한 혈압은 안정 상태에서 0~25mmHg이다. 우심실이 수축할 때 허파동맥의 혈압은 우심실과 같다. 즉 허파동맥의 최대혈압은 25mmHg가 된다. 하지만 우심실이 수축을 끝내고 이완할 때 압력이 감소하면서 우심실과 허파동맥사이의 허파동맥판막(pulmonary valve)이 닫히고 우심실의 압력이 급격히 감소해 0mmHg까지 이르는데 비해 허파동맥의 압력은 8mmHg까지 천천히 감소한다. 허파동맥의 평균혈압(mean arterial pressure)은 15mmHg이다. 따라서 기체교환이 일어나는 허파모세혈관의 압력도 7mmHg로 온몸순환의 모세혈관보다 낮다(그림 8-8).

혈류는 허파모세혈관을 거처 허파정맥으로 합류한 후 좌심방으로 들어간다. 이때 허파정맥과 좌심방의 압력을 직접 측정하기 위해 도관을 삽입 할 수 있다. 온몸순환의 정맥으로 도관을 삽입하여 우심방, 우심실을 거쳐 허파동맥까지 도관이 이르면 작은 허파동맥 혈관을 막음으로 압력을 측정할 수 있다. 이렇게 측정한 압력을 쐐기압(wedge pressure)이라고 하고 정상치는 5mmHg 정도이다. 이 쐐기압을 통해 허파정맥과 좌심방의 압력을 간접적으로 유추할 수 있다.

3) 허파순환의 혈류

허파를 순환하고 있는 혈액의 양은 450mL로 전체 혈액의 9%에 해당한다. 이중 70mL의 혈액이 허파모세혈관에서 기체교환을 하고 있으며 나머지는 허파동맥이나 정맥을 통해 순환하고 있다. 허파혈관은 유순도가 높고 얇은 벽을 가지고 있어 쉽게 그 직경이 변할 수 있다. 따라서 여러 생리적 변화에 의해 허파순환 혈액량이 절반에서 두 배까지 변할 수 있다. 예를 들어 혈액이 부족한 상황에서도 허파혈류량이 감소해 부족한 몸의 혈류량을 보충

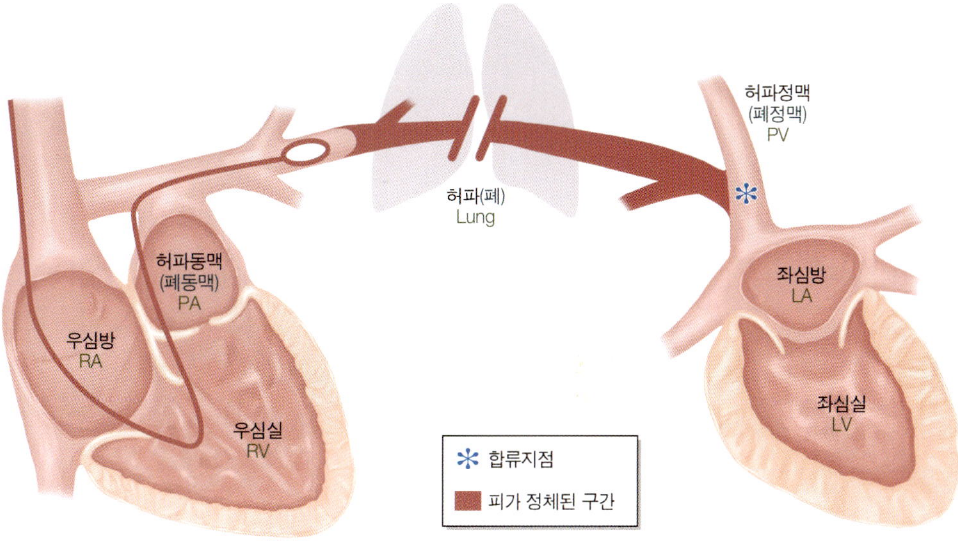

그림 8-8 쐐기압

해줄 수 있다. 또한 심장의 기능에 이상이 있어 허파로부터 정상적으로 순환되어야 할 혈액이 심장으로 들어가지 못해 역류하게 되면 허파정맥압이 높아지고 허파에 흐르는 혈류량이 두 배까지도 증가할 수 있다.

허파동맥의 압력이 낮고, 허파에 흐르는 총 혈류량은 온몸순환의 1/9 정도밖에 되지 않지만 허파를 통과하는 시간당 혈액량은 심박출량(cardiac output)과 같다. 허파는 온몸순환보다 저항이 적어 적은 압력으로도 같은 혈액량을 내보낼 수 있기 때문이다. 허파혈관도 온몸혈관과 마찬가지로 혈관에 분포하고 있는 신경섬유의 작용이나 혈류량, 화학물질의 작용으로 직경이 조절될 수 있다.

온몸순환은 산소가 모자랄 때 이완되며 더 많은 혈류를 필요로 한다. 하지만 허파혈관은 허파꽈리내 산소분압이 정상(80~100mmHg)보다 30% 가량 떨어지면 허파꽈리 주위의 혈관을 수축해 혈류량을 오히려 줄인다. 허파꽈리에서는 기체교환이 일어나야 하는데, 산소가 부족한 허파꽈리로 많은 혈액이 흐르게 되면 혈액이 충분히 산소화 되지 못하기 때문이다.

허파는 흉곽 안에서 위아래로 길게 뻗어 있어 가장 높은 곳과 가장 낮은 곳의 길이는 30cm 정도 차이가 난다. 또한 낮은 곳에 있는 혈액은 높은 곳의 혈액보다 정수압이 높아 23mmHg 정도의 압력차이가 생긴다. 심장이 허파의 아래쪽부분에 위치하고 있어 허파에서 가장 높은 곳은 심장과 같은 높이에 있는 허파동맥보다 혈압이 15mmHg 낮고, 가장 낮은 곳은 8mmHg 정도이다(그림 8-9).

허파는 환기(ventilation)하기 위해 가슴우리를 팽창시키고 수축시키면서 가슴안 내압을 변화시킨다. 가슴안 내압의 변화는 허파의 용적변화로 이어지고 이때 허파꽈리 내 압력이 변화하면서 공기의 흐름이 만들어지는 것이다. 따라서 허파꽈리 내 압력은 환기하는 동안 변화하고 이것은 허파순환에도 영향을 미친다. 허파꽈리 내압과 허파동맥 혈압과의 관계에서 허파혈류량의 상태를 구역 1, 2, 3(zone 1, 2, 3)으로 표현할 수 있다.

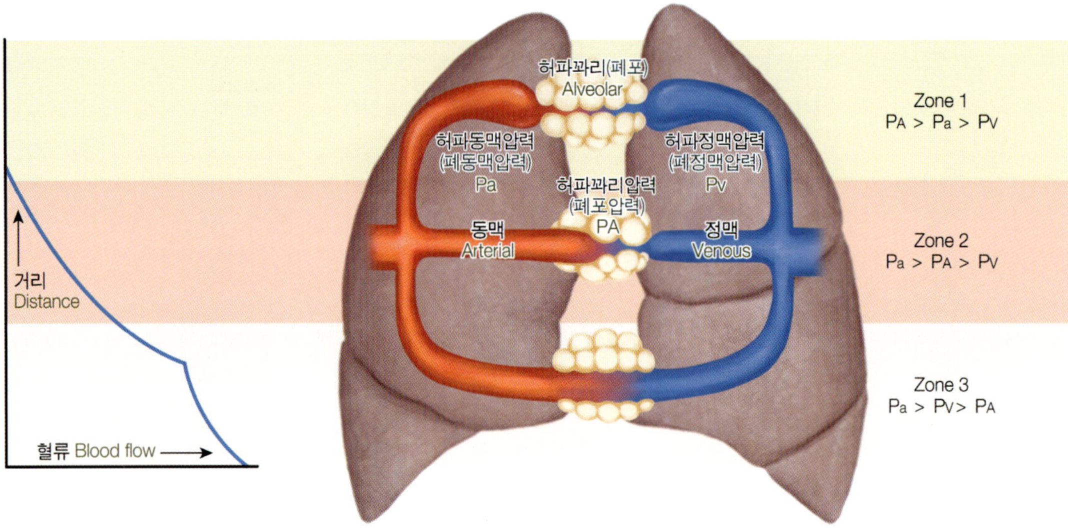

그림 8-9 호흡구역

구역 1은 우심실이 수축, 이완하는 동안 허파동맥압이 수축기, 이완기의 혈압을 거치며 변화하지만 가장 강한 수축기의 압력보다 허파꽈리 내압이 더 높아 혈류가 흐르지 못하는 상태이다.

구역 2는 허파동맥이 수축기에는 허파꽈리내압보다 더 큰 압력을 가져 혈류가 유지되지만 이완기에는 허파꽈리내압이 더 높아 혈류가 흐르지 못하는 상태이다.

구역 3은 허파꽈리 내 모세혈관의 압력이 항상 허파꽈리내압보다 높아 혈류가 항상 유지되는 상태이다. 정상인의 경우 허파 윗부분은 압력이 낮아 구역 2에 해당하고, 아랫부분은 구역 3에 해당한다. 허파의 꼭대기(apex)의 압력은 심장높이보다 15mmHg 낮고, 허파동맥의 수축기, 이완기 혈압은 각각 25, 8mmHg로 허파꼭대기에서 수축기에는 10mmHg의 혈압이 유지되지만 이완기에는 혈압이 유지되지 못한다. 만약 사람이 누워있다면 정수압에 의한 영향이 없어져 모든 허파영역이 구역 3의 혈류상태를 가진다. 혹은 운동을 하고 있는 상황에서는 허파모세혈관이 확장되고, 우심실이 더 힘차게 뛰어 허파동맥압이 증가된다. 따라서 모든 허파영역이 구역 3의 혈류상태를 가질 수 있고, 안정시보다 전체 허파혈류가 4~7배나 증가할 수 있다.

4) 허파모세혈관의 압력

평균적인 허파모세혈관의 압력은 7mmHg 정도이다. 허파모세혈관을 지나는 혈액은 0.3~1초의 짧은 시간동안 기체를 교환해 정맥혈에서 동맥혈로 바뀌어 좌심방으로 향한다. 온몸순환의 모세혈관은 보통 17mmHg의 압력을 갖는데 비해 허파모세혈관은 낮은 압력을 갖는다. 온몸순환의 사이질(간질, interstitium) 압력은 −5mmHg인데 비해 허파의 사이질 압력은 −8mmHg로 이 또한 더 낮은 값을 갖는다. 그리고 허파모세혈관은 온몸순환의 모세혈관보다 혈장 단백질에 대한 투과성이 높아 사이질에 더 많은 단백질이 포함되어 있어서 사이질의 콜로이드 삼투압이 14mmHg로 높다. 이를 종합해 보면, 허파모세혈관에서 허파 사이질로 체액이 이동하게 하는 힘은 허파모세혈관의 혈압(7mmHg)+사이질의 콜로이드 삼투압(14mmHg)+사이질의 음압(8mmHg)으로 총 29mmHg가 된다. 반대로 사이질에서 모세혈관으로 체액이 이동하게 하는 힘은 혈장의 콜로이드 삼투압(28mmHg) 밖에 없다. 따라서 이 두 방향의 힘을 고려하면 모세혈관에서 사이질로 1mmHg의 거르기압(여과압)이 생긴다. 이 압력에 의해 이동한 체액은 사이질에 존재하다가 림프관을 통해 다시 순환계로 돌아온다. 허파의 사이질이 높은 음압을 갖기 때문에 허파꽈리의 벽이 얇고 투과성이 높음에도 사이질의 체액이 허파꽈리로 나가지 않고 건조하게 유지되며 허파를 통한 체액 손실을 막을 수 있다. 하지만 어떤 이유로 모세혈관의 혈압이 갑자기 높아지면 사이질내 체액이 넘쳐흘러 허파꽈리로 체액이 빠져나오는 허파부종(폐부종, pulmonary edema)이 생길 수 있다. 정상 사람에서 모세혈관의 혈압이 콜로이드 삼투압인 28mmHg 보다 높아지게 되면 허파부종이 생길 수 있다. 하지만 만성적으로 혈압이 높아진다면 사이질에서 체액을 제거하는 림프관의 확장이 이루어져 체액이 더 잘 제거되게 된다. 따라서 만성적인 경우에는 모세혈관압이 40mmHg를 넘어도 허파부종이 생기지 않을 수 있다.

내장쪽가슴막(내장측흉막, visceral pleura)과 벽쪽가슴막(벽측흉막, parietal pleura) 사이의 잠재적 공간인 가슴막안(흉강, pleural cavity)에도 체액이 저류될 수 있다. 정상적으로 미량의 액체가 존재하고 가슴막(흉막)을 순환하는 혈관과 림프관에 의해 생성, 흡수된다. 하지만 허파부종의 경우와 같이 허파모세혈관의 압력이 비정상적으로 높아지거나, 림프관이 제대로 액체를 배출시키지 못하거나 혈장내 콜로이드 삼투압이 감소되어 체액이 빠져나가거나, 흉강내에 염증이나 감염이 생겨 손상이 생기는 경우에 흉강에 체액이 고일 수 있다. 이런 경우를 가슴막삼출(흉막삼출, pleural effusion)이라 한다(그림 8-10).

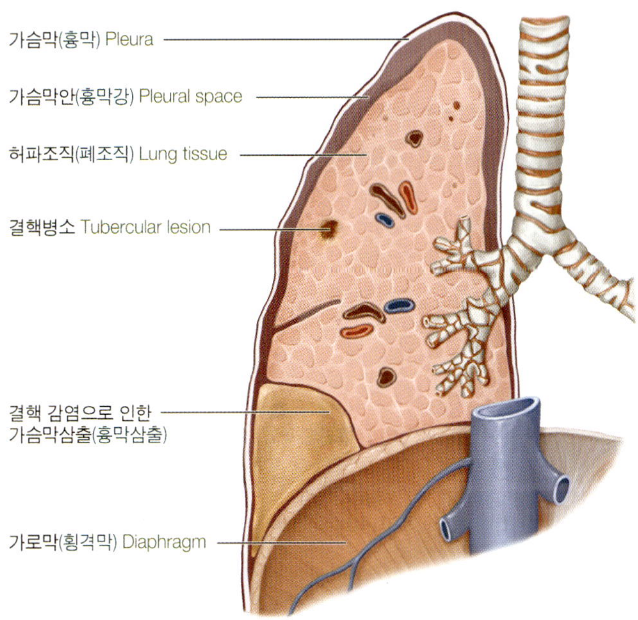

그림 8-10 가슴막 삼출

3 허파꽈리에서의 기체교환

1) 확산과 분압

액체에 녹아있는 물질, 용질은 농도가 높은 곳에서 농도가 낮은 곳으로 퍼지는 확산(diffusion)을 한다. 기체도 마찬가지여서 분압(partial pressure)이 높은 곳에서 낮은 곳으로 퍼져나간다.

분압은 여러 기체가 섞여 있을 때 특정 종류의 기체가 나타내는 압력으로 혼합가스의 전체 압력에 혼합가스에서 해당하는 기체의 비율을 곱함으로써 쉽게 구할 수 있다. 예를 들어 해수면에서 공기의 압력은 760mmHg이다. 이때 산소가 공기에서 차지하는 비율은 21%이고, 따라서 산소의 분압은 159.6mmHg가 된다.

기체가 확산되는 속도는 이 분압에 정비례하게 된다. 분압은 산소의 경우 PO_2, 질소라면 PN_2, 이산화탄소라면 PCO_2 와 같은 방식으로 나타낼 수 있다.

허파꽈리로 들어온 공기는 혈액에 용해되어 전달된다. 액체에 녹은 기체도 압력을 발생시킬 수 있다. 용액에 녹아있는 기체의 압력은 용해된 기체의 농도와 용매에 대한 기체의 용해도계수(solubility coefficient)에 의해 결정되며,

$$압력 = \frac{용해된\ 기체농도}{용해도계수}$$

으로 나타낼 수 있다. 이 식은 헨리의 법칙(Henry's law)이라고 한다. 허파꽈리에서의 기체교환은 기본적으로 허파꽈리내 공기의 분압과 혈액에 녹아있는 기체의 압력차이에 따라 이루어지게 된다.

표 8-2 대기 중에 포함된 기체의 용해도 계수

구 분	용해도 계수
산소(oxygen)	0.024
이산화탄소(carbon dioxide)	0.57
일산화탄소(carbon monoxide)	0.018
질소(nitrogen)	0.012
헬륨(helium)	0.008

2) 호흡단위

기관, 기관지, 세기관지 그리고 종말세기관지(terminal bronchiole)를 거쳐 호흡단위(respiratory unit)가 이어진다. 호흡단위는 종말세기관지에서 뻗어 나온 호흡 세기관지(respiratory bronchiole)와 거기서 갈라진 허파꽈리관(폐포관, alveolar duct), 방(atria), 허파꽈리(폐포, alveolus)로 구성된다. 각 허파꽈리의 지름은 0.2mm 정도이고 한 허

파에 3억 개 정도가 존재한다. 허파꽈리의 벽은 아주 얇고 벽주위로 허파 모세혈관이 아주 촘촘히 지나고 있어 혈액이 흐르는 얇은 판처럼 생각해도 무방하다. 이런 구조를 통해 허파 모세혈관을 지나는 혈액과 공기는 아주 가깝게 만날 수 있다(그림 8-11).

허파꽈리의 벽과 혈액사이를 가로막고 있는 막을 조금 더 자세히 살펴보면, 총 6개의 층으로 구성되어 있다. 허파꽈리쪽부터 순서대로 허파꽈리 계면활성제에 의해 이루어진 막, 허파꽈리 상피세포층, 상피바닥막, 사이질공간, 모세혈관 바닥막, 모세혈관 내피세포이다. 이중 사이질 공간은 거의 없는 경우가 대부분이고 상피바닥막과 모세혈관 바닥막이 붙어있는 경우가 많다. 전체 막의 두께는 0.6μm 정도로 아주 얇고, 전체 넓이는 70m^2 정도로 넓다. 이 넓은 범위를 총 60~140mL의 혈액이 0.3~1초 만에 지나가며 빠르게 기체교환이 일어난다.

3) 허파꽈리의 기체조성

기도를 거쳐 공기가 허파꽈리로 들어오면서 가온 가습된다. 사람의 체온인 37℃에서 수증기분압은 47mmHg이다. 수증기가 공기 중에 포함되면서 다른 기체들이 상대적으로 희석된다. 해수면 높이에서는 공기중 산소분압이 159mmHg인데 비해, 허파꽈리로 들어온 공기는 149mmHg로 희석된다.

허파에는 생리적 무용공간(사강)이 존재한다. 또한 안정적으로 호흡을 하고 있을 때 기능적 남은공기량은 2,300mL이었고, 일회호흡량은 500mL 밖에 되지 않는다. 일회호흡량에서 생리적 무용공간을 제외하면 새로 들어

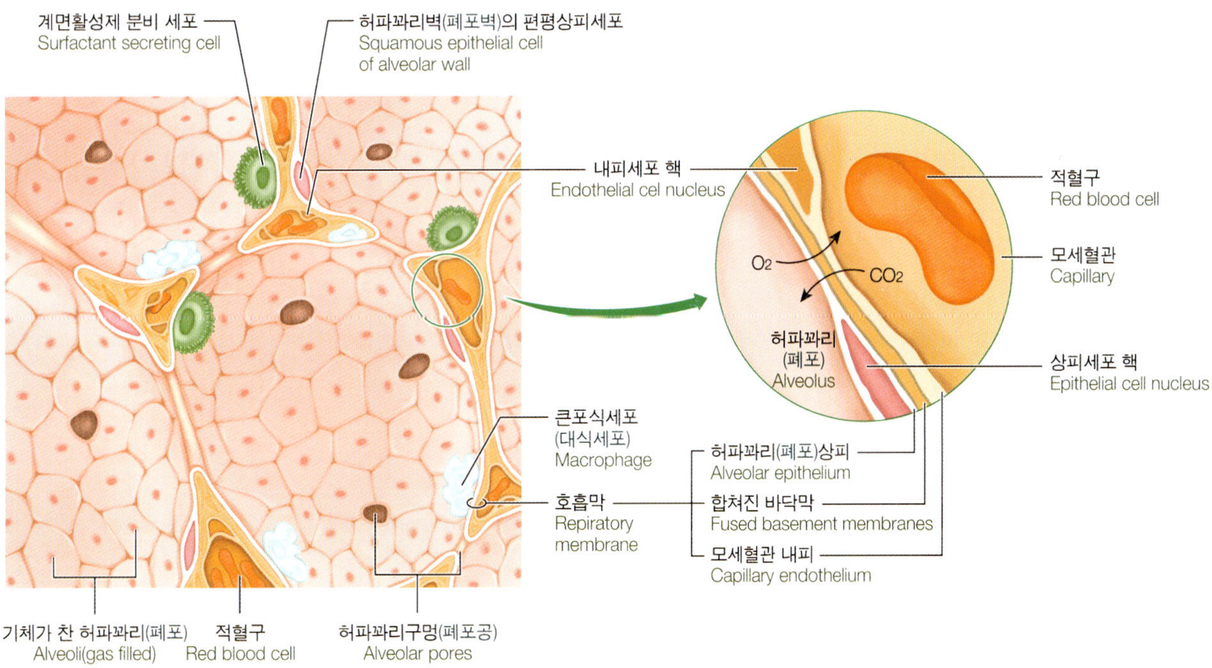

그림 8-11 허파꽈리벽

오는 공기의 양은 350mL이고 이 공기가 허파에 남아있던 공기 2,300mL와 섞여 새로이 기체교환을 하게 된다. 따라서 매 호흡마다 허파 속의 모든 공기가 새롭게 바뀌는 것이 아니라 일부분만이 바뀐다는 의미이다. 이로 인해 일반적인 허파꽈리환기로 허파꽈리내 공기의 절반이 바뀌는 데는 17초가 걸리게 된다. 허파꽈리내부의 공기가 서서히 외부의 공기와 교환되는 과정은 허파꽈리내 공기조성이 급격하게 변화하는 것을 막아 준다.

허파꽈리에서는 산소가 모세혈관으로 들어가고 모세혈관에서는 이산화탄소가 허파꽈리로 나온다. 허파꽈리로 산소가 공급되고 공급된 산소가 모세혈관으로 들어가면서 허파꽈리내부의 산소분압은 작은 오르내림 속에서 일정하게 유지된다. 하지만 신체의 산소 소모량이 많아져서 더 많은 산소가 모세혈관으로 공급된다면 허파꽈리내부의 산소분압은 더 낮아진 상태에서 균형을 맞출 것이다. 혹은 분당 환기량이 적어져서 더 적은 산소가 공급된다면 역시 허파꽈리내부의 산소분압은 낮아진 상태에서 균형을 맞출 것이다. 정상 환기량은 4.2L/min이고, 산소 소모량은 250mL/min이다. 이 상태에서 허파꽈리 내 산소분압은 104mmHg를 유지하게 된다.

4) 기체교환

허파꽈리를 통한 기체의 이동에 영향을 미치는 인자로는 허파꽈리의 두께, 허파꽈리의 표면적, 허파꽈리를 통한 가스의 확산계수, 허파꽈리와 모세혈관사이의 기체 분압차이가 있다.

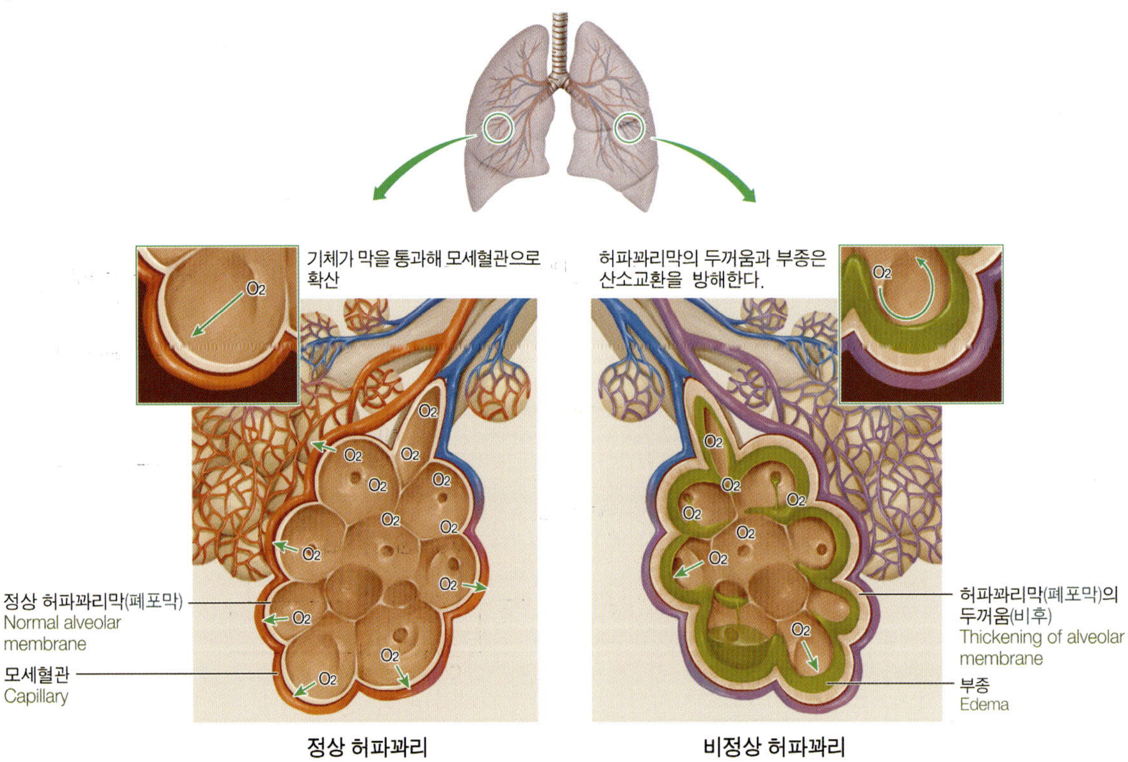

그림 8-12 허파부종

- 허파꽈리의 두께가 얇을수록 기체는 쉽게 이동할 수 있다. 예를 들어 허파부종이 생겨 허파꽈리와 모세혈관사이의 사이질이나 허파꽈리에 체액이 정체되면 허파꽈리의 두께가 두꺼워지는 효과와 같아 기체가 이동하는데 방해를 받는다(그림 8-12).
- 허파꽈리의 표면적은 넓을수록 기체교환이 쉽게 일어난다. 폐공기증(폐기종, emphysema) 상태에서는 허파꽈리의 벽이 허물어져 여러 개의 허파꽈리가 하나의 큰 허파꽈리가 된다. 이 상태에서는 허파꽈리 전체의 표면적이 좁아져 기체교환이 어렵게 된다(그림 8-13).
- 허파꽈리를 통한 가스의 확산계수는 그레이엄의 분출 속도의 법칙(Graham's law of effusion)이 설명하는 것과 같이 같은 온도와 압력에서 기체의 확산 속도(V)는 분자량(M)의 제곱근에 반비례한다. 즉 분자량이 작고 밀도가 작을수록 확산 속도가 빠름을 알 수 있다.
- 허파꽈리막을 사이에 두고 허파꽈리 내부와 모세혈관의 기체분압 차이가 클수록 확산이 쉽게 일어난다.

5) 환기관류비(Ventilation perfusion ratio)

허파에서 기체교환이 적절하게 이루어지기 위해서는 허파꽈리로 공기가 들어오고 나가는 환기(ventilation)와 허파 모세혈관을 통해 혈액이 흐르는 관류(perfusion)가 서로 균형을 이루어야 한다. 환기(V)와 관류(Q)가 이루는 비를 환기관류비라 하고 V/Q ratio로 나타낸다.

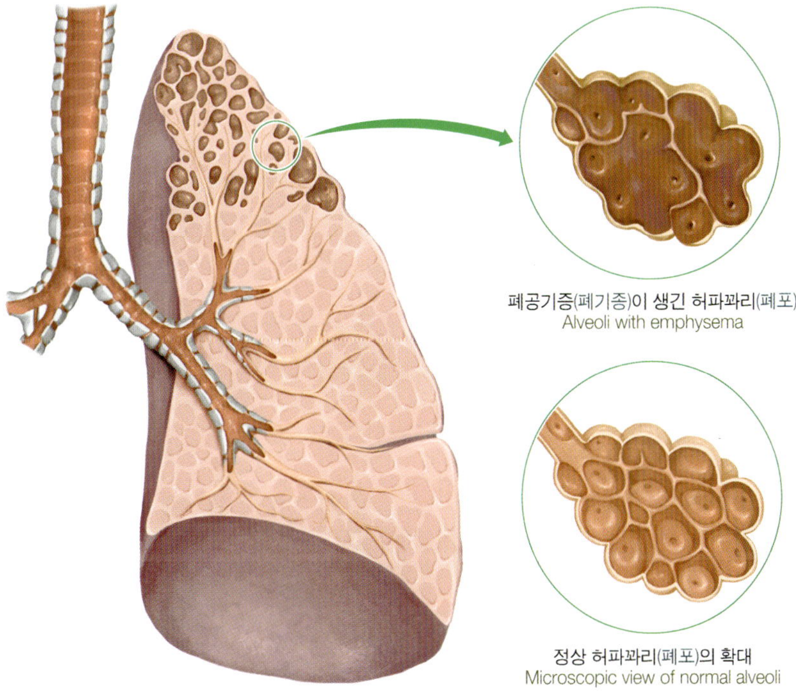

그림 8-13 폐공기증(폐기종)

예를 들어 환기가 일어나지 않는 허파꽈리의 V/Q ratio는 0으로 혈류와 기체분압은 평형을 이루게 된다. 허파꽈리의 정맥혈 산소분압은 40mmHg, 이산화탄소 분압은 45mmHg이므로 V/Q ratio가 0인 허파꽈리의 기체는 이와 같은 산소분압과 이산화탄소 분압을 갖게 될 것이다.

반대로 관류가 이루어지지 않는 상황이라면 기체는 모세혈관으로 확산하지 않고 환기만 되므로 허파꽈리내부의 기체분압은 대기와 같아질 것이다. 따라서 산소분압은 149mmHg이고 이산화산소분압은 0mmHg가 될 것이다.

환기관류비가 정상인 상황에서의 산소분압은 104mmHg, 이산화산소분압은 40mmHg로 유지된다. V/Q ratio가 정상보다 떨어지는 경우를 생각해 보자. 이때 허파 모세혈관을 흐르는 혈액에 비해 환기가 적절히 이루어지지 않아 혈액의 산소화가 불충분하게 일어난다. 이런 경우 지름길(단락, shunt)이 있다고 한다. 정상적으로 심박출량의 2%가 단락되고 이 양을 생리적 지름길(생리적 단락, physiologic shunt)이라 한다.

반대로 V/Q ratio가 정상보다 높아질 때는 환기되는 양에 비해 관류량이 적다. 따라서 이 부분의 공기는 낭비되고 있다고 할 수 있고 대표적인 경우가 생리적 무용공간(생리적 사강, physiologic dead space)이다. 생리적 무용공간으로 들어온 공기는 기체교환에 참여하지 못하고 그저 들어왔다 나갈 뿐이다.

4 혈액에 의한 기체운반

혈액은 허파에서 기체교환을 통해 산소를 얻고 이산화탄소를 내보낸다. 이 과정을 거친 혈액을 동맥혈이라고 하고, 동맥혈은 다시 온몸순환으로 돌아가서 세포들이 필요로 하는 산소를 공급해주고 세포들이 생성해낸 이산화탄소를 받아온다. 산소와 이산화탄소가 어떻게 혈액을 통해 운반되고 전달되는지 알아보자.

1) 산소의 운반

허파꽈리내 산소기체의 분압은 104mmHg였다. 허파꽈리로 들어가는 정맥혈의 산소분압은 40mmHg로 허파꽈리에서 모세혈관방향으로 산소의 확산이 일어난다. 이 확산은 매우 빠르게 일어나 안정상태에서는 혈액이 허파꽈리의 1/3을 지나는 시점에서 산소기체의 평형이 이루어져 양쪽의 산소분압이 104mmHg가 된다. 만약 운동을 해서 혈류량이 많아질 경우 모세혈관을 흐르는 혈류속도가 빨라져 허파꽈리에서 머무는 시간이 짧아질 수도 있다. 허파꽈리에서 머무는 시간이 절반으로 줄어든다고 하여도, 충분히 산소화가 될 정도로 산소의 확산은 빠르게 일어난다. 허파꽈리를 거친 혈액은 생리적 단락과 합쳐져 산소분압이 약간 낮아져 95mmHg의 산소분압인 상태로 조직을 향하게 된다.

혈액속의 산소 중 97%는 적혈구 내에 있는 헤모글로빈(hemoglobin)과 결합해 운반되고 나머지 3%는 혈장에 용해(dissolve)된 상태로 운반된다. 산소와 결합한 헤모글로빈은 옥시헤모글로빈(oxyhemoglobin)이라고 부른다.

헤모글로빈과 산소는 상대적으로 느슨하게 결합해 있어 쉽게 해리될 수 있다. 헤모글로빈 1g은 산소 1.34mL과 결합할 수 있다. 정상인에게서 혈액 100mL당 헤모글로빈은 14~16g 있고, 따라서 산소는 혈액 100mL당 18~21mL 정도 녹을 수 있다. 이 최대값을 100%로 해서 혈액에 산소가 녹아있는 양을 %로 나타내기도 하고 이것을 산소포화도(oxygen saturation)라고 한다.

안정 상태에서 조직을 지나기 전 동맥혈의 산소포화도는 97%이다. 조직의 산소분압은 5~40mmHg 사이에 있고 보통 23mmHg이다. 따라서 조직을 지나는 혈액은 조직으로 산소를 내놓게 된다. 조직을 지난 정맥혈의 산소포화도는 75% 정도로 감소한다. 하지만 심한 운동을 하고 있는 경우 근육을 지난 혈액의 산소포화도는 15~25%까지 떨어질 수 있다. 혈액이 조직을 지나면서 혈액에서 감소한 산소포화도의 값을 이용계수(utilization coefficient)라고 한다. 안정 시는 이 이용계수가 25% 정도이지만, 조직이 산소를 많이 요구하는 경우 이용계수는 75~85%까지 올라갈 수 있다.

산소해리곡선(oxygen dissociation curve)을 보면 헤모글로빈에 의해 결합된 산소가 안정적으로 조직에 공급될 수 있음을 알 수 있다. 산소해리곡선은 조직의 pH 상황이나 이산화탄소 분압, 온도, DPG의 양에 따라 이동하며 적절히 산소를 해리할 수 있게 한다.

산소해리곡선은 산소분압과 산소포화도에 관계된 그래프이다. 그래프는 S자 형태로 생겨있고 산소분압이 어느 정도 이상 올라가면 산소포화도는 더 이상 증가하지 않는다. 예를 들어 산소분압이 높은 환경에서 환기를 하고 있을 때 산소포화도가 필요이상으로 올라가지 않게 해 주는 것이다. 반대로 산소분압이 낮은 고산지대 같은 환경에서는 산소분압이 낮아도 산소포화도를 어느 정도 일정하게 유지한다. 이는 산소분압과 산소포화도가 정비례하

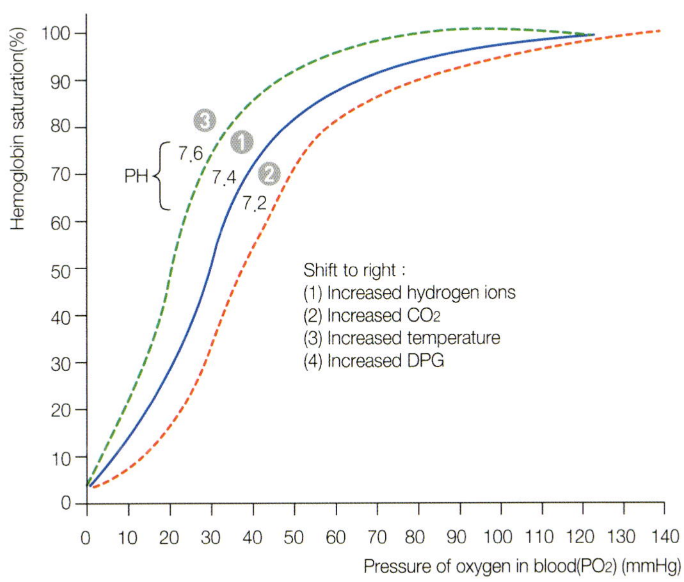

그림 8-14 수소 이온 농도의 증감에 따른 혈색소 해리곡선의 이동

는 관계가 아니라 S자 모양 곡선으로 나타내어지기 때문이다.

❶ 정상 조직의 pH값은 7.4이다. 하지만 ❷ pH가 7.2로 감소하게 되면 산소해리곡선이 오른쪽으로 이동하는 것을 알 수 있다. 이것이 의미하는 바는 pH가 떨어지면 조직의 산소분압이 같더라도 헤모글로빈의 산소친화성이 감소하여 더 많은 산소가 헤모글로빈으로부터 해리된다는 것을 알 수 있다. 반대로 ❸ pH가 7.6으로 올라가게 되면 그래프는 왼쪽으로 이동해 상대적으로 적은 산소를 해리하게 된다. 활발한 대사를 하는 조직에서는 산소분압과 pH가 낮기 때문에 혈색소에서는 산소가 해리하기 쉬워진다(그림 8-14).

조직의 이산화탄소 분압 역시 산소해리곡선에 영향을 미친다. 조직의 이산화탄소 분압이 높으면 산소해리곡선은 오른쪽으로 이동시켜 pH의 감소와 마찬가지로 더 많은 산소를 해리하게 만들고, 이산화탄소 분압이 낮아지면 곡선은 왼쪽으로 이동해 적은 산소를 해리하게 된다.

온도가 올라가게 되면 헤모글로빈과 산소의 결합력이 떨어지게 되고 결과적으로 산소해리곡선이 오른쪽으로 이동하는 모양이 된다. 즉 조직의 온도가 올라가면 혈액으로부터 더 많은 산소가 조직으로 전달된다. 반대로 온도가 내려가면 적은 양의 산소가 전달되게 될 것이다.

DPG는 대사조건에 따라 생성되는 인산화합물로 2,3-Diphosphoglycerate이다. DPG는 오랫동안 지속되는 저산소 상태에서 생성이 증가된다. DPG의 농도가 높아지면 산소해리곡선은 오른쪽으로 이동해 혈액에서 더 많은 산소가 조직으로 전해진다. 반대로 DPG의 농도가 낮아지면 곡선은 왼쪽으로 이동해 적은 양의 산소가 전해지게 된다. 결국 산소해리곡선은 산소 분압이 낮을수록, 이산화탄소 분압이 높을수록, 온도가 높을수록, pH가 낮을수록, DPG 농도가 높을수록 오른쪽으로 이동한다. 즉, 산소해리곡선이 오른쪽으로 이동하는 것은 산소친화성의 감소를 나타내는 것이다.

2) 조직에서 산소의 이용

세포는 산소를 이용해 여러 화학반응을 일으킬 수 있는데, 그중 가장 중요한 것은 에너지원을 산화시켜 아데노신이인산(Adenosine Di-Phosphate, ADP)에서부터 아데노신삼인산(Adenosine Tri-Phosphate, ATP)을 만들어 내는 것이다. 이때 세포내 산소분압이 1mmHg 이상만 되면 이과정이 문제없이 일어날 수 있다. 이 과정은 사실 산소분압보다는 아데노신이인산의 농도가 반응속도를 결정하는데 더 중요한 요소이다.

보통 세포는 모세혈관으로부터 50μm 안에 위치해 있어 확산을 통해 산소를 공급받는데 무리가 없다. 하지만 간혹 병적인 상태에서는 조직에 혈관이 충분히 분포하지 못해 모든 세포에 혈류를 적절히 공급하지 못할 수 있다. 이런 상황에서는 세포내 산소분압이 1mmHg 이하로 떨어져 제대로 된 산화반응을 일으키지 못한다.

3) 이산화탄소의 운반

이산화탄소는 산소보다 쉽게 물에 용해될 수 있고 비정상적인 상황에서도 산소보다 쉽게 더 많은 양이 운반될 수 있다. 따라서 산소에 비해 이산화탄소의 운반이 문제가 되는 경우는 적다. 다만 이산화탄소는 혈장에 녹아 중탄산염을 만듦으로서 혈액의 산-염기균형에 관여하기 때문에 중요하다(그림 8-15).

적혈구 속에는 탄산탈수효소(carbonic anhydrase)가 있어서 물과 이산화탄소를 빠르게 반응시켜 중탄산염을 만들고 물에 녹게 한다. 적혈구에서 형성된 중탄산염(H_2CO_3)은 적혈구의 세포막에 존재하는 중탄산염-염소 운반단백질에 의해 빠르게 혈장으로 내보내지고 염소이온은 적혈구 안쪽으로 들어온다. 조직에서 허파로 운반되는 이산화탄소의 70%가 중탄산염의 형태로 운반된다.

이산화탄소는 헤모글로빈과도 결합되어 운반될 수 있다. 이산화탄소와 결합한 헤모글로빈은 카르바미노헤모글로빈(carbaminohemoglobin, CO_2Hb)이라고 부른다. 헤모글로빈을 통해 이산화탄소의 20% 이상이 운반된다.

4) 용해된 산소의 운반

일부 적은 양의 산소는 헤모글로빈에 결합하는 대신 혈장에 녹아서 운반된다. 동맥의 산소분압인 95mmHg에서 혈장 100mL당 0.29mL의 산소가 용해된다. 정맥의 산소분압인 40mmHg에서는 혈장 100mL당 0.12mL의 산소만이 용해된다. 따라서 혈액 100mL당 0.17mL의 산소가 허파에서 조직으로 전달되는 것이다. 정상적으로는 이 양이 매우 적어 산소운반의 3% 남짓을 차지하지만 허파꽈리의 산소분압이 극단적으로 높아지면 용해되는 산소의 양이 많아져 조직에서 해리되는 산소의 양도 많아지고 산소중독(oxygen poisoning)이 나타날 수 있다.

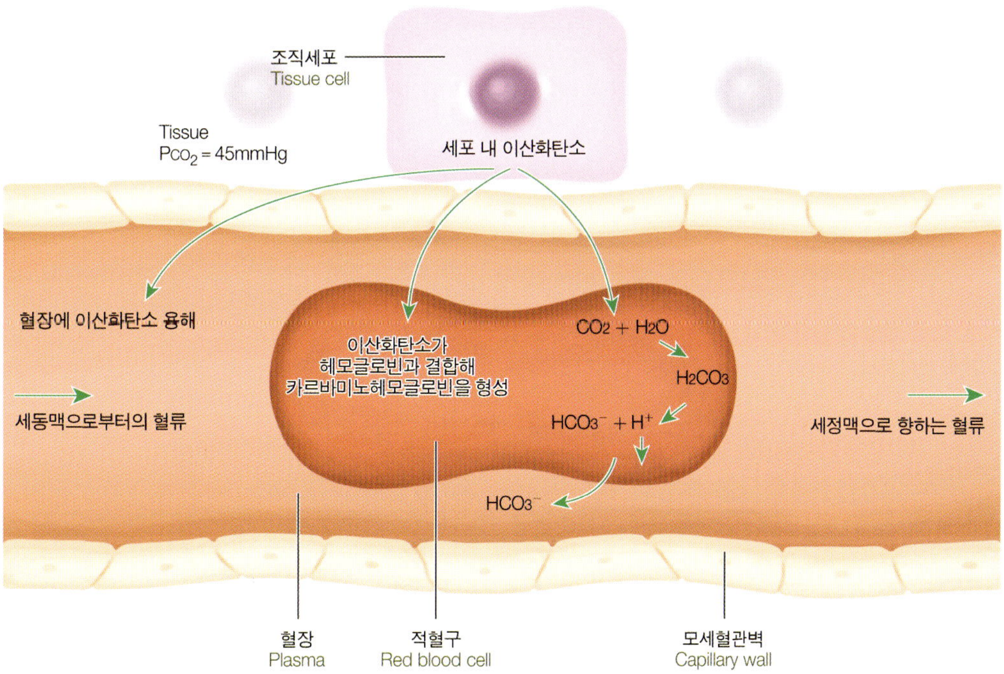

그림 8-15 이산화탄소 수송

5) 일산화탄소

일산화탄소(CO)는 헤모글로빈과 결합할 수 있다. 이때 산소가 헤모글로빈과 결합하는 위치에 결합하고 산소보다 250배나 더 강하게 결합한다. 이미 산소와 결합해 있는 헤모글로빈이라 할지라도 일산화탄소에 의해 해리되고 일산화탄소와 결합한다. 혈액 내 일산화탄소의 분압이 0.4mmHg만 되더라도 일산화탄소는 산소와 경쟁적으로 헤모글로빈과 결합해 절반의 헤모글로빈을 산소대신 차지할 뿐만 아니라 남아 있는 산소와 결합한 혈색소에서 산소를 해리하기 어렵게 하는 성질이 있어 산소 부족이 심해지게 한다. 만약 일산화탄소가 공기의 0.1%라고 하면 그 분압은 0.76mmHg가 되고 산소운반에 치명적으로 작용한다. 일산화탄소에 중독된 사람은 아주 높은 고압의 산소를 이용하여 일산화탄소와 산소를 경쟁시켜 일산화탄소를 배출시킴으로써 치료할 수 있다.

5 호흡의 조절

호흡은 신경계에 의해 조절되어 다양한 조건에서도 동맥혈의 산소분압과 이산화탄소분압은 일정하게 유지된다. 신경계의 호흡중추는 호흡주기를 만들고 호흡을 하면서 사용되는 근육을 지배한다. 또 산소분압이나 이산화탄소분압 등의 화학적 자극이 신경계에 영향을 미쳐 호흡을 조절할 수 있게 된다.

1) 호흡중추

호흡중추는 숨뇌(연수, medulla oblongata)와 뇌다리(교뇌, pons)에 존재한다. 숨뇌에는 등쪽호흡군(dorsal respiratory group)과 배쪽호흡군(ventral respiratory group)이 있고, 뇌다리에는 지속흡입중추(apneustic center)와 호흡조정중추(pneumotaxic center)가 있다(그림 8-16).

(1) 등쪽호흡군

등쪽호흡군의 신경세포들은 숨뇌의 뒤쪽에 숨뇌길이 존재한다. 이 신경세포들은 말초화학수용기, 압력수용기를 비롯해 허파에 존재하는 수용기에서 전해지는 신호들을 호흡중추로 전달한다. 또, 등쪽호흡군에 의해서 호흡의 주기가 유지된다. 이곳의 신경세포에서는 흡기를 유발하는 활동전위가 주기적으로 생겨난다.

이 활동전위에 의해 가로막이 수축하고 들숨이 이루어진다. 신호가 끝나면 들숨은 멈추고 가슴우리의 탄성반동에 의해 날숨이 이루어진다.

(2) 배쪽호흡군

배쪽호흡군은 등쪽호흡군보다 5mm 정도 앞쪽에 위치한다. 이곳의 신경세포는 안정상태에서는 활동이 정지되

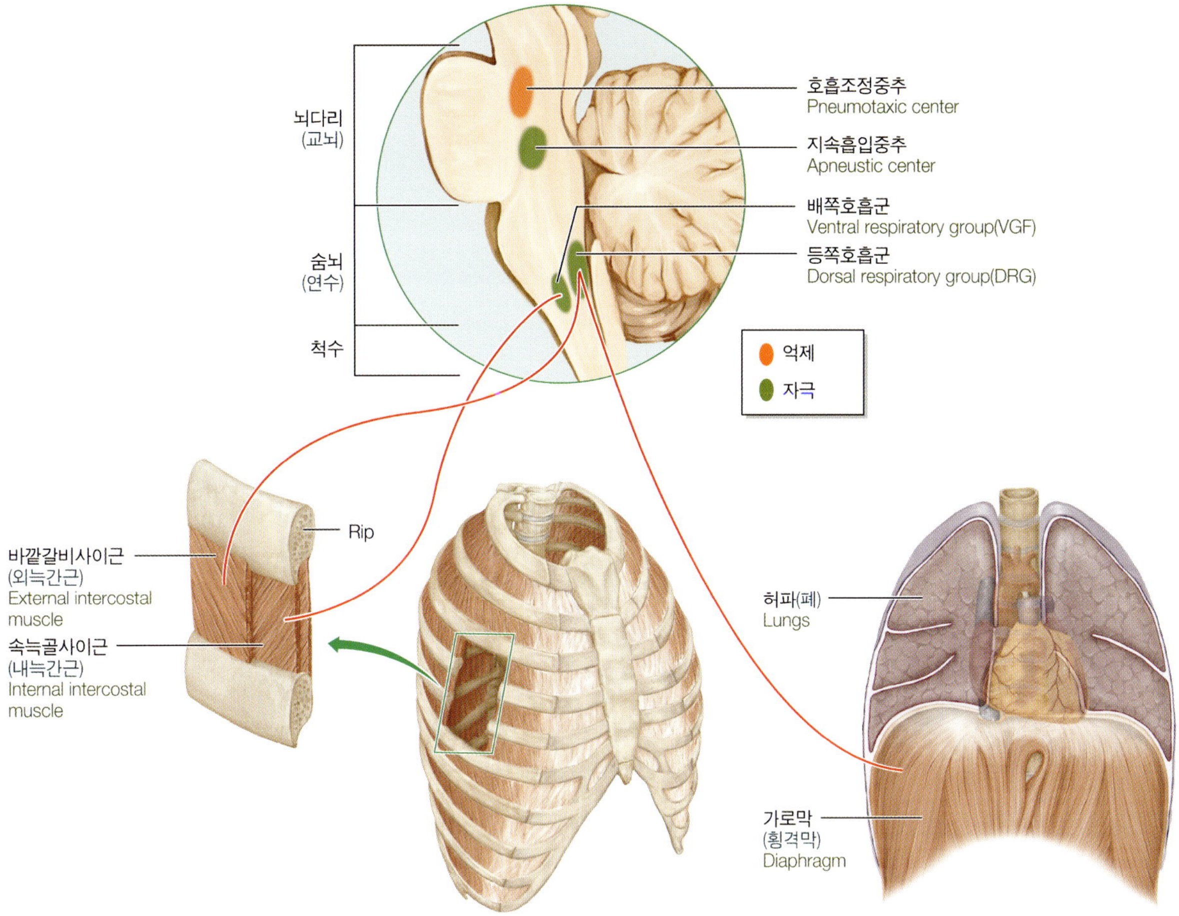

그림 8-16 호흡중추

어 있다. 따라서 안정상태의 호흡은 전적으로 등쪽호흡군의 신경세포에 의해 이루어진다. 하지만 환기가 증가할 필요가 있는 상황에서 등쪽호흡군의 신경세포는 배쪽호흡군의 신경세포로 신호가 전달해 배쪽호흡군의 신경세포를 호흡조절에 가담시킨다. 배쪽호흡군의 어떤 세포는 들숨, 어떤 세포는 날숨에 관여하는데 특히 강한 날숨이 일이날 때 베벽의 근육을 수축시켜 강한 힘으로 날숨이 이루어질 수 있게 한다.

(3) 지속흡입중추

뇌다리(교뇌)의 아래쪽에 위치한 지속흡입중추는 등쪽호흡군에 신호를 보내 흡기를 일으키는 신호의 길이가 연장되게 한다. 따라서 흡기가 지속되게 되고 허파는 더 많은 공기로 채워질 수 있다.

(4) 호흡조정중추

뇌다리의 위쪽에 위치한 호흡조정중추는 신호를 내보내 흡기의 기간을 조절한다. 호흡조정중추의 신호가 강해지면 흡기가 짧아져 허파가 적은 양의 공기로 채워지고 호흡조정중추의 신호가 약해지면 흡기의 기간이 길어진다. 또, 흡기의 시간을 조절함으로서 전체 호흡의 시간을 조절하고 호흡 빈도를 조절할 수 있다. 호흡의 시간이 짧아지면 더 잦은 빈도로 호흡이 일어나게 되는 것이다.

(5) 헤링-브로이어 반사(Hering-Breuer inflation reflex)

신경계에서 발생된 신호 뿐 아니라 허파에서 발생하는 신호도 호흡조절에 영향을 미친다. 기관지와 세기관지의 민무늬근층(평활근층)에는 뻗침수용기(신전수용기, stretch receptor)가 있어서 근육이 늘어나는 것을 감지할 수 있다. 허파가 과도하게 팽창되면 뻗침수용기가 자극받아 등쪽호흡군으로 신호를 보내고 흡기가 억제된다. 이런 과정을 헤링-브로이어 반사라고 하고 사람에게서는 1.5L 이상 흡기할 때 이 반사가 활성화된다. 이 과정을 통해 허파의 과도한 확장과 그에 따른 손상을 방지할 수 있다.

2) 호흡의 화학적 조절

신경계의 조절을 통해 주기적인 호흡이 일어나고 흡기와 호기의 시간이 조절될 수 있음을 알았다. 하지만 호흡의 궁극적인 목적은 적절한 환기가 이루어져 조직 내 산소와 이산화탄소분압을 일정하게 유지하는 것이다. 어떻게 산소와 이산화탄소가 호흡을 통해 적절하게 유지되는지 알아보자.

(1) 중추화학수용기

숨뇌의 배쪽표면에는 중추화학수용기(central chemoreceptor)가 있다. 이 수용기는 이산화탄소와 수소이온의 농도변화에 민감하게 반응해 활성을 띈다. 그중 수소이온에 더욱 민감하게 반응해 활성을 띄지만 뇌에 있는 혈관-뇌 장벽(blood-brain barrier)은 수소이온을 통과시키지 않는다. 대신 이산화탄소가 혈관-뇌 장벽을 통과해 수소이온을 만들어낼 수 있다. 혈중 이산화탄소 분압이 올라갈수록 허파꽈리환기량은 더 많아진다. 하지만 pH는 7.1에 근접할 때까지도 허파꽈리환기량에 큰 영향을 미치진 못한다. 하지만 이산화탄소에 의한 자극이 오래 지속되면 이산화탄소에 의해 만늘어진 수소이온은 콩팥에 의해 1~2일 만에 배출되고 더 이상 중추화학수용기를 강하게 자극하지 못한다. 너무 높은 농도의 이산화탄소는 호흡중추를 자극하는 게 아니라 오히려 억제할 수도 있다. 이산화탄소분압이 70~80mmHg를 넘어가면 호흡조절중추를 마비시켜 신호를 내 보내지 못하게 하고 호흡을 억제한다.

(2) 말초화학수용기

말초화학수용기(peripheral chemoreceptor)는 주로 산소농도의 변화를 감지한다. 말초화학수용기는 대부분 목동맥토리(경동맥소체, carotid body)에 존재하지만 일부 대동맥토리(대동맥체, aortic body) 및 가슴(흉부), 배(복부)의 동맥에도 존재한다. 말초화학수용기가 있는 조직은 풍부한 동맥혈을 공급받아 동맥혈의 산소분압을 탐지한다.

동맥혈의 산소분압이 30~60mmHg 밑으로 떨어졌을 때 강하게 자극되는데, 이때 중추신경계로 신호가 전해져 허파꽈리환기량이 늘어난다.

3) 운동 시의 호흡조절

심한 운동을 하면 세포의 대사가 활발해져 많은 산소를 소모하고 이산화탄소를 만들어내며 pH가 낮아지게 된다. 이산화탄소는 최대 20배까지 증가한다. 하지만 그동안 호흡이 조절되어 운동을 할 때에는 평소보다 환기량이 더 많아지고 그 결과 동맥혈의 산소분압, 이산화탄소분압, pH는 일정하게 유지된다. 산소분압과 이산화탄소분압, pH가 일정하게 유지되기 때문에 이들의 화학적 작용만이 호흡조절을 일으키지는 않을 것이다. 그렇다면 어떻게 운동할 때 호흡조절이 이뤄지는 것일까? 운동을 할 때 뇌는 뼈대근육에 수축을 위한 자극을 보내는 동시에 호흡중추를 자극한다. 즉 몸을 움직일 때 호흡중추도 같이 자극되어 허파꽈리환기량을 늘리게 된다. 또, 사지의 관절과 근육에 있는 고유수용기(proprioceptor)는 관절과 근육의 위치변화에 자극받아 호흡중추를 자극한다. 다시 말해 팔 다리가 뇌의 명령을 받아 움직일 때 뿐 아니라 타의에 의해 수동적으로 움직일 때도 호흡중추는 자극되어 허파꽈리환기량을 늘린다.

4) 호흡의 이상

호흡곤란(dyspnea)은 조직의 요구를 만족시킬 만큼 환기가 이루어지지 않는 경우를 말한다. 호흡곤란은 체액의 이산화탄소분압이 높거나, 산소분압이 낮은 것처럼 기체분압이 제대로 조절되지 못한 경우에 일어날 수 있다. 혹은 충분한 양의 허파환기를 일으키기 위해 호흡근이 과도하게 사용되는 경우 호흡을 하면서 불편함을 느낄 수 있고 제대로 환기가 이루어지지 못할 수 있다. 마지막으로 호흡기능과 체액의 기체분압은 정상적이지만 심리적으로 불안적하거나 병적인 상황에서 호흡곤란이 생길 수 있다.

어떤 질병상태에서는 체인-스토크스 호흡(Cheyne-Stokes respiration)이 나타날 수 있다. 짧은 시간동안 깊고 빠른 호흡을 하다가 어느 순간부터는 얕고 느린 호흡이나 거의 호흡을 하지 않는 과정이 계속해서 반복되는 것이다. 깊고 빠른 호흡을 할 때는 혈액 내 이산화탄소분압이 낮아져 중추화학수용기가 억제되어 허파꽈리환기량이 적어진다. 그러나 무호흡이 지속되면 혈중 이산화탄소의 농도가 높아지고 그로 인해 비로소 중추화학수용기가 자극되어 허파꽈리환기량이 많아진다. 이러한 호흡은 울혈성 심부전, 중추신경 장애, 약물 과용, 임종 시에 일어날 수 있고 건강한 성인에게도 과도 환기가 있거나 고도가 높은 곳에 올라갔을 경우 발생할 수 있다.

당뇨병, 신부전과 같은 질병에서는 쿠스마울 호흡(Kuss-maul respiration)이 나타날 수 있다. 깊은 호흡을 느리게 반복하는 한숨 형태의 호흡이며 호흡수와 양의 증가가 있다. 정상인에게서는 이런 호흡이 거의 일어나지 않지만 혈액이 허파에서 기체교환을 하고 온몸으로 순환하기까지 시간이 오래걸리는 심장질환자들은 이런 호흡이 생길 수 있다. 또, 호흡중추의 음성피드백작용이 과도한 경우에도 이렇게 호흡이 제대로 조절되지 못할 수 있다.

- 호흡기계는 호흡을 통해 세포가 필요로 하는 산소를 공급해주고 대사 결과 생긴 이산화탄소를 조직으로부터 받아 밖으로 내보내는 역할을 한다. 허파의 허파꽈리에서 대기와 혈액사이의 기체교환을 바깥호흡 혹은 허파호흡이라 하고, 기체를 교환한 혈액이 세포에 산소를 공급하고 이산화탄소를 받아온다. 세포가 산소를 이용해 에너지를 생산해내고 부산물로 이산화탄소가 생성되는 과정을 속호흡 혹은 세포호흡이라고 한다.
- 허파꽈리의 상피세포 대부분(95%)은 Ⅰ형 허파꽈리세포로 구성되어 있다. 이 세포는 얇고 넓게 퍼져있어 기체교환에 유리한 환경을 만들어준다. 나머지는 Ⅱ형 허파꽈리세포로 표면활성제를 분비해 호흡과정에서 허파꽈리가 완전히 닫히는 허탈이 일어나지 않도록 하고, 적은 압력으로 허파꽈리가 쉽게 늘어날 수 있도록 해 준다.
- 호흡의 들숨은 가로막이 수축하면서 아래로 내려와 가슴안의 수직 용적을 증가시키고, 바깥갈비사이근이 수축하면서 갈비뼈를 들어 올릴 뿐만 아니라 복장뼈의 아래를 앞쪽으로 밀어 가슴안의 가로 용적을 확장시킨다. 날숨은 가로막이 이완되어 가슴안의 수직 용적을 감소시키고, 바깥갈비사이근이 이완하면서 갈비뼈는 내려오고 복장뼈의 아래를 뒤쪽으로 당겨 가슴안의 가로 용적을 줄인다.
- 허파용적은 매 호흡 시 들어 마시는 공기의 양을 일회호흡량, 정상적으로 숨을 들이쉰 후 최대한의 노력으로 더 들이마실 수 있는 공기의 양은 들숨예비량, 숨을 내쉰 후 최대한의 노력으로 숨을 내쉴 때 나올 수 있는 공기의 양을 날숨예비량, 최대한의 노력으로 숨을 내쉰 후 더 이상 숨을 내쉴 수 없을 때 허파에 남아있는 공기의 양을 남은공기량이라 한다.
- 허파용량은 일회호흡량과 들숨예비량을 합한 것을 들숨용적으로 약 3,500mL 정도이다. 들숨예비량과 남은공기량을 합한 것을 기능잔기용량이라 하며, 들숨예비량, 일회호흡량, 날숨예비량을 합쳐 폐활량이라고 한다. 또한, 폐활량에 남은공기량을 합한 것을 온허파용량이라고 한다.
- 허파꽈리를 통한 기체의 이동에 영향을 미치는 인자로는 허파꽈리의 두께, 허파꽈리의 표면적, 허파꽈리를 통한 가스의 확산계수, 허파꽈리와 모세혈관사이의 기체 분압차이가 있다.
- 산소해리곡선은 산소 분압이 낮을수록, 이산화탄소 분압이 높을수록, 온도가 높을수록, pH가 낮을수록, DPG 농도가 높을수록 오른쪽으로 이동한다. 즉, 산소해리곡선이 오른쪽으로 이동하는 것은 산소친화성의 감소를 나타내는 것이다.
- 세포는 산소를 이용해 여러 화학반응을 일으킬 수 있는데, 그중 가장 중요한 것은 에너지원을 산화시켜 아데노신이인산에서부터 아데노신삼인산을 만들어 내는 것이다. 이때 세포내 산소분압이 1mmHg 이상만 되면 이 과정이 문제없이 일어날 수 있으며, 산소분압보다는 아데노신이인산의 농도가 반응속도를 결정하는데 중요한 요소이다.
- 호흡중추는 숨뇌와 뇌다리에 존재한다. 숨뇌에는 등쪽호흡군과 배쪽호흡군이 있고, 뇌다리에는 지속흡입중추와 호흡조정중추가 있다.
- 운동을 할 때 뇌는 뼈대근육에 수축을 위한 자극을 보내는 동시에 호흡중추를 자극한다. 팔, 다리가 뇌의 명령을 받아 움직일 때 뿐 아니라 타의에 의해 수동적으로 움직일 때도 호흡중추는 자극되어 허파꽈리환기량을 늘린다.

09

C·H·A·P·T·E·R

신경생리

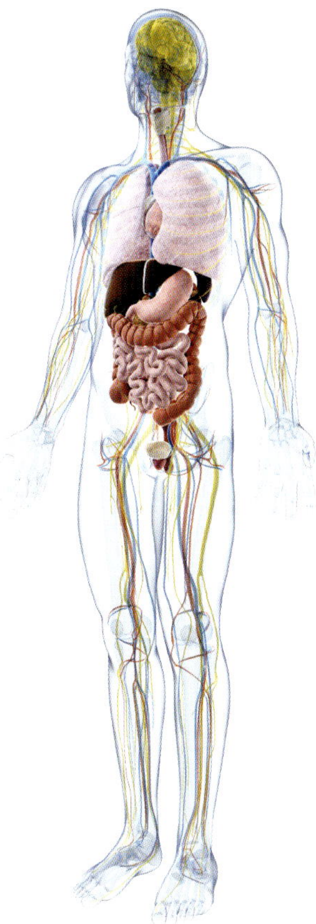

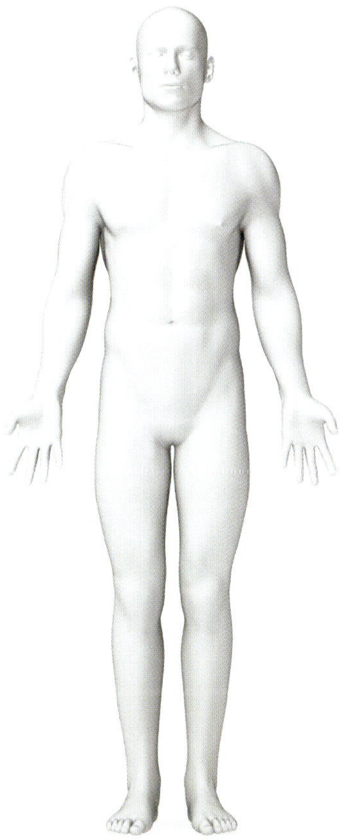

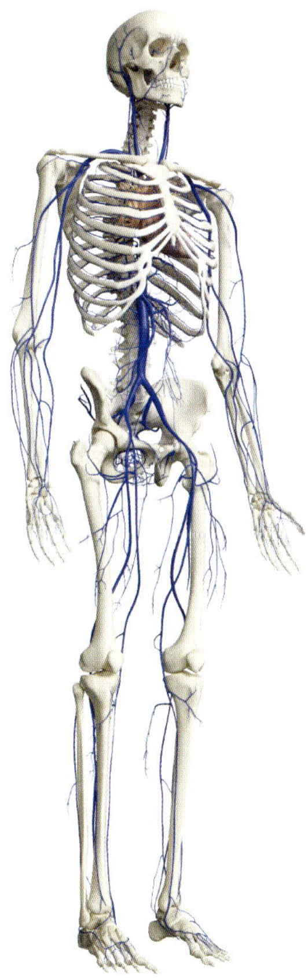

학·습·목·표

1. 신경계의 구성을 이해하고 각 특징을 설명할 수 있다.
2. 중추신경계를 기능적으로 분류하고 신경전달 기전을 설명할 수 있다.
3. 감각 수용기를 이해하고 감각의 감지와 전달 기전을 설명할 수 있다.
4. 통증의 전달 기전을 이해하고 설명할 수 있다.

핵·심·용·어

- 가바(gamma aminobutyric acid, GABA)
- 가중(summation)
- 가지돌기(수상돌기, dendrite)
- 노르에피네프린(norepinephrine)
- 도약전도(saltatory conduction)
- 도파민(dopamine)
- 말이집(수초, myelin sheath)
- 브로드만 영역(Brodmann's area)
- 세로토닌(serotonin)
- 시냅스(synapse)
- 신경아교세포(neuroglial cell, neuroglia)
- 아세틸콜린(acetylcholine)
- 중추신경계(central nervous system, CNS)
- 축삭(axon)
- 랑비에결절(유수신경결절, node of Ranvier)
- 말이집신경섬유(유수신경섬유, myelinated nerve fiber)
- 말초신경계(peripheral nervous system, PNS)
- 민말이집신경섬유(무수신경섬유, unmyelinated nerve fiber)
- 앞가쪽신경로(전외측계, anterolateral system)
- 후주–내측모대계(후주계, dorsal column-medial lemniscal system)

09 CHAPTER 신경생리

신경계(nervous system)는 크게 중추신경계(central nervous system, CNS)와 말초신경계(peripheral nervous system, PNS)로 나눌 수 있다. 신경계에 존재하는 무수한 신경세포들이 복잡하게 얽혀 신호를 주고 받으며 기능한다. 신경계로 들신경섬유(구심신경섬유, afferent fiber)를 통해 신호가 들어오면, 온 몸의 다양한 수용체(receptor)는 다양한 외부자극을 전기 화학적 신호로 바꾸어 신경계로 전달한다. 신경계로 들어온 신호는 많은 신경세포에 의해 종합, 분석되고 다시 날신경섬유(원심신경섬유, efferent fiber)를 통해 신경계 밖으로 향해 외부에 영향을 미친다.

1 신경계의 구성

1) 신경세포(신경원, Neuron)

중추 신경계에는 백억 개 이상의 신경세포들이 서로 연결되어 있다. 신경세포들은 시냅스(synapse)라고 부르는 틈새를 통해 서로 신호전달을 한다. 신경세포의 세포체(cell body)는 핵이 있는 부분으로 사립체나 세포질그물 등이 풍부하게 존재하고 있어 에너지생산이 활발하게 일어난다. 또, 니슬소체(nissl body)는 리보솜과 세포질그물로 구성된 부분으로 단백질의 합성이 활발히 일어난다 (그림 9-1).

신경세포의 구조는 신경미세섬유(neurofilament)와 신경미세관(neurotubule)이 골격을 이룬다. 신경세포는 ❶ 가지돌기(수상돌기, dendrite)를 통해 신호를 전달받고 ❷ 축삭(axon)을 통해 신호를 전달해 준다. ❸ 세포체에서 축삭으로 이어지는 부분은 축삭둔덕(axon hillock)으로 신호의 통합이 이루어지는 곳이다. 신경세포의 종류에 따라 축삭 주위를 ❹ 말이집(수초, myelin sheath)이라고 부르는 지질화합물이 싸고 있으며 그 끝은 ❺ 신경말단과 이어진다.

말이집은 중추신경의 경우 희소돌기아교세포(핍지교세포, oligodendrocyte)에 의해 만들어지고, 말초신경의 경우 슈반세포(신경집세포, Schwann cell)에 의해 만들어져 신경전도가 더 빠르게 일어날 수 있도록 도와준다. 말이집을 갖고 있는 신경세포를 말이집신경섬유(유수신경섬유, myelinated nerve fiber)라고 하고, 없는 세포를 민말이

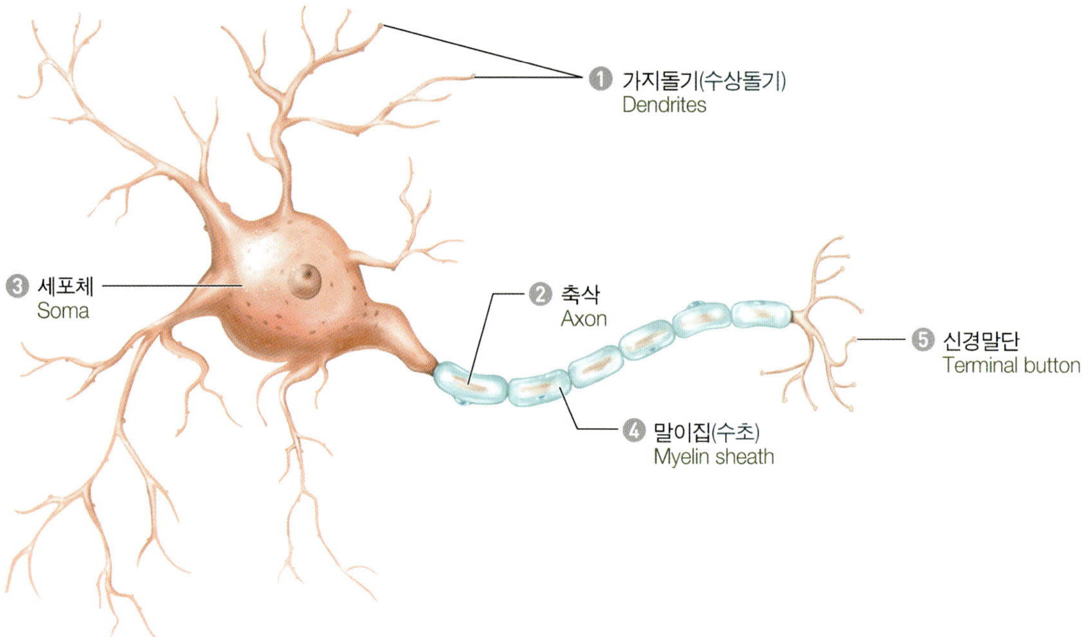

그림 9-1 신경세포(Neuron)

집신경섬유(무수신경섬유, unmyelinated nerve fiber)라고 한다. 일반적인 경우, 축삭에서 가지돌기 혹은 축삭에서 세포체 방향으로만 신호전달이 가능하다. 대부분의 신경세포는 완전히 분화된 상태로 더 이상 세포분열을 수행하지 못한다.

말이집을 갖고 있는 신경세포는 말이집이 없는 신경세포에 비해 더 빠른 신호전달을 할 수 있다. 말이집 하나는 1~3mm 정도의 길이를 갖고 있고, 말이집과 말이집 사이의 공간은 랑비에결절(유수신경결절, node of Ranvier)이라고 부른다. 말이집은 슈반세포나 희소돌기아교세포의 세포막이 축삭 주위로 돌면서 여러번 감아올린 것 같은 모양을 하고 있다.

말이집에는 지질이 풍부하게 포함되어 있어 말이집을 통한 전류가 거의 흐르지 못하게 하는 절연체 작용을 할 수 있다. 따라서 축삭을 지나는 활동전위는 말이집 속을 지나는 동안은 거의 손실 없이 전도될 수 있다. 따라서 외부에서 볼 때 활동전위는 랑비에결절에서만 관찰되고 이를 도약전도(saltatory conduction)라고 한다. 도약전도를 함으로서 5~50배 더 빠른 신호전달이 가능할 뿐 아니라 활동전위의 발생에 따른 전해질의 이동량이 줄어들어 다시 평형으로 만드는데 드는 에너지가 줄어들게 된다. 또 신경섬유의 신호전달속도는 신경섬유의 지름이 굵을수록 빨라진다.

신경세포는 축삭이 뻗어있는 모양이나 신경세포가 하는 역할에 따라 분류할 수 있다. 먼저 형태에 따른 분류를 보면, ❶ 두극신경세포(양극신경세포, bipolar neuron), ❷ 홑극신경세포(단극신경세포, unipolar neuron), ❸ 뭇극신경세포(다극신경세포, multipolar neuron), ❹ 피라미드세포(추체세포, pyramidal cell)로 나뉜다(그림 9-2).

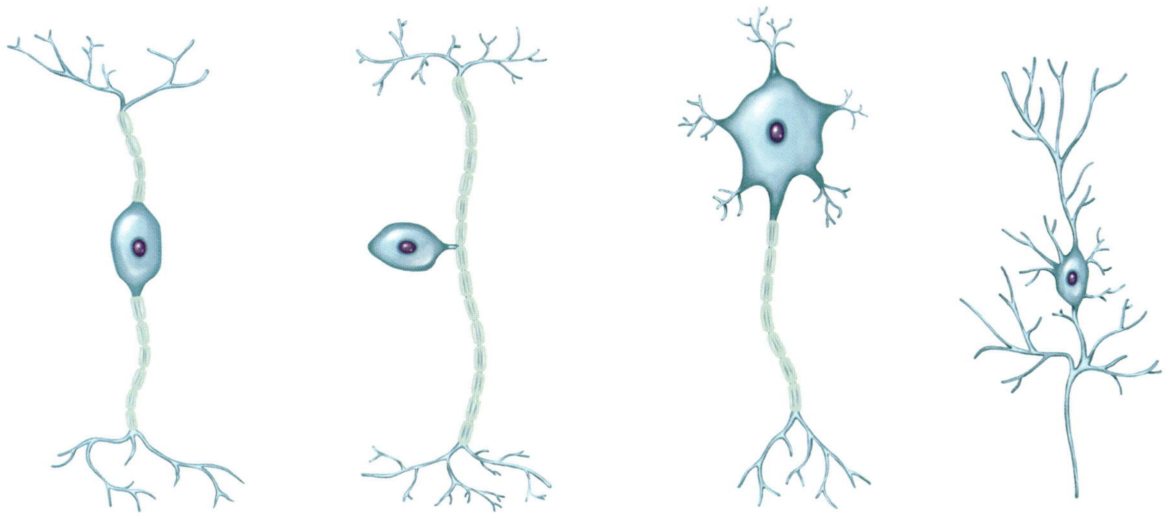

1 두극신경세포(양극신경세포) Bipolar neuron(interneuron)

2 홑극신경세포(단극신경세포) Unipolar neuron(sensory neuron)

3 뭇극신경세포(다극신경세포) Multipolar neuron(motor neuron)

4 피라미드세포(추체세포) Pyramidal cell

그림 9-2 신경세포의 종류

또한 신경세포의 기능에 따라 감각신경세포(sensory neuron), 운동신경세포(motor neuron), 사이신경세포(interneuron)로 나눌 수 있다. 감각신경세포는 들신경섬유로 말초수용기에서 중추신경계로 수용체가 지각한 감각을 전달하는 역할을 한다. 운동신경세포는 날신경섬유로 중추신경계에서 근육이나 샘(gland)과 같은 효과기로 자극을 전달하는 역할을 한다. 사이신경세포는 뇌와 척수 등의 중추신경계에 주로 분포하며 감각신경세포가 보내준 정보를 분석, 종합해서 운동신경세포로 보낸다.

2) 신경아교세포(Neuroglial cell, neuroglia)

신경아교세포는 신경계에서 신경세포를 보호하거나 영양분을 공급하면서 신경세포가 살아가고 제대로 기능할 수 있게 해 준다. 중추신경계와 말초신경계에서 종류의 차이가 있는데, 중추신경계는 1 별아교세포(성상세포, astrocyte), 2 희소돌기아교세포(핍시교세포, oligodendrocyte), 3 미세아교세포(소교세포, microglia), 4 뇌실막세포(상의세포, ependymal cell)로 구성되고, 말초신경계에는 슈반세포(신경집세포, Schwann cell), 위성세포(satellite cell)로 구성된다(그림 9-3, 그림 9-4).

(1) 중추신경계

별아교세포는 신경아교세포 중 가장 많은 부분을 차지하는 세포이다. 세포체 전체에 가지돌기가 뻗어있어 별처럼 보인다 하여 별아교세포라는 이름을 가졌다. 이 세포는 뇌혈관 주변에 위치하면서 혈액-뇌장벽(blood-brain barrier)을 구성한다. 혈액-뇌장벽은 상대적으로 치밀한 조직으로 뇌 모세혈관에서 물질들이 선택적으로 빠져나

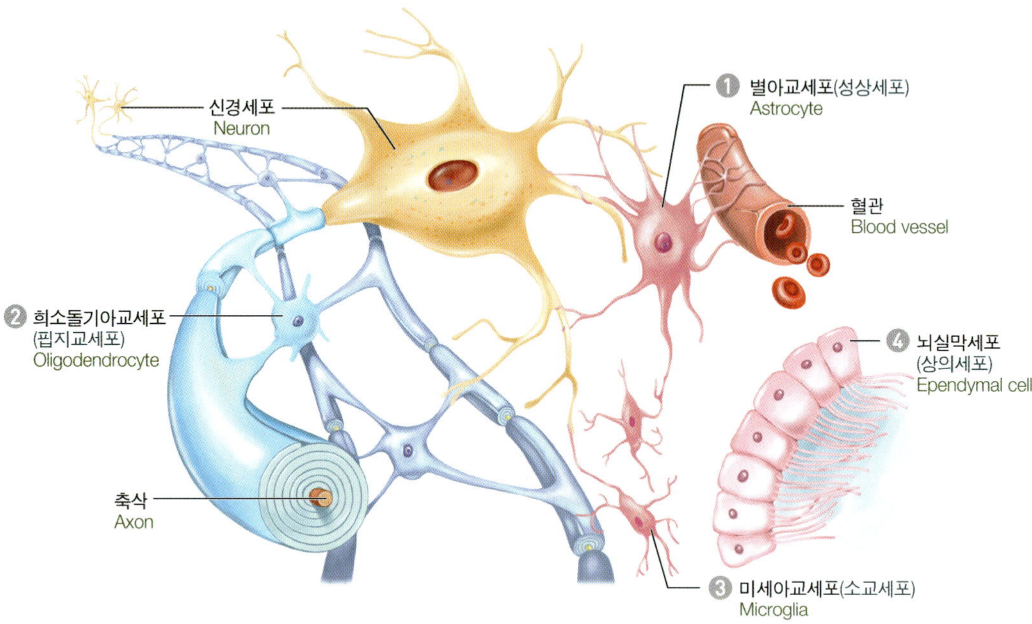

그림 9-3 신경아교세포

올 수 있게 한다. 이 덕분에 중추신경계에 악영향을 미칠 수 있는 물질들을 차단할 수 있다. 또, 별아교세포는 뇌와 척수에 풍부하게 분포하면서 신경세포를 지지하는 구조적 골격을 만든다. 이 외에도 신경조직에 손상이 발생했을 시에 손상이 발생한 부위를 안정화시키고 흉터조직을 만들어 구조적인 복구가 일어날 수 있도록 한다. 그리고 뇌가 발달하는 과정에서 신경세포가 잘 성장할 수 있도록 신경영양인자(neurotrophic factor)를 분비하기도 한다.

희소돌기아교세포는 별아교세포와 비슷한 구조를 가졌지만 더 작고 가지돌기의 수도 적다. 이 세포의 중요한 역할은 중추신경에서 말이집을 형성함으로서 신경전달이 빠르게 일어날 수 있도록 한다.

미세아교세포는 가장 작은 신경아교세포이다. 미세한 가지들이 많이 뻗어있으며 중추신경계에 존재하는 포식세포이다. 역할은 일반적인 포식세포의 작용과 같이 외부에서 침입한 병원균을 탐식하거나 세포가 사멸하고 남은 찌꺼기, 대사산물 등을 처리한다. 그 기능에 맞게 감염이나 손상이 발생했을 때 수가 급격히 증가해 수요를 맞춘다.

뇌실막세포는 뇌실막(ependyma)이라고 하는 뇌의 안쪽면을 덮고 있는 막을 구성하는 세포이다. 뇌의 안쪽에는 뇌실(ventricle) 이라고 하는 빈 공간이 있는데 이 공간에서 뇌척수액(CerebroSpinal Fluid, CSF)이 만들어져 순환한다. 뇌실은 총 네 개가 있는데 양쪽 반구(hemisphere)에 가쪽뇌실(lateral ventricle)이 하나씩 있고 이것이 뇌실사이구멍(interventricular foramen)을 통해 제3뇌실(third ventricle)로 연결된다. 이는 다시 아래쪽 숨뇌의 제4뇌실(forth ventricle)로 이어진다. 제4뇌실에서 뇌 밖으로 연결되는 구멍이나 척수의 중심관(central canal)으로 이어지는 통로를 통해 뇌척수액이 순환된다. 뇌척수액은 중추신경계가 떠 있는 공간을 마련해줌으로서 외부로부터의 충격을 완화해줄 뿐 아니라 영양물질을 공급하고 노폐물을 제거해 주는 역할을 하기도 한다. 뇌실막은 앞서 말한 뇌실의 안쪽면과 척수의 중심관 안쪽을 덮고 있는 막으로 뇌실막세포들이 이 뇌실막을 이룬다.

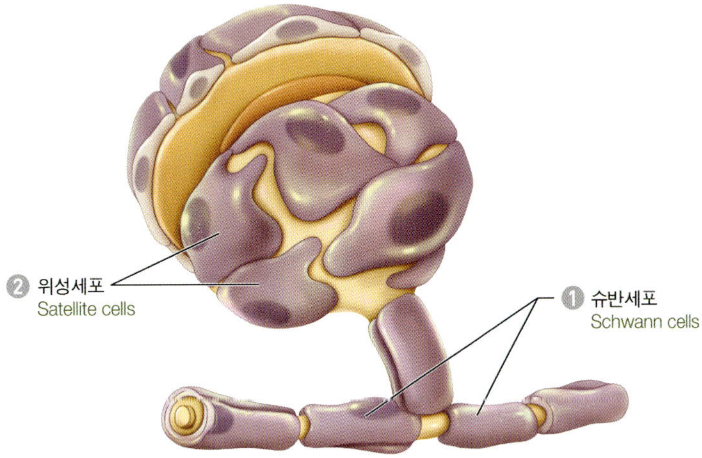

그림 9-4 슈반세포

(2) 말초신경계

❶ 슈반세포(Schwann cell)는 말초신경계에서 말이집을 만드는 세포이다. 희소돌기아교세포가 여러 축삭에 말이집을 만드는데 비해 슈반세포는 한 축삭에만 말이집을 만들 수 있다. 또, 슈반세포는 말이집을 만들 뿐 아니라 길게 뻗어있어 세포체로부터 직접적인 영양공급을 받기 힘든 축삭에 영양물질을 공급하는 역할도 한다. 따라서 무수신경세포에도 슈반세포가 있을 수 있다.

❷ 위성세포(satellite cells)는 말초신경계의 신경세포체를 둘러싸고 있으면서 신경세포가 물질교환을 하는데 도움을 주고, 시냅스를 통하지 않은 신호전달을 차단해 주는 역할을 한다(그림 9-4).

3) 감각신경

신경계의 활동은 감각신경이 감지한 외부의 자극이 전기 화학적 신호로 변환되어 전달되면서 시작된다. 감각신경이 인지하는 외부 자극의 종류에 따라 다른 경로를 통해 중추신경계로 전달된다. 감각신경을 통해 척수로 들어온 신호는 상행주행하여 숨뇌와 시상(thalamus), 소뇌 대뇌를 포함한 중추신경계로 전달된다.

감각신경의 신경종말(nerve ending)에는 다양한 수용체가 있다. 먼저 통각수용체(pain receptor)는 주로 통각을 수용하며 함께 온도에 대한 정보도 감지해 전달할 수 있다. ❶ 촉각소체(Meissner's corpuscle)는 털이 없는 부분에 주로 존재하며 타원형으로 생겼다. 특히 손, 발, 입술 등에 많이 존재해 촉각반응에 민감하게 반응한다. 주로 가벼운 촉각에 반응해 신호를 전달한다. ❷ 촉각원반(Merkel's disc)은 표피의 바닥부분에 분포해 좀 더 세밀하고 정확하게 촉각을 감지해 준다. 피부에서 표피가 어떻게 변화하는지를 감지하고 주어지는 촉각의 강도, 질감, 위치 등의 정보를 상세하게 전달해줄 수 있다. ❸ 모낭수용체(hair follicle receptor)는 모낭주변에 위치하면서 털의 움직임을 빠르게 감지할 수 있다. ❹ 루피니소체(Ruffini's corpuscle)는 진피에 분포하는 온도수용체이다. 주로 따뜻한 감각을 감지하며 촉각, 압각도 어느 정도 수용할 수 있다. 크라우제끝망울(크라우제종말구, Krause's end buld)

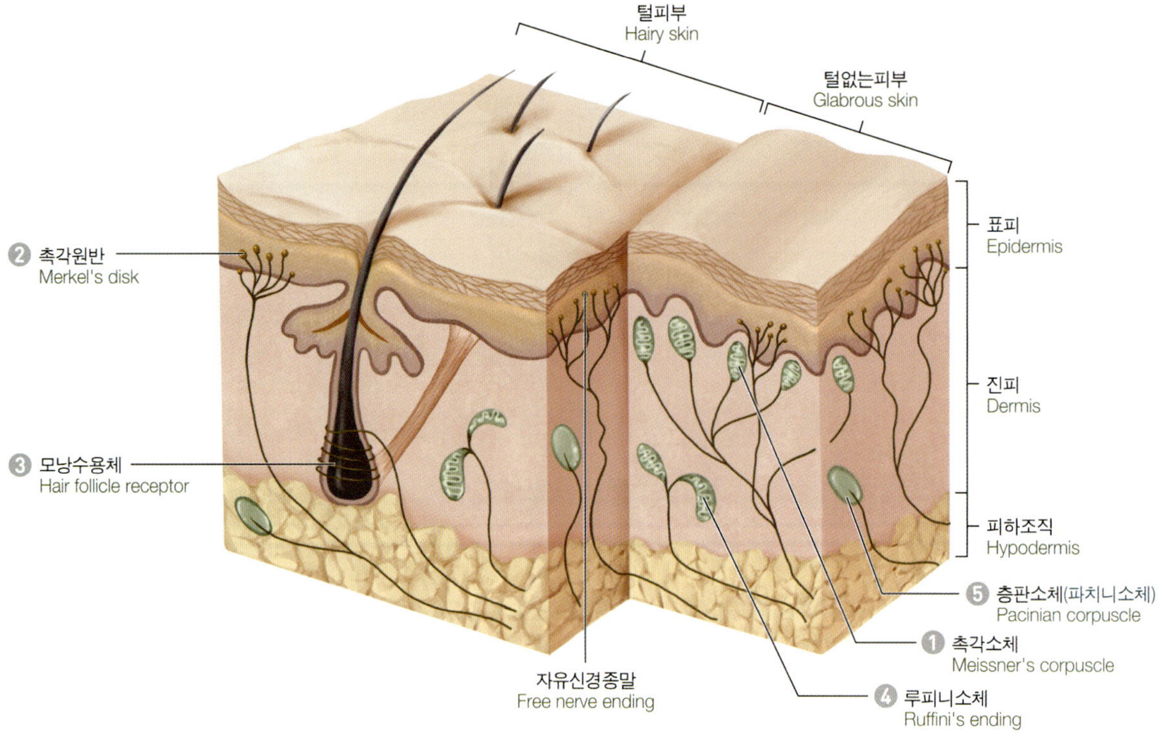

그림 9-5 피부 감각수용체

도 주로 진피에 존재하는 온도수용체로 차가운 감각을 주로 담당한다. 루피니소체와 마찬가지로 촉각과 압각에 대해서도 반응해 신호를 보낼 수 있다. ⑤ 층판소체(파치니소체, Pacinian corpuscle)는 창자와 뼈 같이 깊은 곳에 위치하는 수용체로 압력이나 진동감각을 감지한다(그림 9-5).

근육방추(muscle spindle)는 뼈대근육 속에 위치하고 근육이 이완되거나 수축할 때 그 변화를 감지하는 수용체이다. 주로 근육이 늘어나는 것을 감지한다. 골지힘줄기관(Golgi tendon organ)은 뼈대근육과 힘줄(tendon)이 이어지는 부분에 존재한다. 근육방추와 비슷하게 근육의 길이변화를 주로 감지하고 주로 근육이 줄어드는 신호를 받아들인다.

4) 운동신경

감각신경을 통해 들어온 신호는 중추신경계에서 처리된 후 운동신경으로 나와 효과를 나타낸다. 운동신경은 전신에 뻗어 있으면서 뼈대근육의 수축을 일으키거나, 내장기관의 민무늬근에 작용할 수도 있고, 외분비나 내분비계에 작용해 분비를 일으킬 수도 있다. 이런 기능들을 모두 운동기능이라 하고 운동신경의 명령을 받아 작용하는 기관들을 효과기(effector)라고 한다. 운동신경은 중추신경의 여러 곳, 척수, 숨뇌, 뇌다리, 뇌줄기, 바닥핵, 소뇌, 대뇌 등에서 조절된다. 각 영역 나름대로 고유한 기능과 역할이 있지만 주목해야 할 점은 척수에 가까운 부분은 주로 자율적인 조절에 관여하고 위쪽의 대뇌겉질에 가까운 부분은 인위적인 운동기능에 관여한다는 점이다.

5) 신경계의 통합기능

감각신경을 통해 들어온 신호는 운동신경으로 나가기 전에 중추신경계에서 적절한 반응을 일으킬 수 있도록 처리된다. 실제로 대부분의 불필요한 감각자극은 고위 처리기관에서 무시되고 필요하다고 인식되는 신호만 받아들여 그에 대한 반응을 보이게 된다. 우리는 지금 옷을 입고 있고 숨을 쉬고 있지만 옷의 감촉에 대해 일일이 반응하지 않고, 숨을 쉬며 들어오는 산소에 반응하지 않는 것처럼 말이다. 하지만 중요하다고 여겨지는 정보는 중추신경계의 통합영역이나 운동영역으로 보내져 적절한 반응을 이끌어내게 된다. 이런 과정을 통합기능(integrative function)이라고 부른다.

2 중추신경계의 기능적 분류

척수(spinal cord)는 단순히 위쪽의 중추신경계에서 말초신경계로 신호를 전달하는 역할만 하진 않는다. 척수는 대표적으로 자율신경계를 통한 조절로 배뇨활동, 혈관의 조절 작용을 하며 보행과 같은 단순반복운동, 척수반사를 통한 위해자극으로부터의 회피 등의 고유기능을 가지고 있다. 이런 작용들은 좀 더 높은 수준의 중추신경계가 직접 작동한 결과라기보다는 높은 수준의 중추신경계가 척수에게 명령을 내림으로서 일어난 결과이다.

대뇌겉질(대뇌피질, cerebral cortex)은 상대적으로 하위에 있는 중추신경계나 말초신경계의 기능을 결정하고 제대로 작동할 수 있도록 조절한다. 대뇌겉질은 그 자체만으로는 기능을 할 수 없지만 거대한 저장창고로서 다른 중추들과 연관되어 많은 기능을 할 수 있다.

대뇌겉질과 척수 사이에 있는 겉질밑(subcortical level)에서 대부분의 무의식적인 활동이 이루어진다. 이 부분은 숨뇌, 뇌다리, 사이뇌, 시상하부, 시상, 소뇌, 바닥핵 등을 모두 포함하는 부위이다. 이 부분에 있는 여러 신경중추들은 많은 생리적 활동을 관장하고 조절한다. 예를 들어 숨뇌나 뇌다리에 위치한 호흡중추는 자발적 호흡을 조절하고 호흡량을 조절하는 기능을 한다. 또, 이 부분에서는 분노, 흥분, 갈구 등의 작용이 일어난다.

1) 신경세포의 신호전달

신경세포 역시 일반적인 세포처럼 활동전위를 일으켜 신호를 전달하고 받는다. 다만 신경세포는 시냅스(synapse, 연접)를 통해 세포 간 신호전달이 이루어질 수 있다.

(1) 시냅스

세포간의 시냅스는 크게 두 가지 ❶ 화학적 시냅스(chemical synapse)와 ❷ 전기적 시냅스(electrical synapse)로 나뉜다. 이중 중추신경계에서 주로 이용되는 방식은 화학적 시냅스이다. 화학적 시냅스는 신경전달물질(neurotransmitter)이라고 불리는 화학물질을 통해 신호를 전달한다. 신경전달물질에는 여러 종류가 있고, 시냅스전신경세포에서 분비되어 시냅스후신경세포에 작용해 활동전위를 일으키거나 억제하는 방식으로 작동한다.

전기적 시냅스는 중추신경계에서는 거의 발견되지 않는다. ❸ 틈새이음(간극연결, gap junction)이라는 세포막과 세포막 사이를 이어주는 통로를 통해 내부의 이온들이 교환되고 따라서 활동전위가 그대로 전달될 수 있는 것이다. 이러한 방식은 민무늬근육 간의 활동전위전달이나 심장근육세포에서 잘 관찰된다. 신경세포는 가지돌기(수상돌기, dendrite)나 세포체(cell body)를 통해 신호를 전달받아 활동전위를 일으키고 이 활동전위는 축삭(axon)을 통해 전해져 다음 신경세포로 넘어간다. 이 과정에서 시냅스를 통한 신호전달이 이루어진다.

시냅스는 신호를 전달해 주는 ❹ 시냅스전말단(presynaptic terminal)과 ❺ 시냅스후막(postsynaptic membrane), 그리고 그 사이에 있는 ❻ 시냅스틈새(연접틈새, synaptic cleft)로 구성된다. 하나의 신경세포에는 약 1만~20만개의 시냅스전말단이 가지돌기와 세포체에 달라붙어 시냅스를 형성한다. 이 중 가지돌기에 붙어있는 것이 85~98%로 대부분이고 나머지가 세포체에 붙어있다. 시냅스전말단은 축삭의 끝부분으로 보통 축삭보다 지름이 크고 구형이다. 이곳에는 에너지를 생산하는 사립체와 신경전달물질이 들어있는 ❼ 시냅스소포(synaptic vesicle)가 다수 분포해 있다(그림 9-6).

또, 시냅스전말단의 세포막에는 활동전위의 전도에 의해 통로가 열리는 전압의존성 칼슘통로(voltage-gated Ca^{2+} channel)가 존재한다. 활동전위가 시냅스전말단까지 도달하게 되면 이 전압의존성 칼슘통로가 열려 세포 내부로 칼슘이온이 유입된다. 유입된 칼슘이온은 시냅스전말단에 풍부하게 존재하는 시냅스소포가 세포막 주변으로 이동해 세포외유출(exocytosis)을 통해 내부에 가지고 있던 신경전달물질을 시냅스틈새로 쏟아내게 한다. 시냅스전말단과 시냅스후막은 20~30nm의 거리를 두고 서로 떨어져 있다. 이 사이의 공간을 시냅스틈새라고 한다. 시냅스틈새로 신경전달물질이 빠져나오면 이 신경전달물질은 시냅스후막의 단백질과 결합해 활동전위를 발생시키거나 세포의 흥분을 억제할 수 있다.

시냅스후막에는 수많은 수용체 단백질들이 있다. 수용체 단백질은 크게 두 가지 종류로 나뉘는데, 신경전달물질과 결합해 이온통로로서 기능하는 단백질과 2차 전달자(secondary messenger)로서 기능하는 단백질이다.

이온통로로서 기능하는 단백질은 ❶ 아세틸콜린과 같은 신경전달물질과 결합해 ❷ 나트륨이온이나 염소이온 같은 이온들이 세포막을 가로질러 통과할 수 있는 통로를 제공해 준다. ❸ 이온통로는 다시 나트륨이온 등의 양이온을 통과시키는 이온통로와 양이온이 통로를 통해 세포 안으로 들어오게 되면 세포의 막전위가 탈분극 되고 활동전위가 생기지만 음이온이 세포 안으로 들어오게 되면 세포의 막전위가 과분극 되어 활동전위가 생기기 힘들어진다(그림 9-7).

따라서 양이온 통로와 결합해 통로를 여는 신경전달물질을 흥분성 전달물질(excitatory transmitter)이라 하고, 음이온 통로와 결합해 통로를 여는 신경전달물질을 억제성 전달물질(inhibitory transmitter)이라 한다. 이 이온통로들은 신경전달물질의 존재 유무에 따라 빠르게 열리고 닫힘으로서 민첩한 신경전달을 이루어 낼 수 있다.

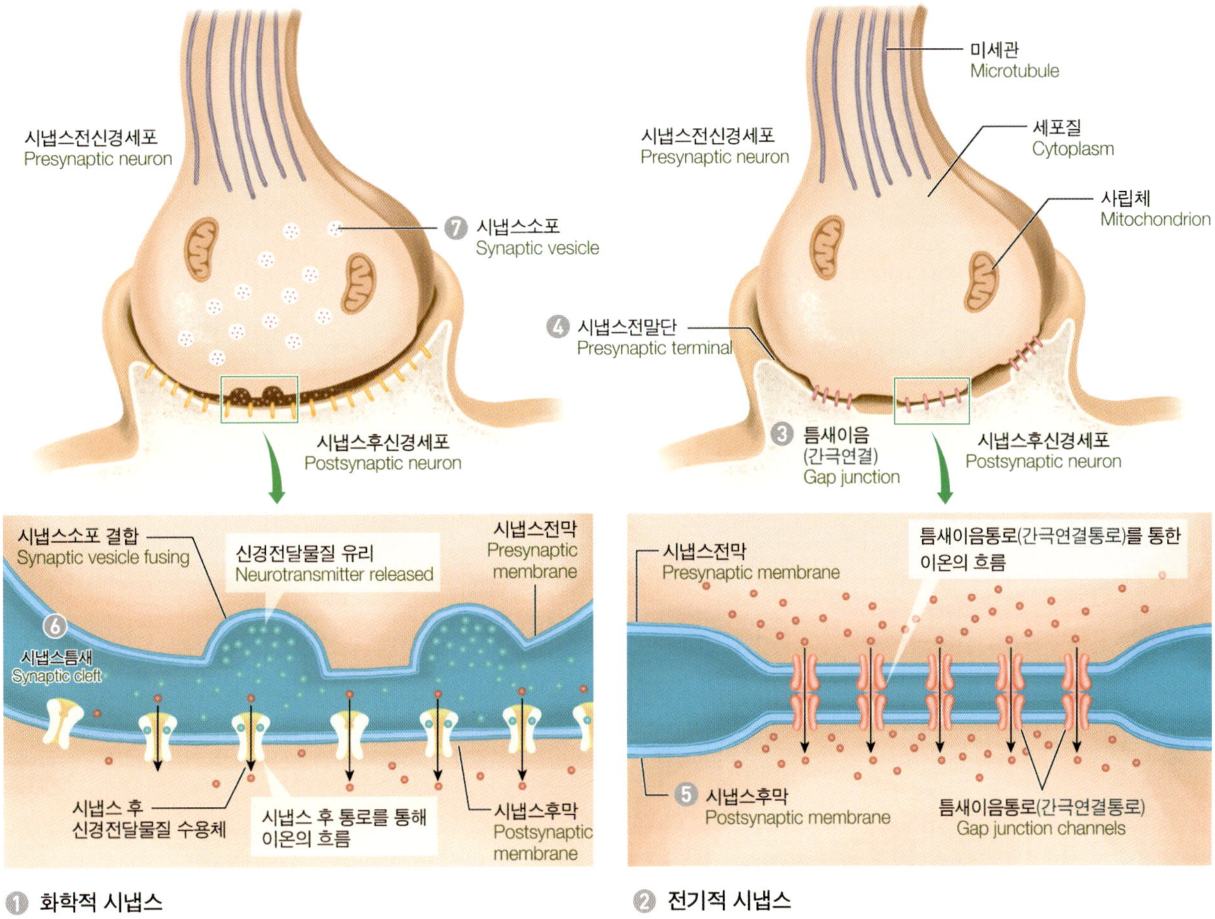

그림 9-6 시냅스 종류

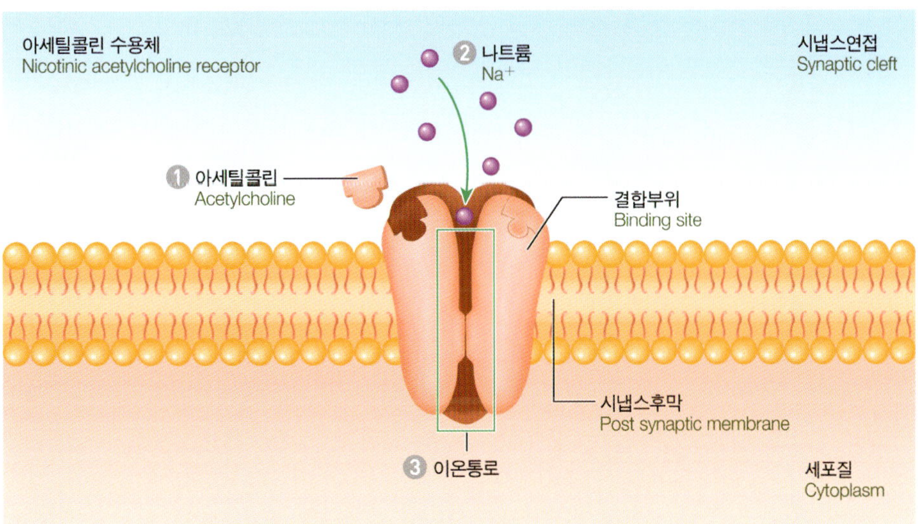

그림 9-7 아세틸콜린 수용체

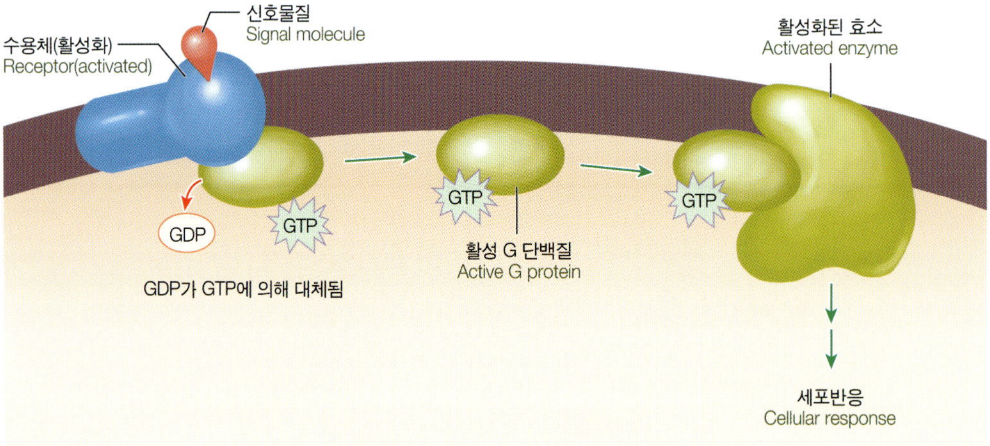

그림 9-8 G단백질 체계의 활동

신경전달물질과 결합해 단백질의 구조가 변하면서 세포 내부로 2차 신호를 전달하는 막단백질이 있다. 이런 단백질들을 2차 전달자 단백질이라고 한다. 2차 전달자에 의해 세포 내부로 전달된 신호는 이온통로에 의한 반응만큼 즉각적으로 일어나지는 못하지만 세포 내부에서 증폭되고 지속되어 더 오랫동안 반응을 보이게 만든다.

2차 전달자의 대표적인 예로서 G단백질(G-protein)이 있다. G단백질은 여러 단백질이 결합된 형태로 세포 외부의 신경전달물질과 결합해 내부의 구조가 바뀌고 다른 단백질을 활성화시킨다. 활성화되어서 분리된 단백질의 소단위(subunit)는 다른 이온통로와 세포내 효소들을 활성화 시키고 또한 유전자 전사(transcription)를 활성화시켜 더 많은 단백질을 만들게 한다. 이런 작용을 통해 2차 전달자 단백질은 비교적 오랜 기간 동안 세포에 영향을 미칠 수 있다(그림 9-8).

시냅스를 통해 신호전달이 이루어지는 과정을 요약해 보면, 먼저 시냅스전말단에 활동전위가 전달되어 전압의존성 칼슘통로가 열린다. 이 통로를 통해 칼슘이온이 시냅스전말단으로 들어오게 되고, 높아진 세포내 칼슘이온농도는 시냅스소포를 세포막 근처로 이동시키고 세포외유출을 통해 시냅스소포 내부의 신경전달물질을 시냅스틈새로 내보낸다. 이때 칼슘이온은 세포막단백질에 의해 다시 빠르게 세포 밖으로 내보내지고 시냅스소포의 세포외유출은 짧은 순간 일어나고 종료된다. 따라서 아주 적은 수의 소포만이 세포외유출을 하지만 한 개의 소포 속에는 시냅스 후세포가 활동 전위를 일으키기에 충분한 신경전달 물질이 들어 있다.

❶ 시냅스틈새로 나온 신경전달물질은 빠르게 확산되어 0.05ms만에 ❷ 시냅스후막의 세포막단백질에 결합해 다양한 방식으로 활동전위를 유발하거나 억제한다. 아세틸콜린의 경우 나트륨통로와 결합해 나트륨통로가 열리게 하고 나트륨이 시냅스 후 세포 내부로 유입되면서 짧은 시간 만에 막전위가 탈분극 되기 시작한다. 역치에 이르면 활동전위가 생기고 이 활동전위는 새롭게 시냅스후세포의 세포막을 통해 퍼져나간다.

나트륨통로와 결합한 아세틸콜린은 시냅스틈새에 풍부히 존재하는 ❸ 아세틸콜린 분해효소(acetylcholine esterase)에 의해 ❹ 아세트산(acetate)과 ❺ 콜린(choline)으로 분해되어 시냅스전말단으로 다시 흡수된다. 흡수된 분해

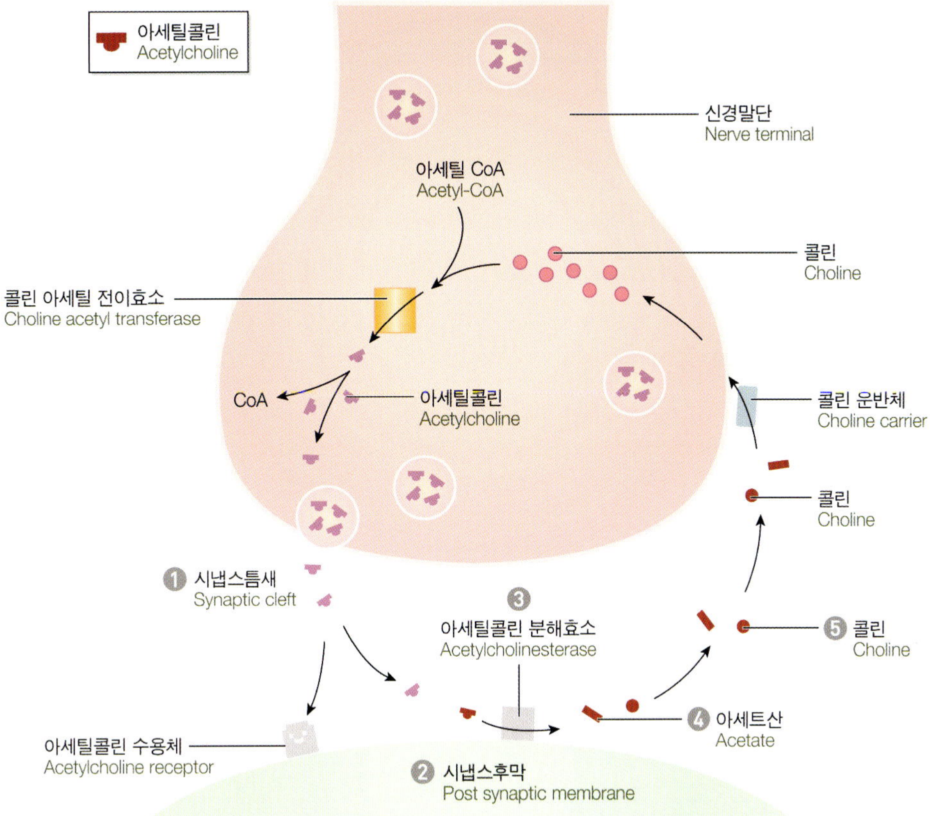

그림 9-9 아세틸콜린

산물은 시냅스전말단에서 재합성되어 시냅스소포로 들어가고 재활용된다. 아세틸콜린과 분리된 이온통로는 빠르게 닫혀 이온의 유입을 막는다. 이런 방식을 통해 시냅스를 통한 신호전달은 시냅스전말단에서 시냅스후막 한 방향으로만 전달되게 된다(그림 9-9).

(2) 신경전달물질(Neurotransmitter)(그림 9-10)

신경전달물질에는 두 종류가 있다. 한 종류는 작은 분자량을 가지고 빠르게 작용하는 신경전달물질이고 다른 한 종류는 비교적 큰 분자량을 가지고 천천히 작용하는 물질이다. 후자를 신경단백질(neuropeptide)이라고도 한다.

빠르게 작용하는 신경전달물질은 대부분 시냅스전말단에서 합성돼서 시냅스소포에 저장되고 시냅스소포에 의해 방출된다. 또한 거의 모든 경우 이온통로 단백질과 결합해 짧은 시간동안 이온통로를 활성화시킨다. 이온통로를 활성화시킨 후 신경전달물질은 다시 시냅스전말단으로 재흡수 되고 시냅스소포에 저장된다. 이런 종류의 신경전달물질 중 대표적인 것은 ❶ 아세틸콜린(acetylcholine)이다. 아세틸콜린은 운동겉질세포, 바닥핵(기저핵, basal nucleus), 자율신경계의 신경절 이전 신경세포, 부교감신경계의 신경절 이후 신경세포, 자율신경계의 신경절 이후 신경세포 일부에서 분비된다. 대부분 아세틸콜린은 흥분성 신호전달자로서 역할하지만 부교감신경계에서는 억제

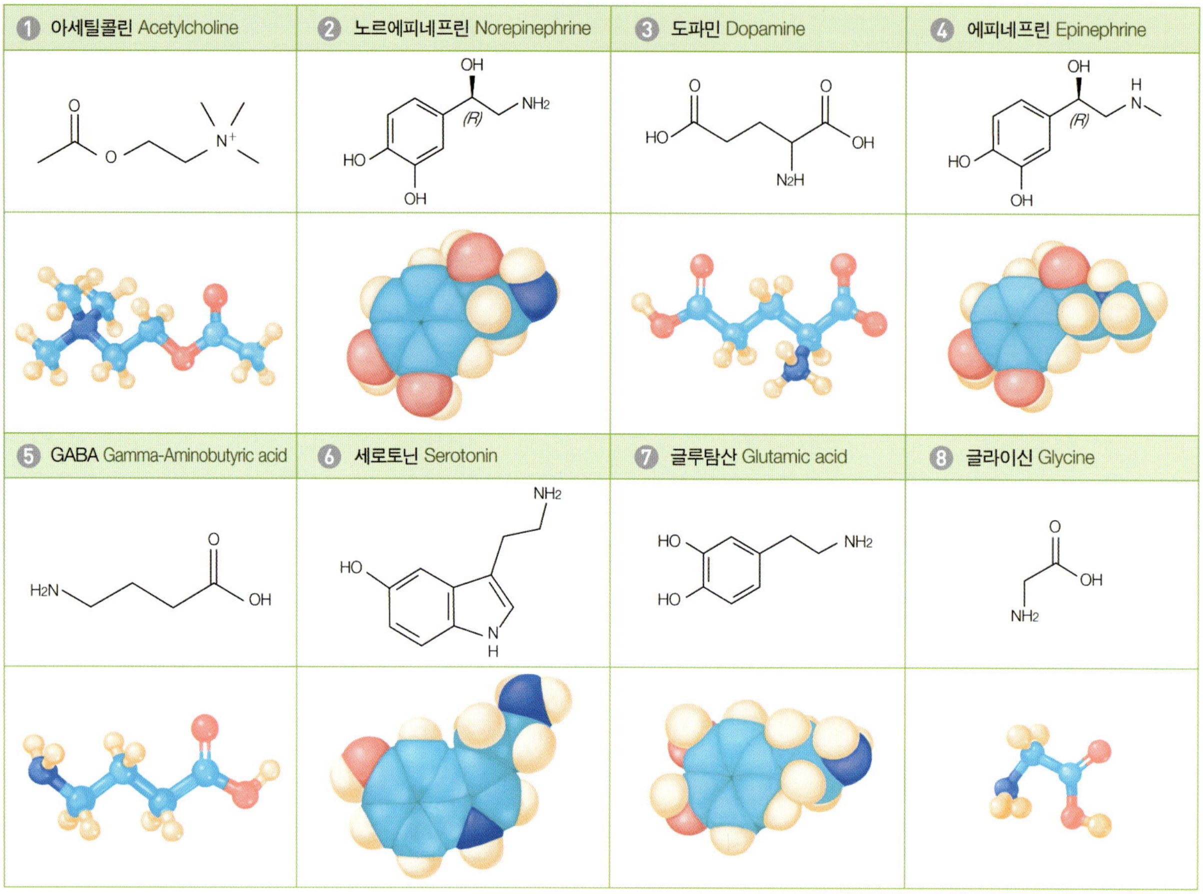

그림 9-10 신경전달물질

성으로 작용한다. ❷ 노르에피네프린(norepinephrine)은 뇌줄기(뇌간, brain stem)나 시상하부(hypothalamus)에 있는 신경세포와 교감신경계의 신경절 이후 신경세포에서 분비된다. 또, 뇌다리(교뇌, pons)에 있는 청색반점(locus ceruleus)의 신경세포는 대뇌 전역에 축삭을 뻗쳐 각성의 수위를 높인다. 노르에피네프린도 아세틸콜린처럼 대부분의 경우 흥분성 신호전달자로 작용하고 내장에 뻗어있는 교감신경계의 신경절 이후 신경세포에서는 내장을 억제하기도 한다. ❸ 도파민(dopamine)은 중간뇌(midbrain)에 있는 흑색질(substantia nigra)의 신경세포에서 분비된다. 흑색질의 신경세포는 주로 바닥핵(basal ganglia)으로 뻗어있고 억제성 작용을 한다. 흑색질의 신경세포이상은 파킨슨병과 같은 운동조절장애와 관련이 깊다. 이 외에 ❹ 에피네프린(epinephrine), ❺ 가바(GABA, gamma aminobutyric acid), ❻ 세로토닌(serotonin), ❼ 글루탐산(glutamic acid), ❽ 글라이신(glycine) 등이 신경전달물질로서 작용한다.

신경단백질(neuropeptide)로 불리는 크고 느린 신경전달물질은 빠르게 작용하는 신경전달물질과는 달리 천천히 합성된다. 신경단백질은 신경세포의 세포체에 있는 리보솜에 의해 만들어져 세포질그물로 들어가고 골지기관으로 이동되어 천천히 시냅스전말단으로 이동되며, 큰 분자량 때문에 시냅스소포에 많은 양이 저장될 수 없다. 대신,

시냅스후막에 더 강하고 지속적인 자극을 줄 수 있다. 신경단백질의 작용으로 세포의 대사활동과 기능이 변할 수 있다. 이런 자극은 짧게는 수일에서 길게는 수년 동안 지속될 수도 있다. 신경단백질에는 시상하부에서 분비되어 뇌하수체를 자극하는 호르몬 등이 포함된다.

(3) 신경세포의 전기적 변화

하나의 신경세포의 가지돌기와 세포체에는 수많은 축삭이 시냅스를 형성하고 있다. 신경세포는 축삭 하나의 자극만으로는 쉽게 흥분되지 않는다. 따라서 한 번에 여러 개의 축삭이나 같은 축삭이 동시에 흥분성 신호를 전달하여 시냅스후막에 더 강한 자극을 줄 수 있다. 이런 경우를 시간가중(temporal summation)이라고 한다.

반대로 흥분성 신호가 억제성 신호에 의해 억제될 수도 있다. 앞서 시냅스후막의 음이온통로가 열리게 되면 세포막 전위가 과분극되고 활동전위가 일어나기 어려운 상황이 된다고 설명했었다. 이런 방식에 의한 억제를 시냅스 후 억제(postsynaptic inhibition)라고 한다. 혹은 시냅스전말단에서 억제가 일어날 수도 있다. 이를 시냅스 전 억제(presynaptic inhibition)라고 한다. 시냅스전 억제는 시냅스전말단에 있는 음이온통로에 의해 이루어진다. 가바(GABA) 등에 의해 시냅스전말단의 음이온통로가 열리게 되고 시냅스전말단에 음이온이 다량 들어오게 된다. 이때 활동전위가 시냅스전말단에 도달하더라도 제대로 전달되지 못하고 상쇄된다. 이런 기전은 감각신경세포에서 잘 보이며 필요 없는 감각을 차단하는 역할을 한다.

이렇듯 신경세포는 흥분신호와 억제신호를 동시에 받을 수 있다. 이런 경우 둘의 효과가 상쇄되어 더 강한 쪽의 효과가 남게 된다. 흥분신호가 억제신호보다 더 강한 경우 세포는 흥분할 것이고 역치를 넘으면 활동전위를 발생시킬 것이다. 반대로 억제신호가 흥분신호보다 강한 경우 세포는 억제되고 활성이 없어질 것이다.

3 감각수용기

감각신경을 통해 신경계로 전달되는 다양한 자극들은 전기, 화학신호로 변환되어 전달된다. 다양한 감각수용기들이 다양한 감각자극을 신경이 전달할 수 있는 신호로 바꾸어준다. 감각수용기들이 어떻게 신호를 변환하고 전달하는지 알아보자.

1) 감각수용기의 종류

개체는 다양한 종류의 외부자극에 노출될 수 있다. 인체는 이 자극들을 받아들이기 위해 다양한 감각수용기를 발달시켰는데, 그 종류를 크게 다섯 가지로 나눌 수 있다. 가장 먼저 기계수용기(mechanoreceptor)이다. 이는 수용기에 가해지는 기계적인 자극을 감지한다. 예를 들면 압박이나 폄(신전, extension)을 포함한다. 다음으로 온도

수용기(thermoreceptor)가 있다. 온도수용기는 이름과 같이 온감과 냉감 등 온도를 느낀다. 통각수용기(유해수용기, nociceptor)는 조직손상을 감지한다.

물리적 힘이 가해졌든 화학작용에 의한 것이든 조직이 손상되면 통각수용기가 반응하여 신호를 만들어낸다. 전자기수용기(electromagnetic receptor)는 대표적으로 안구의 망막세포가 있다. 망막세포는 빛을 감지함으로서 우리가 볼 수 있게 해준다. 마지막으로 화학수용기(chemoreceptor)가 있다. 화학수용기는 주로 용질에 녹아있는 특정 용매를 감지해 반응한다. 혀에서 맛을 감지한다거나 냄새를 맡는 것, 동맥혈의 산소분압, 수소이온농도 등을 감지하는 수용기가 이에 속한다. 다양한 수용기들은 수용기가 감지하고자 하는 자극에는 매우 민감하게 반응하지만 그 외의 자극에는 거의 반응을 보이지 않는다. 이것을 차별적 감수성(differential sensitivity)이라고 한다.

수용기에서 생산된 신경신호는 같은 방식으로 신경을 통해 전달된다. 그렇다면 어떻게 그것이 통증인지, 따뜻함인지, 진동인지 구별할 수 있을까? 그것은 감각수용기의 종류마다 다른 경로를 통해 중추신경계로 전달되기 때문이다. 예를 들어 통각을 감지하는 감각수용기는 통각섬유를 통해 중추신경계로 신호를 보낸다. 즉 중추신경계는 통각섬유가 신호를 보내오면 통증이 있다는 것을 알 수 있다. 만약 실제 통각이 없는 상황에서 통각섬유가 어떤 이유로 인해 자극받아 신호를 전달하면 중추신경계는 통각이 있는 것처럼 느낄 수도 있다.

2) 수용기의 적응

거의 모든 수용기는 자극에 대해 적응(adaptation)한다. 역치가 넘는 자극에 대해 수용기는 전위를 발생시키지만 자극이 계속 반복되면 수용기의 활동전위는 점차 줄어들어 결국에는 반응하지 않게 된다. 하지만 어떤 수용기들은 적응하기까지의 시간이 매우 길어 수십 시간이 걸린다. 이런 수용기들을 비적응 수용기(nonadapting receptor)라고 한다. 적응하는데 시간이 오래 걸리는 적응기들은 자극이 지속되는 동안 계속적으로 신호를 보낸다.

3) 신경섬유의 분류

신경섬유는 직경이 굵고 말이집화가 되어있을 때 더 빠른 전도속도를 가진다. 각각의 신호들은 감각신경이 받아들인 정보에 따라 다른 종류의 신경섬유를 통해 다른 속도로 전달된다.

4) 감각신경에서 가중

우리는 통증을 느낄 때 자극의 정도가 다르다면 다른 정도로 통증을 감지한다. 강한 자극이 왔을 때는 통증이 더 심해질 것이고, 자극이 약해진다면 통증은 덜해질 것이다. 신경을 통해 신호가 전달될 때 자극의 정도에 따라 가중(summation)이 일어나기 때문이다. 가중이 일어나는 방식에는 공간가중(spatial summation)과 시간가중(temporal summation) 두 가지가 있다.

자극의 강도가 강해질수록 더 많은 감각수용기가 반응하고, 신호를 보내는 신경섬유의 수가 많아져 더 강한 신호가 전달되는 것을 공간가중이라고 한다. 시간가중은 하나의 자극이 강해질 경우 하나의 신경섬유에서 더 빈번하게 신호를 발사하는 것을 말한다.

4 감각의 감지와 전달

앞서 배운 감각수용기를 통해 통증 감각(pain sense), 온도 감각(thermoreceptive sense), 위치 감각과 접촉 감각을 포함한 기계적 몸감각(mechanoreceptive somatic sense)이 온 몸에서부터 중추신경계로 전해진다. 이 감각들을 몸감각(체성감각, somatic sensation)이라고 부른다.

몸감각을 감각이 일어나는 위치에 따라 다르게 분류하기도 한다. 먼저 외수용감각(exteroceptive sensation)은 몸의 표면에서 감지되는 감각들이다. 고유감각(proprioceptive sensation)은 몸이 기계적으로 어떤 위치에 있는지, 어떤 자세를 취하고 있는지 느끼게 해 준다. 내장감각(visceral sensation)은 내장으로부터 느껴지는 감각이다. 심부감각(deep sensation)은 내장을 제외한 몸의 깊은 곳에서 오는 감각이다.

1) 촉 각

접촉 감각(touch sense), 압박 감각(pressure sense), 진동 감각(vibration sense)은 서로 다른 것처럼 보일지라도 몸감각계에서는 같은 종류의 감지기에 의해 탐지되어 같은 경로로 전달된다. 접촉 감각은 피부 바로 밑에 있는 촉각 감지기에 의해 감지되고, 압박 감각은 피부 깊숙한 곳에 있는 조직에 변형에 의해, 진동 감각은 빠르게 반복적으로 변하는 촉각, 압박 감각에 의해 감지된다.

가장 먼저 자유신경종말(free nerve ending)은 접촉과 압력을 감각한다. 주로 피부 밑과 많은 조직에 분포해 접촉 감각과 압박 감각을 감지하는 감각수용체로서 작용한다. 간혹 간지러움을 느낄 수 있는 자유신경종말도 존재한다 (그림 9-5 참조).

마이스너소체(Meissner's corpuscle)는 털이 없는 손바닥이나 입술 같은 곳의 피부에 분포한다. 마이스너소체는 기본적으로 접촉 감각을 느끼지만 빠르게 적응(adaptation)하여 진동감각을 느끼기에도 적합한 감각수용체이다.

메르켈원반(촉각원반, Merkel's disc)은 마이스너소체가 적은 곳에 분포한다. 털이 있는 곳에도 메르켈원반은 어느 정도 분포하고 있고 어떤 부분에서는 메르켈원반들이 모여 있고 돔 감지기(Iggo dome receptor)라는 감각기관을 형성하기도 한다. 메르켈원반은 몸의 표면에서 접촉 감각이 느껴지는 위치나 물체의 질감을 감각하는데 중요한 역할을 한다. 돔 감지기는 메르켈원반이 모여 있어 매우 민감하게 감지기능을 할 수 있다. 털주머니(모낭, hair follicle)에서는 털이 자랄 뿐 아니라 털이 움직이는 것을 감지하는 모종말기관(hair-end organ)이 존재한다. 피부에 닿기 전에 먼저 털이 움직이는 것을 감지하기 때문에 초기 접촉 감각에 중요한 역할을 할 수 있다. 또,

마이스너소체처럼 빠르게 적응하는 수용기로서 진동감각을 느끼기에도 적절하다.

루피니 종말기관(Ruffini's end-organ)은 피부 깊숙한 곳이나 더 깊은 관절 등에 존재하면서 압력을 주로 감각한다. 느리게 적응해서 피부 깊숙한 곳까지 전해지는 무거운 접촉이나 긴 접촉, 압력을 느낄 수 있고, 관절에서는 관절이 어떻게 위치해 있는지 알 수 있다.

파치니소체(Pacinian corpuscle)는 피부 바로 밑과 근막에 위치하면서 아주 빠르게 적응할 수 있기 때문에 진동 자극을 주로 느낀다. 혹은 근막에서 근육의 빠른 움직임을 감지할 수도 있다. 앞서 설명한 감각수용기들 중 자유 신경종말은 5~30m/s의 속도로 전도되고 나머지 특수한 종류의 감각수용기들은 빠른 속도로 전달된다. 간지러움 같은 감각은 느린 속도로 전달된다. 몸의 자세나 접촉 같은 중요한 정보는 빠르게 전달되지만 간지러움 같은 상대적으로 덜 중요한 자극은 느리게 전도되는 것을 알 수 있다.

2) 촉각의 전달

몸(체성)감각들은 모두 척수의 뒤뿌리(후근, dorsal root)를 통해 척수로 들어간다. 척수로 들어간 신호는 2가지 경로 즉 앞가쪽신경로(전외측계, anterolateral system)와 후주-내측모대계(후주계, dorsal column-medial lemniscal system)를 통해 뇌로 전달된다. 이 경로는 뇌의 시상(thalamus)에서 합쳐져 고위영역으로 넘어간다.

앞가쪽신경로는 뒤뿌리를 통해 들어온 후 척수 회색질의 뒤뿔(후각, posterior horn)에서 시냅스를 형성한 후 바로 반대편으로 교차되어 앞가쪽 백색질을 통해 상행하고 시상으로 전달된다. 앞가쪽신경로는 말이집화(수초화)가 상대적으로 덜 된 말이집 신경섬유로 구성되어 있어 40m/s 이하의 속도로 전도되며 통각, 온도 감각, 위치파악이나 강도파악의 중요성이 더 잦은 접촉 혹은 압력 감각, 간지러움, 성적인 감각 등이 전달된다(그림 9-11).

후주-내측모대계는 이름과 같이 뒤뿌리를 통해 들어온 후 척수의 등쪽기둥(후주, dorsal column)을 통해 숨뇌까지 올라가고, 숨뇌에서는 오른쪽에서 올라온 신경섬유는 왼쪽으로, 왼쪽에서 올라온 신경섬유는 오른쪽으로 교차해 안쪽섬유띠(내측섬유대, medial lemniscus)를 통해 시상으로 전달된다. 후주-내측모대계는 굵은 말이집신경으로 구성되어 있어 30~100m/s의 빠른 전도속도를 가지고 정확한 위치파악이나 강도파악이 필요한 접촉 혹은 압력 감각, 진동 감각, 운동 감각, 관절의 위치 감각 등이 전달된다(그림 9-12).

그림 9-12와 같이 후주-내측모대계는 뒤뿌리를 통해 감각신경이 다리와 같이 아래쪽에서 들어온 신호는 주로 널판다발(gracile fasciculus)을 통해, 팔과 같이 위쪽에서 들어온 신호는 쐐기다발(cuneate fasciculus)을 통해 전달된다. 쐐기다발을 통해 올라온 신경섬유는 숨뇌에서 쐐기핵(cuneate nucleus)과 시냅스를 이루고 널판다발을 통해 올라온 신경섬유는 널판핵(gracile nucleus)과 시냅스를 이루어 숨뇌 반대편으로 교차한다. 교차한 이후에는 안쪽섬유띠(내측섬유대, medial lemniscus)를 통해 숨뇌, 뇌다리, 중간뇌를 지나 시상의 뒤가쪽배쪽핵(후외측복측핵, posterolateral ventral nucleus)에 시냅스를 이룬다.

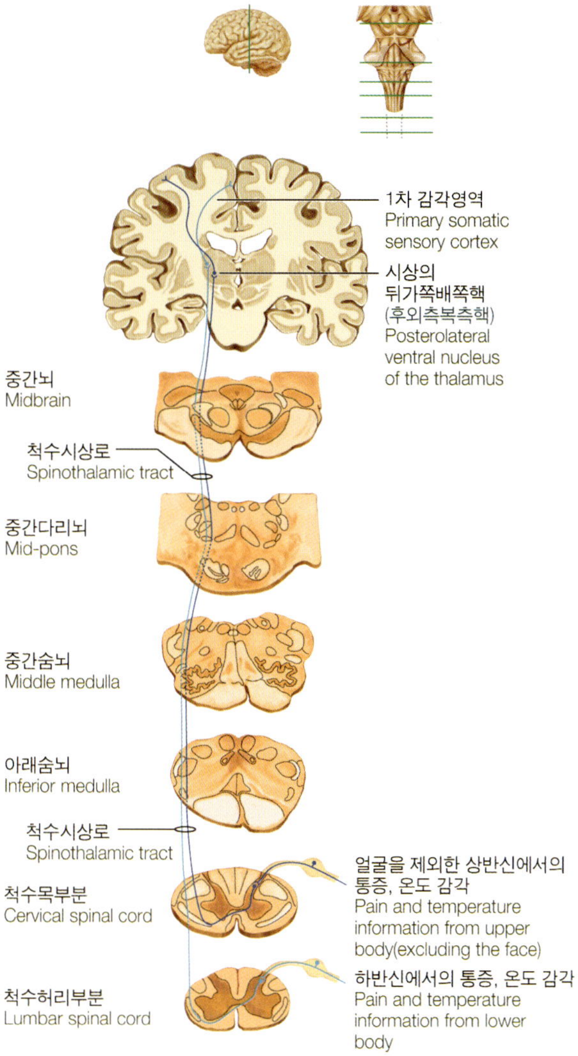

그림 9-11 앞가쪽신경로(전외측계)

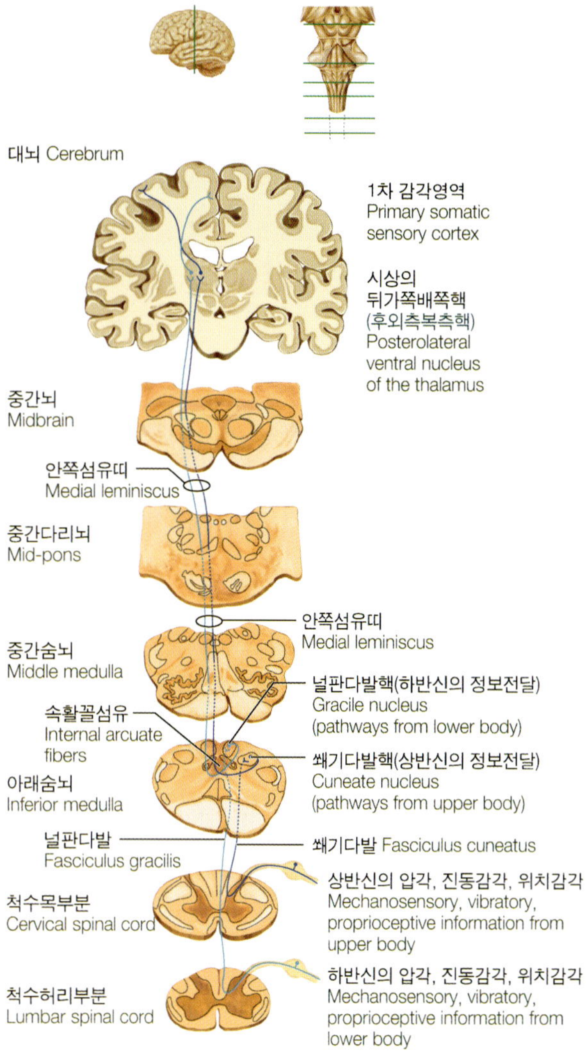

그림 9-12 후주–내측모대계

얼굴로부터 오는 감각신경은 뇌신경(cranial nerve)인 삼차신경(trigeminal nerve)을 통해 전달되는데, 이 신경에서 오는 신경섬유도 안쪽섬유띠를 통해 시상으로 가서 시상의 뒤안쪽배쪽핵(ventral posteromedial nucleus)에 시냅스를 이룬다. 이곳에서 뻗어나가는 축삭은 대뇌의 감각영역(sensory area)으로 간다. 이때 특이한 점은 몸의 아래쪽에서 온 신경신호는 결국 감각영역의 내측으로 향하고 몸의 위쪽에서 온 신경신호는 감각영역의 외측으로 향하는 경향이 있다.

그림 9-13을 보면 앞가쪽경로(전외측경로)를 통해 신호가 전달되는 과정을 알 수 있다. 척수의 회색질은 위치에 따라 층(lamina)으로 구분되는데, 뒤뿔(posterior horn)의 층 Ⅰ, Ⅳ, Ⅴ, Ⅵ에서 시냅스를 이룬 신경세포들이 앞맞교차(전교련, anterior commissure)를 통해 반대편으로 교차해 앞가쪽경로를 이룬다. 앞가쪽경로는 앞척수시상로(anterior spinothalamic tract)와 가쪽척수시상로(lateral spinothalamic tract)로 나뉘어 올라간다.

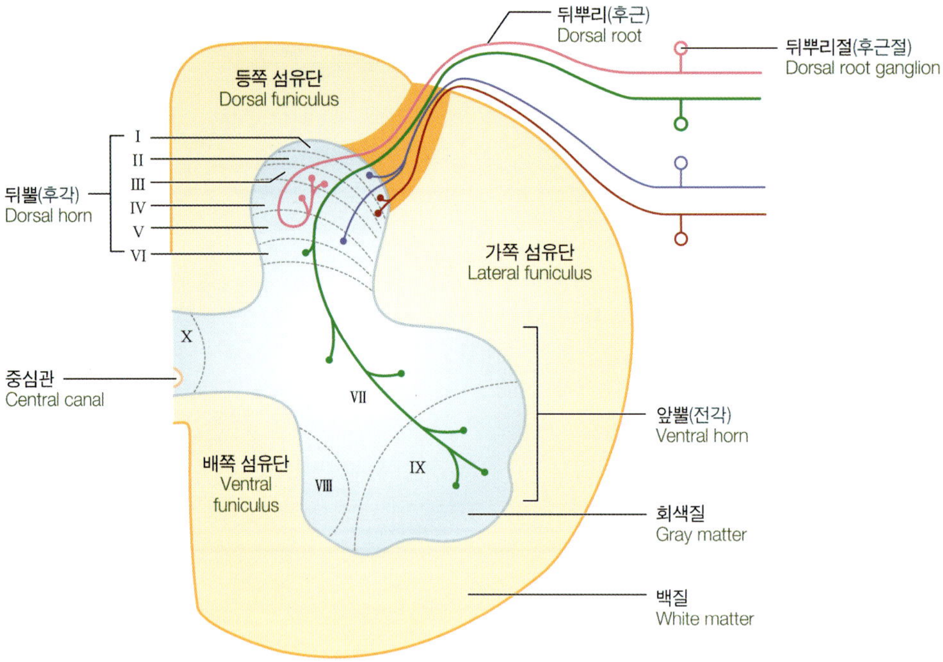

그림 9-13 척수 회색질 층

앞가쪽경로는 뇌줄기의 망상신경핵(reticular nucleus)이나 시상의 복측기저 복합체(ventrobasal complex)나 수판내핵(intralaminar nucleus)에서 시냅스한다. 시상에 다다른 신호는 후주-내측모대계와 같이 대뇌의 감각영역으로 전달된다. 피부분절(dermatome)은 같은 높이(level)의 척수 뒤뿌리로 들어가는 피부영역들의 모임이다. 그림 9-14에서 보면 배꼽을 포함한 T10높이의 피부가 같은 색인 것을 볼 수 있다. 이 말은 이 부분의 감각이 10번째 등뼈(흉추, thoracic vertebrae)와 11번째 등뼈 사이의 척추사이구멍(intervertebral foramen)으로 들어가는 신경섬유들을 통해 전달된다는 뜻이다. 하지만 실제 이렇게 피부분절이 정확히 나뉘어 있지는 않고 서로 겹치는 부분이 있다.

대뇌의 구역에 따라 구조적 차이가 미세하게 존재하는데, 이것을 분류한 브로드만 영역(Brodmann's area)이라는 지도가 있다. 대뇌의 몸(체성) 감각영역은 이 브로드만 영역의 1, 2, 3에 해당하고 이 부분을 일차몸(체성)감각구역(primary somatosensory area)이라고 한다. 이보다 뒤에 있는 브로드만 영역 5, 7은 체성감각 연합영역이라고 한다. 감각영역은 대뇌의 ❶ 마루엽(두정엽, parietal lobe)에 존재한다. 몸감각이 아닌 시각과 후각 같은 특수감각들은 ❷ 뒤통수엽(후두엽, occipital lobe)이나 ❸ 관자엽(측두엽, temporal lobe)으로 향한다(그림 9-15).

일차몸감각구역이 손상 받게 되면 해당되는 부분의 감각을 잃게 된다. 감각이 느껴지는 세밀한 위치를 찾아낼 수 없게 되고, 자극의 세기 또한 애매하게 느껴질 뿐이다. 하지만 완전히 감각을 잃지는 않는 것으로 보아 시상에서도 일부분 감각을 느낀다고 생각할 수 있다. 몸감각 연합영역에서는 일차몸감각구역에서 받은 신호를 다시 받아 처리하는 역할을 하며, 아직 정확하게 알려지진 않았지만 일차몸감각구역과 시상, 시각영역, 후각영역 등에서 신호를 받아 해독하는 역할을 한다고 볼 수 있다(그림 9-16).

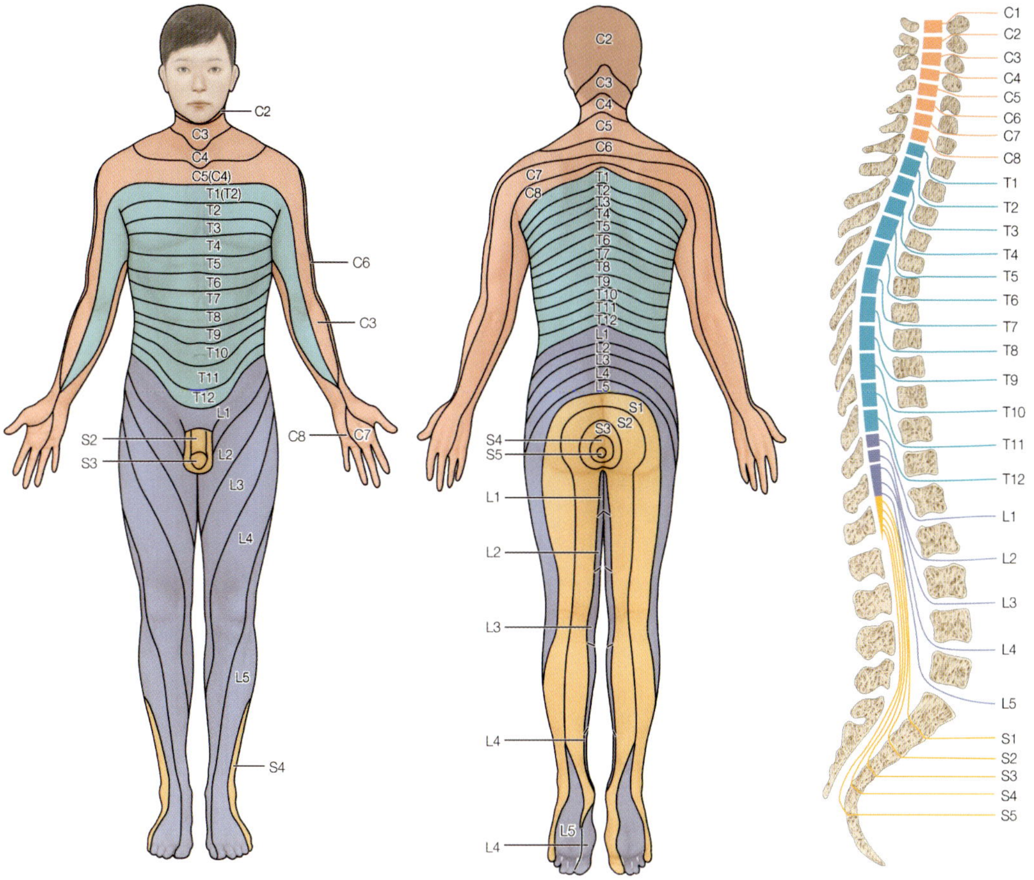

그림 9-14 피부분절(Dermatome)

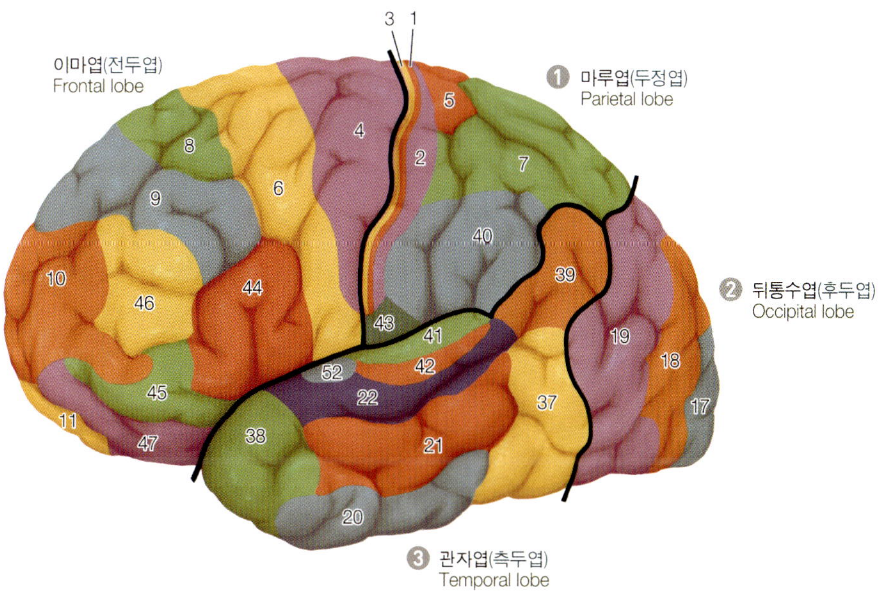

그림 9-15 Brodmann area

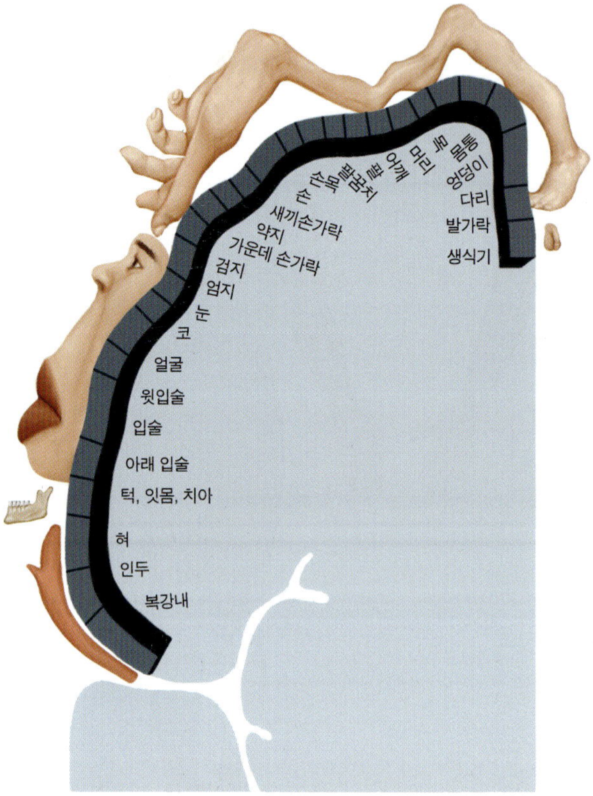

그림 9-16 오른쪽 대뇌반구의 몸 감각영역

3) 위치감각

위치감각은 고유감각(propiroceptive sense)이라고도 불린다. 위치감각은 우리 몸의 각 부분이 어떤 위치에 있는지를 느끼거나 어떻게 움직이고 있는지를 느끼는 감각이다. 위치감각을 감지하는 감각수용체들은 관절이나 뼈대근육에 존재한다. 간혹 손가락 같은 미세한 움직임을 가진 곳에서는 피부에 분포해 피부를 통해 위치감각이 전달되기도 한다. 관절의 고유수용체들은 관절이 어느 방향으로 얼마나 굽혀진 상태인지를 감지할 수 있고, 뼈대근육의 수용체들은 근육이 늘어나고 있는지, 수축하고 있는지를 감지한다. 위치감각은 다른 촉각과 마찬가지로 주로 후주-내측모대계를 통해 전달된다. 후주-내측모대계를 통해 전달되어 고위중추에서 정보가 해석되어 위치감각을 느낄 수 있게 된다.

4) 통 증

통증은 질병 상황에서 흔하게 느껴지는 감각이다. 통증이 있음으로서 신체는 조직에 손상이 있음을 알고 손상을 피하는 행동을 취할 수 있게 된다. 통증은 빠른 통증과 느린 통증으로 나뉜다. 빠른 통증은 주로 날카롭게 느껴지는 통증으로 갑작스럽게 생기며 피부 같이 얕은 곳에서 느껴진다. 느린 통증은 쑤시는 듯한, 불쾌한 느낌 등으로 내장과 같은 심부조직에서 잘 생기며 얕은 조직에서도 느껴질 수 있다.

자유신경종말(free nerve ending)에 의해서 통증이 수용된다. 이 통증수용기는 피부 뿐 아니라 내장조직, 뼈막, 혈관벽, 관절, 뇌막 등에 풍부히 분포하고 있다. 그중 피부에 특히 촘촘히 분포해 있고, 내장조직에는 상대적으로 드문드문 분포해 있어 피부와 내장조직의 통증감각이 다르게 나타난다. 통증수용기는 쉽게 적응(adaptation)하지 않고 자극이 지속되면 수용기의 감도가 증가해 오히려 통증 감각이 더 심해질 수도 있다. 같은 자극에 대해 더 강한 통증을 느끼는 것을 통각과민(hyperalgesia)이라고 한다. 간혹 수용기나 통증전달경로에 이상이 있어 정상적으로는 통증을 일으키지 않을 자극이 통증 감각을 일으키는 경우를 무해자극통증(이질통, allodynia)이라고 한다. 접촉 자극에 의해 통증이 유발되는 경우가 이에 속한다.

통증을 일으킬 수 있는 자극으로는 기계적 자극, 화학적 자극, 온도 자극이 있다. 기계적 자극과 온도 자극이 일반적으로 빠른 통증을 일으키고 느린 통증은 세 가지 자극 모두에 의해서 일어날 수 있다. 화학적 자극을 일으키는 물질로는 염증물질인 브라디키닌(bradykinin), 세로토닌(serotonin), 히스타민(histamine) 등이 있다. 이런 물질들은 조직 손상이 있을 때 분비되어 조직 손상 후에 느껴지는 느리고 둔한 통증을 만들어낸다.

5) 통증 신호의 억제

수도관주위회색질(수관주위회백질, periaqueductal gray)은 실비우스관 주변에 위치하고 제3뇌실, 제4뇌실주변에 위치한 뇌실주변 영역(periventricular area)과 함께 통증신호를 억제할 수 있다. 이곳에서 나온 신호는 뇌다리(pons) 하부와 숨뇌(medulla) 상부에 위치한 큰솔기핵(nucleus raphe magnus)과 숨뇌의 외측(lateral)에 위치한 거대세포그물핵(reticularis gigantocellularis)으로 간다. 다시 이곳에서 척수의 뒤가쪽기둥(후외측기둥, dorsolateral column)을 통해 하행한 후 척수 회색질의 뒤뿔로 가고 그곳에 위치한 통증억제복합체(pain inhibitoy complex)를 자극한다. 이곳에서 통증이 고위 신경계로 전달되기 전에 차단될 수 있다.

뇌에서는 엔도르핀(endorphin)이나 엔케팔린(enkephalin)이 분비되어 진통작용을 하기도 한다. 이 물질들은 신경세포의 시냅스에 있는 수용기에 작용해 세포의 흥분성을 변화시킴으로서 진통작용을 할 수 있다.

6) 내장통과 연관통

내장은 몸(체성)통증과는 달리 국소적인 자극에 의해서는 거의 통증을 느끼지 않는다. 극단적으로 내장을 칼로 베어내도 내장만을 잘라낼 수 있다면 통증이 느껴지진 않을 것이다. 그러나 내장은 혈류가 부족한 허혈(ischemia)이나 화학적 자극, 위장관의 수축과 팽창에 의해 통증을 느낀다. 내장에 허혈이 일어나면 조직이 필요로 하는 영양소의 공급이 제대로 이루어지지 않고 곧 조직은 손상을 입기 시작한다.

손상을 입은 조직은 화학적 자극을 일으키는 물질을 분비하거나 파괴되면서 자극성 물질을 내놓는다. 화학적 물질은 내장에 위치하고 있는 통증섬유들을 자극함으로서 통증을 일으킨다. 위장관은 정상적으로 속에 들어있는

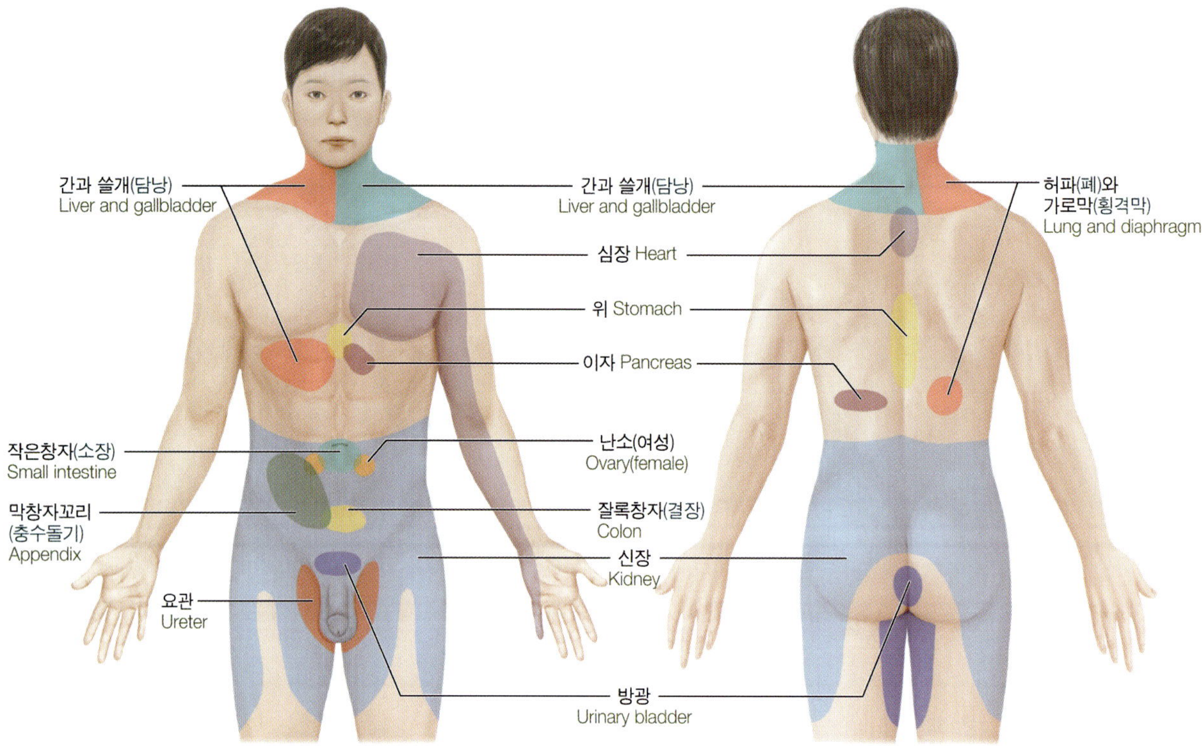

그림 9-17 연관통 영역

물질을 다음 위장관으로 넘겨주려는 운동을 한다. 하지만 이 작용이 제대로 되지 않거나 방해받으면 위장관은 팽창되고 이를 해소하기 위해 강한 수축이 일어날 수 있다. 이때 팽창과 강한 수축은 모두 내장통을 일으킬 수 있다. 이는 각각 수축과 팽창에 의한 허혈이 일어나기 때문으로 생각된다.

위장관의 주위에는 배막(복막, peritoneum)이 있고, 허파의 주위에는 가슴막(pleura)이 있으며 심장 주위에는 심장막(pericardium)이 있다. 막 속에 들어있는 내장들은 대개 몸감각(체성감각)이 없고 날카로운 통증을 잘 느끼지 못하지만 이 막들은 다르다. 내장이 손상을 받을 때 이 막들도 같이 손상을 받으면 내장통과 함께 날카로운 통증을 느낄 수 있다.

내장통은 중추신경계로 전달되면서 다른 몸통증(체성통증)이 지나는 경로와 겹치기도 하고 시냅스를 이루며 신호를 교환하기도 한다. 이 때문에 내장의 통증이 멀리 떨어진 조직의 통증으로 느껴지기도 하는데, 이런 통증을 연관통(referred pain)이라고 한다. 예를 들어 심장에 손상이 있어 통증이 생기면 왼쪽 가슴부터 팔에서 통증이 느껴지는 것이 대표적이다(그림 9-17).

7) 온 도

온도는 온수용기, 냉수용기, 통각수용기에 의해 감각된다. 온수용기와 냉수용기는 피부 바로 아래에 있다. 냉수용기가 온수용기보다 3~10배 정도 많은데 특히 입술에는 15~25배 더 많으며 손가락에는 3~5배 정도 더 많다. 냉수용기의 신호는 빠르게 전달되고 온수용기의 신호는 느리게 전달된다. 각각의 수용기는 온도에 따라 자극되어 신호를 발생시킨다.

이 수용기들은 온도에 따라 세포내부의 대사율이 변함으로서 온도를 감지한다. 온도가 변할 때 화학반응이 일어나는 정도가 변하고 그에 따라 신경섬유로 신호를 보내는 것이다. 특이한 점은 냉통각수용기는 높은 온도에서도 자극받아 신호를 낸다. 과도한 열에 의해 냉통각수용기 말단이 손상을 받아 자극받는 것으로 생각된다.

온도를 감지할 수 있는 수용기들은 적응(adpatation)이 일어난다. 첫 자극이 있은 후 몇 초만에 적응이 시작되지만 적응의 속도는 느려서 이후 30분까지 계속해서 적응이 일어나 신호의 강도가 약해진다. 하지만 완전한 적응이 일어나지는 않고 자극이 계속되어도 처음보다는 약한 신호를 계속해서 보낸다. 즉 온도 수용기들은 적응을 하지만 자극의 변화에도 잘 반응해 개체가 온도에 적응할 수도 있고, 온도의 변화에도 민감할 수 있게 해 준다. 온도는 통증자극과 같은 경로를 통해 중추신경계로 전달된다.

- 신경계는 중추신경계와 말초신경계로 나눌 수 있다. 신경계에 존재하는 무수한 신경세포들이 복잡하게 얽혀 신호를 주고받으며 기능한다. 신경계로 들신경섬유를 통해 신호가 들어와 온 몸의 다양한 수용체는 다양한 외부자극을 전기 화학적 신호로 바꾸어 신경계로 전달한다. 신경계로 들어온 신호는 많은 신경세포에 의해 종합, 분석 되고 다시 날신경섬유를 통해 신경계 밖으로 향해 외부에 영향을 미친다.
- 신경세포는 가지돌기를 통해 신호를 전달받고 축삭을 통해 신호를 전달해 준다. 축삭 주위로 말이집이라는 지질화합물이 있는 경우가 있으며, 중추신경의 경우 희소돌기아교세포에 의해 만들어지고, 말초신경의 경우 슈반세포에 의해 만들어져 신경전도가 더 빠르게 일어날 수 있도록 도와준다. 말이집을 갖고 있는 신경세포를 말이집신경섬유, 없는 세포를 민말이집신경섬유라고 한다. 일반적인 경우 축삭에서 가지돌기 혹은 축삭에서 세포체 방향으로만 신호전달이 가능하다.
- 감각신경은 인지하는 외부 자극의 종류에 따라 다른 경로를 통해 중추신경계로 전달된다. 감각신경을 통해 척수로 들어온 신호는 상행주행하여 숨뇌와 시상, 소뇌 대뇌를 포함한 중추신경계로 전달된다. 통각수용체, 촉각소체, 모낭수용체, 루피니소체, 크라우제끝망울, 층판소체, 근육방추, 골지힘줄기관과 같은 것들이 있다.
- 시냅스를 통한 신호전달 과정은 시냅스전말단 활동전위 > 전압의존성 칼슘통로가 열림 > 칼슘이온이 시냅스전말단으로 들어오게 됨 > 높아진 세포내 칼슘이온농도로 시냅스소포를 세포막 근처로 이동 > 내부의 신경전달물질을 시냅스틈새로 보냄 > 시냅스틈새로 나온 신경전달물질은 빠르게 확산 > 시냅스후막의 세포막단백질에 결합 > 아세틸콜린의 경우 나트륨통로와 결합해 나트륨통로가 열리게 함 > 나트륨이 시냅스 후 세포 내부로 유입 > 막전위가 탈분극 > 역치에 이르면 활동전위가 생성 > 시냅스후세포의 세포막을 통해 퍼져나간다.
- 신경전달물질 중 대표적인 것은 아세틸콜린, 노르에피네프린, 도파민, 가바, 세로토닌 등이 있다.
- 인체는 이 자극들을 받아들이기 위해 기계수용기, 온도수용기, 통각수용기, 전자기수용기, 화학수용기와 같은 다양한 감각수용기를 가지고 있다.
- 통증은 자유신경종말에 의해 수용된다. 통증수용기는 피부뿐 아니라 내장조직, 뼈막, 혈관벽, 관절, 뇌막 등에 풍부이 분포하고 있다. 수도관주위회색질은 실비우스관 주변에 위치하고 제3뇌실, 제4뇌실수변에 위치한 뇌실주변 영역과 함께 통증신호를 억제할 수 있다. 뇌에서 엔도르핀이나 엔케팔린이 분비되어 진통작용을 하기도 한다. 이 물질들은 신경세포의 시냅스에 있는 수용기에 작용해 세포의 흥분성을 변화시킴으로서 진통작용을 할 수 있다.
- 통증을 느낄 때 자극의 정도가 다르다면 다른 정도로 통증을 감지한다. 강한 자극에 통증이 더 심해지고, 약한 자극에 통증은 덜해질 것이다. 신경을 통해 신호가 전달될 때 자극의 정도에 따라 가중이 일어나기 때문이다. 자극의 강도가 강해질수록 더 많은 감각수용기가 반응하고, 신호를 보내는 신경섬유의 수가 많아져 더 강한 신호가 전달되는 것을 공간가중이라고 한다. 시간가중은 하나의 자극이 강해질 경우 하나의 신경섬유에서 더 빈번하게 신호를 발사하는 것을 말한다.

- 후주－내측모대계는 굵은 말이집신경으로 구성되어 있어 30～100m/s의 빠른 전도속도를 갖는다. 후주－내측모대계를 통해서는 정확한 위치파악이나 강도파악이 필요한 접촉 혹은 압력 감각, 진동 감각, 운동 감각, 관절의 위치 감각 등이 전달된다.
- 앞가쪽신경로는 말이집화가 상대적으로 덜 된 말이집신경으로 구성되어 있어 40m/s 이하의 속도로 전도된다. 앞가쪽신경로를 통해서는 통각, 온도 감각, 위치파악이나 강도파악의 중요성이 더 잦은 접촉 혹은 압력 감각, 간지러움, 성적인 감각 등이 전달된다.

PACIFIC'S

Human Physiology

10

C·H·A·P·T·E·R

특수감각생리

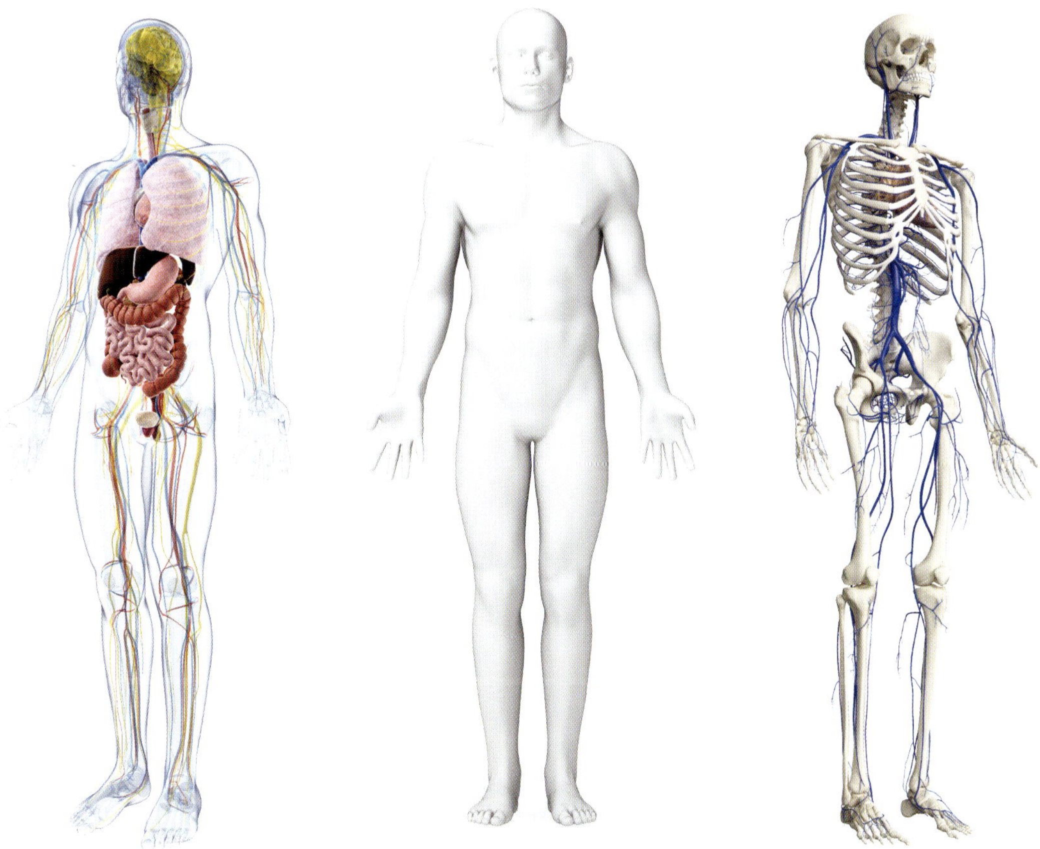

학·습·목·표

1. 감각의 종류를 분류할 수 있다.
2. 시각, 청각, 미각, 회전－균형 감각의 기전을 이해한다.

핵·심·용·어

- 고실끈신경(chorda tympani nerve)
- 귓속뼈(이소골, auditory ossicle)
- 눈돌림신경(동안신경, oculomotor nerve)
- 달팽이관(cochlea)
- 달팽이신경(와우신경, cochlear nerve)
- 맛봉오리(미뢰, taste bud)
- 반고리뼈관(semicircular caral)
- 벌집뼈(사골뼈, ethmoid bone)
- 벌집체판(사골판, cribriform plate)
- 보우만선(Bowman's gland)
- 뼈미로(골미로, bone labyrinth)
- 시각교차(시신경교차, optic chiasm)
- 안뜰기관(전정기관, vestibular apparatus)
- 안뜰신경(전정신경, vestibular nerve)
- 얼굴신경(안면신경, facial nerve)
- 혀신경(lingual nerve)
- 혀인두신경(glossopharyngeal nerve)
- 후각로(olfactory tract)

CHAPTER 10 특수감각생리

1 시 각

사람은 눈을 통해 주변에서 광학적 정보를 얻을 수 있다. 시각을 비롯한 후각, 미각, 청각, 균형감각 등을 특수감각이라고 한다. 빛은 눈을 통해 들어오기까지 눈의 각막(cornea), 각막과 수정체(lens) 사이의 액체인 방수(aqueous humor), 수정체, 유리체(vitreous humor)를 지나 망막(retina)에 도달한다. 망막에 있는 시각세포는 빛에 반응해 흥분하고 활동전위를 일으켜 신호를 전달할 수 있다.

1) 안 구(Eyeball)

안구는 직경 2.5cm 정도의 구형 기관이다. 얼굴에 위치해 두개골 깊숙이 자리하고 있어 밖에서 보이는 부분은 전체 부분의 일부분에 지나지 않는다. 안구의 벽은 ❶ 공막(sclera), ❷ 맥락막(choroid), ❸ 망막(retina)의 세 개의 층으로 구성되어 있다. 가장 밖에 있는 공막은 흰색의 질긴 결합조직으로 안구를 보호하는 역할을 한다(그림 10-1).

공막은 ❹ 각막(cornea)과 이어져 있는데 각막은 투명한 막으로 이 각막을 통해 빛이 안구 내부로 들어갈 수 있다. 맥락막은 혈관이 풍부한 층으로 영양공급을 주로 담당하고 눈의 앞쪽에서는 ❺ 섬모체근(모양체, ciliary body)과 연결되어 있다. 가장 안쪽인 망막은 안구의 뒤쪽 2/3에 주로 존재한다. 망막이 시작되는 부분은 ❻ 톱니둘레(ora serrata)라고 하고, 뒤쪽으로는 ❼ 시신경유두(optic disc)라고 하는 약간 돌출된 부분이 있다. 또한 황반(macula)이 있는 중심부에는 세포들이 밀집해 있는 오목한 부분인 ❽ 황반중심오목(central fovea of macula lutea)를 형성하고 있다. 안구의 내부에는 유리체라고 하는 무색의 투명한 젤리 같은 물질이 차 있다. 유리체는 안구가 구형을 유지할 수 있게 해 주고 안구내압이 균일하게 퍼지게 해 준다. 투명하기 때문에 망막까지 빛이 잘 전달되게 해 준다. 유리체의 앞쪽에는 ❾ 수정체가 존재하고 이는 섬모체근에 연결되어 있다. 수정체 앞은 ❿ 홍채(iris)가 존재한다. 홍채는 수축하고 이완하면서 눈으로 들어가는 빛의 양을 조절하며 방수(aqueous humor)가 차 있다. 수정체와 홍채 사이의 공간을 ⓫ 뒤방(후안방, posterior chamber)이라고 하고, 홍채와 각막 사이의 공간을 ⓬ 앞방(전안방, anterior chamber)이라고 한다. 앞방과 뒤방은 모두 방수로 차 있다.

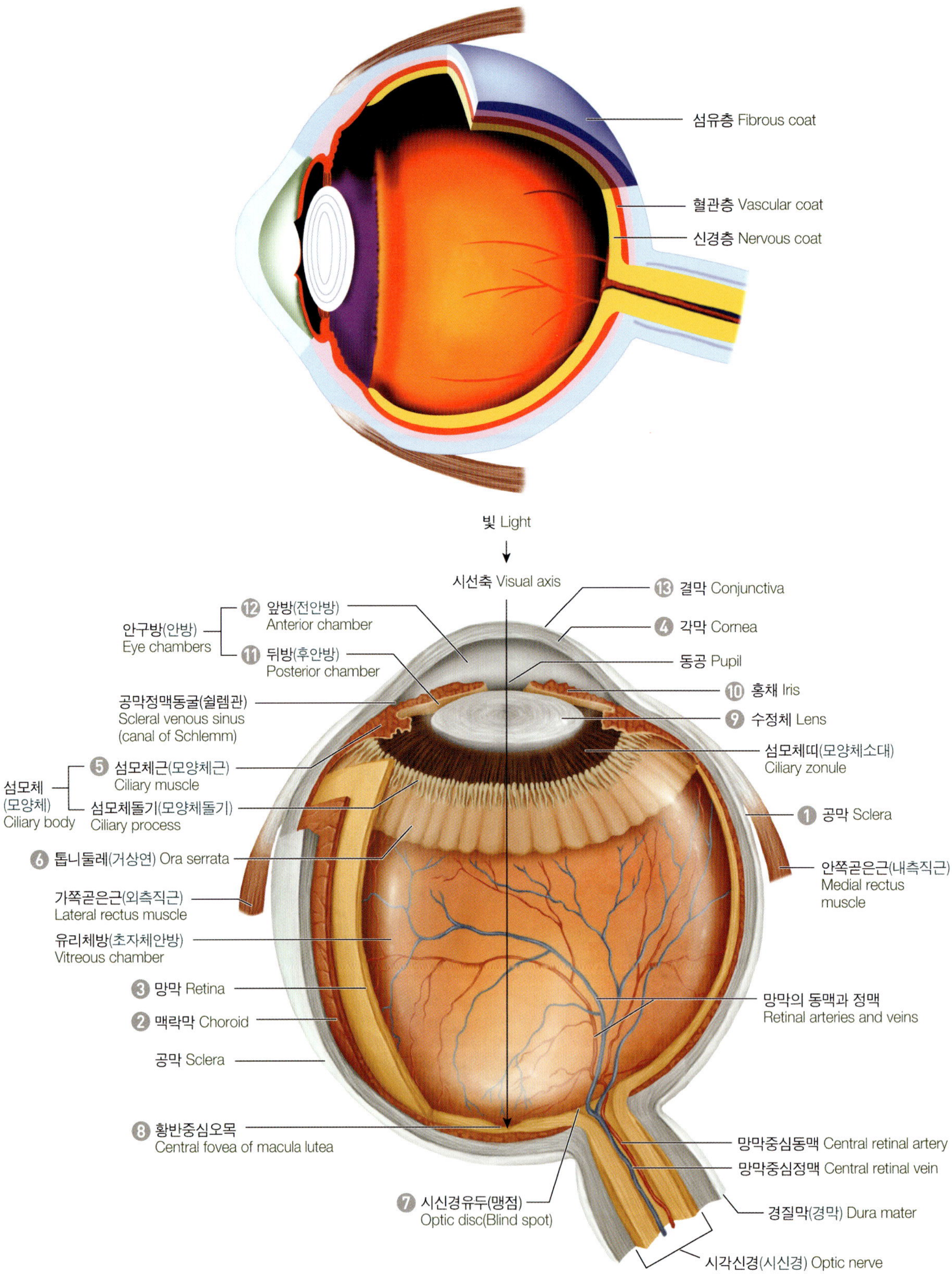

그림 10-1 안구의 내부구조

마지막으로 ⑬ 결막(conjunctiva)은 각막을 제외한 눈의 앞면과 눈꺼풀의 안쪽면을 덮고 있는 막으로 혈관이 풍부하다. 안구 속에서 부피를 차지하고 있는 유리체와 방수는 똑같이 안구의 모양을 유지하고 안구내압을 균등하게 분배하는데 역할을 하지만 그 성상은 다르다. 방수는 자유롭게 흐를 수 있는 액체이지만 유리체는 젤리형태로 물질의 확산은 일어날 수 있지만 흐름은 거의 없다. 따라서 방수가 좀 더 역동적으로 생산되고 흡수되면서 흐름이 생긴다.

방수는 섬모체에서 만들어진다. 섬모체에서 생성된 방수는 홍채를 돌아 순환해 각막과 홍채 사이의 틈에서 흡수된다. 방수의 생성과 제거에 문제가 생기게 되면 안압(intraocular pressure)이 변하고 시력에 영향을 미칠 수 있다.

2) 눈의 광학(Optics)

빛이 망막에 도달하는 과정을 이해하기 위해서는 빛에 대한 물리학인 광학의 기초를 알아야 한다. 빛은 빛이 전해지는 매질 안에서 직진하는 성질이 있다. 이 속도는 빛이 진행하는 매질에 따라 바뀐다. 이때 매질에서의 빛의 속도와 공기에서 빛의 속도의 비를 매질의 굴절률(refractory index)이라고 한다. 굴절률이 중요한 이유는 빛이 한 매질에서 다른 매질로 진입할 때 두 매질의 굴절률이 다르다면 빛의 굴절이 일어나기 때문이다.

굴절이 일어나는 정도는 매질과 매질사이의 경계면과 빛의 진행방향이 이루는 각도와 두 매질의 굴절률의 비에 따라 달라진다. 사람의 눈을 살펴보면, 각막의 굴절률은 1.38, 방수의 굴절률은 1.33, 수정체의 굴절률은 1.40, 유리체의 굴절률은 1.34이다. 즉 빛이 공기에서 눈 속으로 들어오면서 굴절이 일어날 수 있다. 눈은 이것을 이용해 빛을 굴절시키고 상을 망막에 맺어서 우리가 볼 수 있게 한다(그림 10-2).

망막에 상을 맺기 위해 눈은 밖에서 오는 빛을 모아야 할 필요가 있다. 빛이 서로 다른 매질을 통과할 때 굴절하는 것을 이용해 렌즈는 빛을 모으거나 퍼지게 할 수 있다. 볼록렌즈는 빛을 모으고 오목렌즈는 빛을 퍼지게 한다.

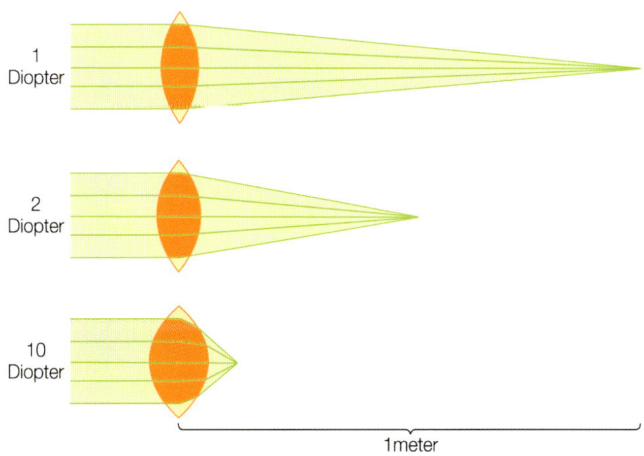

그림 10-2 렌즈굴절력이 초점거리에 미치는 영향

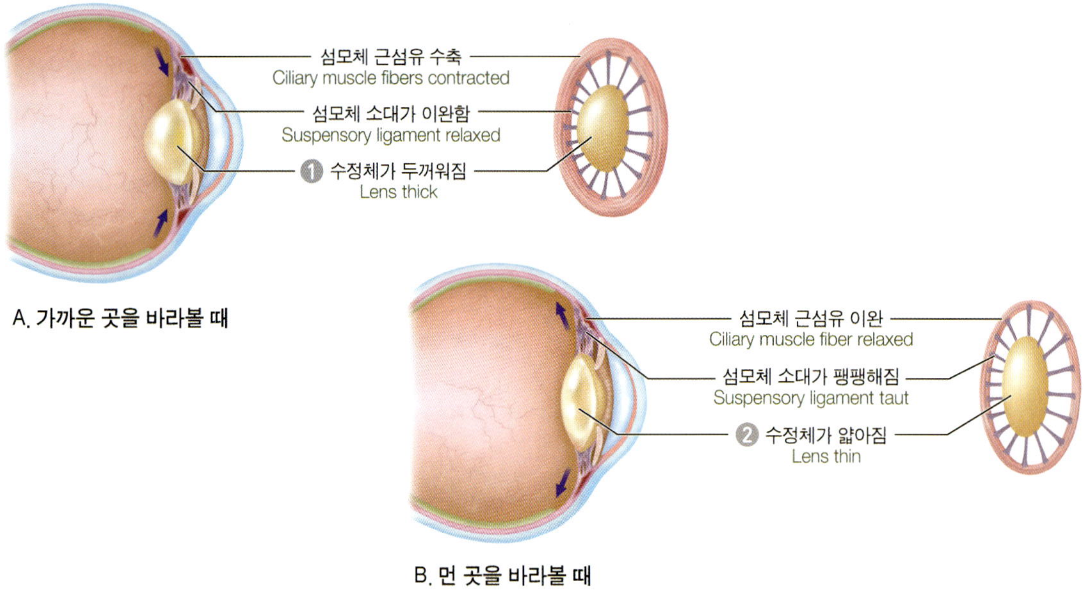

그림 10-3 섬모체

눈은 그 전체가 하나의 볼록렌즈로서 작용해 망막으로 빛을 모은다. 이때 망막에 효과적으로 상을 맺기 위해 굴절력을 조절해야 할 필요가 있다. 눈의 수정체가 그 두께를 변화시키면서 눈이 굴절력을 조절시킬 수 있게 한다. 그림 10-3을 보면 렌즈에 멀리 있는 물체를 볼 때보다 가까이 있는 물체를 볼 때 빛을 더 많이 굴절시켜야 함을 이해할 수 있을 것이다. 따라서 가까이에 있는 물체를 볼 때 ❶ 수정체는 두꺼워져 눈의 총 굴절력을 높이고, 멀리 있는 물체를 볼 때 ❷ 수정체는 얇아져 눈의 총 굴절력은 떨어진다. 눈에서 굴절력의 조절은 수정체에 의해서 일어나지만 눈 전체 굴절력의 2/3는 각막에 의해서 만들어진다.

수정체에는 섬모체소대(suspensory ligament)가 방사형으로 붙어있어 섬모체근(모양체근, ciliary muscle)과 연결되어 있다. 섬모체근은 조임근(괄약근, sphincter muscle)처럼 원형으로 이어진 모양의 근육으로 수축하게 되면 서로 모아져 더 작은 원형이 된다. 따라서 섬모체근이 수축하게 되면 수정체에 가해지는 섬모체소대의 장력이 약해서 수정체는 원래의 모양인 구형에 가깝게 되돌아가고, 결과적으로 더 두꺼워진다. 앞서 말했듯이 더 두꺼워진 수정체는 더 강한 굴절력을 갖게 된다. 이런 조절은 뇌줄기의 눈돌림신경핵(동안신경핵, oculomotor nucleus)에서 나온 부교감신경의 지배를 받는다. 부교감신경이 자극되어 신호를 보내면 섬모체근이 수축하고 수정체가 두꺼워진다. 두꺼워진 수정체는 더 가까이에 있는 물체를 보기에 적합해진다.

3) 시 력

망막에는 빛을 감지할 수 있는 시각세포들이 빽빽하게 들어서 있다. 주로 상이 맺히는 망막중심와(central fovea)에는 이 시각세포들이 더욱 빽빽하게 들어서 있다. 눈은 시각세포 하나의 직경보다 조금 더 넓은 차이를 두고 상이 각각 맺혔을 때 그 각각의 상을 구별해낼 수 있다. 즉 시력이 정상인 경우 두 개의 광원에서 눈으로 들어오는 빛 사이의 각도가 25초각(1초각은 1도의 3,600분의1) 이상이 될 때 두 개의 광원을 하나가 아닌 두 개로 식별할 수 있는 것이다.

4) 망막의 구조

그림 10-4와 같이 망막은 여러 층으로 구성되어 있다. 이중 ❶ 원뿔세포(원추세포, cone cell)와 ❷ 막대세포(간상세포, rod cell)가 있는 층에서 빛이 감지된다. 원뿔세포와 막대세포에 의해 빛이 전기적 신호로 바뀌고, 전기적 신호는 망막의 층을 따라서 대뇌로 전해진다. 망막의 중심부분에는 중심와(fovea)라는 작은 부분이 있다. 이곳에는 망막의 내층이 잡아당겨서 주변에 비해 얇은데, 대부분이 원뿔세포와 막대세포로 구성되어 있다. 특히 이 시세포들의 밀도가 높아 정확하고 세밀한 시력을 담당하는 부분이다.

중심와의 크기는 1mm^2 정도이며 중심와의 중심에는 중심소와(foveola)라는 직경 0.1mm의 아주 작은 부분이 있고, 대부분이 원뿔세포로 구성되어 있어 더욱 세부적인 시각상을 얻는다.

망막의 가장 바깥쪽인 색소층은 멜라닌(melanin) 색소가 풍부하다. 검은 멜라닌 색소가 있음으로서 눈에서는 빛이 산란을 일으키지 않을 수 있다. 만약 멜라닌 색소가 없다면 빛은 안구 내부에서 산란되어 계속해서 시세포

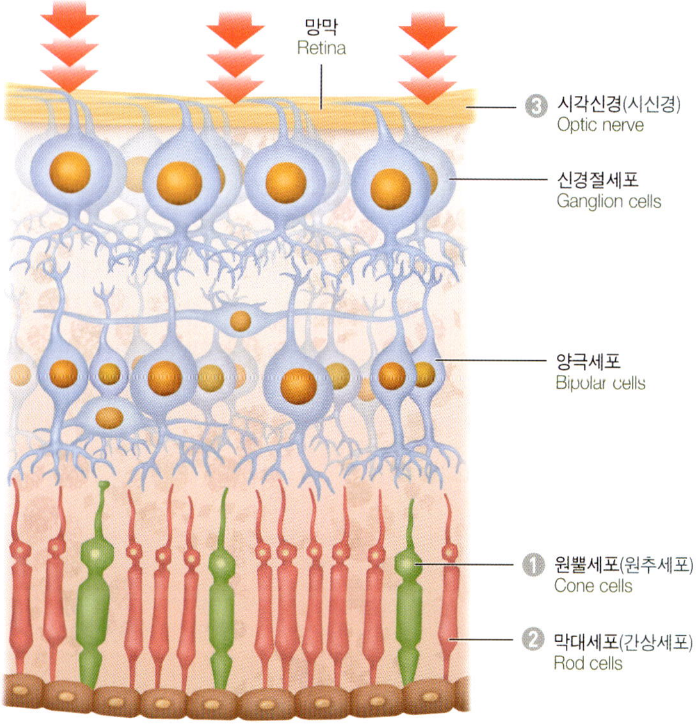

그림 10-4 망막구조

CHAPTER 10

들을 자극할 것이고 시력이 약화될 것이다. 또, 색소층에는 비타민 A가 많이 저장되어 있다. 비타민 A는 시세포에 있는 광민감색소의 전구물질로 활용된다.

망막은 중심망막동맥(central retinal artery)에 의해 영양분을 공급받는다. ❸ 시각신경(시신경, optic nerve)의 중심망막동맥은 속목동맥(내경동맥, internal carotid artery)에서 분지한 눈동맥(ophthalmic artery)에서 분지한 동맥으로 시각신경의 내부를 통해 안구로 들어온다. 중심망막동맥은 망막의 안쪽층을 주로 공급한다. 원뿔세포와 막대세포로 구성되어 있는 시세포는 맥락막(choroid)에 의해 주로 영양분을 공급받는다.

5) 원뿔세포(원추세포)와 막대세포(간상세포)

원뿔세포와 막대세포는 시각에서 중요한 역할을 담당하는 세포들이다. 빛자극을 받아 흥분함으로서 빛을 전기적 신호로 바꿀 수 있는 능력을 가지고 있다. 이 세포들은 그림 10-5와 같이 ❶ 외분절(outer segment), ❷ 내분절(inner segment), ❸ 핵(nucleus), ❹ 신경이음부(신경접합부, synaptic body)로 구성되어 있다. 외분절에는 판(disc)형태의 구조물들이 층층이 쌓여 있다. 이 판들은 시세포의 세포막이 접혀서 생긴 것으로 하나의 세포에는 1,000개 정도의 판이 있고, 그 판에는 ❺ 로돕신(rhodopsin)과 요돕신(iodopsin)이라는 물질이 막단백질로 풍부하게 존재하고 있다.

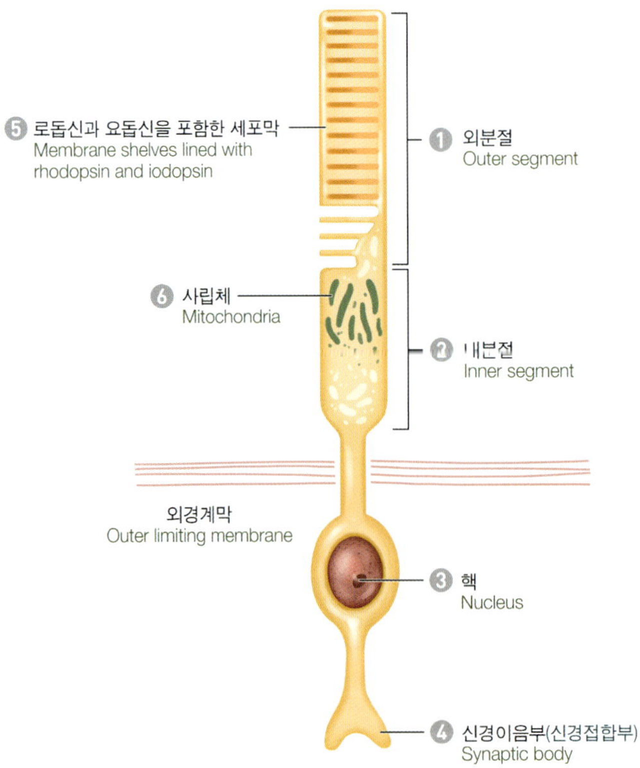

그림 10-5 시각세포

로돕신은 주로 막대세포에, 요돕신은 원뿔세포에 존재하는 막단백질로 빛에 민감한 광화학물질이다. 이 화학물질들은 외분절 전체질량의 40% 정도를 차지한다. 내분절에는 ❻ 사립체(mitochondria)가 풍부하게 존재하고 있어서 외분절이 광수용기로서 기능할 수 있게 충분한 에너지를 공급해 준다.

원뿔세포에 있는 광화학물질은 청민감색소(blue sensitive pigment), 녹민감색소(green sensitive pigment), 적민감색소(red sensitive pigment)로 각각 다른 파장의 빛을 잘 흡수한다. 따라서 각각의 이름에 맞는 빛을 잘 흡수하면서 우리가 색감을 가질 수 있도록 해 준다. 이 색소들은 흡수하는 빛의 파장에 따라 자극되는 정도가 달라진다. 예를 들어 노란색 광선은 적민감색소와 녹민감색소를 거의 비슷한 정도로 자극시키지만 청민감색소는 거의 자극시키지 못한다. 혹은 초록색의 경우 녹민감색소를 가장 많이 자극시키지만 적민감색소와 청민감색소도 어느정도 자극시킬 수 있다. 각각의 색소가 자극되는 비율이 달라지면서 우리 신경계는 광선을 서로 다른 빛으로 해석할 수 있다. 이 색소들이 결핍되면 색맹이 생기게 된다. 적색과 녹색을 구분하지 못하는 적녹색맹(red-green blindness)은 적민감색소나 녹민감색소 중 하나가 결핍된 것이다.

6) 망막 감수성의 조절

홍채에 의해서 안구 내부로 들어오는 빛의 양이 조절될 수 있다. 홍채는 눈돌림신경(동안신경, oculomotor nerve)에 의해 조절을 받는다 (그림 10-6). 눈으로 들어오는 빛의 양이 많을 때 시각신경(optic nerve)은 이것을 감지해 에딩거-베스트팔핵(Edinger-Westphal nucleus)에서 나오는 부교감신경을 통해 홍채가 수축하게 만든다. ❶ 부교감신경이 윤상근을 자극해서 동공조임근(sphincter pupillae muscle)이 수축하면 홍채가 가운데로 모이면서 안구로 들어가는 빛의 양이 줄어든다. 반대로 안구로 들어오는 빛의 양이 적을 때 ❷ 교감신경에 의해 방사근이 자극되면 동공조임근이 이완해 홍채가 늘어나고 안구로 들어오는 빛의 양이 많아지게 된다. 사람의 홍채는 1.5~8mm 범위에서 변화하면서 안구로 들어오는 빛의 양을 30배까지 조절할 수 있다. 또, 막대세포와 원뿔세포의 광화학물질은 빛에 의해 분해되며 밝은 빛에 오래 있으면 이 분해속도가 빨라져 더 많은 광화학물질이 분해되고 빛에 덜 민감해지게 된다. 이런 과정을 명순응(light adaptation)이라고 한다. 반대로 빛이 적은 곳에서는 단백질과 레티날

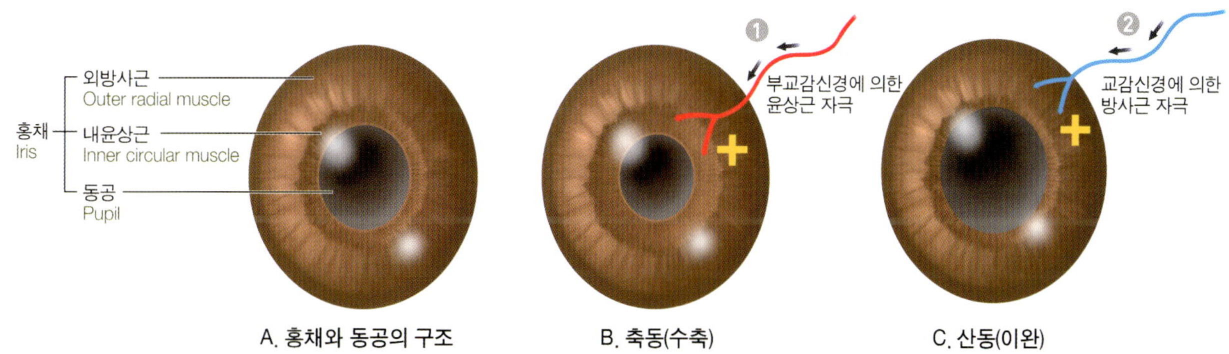

그림 10-6 홍채

이 다시 로돕신 등의 광화학물질로 재합성되는 양이 더 많아져 빛에 더욱 민감해진다. 이런 과정을 암순응(dark adaptation)이라고 한다. 이러한 적응과정은 비교적 천천히 일어나 10~40분 정도에 적응이 완료된다.

빛의 강도가 강해질 때 시각세포로부터 시각신경계를 통해 전달되는 신호의 강도는 증가한다. 하지만 강한 자극이 지속되면 이 신호는 곧 감소하기 시작해 적응한다. 홍채와 시각세포, 시각신경에 의한 적응을 모두 합하면 눈은 50만~100만 배 정도 빛에 대한 민감성을 조절할 수 있다. 이런 조절기전 덕분에 인체는 밝은 낮에도, 어두운 밤에도 시각을 가지고 활동할 수 있다.

7) 시각의 전달

원뿔세포와 막대세포가 흥분해 과분극되면 그 신호를 망막에 존재하는 다른 신경세포들이 받아 처리하고 시각신경(optic nerve)을 통해 중추신경계로 전달한다. 수평세포(horizontal cell)는 원뿔세포와 막대세포로부터 신호를 받아 양극세포(bipolar cell)로 전달한다. 양극세포는 수평세포로부터 신호를 받기도 하지만 원뿔세포나 막대세포로부터 바로 신호를 받기도 해 이 신호를 무축삭세포(amacrine cell)나 신경절세포(ganglion cell)에 전달한다.

무축삭세포는 받은 신호를 신경절세포로 전달하거나 다른 무축삭세포로 전달하고 신경절세포는 신호들을 모아 시각신경을 통해 대뇌로 이어진다. 이런 복잡한 그물망에서 시각신호는 조절되어 조금 더 정확한 신경전달이 이루어질 수 있다.

안구에서 시각신경을 통해 나오는 신호는 결국 대뇌 뒤통수엽(후두엽, occipital lobe)의 새발톱영역(조거영역, calcarine area)으로 이어진다. 양쪽의 시각신경은 ❶ 안구에서 나와 대뇌의 시상하부 밑에서 서로 교차한다. ❷ 시각신경이 교차하는 부분을 ❸ 시각교차(optic chiasm)라고 한다. 이때 안구의 안쪽면(medial side)에서 온 시각신경들이 서로 교차하게 된다. 즉 오른쪽 안구의 왼쪽 망막을 지배하는 시각신경은 시각교차에서 반대편으로 건너가 왼쪽으로 향하게 되고 왼쪽 안구의 오른쪽 망막을 지배하는 시각신경을 오른쪽으로 향하게 된다. 결국 양쪽 안구의 오른쪽 망막을 지배하는 시각신경은 오른쪽 대뇌로, 왼쪽 망막을 지배하는 시각신경은 왼쪽 대뇌로 향하게 된다. 시각교차를 지난 신경섬유는 ❹ 시각로(optic tract)를 형성해 시상(thalamus)의 ❺ 등가쪽무릎핵(배외측슬상체핵, dorsal lateral geniculated nucleus)과 시냅스를 이루고 관자엽(측두엽, temporal lobe) 속을 지난다. 시각로는 관자엽 속에서 ❻ 시각부챗살(optic radiation)을 형성하며 뒤로 주행하고 ❼ 시각겉질(visual cortex)의 새발톱영역에 도달한다(그림 10-7).

망막부터 새발톱영역까지의 시각경로에 이상이 생기면 시야에 결손이 생길 수 있다. 예를 들어 망막변성(retinal degeneration)이 일어나 망막에 손상이 오면 손상이 온 부분에 맺힌 상은 볼 수 없게 될 것이다. 혹은 망막 이후 시각신경에 손상이 오는 경우를 생각해 보자. 시각신경은 오른쪽 안구와 왼쪽 안구에서 나온다. 한쪽 시각신경이 완전히 손상 받아 신호를 전달하지 못하게 되면 한쪽 안구에서 들어온 모든 신호가 대뇌로 들어오지 못하게 되고 결국 한쪽 눈의 시야를 잃게 될 것이다. 특이한 경우로 시각교차가 손상을 받는 경우 시각신경 교차를

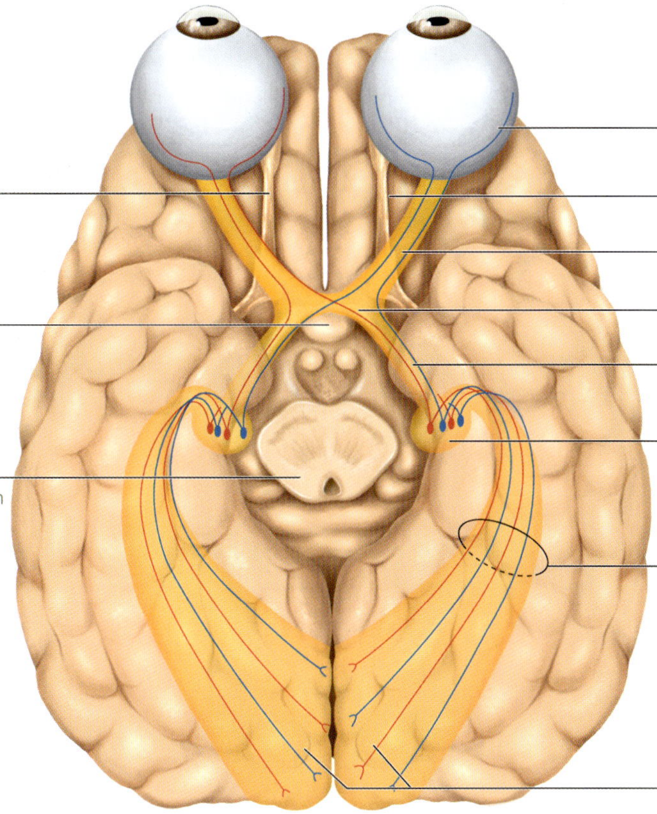

그림 10-7 시각 경로

통해서는 양쪽 눈의 안쪽면(medial side)에서 오는 신경섬유들이 교차한다.

시각교차가 손상을 받아 이 신경섬유들이 신호를 전달하지 못하게 되면 대뇌는 양쪽 눈의 바깥쪽에서 오는 신호들만을 받게 된다. 안구에는 상이 뒤집혀서 맺히기 때문에 바깥쪽 면에는 양쪽 눈 사이에 있는 영역에서 오는 빛이 주로 맺힐 것이다. 즉, 우리 시야 중 양 끝 쪽 시야는 인식되지 못한다. 눈에서 안구를 기준으로 안쪽의 시야를 코에 가깝다고 해서 코쪽시야(nasal field)라고 하고, 바깥쪽의 시야를 귀와 가깝다고 해서 귀쪽시야(temporal field)라고 한다. 정리해서, 시각교차가 손상을 받으면 양쪽 눈의 귀쪽시야가 손상 받게 되고 이를 양귀쪽반맹(bitemporal hemianopsia)이라고 한다.

시각교차 이후에 시각부챗살에서 손상이 있는 경우 같은쪽반맹(동측반맹, homonymous hemianopsia)이 생길 수 있다. 예를 들어 뇌오른쪽엽(right lobe)의 시각부챗살이 모두 손상 받는 경우, 오른쪽 눈의 오른쪽 망막, 왼쪽 눈의 오른쪽 망막에서 오는 신호가 전달되지 못한다. 이 경우 오른쪽 눈의 코쪽시야, 왼쪽 눈의 귀쪽시야가 손상된다. 같은쪽이라고 불리는 이유는 오른쪽 눈의 오른쪽 시야, 왼쪽 눈의 오른쪽시야처럼 같은쪽 시야가 손상받기 때문이다. 반맹이라는 이름은 안구 시야의 절반이 손상받기 때문이다. 손상의 정도에 따라 반맹이 아니라 사분맹(quadrantanopsia)이 생길 수도 있다(그림 10-8).

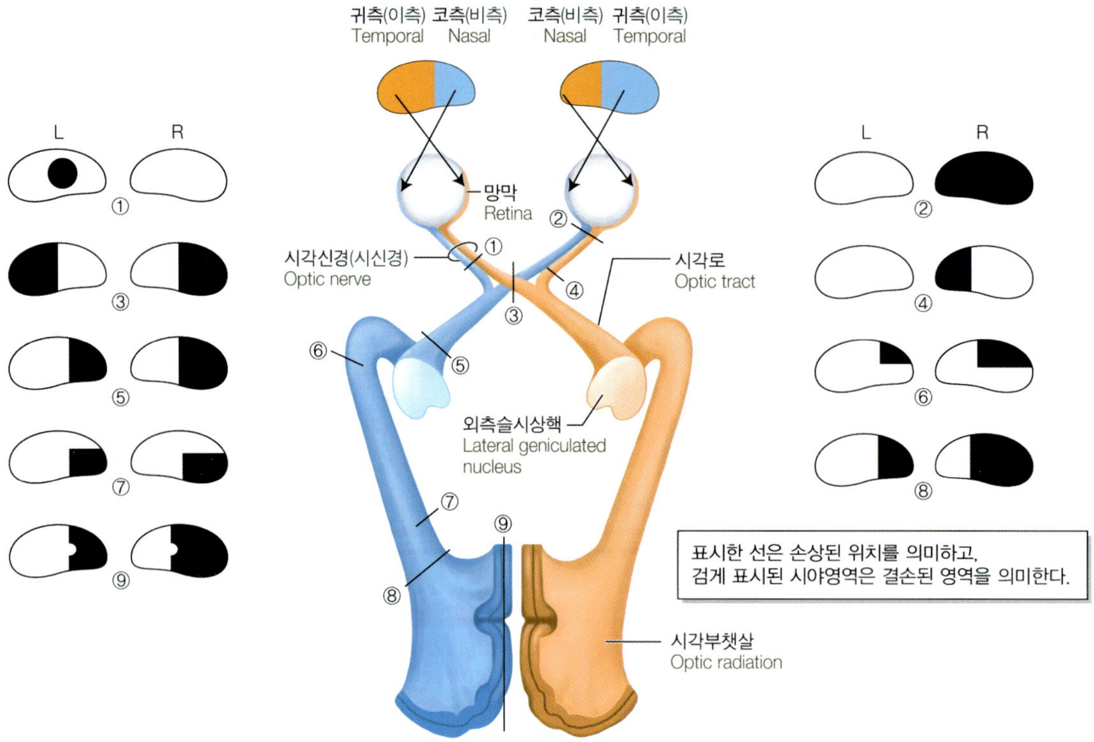

그림 10-8 시야 결손

2 청 각

공기나 다른 매질을 통해 매질의 떨림인 파동이 전달되고 파동을 자극원으로 하는 감각이 청각이다. 파동은 귀(ear)에 의해 모아져 바깥귀길을 따라 들어오고 고막을 울려 고막과 연결되어 있는 귓속뼈(이소골, auditory ossicle)가 진동하면서 달팽이관(와우, cochlea)속의 림프액이 울린다. 림프액에 담겨있는 청신경들이 이 진동을 전기 화학신호로 바꾸어 중추신경계로 전달하는 과정을 살펴보자.

1) 달팽이관까지 소리의 전도

소리라고 부르는 공기의 진동은 ❶ 귓바퀴(이개, auricle)에 의해 모아져 ❷ 바깥귀길(외이도, external acoustic meatus)을 따라 ❸ 고막(tympanic membrane)에 이른다. 이개에서 고막까지의 영역을 ❹ 바깥귀(외이, external ear)라고 부른다. 고막의 안쪽부터는 가운데귀(중이, middle ear)이고, 고막에는 ❺ 귓속뼈(이소골, auditory ossicle)라고 하는 작은 뼈조각들이 붙어 달팽이관과 고막을 이어준다. 귓속뼈는 ❻ 망치뼈(추골, malleus), ❼ 모루뼈(침골, incus), ❽ 등자뼈(등골, stapes)로 구성되어 있으며 달팽이관과 이어진다. 등자뼈는 달팽이관의 ❾ 안뜰창(난원창, oval window)과 연결되어 있어 달팽이관 내부의 림프로 진동을 전달한다(그림 10-9).

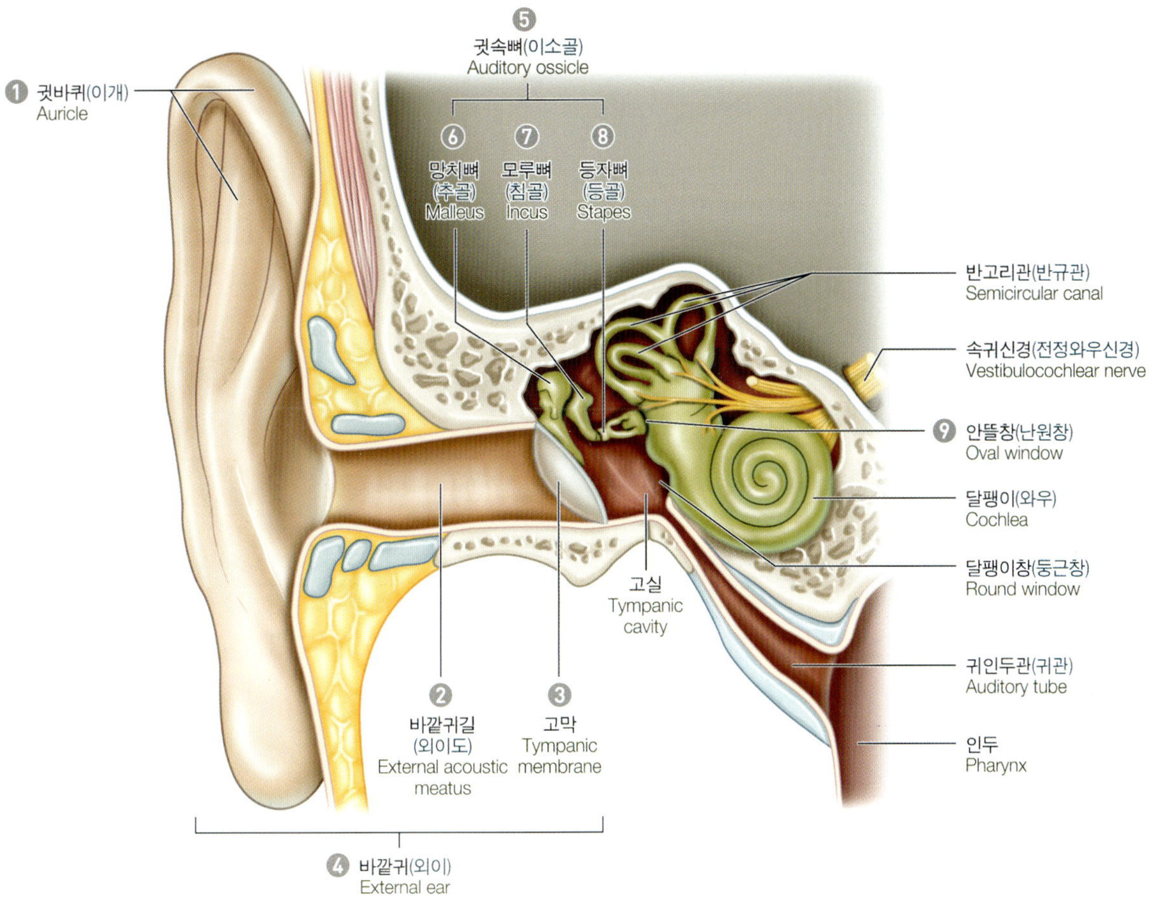

그림 10-9 귀의 내부구조

귓속뼈는 고막에서 달팽이관으로 진동을 전달하면서 증폭해 준다. 망치뼈와 등자뼈에는 각각 고막긴장근(tensor tympani muscle)과 등자뼈근육(stapedius muscle)이 붙어있다. 이 근육들은 갑자기 큰 소리가 들릴 때 수축해 망치뼈가 고막에서 멀어지게 하고 등골이 달팽이관에서 멀어지게 해서 큰 소리로부터 청력을 보호하는 기능을 한다.

위와 같은 과정을 공기전도(air conduction)라고 한다. 이와 다른 경로로 골전도(bone conduction)라는 경로가 있다. 달팽이관은 관자뼈(측두골, temporal bone) 속에 위치하고 있어 관자뼈가 진동하면 같이 진동한다. 따라서 소리가 뼈를 진동시켜 뼈가 울리게 되면 달팽이관 내부의 림프액이 울리면서 소리가 들릴 수 있다.

2) 달팽이관

달팽이관은 실제로 진동을 감지해서 전기적 신호를 생산할 수 있는 청신경들이 있는 기관이다. 달팽이관은 기다란 튜브가 마치 달팽이집처럼 돌돌 말려있는 모습이다. 단면을 보면 튜브는 세 개의 관으로 구성되어 있다. 안

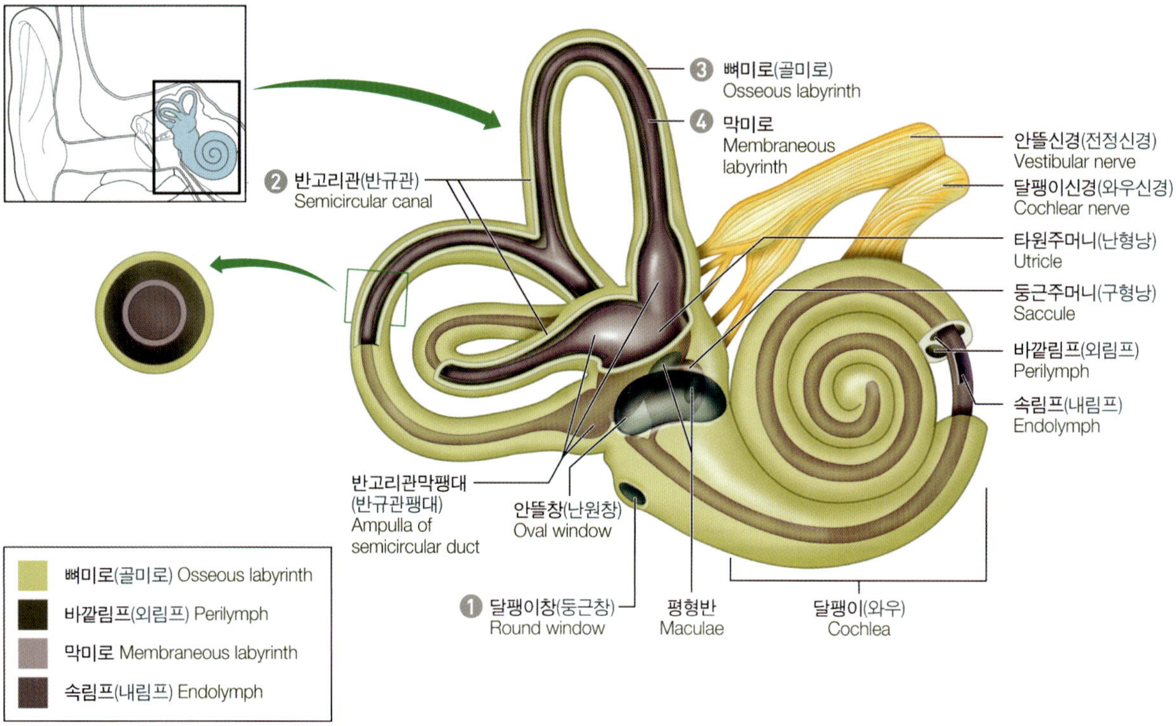

그림 10–10 속귀의 구조

뜰계(전정계, scala vestibuli), 중간계(scala media), 고실계(scala tympani)가 그것이다. 안뜰계와 중간계는 라이스너막(Reissner's membrane)으로 갈라져 있고, 중간계와 고실계는 바닥막(basilar membrane)으로 나뉘어 있다.

안뜰계와 고실계는 달팽이관의 끝에서 서로 연결되어 있다. 등자뼈가 부착되어 있는 창은 안뜰계로 통하고, 안뜰계가 달팽이관의 끝까지 가서 돌아 나오면서부터 고실계로 변한다. 고실계는 ❶ 달팽이창(둥근창, round window)으로 끝난다. 달팽이관을 포함해서 ❷ 반고리관(semicircular canal), 안뜰기관(전정기관, vestibular apparatus)은 속귀(내이, inner ear)에 속하며 관자뼈 안에 있어 ❸ 뼈미로(골미로, bony labyrinth)라고 불리며, 뼈미로 안쪽에서 림프가 흐르는 부분을 ❹ 막미로(membranous labyrinth)라 한다(그림 10-10).

안뜰계와 중간계를 나누고 있는 라이스너막은 아주 얇아서 이 막을 통해 진동이 쉽게 전달된다. 반면에 중간계와 고실계를 나누는 바닥막은 상대적으로 뻣뻣하다. 바닥막은 안뜰창에 가까울수록 더 뻣뻣해지고 멀어질수록 부드럽다. 따라서 안뜰창에 가까운 바닥막은 상대적으로 고주파에 더 잘 진동하고, 저주파는 안뜰창에서 먼 바닥막을 잘 울린다.

바닥막에는 코르티기관(Corti's organ)이라는 진동을 감지할 수 있는 기관이 있다. 진동을 감지하는 세포는 털세포(모세포, hair cell)라고 불리는 세포들이다. 털세포는 두 종류로 ❶ 속털세포(내모세포, inner hair cell)와 ❷ 바깥털세포(외모세포, outer hair cell)로 나뉜다. 이 세포들은 ❸ 달팽이신경(와우신경, cochlear nerve)의 말단과 시냅스를 이루는데 달팽이신경 말단의 90~95%는 속털세포와 연결되어 있다. 이 신경들은 달팽이신경절(와우신

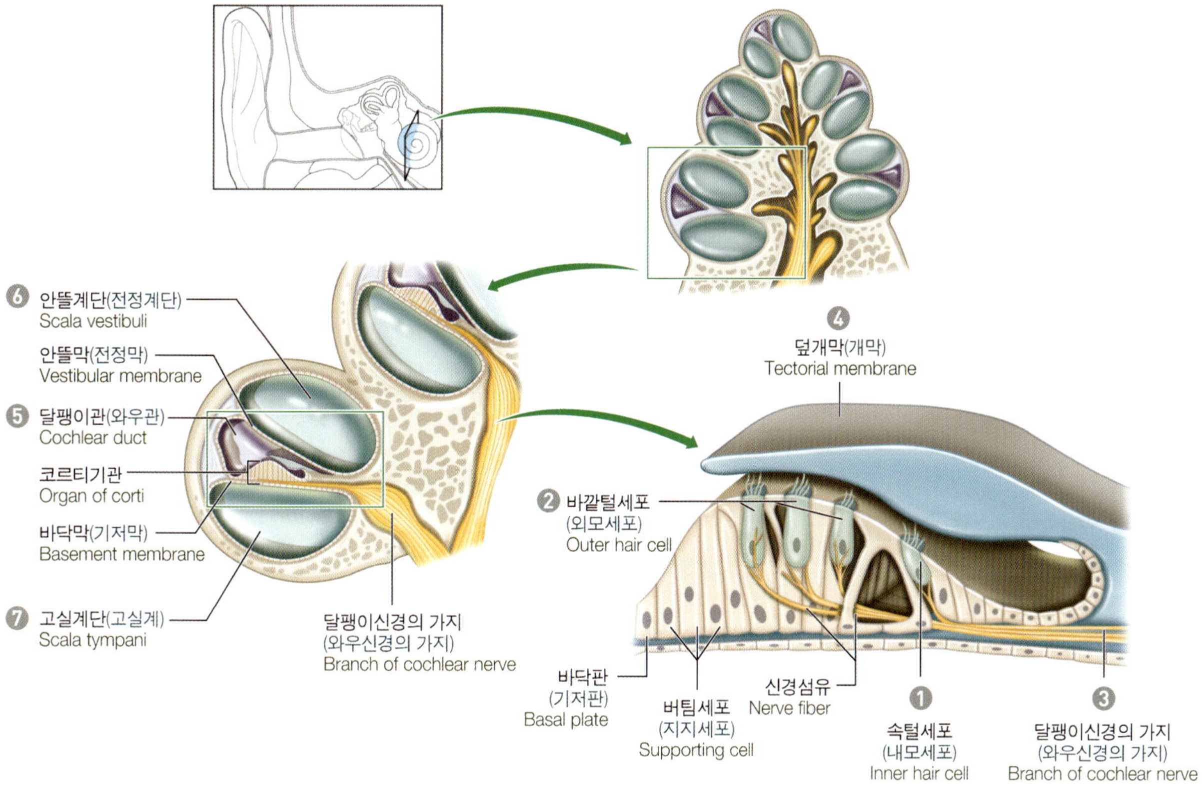

그림 10-11 코르티기관(나선기관)

경절, cochlear ganglion)로 이어져 달팽이신경을 통해 중추신경계로 향한다. 털세포의 중간계 속공간쪽 끝에는 입체섬모(stereocillia)가 있고 입체섬모의 끝은 ❹ 덮개막(개막, tectorial membrane)에 부착되어 있다. 따라서 안뜰계로 진동이 전달되어 중간계가 떨리면 덮개막이 떨리고 입체섬모가 구부려진다. 털세포는 입체섬모가 구부러짐에 따라 탈분극과 과분극이 일어나면서 신호를 전달할 수 있다. 입체섬모는 ❺ 달팽이관이 회전하는 중심축에서 멀어질수록 길다. 즉 안에서 밖으로 올라가는 계단모양으로 생겼는데, 안쪽의 입체섬모의 꼭대기부분은 그 보다 밖의 입체섬모의 옆면에 붙어있다. 이런 연결에 의해 입체섬모가 구부러지면서 바깥쪽으로 기울 때 기계적으로 양이온 통로가 열리게 되고 세포 내부로 칼륨을 비롯한 양이온들이 쏟아져 들어온다. 이때 탈분극이 일어나게 되는 것이다. 반대로 입체섬모가 안쪽으로 닫힐 때는 통로가 닫히면서 과분극된다. 중앙계는 속림프(내림프, endolymph)로 차 있고 ❻ 안뜰계와 ❼ 고실계는 바깥림프(외림프, perilymph)로 차 있다(그림 10-11).

주변림프가 있는 안뜰계와 고실계는 뇌가 들어 있는 거미막하공간(subarachnoid space)과 연결되어 있고 바깥림프는 거미막하공간의 뇌척수액(cerebrospinal fluid, CSF)과 성분이 거의 같다. ❶ 바깥림프는 나트륨이 많고 칼륨이 적은 액체인 반면 ❷ 속림프액은 중간계 벽에 있는 혈관줄무늬(stria vascularis)에서 생성되는 액체로 칼륨이 많고 나트륨이 적은 액체이다. 속림프에 풍부한 ❸ 칼륨이 존재함으로써 털세포의 효과적인 흥분이 일어날 수 있다(그림 10-12).

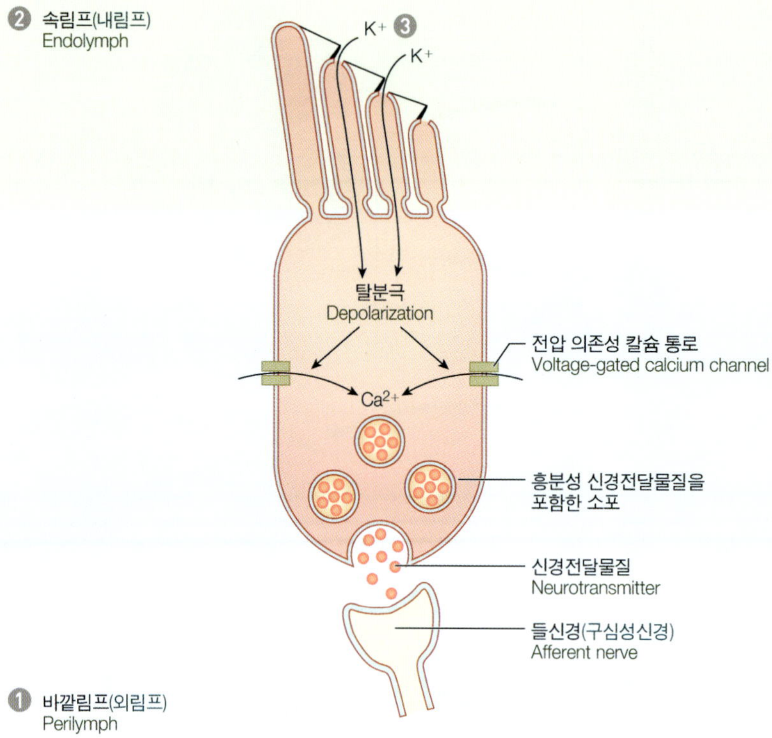

그림 10-12 Hair cell

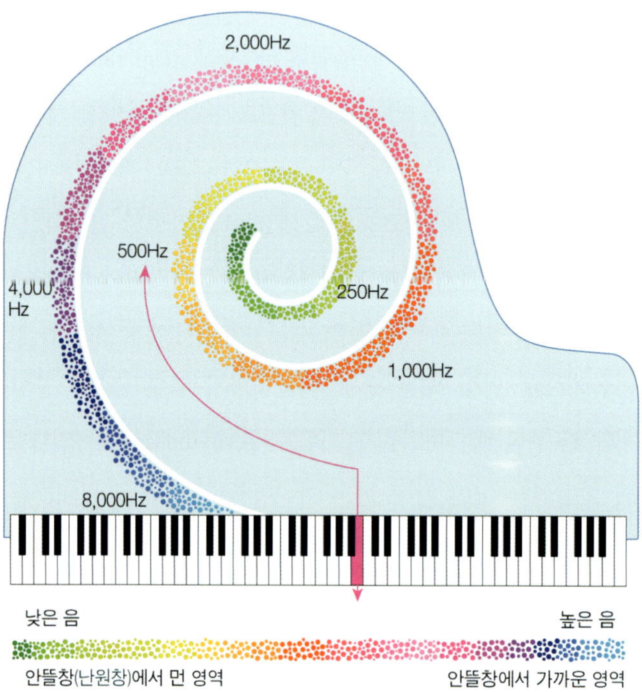

그림 10-13 달팽이관 주파수

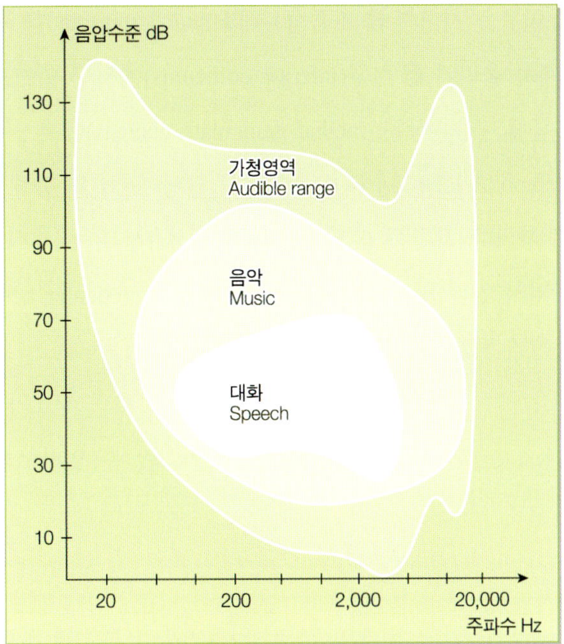

그림 10-14 가청영역

바깥털세포에 비해 속털세포는 숫자가 1/3～1/4로 적지만 대부분의 신경섬유들은 속털세포와 시냅스를 이루고 있다. 즉 대부분의 소리는 속털세포에 의해 신경흥분으로 바뀌어 전달된다는 뜻이다. 바깥털세포는 음의 높이(pitch)에 따라 속털세포를 조절해 청각의 감도를 조절하거나 큰 소리에 반응함으로서 보조적인 역할을 한다. 높은 소리는 안뜰창과 가까운 바닥막에 있는 코르티기관에서 효과적으로 감지하고, 낮은 소리는 안뜰창과 먼 곳의 코르티기관에서 잘 감지할 수 있다(그림 10-13). 소리의 크기는 데시벨(decibel, dB)이라는 단위로 나타낼 수 있다. 더 큰 소리가 들릴수록 코르티기관의 털세포의 입체섬모가 흔들리는 진폭이 크고 그에 따라서 탈분극, 과분극되는 정도도 달라져 더 큰 소리로 인식할 수 있다. 또, 소리가 클수록 더 넓은 범위의 바닥막이 진동되어 더 많은 털세포가 흥분하게 된다. 또한, 바깥털세포까지 자극되게 되면 이 역시 더 큰 소리라는 신호를 중추신경계로 보내어 더 큰 소리로 인식하게 된다.

그림 10-14에서는 소리의 각 주파수 영역에서 들을 수 있는 최저크기를 나타낸 것이다. 사람은 16～20,000Hz 정도 범위의 소리를 들을 수 있고, 특히 500～4,000Hz 영역에서 민감하게 소리를 들을 수 있음을 알 수 있다.

3) 청각이 전해지는 경로

❶ 털세포(모세포, hair cell)에서 시작된 전기신호는 ❷ 달팽이신경절(와우신경절, cochlear ganglion)을 지나 ❸ 달팽이신경(와우신경, cochlear nerve)을 통해 중추신경계로 들어온다. ❹ 숨뇌(연수, medulla)의 ❺ 등쪽달팽이신경핵(dorsal cochlear nucleus)으로 들어와서 시냅스를 이룬 후 대부분 반대쪽으로 건너가 ❻ 위올리브핵(superior olivary nucleus)에서 끝나거나, 이곳을 지나쳐 ❼ 가쪽섬유대(lateral lemniscus)를 통해 올라간다. 일부 섬유는 가쪽섬유대에서 끝나고, 일부는 계속 올라가 ❽ 하구(inferior colliculus)에서 시냅스를 이룬다. 하구에서 뻗어 나온 신경섬유들은 시상의 ❾ 안쪽무릎체(내측슬상핵, medial geniculate nucleus)에서 시냅스를 이룬 후, ❿ 관자엽겉질의 청각영역(acoustic area of temporal lobe cortex)으로 간다. 달팽이신경을 통해 들어온 신호는 대부분 반대쪽 숨뇌로 건너가 상행하고 겉질로 향한다. 오른쪽 신경에서 들어온 신호는 왼쪽 겉질로 향하는 것이다. 청신경은 뇌줄기(뇌간, brain stem)에 넓게 퍼져 있는 망상체활성화계(망상활성계, reticular activating system)에 연접해 갑작스런 청각신호가 있을 때 각성을 일으킬 수 있도록 해 준다.

이런 경로가 진행되는 동안 각각의 주파수를 감지하는 털세포에서 보낸 신호가 공간적으로 잘 분리되어 있어 겉질까지 섞이지 않고 전달된다. 그 결과 다양한 주파수를 잘 인식할 수 있다(그림 10-15).

4) 청각이상

청각이상은 크게 두 가지로 나눌 수 있다. 달팽이관부터 달팽이관을 포함해 시작해 중추신경까지 이어지는 어느 경로가 망가지는 경우 감각신경난청(sensorineural hearing loss)이라고 하고, 소리가 달팽이관까지 전달되는 고막이나 귓속뼈 등의 문제라면 전도난청(conduction hearing loss)이라고 한다. 전도난청의 경우에는 정상 전도계에 의해 소리가 전달될 수 없기 때문에 뼈전도를 통해 소리를 들을 수 있다.

3 미 각

우리는 미각을 통해 섭취하는 음식물의 화학적 조성을 알 수 있고, 우리에게 필요한 것인지 해로운 것인지 구별할 수 있다. 미각은 대부분 혀의 맛봉오리(미뢰, taste bud)에 의해 감지되며 후각이나 음식물의 질감, 온도, 통증여부에 따라 다른 맛을 경험 할 수 있다.

1) 맛봉오리(미뢰, taste bud)

맛봉오리는 맛을 느낄 수 있는 기관이다. 하나의 맛봉오리는 50여 개의 세포로 구성되며 일부분은 ❶ 버팀세포(지지세포, sustentacular cell)이고 나머지는 미각세포이다. 미뢰는 혀의 ❷ 유두(papillae)에 존재한다. 일부 미뢰는 입천장(구개, palate)나 편도, 후두, 상부식도에 존재한다. 총 맛봉오리의 개수는 젊은 성인에서 3,000~10,000개로 노화가 진행될수록 퇴화하여 수가 줄어든다(그림 10-16).

맛봉오리는 신맛, 짠맛, 단맛, 쓴맛을 느낄 수 있다. 신맛은 주로 수소이온에 의해 발생된다. 수소이온의 농도를 나타내는 pH에 거의 비례해서 pH가 낮을수록 더 강한 신맛을 낸다. 짠맛은 주로 이온화된 나트륨에 의해 느껴진다.

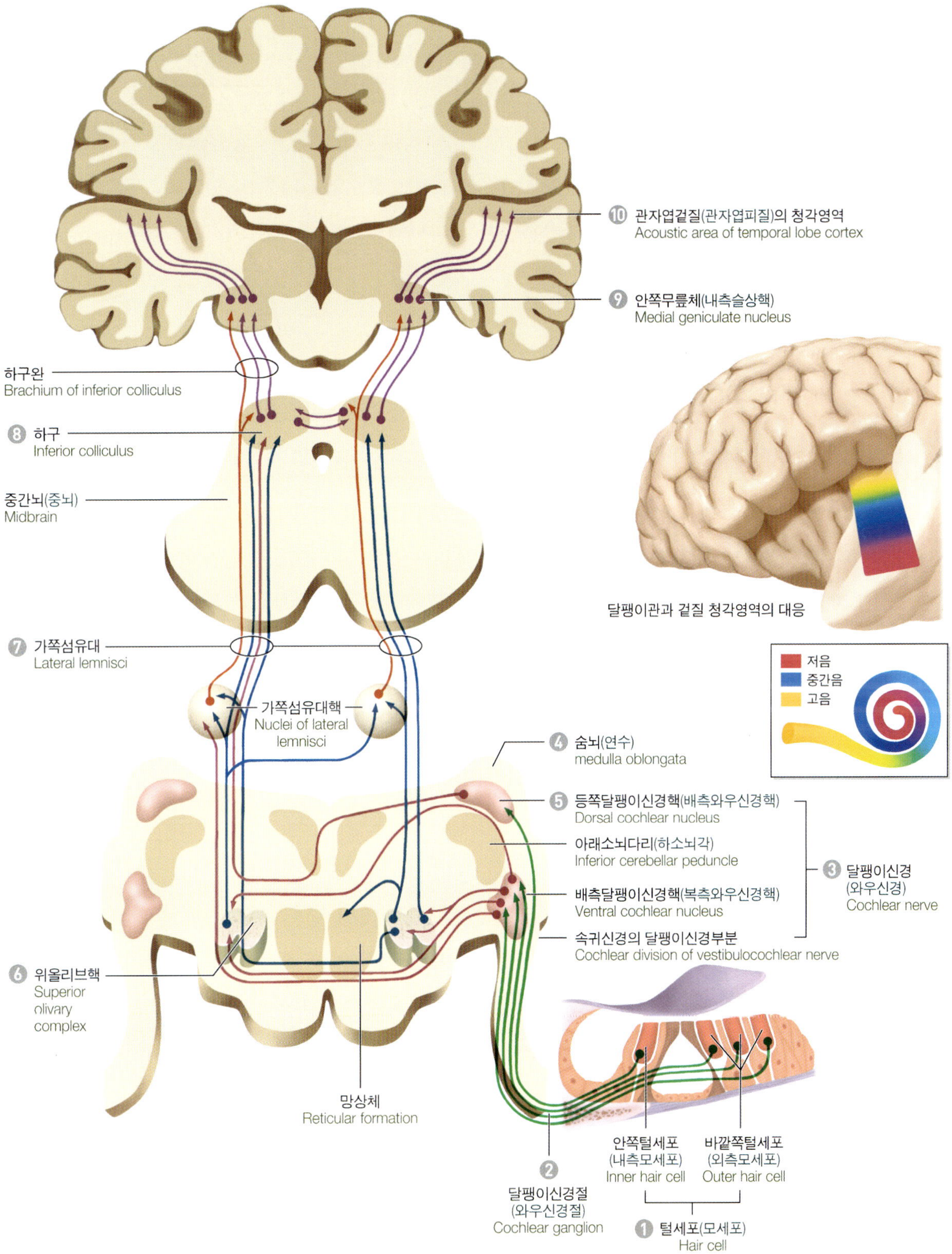
⑩ 관자엽겉질(관자엽피질)의 청각영역
Acoustic area of temporal lobe cortex
⑨ 안쪽무릎체(내측슬상핵)
Medial geniculate nucleus
하구완
Brachium of inferior colliculus
⑧ 하구
Inferior colliculus
중간뇌(중뇌)
Midbrain
달팽이관과 겉질 청각영역의 대응
저음
중간음
고음
⑦ 가쪽섬유대
Lateral lemnisci
가쪽섬유대핵
Nuclei of lateral lemnisci
④ 숨뇌(연수)
medulla oblongata
⑤ 등쪽달팽이신경핵(배측와우신경핵)
Dorsal cochlear nucleus
아래소뇌다리(하소뇌각)
Inferior cerebellar peduncle
③ 달팽이신경
(와우신경)
Cochlear nerve
배측달팽이신경핵(복측와우신경핵)
Ventral cochlear nucleus
속귀신경의 달팽이신경부분
Cochlear division of vestibulocochlear nerve
⑥ 위올리브핵
Superior
olivary
complex
망상체
Reticular formation
② 달팽이신경절
(와우신경절)
Cochlear ganglion
안쪽털세포
(내측모세포)
Inner hair cell
바깥쪽털세포
(외측모세포)
Outer hair cell
① 털세포(모세포)
Hair cell

그림 10-15 청각경로

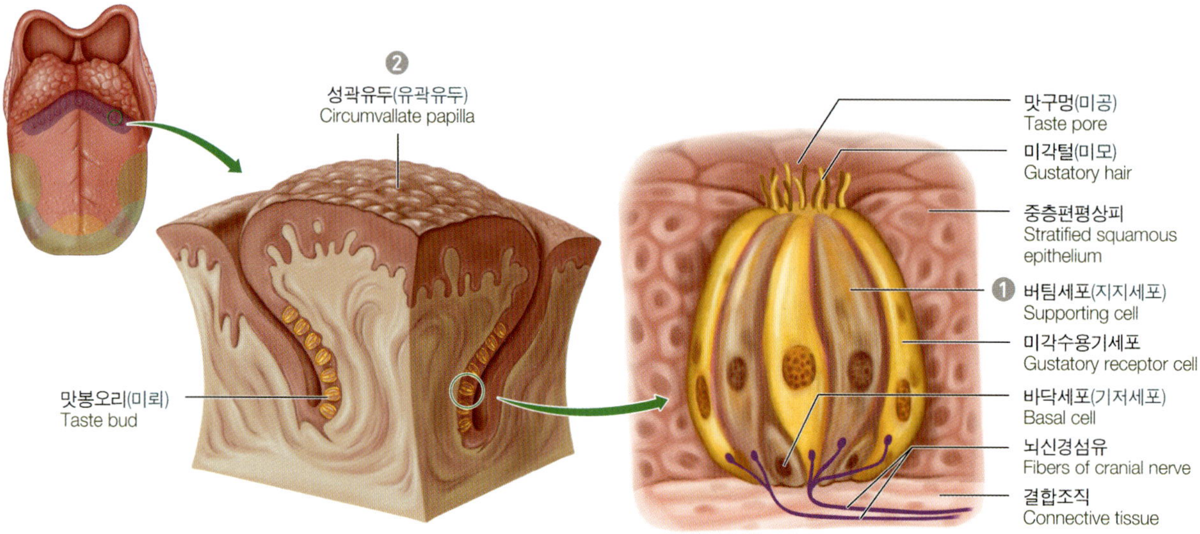

그림 10-16 맛봉오리의 위치와 구조

나트륨 이외에도 짠맛을 낼 수 있는 양이온들이 있어 서로 조금씩 다른 짠맛을 낼 수 있다. 단맛은 다양한 종류의 물질에 의해 일어난다. 당류(sugars)에 의한 단맛이 대표적이고 글리콜(glycol)이나 알코올, 알데하이드, 케톤, 아미노산, 작은 단백질, 에스터, 황산, 할로겐산 등의 유기화학물질에 의해 단맛이 생성된다. 쓴맛 역시 유기화학물질에 의해 일어나는데, 유기물의 질소를 포함한 긴 사슬이나 퀴닌(quinine), 카페인(caffeine) 등의 알칼로이드(alkaloid)에 의해 쓴맛이 난다. 미각 중에 쓴맛에 대한 역치가 가장 낮아 민감하다. 쓴맛을 내는 물질들은 대게 우리 몸에 해로운 것들이 많아 이를 회피하기 위해 쓴맛이 발달했다고 생각된다.

2) 미각의 전달

맛봉오리에 맛을 느끼게 하는 물질이 달라붙으면 미각세포의 세포막에 있는 이온통로가 열리면서 탈분극되는 기전으로 미각세포가 흥분한다. 혀의 앞 2/3에 있는 미각세포에서 시작된 흥분파는 ❶ 혀신경(설신경, lingual nerve)을 통해 ❷ 고실끈신경(고삭신경, chorda tympani nerve)을 지나 ❸ 얼굴신경(안면신경, facial nerve)으로 합쳐진다.

혀의 뒤 1/3과 구개나 후두, 식도에서 오는 신호는 ❹ 혀인두신경(설인신경, glossopharyngeal nerve)을 통해 전달된다. 일부 신호는 미주신경(vagus nerve)에 의해 전해지기도 한다. 이 모든 미각 신경섬유들은 ❺ 고립로(고속, tractus solitarius)에서 시냅스를 이루고 ❻ 시상의 등뒤안쪽핵(복후내측핵, ventral posterior medial nucleus)으로 향한다. 여기서 다시 축삭이 뻗어 마루엽(두정엽, parietal lobe)의 판개부위(opercularinsular area)에 이르면 ❼ 미각겉질(gustatory cortex)이다. 미각겉질은 몸감각(체성감각) 겉질에서 혀를 담당하는 겉질과 매우 가깝게 위치해 있다(그림 10-17).

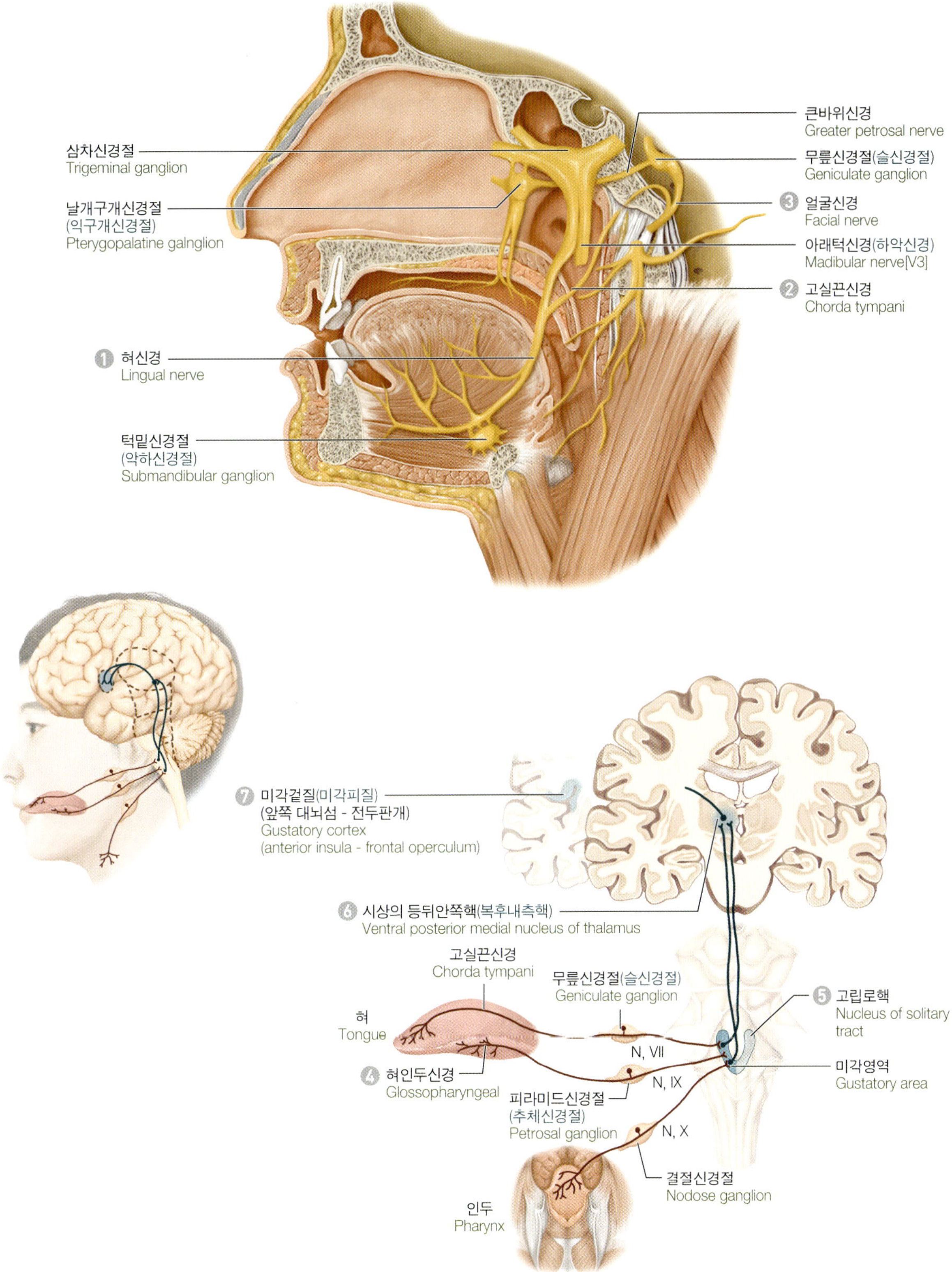

그림 10-17 미각신경로

4 후 각

후각은 미각과 함께 맛 경험을 이루는 중요한 요소이기도 하지만 미각과는 별개로 주변 공기에 포함된 화학물질을 감지하는 역할을 할 수 있다. 후각의 감지는 코안의 후각점막(olfactory membrane)에서 일어난다. 후각점막은 ❶ 코안 상부에 위치하는데, 양 옆으로 코중격(비중격, nasal septum)과 ❷ 위코선반(상비갑개, superior turbinate)까지 퍼져 있다. 양쪽 코안에 있는 후각점막의 총 넓이는 $5cm^2$ 정도이다(그림 10-18).

1) 후각상피세포(Olfactory cell)

후각점막에는 중추신경계로부터 기원한 양극성 세포(bipolar cell)인 후각상피세포가 존재한다. 후각상피세포는 후각점막의 버팀세포(지지세포, sustentacular cell)사이에 삽입되어 있고, 후각상피세포에서 뻗어 나온 가느다란 후각섬모(olfactory hair)가 후각점막의 표면을 덮고 있는 점액으로 뻗어 있다. 후각점막에는 보우만선(Bowman's gland)이 있어서 후점막의 점액을 분비한다. 공기 중의 화학물질이 코안으로 들어와 후각점막에 다다르면 점액에 녹아 들어가 확산된다. 점액에 녹은 화학물질은 점액에 그물처럼 퍼져있는 후각섬모의 막수용체(membrane receptor)를 자극한다. 후각섬모의 막수용체는 G-단백질 결합 수용체(G-protein coupled receptor)로서 자극을 받으면 세포내부로 신호를 보내서 자극을 더욱 증폭시켜 전달할 수 있다. 이 수용체에 의해 세포내부로 신호가 전해지고 세포막의 나트륨 통로가 열리면서 후각상피세포는 탈분극된다.

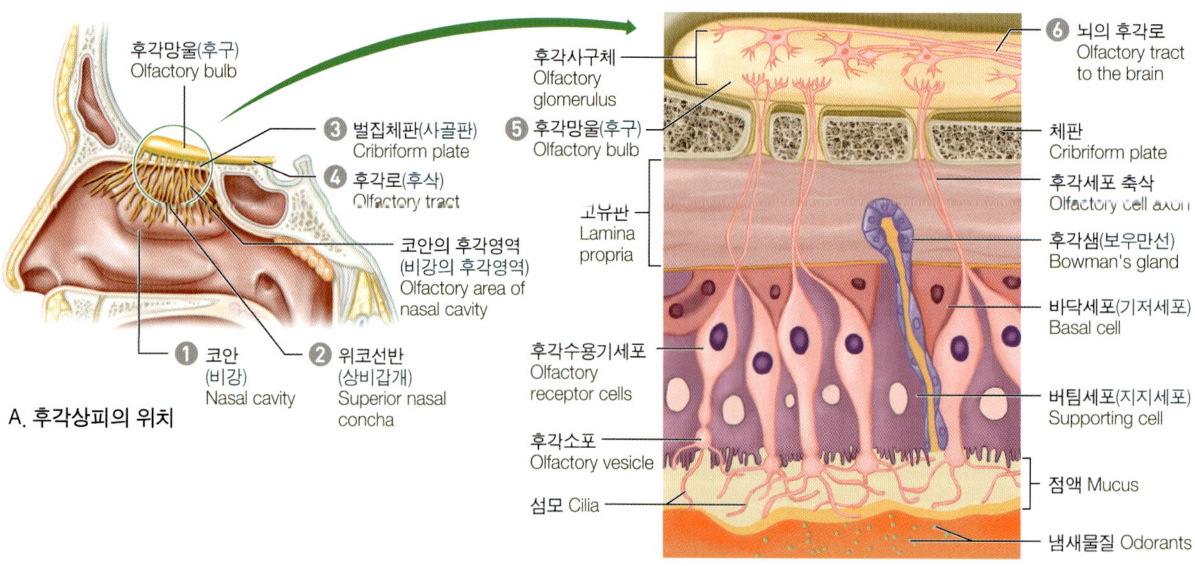

그림 10-18 후각신경수용기

후각상피세포는 아주 적은 양의 화학물질도 감지할 수 있지만 그 대신 빠르게 순응하고 화학물질의 농도에 따른 반응변화가 적다. 후각을 통해 처음 화학물질을 감지한 후 1초 이내에 50% 이상 순응하고 대부분 1분 이내에 같은 냄새를 맡지 못하게 된다. 빠른 순응은 후각 상피세포만의 기전은 아니고 중추신경계도 함께 작용해 중추신경계로부터 후각이 인지된 후 빠르게 억제신호가 오기 때문으로 생각된다. 시각이 여러 가지 조절기전을 통해 50만배 차이의 빛 자극을 인식할 수 있고, 청각은 1조배의 진동자극을 인식할 수 있지만 후각은 단지 10~50배에 그쳐 아주 적은 농도의 화학물질을 감지할 수 있고 그 농도보다 고작 10~50배 더 높은 농도의 화학물질에 대해 최대반응을 보인다.

2) 후각의 전달

후각상피세포는 코안의 천장을 구성하는 벌집뼈(사골, ethmoid bone)의 ❸ 벌집체판(사골판, cribriform plate)을 통과해 대뇌에서 뻗어 나오는 ❹ 후각로(후삭, olfactory tract) 끝의 ❺ 후각망울(후구, olfactory bulb)에 시냅스를 이룬다. 후각망울로 들어간 후각신호는 ❻ 뇌의 후각로를 따라서 대뇌로 들어간다(그림 10-18). 대뇌로 들어간 신호는 크게 두 가지 경로를 따라 나뉜다. 하나는 내측 후각부위(medial olfactory area)를 통한 경로이고, 하나는 외측 후각부위(lateral olfactory area)를 통한 경로이다. 내측 후각부위는 시상하부(hypothalamus)의 전방부에 있는 부분으로 기본적인 반사나 원시적 행동에 관여하는 변연계(limbic system)와 연결되어 있다. 외측 후각부위는 음식에 대한 학습을 담당하는 부분으로 시상을 통과하지 않고 변연계, 해마(hippocampus)로 지나간다. 일부 후각경로는 시상의 등안쪽핵(배내측핵, dorsal medial nucleus)과 시냅스를 이룬 후에 안와전두겉질(orbitofrontal cortex)로 향한다. 이 경로는 후각의 의식적인 영역을 담당한다고 생각된다.

5 회전, 균형감각

속귀(inner ear)의 뼈미로(골미로, bone labyrinth)에는 달팽이관 뿐 아니라 반고리관(semicircular canal)과 안뜰기관(vestibular apparatus)이 있어 몸이 회전과 가속에 대한 정보를 얻는다. 반고리관은 앞반고리관(anterior semicircular canal), 뒤반고리관(posterior semicircular canal), 가쪽반고리관(lateral semicircular cancal)으로 구성되어 있다.

이 관들은 서로 직각으로 배치되어 있어 모든 방향으로의 회전을 감지할 수 있다. 가쪽반고리관은 머리를 앞으로 30도 정도 숙였을 때 중력의 방향에 수직한 방향으로 누워있다(그림 10-19). 앞반고리관과 뒤반고리관은 가쪽반고리관에 직각으로 서 있는데, 오른쪽 앞반고리관은 앞쪽을 0시, 뒤쪽을 6시라고 하였을 때 1시반 정도를 향하는 위치이고 오른쪽 뒤반고리관은 4시반을 향하는 위치이다. 반고리관의 내부는 막미로(membrane labyrinth)로 이루어져 있고, 그 내부는 속림프(endolymph)가 흐르고 있다. 각각의 반고리관에는 다른 관보다 더 직경이 큰 팽대부

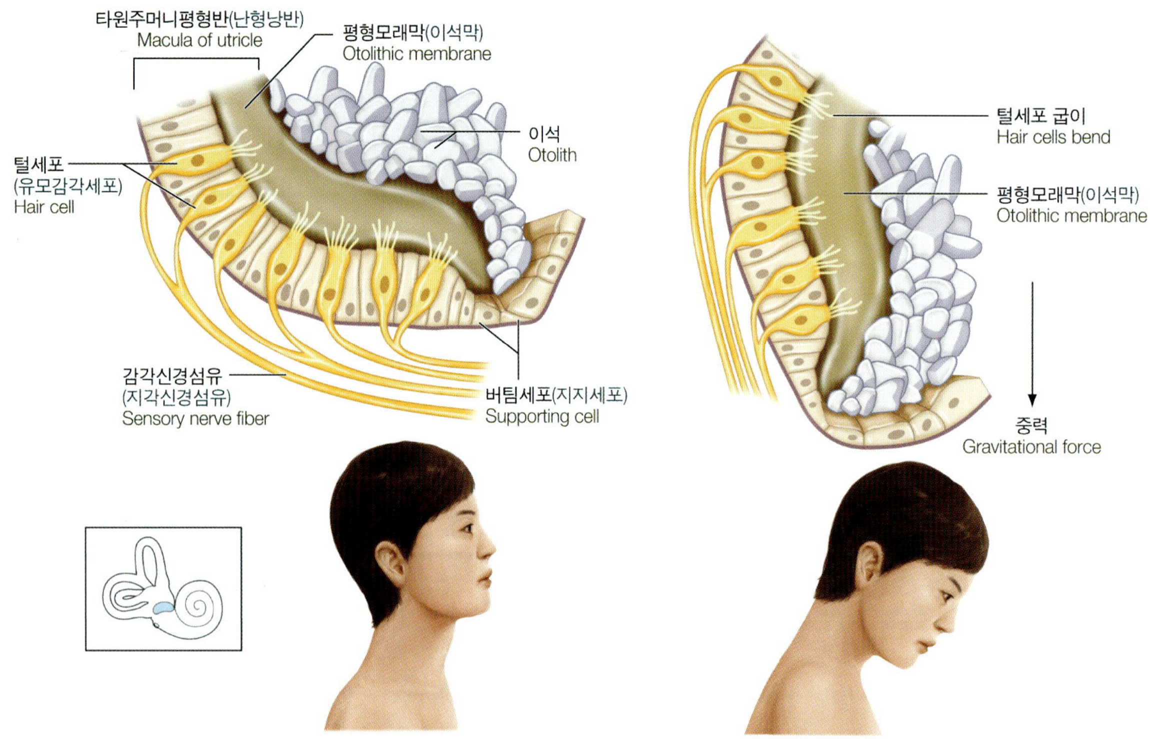

그림 10-19 안뜰기관(전정기관)

(ampulla)가 있고 팽대부 속에는 ❶ 팽대능선(팽대릉, crista ampullaris)이라고 하는 언덕 같은 구조물이 있다. 이 팽대능선위에는 팽대부능정(cupula of crista ampullaris)이라고 하는 젤리형태의 구조물이 놓여 있다.

우리가 회전운동을 하게 되면 반고리관 속의 속림프가 관성에 의해 정지해 있는데 비해 달팽이관은 회전해 상대적으로 달팽이관 내부에서 속림프가 회전하는 듯한 양상이 된다. 이때 속림프에 의해 팽대부능정이 밀리게 되고 이 움직임을 팽대부 상피의 털세포(모세포, hair cell)가 감지한다.

반고리관의 ❷ 털세포는 달팽이관의 털세포와 마찬가지로 세난모양의 ❸ 섬모들을 가지고 있고 이 섬모들이 긴 섬모방향으로 누울 때 기계적 힘에 의해 양이온 통로가 열려 탈분극이 이루어지고 반대방향으로 누울 때 양이온 통로가 닫히며 과분극된다(그림 10-20). 회전운동이 같은 속력으로 지속되면 속림프도 관성을 벗어나 회전하면서 팽대부능정의 밀림이 없어진다. 이때 다시 몸이 멈추게 되면 속림프는 계속해서 회전하려는 관성에 의해 반고리관에 대해 상대적인 회전운동을 하게 되고 다시 팽대부 상피의 털세포는 자극받는다(그림 10-21).

안뜰기관(전정기관, vestibular apparatus)은 타원주머니(타원낭, utricle)와 둥근주머니(구형낭, saccule)로 구성되어 있다. 타원주머니는 수평면으로 놓여 있어 사람이 서 있을 때 평형에 관계한다. 둥근주머니는 타원주머니에 직각으로 수직면으로 놓여 있어 사람이 누워 있을 때의 평형에 관여한다. 둥근주머니평형반(macula sacculi)이라는 기관이 있어 평형감각을 만들어낸다.

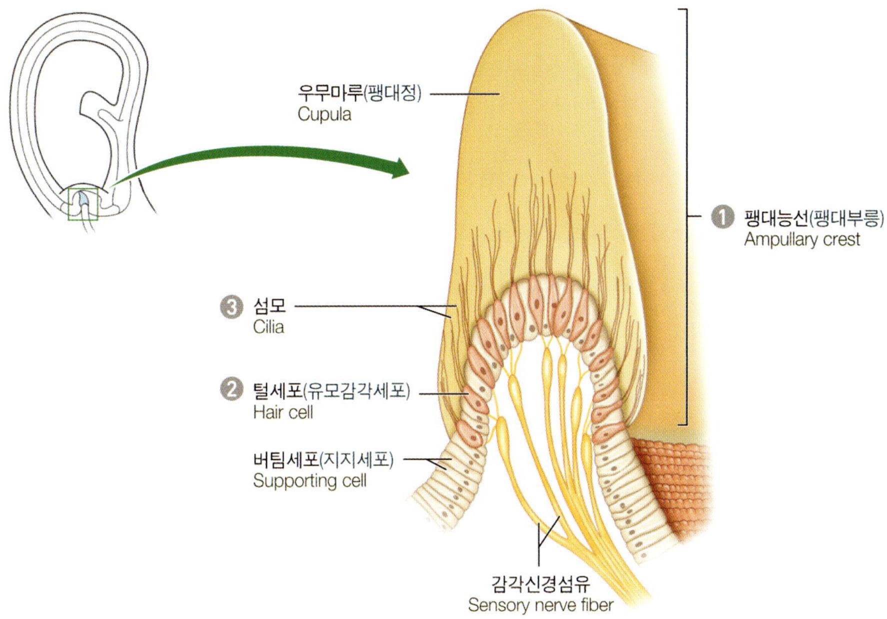

그림 10-20 반고리관 팽대부위

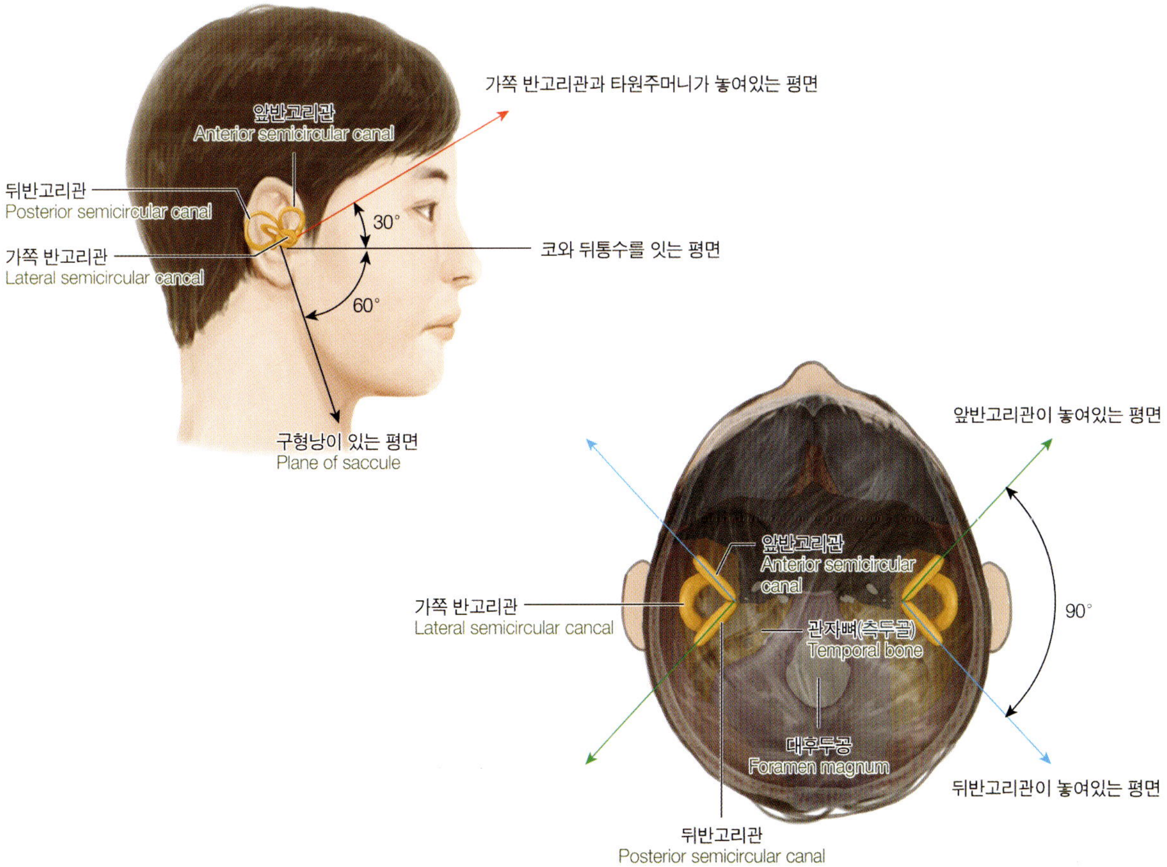

그림 10-21 반고리관의 3차원적 위치

평형반 상피세포는 역시 털세포로 구성되어 있는데, 털세포의 위층은 평형사(statoconia)라는 탄산칼슘조각들이 빽빽하게 들어있는 젤리층에 의해 덮혀 있다. 우리 몸이 기울어지거나 가속될 때 평형사가 중력에 의해 이동하면서 젤리층을 움직이고 털세포의 섬모가 같이 기울어지면서 털세포가 탈분극되거나 과분극된다.

반고리관과 안뜰기관에 의해서 생성된 신호는 안뜰신경(전정신경, vestibular nerve)을 통해 중추신경계로 들어간다. 숨뇌로 들어간 안뜰신경은 대부분 안뜰신경핵(vestibular nucleus)과 시냅스를 이루지만 일부는 다른 곳에서 시냅스를 이루어 평형, 균형과 관련된 작용을 한다. 대표적으로 소뇌와 망상핵(reticular nucleus)으로 가는 경로는 척수를 하행해 회전과 균형자극에 대해 항중력근을 흥분시켜 균형을 잡고 서 있을 수 있게 한다. 혹은 빠르게 움직이는 상황에서 안구의 움직임을 제어하는데 도움을 주기도 한다.

- 빛은 눈의 각막, 각막과 수정체 사이의 액체인 방수, 수정체, 유리체를 지나 망막에 도달한다. 망막에 있는 시각세포는 빛에 반응해 흥분하고 활동전위를 일으켜 신호를 전달할 수 있다.
- 시각은 원뿔세포와 막대세포가 흥분해 과분극 되면 그 신호를 망막에 존재하는 다른 신경세포들이 받아 처리하고 시각신경을 통해 중추신경계로 전달한다. 안구에서 시각신경을 통해 나오는 신호는 대뇌 뒤통수엽의 새발톱영역으로 이어진다. 양쪽의 시각신경은 안구에서 나와 대뇌의 시상하부 밑에서 서로 교차한다. 오른쪽 안구의 왼쪽 망막을 지배하는 시각신경은 시각교차에서 반대편으로 건너가 왼쪽으로 향하게 되고 왼쪽 안구의 오른쪽 망막을 지배하는 시각신경을 오른쪽으로 향하게 된다. 결국 양쪽 안구의 오른쪽 망막을 지배하는 시각신경은 오른쪽 대뇌로, 왼쪽 망막을 지배하는 시각신경은 왼쪽 대뇌로 향하게 된다. 시각로는 관자엽 속에서 시각부챗살을 형성하며 뒤로 주행하고 뒤통수엽의 새발톱영역에 도달한다.
- 청각은 공기나 다른 매질을 통해 매질의 떨림인 파동이 전달되고 파동을 자극원으로 하는 감각이다. 파동은 귀에 의해 모아져 바깥귀길(외이도)을 따라 들어오고 고막을 울려 고막과 연결되어 있는 귓속뼈가 진동하면서 달팽이관 속의 림프액이 울린다. 림프액에 담겨있는 청신경들이 이 진동을 전기 화학신호로 바꾸어 중추신경계로 전달하게 된다.
- 미각은 대부분 혀의 맛봉오리(미뢰)에 의해 감지되며 후각이나 음식물의 질감, 온도, 통증여부에 따라 다른 맛을 경험할 수 있다.
- 미각세포의 세포막에 있는 이온통로가 열리면서 탈분극하여 미각세포가 흥분하게 된다. 혀의 앞 2/3에 있는 미각세포에서 시작된 흥분파는 혀신경을 통해 고실끈신경을 지나 얼굴신경으로 합쳐진다. 혀의 뒤 1/3과 구개나 후두, 식도에서 오는 신호는 혀인두신경을 통해 전달된다. 일부 신호는 미주신경에 의해 전해지기도 한다. 이 모든 미각 신경섬유들은 고립로에서 시냅스를 이루고 시상의 등뒤안쪽핵으로 향한다. 여기서 다시 축삭이 뻗어 마루뼈(두정엽)의 판개부위로 향하고 이곳이 미각겉질이다. 이 미각겉질은 몸감각(체성감각) 겉질에서 혀를 담당하는 겉질과 매우 가깝게 위치해 있다.
- 후각은 후각점막에서 후각섬모의 막수용체를 자극하며 확산된다. 후각상피세포는 세포막의 나트륨 통로가 열리면서 탈분극된다.
- 후각신호는 후각로를 따라서 내측 후각부위와 외측 후각부위를 통해 대뇌로 들어간다.
- 속귀의 반고리관과 안뜰기관에서는 안뜰신경을 통해 몸의 회전과 가속에 대한 정보를 중추신경계로 보낸다. 숨뇌로 들어간 안뜰신경은 평형, 균형과 관련된 작용을 한다.

PACIFIC'S

Human Physiology

11

C·H·A·P·T·E·R

신경계의 통합

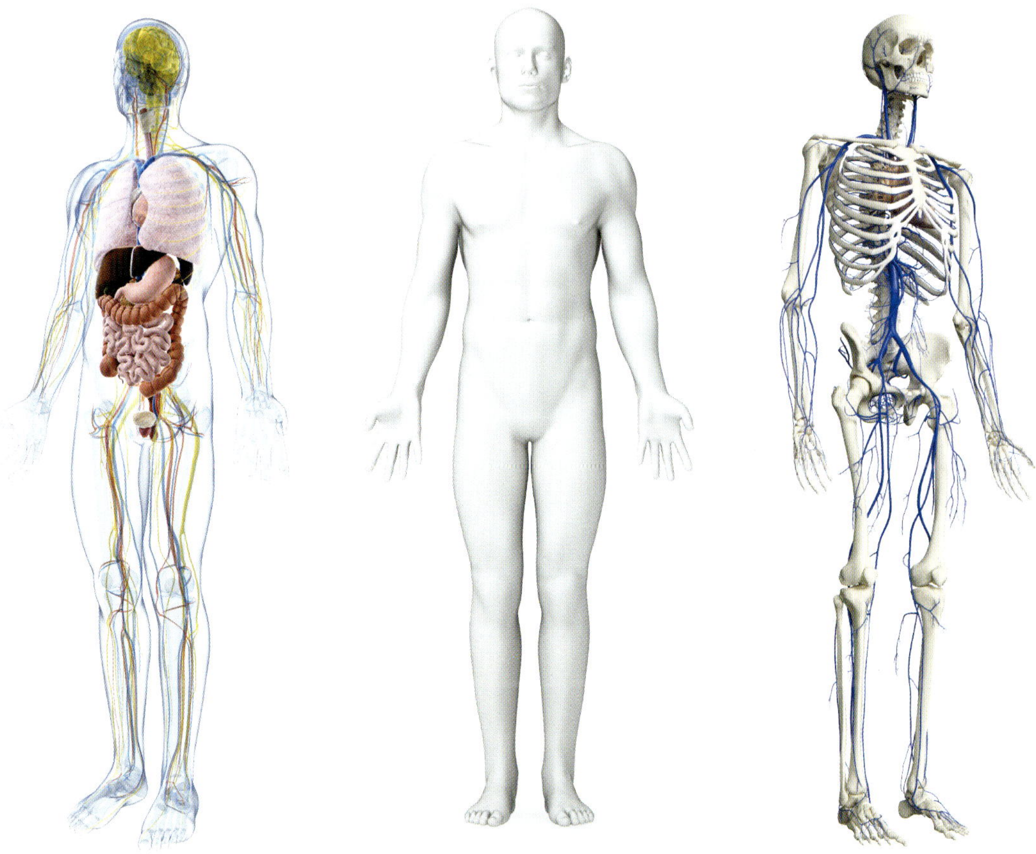

학·습·목·표

1. 대뇌겉질과 뇌줄기의 기능에 대해 알 수 있다.
2. 신경전달 물질의 종류와 역할에 대해 설명할 수 있다.
3. 자율신경계가 각 기관에서 기능하는 역할을 설명할 수 있다.

핵·심·용·어

- 글루탐산(glutamate)
- 뇌줄기(뇌간, brain stem)
- 대뇌겉질(대뇌피질, cerebral cortex)
- 도파민(dopamine)
- 바닥핵(기저핵, basal ganglia)
- 백색질(white matter)
- 베르니케영역(Wernicke's area)
- 변연계(limbic system)
- 보조운동영역(supplementary motor area)
- 브로드만 영역(Brodmann's area)
- 브로카영역(Broca's area)
- 시상(thalamus)
- 전운동영역(premotor area)
- 축삭(axon)
- 피라미드로(추체로, pyramidal tract)
- 회색질(gray matter)
- 감마아미노부티르산(Gamma-AminoButyric Acid, GABA)
- 일차운동겉질(일차운동피질, primary motor cortex)
- 피라미드바깥길(추체외로, extrapyramidal tract)

CHAPTER 11 신경계의 통합

전체적인 신경계를 멀리서 보면 자극이 있을 때 그 자극을 적절히 해석해 자극에 맞는 반응을 보이는 기능을 한다. 앞서 다양한 자극들이 어떻게 신경계를 통해 전달되는지 알았다. 이제 그 자극들이 중추신경계에 의해 어떻게 처리되어 운동으로 나타나는지 알아보도록 하자.

1 척 수(Spinal cord)

척수는 뇌줄기(뇌간, brain stem)나 대뇌 같은 다른 중추신경계에 비해 비교적 단순한 구조를 가지고 있고 역시 비교적 단순한 기능을 한다. 말초신경계로부터 오는 신호를 더 고위의 신경계로 전해 주는 역할을 하고 고위 신경계에서 말초 혹은 하부 신경계로 보내는 신호를 전해주기도 한다. 하지만 척수 자체로도 능동적인 활동을 할 수 있다.

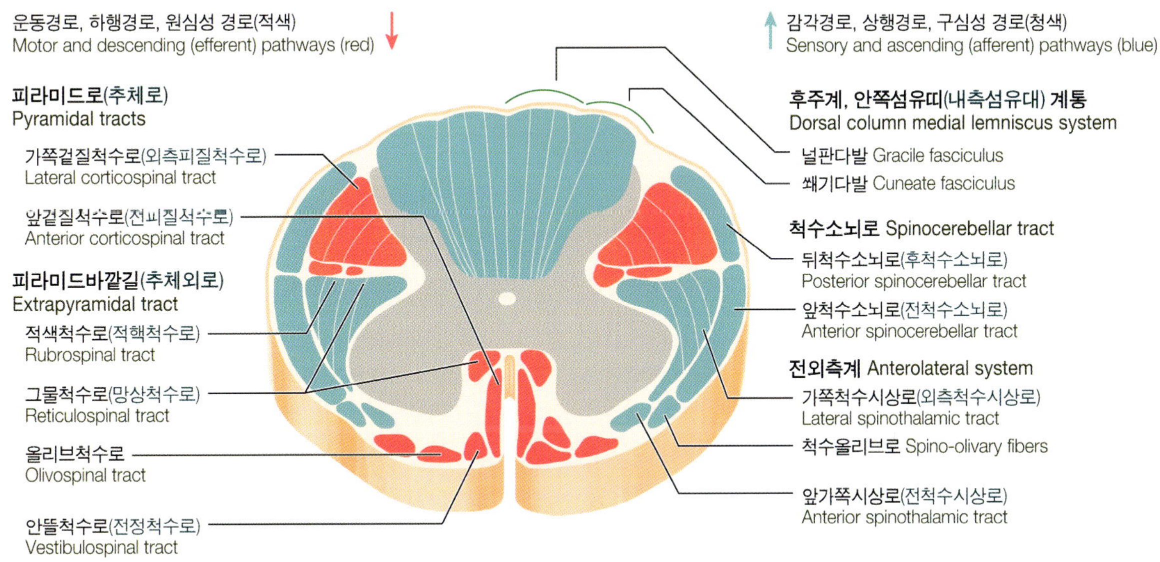

그림 11-1 척수 단면

예를 들면 사람이 두 발로 걸을 때 균형을 맞추면서 다리의 운동이 일어나는데, 대뇌의 어느 영역에서도 이를 제어하는 회로는 존재하지 않는다. 이것은 척수에서 일어나는 반사작용으로 한발 한발 내딛을 수 있게 되는 것이다. 이 외에도 척수를 통해 많은 반사가 일어날 수 있다(그림 11-1).

1) 척수의 구조

척수는 ❶ 회색질(gray matter)과 ❷ 백색질(white matter)로 구성되어 있다. 회색질이 척수의 안쪽에 존재하고 백색질이 회색질을 둘러싸고 있는 모양으로, 회색질에는 주로 신경세포(neuron)의 세포체(cell body)가 존재하고 있어 신호를 받아 전해줄 수 있다. 백색질은 주로 축삭(axon)이 지나는 부위로 신경을 통한 전기적 신호가 활발히 이동하는 영역이다(그림 11-2).

척수로 들어오는 신호는 대부분 ❸ 뒤뿌리(후근, dorsal root)를 통해 들어온다. 들어온 신경은 회색질에서 대부분 시냅스를 이루고 고위 신경계로 향하거나 척수 ❹ 앞뿌리(전근, ventral root)를 통해 말초로 나간다. 척수 앞뿌리를 통해 나가는 신경섬유의 신경세포체는 대부분 회색질의 앞쪽인 ❺ 앞뿔(전각, ventral horn)에 존재한다. 이 운동신경세포(motor neuron)들이 위치하는 곳의 이름을 따라 척수앞뿔세포(척수전각세포, ventral horn cell)라고 부르기도 한다. 운동신경세포는 크게 두 가지 종류로 α-운동신경세포와 γ-운동신경세포로 나뉜다. α-운동신경세포는 직경이 14μm로 굵은 신경섬유로 큰 뼈대근육을 지배한다. 하나의 α-운동신경세포는 수백개의 뼈대근육 섬

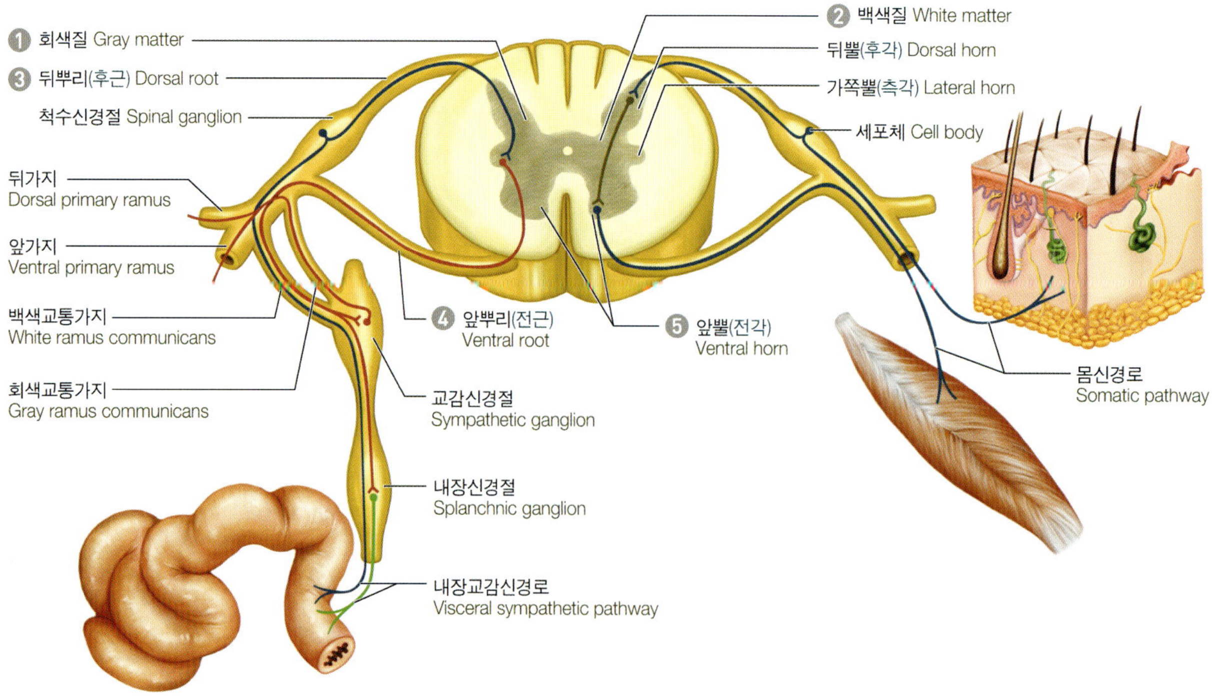

그림 11-2 척수신경의 구조

유를 지배하며 이 운동신경세포와 지배를 받는 뼈대근육섬유를 합쳐 운동단위(motor unit)라고 한다. γ-운동신경세포는 5μm의 비교적 작은 직경을 갖고 있고, 방추속근섬유(방추내근섬유, intrafusal fiber)로 향해 근육방추(근방추, muscle spindle)를 구성한다.

척수 뒤뿌리를 통해 들어온 신호는 상행하여 고위 신경계로 가거나 앞뿔로 향해 시냅스를 이룬 후 앞뿌리로 빠져나가기 전에 사이신경세포(개재뉴런, interneuron)에서 시냅스를 이룬다. 사이신경세포는 다른 신경세포들과 많은 시냅스를 이루며 활발하게 신호교환을 할 수 있다. 세포체가 작고 흥분성이 커 초당 1,500회나 흥분할 수 있다. 사이신경세포는 척수세포 중에서 가장 많은 부분을 차지하고 있으며 복잡한 회로망을 통해 척수의 기능을 이끌어낸다.

2) 근육의 조절

척수앞뿔세포의 흥분에 의해 척수앞뿔세포의 지배를 받는 근육섬유들이 수축을 일으키고 운동을 할 수 있다. 하지만 적절한 운동을 하기 위해서는 근육섬유의 수축과 이완에 대한 정보가 순간적으로 전해져 피드백을 받아 적절한 조절이 이루어져야 한다. 근육방추(근방추, muscle spindle)와 골지힘줄기관(건방추, Golgi tendon organ)에 의해 근육의 상태가 감지되고 척수를 통해 반사가 일어나 적절한 운동을 할 수 있게 된다.

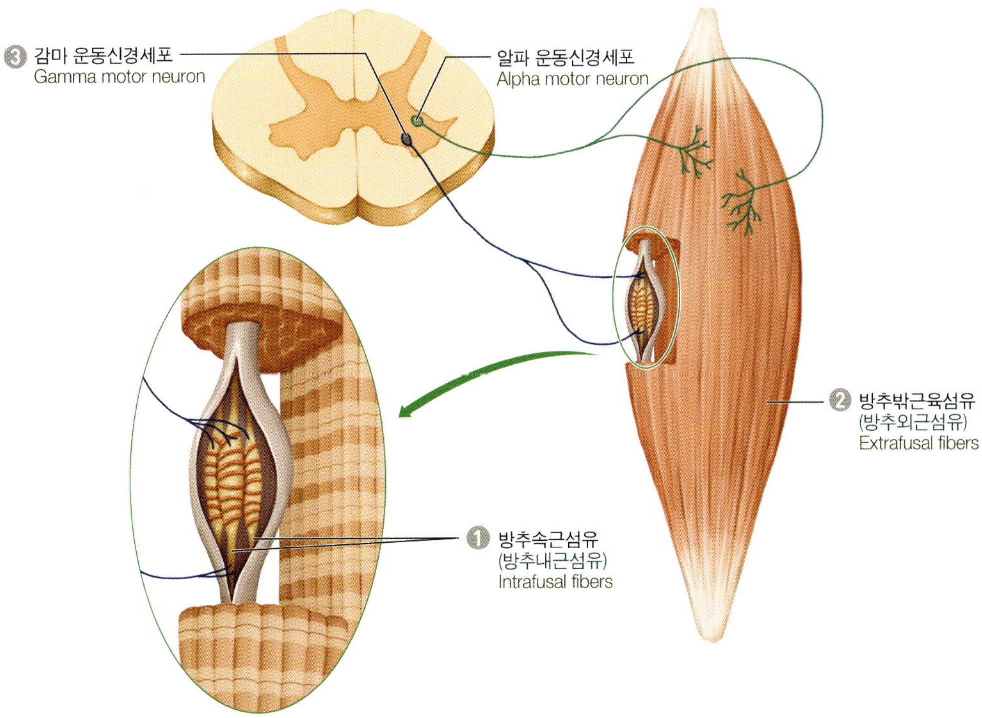

그림 11-3 근육방추와 신경섬유

(1) 근육방추

근육방추는 뼈대근육에 의해 둘러싸여있는 기관으로 ❶ 방추속근섬유(방추내근섬유, intrafusal muscle fiber)와 이를 둘러싸고 있는 ❷ 방추밖근육섬유(방추외근섬유, extrafusal muscle fiber)로 구성되어 있다. 근육방추의 양쪽 끝은 뼈대근육에 부착되어 있다. 방추속근섬유의 중앙부위에는 액틴과 미오신이 거의 없어 근육방추의 주변부가 수축할 때 중심부는 수축하지 않는다. 이 섬유에는 척수전각에서 오는 ❸ γ-운동신경세포에 의해 지배받아 수축을 일으킨다. 근육방추의 중앙부위에는 감각신경이 위치해 중앙부위가 늘어나는 것을 감지해 활동전위를 일으킬 수 있다(그림 11-3).

근육방추가 갑자기 늘어날 때 이 신호가 척수 뒤뿔을 통해 전달되고 시냅스를 거쳐 척수앞뿔세포를 자극해 근육을 수축시킨다. 즉, 근육이 갑자기 늘어나는 상황에서 반사적으로 근육의 길이를 유지시키기 위한 작용이 일어나는 것이다. 반대로 근육방추의 중심이 이완되는 상황에서는 근육방추에서 전해지는 신호의 강도가 약해지고 근육방추 주변 근육의 수축이 억제되는 작용이 일어난다.

근육방추의 반사기전을 통해 근육은 일정한 길이를 유지하려고 한다. 예를 들어, 넙다리네갈래근(대퇴사두근, quadriceps femoris muscle)은 무릎뼈(슬개골, patella)를 통해 정강뼈(경골, tibia)와 연결되어 있다. 무릎뼈와 정강뼈 사이의 힘줄(건, tendon)을 때리게 되면 넙다리 네 갈래근의 갑작스런 폄(신전, extension)이 일어나고 이는 근육방추에 의해 감지되어 근육이 늘어나는 것을 막기 위해 넙다리 네 갈래근의 수축이 일어난다. 이런 과정을 무릎반사(슬개건반사, knee jerk reflex)라고 한다.

근육이 수축하며 운동을 할 때 방추속근섬유의 양쪽 말단에 있는 액틴과 미오신도 수축을 하면서 방추속근섬유를 수축시킨다. 방추속근섬유의 수축이 일어나는 이유는 근육이 수축하면서 운동을 할 때에도 근육방추 중심부의 길이를 일정하게 유지시켜 근육방추의 기능을 적절하게 유지하기 위함이다. 근육방추가 있음으로서 중추신경계는 근육의 상태를 알 수 있고, 근육방추를 조절함으로서 반사적으로 근육의 상태를 조절할 수 있다.

근육방추의 중요한 기능 중 하나가 강한 운동을 하고 있을 때 체위를 안정시키는 것이다. 강한 운동이 일어날 때 근육방추도 자극을 받아 주변 섬유가 수축하고 가운데 부분은 폄되어 근육방추에 의해서 신호가 전해진다. 그러면 그 신호에 의해 근육방추 주변의 근육들이 반사적으로 흥분하고 더 강한 수축력을 내어 관절과 관절간의 위치를 안정화시킨다. 이 외에도 관절의 위치를 알고 운동을 할 때 피드백을 받으면서 섬세한 운동을 만들어 낼 수 있다.

(2) 골지힘줄기관

❶ 골지힘줄기관(건방추, golgi tendon organ)은 10~15개의 ❷ 근육섬유(근섬유, muscle fibers)와 연결되어 있는 ❸ 힘줄(건, tendon)에 위치해 근육섬유에 의해 생긴 힘줄의 장력을 감각한다. 장력을 감지해 중추신경계로 신호를 보내면 억제성신호가 돌아와 주변 근육수축을 막는다. 이는 근육의 장력이 너무 증가하는 것을 막기 위한 안전장치로 이용된다. 또, 근육 중 한 부분만이 과도하게 수축하는 것을 막고 커다란 근육다발 전체가 고르게 수

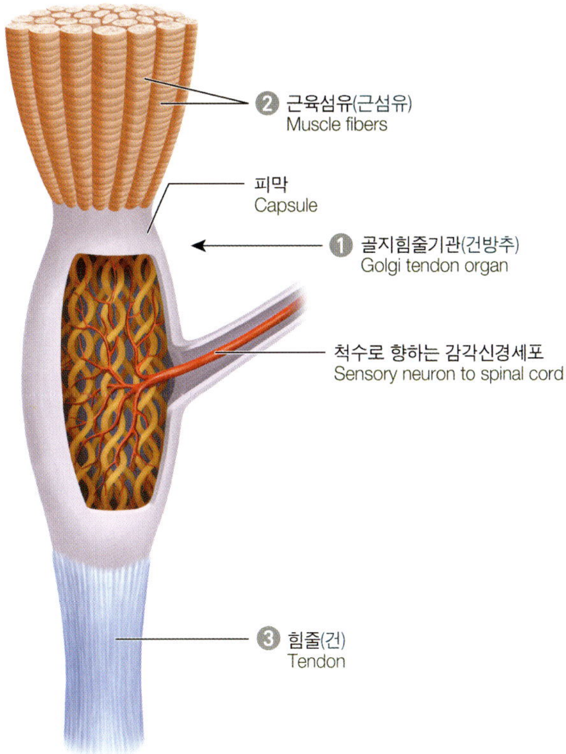

그림 11-4 골지힘줄기관

축할 수 있도록 해 준다. 과도하게 수축하는 근육섬유 부분은 골지힘줄기관을 통한 반사에 의해 억제되어 수축력이 약해지고 수축력이 약한 부분은 억제력이 약해 더 강한 수축을 할 수 있게 된다(그림 11-4).

3) 척수에서 일어나는 반사

척수는 다양한 자극에 반응해 반사를 일으킬 수 있다. 척수를 통한 반사는 대부분 고위 신경계를 거치지 않아 빠르게 일어날 수 있다.

(1) 회피반사(Withdrawal reflex)

통각자극이 주어지면 그에 대한 반사로 통각을 회피하기 위한 운동이 일어난다. 통각이 주어져서 척수의 뒤뿌리을 통해 척수로 들어가면, 사지의 뼈대근육이 수축해 자극으로부터 회피하려 한다. 척수의 뒤뿌리로 들어간 자극은 척수에서 3~4개의 신경세포와 시냅스를 이루며 짧은 회로를 만든다. 이 회로에서는 회피동작에 필요한 근육으로 신호를 보내기 위한 경로, 근육의 운동에 방해를 주지 않기 위해 서로 반대되는 작용을 하는 근육인 길항근(antagonist muscle)을 억제하는 경로, 자극이 없어져도 회피를 지속할 수 있게 하는 경로 등이 포함된다.

(2) 교차폄반사(교차신근반사, Crossed extension reflex)

자극에 의해 회피반사가 일어난 직후 반대쪽 사지에서는 폄(신전, extension)이 일어나면서 자극을 밀어낸다. 회피반사에 이용되는 회로로부터 신호가 넘어와 반대쪽 사지를 자극시키고 운동이 일어난다. 이 경로는 회피반사보다 늦게 일어나는 대신 더 오래 지속되면서 자극으로부터 몸을 밀어내기에 적합하게 작동한다.

(3) 상호억제(Reciprocal inhibition)

길항근에 대해서 한쪽 근육이 수축할 때 그 근육에 길항작용을 하는 근육의 수축이 억제되는 것을 상호억제라고 한다.

(4) 양성지지반응(Positive supporting reaction)

발바닥에 압력을 가해주면 사지의 폄근(신근, extensor muscle)이 수축한다. 발바닥을 통해 압력자극이 전해지면 척수로 들어와 회색질에서 복잡한 회로를 만든다. 이 회로를 통해 서 있는데 필요한 폄근들에 신호가 보내지고 개체는 서 있을 수 있게 된다.

(5) 보행반사(Stepping reflex)

발을 내 뻗는 반응을 보행반사(stepping reflex)라고 한다. 이 반사는 고위 신경계의 조절을 받지 않고도 이루어질 수 있는데, 실제로 허리의 척수가 절단되어 고위 신경계와 신호를 주고받을 수 없는 상황에서도 보행반사는 일어날 수 있다. 척수는 사지로부터 발바닥의 압력, 관절의 위치에 대한 정보, 근육의 수축정도 등을 신호로 받아 보행반사를 일으킨다. 보행반사를 일으키는 경로는 매우 복잡하게 얽혀있고 잘 발달되어 있다.

걷기 위해서 한쪽 사지의 앞쪽 굽힘 근육이 먼저 수축해 한쪽 사지가 앞, 위로 들어 올려지고 내뻗은 이후 뒤쪽 폄근에 의해 끌어당겨지면서 보행이 시작된다. 한쪽 사지에서 보행이 일어나면서 다른 쪽 사지에서도 상호디딤운동(reciprocal stepping)이 일어나면서 한쪽 사지의 굽힘 근육이 수축할 때 다른 쪽 사지는 뒤쪽 폄근을 수축시키면서 적절한 보행을 이루어낸다.

2 대뇌겉질과 뇌줄기(Cerebral cortex and brain stem)

많은 감각신경들이 중추신경계로 전달되어 대뇌겉질의 감각영역에 시냅스를 형성했었다. 대뇌겉질로부터 시작해 근육에 이르는 신호 전달경로를 통해 운동을 일으키며, 숨뇌, 뇌다리, 소뇌와 같은 영역에서 일정한 형식으로 대뇌겉질을 활성화시켜 운동을 일으키기도 한다.

1) 운동겉질과 겉질척수로(Motor cortex and corticospinal tract)

운동겉질은 대뇌의 이마엽(전두엽, frontal lobe)에 존재한다. 이마엽과 마루엽(두정엽, parietal lobe)은 중심고랑(central sulcus)에 의해 나뉘어져 있는데, 이 중심고랑의 앞쪽부분이 운동겉질이다. 운동겉질은 크게 세 부분으로 일차운동겉질(primary motor cortex), 운동앞영역(전운동영역, premotor area), 보조운동영역(supplementary motor area)으로 나뉜다.

(1) 일차운동겉질

그림 11-5는 일차운동겉실을 관상면(coronal plane)으로 살라 보면 그림에 해당하는 신체기관이 위치하는 곳이 그 신체기관을 담당하는 부분이다. 손에 해당하는 부분이 아주 크게 그려져 있는 것을 볼 수 있는데, 이는 손이 세밀한 운동에 관여하기 때문이다.

❶ 일차운동겉질(중심앞이랑, primary motor cortex(precentral gyrus))은 중심고랑에 가장 가까이 있는 부분으로 세 종류의 운동겉질 중 가장 뒤쪽(posterior)에 위치하고 있다. ❷ 브로드만 영역(Brodmann's area)에서는 제 4영역에 해당한다(그림 11-6).

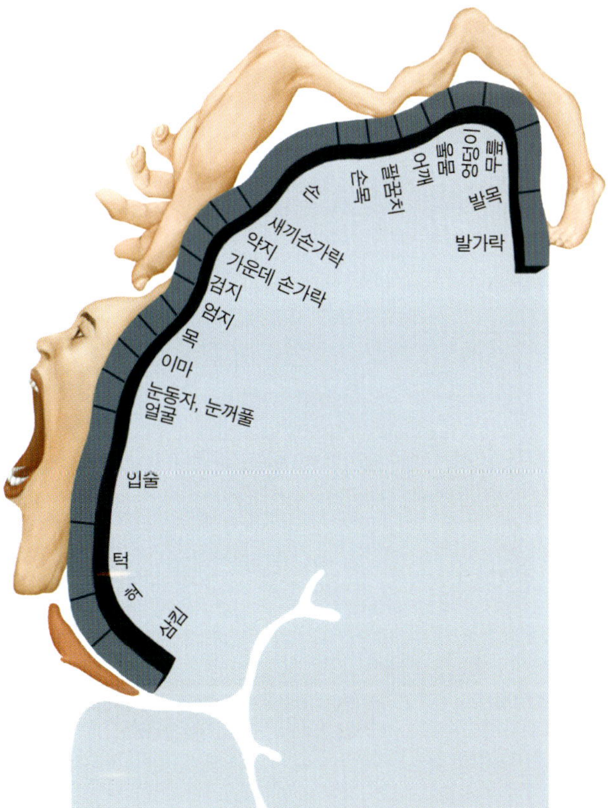

그림 11-5 오른쪽 대뇌반구의 운동영역

(2) 운동앞영역

❸ 운동앞영역(전운동영역, premotor area)은 일차운동겉질의 앞에 위치한다. 일차운동영역에서 생긴 신호가 간단한 운동을 일으킨다면 운동앞영역에서는 조금 더 복잡한 운동을 일으킬 수 있다. 복잡한 운동을 위해 운동상(motor image)이 먼저 만들어지고, 그 운동상에 맞게 각각의 움직임이 일어난다. 예를 들어 손으로 키보드를 치기 위해서는 손을 키보드 위에 위치시켜야 한다. 따라서 어깨와 팔의 움직임이 일어나고 손으로 작업을 할 수 있게 되는 과정이 운동앞영역의 능력이다. 운동앞영역은 운동상을 만들기 위해 바닥핵(기저핵, basal ganglion)이나 시상(thalamus)과 연결되어 복잡한 회로를 구성한다.

(3) 보조운동영역

보조운동영역은 세로틈새(종열, longitudinal fissure)에 위치해 앞쪽으로 더 뻗어있다. 이 부분은 일차운동영역과 운동앞영역의 조화를 이뤄준다.

(4) 특수운동영역

몇몇 운동들은 특수운동영역에 속해 그 고유한 기능을 발휘한다. 대표적으로 ❹ 브로카영역(Broca's area)은 일차운동겉질의 앞쪽, 실비안틈새(Sylvian fissure) 바로 위에 위치한 곳으로 언어를 구사하는데 중요한 역할을 한다. 이곳이 손상되면 제대로 된 단어를 말할 수 없고, 정확한 소리를 낼 수 없게 된다. 또한, 호흡 시 혀나 성대가 호흡에 적절하게 움직이도록 한다. 브로카영역의 상부에는 안구운동을 조절할 수 있는 겉질이 있다. 눈 깜박임과 같은 맘대로운동(수의운동)도 이곳을 통해 조절되며 이곳이 손상되면 수의적으로 안구를 움직여 원하는 물건을 주시하는 게 불가능해진다. 이 외에도 두뇌회전이나 손재주를 위한 영역들이 대뇌겉질에서 확인되었다(그림 11-6).

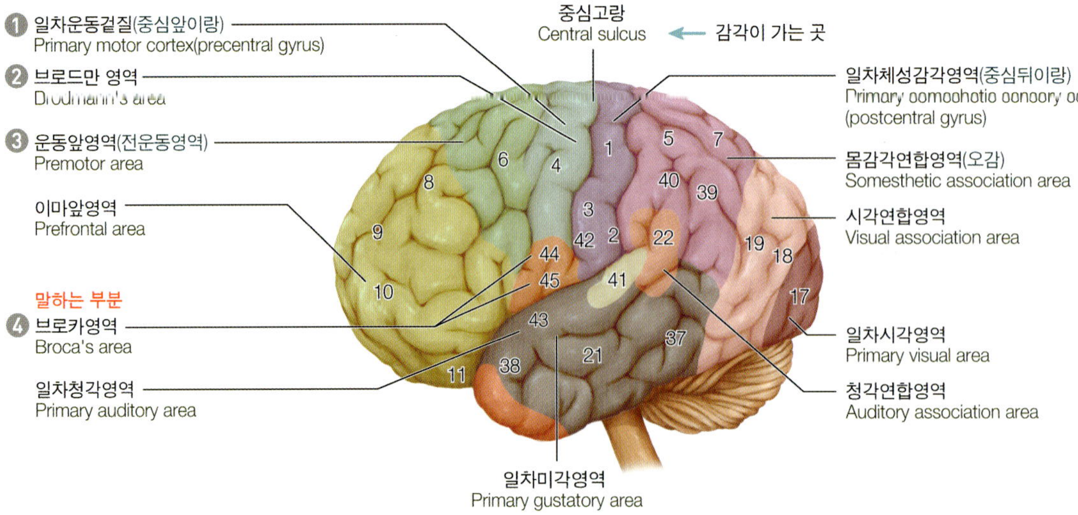

그림 11-6 대뇌겉질의 기능 영역

(5) 겉질척수로(Corticospinal tract)

대뇌겉질의 운동영역에서 발생한 신호는 겉질척수로(피질척수로, corticospinal tract)를 따라 하위 신경계로 전해진다. 겉질척수로는 다른 이름으로 피라미드로(추체로, pyramidal tract)라고 불리기도 한다. 겉질척수로는 30%가 일차운동역역, 30%가 운동앞영역과 보조운동영역, 나머지 40%는 몸감각영역(체성감각영역, somatosensory area)에서 시작한다. ❶ 대뇌겉질(대뇌피질, cerebral cortex)에서 시작한 경로는 대뇌 내부의 대뇌부챗살(방사관, corona radiata)을 따라 내려와 속섬유막(내포, internal capsule)을 통해 대뇌를 빠져나온다. 이후 ❷ 중간뇌(중뇌, midbrain)에서 ❸ 대뇌다리(대뇌각, cerebral peduncle)속을 지나고 아래로 내려와 ❹ 뇌다리(교뇌, pons)를 지나 ❺ 숨뇌(연수, medulla oblongata)에 이르면 ❻ 피라미드(추체, pyramid)를 지난다(그림 11-7).

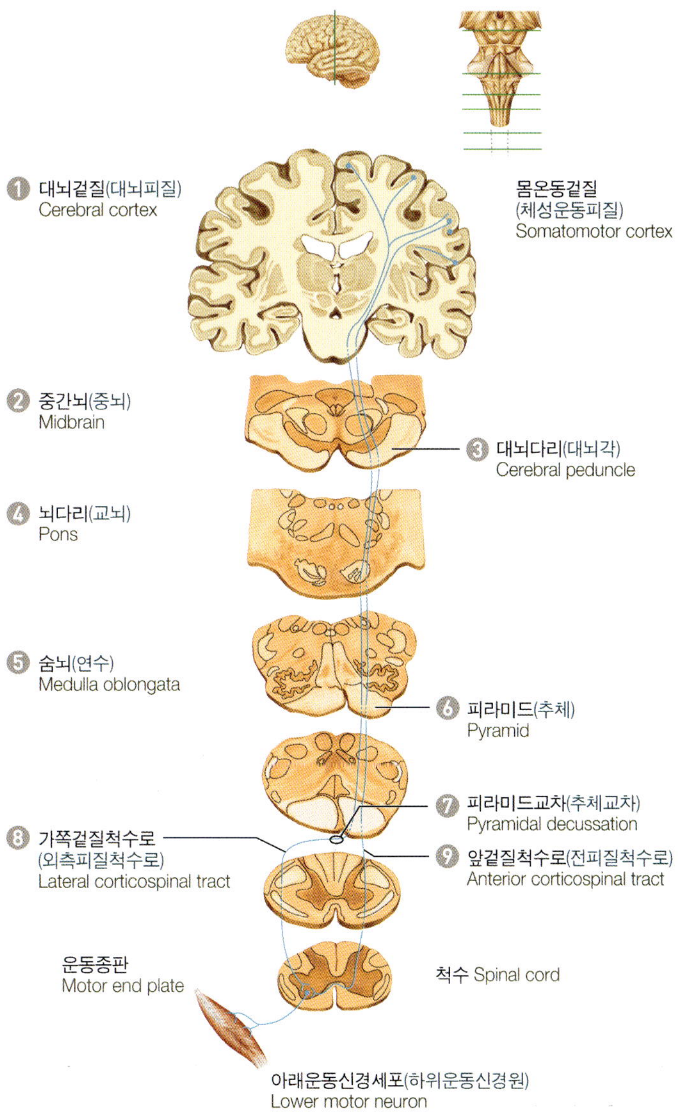

그림 11-7 피라미드로

숨뇌의 아랫부분에서 ❼ 피라미드교차(추체교차, pyramidal decussation)가 일어나 왼쪽의 섬유는 오른쪽으로, 오른쪽의 섬유는 왼쪽으로 교차된다. 교차된 섬유들은 ❽ 가쪽겉질척수로(외측피질척수로, lateral corticospinal tract)를 통해 척수로 내려간다. 일부 교차하지 않음 섬유들은 ❾ 앞겉질척수로(전피질척수로, anterior corticospinal tract)를 통해 내려가 운동에 관여한다(그림 11-7).

피라미드로를 구성하는 세포 중 3% 정도는 벳츠 세포(Betz cell)라고 불리는 축삭이다. 이 거대추체세포는 직경이 굵어 빠른 속도로 신호를 전달할 수 있다. 나머지 97%를 구성하는 세포들은 작은 직경을 가지고 있고, 주로 기초적인 긴장성 신호를 근육으로 전달하고, 중추로 들어오는 감각신호에 대한 피드백신호를 전달하는 역할을 한다.

겉질척수로를 구성하는 신경섬유들은 주행경로를 따라 하행하며 주변에 분지를 내면서 소뇌와 뇌줄기에 신호를 보낸다. 바닥핵(basal nucleus)이나 적색핵(적핵, red nucleus), 망상체핵(reticular substance), 안뜰핵(전정핵, vestibular nucleus), 소뇌 등이 겉질척수로로부터 신호를 받아 고유한 작용을 한다. 예를 들어 안뜰핵으로 향하는 신경섬유는 안뜰척수로(전정척수로, vestibulospinal tract)를 형성해 안뜰핵으로 들어오는 균형감각, 가속감각 등과 함께 자세유지를 한다. 또, 중간뇌의 덮개(tectum)에는 상구(superior colliculus)와 하구(inferior colliculus)가 있어 각각 시각, 청각 신호가 지난다. 덮개척수로는 이 시각, 청각자극에 대해 반응을 보이는 작용을 할 수 있다.

❶ 중간뇌(중뇌, midbrain)의 ❷ 적색핵(적핵, red nucleus)은 겉질척수로로부터 많은 섬유를 받아 겉질적핵로(피질적핵로, cortico rubral tract)를 형성한다. 적핵에서 시냅스를 이룬 섬유들은 척수를 따라 하행하면서 ❸ 적핵척수로(rubrospinal tract)를 이루어 ❹ 척수의 가쪽기둥(측주, lateral column)을 통해 주행한다(그림 11-8).

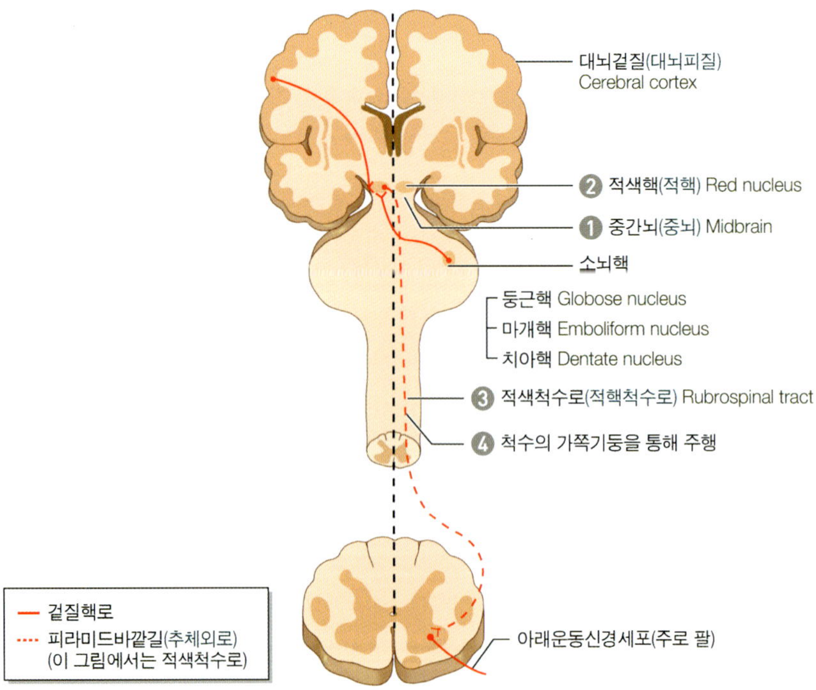

그림 11-8 적색핵 척수로

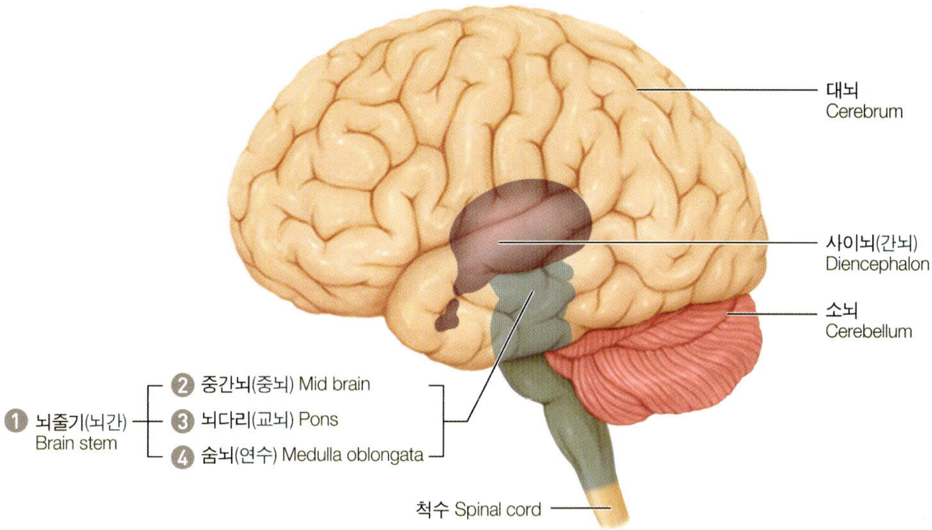

그림 11-9 뇌줄기(뇌간)

이런 경로는 겉질적핵척수계(corticorubrospinal system)라 부르는데, 겉질척수로에 보조적으로 운동기능을 전달하기 때문에 겉질척수로에 손상이 생긴다면 동작의 크기가 약간 감소할 수 있지만 이전의 동작이 계속 이루어질 수도 있다. 겉질척수로를 피라미드로(추체로, pyramidal tract)라고 불렀던 것과 관련해 겉질척수로가 아닌 운동조절경로를 통틀어 피라미드바깥길(추체외로, extrapyramidal tract)이라고도 부른다.

2) 뇌줄기(뇌간, Brain stem)

❶ 뇌줄기는 ❷ 중간뇌(중뇌, midbrain), ❸ 뇌다리(교뇌, pons), ❹ 숨뇌(연수, medulla oblongata)를 말한다. 뇌줄기를 통해 대뇌척수, 소뇌가 서로 이어진다. 뇌줄기가 연결통로로서의 기능도 하지만 신경세포들이 다수 모여 있어 신경핵(nucleus)으로 작동하며 다양한 기능을 만들어 낸다. 대표적으로 호흡의 조절, 심혈관계의 조절, 위장관계의 조절, 평형의 조절, 안구운동의 조절을 할 수 있다(그림 11-9).

3 소 뇌

소뇌는 바닥핵과 함께 운동기능의 조절에 중요한 역할을 한다. 소뇌와 바닥핵 자체로는 운동기능을 할 수 없지만 다른 운동영역과 협동해 더욱 효과적인 운동을 만들어낼 수 있다. 소뇌는 운동이 일어날 때 움직임이 적절한 때에 일어날 수 있도록 해주고 동작과 동작을 자연스럽게 연결시켜주는 역할을 한다. 또, 근육에 부하가 가해졌을 때 근수축의 정도를 조절하고 길항근간의 상호작용에도 관여한다.

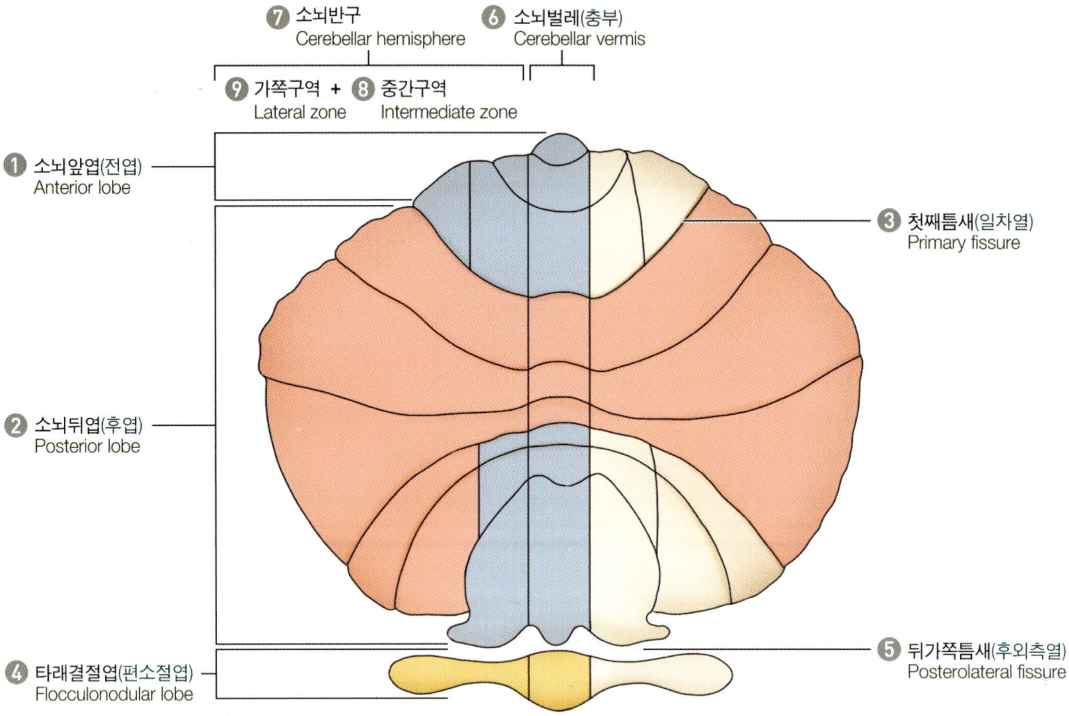

그림 11-10 소뇌

1) 소뇌의 구조

소뇌는 각각의 엽을 나누는 두 개의 틈새(열, fissure)와 함께 총 3개의 엽(lobe)으로 구성되어 있다. ① 앞엽(전엽, anterior lobe)과 ② 뒤엽(후엽, posterior lobe)을 나누는 ③ 첫째틈새(일차열, primary fissure)가 있고, 뒤엽과 ④ 타래결절엽(편엽소절엽, flocculonodular lobe)은 ⑤ 뒤가쪽틈새(후외측열, posterolateral fissure)에 의해 나뉜다. 가장 오래된 기관인 타래결절엽은 소뇌 중에서 가장 오래된 기관이다. 가장 원시적인 기관으로 안뜰기관과 같이 평형과 안구운동조절에 관여한다. 소뇌는 다시 좌우로 나뉠 수 있다(그림 11-10).

소뇌의 중심부분에는 얕게 패인 부분이 있는데 이 부분을 ⑥ 소뇌벌레(충부, vermis)라고 하고, 양쪽으로 돌출된 부분을 ⑦ 소뇌반구(cerebellar hemisphere)라고 한다. 이 소뇌반구는 다시 ⑧ 중간구역(intermediate zone)과 ⑨ 가쪽구역(lateral zone)으로 나뉜다. 소뇌벌레에서는 몸의 중심축인 목, 어깨, 허리, 엉덩이의 근육운동을 조절하는 부분이 있고, 소뇌벌레와 가까운 소뇌반구의 중간구역에는 팔, 다리의 근육운동을 조절한다. 특히 중간구역에서는 손가락과 발가락의 조절이 이루어진다. 가쪽구역에서는 운동동작의 전체적인 계획이 이루어진다.

소뇌도 대뇌처럼 주름져 있고 주름 하나하나를 소뇌잎새(folium)라고 한다. 소뇌잎새로 이루어진 겉질층 아래쪽 깊숙한 곳에는 깊은 소뇌핵(deep cerebellar nucleus)이 있어 다른 중추신경계와 신호를 주고 받는다. 소뇌잎새로 구성되어 있는 소뇌겉질을 좀 더 자세히 살펴보면, 푸르킨예세포(조롱박세포, Purkinje cell)를 중심으로 기능적 단위를 이루고 있다.

소뇌겉질을 현미경으로 살펴보면 크게 세 가지 층을 발견할 수 있다. 가장 겉인 분자층(molecular layer), 푸르킨예세포층(조롱박세포층, Purkinje cell layer), 과립층(granule cell layer)이 그것들이다. 겉질 속에는 깊은 소뇌핵이 있는데, 정교한 운동에 도움을 주는 치아핵(dentate nucleus), 뼈대근육의 긴장도와 관절, 근육의 위치감각에 도움을 주는 둥근핵(구상핵, globus nucleus), 직립에 관여하는 마개핵(전상핵, emboliform nucleus), 균형과 회전감각을 담당하는 꼭지핵(실정핵, fastigial nucleus)이 그것들이다. 이 핵들은 주로 숨뇌의 다른 신경핵들과 신경섬유를 주고받으면서 소뇌가 보조적인 기능을 할 수 있게 해 준다.

2) 운동회로에서 소뇌의 기능

소뇌는 크게 세 가지 영역에서 기능을 한다. 가장 먼저 전정소뇌(vestibulocerebellum)라고 불리는 곳은 타래결절엽과 그 주위의 소뇌벌레부위로 구성되어 있고 균형에 관련된 기능을 한다. 척수소뇌(spinocerebellum)는 소뇌 앞엽, 뒤엽의 소뇌벌레 대부분과 그 소뇌벌레에 인접한 소뇌 반구의 중간층으로 구성된다. 사지의 운동, 그 중에서도 특히 손가락과 발가락의 운동조절에 관여한다. 대뇌소뇌(cerebrocerebellum)는 소뇌반구의 바깥영역에 해당하는 부분으로 대뇌의 운동영역에서 정보를 받아 피드백을 하고 운동영역과 함께 운동이미지를 만들어 운동계획을 세운다.

(1) 전정소뇌

전정소뇌는 속귀의 안뜰기관(전정기관, vestibule)과 함께 발생한다. 또, 진화과정에서 가장 원시적인 부분이어서 원시소뇌(archicerebellum)라고 부르기도 한다. 일반적인 회전, 균형감각은 속귀(내이)와 숨뇌(연수)로 이어지는 신경계로도 가능하다. 하지만 전정소뇌는 빠르게 움직이고 있을 때, 빠르게 회전하고 있을 때 특히 기능을 하는 것으로 생각된다. 빠르게 움직이는 상황에서 전정소뇌는 몸이 어떻게 움직일지 계산하고 대뇌로 정보를 보내 다음 운동이 어떻게 일어날지를 결정하게 된다.

(2) 척수소뇌

척수소뇌는 전정소뇌보다는 더 늦게 발생한 부분이지만 대뇌소뇌보다는 원시적이어서 옛소뇌(구소뇌, paleocerebellum)라고 불린다. 척수소뇌는 대뇌의 운동영역과 말초의 고유수용체(propiroceptor)로부터 신호를 받는다. 대뇌는 척수소뇌로 계획하고 있는 운동을 미리 전달해 주고, 말초에서는 실제 움직임의 결과를 피드백 받는다.

대뇌와 말초 사이에서 정보를 주고받으며 척수소뇌는 운동이 일어날 때 길항근들이 서로 수축하고 이완하며 부드럽게 움직일 수 있게 한다. 만약 이런 기능이 정상적으로 작동하지 않는다면 근육들은 과도하게 수축하거나 이완하면서 원하는 목표에 도달하기 위해 움직이다 목표를 지나치고 다시 돌아오다 다시 지나치는 과정을 겪으면서 진동운동을 하게 된다. 이런 상태를 활동떨림(의도진전, intention tremor)이라고 한다. 소뇌가 제 기능을 할 때 각 근육은 부드럽게 상호작용하면서 원하는 목표로 쉽게 도달할 수 있다.

(3) 대뇌소뇌

대뇌소뇌는 가장 진화된 영역으로 새소뇌(신소뇌, neocerebellum)라고 불린다. 대뇌소뇌는 대뇌의 운동영역 중 특히 운동앞영역과 연결되어 있고, 감각영역과도 신호를 주고받는다. 대뇌소뇌의 가장 중요한 기능을 연속 동작의 계획이다. 대뇌의 감각영역과 운동앞영역에서 운동의 계획이 시작되면 이것이 대뇌소뇌로 전해지고 대뇌소뇌에서는 다음에 이어질 운동에 관여한다. 이런 과정을 통해 연속적인 운동이 부드럽게 이어질 수 있다. 대뇌소뇌의 또 다른 기능은 움직임이 일어날 적절한 때를 정하는 것이다. 연속적인 운동이 적절하게 일어날 수 있도록 해 주고 그 순서와 시간을 맞춰줌으로서 운동계획을 세울 수 있다.

3) 소뇌의 신경회로

그림 11-11에 소뇌로 들어오고 나가는 신경로들이 정리되어 있다. 이 신경로들을 통해 소뇌는 중추신경계의 다른 부분들과 말초신경계로부터 신호를 받고 신호를 내보낸다.

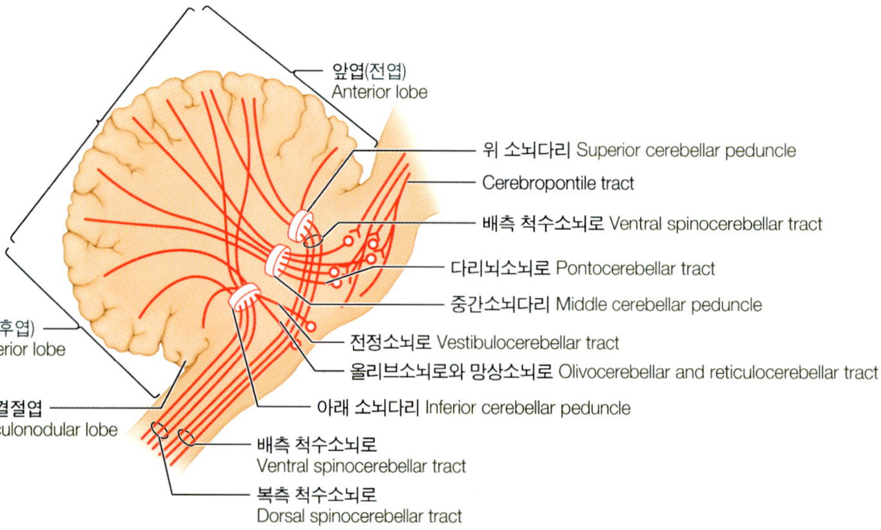

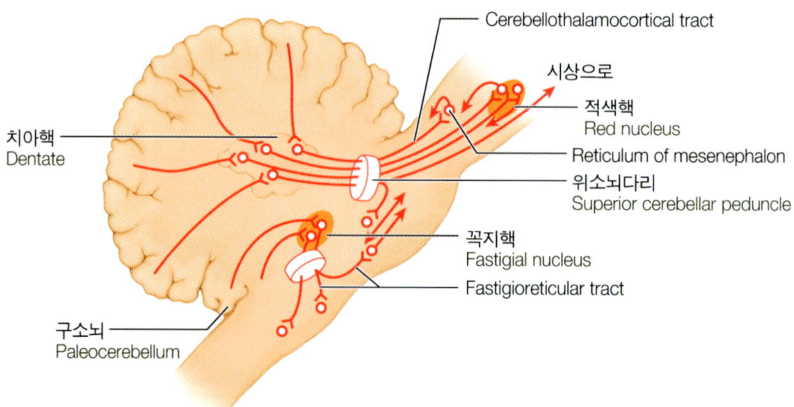

그림 11-11 소뇌의 들신경로와 날신경로

4 바닥핵(Basal ganglia)

바닥핵(기저핵, basal ganglia)은 대뇌반구 양쪽 깊숙한 곳에 위치한 신경세포들의 집합이다. 시상(thalamus)보다 밖에 있고, 속섬유막(internal capsule)의 바로 밖에 위치한 ❶ 조가비핵(피각, putamen)과 ❷ 창백핵(담창구, globus pallidus), 담장(claustrum)이 있고, 피각과 창백핵에서 이어지는 ❸ 꼬리핵(미상핵, caudate nucleus)과 꼬리핵의 끝에 있는 ❹ 편도체(amygdaloid body)가 있다. 또 시상의 아래에 있는 시상밑핵(subthalamic nucleus)과 흑색질(substantia nigra)로 구성되어 있다.

바닥핵은 소뇌와 마찬가지로 운동기능에 보조적인 역할을 한다. 기능을 하기 위해 대뇌겉질의 여러 부분과 함께 연결되어 신호를 주고 받는다(그림 11-12).

1) 피각회로

피각회로를 통한 신경회로는 이미 학습된 동작을 실행하는데 관여한다. 복잡한 운동을 패턴화해서 저장하고 이 동작을 필요할 때 마다 불러와서 실행한다. 피각과 운동겉질의 운동앞영역, 보조운동영역, 감각겉질이 함께 이런 기능을 하게 된다. 대뇌겉질에서 시작된 신호는 피각으로 들어오고, 안쪽 창백핵, 시상의 앞배쪽핵(전복측핵, ventral anterior nucleus)과 배측외핵(ventrolateral nucleus)을 거쳐 다시 일차운동 겉질이나 다른 운동겉질로 돌아간다.

이 회로에 문제가 생기면 꼼지락운동(무정위운동, athetosis)이라고 부르는 행동이 나타나는데, 사지나 목, 얼굴을 끊임없이 뒤트는 동작이 빈번하게 나타나는 것이다. 꼼지락운동은 창백핵이 기능을 제대로 하지 못할 때 특징적으로 나타난다. 피각에 병변이 있으면 무도병(chorea)이라고 하는, 팔이나 손, 얼굴 등을 갑작스레 튀듯이 움직이는 이상운동이 나타난다. 시상밑핵의 병변은 팔이나 다리를 크게 휘두르는 편무도병(hemiballism)을 만들어낼 수 있다.

2) 꼬리핵회로

꼬리핵은 신체활동을 인지하는데 중요한 역할을 한다. 꼬리핵은 피각과 창백핵의 앞쪽에서 시작해 큰 아치를 그리며 마루엽, 뒤통수엽을 지나 관자엽까지 이른다. 꼬리핵은 주로 대뇌의 연합영역에서 신호를 받는다. 꼬리핵으로 전해진 신호는 다시 안쪽 창백핵으로 전해지고 시상의 앞배쪽핵과 배측외핵을 거쳐 앞이마엽(prefrontal cortex), 운동앞영역, 보조운동역역으로 돌아간다. 이런 과정을 통해 비교적 오랜 기간 지속되는 운동의 패턴을 처리하는데 관여한다.

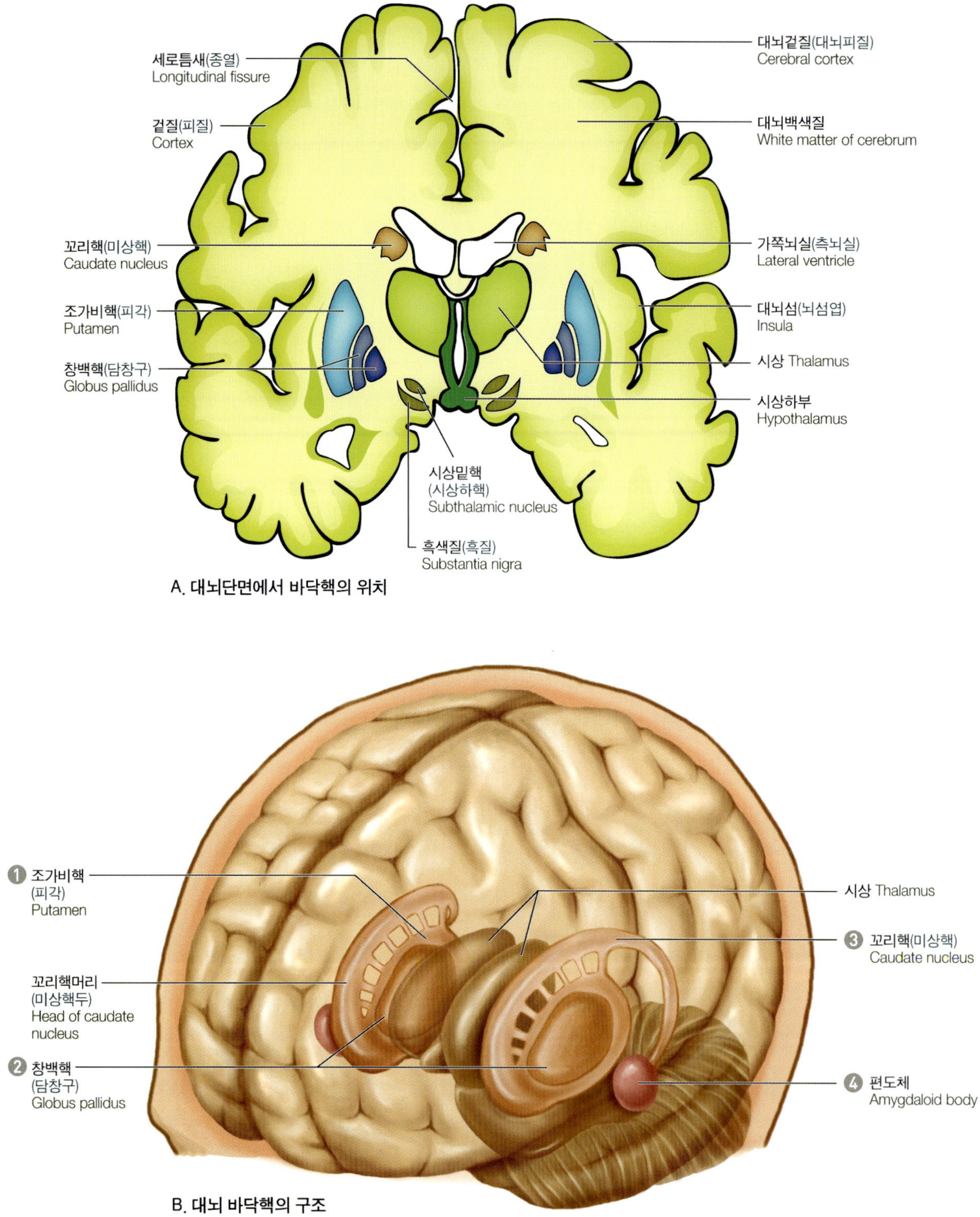

그림 11-12 대뇌의 바닥핵

3) 신경전달물질

바닥핵은 뇌의 많은 부분과 고리회로를 이루면서 신호를 주고받는다. 이 과정에서 여러 신경전달물질이 흥분과 억제를 일으키며 회로가 적절히 기능할 수 있도록 한다. 대표적인 신경전달물질은 도파민(dopamine)으로 흑색질(substantia nigra)에서 꼬리핵과 조가비핵으로 전해진다.

도파민은 억제성 물질로 만약 흑색질의 세포체가 파괴되어 도파민이 꼬리핵과 피각의 작용을 정상적으로 억제할 수 없게 되면 과다한 운동이 나타날 것이다. 대표적인 것이 파킨슨병(Parkinson's disease)으로 근육의 경직(rigidity), 진동운동(oscillation), 떨림(tremor)이 주 증상이다. 또, 흔히 GABA로 불리는 감마아미노부티르산(Gamma-AminoButyric Acid, GABA)도 억제성 물질이다.

이 물질은 꼬리핵과 조가비핵에서 창백핵과 흑색질로 전해진다. 대표적인 흥분물질로는 글루탐산(glutamate)이 있다. 글루탐산은 도파민이나 GABA와 균형을 이루면서 기능을 조절한다. 이 외에도 아세틸콜린, 노르에피네프린, 세로토닌, 엔케팔린 등이 신경전달물질로서 바닥핵에서 작동한다.

5 대 뇌

대뇌는 두 개의 반구(hemisphere)로 구성되어 있고, 각각의 반구에는 많은 틈과 이랑(gyrus)이 있다. 대뇌의 표면은 대부분 회색질로 신경세포들이 많이 분포하고 있고 이 부분을 대뇌겉질(대뇌피질, cerebral cortex)이라고 한다. 신경세포에서 뻗어 나온 축삭들과 결합조직, 말이집 등이 있는 곳이 백색질로 주로 대뇌속질(cerebral medulla)에 위치한다. 대뇌는 크게 네 개의 엽으로 나뉜다. 이마엽(전두엽, frontal lobe), 마루엽(두정엽, parietal lobe), 관자엽(측두엽, temporal lobe), 뒤통수엽(후두엽, occipital lobe)이 그것이다. 신경세포체가 존재하고 있는 대뇌겉질에서의 위치를 기준으로 대뇌의 기능을 설명한다.

1) 대뇌겉질의 구조

대뇌겉질은 대뇌전반을 덮고 있는 영역으로 얇은 두께를 가지고 있다. 이 영역에 양쪽 대뇌를 합해 1,000억개의 신경세포가 존재한다. 대부분의 감각은 시상(thalamus)을 통과해 대뇌겉질로 들어온다. 대뇌겉질과 시상은 서로 긴밀하게 연결되어 있어 대부분의 겉질이 시상으로 향하는 축삭을 내보낸다. 이것을 시상겉질계(thalamocortical system)라고 한다. 대뇌겉질의 각 부분은 그에 해당하는 시상의 신경핵과 긴밀하게 연결되어 서로 상호작용을 하며 시상이 흥분할 때 대뇌겉질도 흥분하고 기능을 할 수 있게 된다.

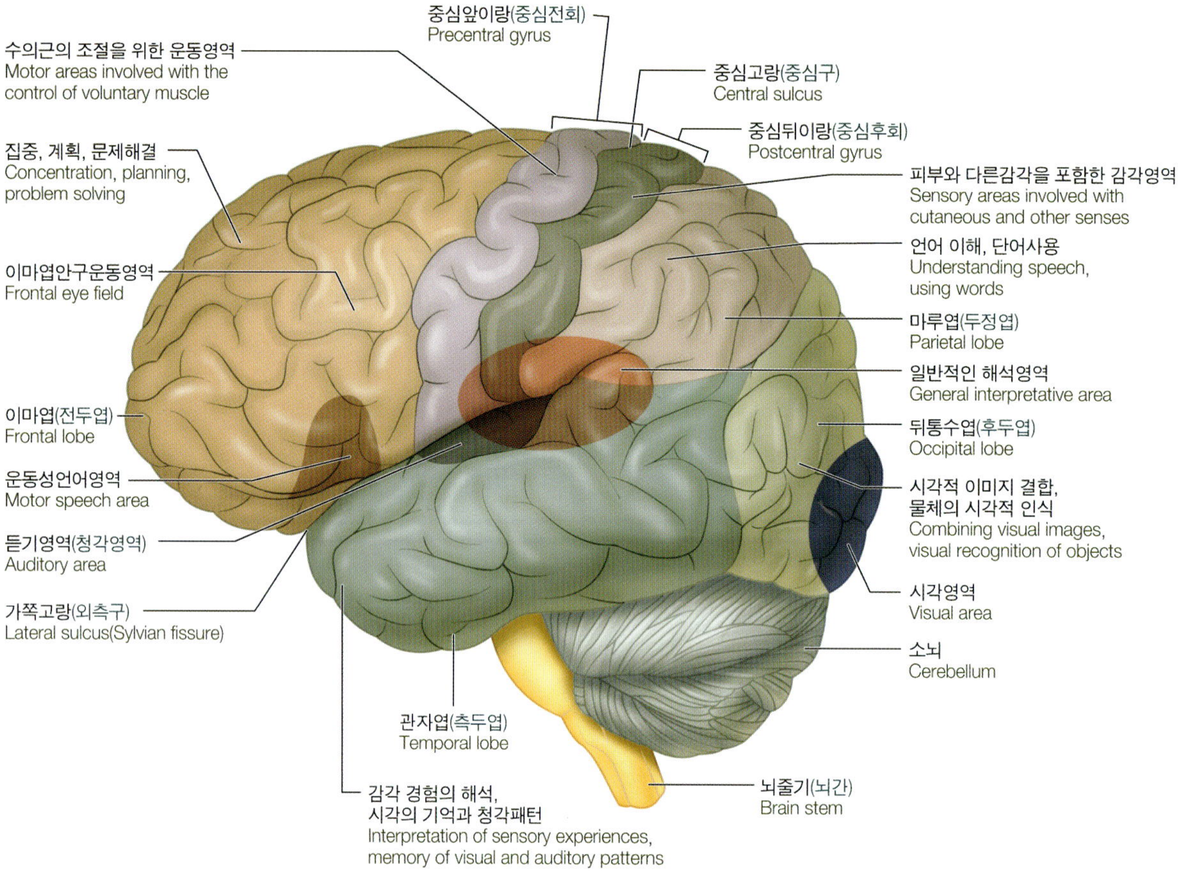

그림 11-13 대뇌의 겉모습과 기능적 영역

2) 대뇌겉질의 기능(그림 11-13)

대뇌겉질은 각 부위별로 서로 다른 기능을 가지고 있다. 겉질에 전기자극을 가해서 반응을 관찰하거나, 겉질중 일부가 손상된 환자를 관찰해서 얻은 결과를 통해 겉질의 기능에 대한 정보를 얻었다.

그림 11-14에 대뇌의 영역별 기능을 정리해 놓았다. 아직 대뇌겉질의 기능은 완전히 이해되지 못했지만 알려진 몇몇 기능 중 앞서 설명하지 않은 부분에 대해서 알아보도록 하겠다.

(1) 두정-후두측두 연합영역(Parietal-occipitotemporal association area)

마루엽이 이마엽과 나뉘는 부분, 즉 마루엽의 앞부분은 감각영역이 있고, 뒤통수엽의 뒤쪽 끝에는 시각영역, 관자엽에는 청각영역이 있다. 이 두정-후두측두 연합영역은 이 영역들로 둘러싸인 넓은 영역이다. 두정엽과 뒤통수엽이 만나는 부분에서는 후방후두겉질(posterior occipital cortex)에서 시각정보를 받고, 전방두정겉질(anterior parietal cortex)에서 몸감각(체성감각) 정보를 받아 신체의 공간적 좌표를 계산한다.

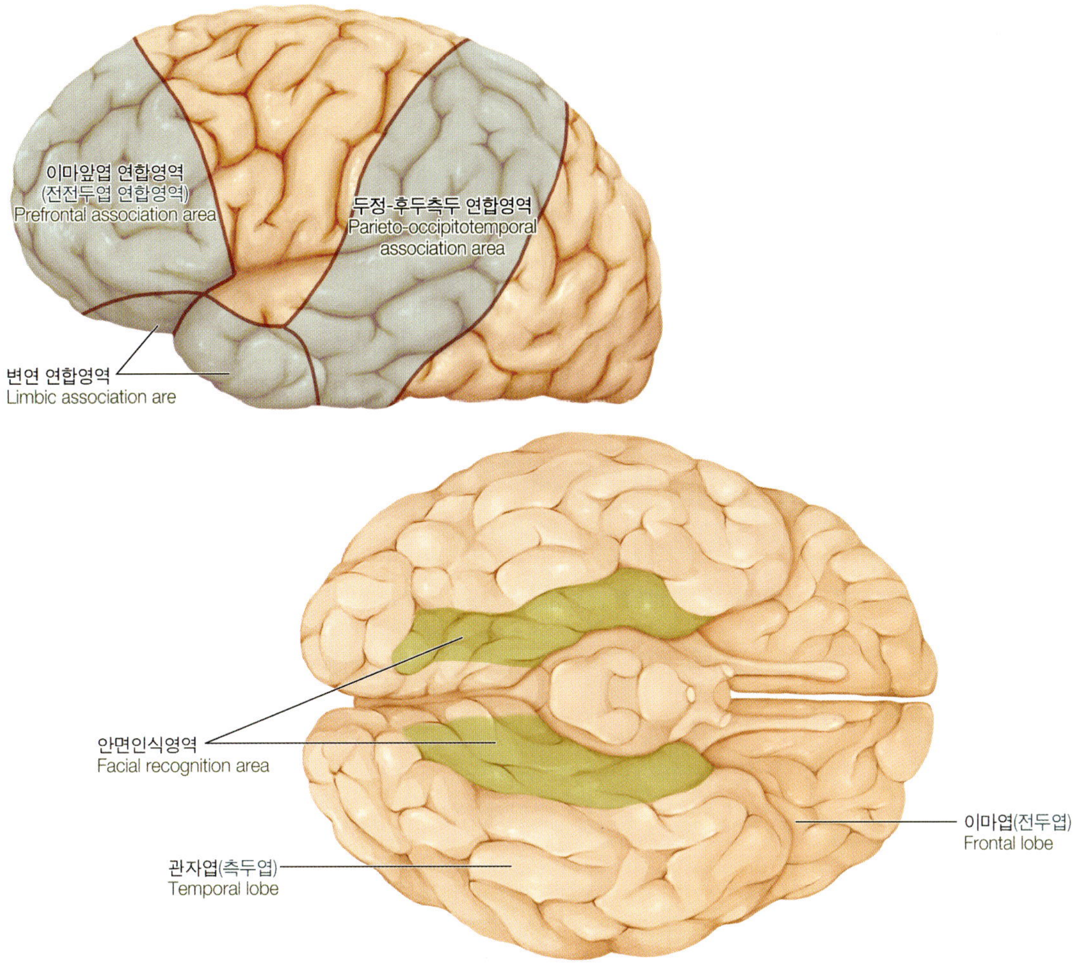

그림 11-14 대뇌겉질

베르니케영역(Wernicke's area)이라고 불리는 영역은 관자엽의 존재하는 일차 청각영역(primary auditory area)의 바로 뒤에 존재한다. 이 부분은 청각을 통해 들어온 신호 중에 언어에 관련된 부분을 주로 처리한다.

모이랑(angular gyrus)은 베르니케 영역의 뒤쪽, 뒤통수엽의 앞가쪽에 위치한 시각연합영역의 앞쪽에 위치한다. 모이랑은 시각을 통해 들어온 정보 중에 언어에 해당하는 정보를 처리해 베르니케영역으로 보내 언어기능에 도움을 준다. 즉 읽기를 통한 언어능력을 모이랑이 만들어 주는 것이다. 뒤통수엽과 관자엽의 경계 중 바깥쪽(lateral) 부분은 사물의 이름을 짓는데 중요한 역할을 한다.

(2) 이마앞엽 연합영역(전전두엽 연합영역, Prefrontal association area)

이마엽의 가장 뒤쪽영역은 운동영역으로 이마앞엽 연합영역은 이 운동영역과 신호를 주고받으면서 복잡한 운동기능을 하는데 도움을 준다고 했다. 그뿐 아니라 이마앞엽 연합영역은 사고(thought)과정을 수행할 수 있는 능력을 가지고 있다. 이마앞엽 연합영역은 운동영역 뿐 아니라 뇌의 많은 구역으로부터 정보를 받아 처리한다고 생각된다. 또, 이마앞엽 연합영역에서는 브로카 영역(Broca's area)이 있어 다른 단어나 짧은 문장의 표현이 이루어질 수 있다. 베르니케 영역이나 다른 언어구역과 함께 복잡한 언어기능을 수행할 수도 있다.

(3) 변연 연합영역(Limbic association area)

변연 연합영역은 관자엽의 앞쪽 끝, 이마엽의 바닥부분, 띠이랑(cingulate gyrus)으로 구성되어 있다. 이 영역은 주로 행동(behavior)과 정서(emotion) 그리고 동기(motivation)와 관련이 깊다. 변연계(limbic system)라고 불리는 신경회로에 의해 이 행동과 정서 동기가 다루어진다.

(4) 안면인식영역(Facial recognition area)

뒤통수엽과 관자엽의 내측면으로 이루어진 안면인식영역은 사람의 얼굴을 구별하는데 중요한 역할을 한다. 이 부분은 뒤통수엽의 시각영역과, 안쪽의 변연계와 연결되어 있어 시각자극에서 얼굴을 인식할 수 있고 그에 따라 행동이나 감정 등을 나타내게 해 준다.

(5) 우성 대뇌반구(Dominant hemisphere)

각 대뇌영역의 기능들은 한쪽 대뇌반구에서 특히 더 발달해 있다. 대부분의 사람은 왼쪽 대뇌반구가 우성 대뇌반구이다. 우성 대뇌반구는 선천적인 영향도 있지만 만약 후천적으로 왼쪽 대뇌에 손상을 입게 되면 발달하는 과정에서 오른쪽 반구가 우성반구가 될 수도 있다. 태어날 때 어느 한쪽 반구가 약간이라도 더 발달해 있으면 학습과정에서 더욱 이용하기 편한 한쪽 반구를 계속해서 사용하게 되고 결국 그 반구가 우성반구가 되어 우세한 능력을 갖게 되는 것이다.

3) 변연계

변연계는 주로 본능행동, 정서감정, 동기유발 등을 관장하는 회로이다. 이에 더하여 변연계의 일부인 시상하부는 항상성 조절을 위한 작용들을 한다. 체온이나 삼투압, 식욕 등을 조절할 수 있다(그림 11-15).

(1) 변연계의 구조

변연계의 중심에는 시상하부(hypothalamus)가 있다. 시상하부를 포함해 시상의 앞쪽 핵들과 바닥핵의 일부분, 해마(hippocampus), 편도체(amygdala), 후각주위영역(paraolfactory area), 중격(septum)이 변연계의 겉질하영역(subcortical area)이다. 변연계의 겉질영역으로는 이마엽에 있는 안와전두영역(orbitofrontal area), 뇌량의 앞부분(anterior limb of the corpus callosum), 뇌량하회(subcallosal gyrus), 대상회(cingulate gyrus), 해마옆이랑(parahippocampal gyrus)으로 구성된다.

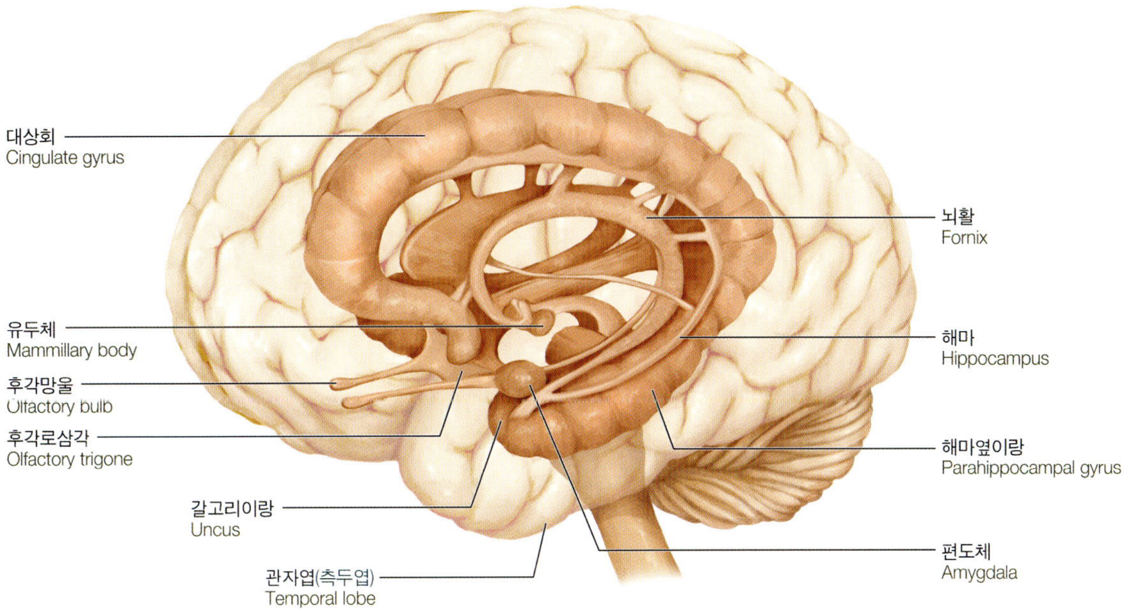

그림 11-15 변연계

(2) 시상하부

시상하부는 변연계와 많은 연결 통로를 가지고 있다. 시상하부에서는 주로 뇌줄기로 축삭을 뻗쳐 자율신경계를 조절할 수 있고, 시상의 앞부분과 변연계의 겉질영역으로 신호를 보낼 수 있다. 또, 뇌하수체(pituitary)와 연결되어 있어 호르몬분비를 조절한다.

(3) 변연계의 기능

변연계는 쾌감이나 불쾌감을 일으킴으로서 어떤 행동에 대한 보상이나 징벌을 할 수 있다. 안쪽앞뇌다발(내측전뇌속, medial forebrain bundle)을 통한 경로로 쾌감이 일어나 보상중추로서 작동한다. 중간뇌의 중뇌수도관(aqueduct of Sylvius) 주위의 수도관주위회색질(periaqueductal gray)과 뇌실주위영역(periventricular area)에 징벌중추가 있다고 생각된다. 이런 자극이 있음으로서 신경계는 개체에 도움이 되는 자극을 계속 받아들이도록 할 수 있고 반대로 개체에 해가되는 자극은 회피하도록 할 수 있다. 예를 들어 실험동물의 쾌감중추에 전극을 심고 버튼을 누를 때 이 전극이 신호를 보내어 쾌감중추가 자극될 때 실험동물이 끊임없이 버튼을 누르는 모습을 관찰할 수 있다.

(4) 해 마

해마는 변연계의 일부로 가쪽뇌실(lateral ventricle)의 관자뿔(측두각, temporal horn) 근처에 위치해 있다. 해마와 주위의 관자엽, 마루엽의 겉질 일부를 해마체(hippocampal complex)라고 부른다. 또, 변연계인 편도체, 시상하부, 중격, 유두체 등과 간접적으로 연결되어 있다. 이 경로를 통해 해마는 중추신경계로 들어오는 신호를 간접적으로나마 받아들일 수 있고 이에 대해 즐거움, 분노, 성욕, 수동성 등의 반응을 나타낼 수 있게 된다.

해마는 이런 역할뿐만 아니라 학습에 있어서도 중요한 역할을 한다. 해마를 통해 언어기억이 저장된다. 해마가 없는 상황에서 이전에 기억하고 있던 내용을 떠올리는 것은 가능하지만 새로운 언어기억을 등록하지는 못한다. 즉 새로운 기억이 등록되지 못하고 기억이 몇 분도 유지되지 못한 채 사라지게 되는 것인데, 이런 것을 전향기억상실(anterograde amnesia)이라고 한다.

기억은 크게 두 가지 종류로 서술적 기억(declarative memory)과 절차적 기억(procedural memory)으로 나뉜다. 서술적 기억은 언어로 표현하는 기억으로 다시 어의적 기억(말뜻기억, semantic memory)과 삽화기억(episodic memory)으로 나뉜다. 어의적 기억은 경험과 무관한 지식에 관련된 기억이고 삽화기억은 과거의 경험에 관련된 기억이다. 절차적 기억은 어떤 행동을 하는 과정에 관한 기록이다. 기억은 다시 저장되는 기간에 따라 분류할 수도 있다. 단기기억(short-term memory), 중간 장기기억(intermediate long-term memory), 장기기억(long-term memory)이 그것이다. 단기기억은 몇 초 내지 몇 분간 지속되는 짧은 순간의 기억이고 중간 장기기억은 조금 더 오래 며칠에서 몇 주간 지속될 수 있지만 결국 사라지는 기억이다. 장기기억은 가장 길어 몇 년이나 평생동안 기억될 수 있다.

(5) 편도핵(Amygdala)

편도핵은 해마의 가장 앞쪽에 위치한다. 해마와 마찬가지로 변연계의 다른 부분들과 풍부한 양방향 연결을 가지고 있다. 원시적인 신경계에서 편도핵은 주로 후각과 관련된 기능을 한다. 인간에게서 편도핵은 더욱 발달하여 다른 여러 기능을 가지고 있다. 편도가 자극받으면 시상하부로 신호가 보내져 시상하부의 조절기능이 일어난다. 이 외에도 편도는 공포나 분노, 도망, 징벌 등의 작용에 관여할 수 있다.

4) 뇌의 활동상태

(1) 뇌 파(뇌전도, ElectroEncephaloGram; EEG)

뇌는 끊임없이 전기적 활성을 띄고 있다. 대뇌에 있는 수많은 신경세포들과 그 신경세포에서 뻗어 나온 신경섬유들을 통해 전기신호가 흐른다. 하나의 신경세포가 내는 신호는 매우 작아 포착하기가 쉽지 않지만 심장처럼 많은 신경세포가 동시에 흥분해서 서로 상쇄되지 않는 큰 신호를 낸다면 그 신호를 포착해 기록할 수 있다. 이것을 뇌파라고 한다(그림 11-16).

정상적인 경우 뇌파는 α파, β파, θ파, δ파로 나눌 수 있다. α파는 비교적 안정적이고 규칙적인 모양을 띈다. 정상 성인에서 안정 시 발견할 수 있는 파형이다. 주로 뒤통수엽 부분에서 나타나고 이마엽과 마루엽에서도 나타난다. 이 파형은 대뇌겉질과 시상의 연결에서 생겨난다고 생각된다. β파는 빠른 파형으로 정상 성인에서 안정시 α파가

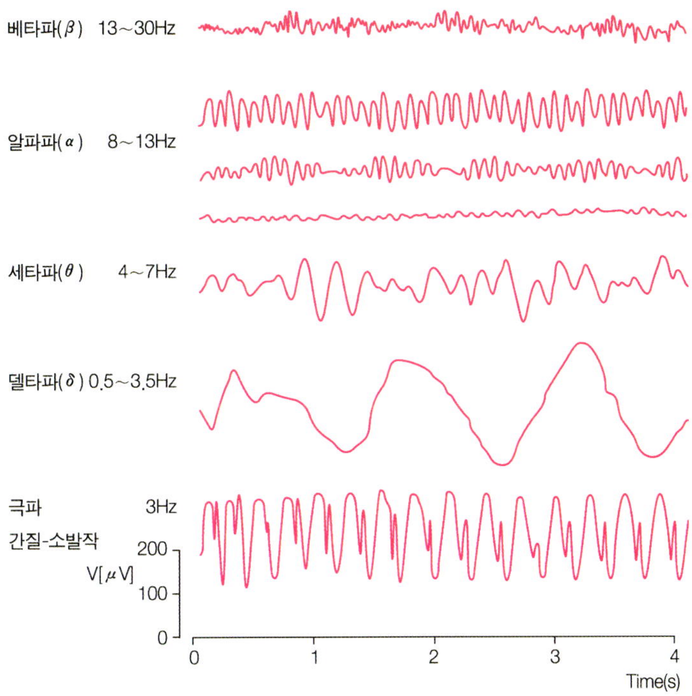

그림 11-16 EEG

나타난다면 β파는 정신활동이 일어날 때 나타난다. α파에 비해 더 빠르고, 불규칙적이다. 주로 이마엽과 마루엽에서 나타난다. θ파는 정상 어린이의 마루엽과 관자엽에서 나타나고, 성인에게서는 정신적 스트레스가 있을 때나 퇴행성 뇌질환이 있을 때 나타날 수 있다. δ파는 신생아시기와 깊은 수면상태에서는 정상적으로 나타날 수 있고, 심각한 뇌질환에서도 나타날 수 있다. 시상과 대뇌겉질의 연결이 차단되면 α파는 나타날 수 없지만 δ파는 시상과 독립적으로 나타날 수 있다. 또한 δ파가 깊은 수면에서 나타난다는 것을 볼 때 대뇌겉질이 시상을 포함한 다른 뇌영역의 제약에서 풀려났을 때 나타나는 파형이라고 생각할 수 있다.

(2) 수 면

수면은 외부의 자극에 의해 쉽게 깨어날 수 있는 무의식상태로 정의할 수 있다. 수면의 생리적인 기능은 정확히 알려지지 않았지만 수면이 일어나는 과정과 형태에 대해서는 잘 연구되어 있다. 먼저, 수면은 두 종류로 나뉜다. 흔히 램수면(Rapid Eye Movement sleep, REM sleep)과 비램수면(Non-Rapid Eye Movement sleep)은 느린파수면(서파수면, slow wave sleep)이다. 느린파수면은 수면의 3/4를 차지한다. 활동을 하다가 수면에 빠진 직후 나타나는 파형으로 평온한 상태이다. 기초대사, 근육긴장, 혈압, 호흡수 등 많은 신체기능이 저하된다. 느린파수면이 일어나는 동안에도 꿈을 꾸고 악몽도 꿀 수 있지만 보통은 기억으로 남지는 않는다(그림 11-17).

REM 수면은 수면이 시작된 후 몇 시간동안 느린파수면이 유지되었다가 간헐적으로 나타나기 시작한다. 대게

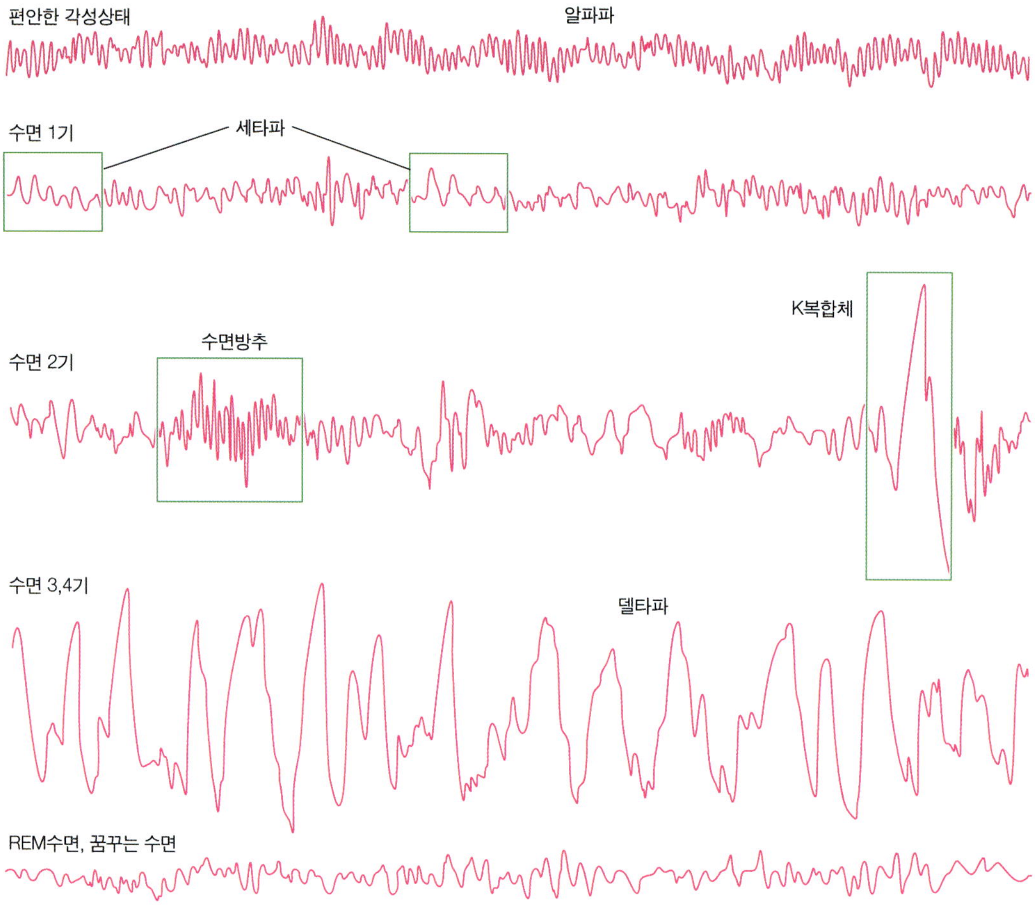

그림 11-17 수면뇌파

90분을 주기로 나타나며 한번 나타나면 5~30분 정도 유지된다. 이 기간은 느린파수면과는 달리 평온하지 않고, 생생한 꿈을 꿀 수 있는 기간이다. 심박수와 호흡이 불규칙해지고 신체의 대부분의 근육들은 그 활동이 억제되어 거의 움직일 수 없지만 눈을 비롯한 몇몇 기관은 빠르고 불규칙한 운동을 보인다. 뇌의 활동도 증가해 거의 각성 시와 비슷한 뇌파를 보이지만 오히려 잠에서 깨어나기는 더욱 어렵다. 하지만 아침에 자발적으로 잠에서 깨는 경우는 REM 수면 중인 경우가 많다.

뇌다리의 아래쪽과 숨뇌에 걸쳐 있는 솔기핵(raphe nucleus)은 수면을 일으킬 수 있는 영역이다. 솔기핵은 뇌줄기 상부의 그물활성계(reticular activation system)로 뻗어 각성상태를 일으킬 수 있다. 그리고 척수의 뒤뿔에서 신경가지를 내서 수면중 감각신호를 차단하는 역할을 한다. 솔기핵에서 나오는 신경물질은 세로토닌(serotonin)으로 억제성물질이다. 덕분에 그물활성계나 다른 중추신경계의 활동이 억제되며 수면상태가 유도될 수 있다.

고립로핵(solitary nucleus)은 내장감각이 전해지는 미주신경(vagus nerve)과 혀인두신경(glossopharyngeal nerve)이 전해지는 영역인데, 이 부분이 자극되어도 수면이 유발될 수 있다. 사이뇌(간뇌, diencephalon)에 있는 시상하부의 입쪽부분(문측부, rostral part)인 상시각교차영역(suprachiasmatic nucleus)이나 시상에 넓게 흩어진 핵을 자극해도 수면이 유발될 수 있다.

이상이 느린파수면이 시작되는 기전이었고, REM 수면은 느린파수면상태에서 상부뇌줄기그물체(upper brain stem reticular formation)가 활성화되면서 뇌의 많은 부분을 아세틸콜린을 통해 활성화시키고 느린파수면상태보다 더 활동적인 REM 수면을 일으키는 것으로 생각된다.

수면을 일으킬 수 있는 부분들의 활성이 정지되면 곧 그물활성계가 억제에서 풀리고 활동을 시작한다. 그물활성계는 대뇌겉질에서 말초신경계까지 대부분의 신경계를 활성화시키고 이 자극에 의해 양성피드백을 받아 더욱 더 활성화된다. 이런 과정을 거쳐 수면에서 벗어나 다시 각성상태로 돌아올 수 있다. 수면에 접어들면 뇌파의 변화가 일어난다. 안정 시 각성상태 뇌파인 α파에서 뇌파의 진폭인 전압이 낮아지고 수면방추(sleep spindle)라고 하는 진폭이 큰 α파가 간간히 섞여 나온다. 수면이 깊어져 2~3단계에 이르면 뇌파의 주파수는 점점 낮아져 느린 파형이 나타나고 4단계에 다다르면 1~3Hz의 δ파가 나타난다. REM 수면 시에는 각성상태와 거의 구분이 불가능한 뇌파가 나타난다. 활성도가 높은 각성상태에서 나타나는 β파와 비슷한 파형이 나타나게 된다.

(3) 간 질(Epilepsy)

중추신경계의 일부나 전체가 조절되지 않고 과도하게 활성되는 경우 엄청난 흥분파가 신경계에 범람하게 되고 발작(seizure)이 나타나게 된다. 뇌의 구조적인 원인이나 기능적인 이상과 같은 기질적인 원인이 있는 상태에서 만성적으로 발작이 일어나는 중추신경계 질환을 사이질이라고 한다.

발작이 일어나는 양상에 따라 다양하게 분류할 수 있다. 가장 먼저 의식이 소실되는지 여부에 따라 복합발작(complex seizure)과 단순발작(simple seizure)으로 나눌 수 있다. 복합발작은 발작이 일어나는 동안 의식이 소실되며 대뇌겉질의 전반적 영역으로 흥분파가 퍼져나간다. 많은 종류가 있지만 대표적으로 흔히 대발작(grand mal)이라고 부르는 전신 긴장간대발작(generalized tonic-clonic seizure)과 소발작(petit mal)이라고 불리는 결신발작(absence seizure)이 있다. 또, 사이질이 일어날 때 뇌파가 생기는 부분이 국소적이냐 전신적이냐에 따라 전신발작(generalized seizure)과 부분발작(partial seizure)으로 나눌 수 있다.

내발작은 전신의 근육에서 긴장성, 연축성 수축이 불규칙하게 일어나고 세내로 된 기능을 할 수 없다. 심지어는 호흡근도 제대로 작용하지 못해 기체교환이 일어나지 못하고 청색증(cyanosis)이 나타나기도 하고 대소변을 누는 경우도 있다. 대발작은 3~4분 정도 지속되는데 대발작이 지나간 후에는 대부분의 신경세포가 억제되어 의식수준이 떨어지고 한동안 수면상태에 빠지기도 한다.

소발작은 비교적 짧은 시간(3~30초)동안 의식이 상실된다. 대발작처럼 전신근육의 긴장이나 연축이 일어나지는 않지만 머리근육의 수축이나 눈 깜박임이 일어날 수 있다. 발작이 짧게 지나간 후 발작이 일어났다는 것을 인지하지 못하고 발작이 일어나기 이전에 하던 행동을 태연히 계속한다.

단순발작은 의식의 상실이 동반되지 않는 발작으로 중추신경계의 일부분에서만 일어난다. 대부분의 경우 부분발작의 형태로 나타난다. 대표적으로 관자엽간질(temporal lobe epilepsy)에서 나타나는 발작은 관자엽에서 일어나는 부분발작으로 관자엽의 기능들이 순간적으로 폭발한다. 예를 들어 관자엽의 해마는 기억을 담당하는데 일시적으로 기억능력에 장애가 생겨 기시감(deja vu)이나 미시감(jamais vu), 변연계와 관련해 다행감이나 분노, 청각겉질이나 미각, 후각겉질과 관련에 그에 따른 감각 등이 생겨날 수 있다.

6 자율신경계

자율신경계는 체내의 내장기능을 주로 조절하는 신경계통이다. 내장기능에는 위장관뿐 아니라 방광이나 생식기, 혈관, 땀샘 등이 포함되어 위장관의 운동이나 배변, 배뇨, 발한, 체온, 혈압 등이 자율신경계를 통해 조절된다. 자율신경계는 다른 호르몬에 의한 조절보다 신속하게 작동해 조절작용을 일으킬 수 있다.

1) 자율신경계의 구조

자율신경계는 시상하부와 뇌줄기, 척수에 있는 신경핵으로부터 활성화가 시작된다. 이 신경핵들은 대뇌겉질이나 변연계로부터 신호를 받아 활성화되어 하위 신경계로 신호를 전달한다. 또, 내장반사(visceral reflex)도 자율신경계를 구성하는 회로로서 상위 신경계의 신호 없이 반사를 일으킬 수도 있다. 자율신경계는 크게 교감신경계과 부교감신경계로 나뉘어 작동한다. 이 두 신경계는 보통 서로 반대되는 작용을 하면서 항상 어느 정도의 긴장을 유지하고 있다가 필요한 상황이 되면 한쪽 신경계가 우세해지면서 각 기관의 기능을 조절한다.

(1) 교감신경계(Sympathetic nervous system)

교감신경계를 이루는 신경세포는 ❶ 신경절이전신경세포(절전신경세포, preganglionic neuron)와 ❷ 신경절이후신경세포(절후신경세포, postganglionic neuron)로 구성된다(그림 11-18).

신경절이전신경세포는 척수 회백질의 중간가쪽뿔(중간외측뿔, intermediolateral horn)에 위치하고 여기서 나온 축삭은 척수의 앞뿌리(전근, anterior root)를 통해 척수 밖으로 빠져나온다. 빠져나온 신경섬유는 백색가지(백색지, white ramus)를 따라서 교감신경줄기(교감신경사슬, sympathetic chain)로 간다. 교감신경줄기는 길게 늘어져 있는 신경절의 모임으로 절후신경세포들이 위치해 있다. 교감신경줄기에 도착한 신경섬유는 그곳에서 시냅스를 이루거나 위, 아래의 신경절로 이동해 시냅스를 이루기도 한다. 혹은 시냅스를 이루지 않고 말초 교감신경절(peripheral sympathetic ganglion)에서 시냅스를 이루기도 한다. 절후신경세포와 시냅스를 이룬 후에 신경절이후신경세포에서 뻗어 나온 신경섬유는 온 몸의 기관으로 퍼져 기능을 한다.

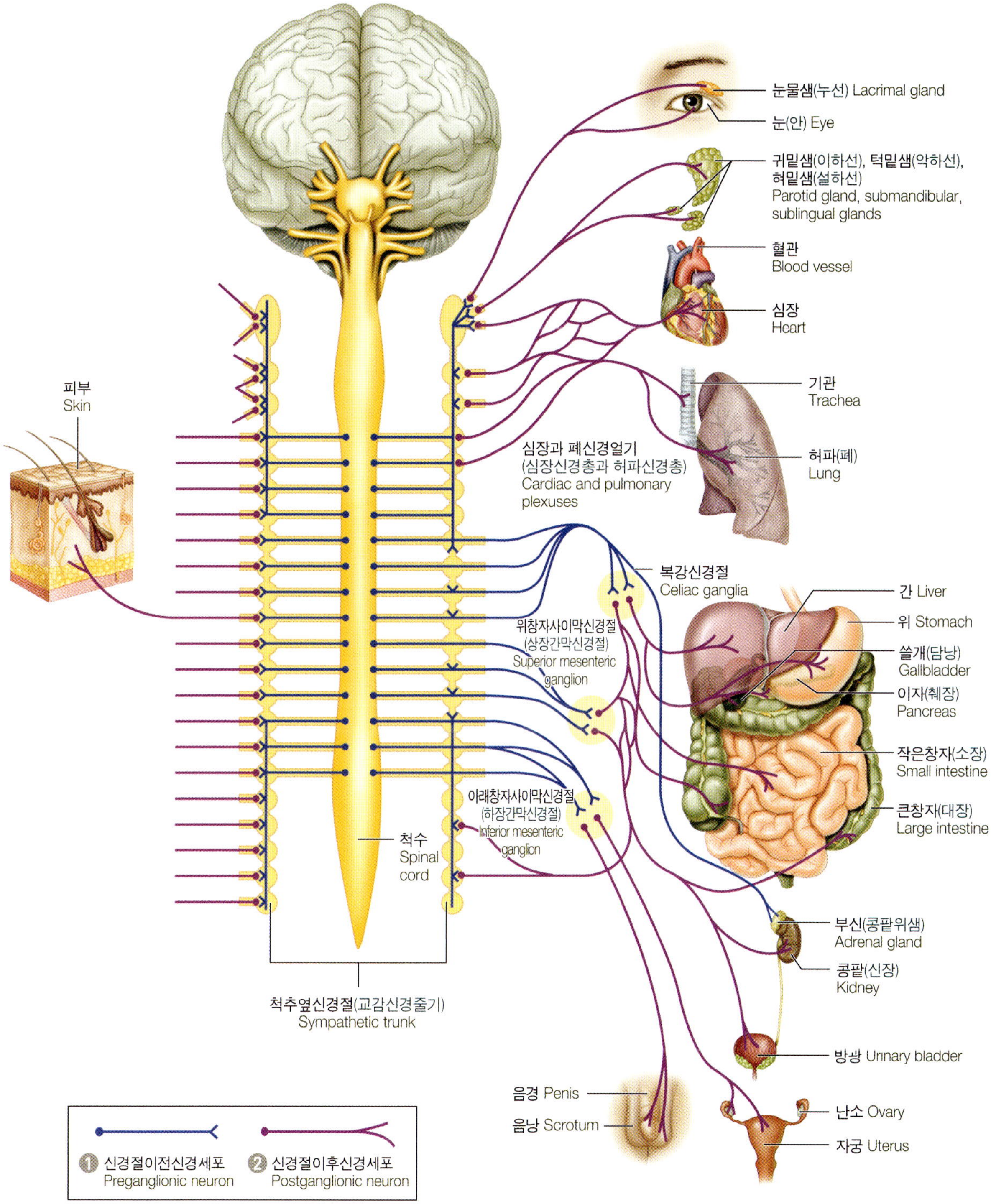

그림 11-18 교감신경의 분포

일부 신경절이전신경세포의 축삭은 시냅스를 이루지 않고 다시 회색가지(회백지, gray ramus)를 통해 척수로 돌아가 근육신경섬유와 함께 온 몸의 혈관, 땀샘, 기모근으로 가서 조절작용을 한다.

그 외 부신(adrenal gland)으로 향해서 부신속질의 세포들과 시냅스를 이룬다. 이 세포들은 발생할 때 신경조직에서 유래된 세포들로 절전신경세포와 시냅스를 이루어 에피네프린(epinephrine)과 노르에피네프린(norepinephrine)을 혈액속으로 분비할 수 있다.

(2) 부교감신경계(Parasympathetic nervous system)

부교감신경은 뇌신경 ❶ Ⅲ, ❷ Ⅶ, ❸ Ⅸ, ❹ Ⅹ과 ❺ 골반내장신경(pelvic splanchnic nurve)을 통해 말초로 빠져나오는 신경섬유들도 있다. 대부분의 부교감신경은 Ⅹ뇌신경인 미주신경(vagus nerve)을 통해 말초로 향한다. 미주신경은 전체 부교감신경섬유의 3/4를 차지하고 가슴과 배의 전 영역을 지배한다(그림 11-19).

가슴과 배에 있는 심장이나 허파, 식도, 위, 작은창자, 큰창자의 일부, 간, 쓸개, 이자, 콩팥 등에 미주신경에서 나온 부교감신경이 분포한다. Ⅲ뇌신경 눈돌림신경(동안신경, oculomotor nerve)은 안구의 모양체근과 동공조임근을 지배하고 Ⅶ뇌신경 얼굴신경(안면신경, facial nerve)은 눈물샘(lacrimal gland)과 코샘(nasal gland), 턱밑샘(악하샘, submandibular gland)으로 향한다. Ⅸ뇌신경 혀인두신경(설인신경, glossopharyngeal nerve)은 귀밑샘(이하선, parotid gland)으로 간다. 척수의 엉치분절에서 나온 부교감신경들은 골반신경(pelvic nerve)을 통해 큰창자의 하부, 방광, 곧창자 등으로 향한다.

부교감신경계도 교감신경처럼 신경절이전신경세포와 신경절이후신경세포가 있지만 대부분의 신경절이후신경세포는 장기 내부에 위치하고 있고 짧은 신경섬유를 낸다. 따라서 신경절이전신경섬유를 통해 부교감신경계의 신호가 장기까지 전달된다.

2) 신경전달물질(그림 11-20)

자율신경계에서는 신경전달물질로 아세틸콜린(acetylcholine)과 노르에피네프린(norepinephrine)을 이용한다. 축삭 말단에서 아세틸콜린을 분비하는 경우 ❶ 콜린성(cholinergic)이라고 하고, 에피네프린을 분비하는 경우 ❷ 아드레날린성(adrenergic)이라고 한다. 모든 신경절이전신경세포와 부교감신경세포는 아세틸콜린을 분비하는 콜린성 신경세포이다.

교감신경세포 중 신경절이후신경세포는 대부분 아드레날린성 신경세포이나, 땀샘, 기모근, 일부 혈관으로 가는 신경절이후신경세포는 아세틸콜린을 분비한다. 정리해 보면 부교감신경은 말단에서 아세틸콜린을 분비하고 교감신경은 말단에서 노르에피네프린을 분비한다. 그래서 아세틸콜린을 부교감신경 전달물질(parasympathetic transmitter), 노르에피네프린을 교감신경 전달물질(sympathetic transmitter)이라고 부른다.

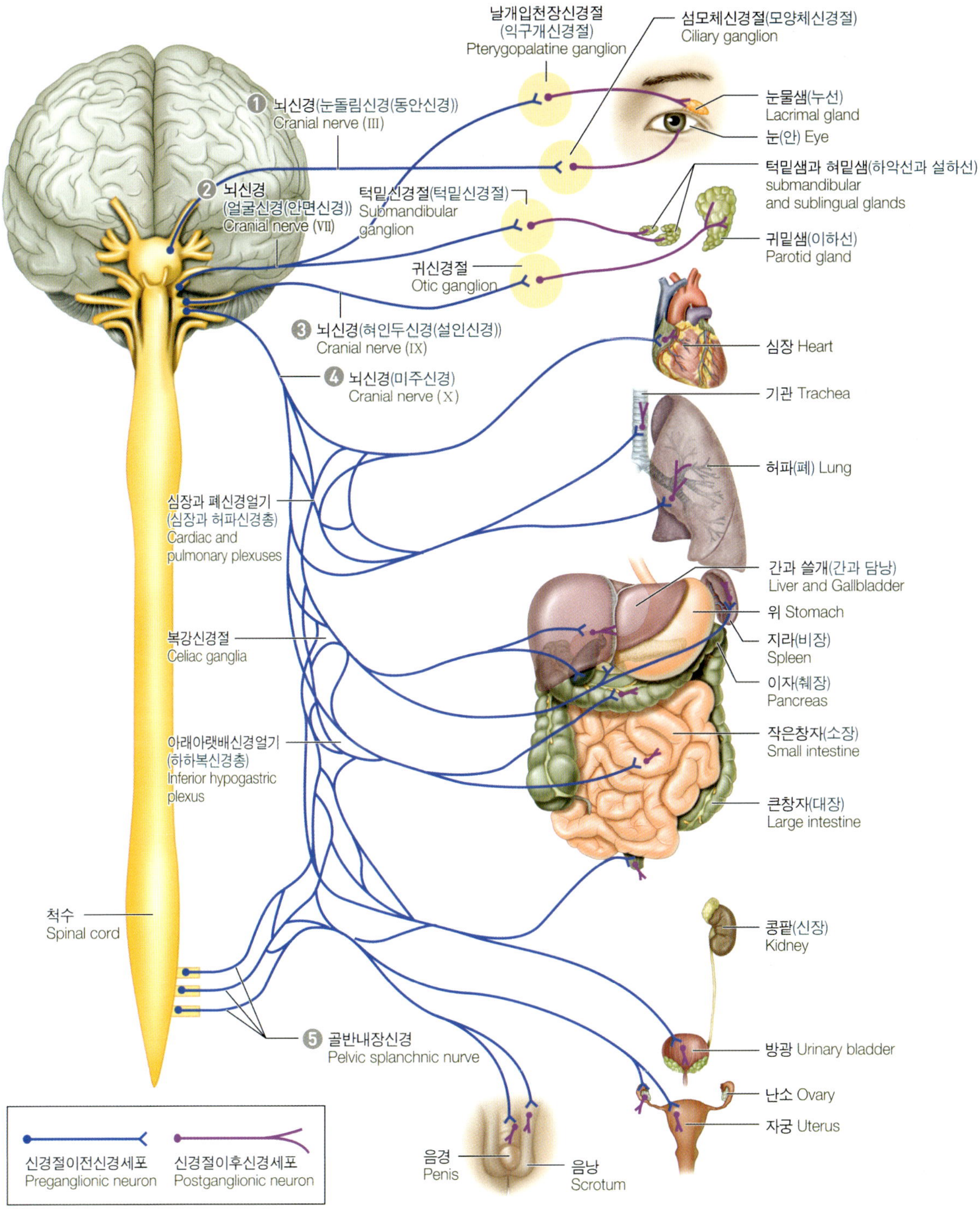

그림 11-19 부교감신경의 분포

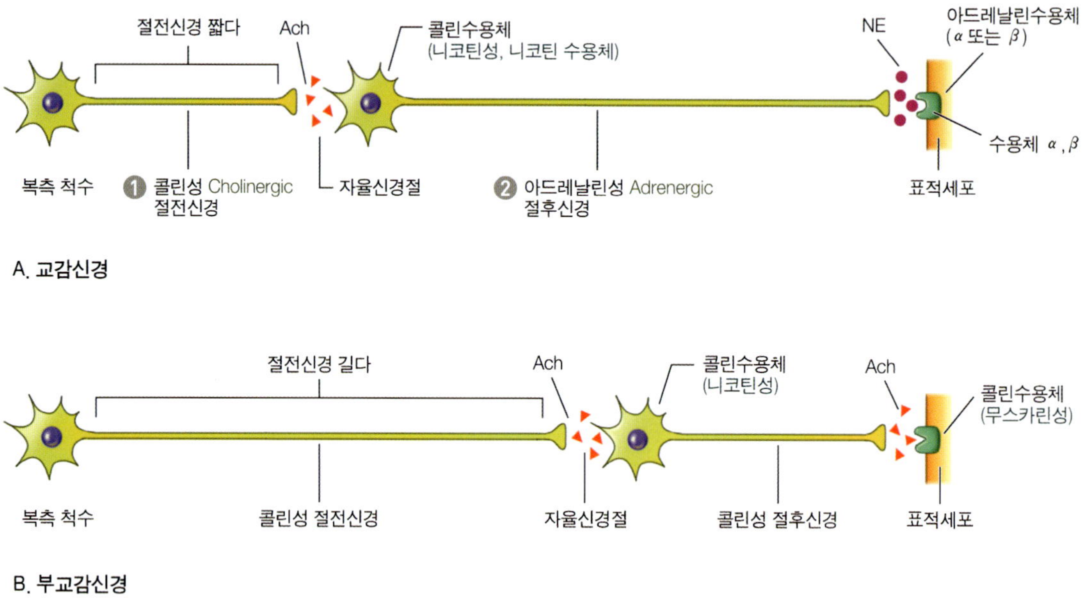

그림 11-20 교감신경과 부교감신경

아세틸콜린은 무스카린성 수용체(muscarinic receptor)와 니코틴성 수용체(nicotonic receptor)에 리간드로서 작용할 수 있다. 무스카린성 수용체는 주로 부교감신경계의 신경절이후신경세포가 지배하는 기관의 수용체로 존재한다. 또, 교감신경의 신경절이후신경세포 중 콜린성 신경세포가 지배하는 기관의 수용체이기도 하다.

니코틴성 수용체는 신경절이전신경세포에서 신호가 전해질 때 신경절이후신경세포에서 신호를 받는 수용체이다. 아드레날린성 수용체에도 두 가지 종류가 있어 각각 α수용체(alpha receptor), β수용체(beta receptor)라고 한다. 부신속질에서 분비되는 에피네프린은 이 두 수용체를 비슷하게 자극하지만 노르에피네프린은 α수용체를 β수용체보다 더 잘 흥분시킨다. 다양한 수용체가 존재하고 각각의 수용체가 위치하는 부위가 다름으로서 각각의 수용체에 맞는 약물들이 임상적으로 널리 활용되고 있다.

3) 자율신경계의 기능

(1) 눈

자율신경계에 의해 동공이 조절되어 안구 내로 들어오는 빛의 양을 조절할 수 있고, 수정체를 조절해 초점을 맞춘다. 교감신경은 방사상으로 뻗어있는 동공확대근(dilator pupillae muscle)을 수축시켜 동공을 확장시키고, 부교감신경은 조임근처럼 둥근 구조를 가진 동공조임근(shpincter pupillae muscle)을 수축시켜 동공을 수축시킨다.

수정체의 두께 조절은 대부분 부교감신경에 의해 조절되는데, 부교감신경이 흥분하면 섬모체근(ciliary muscle)이 수축해 수정체는 두꺼워진다. 반대로 부교감신경의 흥분정도가 떨어지면 수정체는 얇아지고 더 먼 곳을 볼 수 있게 된다.

(2) 분비기관

침샘, 눈물샘, 코샘과 위장관에 존재하는 수많은 분비샘들은 대부분 부교감신경의 자극을 받아 각자의 기능에 맞는 액체를 분비한다. 특히 상부위장관에 속하는 위와 입의 분비샘들은 부교감신경의 작용에 강하게 의지한다. 반대로 큰창자와 작은창자의 분비샘들은 장관 내부의 요인과 자체적인 장관 신경계에 의한 조절에 더 영향을 받는다.

교감신경은 땀샘의 분비를 일으킨다. 부교감신경은 땀샘의 기능에 영향을 끼치지 않으나 땀샘에 분포하는 교감신경은 아세틸콜린을 분비하고, 부교감신경중추에 의해 제어되기 때문에 땀을 흘리는 것은 부교감신경의 작용이라고 생각할 수도 있다. 또, 교감신경은 위장관 분비샘들로 향하는 혈관을 수축시켜 분비를 줄이고 더 농축된 분비액이 만들어지도록 할 수 있다. 그 외 겨드랑이에 있는 아포크린샘(부분분비샘, apocrine gland)은 아드레날린성 교감신경의 자극을 받아 겨드랑이의 마찰을 줄여주는 역할을 한다.

(3) 위장관

위장관의 내벽에는 창자신경얼기(enteric nervous plexus)라고 불리는 신경계통이 지나고 있어 위장관이 함께 기능하여 효과적인 소화와 음식물의 전달이 일어날 수 있도록 해준다. 자율신경계는 이 창자신경얼기의 작용을 증가시키거나 감소시킴으로서 위장관의 기능을 조절한다. 부교감신경은 꿈틀운동(peristalsis)을 촉진하고 조임근(sphincteric muscle)을 이완시켜 음식물이 더 빠르게 이동할 수 있도록 해준다. 반대로 교감신경은 꿈틀운동을 억제하고 조임근을 수축시키지만 부교감신경에 비해 위장관에 미치는 영향력은 크지 않다.

(4) 심혈관계

교감신경은 심박동수를 늘리고 심장근육의 수축력을 늘린다. 또, 내장으로 향하는 혈관과 피부 밑 혈관들을 수축시켜 혈압의 상승을 야기한다. 부교감신경은 반대로 작용해 심장이 약하고 천천히 뛰게 만든다. 혈관에 대한 부교감신경의 작용은 미미하지만 심장에 대한 작용은 강해 아주 강한 부교감신경자극이 있는 경우 심장이 멈출 수도 있다. 따라서 교감신경은 운동을 할 때처럼 더 많은 심박출량이 요구될 때 작동하고 부교감신경은 반대로 심장에 휴식을 줄 때 작동한다.

4) 부 신

부신속질(부신수질)은 교감신경의 자극을 받아 에피네프린과 노르에피네프린을 분비한다. 부신속질에서 분비된 두 호르몬은 혈관을 타고 전신을 순환하며 작용할 수 있다. 이 호르몬들은 신경말단에서 분비된 것보다 5~10배 정도 더 긴 작용시간을 갖는데, 이는 혈중 호르몬이 시냅스에서보다 더 천천히 소실되기 때문이다. 또, 교감신경의 말단에서 노르에피네프린이 주로 분비되는데 비해 부신속질에서는 에피네프린이 노르에피네프린보다 4배 정도 더 많이 분비된다. 앞서 설명했듯이 에피네프린은 α수용체와 β수용체를 비슷한 정도로 자극하기 때문에 노르에피네프린보다 β수용체를 자극하는데 상대적인 이점이 있다. 이런 차이에 의해 에피네프린은 노르에피네프린에 비해 혈관의 수축을 덜 일으키고 동맥압의 증가에 덜 기여한다. 또 에피네프린은 대사에 관여하는 능력도 커서 전신의 대사율을 증가시킬 수 있다.

5) 중추신경계에 의한 자율신경계의 조절

망상신경계와 숨뇌의 고립핵을 비롯한 뇌줄기(뇌간, brain stem)의 많은 신경핵들은 다양한 자율신경성 조절기능을 담당한다. 그중 동맥압, 심박동, 호흡수에 관한 조절이 주로 뇌줄기에서 이루어진다. 이 신경핵들은 자율신경계와 서로 연결되어 있어 신호를 보내 다양한 기능조절을 일으킬 수 있다. 좀 더 고위영역인 시상하부에서도 이런 조절이 일어날 수 있다. 결국 자율신경계는 시상하부, 망상영역, 자율신경계를 통해 조절된다고 할 수 있다.

7 뇌혈류와 대사

뇌도 세포로 구성된 조직이기 때문에 혈류를 공급받아야만 한다. 뇌는 우리 몸무게의 약 2%를 차지하지만 혈류량은 전체 심박출량의 15%나 받는다. 그만큼 중요한 기관이고 혈류가 부족할 때 취약한 기관이기도 하다. 실제 뇌혈관이 막히는 등의 이유로 혈류가 차단되면 5~10초 내에 의식의 변화가 생길 수 있다.

1) 뇌혈관

중추신경계로 향하는 혈관은 크게 두 개가 있다. ❶ 속목동맥(내경동맥, internal carotid artery)과 ❷ 척추동맥(vertebral artery)이다. 좌우에 하나씩 총 네 개의 혈관은 대뇌 바닥에서 서로 연결되어 윌리스환(circle of Willis)을 형성한다. 이 윌리스환에서 뻗어나온 ❸ 앞대뇌동맥(anterior cerebral artery), ❹ 중간대뇌동맥(middle cerebral artery), ❺ 뒤대뇌동맥(posterior cerebral artery)이 대뇌의 각 영역으로 뻗어나가 대뇌의 혈류를 담당한다.

척추동맥은 윌리스환을 구성하기 전에 ❻ 뇌바닥동맥(basilar artery)으로 합쳐진 후 다시 나뉘어 윌리스환을 이룬다. 이 뇌바닥동맥에서 뻗어 나온 가지들에 의해 뇌줄기와 소뇌, 척수의 윗부분이 혈류공급을 받는다. 이 혈관들은 투과동맥(관통동맥, penetrating artery)과 투과세동맥(관통세동맥, penetrating arteriole)을 내서 뇌조직의 내부로 들어간다. 이후 모세혈관을 형성하고 정맥이 되어 다시 심장으로 환류된다(그림 11-21).

뇌혈관에는 혈액뇌장벽(blood brain barrier)이 있어서 물과 이산화탄소, 산소 같은 지용성물질은 잘 통과하지만 전하를 띤 나트륨과 칼륨같은 이온들이나 단백질이나 펩티드 같은 큰 화합물들은 잘 통과하지 못한다. 일부 솔과체나 시상하부 등 혈액의 구성을 탐지해야 되는 부분들은 혈액뇌장벽이 상대적으로 느슨해 혈액의 물질이 쉽게 확산되어오고 그 감지기능을 할 수 있다(그림 11-22).

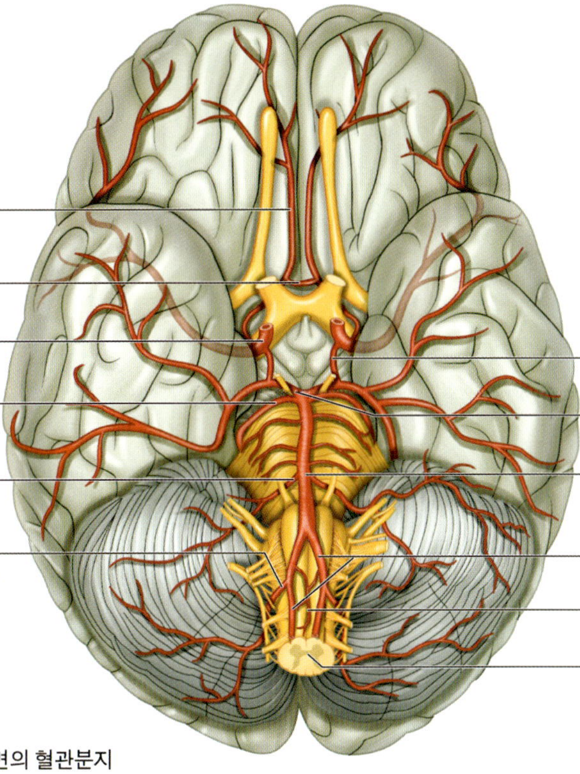

A. 대뇌 아래면의 혈관분지

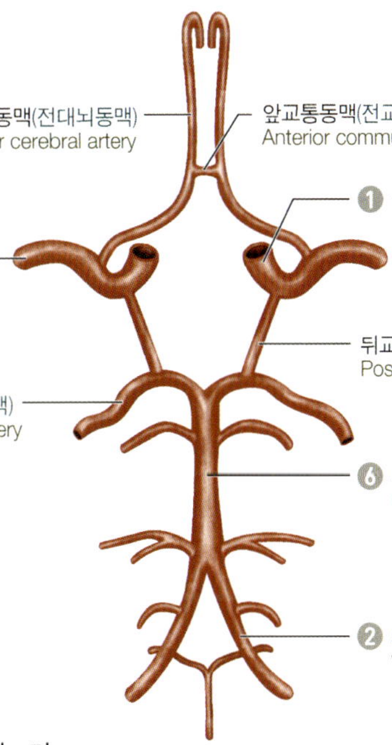

B. 대뇌동맥고리

그림 11-21 뇌의 혈액공급

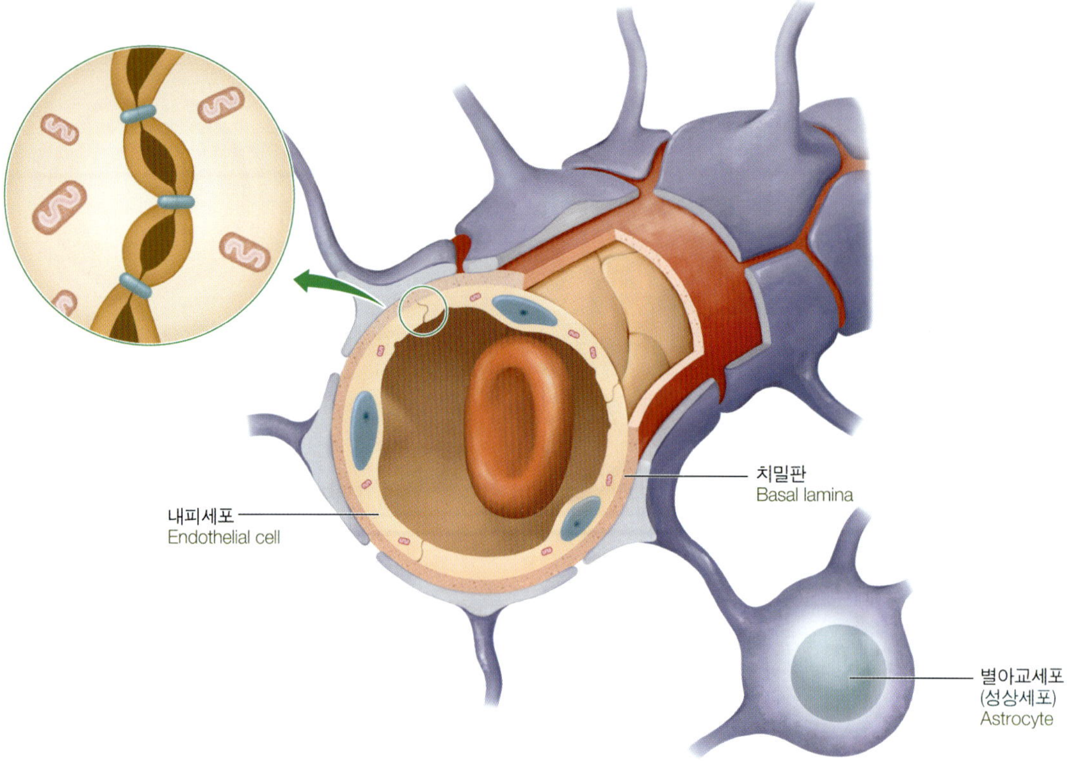

그림 11-22 뇌의 혈액공급

2) 뇌혈류의 조절

뇌혈류는 전체 심박출량의 15%를 차지하고 양으로는 1분당 750~900mL, 조직 100g당 1분에 50~65mL이다. 신체의 다른 조직과 마찬가지로 뇌의 대사정도에 따라 혈류량이 적절하게 조절되어야 하는데, 이산화탄소 농도, pH, 산소 농도, 별아교세포(성상세포, astrocyte)에서 분비되는 물질이 혈류량에 영향을 미친다. 그중 이산화탄소와 pH에 민감하게 반응한다.

정상 동맥혈의 이산화탄소분압은 40mmHg인데 70mmHg가 되면 뇌혈류량은 거의 두 배가 된다. 이산화탄소분압이 높아질 때, pH가 낮아질 때 뇌혈관은 확장되어 뇌혈류량이 증가하고 반대로 이산화탄소분압이 낮아질 때와 pH가 높아질 때 뇌혈관은 수축하려 뇌혈류량은 감소하게 된다. 뇌조직의 산소분압은 보통 35~40mmHg로 분압이 감소하여 30mmHg 이하가 되면 뇌혈류량이 증가되기 시작한다. 보통 뇌조직의 산소분압이 20mmHg 이하가 되면 뇌기능에 손상이 오기 시작한다. 별아교세포는 신경세포를 지지하고 영양을 공급하는 보조적 역할을 하는 세포이다. 별아교세포가 분비하는 산화질소(NO)나 칼륨이온, 아데노신, 아라키돈산(arachidonic acid) 등이 혈관확장에 중요한 역할을 한다.

중추신경계에 혈류가 적절히 공급되지 못하면 심한 경우 신경세포가 사멸해 그 기능을 잃을 수 있다. 이것이

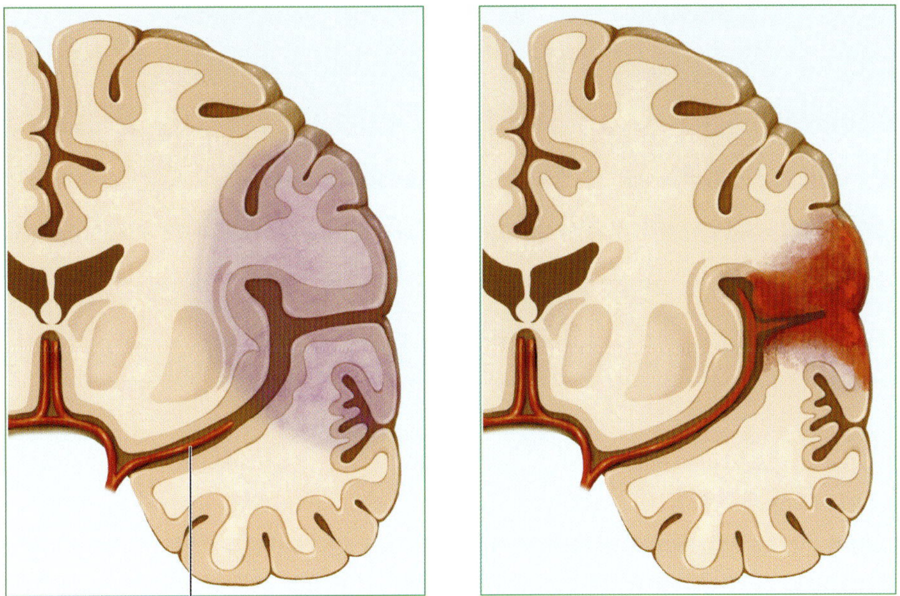

그림 11-23 뇌졸중

임상적으로 문제가 되는 경우 뇌졸중(중풍, stroke)이라고 한다. 뇌졸중이 일어나는 원인은 다양하지만 크게 혈관이 막혀서 생기는 뇌경색(cerebral infarct)과 혈관이 터져서 생기는 뇌출혈(cerebral hemorrhage)로 나눌 수 있다. 예를 들어 운동겉질에 혈류를 공급하는 혈관에 문제가 생겨 운동겉질이 손상을 받으면 그 운동겉질에 해당하는 신체기관은 운동능력을 상당부분 상실하게 된다. 중추신경계의 신경세포는 세포복제가 거의 일어나지 않으므로 이런 손상은 영구적일 가능성이 높다(그림 11-23).

3) 뇌척수액

대뇌를 비롯한 중추신경계는 두개골과 척추 속에 들어 있다. 두개골 쪽으로부터 경질막(dura mater), 거미막(arachnoid membrane), 연질막(pia mater)이라는 세 개의 막이 중추신경계를 감싸고 있다. 이 중 거미막과 연질막 사이에는 뇌척수액이라는 맑고 투명한 액체가 존재한다. 이 공간을 거미막밑공간(지주막밑공간, subarachnoid space)이라고 하고 총 150mL 정도의 부피를 가지고 있다.

뇌척수액은 10mmHg의 일정한 압력을 유지하면서 딱딱한 뼈 속에서 부드러운 중추신경계를 보호하는 역할을 한다. 뇌와 뇌척수액의 비중은 거의 비슷해 뇌척수액 속에 뇌가 떠 있을 수 있다. 따라서 외부에서 충격이 가해져도 뇌척수액을 통해 충격이 분산되면서 손상을 완화할 수 있다. 또, 뇌가 뇌척수액 속에 떠 있음으로서 뇌의 아래쪽 부분이 자체의 무게에 의해 눌리는 현상을 막을 수 있고 뇌척수액을 통한 물질교환이 일어나기도 한다.

(1) 뇌척수액의 흐름

뇌척수액은 대부분 뇌실(ventricle)안에 있는 맥락얼기(맥락막총, choroid plexus)에서 생성된다. 이 외에도 뇌실의 표면과 거미막에서 소량이 분비되어 하루에 총 500mL의 뇌척수액이 만들어진다. 맥락얼기는 양쪽가쪽뇌실(측뇌실, lateral ventricle)에 하나씩 존재한다. 가쪽뇌실에서 생성된 뇌척수액은 몬로공(foramen of Monro)을 통해 제3뇌실(third ventricle)로 흘러나오고 중간뇌수도관(aqueduct of Sylvius)을 통해 뇌줄기에 위치한 제4뇌실(forth ventricle)로 흐른다. 제4뇌실에 있는 루시카공(foramen of Luschka)과 마장디공(foramen of Magendie)을 통해 거미막밑공간으로 빠져나온다. 거미막밑공간으로 빠져나온 뇌척수액은 지주막에 있는 튀어나온 구조물인 지주막융모(arachnoid villi)를 통해 흡수된다. 뇌척수액은 지주막융모를 통해 정맥굴(정맥동, venous sinus)로 흡수되어 순환계로 되돌아간다(그림 11-24).

(2) 뇌척수액의 생성

뇌척수액은 맥락얼기에서 생성된다. 맥락얼기는 혈관들이 그물처럼 분포하고 있고, 그 혈관을 감싸고 있는 상피세포층과 연결조직이 존재한다. 혈관을 흐르는 혈액에서 상피세포들이 능동수송을 통해 뇌척수액을 만들어내 분비한다.

상피세포는 나트륨이온을 혈관속에서 거미막밑공간으로 능동수송하는데 이때 나트륨이온을 따라 염소이온이 양전하를 따라 끌려나오게 되고 이 두 이온에 의해 생성된 삼투압에 의해 수분이 따라 나온다. 이 외에도 칼륨,

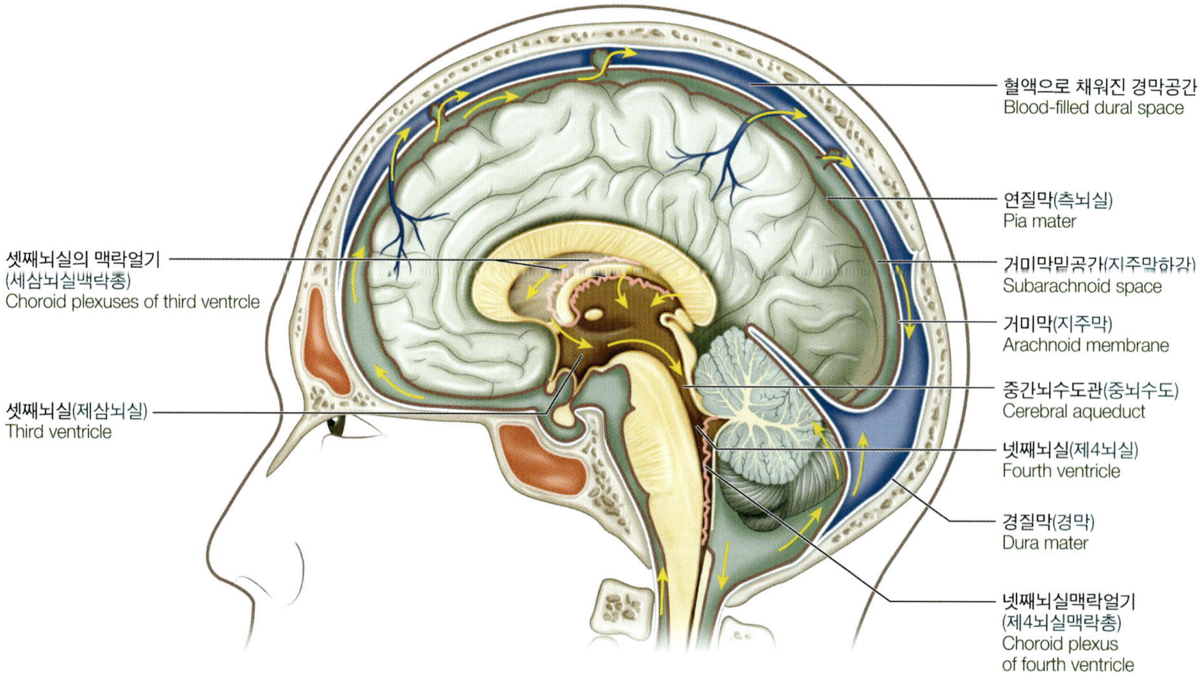

그림 11-24 뇌척수액의 흐름

포도당, 중탄산염 등의 이온이나 영양물질들이 뇌척수액으로 수송되어 뇌척수액을 이룬다. 상피세포에 의한 뇌척수액의 생성은 거의 항상 일정하게 유지된다. 뇌척수액의 조성은 표 11-1과 같다.

표 11-1 뇌척수액의 성분

구 분	농 도
삼투질농도	280～300mmol/L
나트륨	135～150mmol/L
칼륨	2.6～3mmol/L
염소	115～130mmol/L
포도당	50～8mg/dL
단백질	15～45mg/dL
pH	7.28～7.32
PO_2	40～44mmHg
PCO_2	44～50mmHg
RBC	0/μL
WBC	0～3/μL

(3) 뇌척수압

뇌척수액은 하루에 500mL 가량이 생성되지만 거미막밑공간에는 150mL 정도로 일정하게 유지된다. 맥락얼기에서 생성되는 만큼 지주막융모에서 흡수되기 때문이다. 뇌척수압은 평균 10mmHg, 정상적으로 7～15mmHg 범위에서 유지된다. 뇌척수압의 조절은 주로 지주막융모에서 이루어지는데, 뇌척수압이 높아지면 지주막융모의 흡수능력이 더욱 커져 더 많은 뇌척수액을 정맥으로 흡수해 압력을 낮추고, 뇌척수압이 낮아지면 지주막융모의 흡수능력이 작아져 뇌척수액의 흡수가 더뎌지고 압력이 높아진다. 이런 기전을 통해 뇌척수압은 일정하게 유지될 수 있나.

몇몇 병적인 경우에서 뇌척수압이 높아질 수 있다. 앞서 설명한 뇌척수액의 흐름 중 일부가 막힌 경우 뇌척수액이 지주막융모까지 도달하지 못하면 뇌실을 비롯한 두개골 내 공간에서 저류되고 압력이 높아질 수 있다. 혹은 뇌척수액 속으로 출혈이나 감염이 있으면 출혈로 인해 뇌척수액으로 들어온 혈구세포나 감염에 의한 염증물질 등이 지주막융모세포의 흡수통로를 막아 흡수가 제대로 일어나지 않을 수 있다. 혹은 선천적으로 지주막융모의 기능이 비정상적인 경우 태어날 때부터 뇌척수액의 양이 많고 압력이 높은 수두증(물뇌증, hydrocephlaus)이 생길 수도 있다(그림 11-25).

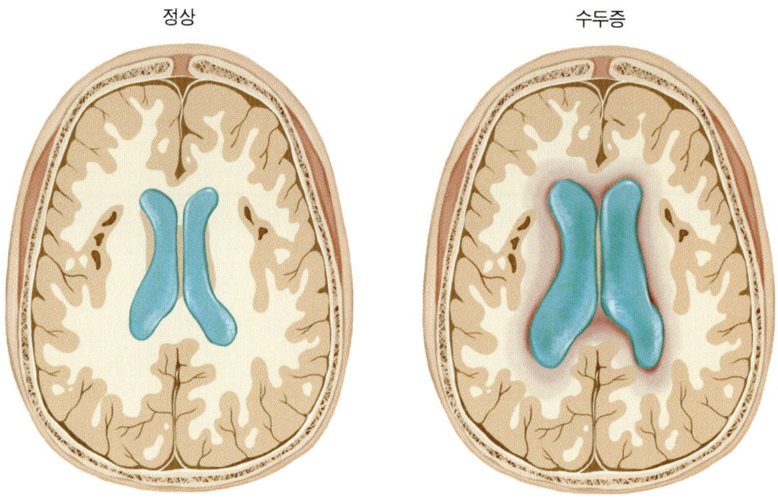

그림 11-25 수두증

높아진 뇌척수압은 임상적으로 검안경(opthalmoscope)을 통해 시신경유두(시신경원판, optic disc)의 부종을 봄으로서 확인할 수 있다. 해부학적으로 중추신경계의 경질막은 시각신경으로 연결되어 눈의 공막과 연속되어 있다. 즉 뇌척수압이 높아지면 시각신경을 감싸고 있는 경질막의 압력도 높아지고 시각신경섬유를 따라 안구내부로 액체가 흘러들어가게 된다. 이때 시신경유두 주변에 액체가 저류되고 이것이 유두부종(papilledema)이라고 하는 시신경유두의 부종으로 나타나게 된다. 혹은 요추천자(허리천자, lumbar puncture)를 통해 뇌척수압을 직접 측정할 수 있다.

거미막밑공간은 두개골에서부터 척수(spinal cord)가 내려오는 허리까지도 연결되어 있다. 정상 성인에게서 척수는 2,3번째 요추에서 끝나 그 아래 부분은 비교적 가느다란 말총(cauda equina)으로 구성되어 척수를 찌를 염려없이 바늘을 거미막밑공간으로 밀어넣을 수 있다. 가느다란 바늘을 4,5번째 요추사이공간으로 밀어넣어 거미맡밑공간을 천자하고 바늘을 통해 압력을 측정함으로서 뇌척수압을 직접적으로 측정 가능하다. 이때 환자는 옆으로 누워있는 자세여야 한다. 그렇지 않으면 뇌척수압이나 중추신경계의 무게에 의해 정상보다 뇌척수압이 높게 측정될 수 있다.

4) 뇌의 대사

뇌에서 일어나는 대사의 대부분은 신경세포(neuron)에서 일어나는데, 신경세포의 신호전달기능을 유지하기 위한 막전위(membrane potential)를 유지하는데 가장 많은 에너지가 소모된다. 많은 에너지를 소모하기 때문에 산소가 없는 상황에서 혐기성대사를 통해 버틸 수 있는 시간이 매우 짧다. 일반적인 조직은 산소가 없는 상황에서도 수십 분까지 살아남을 수 있지만 신경세포는 겨우 수초정도 버틸 수 있을 뿐이다. 뇌는 주로 포도당을 에너지원으로 산소와 함께 에너지를 얻는다.

- 척수를 통해 이루어지는 회피반사, 교차신전반사, 보행반사 등은 대부분 고위 신경계를 거치지 않아 빠르게 일어난다.
- 뇌줄기는 중간뇌, 뇌다리, 숨뇌를 합친 것을 말한다. 뇌줄기에서는 호흡의 조절, 심혈관계의 조절, 위장관계의 조절, 평형의 조절, 안구운동의 조절 등이 일어난다.
- 소뇌는 바닥핵과 함께 운동능력의 조절에 중요한 역할을 할 뿐만 아니라 속귀의 안뜰기관과 함께 몸의 회전, 균형감각을 담당한다.
- 이마앞엽 연합영역에 존재하는 브로카 영역에서는 단어나 문장의 표현이 이루어지고, 관자엽에 존재하는 베르니케 영역은 청각을 통해 들어온 언어를 이해하고 처리한다. 브로카 영역과 베르니케 영역은 함께 복잡한 언어기능을 수행할 수도 있다.
- 시상하부는 체온이나 삼투압, 식욕 등을 조절하고 뇌하수체와 연결되어 호르몬 분비에도 관여 해 체내 항상성을 조절하기 위한 작용들을 한다.
- 교감신경계를 이루는 신경세포는 절전신경세포와 절후신경세포로 구성되며, 이 세포들은 혈액 속으로 에피네프린과 노르에피네프린을 분비한다.
- 부교감신경은 뇌신경 Ⅲ, Ⅶ, Ⅸ, Ⅹ과 두 번째, 세 번째 엉치신경을 통해 말초로 빠져나온다. Ⅹ뇌신경인 미주신경은 전체 부교감신경섬유의 3/4를 차지한다.
- 자율신경계에서는 신경전달물질로 아세틸콜린과 노르에피네프린을 이용한다. 부교감신경은 축삭말단에서 부교감신경 전달물질인 아세틸콜린을 분비하고 교감신경은 교감신경 전달물질인 노르에피네프린을 분비한다.
- 아세틸콜린은 콜린성 수용체인 무스카린성 수용체와 니코틴성 수용체에 리간드로서 작용할 수 있다. 무스카린성 수용체는 부교감신경계의 절후신경세포가 지배하는 기관의 수용체로 존재한다. 니코틴성 수용체는 교감신경과 부교감신경의 절전신경세포에서 신호가 전해질 때 절후신경세포에서 신호를 받는 수용체이다. 교감신경의 절후신경세포 수용체는 아드레날린성 수용체로 노르에피네프린이 작용한다.

PACIFIC'S
Human Physiology

12

C·H·A·P·T·E·R

소화생리

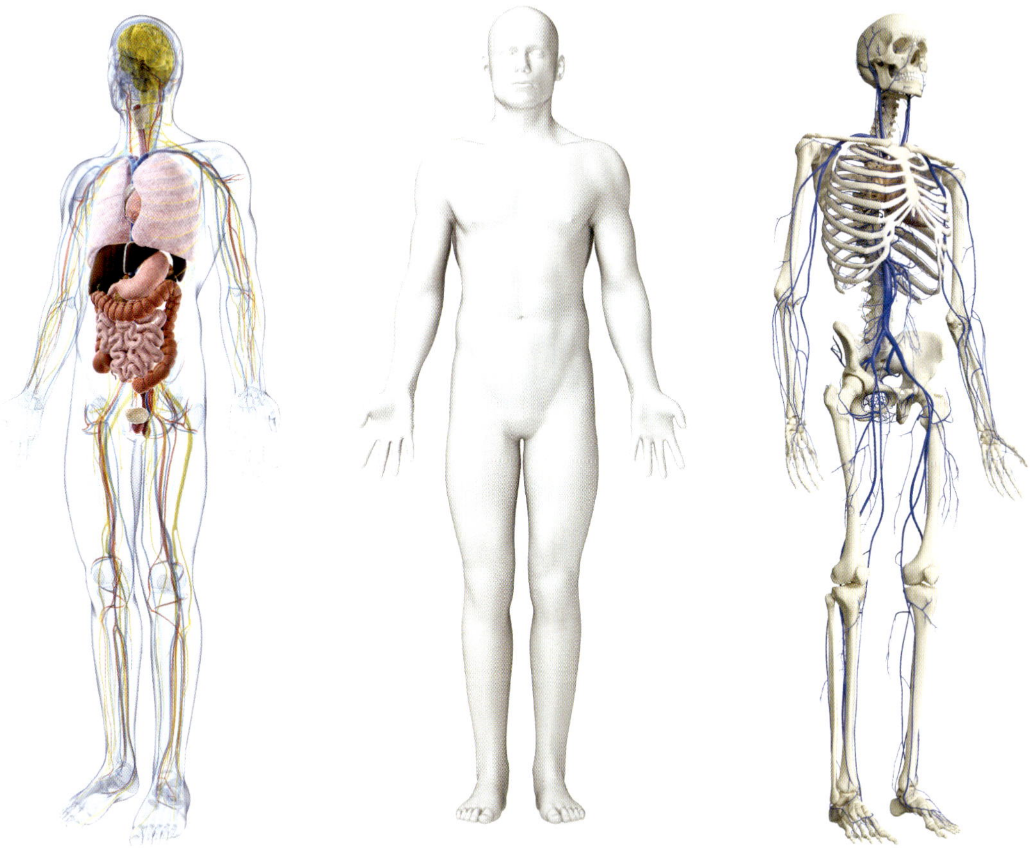

학·습·목·표

1. 소화기계 구조와 조절의 기전을 이해하고 설명한다.
2. 소화관에서 일어나는 음식물의 이동과 혼합의 기전을 이해하고 설명한다.
3. 소화관에서 일어나는 분비와 관련된 물질을 이해하고 설명한다.
4. 위장관에서 일어나는 소화와 흡수의 기전을 이해하고 설명한다.

핵·심·용·어

- 곧창자(직장, rectum)
- 날문조임근(유문괄약근, pyloric sphincter)
- 돌창자(회장, ileum)
- 막창자(맹장, cecum)
- 빈창자(공장, jejunum)
- 삼킴운동(연하운동, swallowing)
- 샘창자(십이지장, duodenum)
- 식도(esophagus)
- 씹기운동(저작운동, mastication)
- 위(stomach)
- 이자(췌장, pancreas)
- 인두(pharynx)
- 입안(구강, oral cavity)
- 작은창자(소장, small intestine)
- 잘록창자(결장, colon)
- 큰창자(대장, large intestine)

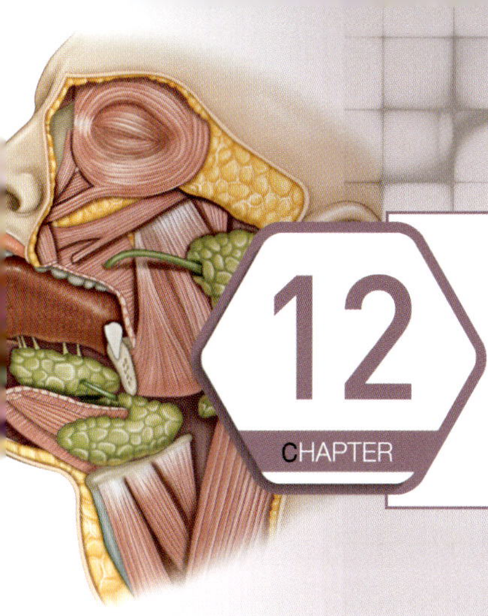

12
CHAPTER

소화생리

신체는 생명활동에 필요한 영양분을 몸 밖으로부터 얻어야 할 필요가 있다. 그 영양분을 흡수하는 주된 경로가 소화기계이다. 입에서부터 항문까지 약 9m의 길이로 이루어진 소화기계는 운동을 통해 섭취한 영양분을 이동시키고 소화, 흡수하는 기능을 하며 이 외에도 분비, 배설의 기능을 한다(그림 12-1).

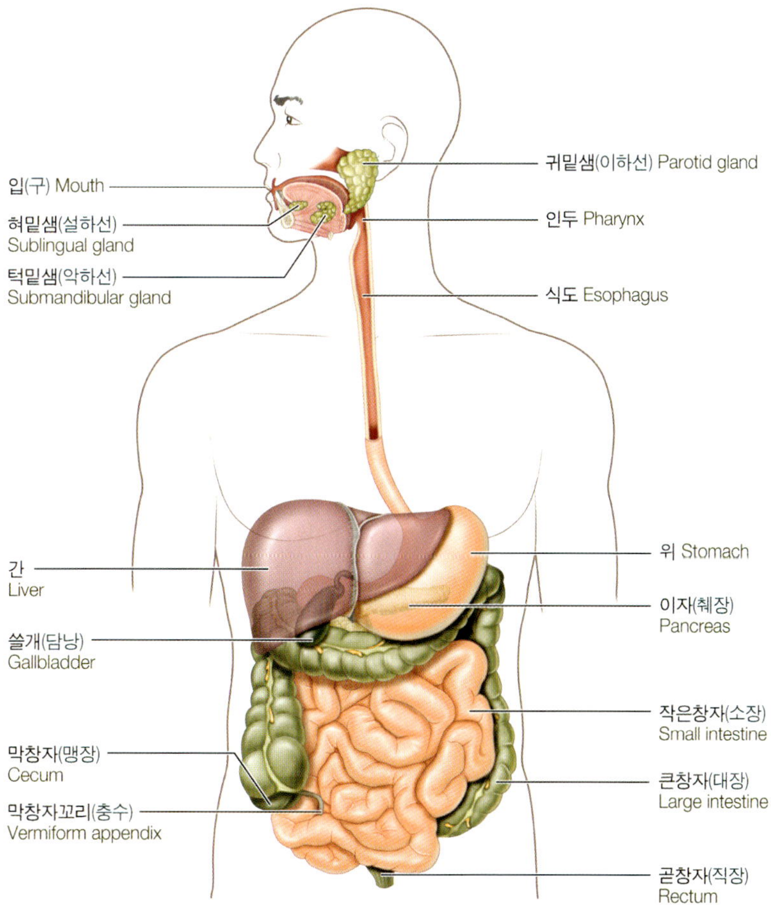

그림 12-1 소화기계

1 소화기계의 구조와 조절, 혈액순환

1) 소화기계의 구조 (그림 12-2)

소화기계는 하나의 기다란 원통으로 생각할 수 있다. 각각의 부분이 특징을 가지면서 고유한 기능을 하지만 소화기계의 장관벽은 공통된 구조를 가진다. 속공간(내강, lumen)에서 바깥으로 ❶ 점막층(mucosa), ❷ 점막하층(submucosa), ❸ 근육층(muscular layer), ❹ 장막층(serosa) 순서로 놓여 있다. 점막하층과 장막층 사이에 있는 근육층과 점막층의 ❺ 점막근층(muscularis mucosae)은 민무늬근(평활근, smooth muscle)으로 구성되어 장관의 움직임을 만든다. 각각의 민무늬근육세포는 길이가 200~500μm, 직경이 2~10μm이고 서로 연결되어 있다.

점막은 가장 위층이 상피세포로 이루어져 있고, 그 아래층에는 결합조직들이 존재한다. 점막의 주름과 상피세포의 섬모 등이 흡수면적을 넓혀 영양소의 흡수가 효과적으로 일어날 수 있게 한다. 또, 상피세포들의 틈 사이에는 분비세포들이 있어 점액이나 호르몬을 분비하면서 음식물의 소화와 흡수, 전달에 적절한 공간으로 만든다.

점막하층은 다수의 분비샘, 혈관, 림프관, 신경, 결합조직으로 구성되어 있다. 점막을 통해 흡수된 영양분들이 이곳에 있는 혈관과 림프관을 통해 몸 전체로 전달되고 신경조직을 통해 위장관에서 주고받는 신호들이 전달될 수 있다.

민무늬근으로 이루어진 근육층은 ❻ 세로근육층(종주근층, longitudinal muscle layer)과 ❼ 돌림근육층(윤상근층, circular muscle layer)으로 구성되어 있다. 이 근육층끼리는 서로 연결 되어 있기 때문에 하나의 민무늬근육세

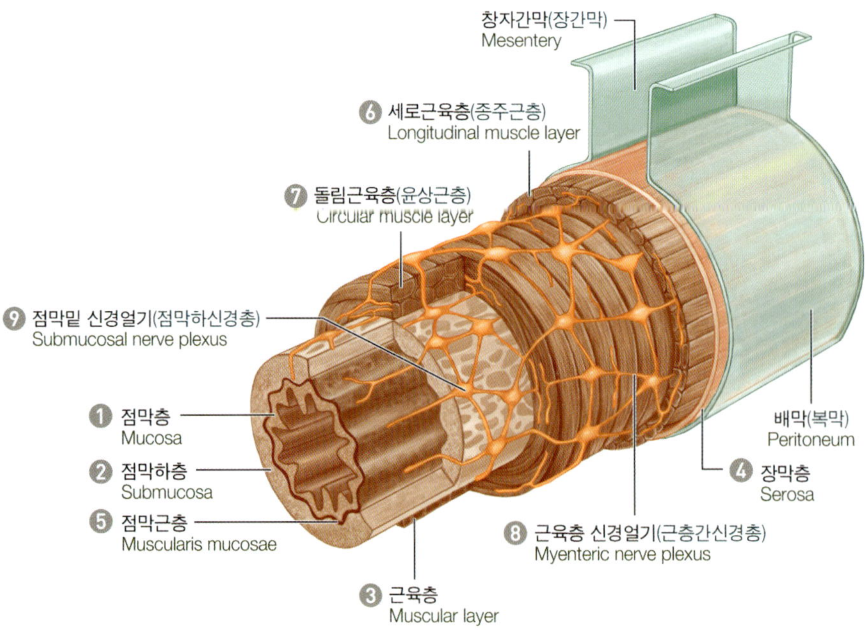

그림 12-2 소화관 신경계

포가 흥분하면 그 흥분은 쉽게 퍼져나갈 수 있다. 세로근육층은 돌림근육층보다 바깥에 위치하고 있고 길게 늘어서 있어 수축하면 위장관의 길이가 짧아진다. 돌림근육층은 세로근육층보다 안쪽에 존재하는 근육층으로 반지모양으로 위장관을 감싸고 있어 수축하면 위장관의 직경이 좁아진다. 장막은 식도를 제외한 모든 소화관의 바깥층을 감싸고 있으며, 근육층 바깥의 상피와 내장쪽 배막(내장쪽 복막, visceral peritoneum)으로 구성되어 있다. 장막은 장액을 분비함으로서 위장관끼리 서로 마찰을 일으켜 손상을 입히는 것을 방지하고 위장관들이 자유롭게 움직일 수 있도록 도와준다.

2) 위장관 민무늬근(평활근)의 수축

위장관 민무늬근(평활근)은 두 가지 종류의 전기적 활성을 띈다. 하나는 느린파(서파, slow wave)이고 또 다른 하나는 가시전위(spike potential)이다. 느린파는 특별한 자극 없이도 위장관 민무늬근이 스스로 만들어 낼 수 있는 전위인데, 그 크기가 5~15mV로 크지 않고 천천히 일어난다. 느린파가 일어나는 빈도는 위장관의 위치에 따라 달라, 위에서는 분당 3회, 샘창자(십이지장, duodenum)에서는 분당 12회, 돌창자(회장, ileum)에서는 8~9회로 나타난다. 느린파는 카할간질세포(interstitial cell of Cajal)에 의해 주도되어 나타난다. 느린파 자체로는 수축을 일으킬 수 없지만 느린파가 가시전위를 유발함으로서 수축을 일으킬 수도 있다.

느린파를 통해서든 다른 원인에 의해서든 위장관 민무늬근 세포의 막전위가 −40mV 이상으로 올라가게 되면 가시전위가 유발될 수 있다. 만약 느린파의 정점이 −40mV 이상이라면 막전위가 −40mV 이상으로 유지되는 동안 계속해서 가시전위가 빠르게 유도될 수 있다. 즉 신경세포의 활동전위보다 더욱 빈번한 가시전위가 나타날 수 있다. 가시전위는 민무늬근육세포의 칼슘−나트륨통로에 의해 유발된다. 이 통로는 막전위가 상승할 때 열려서 나트륨과 칼슘을 세포내부로 유입시킨다. 나트륨과 칼슘의 막투과성이 높아지면서 막전위는 빠르게 상승하고 가시전위가 생기게 된다. 이 칼슘−나트륨 통로는 신경세포의 전압의존성 나트륨통로 보다 훨씬 느리게 열리고 닫혀서 가시전위가 신경세포의 활동전위보다 오래 지속되고 그동안 더 많은 칼슘이 유입될 수 있도록 한다. 이 통로를 통해 유입된 칼슘은 민무늬근의 수축에도 이용된다.

민무늬근의 안정막전위는 기계적 원인이나 전기 화학적 원인에 의해 변할 수 있다. 대표적으로 근육의 폄(신전, stretch), 아세틸콜린, 위장관호르몬 중 일부는 막전위를 탈분극(depolarization)시켜 민무늬근이 더 흥분하기 쉽게 만들어준다. 반대로 노르에피네프린과 에피네프린은 막전위를 과분극(hyperpolarization) 시켜서 민무늬근이 흥분하기 어렵게 만든다.

3) 소화기계의 조절

(1) 장관신경계(Enteric nervous system)

위장관벽에는 창자신경계라고 불리는 신경세포들의 네트워크가 있다. 이 신경세포들의 총 수는 1억 개 정도로 척수에 존재하는 신경세포수와 맞먹는다. 이 신경세포들은 주로 세로근육층과 돌림근육층의 사이에 존재하는 ❽ 근육층 신경얼기(myenteric nerve plexus=Auerbach's nerve plexus)와 점막하층에 위치하는 ❾ 점막밑 신경얼기(submucosal nerve plexus=Meissner's nerve plexus)에 위치한다(그림 12-2). 이중 근육층 신경얼기는 근육들의 움직임을 주로 조절하고, 점막 밑 신경얼기는 점막에서 일어나는 위장관의 분비(secretion)나 국소적인 혈류를 조절한다. 이 신경얼기들은 서로 긴밀하게 연결되어 있을 뿐 아니라 교감신경이나 부교감신경, 위장관벽의 감각신경들과도 연결되어 있어 외부와 내부에서 오는 신호들을 받을 수 있다.

위장관의 운동은 부교감신경에 의해 항진되고 교감신경에 의해 억제된다. 위장관으로 향하는 부교감신경은 대뇌에서 시작하는 뇌신경(cranial nerve)과 엉치뼈(천골, sacrum) 부분에서 시작하는 엉치신경(천골신경, sacral nerve)으로 구성된다. 뇌신경은 주로 미주신경(vagus nerve)에 부교감신경섬유가 많이 분포해 있고, 미주신경이 식도, 위, 이자, 작은창자, 큰창자의 일부에까지 분포한다. 엉치신경은 골반신경(pelvic nerve)을 거쳐 큰창자의 하부와 항문에까지 교감신경섬유를 보낸다. 교감신경은 제 5흉수에서부터 제 2요수에서 나오는 교감신경섬유가 교감신경사슬(sympathetic chain)을 거쳐 복강신경절(celiac ganglion)이나 창자사이막신경절(장간막신경절, mesenteric ganglion)을 지난 후 창자에 이른다. 또, 창자에서 시작하는 많은 들(구심성, afferent)섬유들이 있어서 창자에서 발생하는 자극들의 정보를 중추신경계로 전달한다. 창자의 폄이나 화학적 자극, 허혈 등의 정보가 중추신경계로 전달되어 위장관반사(위소장반사, gastrointestinal reflex)를 일으킬 수 있다.

(2) 위장관호르몬

위장관에서 분비되는 호르몬들은 위장관 운동성 조절에 중요한 영향을 미친다. 위의 날문방(antrum)에 있는 G세포에서 분비되는 가스트린(gastrin)은 위가 팽창될 때나 미주신경의 자극, 단백질 분해산물의 자극 등에 의해 분비되어 위산분비를 일으키고 위점막의 성장을 일으킨다.

콜레시스토키닌(cholecystokinin, CCK)은 샘창자(십이지장, duodenum)와 빈창자(공장, jejunum)의 점막에 있는 I세포에서 분비된다. 콜레스시토키닌은 장 내용물 중 지방성분에 의해 분비가 촉진되어 쓸개의 수축을 일으키고 지방소화에 도움을 주는 쓸개즙이 분비된다. 또, 위의 운동성을 약화시켜 위에서 샘창자, 작은창자로 음식물이 천천히 내려올 수 있도록 한다.

세크레틴(secretin)은 샘창자의 S세포에서 분비되는데, 샘창자에 위에서 분비된 산성 용액의 자극이 있을 때 그 분비가 일어난다. 세크레틴은 주로 샘창자에서 중탄산염을 분비하게 만들어 위산을 중화시킬 수 있다. 위억제펩티드(gastric inhibitory peptide, GIP)는 작은창자 윗쪽에서 분비되는데, 주로 지방산과 아미노산의 자극에 의해 분비된다. 위억제펩티드는 위의 운동성을 떨어뜨려 작은창자가 음식물로 가득 차 있을 때 위에서 음식물의 전달이 느려지게 한다. 또, 인슐린 분비를 촉진하는 기능도 가지고 있다. 모틸린(motilin)은 금식 시 상부 샘창자에서 분비되고 위장관 운동을 촉진시킬 수 있다.

표 12-1 위장관 호르몬의 종류와 기능

분비호르몬	분비위치	기 능
가스트린(gastrin)	위의 G세포	• 미주신경자극 • 위산 분비 자극 • 위 점막의 성장
CCK (cholecystokinin, 콜레시스토키닌)	샘창자·빈창자 점막의 I세포	• 쓸개 수축 → 쓸개즙 분비 • 위의 운동성 억제
세크레틴(secretin)	샘창자의 S세포	• 중탄산염 분비 촉진 → 위산 중화 • 위와 샘창자의 운동 억제
GIP (gastric inhibitory peptide, 위억제펩티드)	작은창자 상부 점막	• 위의 운동성 억제 • 인슐린 분비 촉진
모틸린(motilin)	금식 시 샘창자	• 위장관 운동 촉진

4) 위장관의 운동

위장관에는 추진운동(propulsive movement)과 혼합운동(mixing movement) 두 가지 종류의 운동이 나타난다. 추진운동의 기본은 꿈틀운동(연동, peristalsis)이다. 튜브에서 치약을 짜낼 때처럼 위장관의 수축된 부분이 앞으로 움직이면서 내용물을 앞으로 이동시키는 운동이 꿈틀운동이고 곧 추진운동이다. 위장관에 음식물이 모여 위장관이 펴지면 이에 자극을 받아 꿈틀운동이 시작된다.

꿈틀운동은 기본적으로 입안과 항문, 양쪽 방향으로 일어날 수 있지만 입안 방향의 꿈틀운동은 얼마 못가 사라지는 반면, 항문방향의 꿈틀운동은 오랫동안 먼 거리를 움직인다. 꿈틀운동이 일어나면서 음식물이 전달되고 위장자에 계속적인 신호가 전해지면서 꿈틀운동이 지속된다. 이렇게 꿈틀운동은 입에서 항문방향으로 일어난다. 근

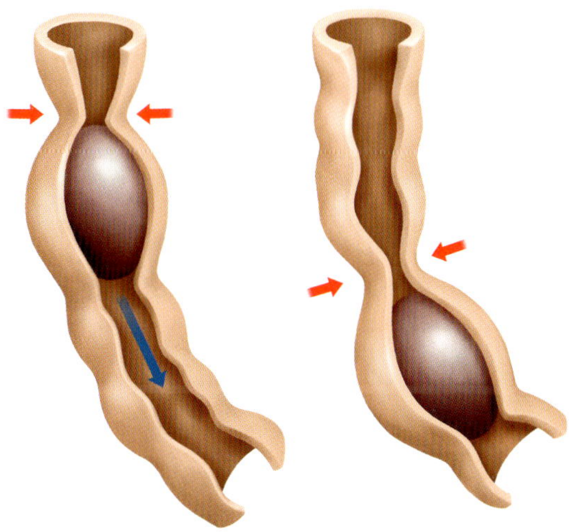

그림 12-3 꿈틀운동(연동)

육층 신경얼기가 없는 사람의 경우 꿈틀운동이 없거나 아주 미약하게 나타나는 것이 관찰되어 꿈틀운동은 근육층 신경얼기에 의해서 일어나는 것으로 생각된다(그림 12-3).

혼합운동은 위장관의 다양한 부분에서 다양한 양상으로 일어난다. 위장관의 어떤 부분에서는 추진운동인 꿈틀운동에 의해서 내용물의 혼합이 일어나기도 한다. 꿈틀운동에 의해 위장관 내용물이 앞으로 옮겨지지만, 그 앞부분이 위장관 조임근에 의해 닫혀 있다면 내용물은 더 이상 앞으로 옮겨지지 못하고 섞이게 될 것이다. 혹은, 위장관의 다양한 부분에서 꿈틀운동과는 관계가 없는 압축성 수축이 간헐적으로 일어난다. 이 수축은 꿈틀운동처럼 일정한 방향성을 갖고 있는 것이 아니라 단순히 밀가루를 반죽할 때처럼 여기저기서 내용물을 누른다. 이 과정을 통해 위장관 속에서 음식물과 소화액 등이 섞일 수 있게 된다.

5) 위장관의 혈액순환

위장관은 다른 조직들과는 다른 순환계통을 갖는다. 동맥으로부터 뻗어 나온 모세혈관을 통해 흡수한 영양분과 노폐물을 전달하고 필요한 산소나 다른 영양소를 받는다. 위장관조직과 물질교환을 한 모세혈관은 ❶ 간문맥(hepatic portal vein)을 통해 모인다. 문맥으로는 위장관의 혈액뿐 아니라 지라(비장), 이자(췌장)로 공급된 혈액도 함께 모인다. 문맥은 간의 굴모양혈관(sinusoid)을 통해 ❷ 간세포(hepatocyte)와 물질교환을 하고 ❸ 간정맥(hepatic vein)으로 흘러들어가 온몸순환인 ❹ 아래대정맥(하대정맥, inferior vena cava)으로 합쳐진다. 즉 위장관으로 향하는 혈류는 위장관에서 한번, 간에서 한번 총 두 번의 모세혈관을 거친다. 위장관에서 흡수된 대부분의 수용성 영양소들은 문맥을 통해 간으로 전달되고 간세포는 이중 50~75%를 저장한다. 반대로 지방을 포함한 지용성 영양소들은 문맥을 통하지 않고 유미관(암죽관)을 통해 림프계로 흡수되고 가슴림프관(흉관, thoracic duct)을 통해 온몸순환으로 돌아간다(그림 12-4).

그림 12-5와 같이 위장관의 혈관들이 위장관벽으로 들어오면 먼저 위장관의 운동을 일으키는 근육층과, 영양소 흡수를 위한 점막층, 그리고 위장관의 흡수기능과 분비기능에 도움을 주는 점막하층으로 각각 분포한다. 이 혈관들은 근육층이 풍부하게 발달해 있어 소화기계의 혈류를 능동적으로 조절할 수 있다. 예를 들어 음식물이 들어와 위장관의 운동과 흡수가 활발히 일어날 때는 안정시보다 혈류량이 8배까지 증가할 수 있다.

이런 작용은 위장관에서 분비되는 호르몬에 의해 주로 조절된다고 여겨지는데 콜레시스토키닌, VIP, 가스트린, 세크레틴, 칼리딘, 브라디키닌 등의 물질이 위장관혈류를 증가시킬 수 있다. 또, 위장관의 산소농도가 감소하면 이 역시 혈관확장을 자극해 혈류를 증가시킬 수 있다. 또, 신경계 역시 위장관의 혈류에 영향을 미칠 수 있는데, 부교감신경의 자극은 위장관으로 향하는 혈관을 확장시켜 혈류량을 늘리고 위장관의 분비능력을 상승시키는데 비해 교감신경의 자극은 혈관을 수축시켜 혈류량을 줄인다. 특히 전신의 혈류량이 부족할 때 교감신경이 자극되어 소화기계보다 중요한 기관으로 우선적으로 혈류를 보낼 수 있게 한다.

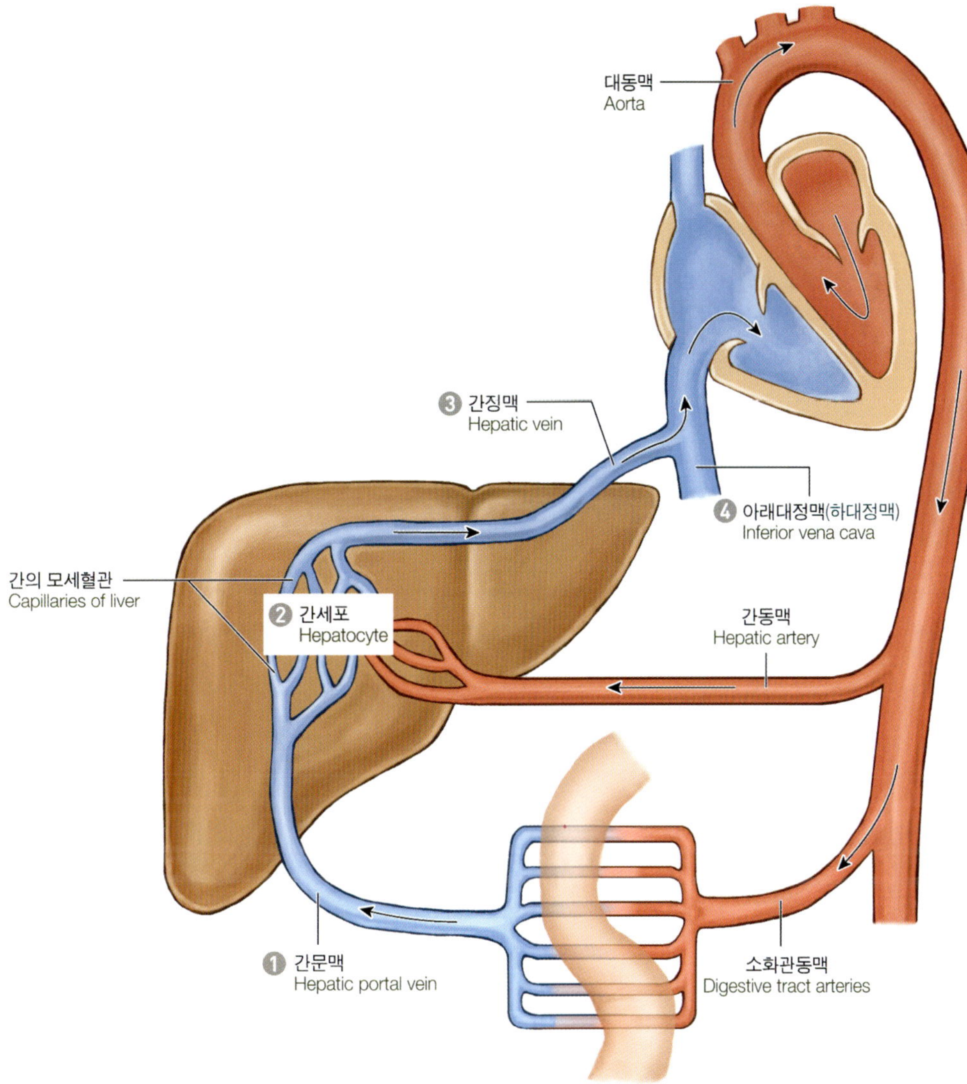

그림 12-4 간 문맥계

그림 12-5를 보면 융모에 분포하는 미세혈관들을 볼 수 있다. 이 혈관들은 콩팥의 역류기전(countercurrent mechanism)처럼 작동해 융모 끝부분의 산소농도가 낮은 상태로 유지된다. 융모 바닥부분에서는 산소가 풍부한 세동맥에서 확산이 일어나 세정맥으로 산소가 퍼진다. 따라서 융모 끝부분으로 갈수록 세동맥의 산소농도는 낮아져 제대로 산소공급을 하지 못할 수 있다.

일반적인 상황에서 이런 기전 때문에 융모가 손상 받지는 않지만 전신적으로 저산소상태이거나 혈류가 충분하지 못한 상황에서는 산소가 부족하여 융모가 손상 받을 수 있다. 융모가 손상을 받으면 위장관의 흡수 능력이 감소해 심각한 상황을 유발할 수 있다.

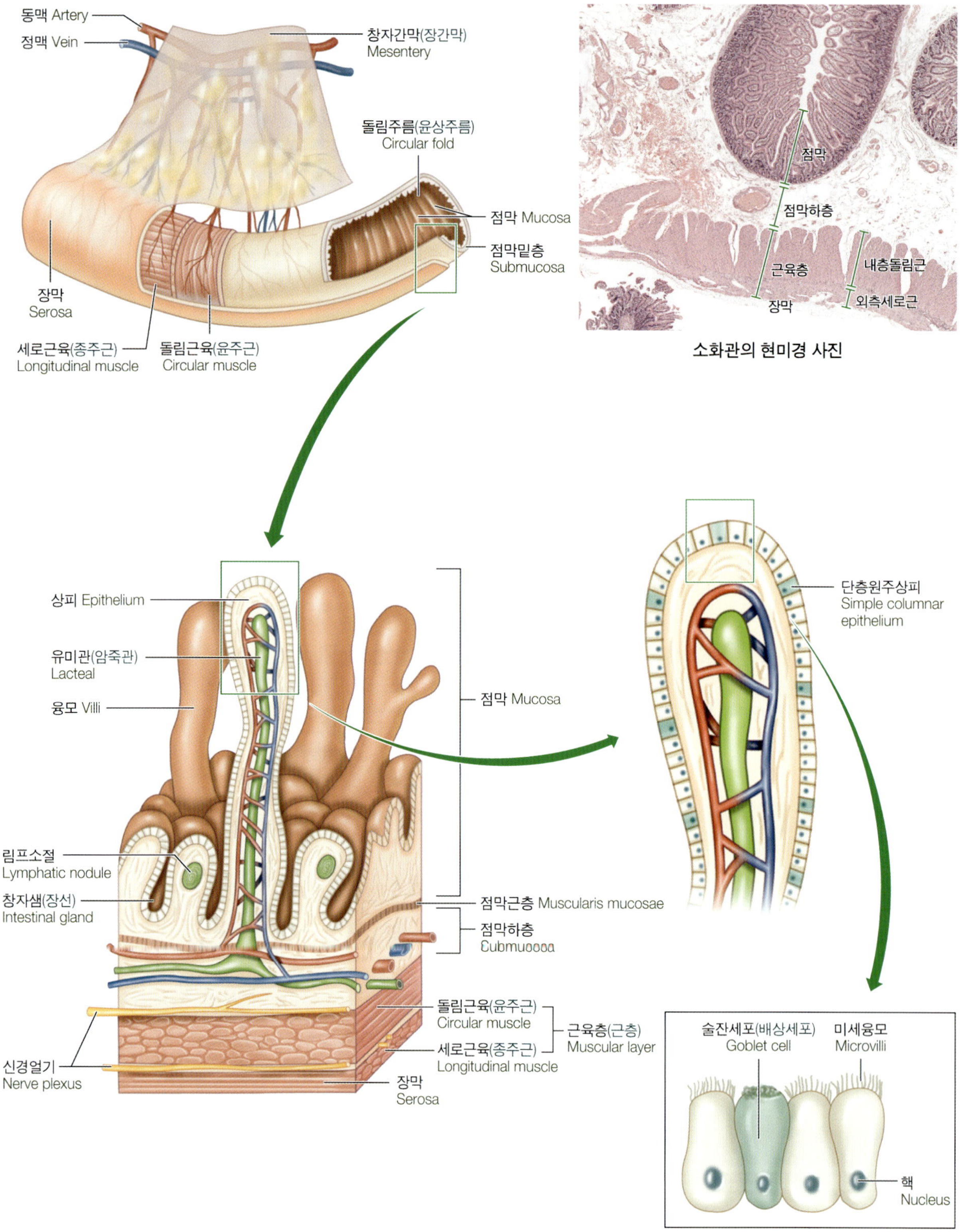
동맥 Artery
정맥 Vein
창자간막(장간막)
Mesentery
돌림주름(윤상주름)
Circular fold
점막 Mucosa
점막밑층
Submucosa
장막
Serosa
세로근육(종주근)
Longitudinal muscle
돌림근육(윤주근)
Circular muscle
점막
점막하층
근육층
장막
내층돌림근
외측세로근
소화관의 현미경 사진
상피 Epithelium
유미관(암죽관)
Lacteal
융모 Villi
점막 Mucosa
림프소절
Lymphatic nodule
창자샘(장선)
Intestinal gland
점막근층 Muscularis mucosae
점막하층
Submucosa
돌림근육(윤주근)
Circular muscle
세로근육(종주근)
Longitudinal muscle
근육층(근층)
Muscular layer
신경얼기
Nerve plexus
장막
Serosa
단층원주상피
Simple columnar
epithelium
술잔세포(배상세포)
Goblet cell
미세융모
Microvilli
핵
Nucleus

그림 12-5 소화관 벽

2 소화관에서 일어나는 음식물의 이동과 혼합

소화기계가 영양분을 적절히 소화하고 흡수하기 위해서는 소화기계의 각 부분에서 음식물의 이동과 혼합이 효율적으로 일어나야 한다. 음식물의 이동과 혼합을 일으키는 운동이 위장관의 여러 부분에서 어떻게 일어나고 조절되는지 자세하게 알아보도록 하겠다.

1) 입 안(구강, Oral cavity)

입안에서는 일차적으로 들어온 음식물을 씹는다. 입안의 위턱과 아래턱에는 단단한 치아가 있어서 음식물들을 절단하고 뭉갤 수 있다. 턱 근육은 강력해서 어금니의 경우 90kg의 힘으로 입을 다물 수 있다. 대부분의 턱 근육에는 제5뇌신경인 삼차신경(trigeminal nerve)의 신경가지들이 분포해 있다.

씹기(mastication)는 대뇌겉질(cerebral cortex)수준에서 유발될 수도 있고, 시상하부(hypothalamus)나 편도체(amygdala) 영역 혹은 뇌줄기(뇌간, brain stem)에 있는 핵에서 반사작용을 통해 일어날 수도 있다. 음식물이 입 속으로 들어오게 되면 턱 근육의 이완이 일어나고 위턱과 아래턱 사이가 멀어진다. 이때 턱 근육이 펴지며 반사적으로 다시 턱 근육의 수축이 일어나고 음식물이 씹히게 된다. 이런 과정을 씹기반사(chewing reflex)라고 한다.

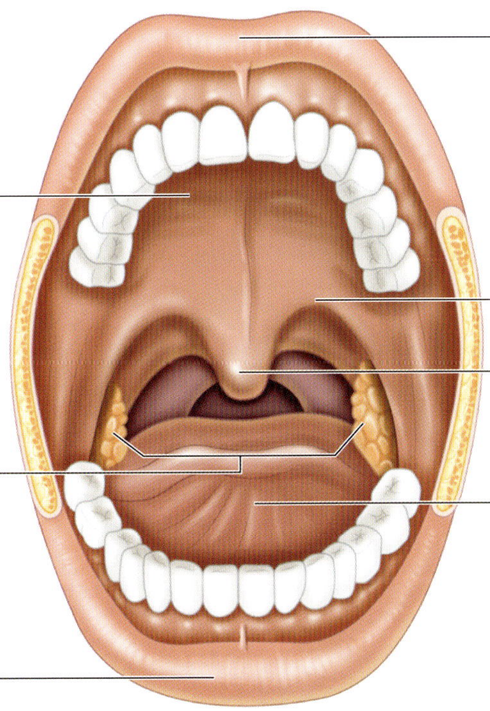

그림 12-6 입안(구강)

입안에서 이런 과정이 일어남으로서 효과적인 소화가 일어날 수 있는데, 그 이유는 먼저 소화효소가 음식물을 소화시킬 때 소화효소와 음식물이 서로 닿는 표면적의 넓이가 중요하기 때문이다. 입안에서 일어나는 저작운동이 음식물을 잘게 부숨으로서 음식물의 표면적을 넓히고 소화효소와 닿는 면을 늘릴 수 있다. 또, 과일이나 채소 등의 영양소는 소화되지 않는 셀룰로오스막(cellulose membrane)에 의해 둘러싸여 있는데 저작운동이 이 셀룰로오스막을 파괴시킴으로서 과일이나 채소의 영양소를 소화할 수 있게 도와준다(그림 12-6).

2) 인 두(Pharynx)

입안과 식도를 이어주는 인두에서는 독특한 삼킴운동(연하운동, swallowing)이 일어난다. 인두에서 일어나는 삼킴운동이 독특한 이유는 호흡도 인두를 통해 일어나기 때문이다. 소화기계로 향하는 식도와 호흡기계로 향하는 기도, 이 두 통로가 모두 인두에 연결되어 있기 때문에 조금 특별한 운동이 필요하다. 삼킴운동은 그 시기별로 수의기(voluntary stage), 인두기(pharyngeal stage), 식도기(esophageal stage)로 나뉜다(그림 12-7).

❶ 수의기는 입안에서 저작운동을 거쳐 잘게 부서진 음식물은 넘어갈 준비가 되었을 때 혀에 의해 뒤로 밀려 인두로 넘어온다. 혀는 뒤, 위로 올라가며 입천장과 만나고 사이에 있던 음식물은 압박되어 수의적으로 넘어가게 된다. 이 이후의 삼킴운동은 불수의적으로 일어나며 멈출 수 없다.

❷ 인두기는 인두 삼킴이 유발되고 음식물이 인두 안으로 넘어가는 단계이다. 음식물은 이동하면서 인두의 시작부분에 있는 편도기둥(tonsilar pillar)의 삼킴수용체(swallowing receptor)를 자극해 삼킴운동을 시작시킨다. 삼킴수용체는 삼차신경과 혀인두신경(설인신경, glossopharyngeal nerve)을 통해 신호를 전달한다. 이 신호는 고립

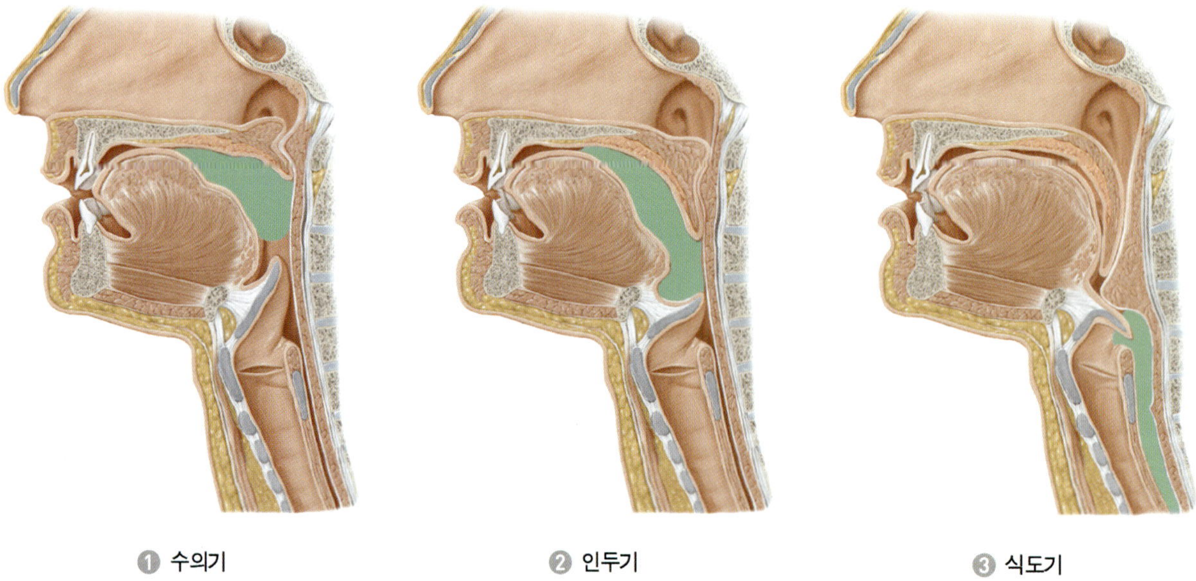

그림 12-7 삼킴운동(연하운동, Swallowing)

로(tractus solitarius)를 통해 숨뇌로 들어간다. 숨뇌의 삼킴중추(연하중추, swallowing center)는 다시 입안과 인두, 후두, 식도로 반사파를 내어 삼킴운동을 일으킨다. 먼저 물렁입천장(연구개, soft palate)은 위로 밀려 올라가 음식물이 위로 역류해 비강으로 가는 것을 막는다. 인두 양쪽에 있는 구개인두궁(입천장인두활, palatopharyngeal arch)은 안쪽으로 당겨져 인두의 틈을 좁히고 씹기가 충분히 되지 않은 너무 큰 음식물이 넘어가지 못하게 한다. 후두덮개(후두개, epiglottis)는 닫히고 성대는 모아진다. 후두는 앞, 위로 당겨져 후두개가 열리지 못하게 한다. 이 작용들은 음식물이 후두, 기관으로 넘어가지 못하도록 해 준다. 후두가 앞, 위로 이동하면서 식도의 입구부분이 넓게 확장되고 상부식도조임근(상부식도괄약근, upper esophageal sphincter)이 이완되어 음식물이 넘어갈 수 있도록 한다. 이 조임근은 삼킴작용 사이에 강하게 닫혀 음식물을 삼키면서 공기가 같이 삼켜지지 않도록 한다.

❸ 식도기는 꿈틀운동으로 음식물이 식도를 통과하여 위장으로 옮겨지는 단계로 식도로 넘어간 음식물은 꿈틀운동을 통해 빠르게 식도아래로 전해진다. 이 과정은 아주 빠르게 일어나 인두로 들어온 음식물이 식도로 내려가기까지 2초가 채 걸리지 않는다.

3) 식 도(Esophagus)

식도로 넘어온 식괴는 꿈틀운동을 통해 하부식도와 위로 전달된다. 식도에서 일어나는 꿈틀운동의 종류에는 두 가지가 있는데 일차꿈틀운동(primary peristalsis)과 이차꿈틀운동(secondary peristalsis)이다. 일차꿈틀운동은 인두에서 식괴가 넘어옴과 동시에 인두의 연동파가 전달되어 식도도 연속적으로 꿈틀운동을 일으키는 것이다. 이차꿈틀운동은 일차꿈틀운동에 의해 식괴가 모두 아래쪽으로 전달되지 못했을 때 식도에 신전성 자극이 가해지고 이 자극은 미주신경을 통해 숨뇌로 전해진 다음 설인신경과 미주신경을 통해 다시 돌아와 반사를 일으킨다. 이 자극에 의해 이차꿈틀운동이 일어나고 남아있는 식괴가 아래쪽으로 움직일 수 있다.

식도와 위가 만나는 지점 3cm 위에는 하부식도조임근(하부식도괄약근, lower esophageal sphincter)이라고 하는 근육이 있다. 이 부분은 식도가 가로막(횡격막, diaphragm)을 관통하는 부분으로 횡격막과 함께 위에서 음식물이 역류하는 것을 막는 작용을 한다. 평상시에는 하부식도조임근이 30mmHg 정도의 압력으로 닫혀있지만 꿈틀운동이 전해지면 수용성 이완(receptive relaxation)이 일어나 열리게 되고 음식물이 위로 전달될 수 있게 한다.

이완파(relaxation wave)가 흥분파보다 먼저 내려가면서 식도를 이완시키고 위에서 내려올 음식물을 받을 수 있게 한다. 이후 꿈틀운동이 일어날 때 식도근육의 흥분파가 전해지면서 음식물을 아래로 밀어낸다. 하부식도조임근이 이완되는 이유도 이 이완파의 작용이고, 이완파에 의해 위도 이완되면서 음식물을 담을 준비를 한다. 식도 상부 1/3은 뼈대근육(골격근, skeletal muscle)과 같은 가로무늬근(횡문근, striated muscle)이고 아래쪽 2/3은 민무늬근(평활근, smooth muscle)이다. 식도에는 미주신경이 분포하고 있으면서 식도의 근육층 신경얼기에 가지를 내고 이를 조절하면서 효과적으로 꿈틀운동이 일어날 수 있게 한다.

4) 위(Stomach) (그림 12-8)

위는 식도에서 전해진 식괴를 받아 저장하고 위산과 단백질 소화효소를 포함한 위액을 분비해 식괴와 위액을 혼합하여 미즙(chyme)을 만든다. 만들어진 미즙을 샘창자로 보내는데, 이때 샘창자가 받아들일 수 있는 속도로 내보내게 된다. 이런 기능을 위해 위에는 위만의 특이한 운동기능이 있다(그림 12-9).

먼저, 위로 음식물이 들어오면 위에 위치한 미주신경으로 신호가 전해지고 뇌줄기를 거쳐 다시 미주신경을 통해 위로 돌아온다. 이 과정을 미주-미주반사(vago-vagal reflex)라고 하고, 이 반사를 통해 위는 이완되어 음식물을 저장할 수 있게 된다. 음식물이 저장될 때 위는 0.8~1.5L까지 늘어나면서 내압을 낮게 유지하면서 많은 양을 받아들일 수 있다. 위에는 다양한 종류의 샘(gland)이 풍부하게 존재해서 위산을 비롯한 많은 소화효소들을 분비할 수 있다. 위액이 분비되면 혼합파(mixing wave)가 위의 몸통부분(body)에서 시작해 위벽을 따라 유문(pylorus)

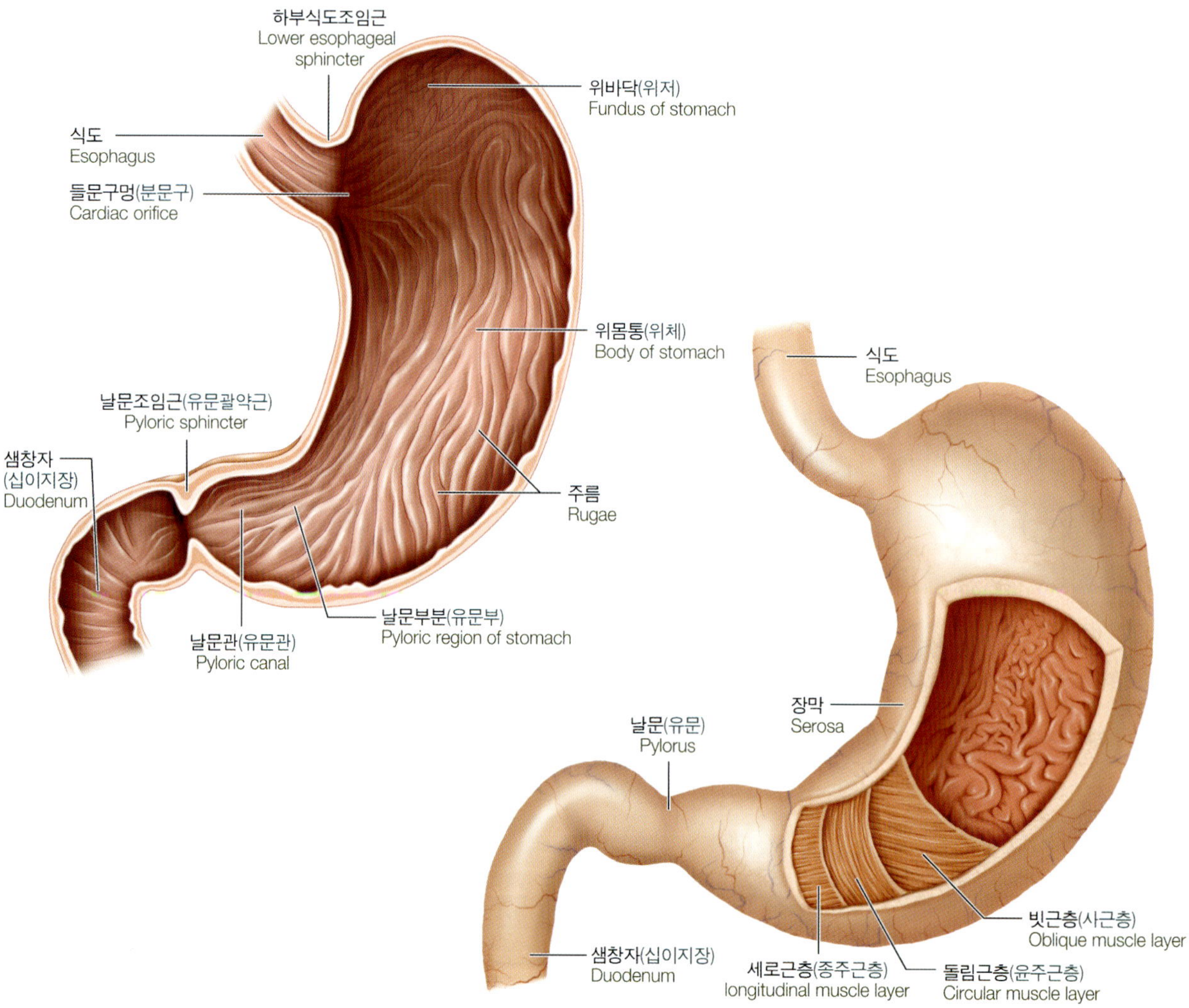

그림 12-8 위

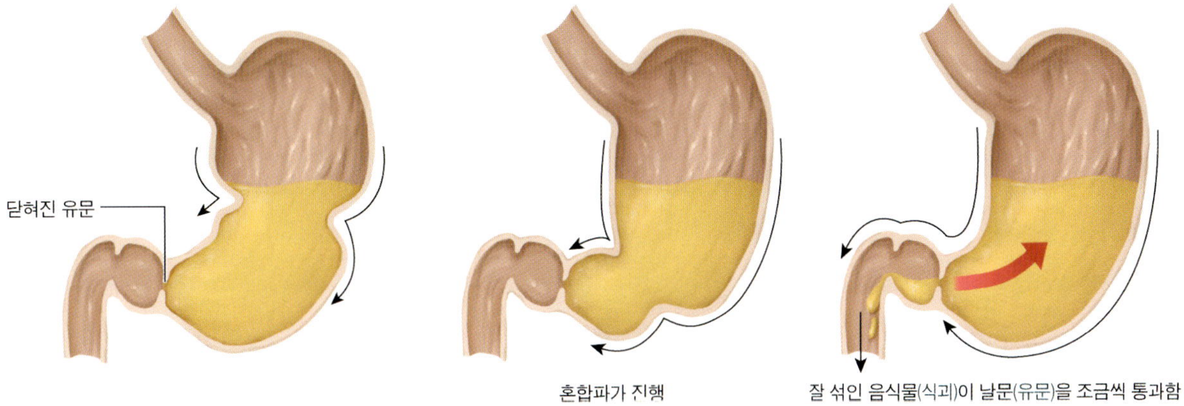

그림 12-9 위혼합운동

으로 향한다. 이 혼합파는 위 내부에 음식이 있을 때 1분에 3~4번씩 발생한다. 이 혼합파는 민무늬근의 활동전위 중 느린파에 의해 발생한다. 위가 늘어날수록 민무늬근은 탈분극되어 느린파에 의해 가시전위가 유발될 가능성이 높아지고 가시전위가 발생하면 수축이 일어난다. 혼합파에 의해 위 내부의 음식물-위액 혼합물은 유문 쪽으로 밀려난다. 이때 위와 샘창자의 연결부분에 있는 조임근인 유문조임근(pyloric sphincter)은 강하게 수축해 있어 아주 적은 양만 통과시키고 나머지는 위의 날문방(antrum)에 갇힌 채 혼합된다. 혼합파가 날문으로 내려오면서 날문방의 내용물이 오히려 위 몸통부분으로 쥐어짜져 올라가는 역류(retropulsion)가 생기기도 한다. 이런 기전을 통해 위 속에서 음식물과 위액이 혼합되고 미즙이 생성된다. 간혹 위가 비어 있음에도 이런 혼합파와 비슷한 양상의 수축파가 위에서 발생하기도 한다. 이를 배고픔수축(hunger contraction)이라 한다. 공복수축은 혈당이 낮은 경우, 젊고 위장관의 활동성이 높은 사람의 경우 잘 나타난다. 간혹 이 수축에 의해 빈속통증(hunger pang)이 나타날 수도 있다.

위에서 일어나는 혼합파는 점점 강해져 꿈틀운동과 같은 추진파가 되고 조직적으로 음식물을 밀어낸다. 위의 날문조임근은 평소에도 긴장성 수축을 하고 있어 수 mm의 틈밖에 없지만, 위 내용물이 잘 섞이면 mm의 틈으로도 위에서 빠져나올 수 있다. 미즙이 빠져나가고 위가 줄어들면서 꿈틀운동파의 시작부위가 점점 위 몸통부분에서 분문방향으로 올라가고 위 전체의 내용물이 섞이고 샘창자로 넘어간다. 꿈틀운동파의 수축력은 점점 강해져서 50~70mmH_2O에 이르기도 한다. 위에서 샘창자로의 배출은 위에서 발생되는 신호도 영향을 미치지만 샘창자에서 보내는 신호가 더 큰 영향을 미친다. 샘창자에 너무 많은 미즙이 도달하면 샘창자는 장내신경계를 통해서든, 미주신경을 통한 반사를 이용해서든, 교감신경을 이용해서든 위에 억제신호를 보내 날문부에서 일어나는 펌프작용을 약하게 하고 날문조임근을 더 강하게 수축시킨다. 또, 샘창자의 팽창 정도 뿐 아니라 샘창자 점막의 산성도도 영향을 미치는데, 산성도가 낮다는 것은 곧 위에서 많은 위산이 배출되어 샘창자에 도달했음을 의미하기 때문이다.

샘창자의 pH가 낮아질수록 억제성 신호의 발생이 증가해 위에서 음식물의 배출이 느려진다. 이 외에도 샘창자

점막의 자극이나 미즙의 삼투질 농도, 단백질 분해산물의 양이 위 배출과 연관되어 있다. 점막에 대한 자극이 많을수록, 삼투질 농도가 등장성에서 거리가 멀수록, 단백질 분해산물이 많을수록 위배출속도가 느려진다.

위에서는 위 내부의 음식량이 많을수록 위배출시간이 길어진다. 위에서 샘창자로 음식물을 보내는 힘이 약해진다는 뜻이다. 반대로 위 내부에 단백질 분해산물이 많아질 경우 가스트린(gastrin)이라는 호르몬이 분비되어 위의 운동능력을 상승시키고 위배출 시간을 단축시킨다. 샘창자와 상부 빈창자(공장, jejunum)에 지방이 많아지면 이 지방들은 상피세포의 수용체와 결합하거나 다른 방식으로 호르몬을 분비하게 한다. 주로 콜레시스토키닌(cholecystokinin, CCK)이라는 호르몬이 분비되어 쓸개의 수축을 일으켜 쓸개즙을 분비하게 하는 것 외에도 가스트린을 억제해서 위배출 시간을 지연시킨다. 또, 위억제 펩티드(Gastric Inhibitory Peptide, GIP)가 분비되어 인슐린의 분비를 촉진시키기도 하지만 위장관의 운동성을 저해한다.

5) 작은창자(소장, Small intestine) (그림 12-10)

작은창자에서도 위와 마찬가지로 혼합파와 꿈틀운동파가 나타나 내용물을 섞고 항문쪽으로 밀어낸다. 작은창

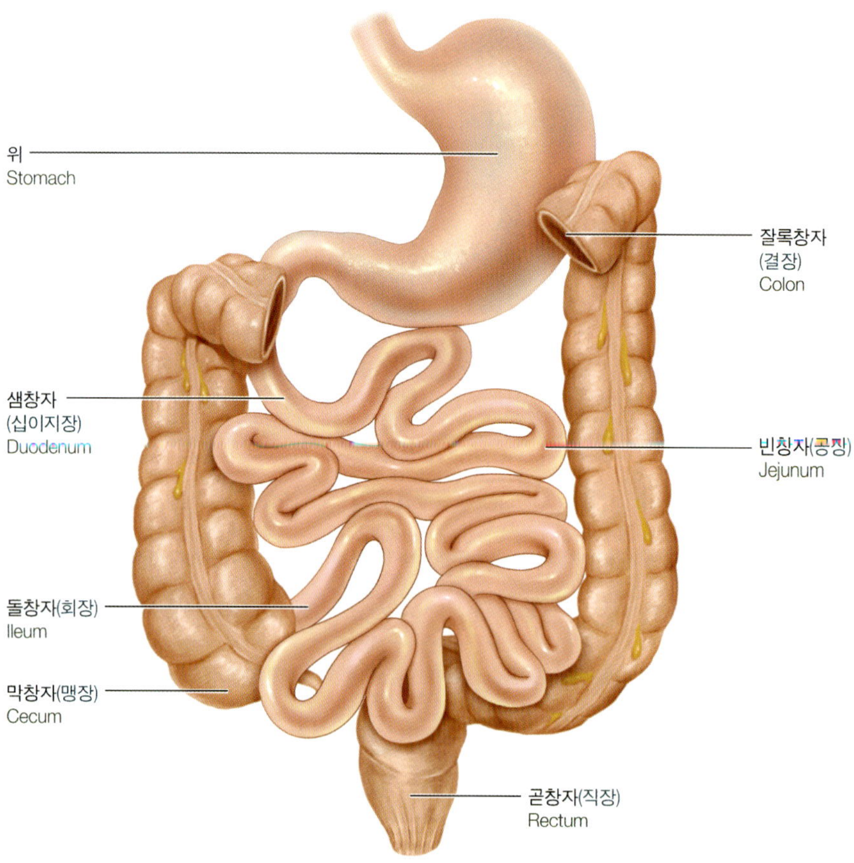

그림 12-10 작은창자(소장)

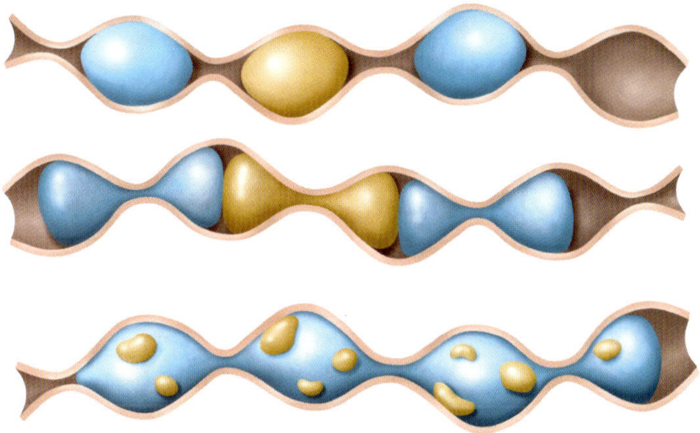

작은창자(소장)의 분절운동에 의해 내용물이 섞임

그림 12-11 분절운동

자는 6~8m에 이르는 긴 위장관으로 혼합운동도 위와는 다르게 일어난다. 작은창자는 음식물들을 섞기 위해 분절운동(segmentation)을 일으킨다. 음식물에 의해 작은창자의 벽이 확장되면 작은창자의 벽은 국소적으로 활성을 띠어 수축을 시작한다. 작은창자는 그림 12-11과 같이 수축하며, 수축이 일어났던 지점 사이에서 다시 수축이 일어나 작은창자 속에 있는 미즙은 계속해서 섞일 수 있다. 이 운동은 민무늬근의 활동전위 중 느린파에 의해 유발되어 분당 8~9회 정도 일어나고 최대 12회까지도 일어날 수 있다.

작은창자의 추진운동은 상대적으로 느리게 일어난다. 식도에서와 같은 꿈틀운동(peristalsis)을 통해 내용물을 추진시키는데, 그 속도가 0.5~2.0cm/s 정도밖에 되지 않는다. 또, 운동의 힘이 약하고 잘 전달되지 않아 한번 발생한 꿈틀운동파는 보통 3~5cm 정도 전진하고 사라진다. 이 때문에 내용물은 분당 1cm 정도의 느린 속도로 움직이고 작은창자의 길이를 생각해 볼 때 음식물이 통과하기 위해서는 3~5시간의 긴 시간이 걸린다. 작은창자의 운동도 신경지배와 호르몬에 의해 조절되며, 분절운동은 작은창자벽의 폄에 의한 신호가 장내신경계를 통해 전달되면서 이루어진다. 또, 가스트린, 콜레시스토키닌, 인슐린, 모틸린(motilin), 세로토닌(serotonin)은 호르몬으로 작은창자의 운동성을 촉진시킨다. 반대로 세크레틴(secretin)과 글루카곤(glucagon)은 작은창자의 운동성을 저하시킨다.

작은창자에서 일어나는 특이한 운동으로 peristaltic rush라는 것이 있다. 작은창자로 넘어온 음식물이 자극적이거나 감염되어 점막을 심하게 자극할 때 작은창자에서 일어나는 꿈틀운동이 매우 강해진다. 덕분에 유해한 내용물이 머무는 시간을 최소화하고 빠르게 큰창자로 쏟아낼 수 있다.

작은창자의 점막층에 있는 점막근육층(muscularis mucosae)은 직접적으로 꿈틀운동이나 혼합운동에 관여하기보다는 보조적으로 소화에 도움을 준다. 점막근육층의 수축으로 인해 점막의 주름이 만들어지고 흡수의 효율이 증가될 수 있다. 또, 정맥이나 림프관속의 체액이 주변 뼈대근육의 수축에서 힘을 받아 흐르듯이 융모를 통해 흡수되어 유미관을 흐르는 지방성분들은 점막근육층의 수축에 힘을 받아 흐르고 더욱 잘 흡수될 수 있다(그림 12-12).

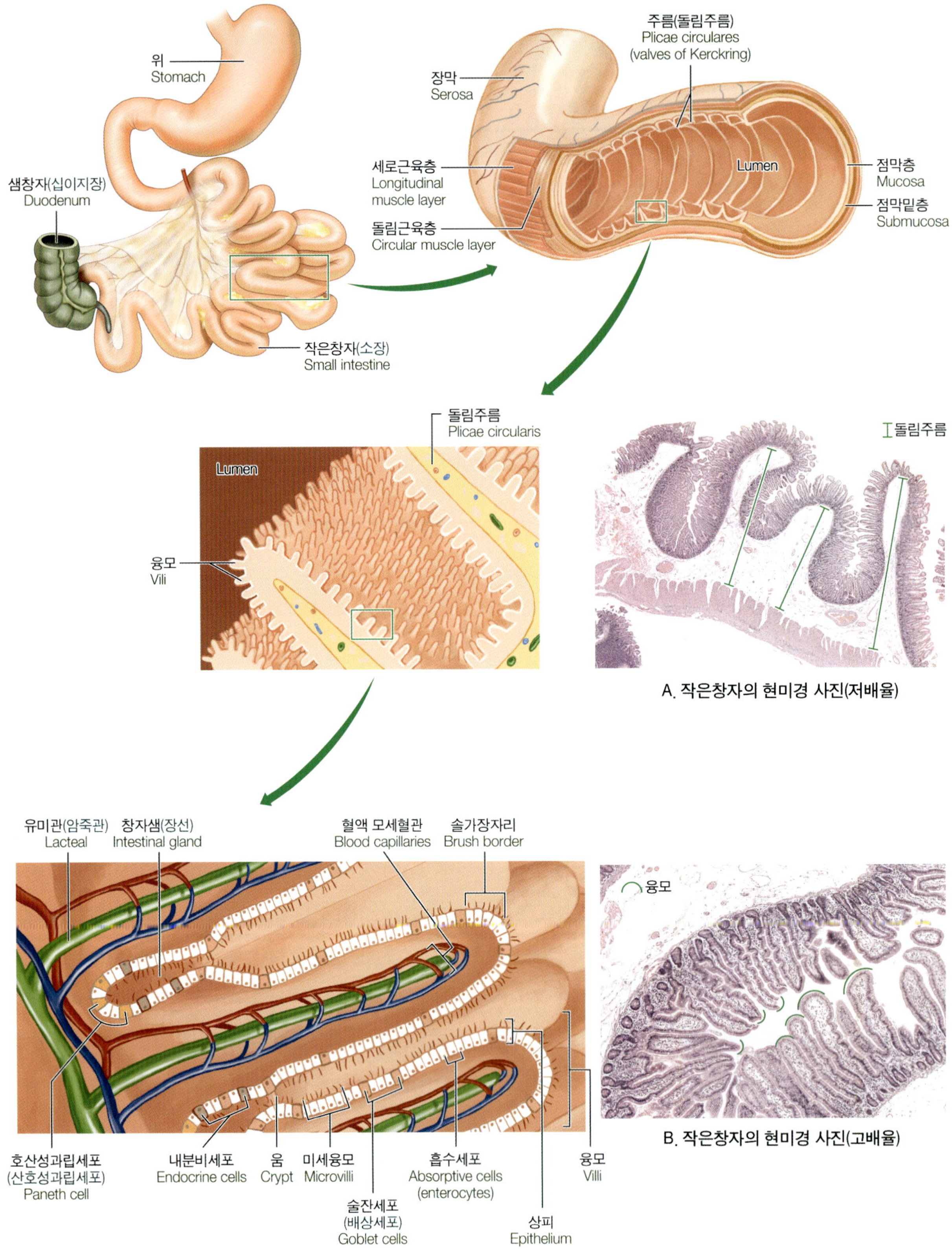

A. 작은창자의 현미경 사진(저배율)

B. 작은창자의 현미경 사진(고배율)

그림 12-12 작은창자(소장)벽의 구조

작은창자의 마지막부분인 돌창자(회장, ileum)와 잘록창자의 시작부분인 막창자(맹장, cecum)를 이어주는 부분에는 돌막창자판막(회맹판막, ileocecal valve)이라는 것이 있어 막창자에서 돌창자로 역류를 막아준다. 돌창자는 막창자쪽으로 조금 튀어나와있어 구조적으로도 역류를 방지할 수 있고, 돌막창자판막은 두터운 근육층을 가지고 있어 조임근으로서 기능할 수 있다. 돌막창자판막의 존재로 역류가 방지될 뿐 아니라 미즙 내용물이 작은창자에 머무르는 시간이 길어져 더 많은 영양분을 흡수할 수 있도록 해 준다.

6) 잘록창자(결장, Colon)

큰창자의 일부분인 잘록창자에서는 주로 수분과 전해질의 흡수가 일어나고 소화 및 흡수가 끝난 대변을 저장하게 된다. 잘록창자의 몸쪽부분 1/2에서는 주로 흡수가 일어나고 먼쪽부분 1/2에서는 저장이 이루어진다. 잘록창

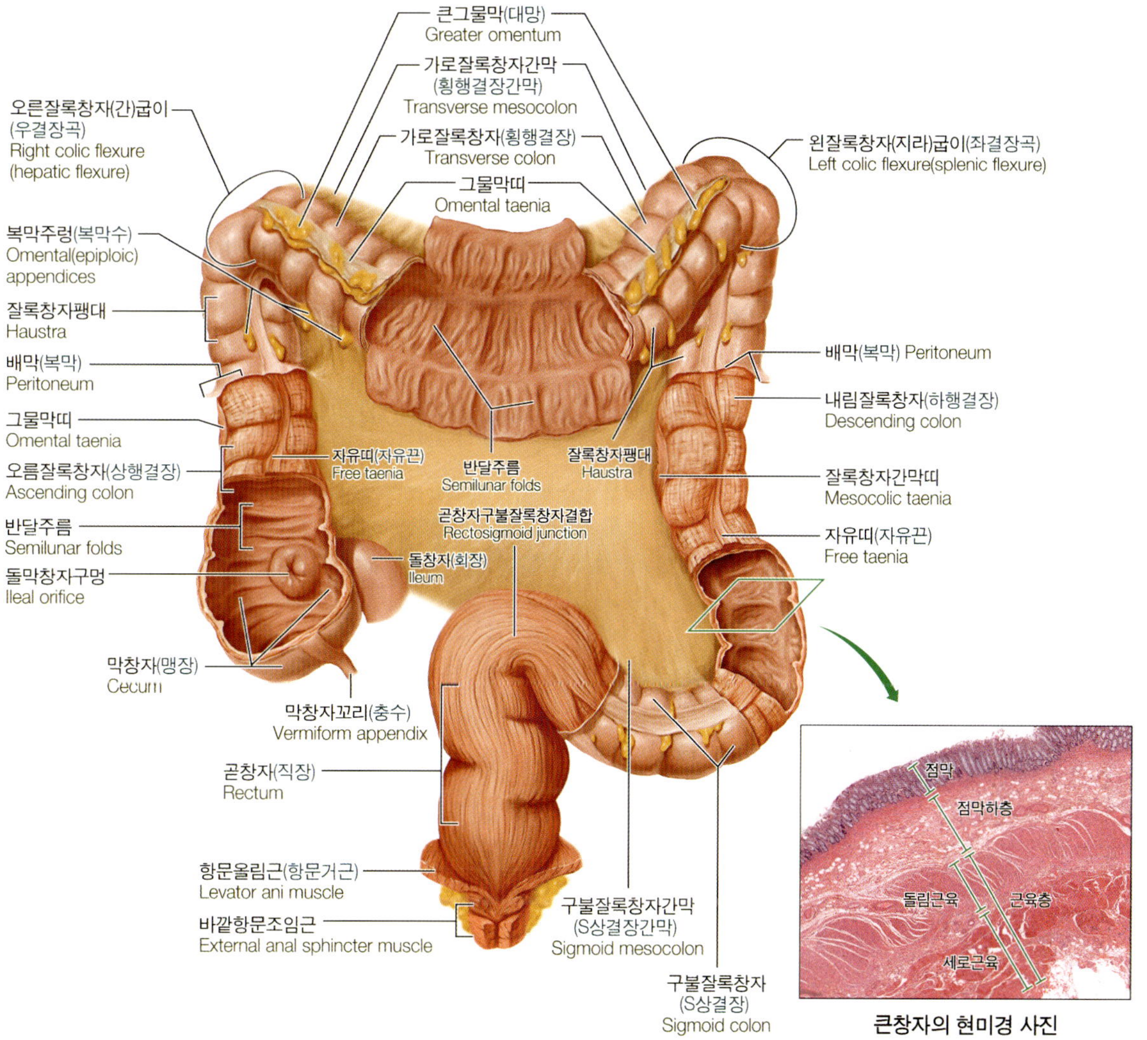

큰창자의 현미경 사진

그림 12-13 큰창자(대장)

자에서 일어나는 운동역시 작은창자처럼 혼합운동과 추진운동으로 나눌 수 있지만 잘록창자의 기능은 일반적인 상황에서 많은 운동을 필요로 하진 않아 느리고 약한 운동들이 주로 관찰된다(그림 12-13).

잘록창자는 1.5m의 길이를 갖고 있으며, 작은창자과 비슷한 양상의 혼합운동이 일어나는데, 특이한 점은 작은창자의 세로근육층은 잘록창자의 모든 부분에 있지 않고 세 부분으로 모여 있어 이 부분을 주름창자띠(결장대, teniae coli)라고 부른다. 이 주름창자띠와 돌림근육층의 일부가 수축하면서 분절운동을 일으킬 때 수축하지 않은 부분이 부풀어 오르는 것처럼 보인다. 이 부분을 팽대(haustration)라고 한다. 혼합운동에 의해서 잘록창자 내부의 물질은 천천히 전진하면서 파헤쳐지고 모든 내용물이 잘록창자의 벽과 만날 수 있게 된다. 이런 식으로 대변의 수분과 전해질이 고르게 흡수되어 하루에 1,500~2,000mL의 음식물 찌꺼기가 잘록창자로 넘어오지만 그중 대변으로 나가는 양은 80~200mL 밖에 되지 않는다. 혼합운동에 의해서 잘록창자의 내용물이 천천히 이동할 수 있지만 그 속도가 너무 느려 막창자에서 잘록창자의 끝부분까지 8~15시간이나 걸릴 수 있다. 수분흡수가 끝난 대변은 빠르게 저장부분으로 이동해서 배변될 준비를 해야 한다.

집단운동(mass movement)이라는 운동이 잘록창자에서 일어나 빠르게 대변을 운반한다. 이 집단운동은 위나 작은창자의 추진운동과 같은 양상으로 일어난다. 잘록창자에 대변이 차 있어 확장된 부분에서부터 수축이 시작된다. 돌림근육층이 수축해 수축환(contraction ring)이 만들어지고 수축환의 앞부분은 이완되면서 대변을 덩어리째

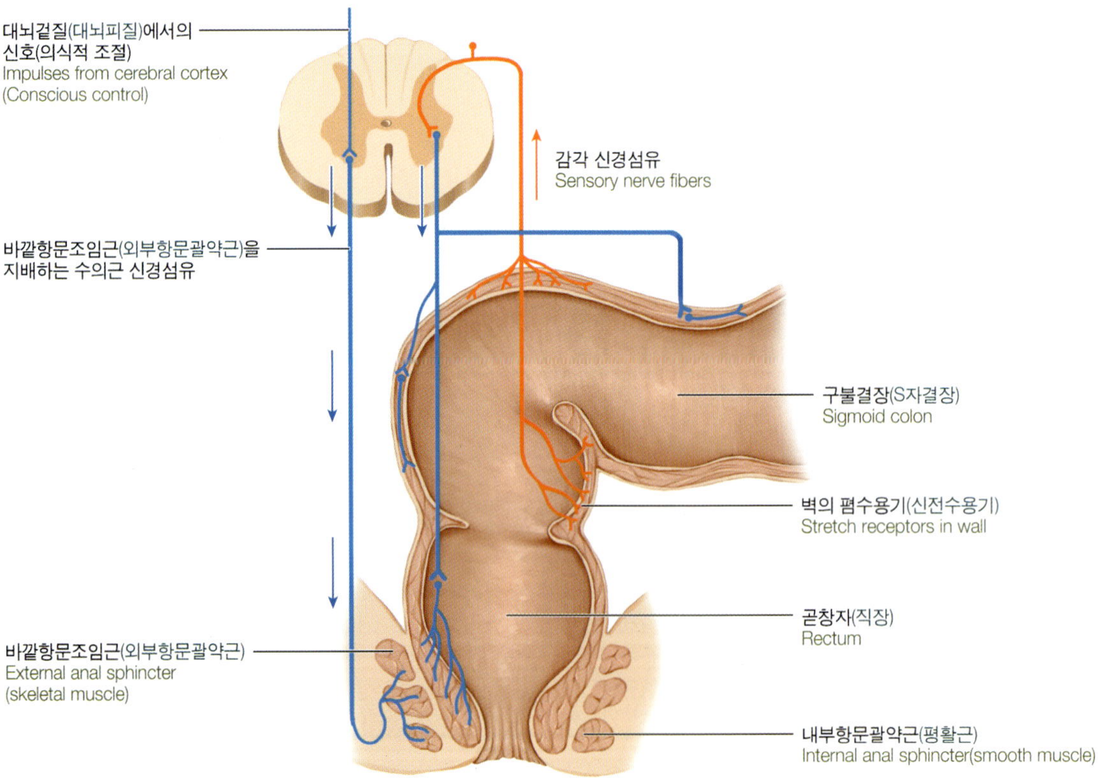

그림 12-14 배변

밀어낸다. 이런 운동이 15~30분가량 일어나면서 대변을 잘록창자의 마지막 부분까지 운반한다. 집단운동은 보통 식후에 잘 유발되는데, 위잘록창자반사(위결장반사, gastrocolic reflex)나 샘잘록창자반사(십이지장-결장반사, duodenocolic reflex)에 의해 일어난다. 위나 샘창자로 음식물이 들어와 팽창되면 잘록창자로 신호가 전달되어 집단운동이 일어난다. 혹은 잘록창자에 염증이나 손상을 일으킬 수 있는 자극이 있을 때에도 집단운동이 일어나 자극이나 염증을 일으키는 물질을 빨리 배출하려고 한다.

대변이 잘록창자를 지나 곧창자(직장, rectum)로 들어오게 되면 배변반사(defecation reflex)가 시작된다. 곧창자의 벽이 대변에 의해 확장되면 폄신호가 근육층 신경얼기를 통해 전달되어 내림잘록창자(하행결장, descending colon), 구불창자(S결장, sigmoid colon), 곧창자에 꿈틀운동파를 일으킨다. 꿈틀운동파가 진달되어 곧칭자의 속항문조임근(내부항문괄약근, inner anal sphincter)에 도달하면 내부항문조임근은 이완되어 대변이 내려갈 수 있게 한다. 속항문괄약근은 불수의적으로 조절되지만 바깥항문조임근(외부항문조임근, external anal sphincter)은 수의적으로 조절되어 어느 정도 의지에 따라 배변활동을 할 수 있다. 외부항문조임근은 의식적으로 억제신호를 보낼 때 이완하고 이외의 상황에서는 수축을 유지한다(그림 12-14).

3 소화관에서 일어나는 분비

소화관의 상피세포에는 흡수를 위한 상피세포뿐 아니라 분비를 위한 분비세포도 존재한다. 분비세포는 크게 두 종류로 나뉘는데, 하나는 소화효소를 분비해 영양소의 소화를 돕고, 또 다른 하나는 점액을 분비해 상피세포를 마찰과 손상으로부터 보호한다. 분비세포들은 상피세포의 결에 상피세포와 나란히 존재하기도 하지만 위장관의 점막 깊숙이 파고들어 모여 있기도 하다. 어떤 분비세포들은 더욱 크게 모여 침샘이나 이자처럼 하나의 분비기관을 형성하기도 한다.

1) 분비가 일어나는 기본기전

(1) 상피의 접촉에 의한 분비

위장관의 벽에 음식물이 접촉하면 이에 대한 접촉자극과 음식물의 성분에 의한 화학적 자극, 그리고 음식물의 부피에 의한 내장벽의 폄에 의해 상피와 분비샘의 분비세포들이 자극받아 점액과 소화액의 분비가 일어난다.

(2) 신경계의 자극에 의한 분비

부교감신경계는 대부분의 분비세포에서 분비를 일으킨다. 부교감신경섬유가 분포하고 있는 미주신경과 혀인두신경이 지배하는 침샘, 식도, 위, 이자, 샘창자는 부교감신경에 의해 자극받아 분피세포의 분비를 일으키고, 골반신경에 들어있는 부교감신경섬유는 큰창자 하부 1/3의 분비샘을 자극한다. 이에 속하지 않는 나머지 작은창자와 큰창자 상부의 분비샘들은 국소적인 자극과 호르몬에 의해 분비가 조절된다. 교감신경은 분비샘으로 향하는 혈관을 수축시키고, 분비샘 자체에 대해서는 약간 분비를 촉진시키는 기능을 한다. 부교감신경의 활성이 충분하지 않을 때 교감신경의 작동은 분비샘에서 분비를 일으킬 수 있지만, 부교감신경이 위장관 분비샘을 충분히 자극하고 있을 때 교감신경의 활성은 분비샘을 공급하는 혈관을 수축시킴으로서 오히려 분비기능을 떨어뜨리는 효과가 있다.

이 외에도 위장관 상피세포나 분비세포, 다른 내분비계에서 혈액 중으로 퍼져 나오는 다양한 호르몬들이 위장관의 분비에 영향을 미칠 수 있다. 대표적으로 가스트린은 위액의 분비를 촉진하고, 세크레틴은 위액분비를 억제, 이자와 쓸개즙의 분비를 일으킨다. 콜레시스토키닌은 가스트린의 작용을 억제하고 쓸개즙의 분비를 일으킨다. 그 외 위억제펩티드나 모틸린, 소마토스타틴 등이 위장관호르몬으로 작용할 수 있다.

(3) 유기물의 분비

분비세포로 공급되는 혈관을 통해 분비세포가 분비하는 물질의 재료가 되는 영양소들을 얻는다. 분비세포에는 사립체(미토콘드리아, mitochondria)가 풍부하게 분포하고 있어서 ATP를 생성해내고 이 ATP를 이용해 영양소들을 합성하는 동화작용이 일어날 수 있다. 영양소의 합성은 세포질그물(소포체, endoplasmic reticulum)에 붙어있는 리보솜(ribosome)에서 일어나고 골지기관(Golgi apparatus)을 통해 소포(vesicle)안에 담긴다. 이 소포는 분비소포(secretory vesicle)가 되고 분비세포에 전기적 신호가 도달하면 활동전위의 유발과 함께 칼슘이온이 세포내로 유입된다. 이 칼슘이온은 분비소포가 세포의 분비방향으로 이동해 세포외유출(exocytosis)을 일으키게 한다. 세포외유출이 일어나면 소포 내부에 만들어져 저장되어 있던 소화효소나 점액같은 분비물질들이 세포 밖으로 분비된다. 이 과정에서 수분과 전해질들이 같이 세포 밖으로 분비된다. 수분과 전해질은 분비세포가 분비한 유기물들이 제 역할을 할 수 있는 매개체역할을 해 준다(표 12-2).

표 12-2 소화기관의 일일분비량

	일일분비량(mL)	pH
침	1,000	6.0~7.0
위액	1,500	1.0~3.5
이자액	1,000	8.0~8.3
쓸개즙	1,000	7.8
작은창자 장샘	1,800	7.5~8.0
작은창자 브루너샘	200	8.0~8.9
큰창자	200	7.5~8.0
총합	6,700	

2) 침 샘(타액선, Salivary gland)

침샘은 주로 입안 주변에 위치하며 ❶ 귀밑샘(이하선, parotid gland), ❷ 턱밑샘(악하선, submandibular gland), ❸ 혀밑샘(설하선, sublingual gland)이 대표적인 침샘이다. 이 외에도 볼샘(협선, buccal gland)이나 입천장샘(구개선, palatine gland) 등이 타액을 만든다.

침샘에서는 하루에 800~1,500mL 정도의 타액이 분비되며, 장액성(serous)과 점액성(mucous) 두 가지가 존재한다. 장액성 타액은 탄수화물의 소화에 도움을 주는 프티알린(ptyalin)이라고 불리는 아밀라제(amylase)가 포함되어 있고, 점액성 타액에는 점액(mucous)이 포함되어 있다. 입안에서 점액은 상피를 보호하는 역할을 하며 음식물이 잘 넘어갈 수 있도록 해 준다. 각 침샘의 위치에 따라 장액성 타액을 더 많이 분비하는 침샘도 있고, 점액성 타액을 더 많이 분비하는 침샘도 있다. 귀밑샘은 주로 장액성 타액을 분비하고 턱밑샘과 혀밑샘은 둘 다, 볼샘은 주로 점액성 타액을 분비한다(그림 12-15).

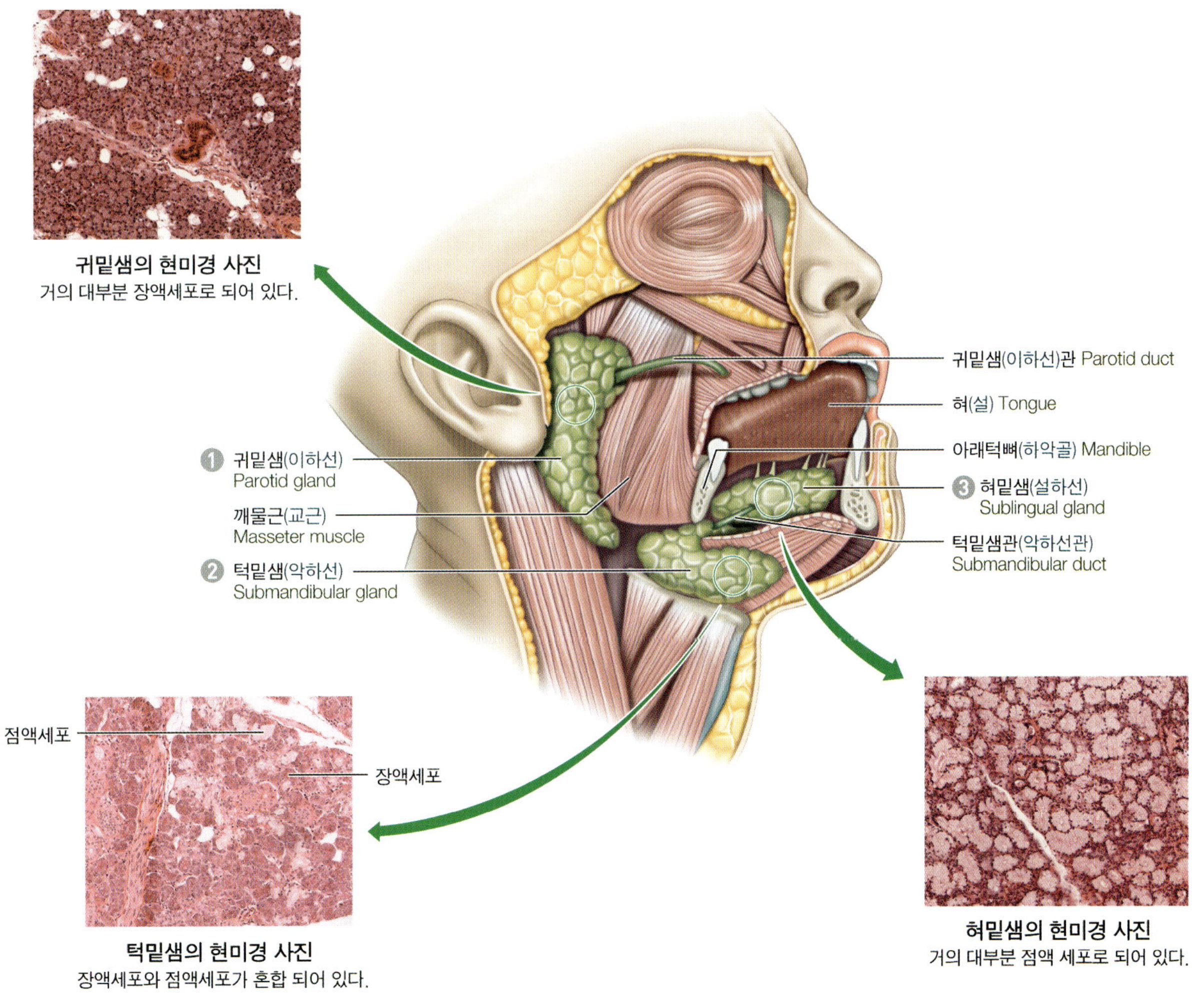

그림 12-15 침샘의 구조

침샘은 크게 샘꽈리(선방, acini)와 타액관(salivary duct)으로 구성되어 있다. 샘꽈리에서 만들어진 침샘이 타액관을 이동하면서 다시 재흡수와 분비가 일어나 최종적으로 분비된다. 샘꽈리에서는 혈장과 거의 같은 성분의 액체에 점액과 프티알린이 함께 섞여 분비된다. 이 일차 분비물이 타액관을 지나면서 나트륨은 타액관으로 재흡수되고 칼륨이 분비된다.

이 과정에서 나트륨흡수가 칼륨 분비보다 더 많기 때문에 타액관내부는 −70mV의 음전하가 생기게 되고 이 때문에 염소이온이 다시 재흡수된다. 또, 중탄산염이 능동적으로 분비되거나 염소이온과 교환되면서 타액속에서 농축된다. 타액관을 지난 후 타액에는 나트륨과 염소이온이 각각 15mEq/L 정도로 낮게 존재하고 칼륨이온은 30mEq/L로 높게, 중탄산염이 50～70mEq/L로 가장 높다. 타액의 생성이 빠르게 일어나는 동안은 타액관을 통한 재흡수와 분비가 샘꽈리에 의한 생성을 따라가지 못해 나트륨과 염소이온의 농도는 상대적으로 높아지고 칼륨이온과 중탄산염이온은 낮아진다(그림 12-16).

타액은 입안에 음식물이 들어왔을 때 분비되지만 평상시에도 분당 0.5mL 정도 분비된다. 타액은 입안 내 세균이 대사활동을 할 수 없게 세균이 필요로 하는 영양분을 씻어내는 작용을 할 뿐만 아니라 세균 자체를 씻어내기도 한다. 또, 세균을 공격할 수 있는 효소들을 포함하고 있어 세균을 공격해 파괴할 수도 있다. 또한 항체가 타액속에 포함되어 분비됨으로서 세균에 대해 능동적인 방어를 할 수도 있다.

타액도 다른 위장관에서 분비되는 장액과 마찬가지로 부교감신경의 작용에 주로 영향을 받아 분비된다. 줄기뇌의 상하 타액핵(superior and inferior salivary nucleus)이 타액을 분비하는 중추로서 부교감신경을 통해 신호를 보내고 타액을 분비하게 한다. 타액핵은 숨뇌(연수, medulla)와 뇌다리(뇌교, pons)가 만나는 부분에 위치하고 있고, 혀나 입안의 접촉자극이나 미각자극에 의해 활성화된다. 미각자극 중에서도 신맛은 강한 신호를 발생시켜 타액분비를 평소의 8～20배에 이르게 만든다. 혹은 후각자극이 식욕영역을 자극시켜 부교감신경을 활성화시키고 타액이 분비되기도 한다. 또, 위와 상부 작은창자의 반사작용에 의해 타액이 분비될 수도 있다.

자극적인 음식이나 위장관에 손상이 있어 메스꺼움을 느낄 때 타액의 분비가 많아지는데, 이는 타액을 통해 자극을 완화시키려는 작용으로 생각된다. 마지막으로 부교감신경은 분비세포 주변의 혈관을 확장시켜 분비세포가 필요로 하는 영양분을 풍부하게 공급하고 그 결과 더 많은 분비를 할 수 있게 만든다. 또, 타액분비 자체로도 혈관을 확장시키는 작용이 있다. 타액이 분비되면서 칼리크레인(kallikrein)이라는 물질이 분비되는데 이는 혈관확장물질인 브라디키닌(bradykinin)을 만들어 냄으로서 혈관확장을 이루어낸다.

3) 식 도

식도에는 단순 점액 분비샘(simple mucous gland)과 복합 점액 분비샘(compound mucous gland)이 있다. 단순 점액 분비샘은 식도 상피에 존재하면서 식도를 통해 음식물이 위로 전해질 때 부드럽게 미끄러질 수 있도록 해준다. 복합 점액 분비샘은 식도와 위가 만나는 부분에 풍부하게 존재하면서 이곳에서 분비되는 점액은 위산이 간혹 역류할 때 식도를 보호하는 역할을 한다.

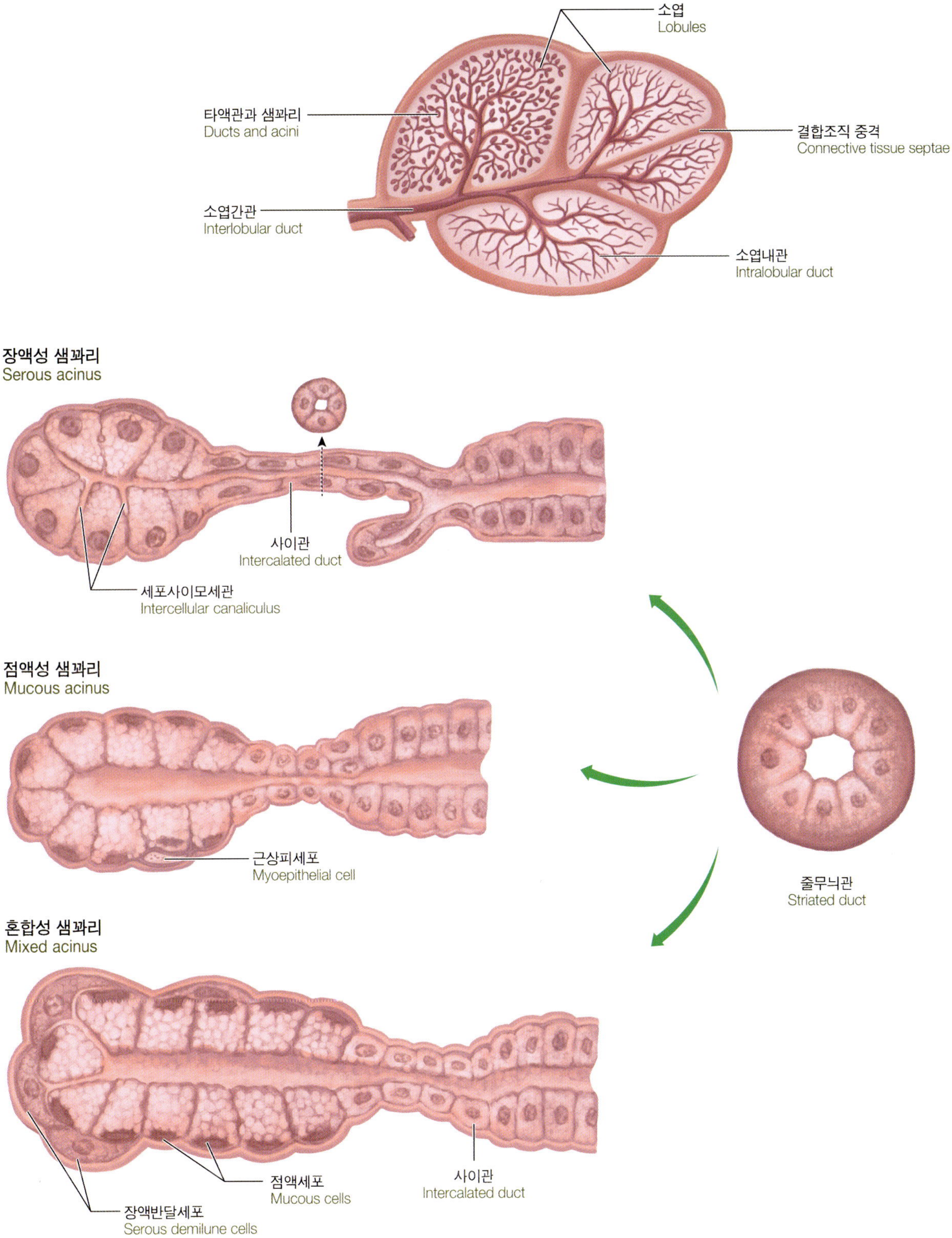
소엽
Lobules
타액관과 샘꽈리
Ducts and acini
결합조직 중격
Connective tissue septae
소엽간관
Interlobular duct
소엽내관
Intralobular duct
장액성 샘꽈리
Serous acinus
사이관
Intercalated duct
세포사이모세관
Intercellular canaliculus
점액성 샘꽈리
Mucous acinus
근상피세포
Myoepithelial cell
줄무늬관
Striated duct
혼합성 샘꽈리
Mixed acinus
점액세포
Mucous cells
사이관
Intercalated duct
장액반달세포
Serous demilune cells

그림 12-16 침샘구조

4) 위(그림 12-17)

위에는 위샘(gastric gland)과 날문샘(유문선, pyloric gland) 두 종류의 샘이 있어 각각의 분비기능을 한다. 위샘에서는 주로 염산으로 구성된 위산이 분비되며 펩시노겐(pepsinogen), 내인성 인자(intrinsic factor), 점액이 분비된다. 날문샘에서는 주로 점액이 분비되며 가스트린도 분비된다. 위샘은 주로 위 몸통부분(체부, body)과 위바닥(위저부, fundus)에 분포하고 날문샘은 날문방(유문동, antrum)에 주로 분포한다.

(1) 위 샘(Gastric gland)

위샘은 그림 12-17과 같은 구조를 가진다. 점액경세포(mucous neck cell)는 주로 점액을 분비하고 ❶ 으뜸세포(주세포, chief cell)는 펩시노겐, ❷ 벽세포(parietal cell)는 염산과 내인성인자를 분비한다. 벽세포는 pH가 0.8에 이르는 강산을 분비할 수 있다. 수소이온 농도로 생각하면 동맥혈의 300만 배 이상으로 농축된 것이다. 벽세포에 의한 수소이온의 농축은 주로 염산-칼륨 펌프($H^+ - K^+$ ATPase)에 의해 이루어진다. 벽세포내부에서 물분자와 이산화탄소분자는 탄산탈수효소(carbonic anhydrase)에 의해 수소이온과 중탄산이온이 된다.

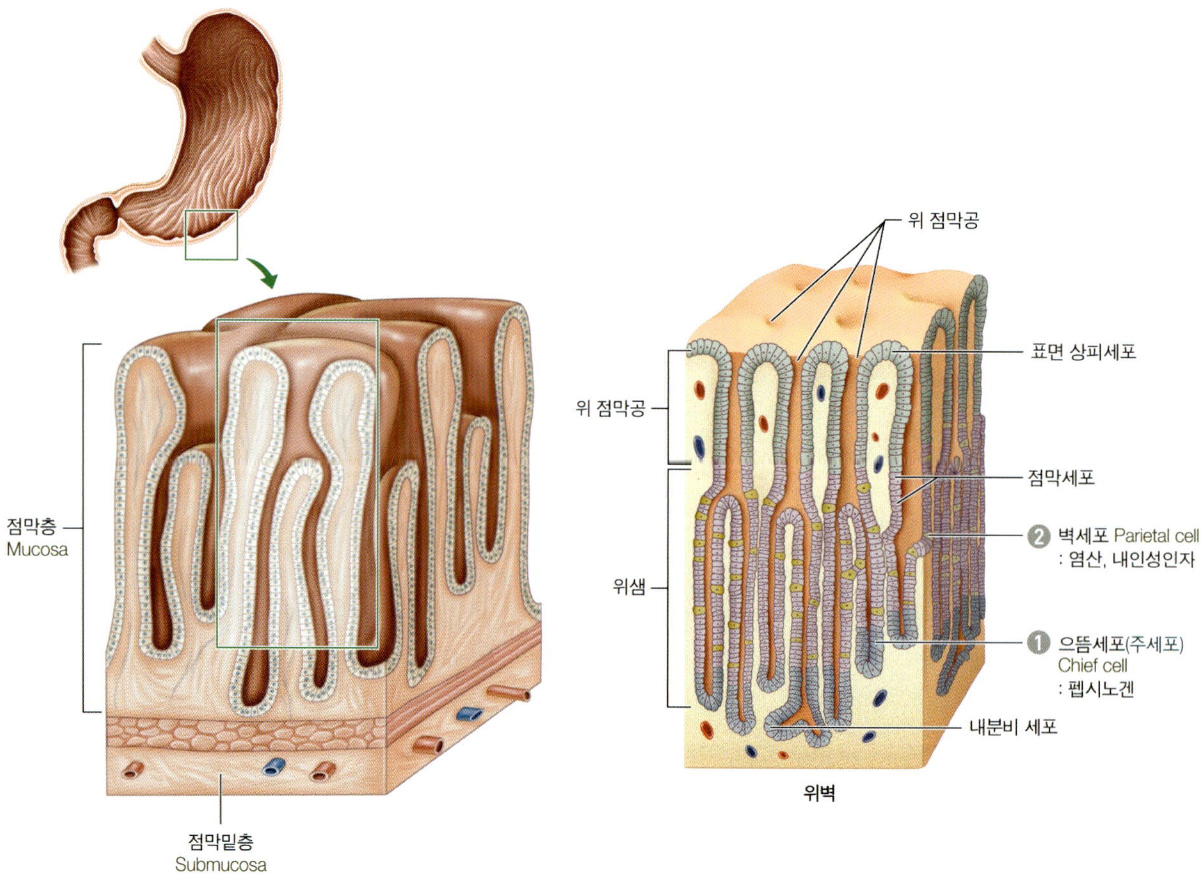

그림 12-17 위벽 점막층의 구조

이 수소이온은 벽세포의 염산－칼륨펌프에 의해 세포 밖으로 내보내지고 대신 칼륨이온이 세포 내로 들어오게 된다. 세포내로 들어온 칼륨은 세포막 투과성이 좋기 때문에 다시 자연스럽게 세포밖으로 확산되어 나가고 다시 염산－칼륨 펌프에 의해 수송되는 것을 반복한다. 또, 세포내부는 세포 기저부의 나트륨－칼륨 펌프에 의해 나트륨 농도가 낮게 유지된다. 따라서 분비액의 나트륨 이온 또한 세포막을 통해 재흡수되어 혈액으로 전달된다.

탄산 탈수소효소에 의해 생성된 중탄산염은 벽세포의 기저부에 존재하는 역방향수송체(antiporter)에 의해 염소이온과 교환된다. 즉 혈액의 염소이온이 세포내부로 들어오고 중탄산염 이온은 혈액으로 들어간다. 세포내부로 들어온 염소이온은 확산되어 위액으로 나가게 되고 최종적으로 벽세포에서 분비되는 분비액은 수소이온이 155mEq/L, 염소이온이 173mEq/L의 농도를 갖게 된다. 이와 같이 이온들이 고농도로 존재하기 때문에 높은 삼투압이 생기고 삼투압에 의해 수분도 일정량 끌려들어가 함께 분비된다. 이렇게 분비된 산은 위벽을 손상시킬 수도 있는데, 위 상피세포의 치밀결합(tight junction)과 알칼리성 점액으로 인해 위벽에 대한 보호가 이루어진다. 벽세포에서의 분비는 부교감신경에서 분비되는 아세틸콜린에 의해 주로 조절되고 가스트린과 히스타민에 의해서도 분비가 촉진된다.

위샘의 주세포와 점액세포에서는 다양한 종류의 펩시노겐이 분비된다. 펩시노겐의 종류는 다양하지만 하는 역할은 단백질을 분해하는 것으로 같다. 펩시노겐은 염산과 접촉해서 분해되고 펩신(pepsin)을 생성해 낸다. 이 펩신이 단백질을 분해하는 효소로 pH 1.8～3.5사이에서 최적의 활동을 할 수 있다. pH가 5 이상이 되는 상황에서는 빠르게 불활성화되어 기능을 잃는다. 펩시노겐은 미주신경이나 장관신경계의 말단에서 분비되는 아세틸콜린에 의해 분비가 촉진되기도 하고 염산의 분비도 간접적으로 펩시노겐의 분비를 일으킬 수 있다. 소화기관에서 효소를 직접 분비하는 대신 전구물질을 분비하는 이유는 효소 때문에 스스로 소화되는 것을 막기 위함이다.

벽세포에서는 내인성 인자(intrinsic factor)라는 물질을 분비하는데, 이는 세포의 대사활동에 필수적인, 특히 DNA합성에 필수적인 비타민 B_{12}의 흡수에 중요한 역할을 한다. 위의 산성환경과 펩신에 의해 단백질에 부착된 비타민 B_{12}는 분리되어 떨어져 나오고 내인성 인자는 떨어져 나온 비타민 B_{12}와 결합해 보호하는 역할을 한다. 내인성 인자와 결합한 비타민 B_{12}는 돌창자 끝(회장말단부)에 이르러 흡수되고 우리 몸에서 중요한 요소로서 활용된다. 만약 위절제술을 받거나 위축성위염이 생겨 내인성 인자가 부족한 경우 비타민 B_{12} 결핍이 생겨 악성빈혈(pernicious anemia)이나 여러 신경학적 증상이 나타날 수 있다.

표 12-3 위샘의 분비물질과 기능

위 치	분비물질	기 능
으뜸세포(주세포)	펩시노겐	염산과 접촉하여 펩신이 된 후 단백질을 분해함
점액세포	점액	점막층을 보호함
벽세포	염산	산성 환경을 만들어 펩신의 활동에 도움을 줌
	내인성 인자	작은창자(회장 말단)에서의 B_{12} 흡수를 도움

(2) 날문샘(유문선, Pyloric gland)

날문샘은 위샘과 비슷한 구조를 가지지만 산을 분비하는 벽세포가 없고 대신 위샘의 점액경세포와 같은 점액세포가 풍부하게 자리잡고 있다. 점액세포에 의해 다량의 점액과 소량의 펩시노겐이 분비되고 날문샘의 다른 부분에서는 가스트린이 분비되어 위의 기능을 조절할 수 있다. 날문샘에서 분비되는 점액은 묽은 점액으로 위산에 의해 위벽이 소화되는 것을 막고 위를 지나는 음식물들이 위벽에 손상을 입히지 않고 지나갈 수 있게 해 준다.

가스트린은 가스트린 세포(gastrin cell, G cell)에 의해 분비된다. 이 세포는 날문샘에 풍부하게 존재하면서 날문샘이 많은 날문방에 음식물이 도달했을 때 자극되어 가스트린을 분비한다. 앞서 설명했듯이 가스트린은 위 운동을 촉진할 뿐만 아니라 위 점액이 분비되게 하고 위산, 펩시노겐의 분비를 촉진한다.

가스트린은 장크롬친화성양세포(enterochromaffin-like cell)를 자극해 히스타민을 분비하게 하고 이 히스타민은 위산분비를 일으킨다. 벽세포에 의한 위산의 생성은 이 히스타민의 분비량에 직접적으로 영향을 받는다. 가스트린은 두 종류가 존재하는데 G-34로 불리는 아미노산이 34개 연결된 큰 펩티드와 G-17로 불리는 아미노산이 17개 연결된 작은 펩티드이다. 이중 작은 펩티드인 G-17이 더 많이 존재한다. 인공적으로 합성된 펜타가스트린(pentagastrin)은 말단 4개의 아미노산이 모두 알라닌(alanine)으로 구성되어 있고 가스트린의 생리학적 특성을 모두 나타낼 수 있다.

(3) 표면점막세포(Surface mucous cell)

위샘이나 날문샘 속에 들어있지 않고 샘과 샘 사이의 위벽 표면에는 표면점막세포라는 분비세포가 존재한다. 이 세포는 점액을 분비하는데, 그 점액이 매우 점성이 커서 두께가 1mm 이상이 되기도 한다. 위벽을 덮고 있는 점액은 알칼리성을 띄고 있어 위산에 대한 방어효과를 낼 뿐 아니라 음식물이 원활히 지나갈 수 있도록 윤활유 역할을 한다.

(4) 위액 분비의 조절

위액분비에는 상(phase)이라는 것이 있어 각 상마다 위액의 분비가 다양한 방법으로 일어난다. 가장 먼저 뇌상(cephalic phase)은 음식물이 위로 들어가기 전의 단계이다. 시각, 후각, 미각, 의식으로부터 생겨나 식욕이 클수록 위액의 분비가 더 자극된다. 대뇌겉질과 편도의 식욕중추, 시상하부에 위치한 식욕중추에서 신호가 나와 미주신경을 통해 위액의 분비를 일으킨다. 위액분비에서 뇌상이 차지하는 비율은 30% 정도 된다. 다음으로 음식이 위에 들어와 위상(gastric phase)이 시작되는데, 이때는 위에서 음식의 자극으로 일어나는 반사, 국소적인 위장반사, 가스트린에 의한 자극이 주로 위액을 분비시킨다. 위상에 의해 분비되는 위액의 양이 가장 많아 전체의 60%에 달한다. 마지막 장상(intestinal phase)은 샘창자에서 분비되는 가스트린 때문으로 생각된다. 이 가스트린이 위액의 분비를 자극시켜 위 안에 음식이 없음에도 어느 정도의 위액을 분비시킨다(그림 12-18).

위에서 장으로 미즙(chyme)이 넘어가면 초기에는 약한 위액분비를 일으킬 수 있지만 결국은 위액분비를 억제

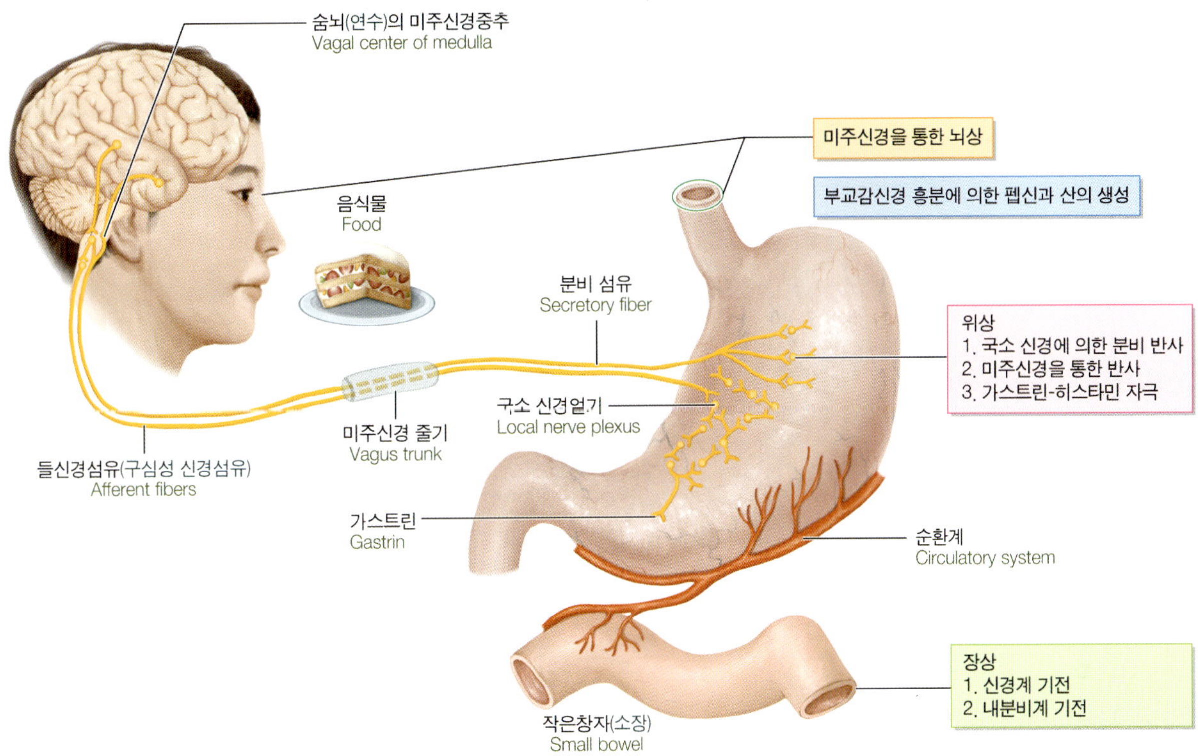

그림 12-18 위액 분비의 조절

한다. 작은창자위반사(소장위반사, enterogastric reflex)는 작은창자에 음식이 차 있을 때나 단백질 분해산물 혹은 산에 의해 작은창자의 벽이 자극받을 때 일어나는 반사로 근육층신경얼기와 미주신경을 통해 반사가 전달된다. 이 기전을 통해 위액의 분비가 억제되고 위배출시간이 지연된다. 또, 세크레틴(secretin)이라는 호르몬이 분비되어 위액의 분비가 억제되고 대신 이자액(췌장액)의 분비를 촉진한다. 이외에도 혈관작용성 장 펩티드(Vasoactive Intestinal Peptide, VIP)나 위장 억제 펩티드(Gastric Inhibitory Peptide, GIP), 소마토스타틴(somatostatin) 등이 위액분비를 억제할 수 있다.

5) 이 자(췌장, Pancreas)

이자는 후복벽에 붙어 배막 밖에 위치하는 배막뒤 기관(후복막 장기, retroperitoneal organ)이다. 침샘과 마찬가지로 이자 샘꽈리(췌장 소포, pancreatic acini)에서 외분비와 내분비가 일어나는 분비기관이다. 외분비란 침샘처럼 분비세포에서 만들어진 분비액을 체외공간인 입안이나 장내로 분비하는 것이고, 내분비는 만들어진 분비물, 주로 호르몬을 혈액내로 분비하는 것을 말한다.

이자 샘꽈리의 분비세포에서 만들어진 분비액은 이자의 작은관을 통해 큰 관으로 모이고 샘창자내로 배출된다. 이 관에서 침샘처럼 분비액의 조성이 변화하고 특히 중탄산염의 비율이 높아진다. 또, 이자관(pancreatic duct)은

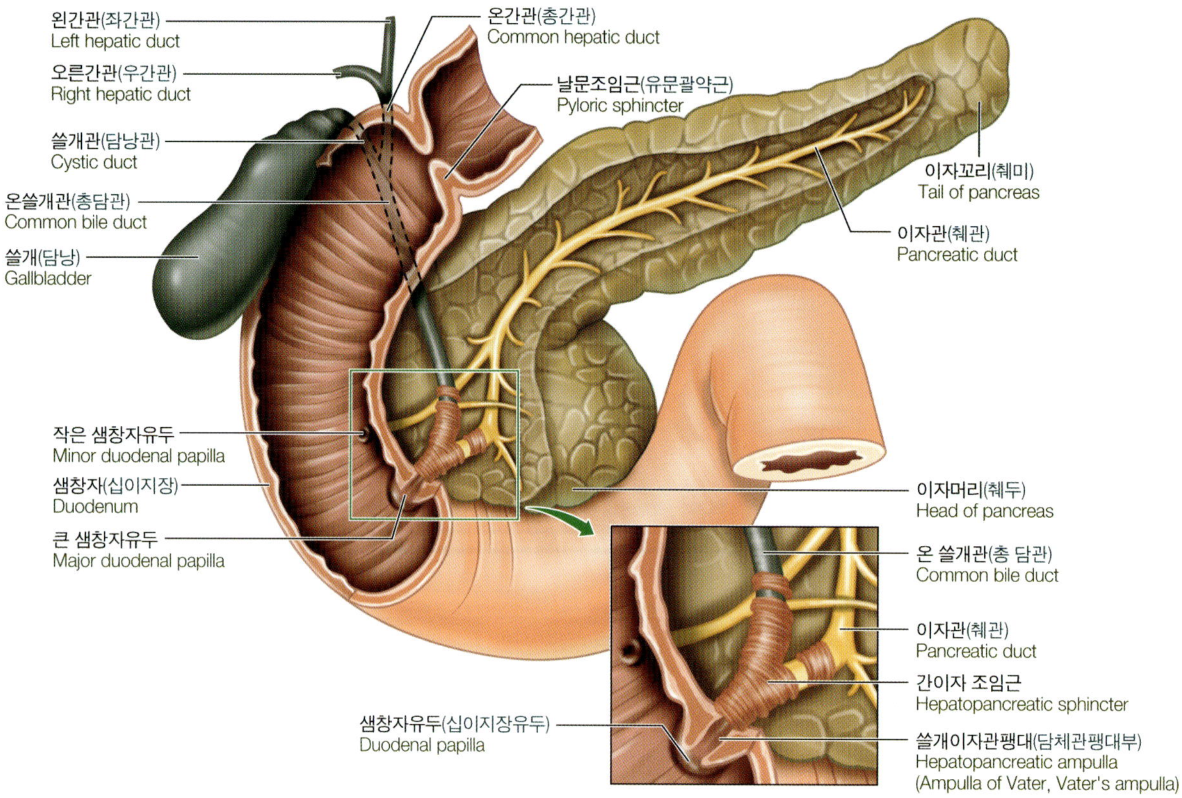

그림 12-19 이자(췌장)의 구조

쓸개즙이 분비되는 통로인 온쓸개관(총담관, common bile duct)과 샘창자 근처에서 합쳐지고, 샘창자에 이르면 오디조임근(괄약근, sphincter of Oddi)에 의해 그 배출을 조절 받는다. 이자관이 샘창자에 개구하는 부분을 보면 조임근과 함께 튀어나온 듯한 모양으로 바터팽대부(ampulla of Vater)라고 부른다(그림 12-19).

(1) 이자의 소화효소

이자에서 분비되는 분비액에는 탄수화물, 단백질, 지방을 소화시킬 수 있는 소화효소들이 포함되어 있다. 탄수화물을 분해하는 효소로는 이자 아밀라제(pancreatic amylase)가 있다. 셀룰로오스(cellulose)를 제외한 대부분의 전분이나 당원(glycogen)을 이당류(disaccharide)나 삼당류(trisaccharide)로 분해시킬 수 있다. 트립신(trypsin)과 키모트립신(chymotrypsin), 카르복시폴리펩티데이스(carboxypolypeptidase)는 단백질을 분해할 수 있는 효소들이다. 이중 트립신의 양이 가장 많다. 트립신과 키모트립신은 단백질을 펩티드로 분해한다.

카르복시폴리펩티데이스는 몇몇 펩티드를 아미노산으로 분해할 수 있다. 소화기계가 아미노산을 흡수할 수 있다는 걸 생각해 볼 때 단백질 소화의 일부는 이자단계에서 끝난다고 볼 수 있다. 지방소화를 일으키는 효소들로는 이자 리파제(pancreatic lipase), 콜레스테롤 에스테라제(cholesterol esterase), 포스포리파제(phospholipase)가 있다. 이자 리파제는 중성지방(triglyceride)을 지방산(fatty acid)과 모노글리세라이드(monoglyceride)로 가수분해시킨다. 콜레스테롤 에스테라제와 포스포리파제는 각각 콜레스테롤과 인지질을 분해시킬 수 있다.

이 소화효소들 중 단백질 소화효소는 이자의 분비세포에서 합성될 때 각각 트립시노겐(typsinogen), 키모트립시노겐(chymotrypsinoge), 프로카르복시펩티데이스(procarboxypeptidase)의 형태로 합성된다. 이들은 모두 효소로서 활성을 가지지 않아 단백질분해를 일으킬 수 없다.

트립시노겐은 장벽에서 분비되는 엔테로키나제(enterokinase)에 의해 활성화되어 트립신이 된다. 이 트립신은 단백질을 소화할 뿐 아니라 키모트립시노겐과 프로카르복시펩티데이스를 분해하여 활성화시킨다.

이들 단백분해효소는 이자 분비세포들이 스스로 소화되는 걸 막기 위해 불활성화 상태로 합성되어 분비된 후에 활성화되는 과정을 겪는다. 또 분비세포에서는 트립신 억제제(trypsin inhibitor)가 분비되어 분비되는 과정에서 트립신이 미리 활성화되는 것을 막고 이자를 보호한다. 하지만 간혹 이자의 기능에 이상이 생기거나 이자관이 막히는 경우 트립신 억제제가 제 역할을 하지 못하고 트립신이 이자 내부에서 활성화되면서 이자염(pancreatitis, 췌장염)이 생길 수도 있다.

(2) 중탄산이온

이자액에 포함된 중탄산이온은 이자의 작은관과 큰 관의 상피세포로부터 분비된다. 상피세포의 세포질에는 탄산탈수효소(carbonic anhydrase)가 존재해 물(H_2O)분자와 이산화탄소(CO_2)분자로부터 수소이온(H^+)과 중탄산이온(HCO_3^-)을 만들어낸다. 생성된 중탄산이온은 관 내강쪽 세포막에서 능동수송되어 나트륨이온과 함께 분비되고, 수소이온은 혈관쪽 세포막에서 나트륨이온과 교환(antiport)된다. 이 결과 이자액의 중탄산이온은 145mEq/l까지 농축될 수 있고, 위에서 내려온 산성 미즙(chyme)을 중화하는데 이용된다.

(3) 이자의 분비조절

이자는 주로 아세틸콜린과 콜레시스토키닌, 세크레틴에 의해 조절된다. 아세틸콜린은 주로 부교감신경의 말단에서 분비되며 일부 콜린성 신경에서도 분비되어 이자의 분비기능을 향상시킨다. 또, 콜레시스토키닌은 작은창자가 음식물을 받을 때 샘창자와 상부 빈창자의 점막에서 분비되어 아세틸콜린처럼 이자의 분비기능을 증가시킬 수 있다. 세크레틴은 pH가 낮은 내용물이 작은창자를 자극할 때 샘창자와 상부 빈창자의 점막에서 분비되어 중탄산 이온의 분비를 촉진한다.

이자의 분비도 위와 같이 뇌상, 위상, 장상의 세 가지 상으로 분류할 수 있다. 위에서와 마찬가지로 뇌상(cephalic phase)때는 시각, 후각, 미각 등의 자극이 미주신경을 통해 이자의 분비를 일으킨다. 뇌상에서 이자의 전체 분비 중 20% 정도가 일어나지만, 효소의 양에 비해 수분과 전해질의 양이 적어 샘창자내로 즉각적으로 배출되지는 않고 당분간 저장되어 있다. 위상(gastric phase)때에도 뇌상과 마찬가지로 위의 자극에 의해 이자도 자극을 받아 전체 분비 중 5~10%가 분비되지만 역시 수분과 전해질의 양이 적어 샘창자로 배출되는 양은 적다. 장상(intestinal phase)은 위에서 생성된 미즙이 장으로 들어올 때 시작된다. 이때 산성의 미즙은 샘창자의 점막을 자극해 세크레틴을 분비하게 하고 세크레틴은 이자의 관 상피세포로 하여금 중탄산 이온을 분비하게 한다. 중탄산이온이 분비되면서 이자관 속공간의 삼투압이 높아지고 수분도 함께 끌려나오면서 이자액이 샘창자로 분비된다.

세크레틴은 27개의 아미노산으로 구성되어 있고 분자량은 3,400 정도이다. 샘창자와 빈창자의 점막 중 S세포라고 불리는 세포에 프로세크레틴(prosecretin)이라는 형태로 저장되어 있다가 pH 5 미만인 산성 미즙이 점막세포를 자극하면 혈액속으로 분비되고 이자에 도달해 기능을 한다. 세크레틴의 분비는 샘창자내부의 pH가 떨어질수록 증가한다. 세크레틴에 의해서 중탄산이온이 분비됨으로서 샘창자와 상부 빈창자 내부에서 위의 산성미즙이 중화된다. 이 덕분에 pH 7~8에서 최적의 기능을 하는 이자 소화효소들이 제 기능을 할 수 있고 작은창자의 점막이 산에 의해 손상을 받지 않을 수 있다.

또 다른 호르몬인 콜레시스토키닌은 샘창자로 음식물이 들어오면 분비된다. 콜레시스토키닌은 샘창자와 상부 빈창자의 I세포에서 혈액속으로 분비되어 이자로 향하고 이자의 소화효소분비를 일으킨다. 콜레시스토키닌의 기능으로 인해 분비되는 이자 소화효소의 양은 전체의 70~80%에 이른다. 이런 기전들에 의해 이자액의 분비는 조절되어 하루에 총 분비되는 이자액의 양은 1L 정도이다.

6) 간담도계(Hepatobiliary system)

간은 문맥을 통해 소화기계에서 흡수된 영양분을 가장 먼저 받아 처리하기도 하지만 쓸개즙(담즙, bile)을 생성함으로서 소화에 도움을 주는 분비기능을 하기도 한다. 쓸개즙은 하루 600~1,000mL가 간에서 생성된다. 쓸개즙에는 산(bile acid)이 포함되어 있어, 미즙에 포함된 지방덩어리들을 작은 덩어리로 분해하고 이자의 지방분해효소들이 접할 수 있는 면적을 늘려줌으로서 지방소화를 돕는다. 또한 지방이 분해되었을 때 위장관 점막을 통한 지방분해산물의 흡수를 돕고, 혈액 중 빌리루빈(bilirubin)이나 콜레스테롤(cholesterol)이 많을 때 간세포(hepatocyte)를 통해 처리되어 쓸개즙으로 배설되기도 한다.

(1) 쓸개즙의 생성과 분비 (그림 12-20)

❶ 쓸개즙(담즙, bile)은 ❷ 간세포(hepatocyte)에서 생성되어, ❸ 쓸개(담낭, gallbladder)에 저장된다. 쓸개즙의 주성분인 쓸개즙염은 콜레스테롤에서부터 만들어진다. 간세포 속에서 콜레스테롤은 콜린산(cholic acid)이나 케노데옥시콜린산(chenodeoxycholic acid)으로 변환된 이후에 글라이신(glycine)이나 타우린(taurine)과 결합해 담즙산이 된다. 담즙산 외에도 쓸개즙에는 빌리루빈이나 콜레스테론, 레시틴(lecithin)이 포함되어 있다. 간세포에서 생성된 쓸개즙은 간세포 주변의 쓸개세관(bile canaliculi)으로 분비되어 모인다.

쓸개세관은 다시 소엽사이막(소엽간중격, interlobular septum)으로 모여 이곳에서 말단 쓸개관(담관, bile duct)으로 모인다. 쓸개관은 점점 모여서 온간관(총간관, common hepatic duct)이 되어 간을 빠져나간다. 이후 온간관은 쓸개(gallbladder)로 연결되는 쓸개관(담낭관, cystic duct)으로 분지를 내어 쓸개즙을 쓸개에 저장시키거나 온쓸개관(총담관, common bile duct)을 통해 샘창자로 쓸개즙을 내보낼 수 있다.

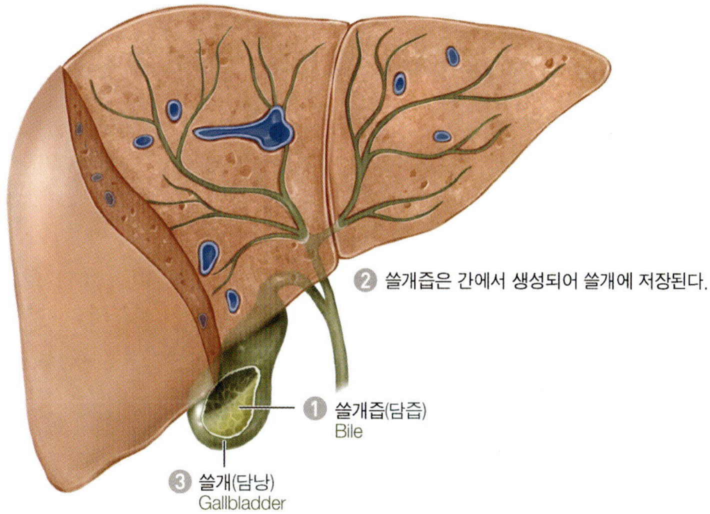

그림 12-20 쓸개즙 분비

간세포에서 쓸개즙염이 만들어지지만, 쓸개즙을 구성하고 있는 많은 수분과 전해질은 쓸개관의 상피세포에서 분비를 통해 생성된다. 쓸개관 상피세포에 의한 수분과 전해진 분비는 세크레틴에 많은 영향을 받는다. 혈중 세크레틴 농도가 증가할 때 담관 상피세포는 더 많은 전해질과 수분을 분비해 그 양이 안정시의 200%가 될 수도 있다.

(2) 쓸 개

쓸개즙이 샘창자로 나가기 위해서는 오디조임근(오디괄약근, sphincter of Oddi)을 지나야 한다. 오디조임근은 쓸개관과 이자관이 만나 샘창자에 개구하는 부분에 있는 조임근으로 샘창자 내에 음식물이 없을 때에는 보통 닫혀 있다. 따라서 평상시에 쓸개즙은 샘창자로 나가지 못하고 쓸개에 저장된다. 쓸개에서는 쓸개관에서 분비된 수분과 전해질들이 능동적으로 재흡수되면서 담즙산이나 콜레스테롤, 레시틴을 비롯한 쓸개즙의 성분들이 농축된다. 쓸개 상피세포는 나트륨을 능동적으로 재흡수함으로서 수분과 다른 전해질의 재흡수를 일으킨다. 이런 재흡수덕분에 쓸개는 30~60mL의 용적을 가지지만 하루에 600mL 이상 생산되는 쓸개즙을 무리 없이 수용할 수 있다(그림 12-21). 샘창자로 지용성 물질이 들어오면 샘창자와 상부돌창사의 점막에 의해 콜레시스토키닌(cholecystokinin)이 분비된다. 콜레시스토키닌 외에 미주신경의 자극에 의해서도 쓸개는 수축해 내용물인 쓸개즙을 배출할 수 있다. 이때 오디조임근이 이완하면서 쓸개가 수축해 쓸개가 비워진다.

(3) 쓸개즙의 기능

쓸개즙은 지방의 소화와 흡수를 도와주는 역할을 한다. 쓸개즙과 지방성분이 만날 때 유화작용(emulsifying)이 일어나서 지방성분의 표면장력을 줄이고 넓게 퍼지게 만들어 지방성분이 작은 입자로 서로 떨어져 나갈 수 있도록 한다. 덕분에 지방 소화효소들은 더 넓은 면적으로 지방과 결합할 수 있어, 소화효소의 효율이 높아진다. 또,

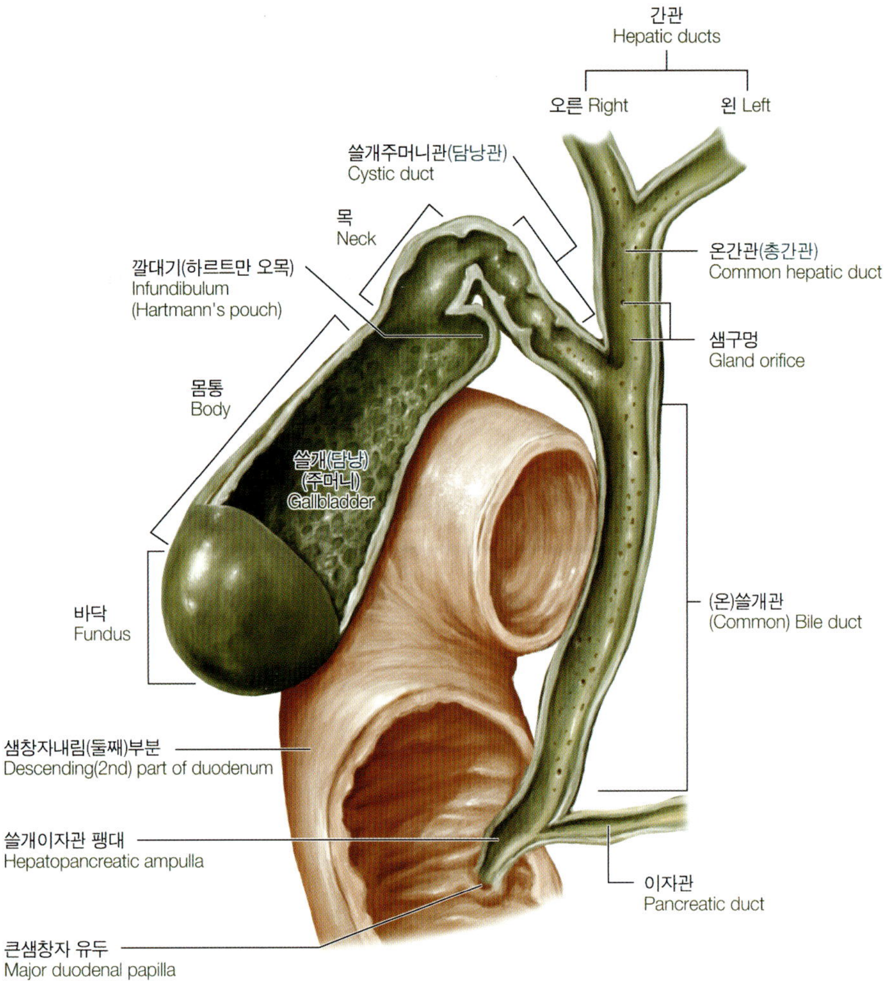

그림 12-21 쓸개 및 온쓸개관

쓸개즙은 소화된 지방산이나 콜레스테롤, 모노글리세라이드 등과 미포(micelles)를 만든다. 쓸개즙은 비누와 같은 계면활성제처럼 지방을 둘러싸고 지방 주변으로 전하를 띈 꼬리를 밖으로 향하게 한다. 전하를 띈 꼬리를 통해 미포는 장관 점막을 통해 운반되고 미포 속에 들어 있는 지방 소화산물도 함께 흡수된다. 만약 쓸개즙이 없어 지방의 소화가 제대로 이루어지지 않는다면 섭취한 지방의 40%까지 소화, 흡수하지 못하고 소실될 수 있다.

(4) 쓸개즙의 순환

간과 쓸개에서 배출되어 소화관에서 기능을 한 쓸개즙은 대부분이 다시 흡수된다. 배출된 쓸개즙 중 95% 정도가 다시 흡수되는데, 그중 절반은 상부 작은창자에서 확산의 형태로 흡수되고 나머지 절반은 작은창자의 말단에서 능동운반의 형태로 재흡수된다. 흡수된 쓸개즙은 문맥을 통해 다시 간으로 돌아가고 간세포는 이를 재활용해 다시 쓸개즙염을 비롯한 쓸개즙 구성물질을 생성해 낸다. 이런 순환을 창자간순환(장간순환, enterohepatic circu-

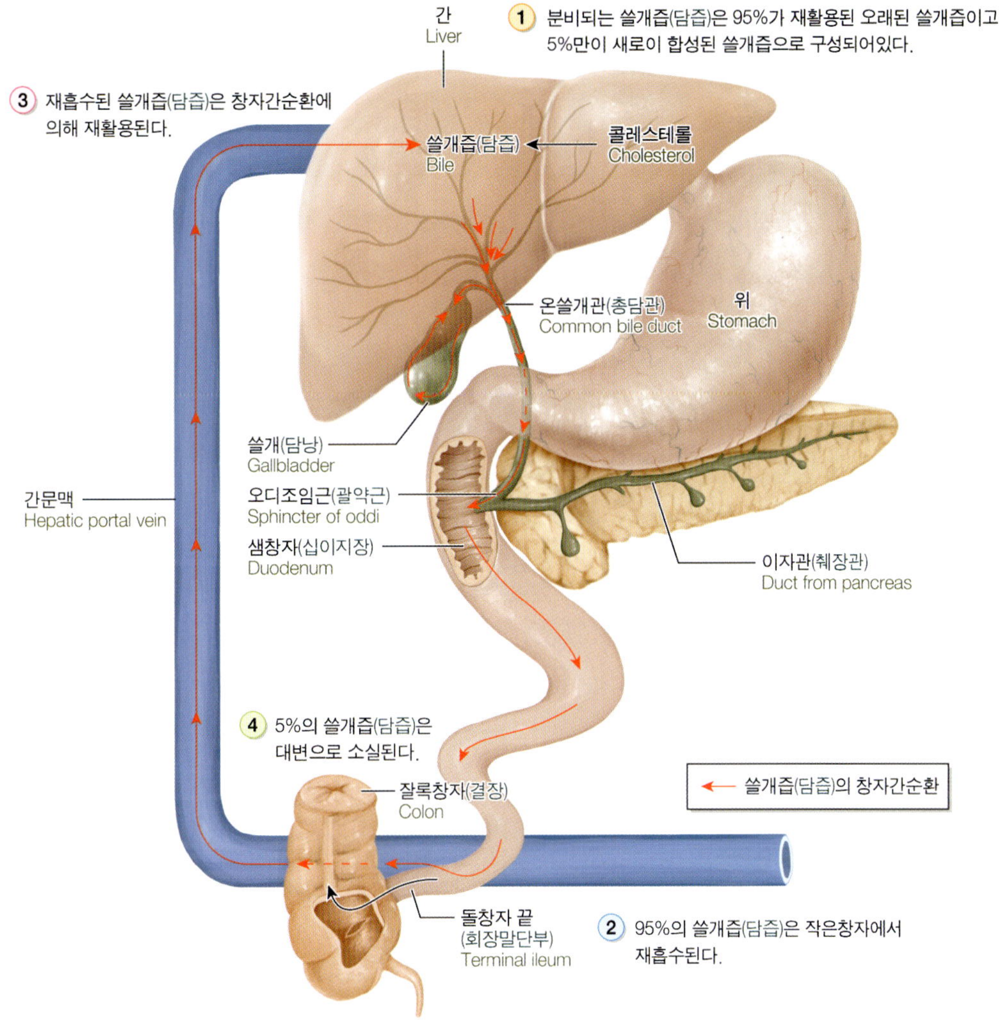

그림 12-22 창자간순환

lation)이라고 한다. 쓸개즙은 이렇게 간과 창자를 순환하면서 신체 내부에서 일정한 양을 유지하고 있다. 어떤 원인에 의해 순환하는 쓸개즙의 양이 많아진다면 간에서 생성되는 양이 줄고, 소화관 점막에서 재흡수되는 양이 줄어 쓸개즙의 양을 일정하게 유지한다. 반대로 순환하는 쓸개즙의 양이 적어진다면 쓸개즙의 생산이 많아지면서 쓸개즙의 양을 유지할 수 있다(그림 12-22).

만약 간세포에 이상이 있거나 쓸개즙이 배출되는 경로에 이상이 있으면 간세포를 통해 쓸개즙이 제대로 생성되지 못하고 혈액에 쓸개즙의 전구물질들이 축적된다. 그 중에 빌리루빈이 가장 문제가 되는데, 빌리루빈은 황달(jaundice)이라고 하는 색소침작을 일으킬 수 있다. 눈의 공막을 비롯한 전신의 피부가 황녹색으로 변하며 소변으로도 배출되어 소변색이 진해질 수 있다. 혈중 빌리루빈 수치가 높아지면 중추신경계에 독성작용을 일으켜 신경계 질환을 일으킬 수도 있다.

쓸개즙에 포함된 콜레스테롤은 레시틴과 함께 미포를 형성하는데 도움을 준다. 하지만 이 콜레스테롤이 너무 많은 상태에서 쓸개즙이 쓸개에 저장되고 농축되면 콜레스테롤이 서로 뭉쳐 침전될 수 있다. 이 침전물을 핵으로 삼아 침전물의 크기가 커지고 이것이 쓸개돌(담석, gallstone)이 될 수도 있다. 콜레스테롤 때문에 생긴 쓸개돌을 콜레스테롤 쓸개돌(cholesterol gallstone)이라 한다. 이 외에도 세균감염 등 다른 원인에 의해서도 쓸개돌이 생길 수 있다.

7) 작은창자(소장, Small intestine)

샘창자의 바터팽대부(ampulla of Vater) 보다 상부의 점막밑층(점막하층, submucosa layer)에는 브루너샘(Brunner's gland)이라는 분비세포의 모임이 있다. 이 샘은 주로 점액을 분비하는데, 점액은 많은 양의 중탄산 이온을 포함하고 있어서 위에서 넘어오는 산성 미즙에 대한 방어효과를 제공해 줄 수 있다. 브루너샘은 샘창자의의 점막이 자극받을때나 미주신경에 의해 위의 분비가 자극될 때, 혹은 세크레틴과 같은 분비호르몬에 의해 자극받아 점

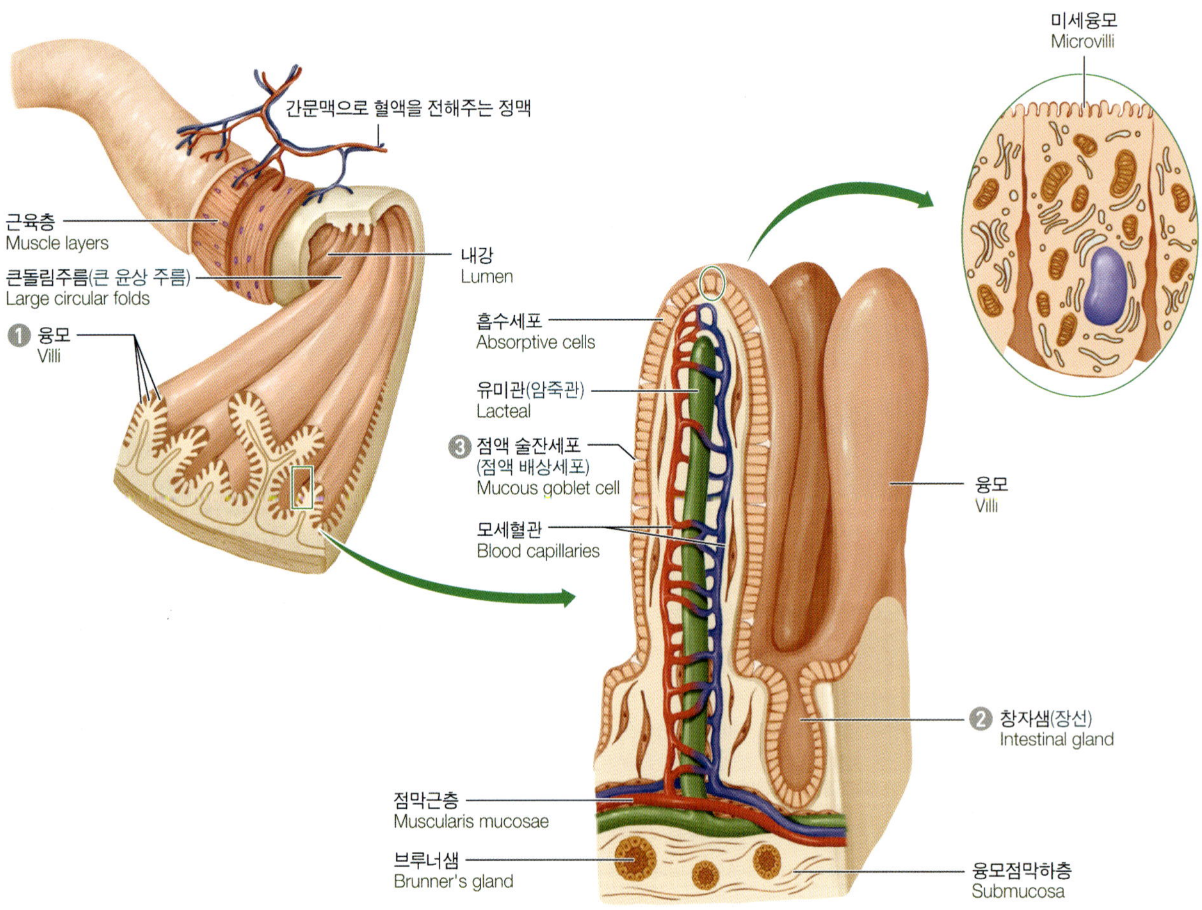

그림 12-23 창자샘(장선)

액을 분비한다. 반대로 교감신경의 작용은 브루너샘의 분비기능을 떨어뜨려 위산에 대한 방어능력을 약화시킬 수 있고, 그 결과 위산에 의해 샘창자의 점막이 손상을 받아 샘창자 궤양(duodenal ulcer)이 생길 수 있다.

작은창자의 점막에는 ❶ 융모(villi)들이 있어 표면적을 넓혀준다. 이 융모와 융모 사이의 틈에는 ❷ 창자샘(장선, intestinal gland)이라는 구조물이 깊게 위치해 있다. 창자샘은 ❸ 점액 술잔세포(점액 배상세포, mucous goblet cell)와 창자세포(장세포, enterocyte)로 구성되어 있다. 술잔세포는 세포질에 다량의 점액을 가지고 있어 현미경으로 볼 때 술잔모양으로 보인다 하여 술잔세포라 부른다(그림 12-23).

이 세포는 점액을 분비하는 기능을 하고, 창자세포는 수분과 전해질을 분비한다. 창자샘의 주변에 있는 융모에도 창자세포가 있는데, 이곳의 창자세포는 창자샘의 창자세포와는 달리 영양소의 흡수를 담당한다. 창자샘을 통해 분비되는 분비액은 pH가 7.5~8로 약알칼리성이고 대부분 주변의 융모에 의해 빠르게 재흡수된다. 하루에 분비되는 양은 1,800mL 정도로 소화산물을 흡수하는데 도움을 주고, 창자샘 깊숙한 곳에 위치한 호산성과립세포(paneth cell)는 성장인자(growth factor)를 분비하여 주변의 미성숙한 세포들이 빠르게 분열하여 탈락된 장점막의 상피세포를 대체하게 한다. 장점막 상피세포는 빠르게 교체되는데, 한 세포의 수명이 5일 정도 밖에 되지 않는다.

장점막 상피세포들은 내부에 다양한 종류의 소화효소를 가지고 있다. 이당류를 단당류로 분해할 수 있는 수크라아제(설탕분해효소, sucrase), 말타아제(맥아당효소, maltase), 락타아제(젖당분해효소, lactase), 이소말타아제(동위엿당분해효소, isomaltase)가 있고, 작은 펩티드를 아미노산으로 분해해주는 펩티드분해효소(peptidase)와 중성지방을 지방산과 글리세롤로 분해하는 장관 지방분해효소(intestinal lipase)가 있다. 음식물들이 상피세포와 접할 때 효소들이 작용할 수도 있고, 상피세포들이 탈락되면서 세포가 파괴되고 이 효소들이 쏟아져 나와 소화가 이루어질 수도 있다.

8) 큰창자(대장, Large intestine)

큰창자에도 작은창자와 비슷한 샘이 존재한다. 하지만 큰창자의 상피세포는 소화효소를 거의 포함하고 있지 않고 결국 큰창자에서 분비되는 분비액은 점액이 대부분이다. 이 점액은 상대적으로 끈끈해서 큰창자의 상피세포가 변에 의해 탈락되는 것을 막아주고 큰창자 속을 지나는 소화된 찌꺼기들이 서로 잘 뭉치게 해 준다. 또, 약한 알칼리성(pH 8)을 띄어서 소화산물에서 생성된 산이 큰창자벽을 공격하는 것을 막으며 박테리아에 의한 손상도 막을 수 있다(그림 12-24).

큰창자의 점액분비는 대변이 지나가는 것처럼 기계적인 자극에 의해서도 이루어질 수 있고, 부교감신경계의 활성에 의해서도 나타난다. 또, 정서적 장애에 의해서도 분비가 이루어 질 수 있다. 장염과 같은 염증상황이나 큰창자에 손상을 주는 환경에 처해 있을 때 큰창자는 점액 뿐 아니라 전해질을 포함한 다량의 수분을 쏟아냄으로서 손상의 원인을 제거하려고 한다. 이런 큰창자의 활동이 설사(diarrhea)라는 결과로 나타나게 된다.

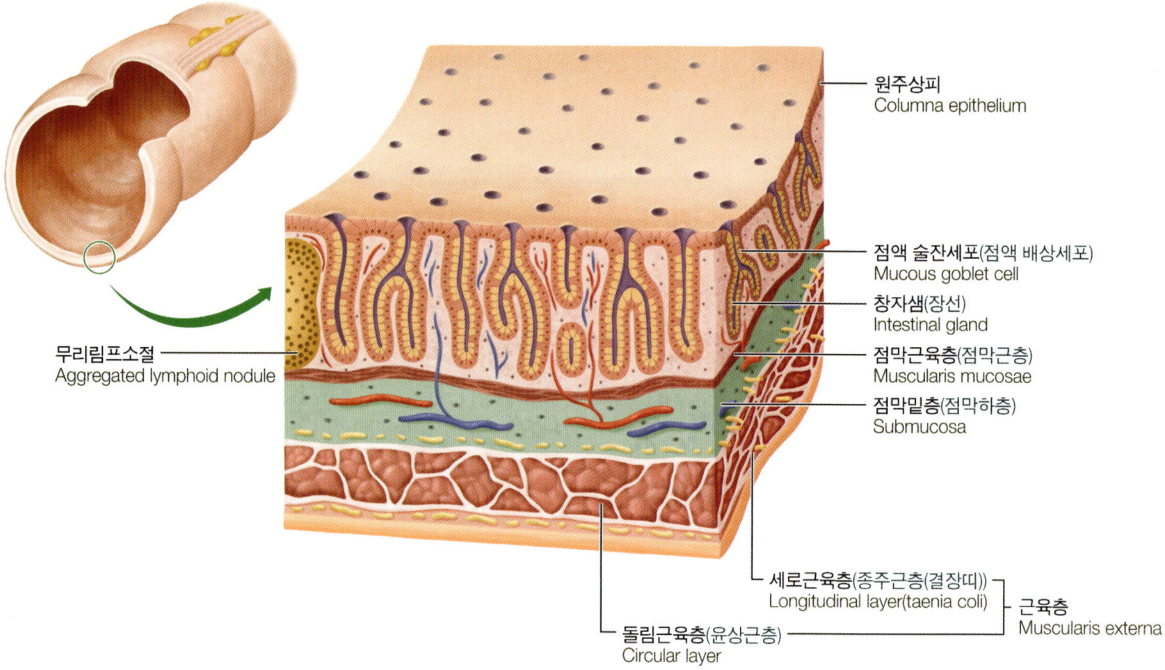

그림 12-24 큰창자샘

4 위장관에서 일어나는 소화와 흡수

우리 몸에서 주 에너지원으로 사용되는 탄수화물, 단백질, 지방은 섭취되어서 소화기계를 통과하면서 소화가 이루어져야 흡수될 수 있다. 영양소들의 소화와 흡수, 그리고 그 외 전해질이나 비타민들의 흡수가 어떻게 일어나는지 알아보도록 하자.

1) 탄수화물의 소화

탄수화물은 단당류(monosaccharide)가 여러 개 결합된 다당류(polysaccharide)의 형태가 대부분이다. 단당류가 결합되어 있는 고리를 소화효소는 물(H_2O)분자와 함께 분해할 수 있다. 이 과정은 다음과 같이 나타낼 수 있다 (그림 12-25).

$$G-G'+H_2O \xrightarrow{\text{소화효소}} \mathrm{G-OH}+G'-H$$

이와 같이 분해하는 과정에서 물이 소모되기 때문에 가수분해(hydrolysis)라고도 부른다.

우리가 섭취하여 에너지원으로 이용할 수 있는 탄수화물에는 대표적으로 단당류가 두 개 결합한 이당류인 설탕(sucrose)과 젖당(lactose)이 있고, 다당류 중에서는 곡물에 풍부한 전분(starch)과 아밀로스(amylose), 글리코겐

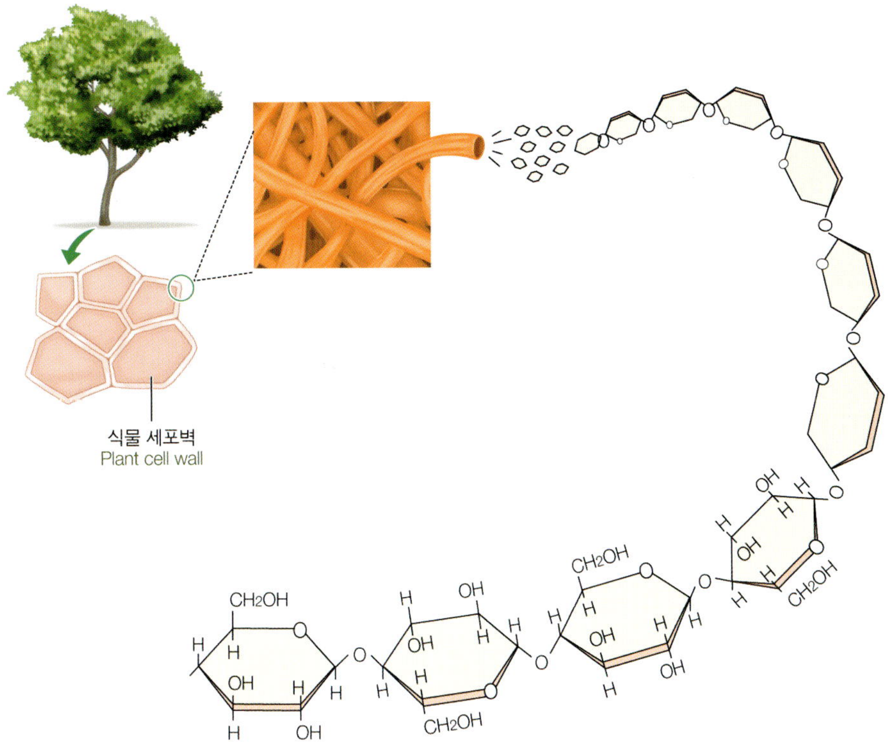

그림 12-25 다당류

(glycogen), 알코올(alcohol), 젖산(lactic acid), 피루브산(pyruvic acid), 덱스트린(dextrin) 등이 있다. 과일과 채소 등에 풍부하게 존재하는 셀룰로오스(cellulose) 역시 탄수화물의 일종이지만 인간에게는 셀룰로오스를 분해할 수 있는 소화효소를 가지지 못해 소화하거나 흡수할 수 없다.

탄수화물의 소화는 입안에서 가장 먼저 일어난다. 침샘에서 분비되는 침(타액, saliva)에 포함되어 있는 아밀라아제(amylase)가 탄수화물의 소화를 일으킬 수 있다. 침샘에서 분비되는 아밀라아제는 다양한 종류의 아밀라아제 중에서 α-아밀라아제(α-amylase)로서 프티알린(ptyalin)이라고도 불린다.

프티알린은 전분에 작용해 전분을 엿당(maltose)이나 포도당(glucose) 몇 개가 모인 포도당중합체(glucose polymer)로 분해한다. 입안에서 짧은 시간동안 5% 정도의 전분만이 가수분해된다. 이후 프티알린은 음식물과 함께 식도를 통해 위로 넘어가고 서로 잘 섞이게 된다. 하지만 위의 산성환경에서 아밀라아제는 제 기능을 하지 못해 곧 불활성화 되고 섭취한 전분 중 30~40% 정도만이 가수분해된다. 위를 빠져나온 음식물은 이자의 효소에 의해 소화된다. 이자에서 분비되는 아밀라아제는 타액에 포함되어 있는 아밀라아제보다 몇 배나 강력한 작용을 할 수 있어 위에서 배출된 미즙이 샘창자에서 이자액과 섞인 후 15~30분 만에 모든 전분이 가수분해된다.

작은창자의 융모(villi)에 있는 창자세포(enterocyte)에는 이당류들을 분해할 수 있는 수크라아제, 말타아제, 락타아제, 이소말타아제가 풍부히 들어 있다. 이당류들이 창자세포 표면에 접할 때 이 효소들이 작용하면서 이당류

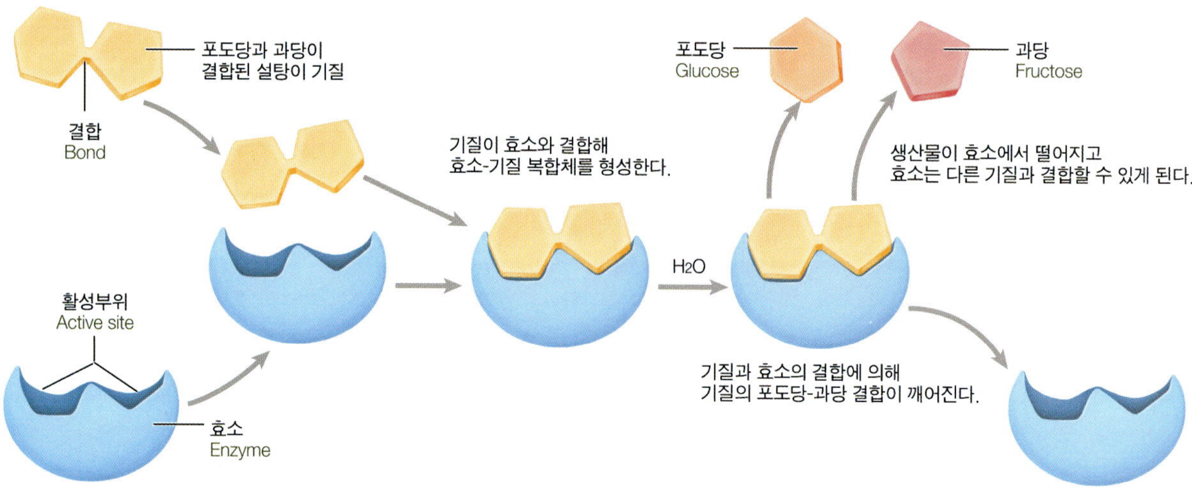

그림 12-26 이당류분해

를 단당류로 분해하고 흡수할 수 있는 상태로 만들어준다. 젖당(maltose)은 갈락토스(galactose)와 포도당(glucose)으로 분해되고 설탕(sucrose)은 과당(fructose)과 포도당로 분해돼 흡수된다. 분해된 단당류들은 거의 분해되는 즉시 소화관을 통해 흡수되어 전신으로 퍼져나간다. 일반적으로 섭취하는 탄수화물의 분해산물 중 포도당이 가장 많은 비율을 차지해 80% 정도이고 나머지 20%를 과당과 갈락토스가 나눠 차지하고 있다(그림 12-26).

2) 단백질의 소화

단백질은 아미노산이 서로 펩티드결합(peptide linkage)에 의해 연결된 고분자물질이다. 펩티드결합도 단당류들의 결합과 마찬가지로 가수분해를 통해 분해될 수 있다. 아미노산은 탄소화합물 중 산성인 카르복실기(−COOH)와 염기성인 아미노기(−NH_2) 모두를 갖고 있는 물질이다. 이중 하나의 탄소에 카르복실기와 아미노기가 연결되어 있는 아미노산을 α-아미노산이라고 부른다. 카르복실기와 아미노기가 서로 결합할 때 펩티드 결합이라고 한다. 이때 카르복실기에서 −OH가, 아미노기에서 −H가 떨어져 나오면서 물분자 하나가 생성된다. 가수분해는 이 과정이 반대로 일어나는 것이다(그림 12-27).

단백질은 위에서 가장 먼저 소화가 이루어진다. 위샘에서 분비되는 펩신은 커다란 단백질을 조금 더 작은 펩티드나 프로테오스(proteose), 펩톤(peptone)으로 분해한다. 펩신은 산성환경에서 활성을 띠어 pH가 2~3일 때 가장 좋은 활성을 보인다. 반대로 pH가 5 이상으로 높아지면 효소로서의 기능을 거의 잃는다. 위의 위샘에서는 염산이 분비되면서 산성환경이 조성되고 펩신이 제 기능을 할 수 있다. 또, 펩신은 다른 소화효소들에 의해서는 거의 분해되지 않는 콜라겐(collagen)을 분해할 수 있다. 콜라겐은 인체에도 여러 결합조직을 이루고 있을 뿐 아니라 섭취하는 육류에서도 풍부하게 존재해서 펩신에 의한 콜라겐의 분해는 육류의 소화에 도움을 준다(그림 12-28).

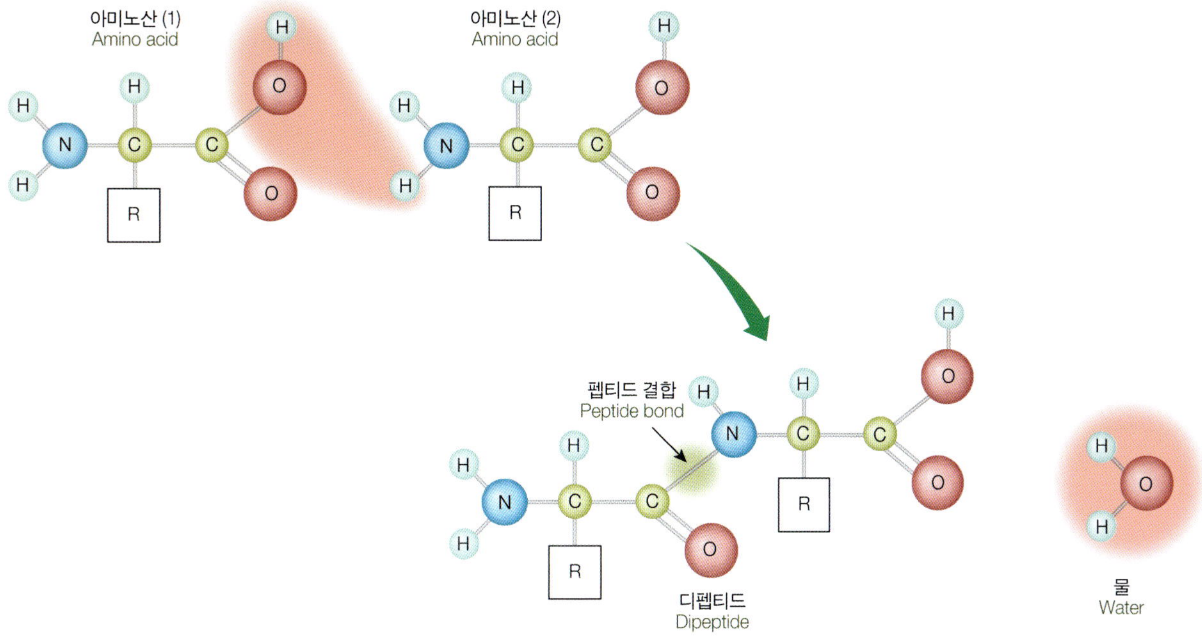

그림 12-27 아미노산의 펩티드 결합

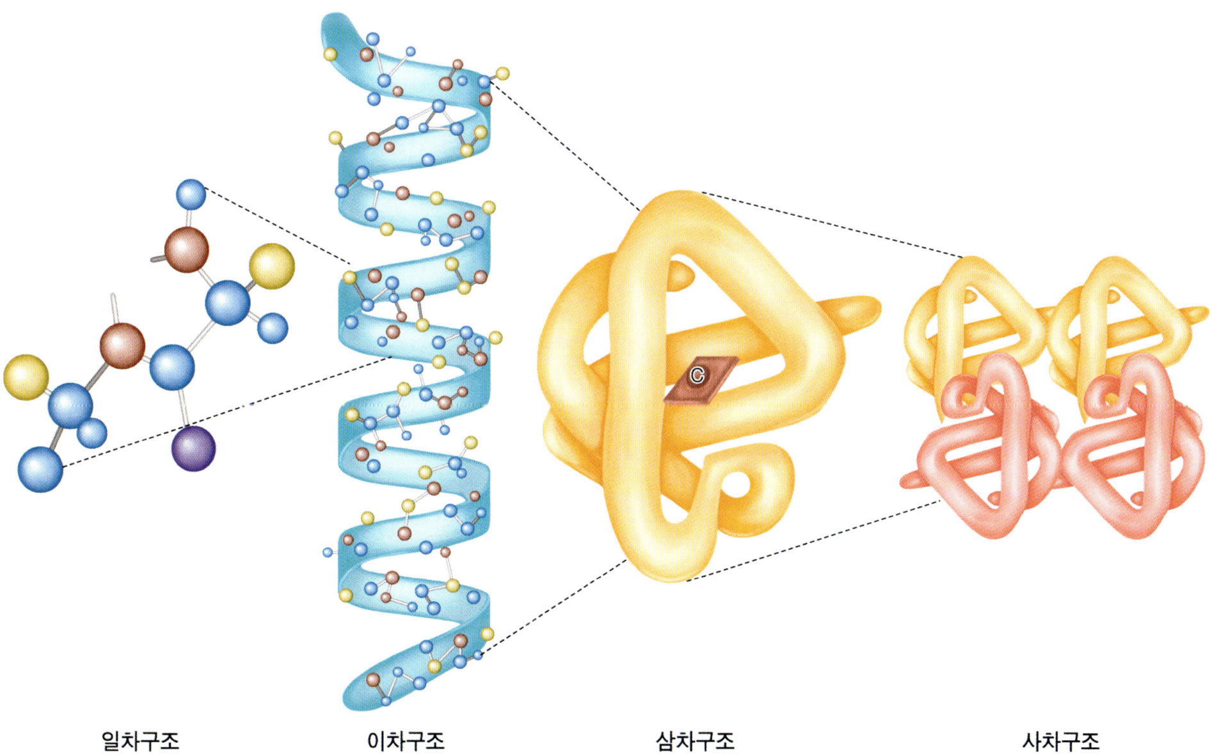

그림 12-28 단백질 구조

이자에서는 트립신, 키모트립신, 카르복시폴리펩티다아제 등이 분비되어 단백질을 소화시킨다. 트립신과 키모트립신은 단백질을 폴리펩티드로 분해하고 카르복시폴리펩티다아제는 폴리펩티드의 카르복실기말단에서 아미노산을 분리해낼 수 있다. 또, 이자에서는 프로엘라스타아제(proelastase)가 분비되어 연결조직에 포함되어 있는 엘라스틴 섬유(elastin fiber)를 분해한다. 이자의 소화효소들은 단백질이나 폴리펩티드를 디펩티드(dipeptide)나 트리펩티드(tripeptide)로 분해한다. 이름에서 알 수 있듯이 디펩티드는 두 개의 아미노산이 결합한 펩티드이고 트리펩티드는 세 개의 아미노산이 결합해 있는 펩티드이다. 단백질의 마지막소화는 창자세포의 소화효소에 의해 이루어진다. 창자세포에 존재하는 펩티다아제(peptidase)는 창자세포 표면의 미세융모(microvilli)의 세포막에 펩티다아제가 풍부하게 존재한다. 이 펩티다아제는 다양한 종류가 있어서 다양한 아미노산의 결합에 특이적으로 작용할 수 있다. 여러 펩티다아제의 작용으로 디펩티드나 트리펩티드 혹은 더 커다란 폴리펩티드도 분해되어 아미노산이 되고 흡수된다.

3) 지방의 소화

사람이 섭취하는 대부분의 지방은 중성지방(triglyceride)으로 하나의 글리세롤(glycerol)분자에 세 개의 지방산(fatty acid)이 결합된 모습이다. 글리세롤과 지방산 사이에서도 각각 하나씩 물 분자를 소모하면서 가수해가 이루어질 수 있고, 글리세롤과 지방산으로 흡수할 수 있다. 중성지방 외에도 인지질(phospholipid), 콜레스테롤(cholesterol) 등이 지방에 포함된다. 침샘의 일종인 혀샘(lingual gland)에서 리파아제(lipase)가 분비되어 중성지방 중 10% 미만이 분해되지만 대부분의 지방은 작은창자에서 분해된다. 지방이 소화되기 위해서는 유화(emulsification)라고 하는 작용이 일어나야 한다. 유화는 쓸개즙에 의해서 일어나는 작용으로 쓸개즙에 포함된 담즙산과 레시틴에 의해 이루어진다. 이 물질들은 물에 잘 녹는 친수성 부분과 지방에 잘 녹는 지용성부분으로 나뉘어 있다. 지용성 부분은 지방을 둘러싸 감싸고 반대편의 친수성 부분은 수분을 향해 지방의 표면장력을 낮추고 마치 기름때가 비누에 의해 제거되듯이 지방들이 잘게 잘게 떨어져 나온다.

유화과정이 중요한 이유는 지방을 분해하는 소화효소는 지방에 녹지 않고 물에 녹는 친수성 물질로, 지방의 표면에서만 지방분해작용을 할 수 있다. 따라서 지방이 유화과정을 거치지 않고 큰 덩어리로 존재하는 것 보다 유화과정을 거쳐 작은 덩어리로 나뉜 쪽이 훨씬 표면적이 넓고 지방효소가 작용할 수 있는 부분이 많은 것이다(그림 12-29).

쓸개즙에 의해 지방의 유화가 일어난 후 실질적인 지방의 소화의 첫 부분은 이자의 리파아제에 의해 이루어진다. 작은창자의 창자세포에도 리파아제가 존재하지만 이자의 리파아제의 능력이 뛰어나 이자의 리파아제만으로도 섭취한 모든 지방을 지방산과 글리세롤로 분해할 수 있는 경우가 많다. 지방산은 극성을 가져 소화용액내에서 미포를 형성한다. 지방이 분해되면서 주변에 지방산과 글리세롤이 축적되면 소화효소에 의한 지방의 분해가 저해된다. 이때 쓸개즙은 미포를 둘러싸 빠르게 흡수될 수 있도록 작용함으로서 다시 한번 간접적으로 지방의 소화를 돕는다.

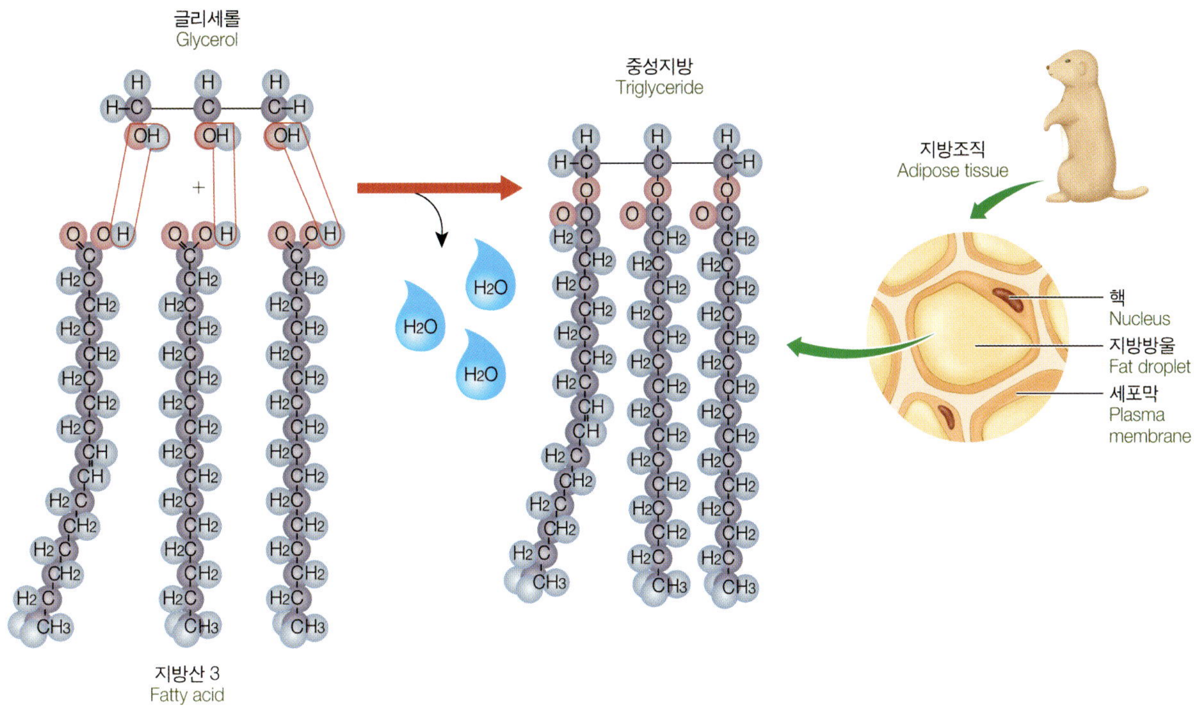

그림 12-29 중성지방

인지질과 콜레스테롤은 각각 이자에서 분비되는 포스포리파아제(phospholipase)와 콜레스테롤 에스테르 가수분해효소(cholesterol ester hydrolase)에 의해 소화된다.

4) 수분과 전해질의 흡수

위장관을 통과하면서 소화된 음식물들은 위장벽을 통해 혈관이나 림프관으로 흡수된다. 대부분의 경우 흡수는 작은창자 이후에서 이루어지며, 점막은 주름져 있어 표면적을 넓힐 수 있다. 돌림주름(윤상주름, valvulae conniventes)은 점막의 기저부에서 돌출되어 가운데에 구멍이 뚫린 막 같은 구조를 형성한다. 돌림주름을 포함한 작은창자의 상피에는 융모(villi)가 있어 이 또한 작은창자의 표면적을 늘려준다. 융모의 표면은 작은창자상피세포인 창자세포가 있음을 확인할 수 있다.

창자세포의 속공간쪽 세포막에는 미세융모(micrivilli)라는 구조물이 있어 음식물과 접촉하는 면적이 넓어진다. 이런 다양한 구조 덕분에 위장관 내 흡수면적은 250m^{2}에 이른다. 위장관에서는 하루에 8~9L에 해당하는 음식물을 흡수할 수 있다. 그중 섭취한 양은 1.5L 정도이고 나머지는 소화기계에서 분비된 것들이다.

작은창자의 흡수 능력은 훨씬 커서 최대 20L에 달하는 수분을 흡수할 수 있다. 반면 위는 융모가 없고 상피세포들끼리 치밀결합을 이루고 있어 강한 지용성을 띄는 알코올, 아스피린 등의 물질 외에는 흡수가 일어나지 않는다. 큰창자는 표면적을 최대화하는 구조가 발달하지 않아 이미 작은창자에서 대부분의 영양소를 흡수한 상태로 음식물이 전해진다. 따라서 큰창자에서는 대부분 수분과 전해질 일부만이 흡수되면서 대변이 만들어진다.

수분은 대부분 삼투압의 확산을 통해 흡수된다. 물은 세포막과 세포사이의 공간을 통해 이동할 수 있으며, 물의 이동에는 에너지가 거의 관여하지 않는다. 묽은 미즙에서 흡수가 일어나고, 고삼투성의 농축된 음식물이 넘어오는 경우에는 반대로 위장관벽에서 음식물쪽으로 수분이 이동할 수도 있다.

전해질의 대표적인 나트륨은 능동수송에 의해 재흡수된다. 나트륨은 다양한 소화액이나 점액에 포함되어 하루에 20～30g 정도가 장관계를 통해 분비되며, 섭취되는 양을 합해 총 25～35g 정도를 흡수한다. 나트륨은 체액을 구성하는 중요한 전해질 중의 하나로 부족하게 될 경우 심각한 탈수를 비롯해 생리적 기능이상을 일으킬 수 있다. 창자세포의 바닥쪽 세포막에는 나트륨을 세포외로 내보내고 칼륨을 세포내로 들여보내는 나트륨－칼륨 펌프가 있다.

이 펌프에 의해 세포내의 나트륨농도는 낮아지고 이 농도경사를 통해 나트륨의 재흡수가 창자세포의 상피에서 이루어진다. 이때 나트륨의 농도경사를 이용해 포도당이나 아미노산 등의 영양소가 함께 수송되기도 한다. 또, 나트륨이 재흡수되면 그로인해 미즙이 상대적으로 음전하를 띄게 된다. 음전하를 띄고 있는 염소이온은 이 전기적 힘에 의해 미즙에서 밀려나 창자세포로 흡수된다. 나트륨의 재흡수는 알도스테론(aldosterone)에 의해 조절 받는다. 콩팥세뇨관에서처럼 알도스테론은 체액이 부족할 때 분비되어 위장관에서 나트륨의 재흡수를 일으키고 그에 따라 수분과 다른 전해질이 함께 끌어오도록 한다.

이자와 브루너샘 등에서는 중탄산 이온이 많이 분비된다. 중탄산이온이 생성될 때 수소이온이 생성되어 중탄산이온은 분비되고 수소이온은 혈액으로 흡수된다. 따라서 중탄산이온이 재흡수되지 않고 소모된다면 신체는 산증(acidosis)에 빠질 수밖에 없다. 이를 막기 위해 창자세포에서는 나트륨의 농도경사를 이용해 나트륨을 흡수하면서 수소이온을 분비하는 역행성 공동수송(antiport)이 일어나 수소이온을 배출한다. 배출된 수소이온은 중탄산이온과 결합해 다시 물과 이산화탄소분자로 해리된다. 이 물과 이산화탄소분자는 빠르게 재흡수된다. 반대로 큰창자에서는 염소이온을 재흡수하면서 중탄산염을 분비하는 단백질이 세포상피에 존재한다. 이는 대변의 세균에 의해 만들어질 수 있는 산성환경을 중화하기 위한 기전으로 작동한다.

철과 칼륨, 칼슘을 비롯한 다양한 전해질들도 위장관에서 흡수가 이루어진다. 대표적으로 철은 간에서 생성된 아포트랜스페린(apotransferrin)에 의해 흡수에 도움을 받는다. 아포트랜스페린은 간에서 생성되어 쓸개즙을 통해 분비되고 샘창자로 분비된 이후에는 유리철(free iron)이나 철 복합물에 결합한다. 결합한 물체를 트랜스페린(transferrin)이라고 하고 이 트랜스페린은 작은창자의 창자세포에 있는 수용체와 결합해 흡수되고 혈장에서 트랜스페린의 상태로 존재하게 된다.

기타 칼륨, 칼슘, 마그네슘, 인 등의 전해질들도 호르몬의 작용에 의해 조절 받으면서 장 점막 상피세포를 통해 흡수가 이루어진다. 그중 칼슘은 특히 부갑상샘에서 분비되는 부갑상샘호르몬과 비타민 D에 의해 흡수와 배설이 조절된다. 비타민 중에서 B와 C종류는 수용성 비타민으로 여타 전해질이나 수분처럼 모세혈관을 통해 빠르게 흡수된다. 하지만 그 외 비타민 A, D, E, K는 지용성 비타민으로 지방처럼 쓸개즙이 충분한 상황에서 림프관을 통해 흡수된다.

5) 영양소의 흡수

탄수화물은 단당류의 형태로 분해되어 흡수된다. 우리가 섭취한 탄수화물의 대부분이 전분이기 때문에 흡수되는 단당류 중 포도당이 대부분을 차지하고 그 외 과당이나 갈락토스가 일부분을 구성하고 있다. 포도당은 거의 모든 경우에서 능동수송을 통해 흡수된다.

포도당의 경우 창자세포 내외의 나트륨 농도경사를 이용한 2차 능동수송을 통해 흡수된다. 창자세포의 기저부에는 나트륨을 세포 밖으로 퍼내고 칼륨을 들여오는 나트륨−칼륨 펌프가 있어서 세포내부의 나트륨농도를 낮게 유지한다. 세포 외부의, 미즙의 나트륨농도는 세포 내부보다 높아서 나트륨이 세포 안으로 들어오려고 하는 힘이 생긴다. 이 힘을 이용해 나트륨과 함께 포도당을 공동운반하는 운반체가 있고 이 운반체를 통해 나트륨과 함께 포도당이 수송된다. 갈락토스도 포도당과 같은 방식을 통해 재흡수되지만 과당은 조금 다르다. 과당은 능동수송되지 않고 촉진 확산(facilitated diffusion)되어 흡수된다. 따라서 과당의 흡수속도는 포도당이나 갈락토스에 비해 느리다.

단백질은 아미노산형태, 디펩티드, 트리펩티드의 형태로 흡수될 수 있다. 대부분의 경우 이 단백질 분해산물들은 포도당과 같은 경로를 통해 흡수된다. 즉 나트륨 농도경사를 이용한 2차 능동수송을 통해 세포내부로 흡수된다. 간혹 과당처럼 촉진확산을 통해 흡수되는 경우도 있다. 다양한 종류의 아미노산과 펩티드를 흡수하기 위해 많은 종류의 수용체가 창자세포 세포막에 존재한다고 알려져 있다(그림 12-30).

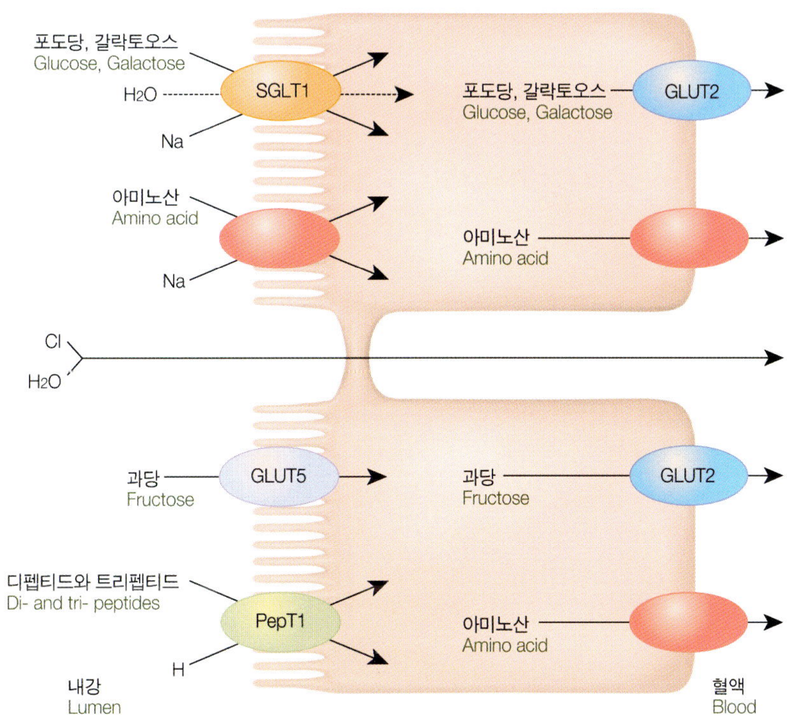

그림 12-30 탄수화물과 단백질의 흡수

지방은 지방산과 글리세롤로 분해되어 미포를 형성하고 이 미포는 쓸개즙에 의해 둘러싸여 있다. 미포의 크기는 3~6nm로 작고 쓸개즙이 둘러싸고 있는 덕분에 물에 잘 녹아 있다. 창자세포의 미세융모와 미포가 접촉하게 되면 미포 내부에 있는 지용성 물질인 지방산과 글리세롤은 지질 이중층으로 구성된 세포막을 쉽게 통과해 흡수될 수 있다(그림 12-31).

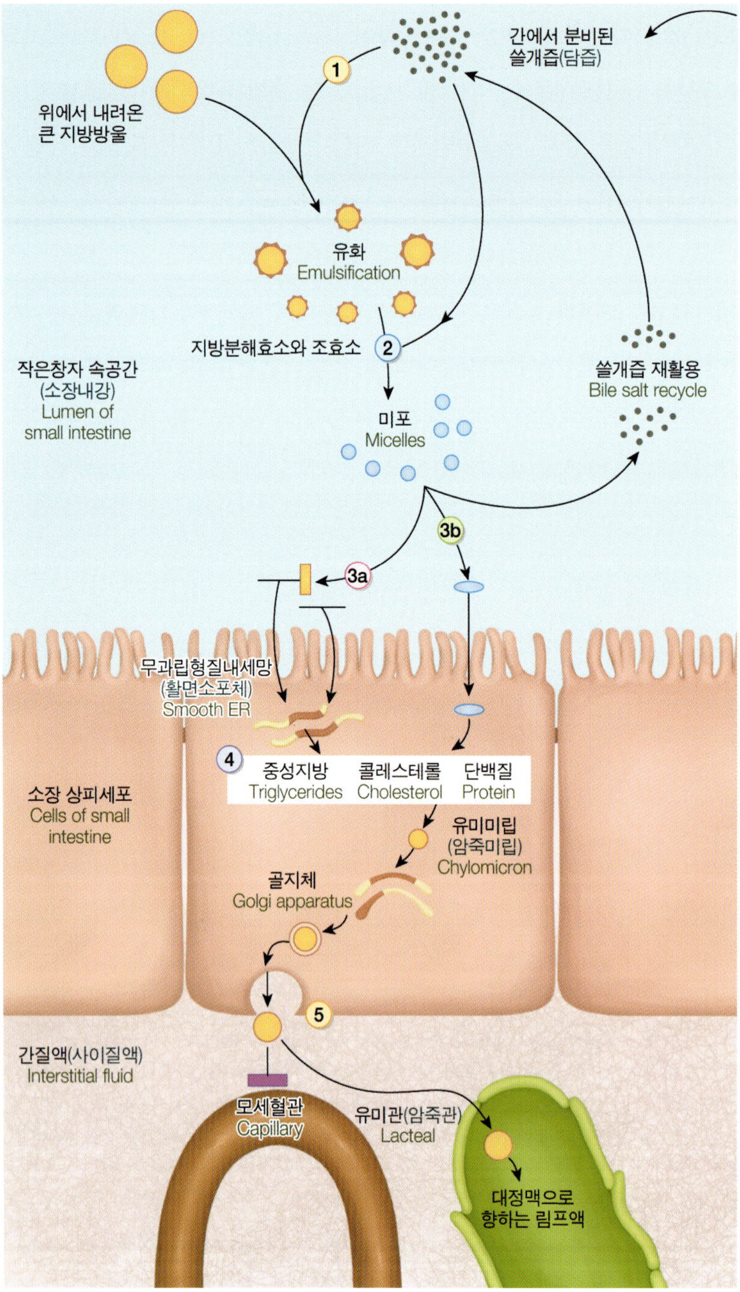

그림 12-31 지방흡수

지방산과 글리세롤이 흡수된 후 속이 빈 미포와 쓸개즙은 계속 위장관 속공간에 남아 다른 지방산과 글리세롤의 흡수를 돕는다. 결국 미포와 쓸개즙에 의해 지방 분해산물이 운반(ferrying)된다고 할 수 있는데, 이들의 작용이 없다면 지방의 흡수는 정상보다 절반이상 줄어들 것이다. 장세포로 흡수된 지방산과 글리세롤은 세포질그물로 이동하여 새로이 합성되고 다시 중성지방(triglyceride)이 된다. 이후 유미미립(암죽미립, chylomicron)의 형태로 창자세포를 빠져나와 림프관을 통해 흡수된다. 지방산 중에 짧은 사슬을 가진 지방산은 상대적으로 물에 잘 녹는 성질을 가지고 있어서 이런 형태가 아니라 다른 탄수화물 분해산물이나 단백질 분해산물처럼 혈관을 통해 흡수되고 문맥을 통해 전달될 수도 있다.

6) 큰창자에서의 흡수와 대변의 형성

작은창자에서 소화 및 흡수가 끝난 음식물이 큰창자로 넘어온다. 하루에 약 1,500mL의 미즙이 넘어오는데, 잘록창자(결장, colon)에서 수분과 전해질의 흡수가 일어나 대변으로 배설되는 양은 100mL 정도이다. 큰창자 중 오름주름창자(상행결장, ascending colon)와 가로주름창자(횡행결장, transverse colon)의 근위부 절반에서 활발하게 흡수가 일어나 이 부분을 흡수성 창자(absorbing colon)이라고 하고 나머지 가로주름창자의 원위부 절반과 내림주름창자(하행결장, descending colon)와 구불잘룩창자(구불결장, sigmoid colon)는 저장결장(storage colon)이라고 한다. 큰창자에서도 작은창자와 마찬가지로 나트륨의 능동수송이 이루어진다. 나트륨을 따라 다른 수분과 전해질도 함께 재흡수되는데, 작은창자와는 달리 상피세포들간의 치밀결합이 단단해 흡수된 전해질과 수분이 다시 빠져나가기가 힘들고 작은창자보다 더 효율적으로 흡수가 이루어질 수 있다. 큰창자에서는 하루에 5~8L 정도까지 흡수가 이루어질 수 있다. 만약 이보다 더 많은 양이 작은창자에서 넘어오거나 큰창자의 흡수능력에 문제가 생기면 설사가 발생할 수 있다.

잘록창자에는 자연적으로 많은 수의 세균이 존재한다. 이 세균들을 정상균무리(normal flora)라고 하는데, 우리 몸에 살면서 이익을 주기도 하는 공생관계이기도 하다. 세균들의 활동을 통해 비타민 K, B_{12}, 티아민(thiamine), 리보플라빈(riboflavin)을 비롯한 다양한 비타민들이 공급된다. 그중 비타민 K는 우리가 섭취하는 양으로는 필요량을 채울 수 없기 때문에 더욱 중요하기도 하다. 또, 일부 대장균(*Escherichia coli*)은 셀룰로오스를 분해해서 영양소로 공급하기도 한다.

이렇게 우리가 섭취한 음식물의 소화와 흡수가 끝나면 대변이 형성된다. 대변의 75%는 수분이고 나머지 25%는 고형성분으로 고형성분 중 30%는 죽은 세균의 찌꺼기이고, 10~20%는 무기물, 10~20%는 지방, 2~3%는 단백질 나머지는 소화되지 못한 섬유소들과 쓸개즙, 위장관 상피세포로 구성되어 있다. 이중 쓸개즙으로 분비된 빌리루빈이 산화되어 스터코빌린(stercobillin)과 유로빌린(urobilin)이 되어 대변의 갈색을 띄게 된다. 이 외에 인돌(indole), 머캅탄(mercaptan), 스카톨(skatole), 황화수소(hydrogen sulfate) 등이 대변의 냄새를 구성한다.

5 위장관 장애

1) 위장관의 일반적인 장애

(1) 구 토(Vomitting)

인두에서부터 상부 작은창자까지에 이르는 상부 위장관에는 뇌줄기의 구토중추(vomitting center)라는 곳으로 신호를 보내는 신경섬유들이 분포해 있다. 상부위장관과 하부위장관은 샘창자(십이지장)에 존재하는 트라이츠인대(Treitz ligament)를 기준으로 구분할 수 있다. 상부위장관이 기계적, 화학적 자극을 받거나 과도하게 팽창되면 구토중추로 신호가 전달된다. 구토중추로 전달된 신호는 삼차신경(trigeminal nerve), 얼굴신경(안면신경, facial nerve), 혀인두신경(설인신경, glossopharyngeal nerve), 미주신경(vagus nerve), 혀밑신경(설하신경, hypoglossal nerve)을 통해 돌아온다. 이 신경들이 지배하는 점막, 내장 민무늬근, 뼈대근육 등이 협동적으로 움직이면서 구토를 일으키게 된다(그림 12-32).

먼저 위와 샘창자가 강하게 수축하면서 거꿀꿈틀운동(역꿈틀운동, antiperistalsis)이 나타난다. 거꿀꿈틀운동은 정상적으로 상부에서 하부로 음식물을 내려 보내는 꿈틀운동과는 반대되는 방향으로 하부의 음식물을 위쪽으로 올

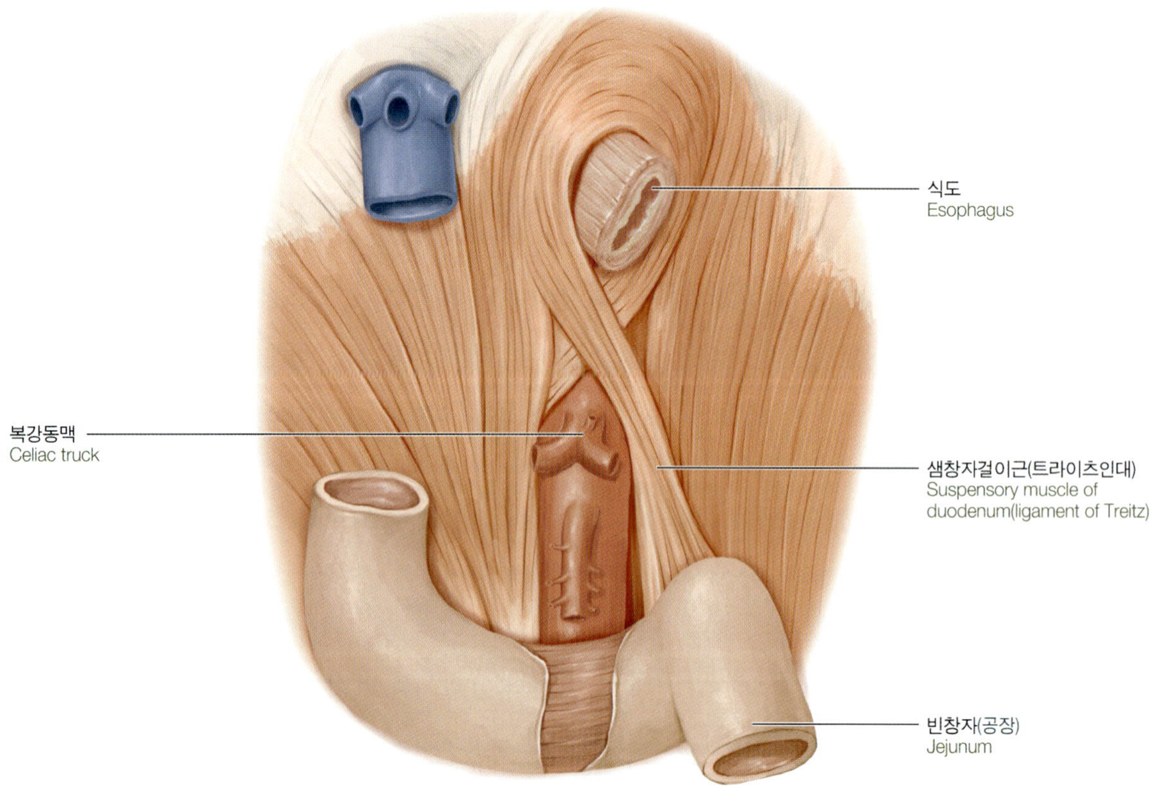

그림 12-32 트라이츠인대

려보내는 운동이다. 거꿀꿈틀운동에 의해 작은창자에 있던 음식물이 위로, 식도로 올라가게 된다. 이후, 구토중추의 조절 하에 상부식도조임근이 열리고, 후두가 앞위로 이동해 후두덮개(후두개, epiglottis) 및 성대(vocal cord)가 닫힌다. 또, 물렁입천장과 코안과의 통로를 막아 토사물이 기관이나 코안으로 새지 못하게 한다. 이후 위장관의 수축이 강해지면서 구토가 발생한다.

위장관에 가해지는 자극 이외에도 중추신경계로 직접 가해지는 자극이 구토를 유발할 수 있다. 숨뇌의 제4뇌실 바닥에 존재하는 화학수용기(chemoreceptor) 영역에 자극이 가해지면 구토가 유발된다. 모르핀(morphine)과 같은 몇몇 약물들은 이 수용체를 직접 자극해 구토를 유발시키기도 하고, 몸이 빠르게 회전하거나 움직이는 상황에서 안뜰기관(전정기관, vestibular apparatus)을 통한 감각이 안뜰신경핵(전정신경핵, vestibular nucleus)을 통해 화학수용기로 전해져 구토를 유발하기도 한다.

구토가 있기 전에 욕지기(구역, nausea)가 먼저 발생하는 경우도 있어 구토와 욕지기는 서로 연관관계가 있다. 구토를 일으키는 구토중추의 한 부분이 흥분하기 시작하면 욕지기를 느끼게 된다. 이런 흥분은 위장관에서 전해지는 자극에 의해 발생할 수도 있고, 신경계로의 자극이 유발할 수도 있다. 또, 대뇌겉질에서 전해지는 신호 혹은 안뜰기관을 통해 전해지는 신호에 의해 유발될 수도 있다.

(2) 위장관 폐쇄(Gastrointestinal obstruction)

위장관 전체를 보면 하나의 긴 관이다. 이 긴 관은 다양한 이유에 의해서 막힐 수 있는데, 종양(tumor)에 의해 막히거나, 수술이나 외상 후 생긴 복강 내 협착(adhesion)에 의해 생길 수도 있고, 위장관의 마비(paralysis)나 경련(spasm)에 의해서도 폐쇄가 생길 수 있다. 또 신생아나 어린 아기에게서 발생하는 폐쇄의 경우는 선천적 문제의 가능성도 생각해야 한다(그림 12-33).

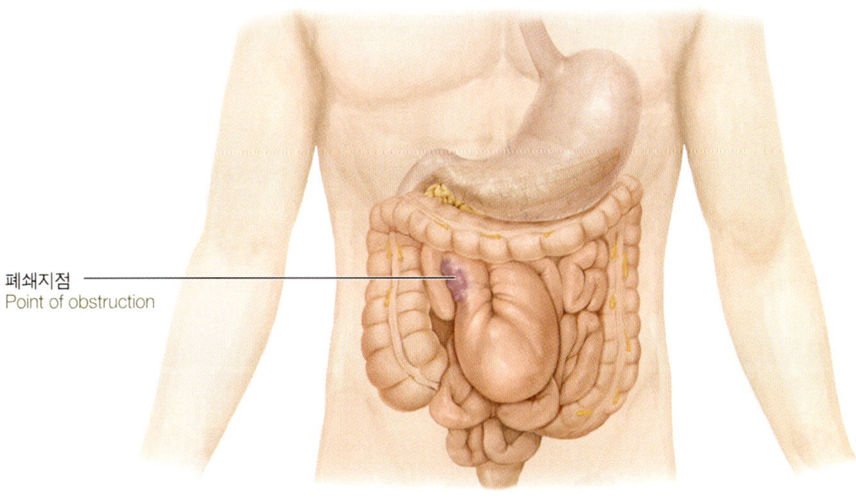

그림 12-33 위장관 폐쇄

위장관이 막히는 위치에 따라서 다양한 증상이 나타날 수 있다. 식도부분이 막히게 되면 음식물을 삼킬 수 없는 연하곤란(dysphagia)이 나타날 수 있고, 위보다 아래 부분이 막히면 배출되는 위산을 포함한 위액이 흡수되지 못하고 위에 쌓여 구토를 일으키고 구토를 통해 위산이 소실되면서 혈액의 pH가 높아지는 알칼리증(alkalosis)이 생길 수 있다. 작은창자 이후 부분에 문제가 생겨도 역시 구토가 생기면서 탈수가 문제가 될 수 있지만 이때에는 작은창자에 의해 배출되는 중탄산 이온도 함께 소실되므로 산-염기 불균형은 생기지 않는 경우가 많다. 큰창자에 폐쇄가 생기면 구토보다는 변비가 주 증상으로 나타난다. 하지만 폐쇄가 오래 지속되어 큰창자에서부터 음식물이 상부위장관까지 쌓이면 역시 구토가 발생할 수 있다.

(3) 위장관 가스

위장관 내부의 가스는 주로 우리가 음식물을 삼키면서 함께 삼켜진 공기나 위장관 내부의 세균에 의해 발생한 가스, 혈액을 통해 확산된 기체에 의해 생성되며, 흔히 방귀나 트림의 형태로 배출된다. 큰창자에서는 세균들이 활발한 활동을 하면서 많은 가스를 만들어내고 방귀의 형태로 배출된다. 이 가스에는 이산화탄소, 메탄, 수소, 황화수소 등이 포함되어 있어 좋지 않은 냄새를 풍기기도 한다. 우리 몸에서 소화되거나 흡수되지 못하는 물질들이 큰창자로 내려가면 이 물질들은 큰창자내 세균들에게 좋은 영양소 공급원이 된다. 따라서 더 많은 활동을 하게 되고 더 많은 가스를 생성해낼 수 있다. 대표적인 것이 셀룰로오스(cellulose)를 포함한 음식들이다. 하루에 정상적으로 생성되는 큰창자 가스의 양은 7～10L 정도이지만 대부분은 큰창자를 통과하는 혈액에 흡수되고 하루에 배출되는 양은 1L를 넘지 않는다.

2) 식도의 장애

식도의 주 기능은 음식물을 전달하는 기능이다. 식도의 기능에 장애가 생긴다는 말은 곧 음식물이 제대로 전달되지 못함을 의미한다. 앞서 배웠듯이 식도는 음식물이 넘어올 때 꿈틀운동이 일어나면서 상부 식도 조임근과 하부 식도 조임근이 제때 이완, 수축하면서 음식물을 위로 넘겨준다. 하지만 식도를 지배하는 삼차신경, 혀인두신경, 미주신경 등 신경이 손상 받게 되면 이런 조절이 제대로 일어나지 않아 연하곤란(dysphagia)이 생길 수 있다. 혹은 식도의 민무늬근이 제 기능을 하지 못하는 경우 제대로 된 꿈틀운동이 생기지 않아 연하곤란이 생길 수 있다. 대표적으로 *Clostridium botulinum*이란 균이 생성하는 독소는 근육을 이완시켜 제 기능을 하지 못하게 할 수 있다. 많은 근육질환이나 자가면역질환들이 식도의 근육이나 신경을 공격함으로서 식도가 제 기능을 하지 못하게 할 수 있다.

또, 식도의 하부 식도 조임근이 제대로 이완하고 수축하는 것은 중요한 기능이다. 하부 식도 조임근은 식도에서 위로 음식물이 전해질 때 이완하고 그 이외의 상황에서는 수축하고 있어 위에서 산성물질이 식도로 넘어오지 않게 막는 중요한 기능을 가진다. 만약 하부 식도 조임근이 제 기능을 하지 못해 위산이 역류하면 지속적인 속쓰

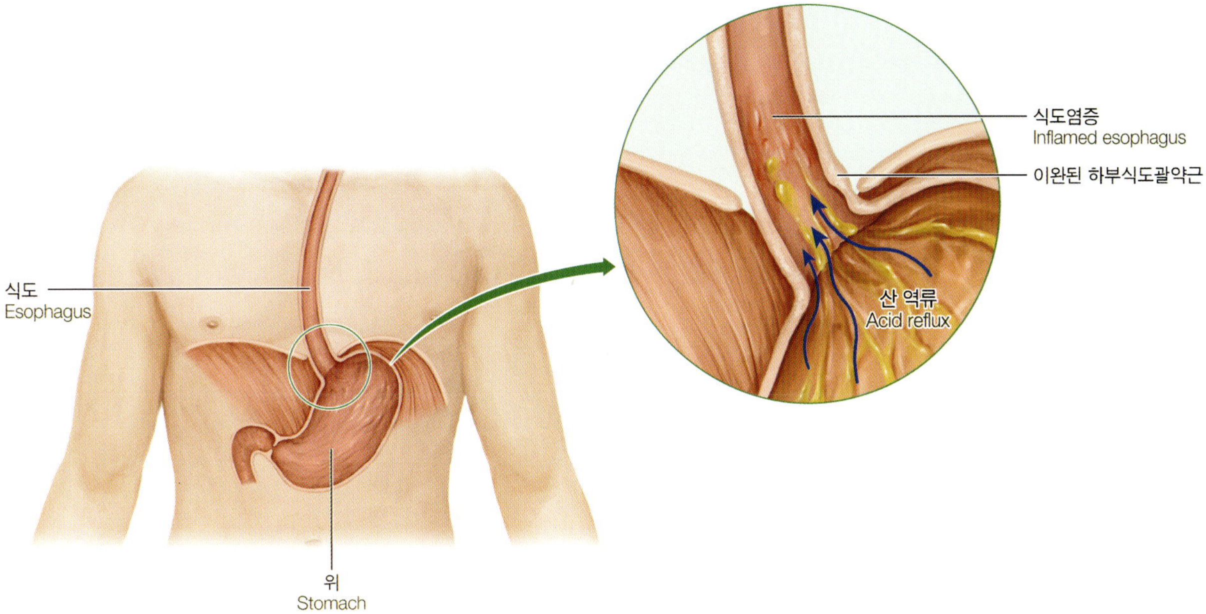

그림 12-34 위식도역류병(GERD)

림, 가슴통증, 구역감 등을 주 증상으로 하는 위식도역류병(GastroEsophageal Reflux Disease, GERD)이 생길 수 있고 이것이 오래 지속되면 식도 점막이 만성적인 손상을 받아 조직학적인 변화를 일으키기도 한다(그림 12-34).

반대로 하부 식도 조임근이 제대로 이완을 하지 못하는 경우 음식물이 위로 넘어가지 못하고 식도에 쌓이게 된다. 식도는 점점 확장되고 심한 경우 음식물의 부패, 감염이나 식도파열이 나타나기도 한다. 이런 경우를 식도 이완불능증(achalasia)이라고 한다.

3) 위의 장애

위에서는 강한 산이 분비되고 이 산에 의해 점막이 손상되는 것을 막기 위한 기전이 잘 발달해 있다. 하지만 산과 산에 대한 방어의 균형이 잘 이루어지지 않으면 장애가 발생할 수 있다. 아스피린(aspirin)이나 알코올 같은 특정물질은 위산을 방어하기 위한 점막 보호벽을 파괴하고 위산은 점막을 공격해 위염(gastritis)이나 위궤양(gastric ulcer)이 생길 수 있다(그림 12-35).

위 점막이 *Helicobacter pylori* 같은 세균에 의해 감염되면 병원균에 의한 염증이 생겨 위염으로 진행할 수 있다. 이런 상황이 오래 지속되어 만성적인 위염으로 발전하면 위는 위산이나 점막 등을 분비하는 능력을 상실할 수도 있고 소화기능에 큰 문제가 생길 수도 있다. 예를 들어 위가 산을 분비하지 못하는 무위산증(achlorhydria)이 생기면 단백질 소화에 문제가 생기고, 이와 함께 위샘의 벽세포에서 분비되는 내인성 인자(intrinsic factor)의 분비에 문제가 생기면 비타민 B_{12}의 흡수가 잘 이루어지지 않고 다양한 문제가 생길 수 있다.

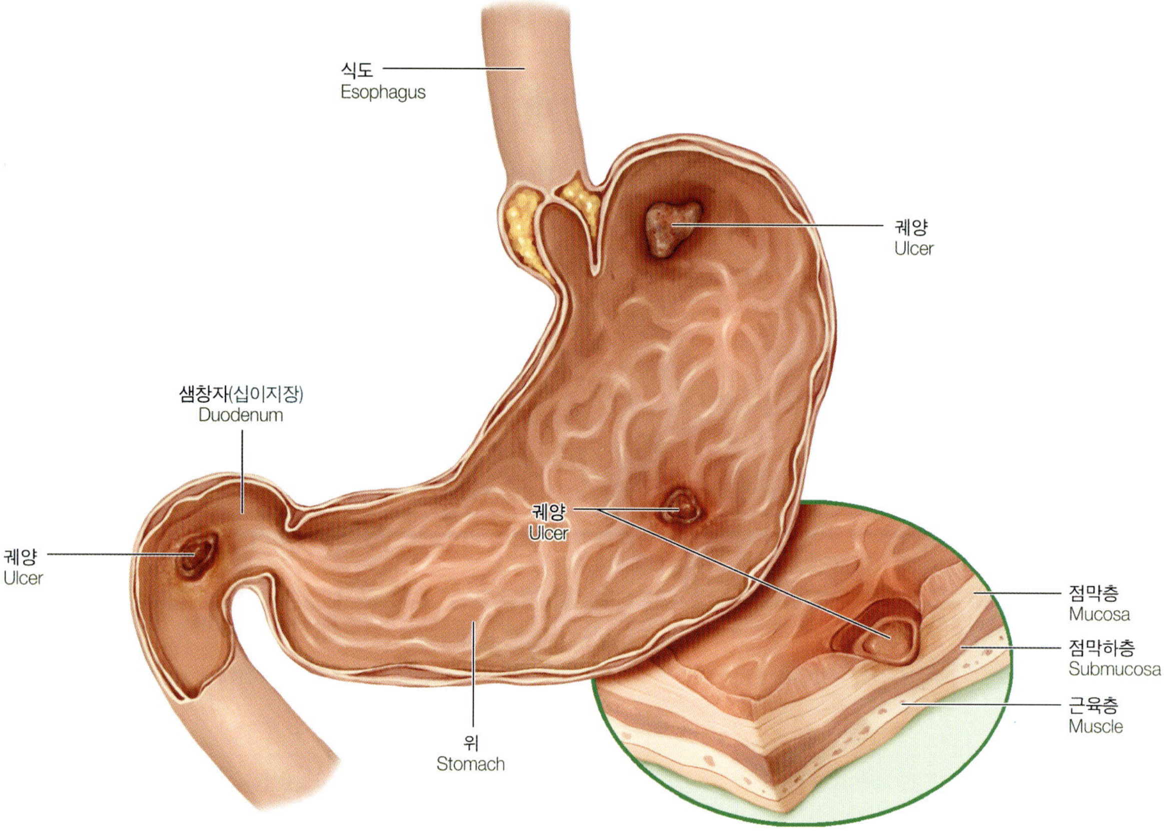

그림 12-35 **궤양**

위궤양뿐만 아니라 샘창자궤양(duodenal ulcer)도 생길 수 있다. 위산이 샘창자로 내려올 때 샘창자에서는 이자와 브루너샘(Brunner's gland)에서 알칼리성 점액과 소화액이 분비되어 방어기능을 한다. 또한 위에서는 점액세포가 점액을 분비하면서 방어기능을 한다. 이 방어기능이 적절하게 이루어지지 않거나 위산의 분비가 과도할 때 점막의 손상이 이루어지고 궤양으로 이어진다. 이런 궤양을 소화성 궤양(peptic ulcer)이라고 한다. 알코올과 아스피린, 진통소염제 등이 점막을 파괴할 수 있고, *Helicobacter pylori*로 대표되는 세균도 점막을 파괴할 수 있다. 반대로 흡연은 신경계를 자극함으로서 위산분비를 일으키고, 히스타민(histamine)과 같은 호르몬도 위산분비를 증가시킨다. 극단적인 경우 혈관작용성 장 펩티드(vasoactive intestinal peptide, VIP)를 분비하는 종양은 위산분비를 강하게 증가시킬 수 있다.

4) 작은창자의 장애

작은창자로 이자의 소화액과 쓸개즙, 그리고 작은창자의 창자세포에서 분비되는 소화효소에 의해 소화가 일어날 뿐만 아니라 대부분 영양소의 흡수도 일어난다. 이 두 과정 모두에서 장애가 생길 수 있다.

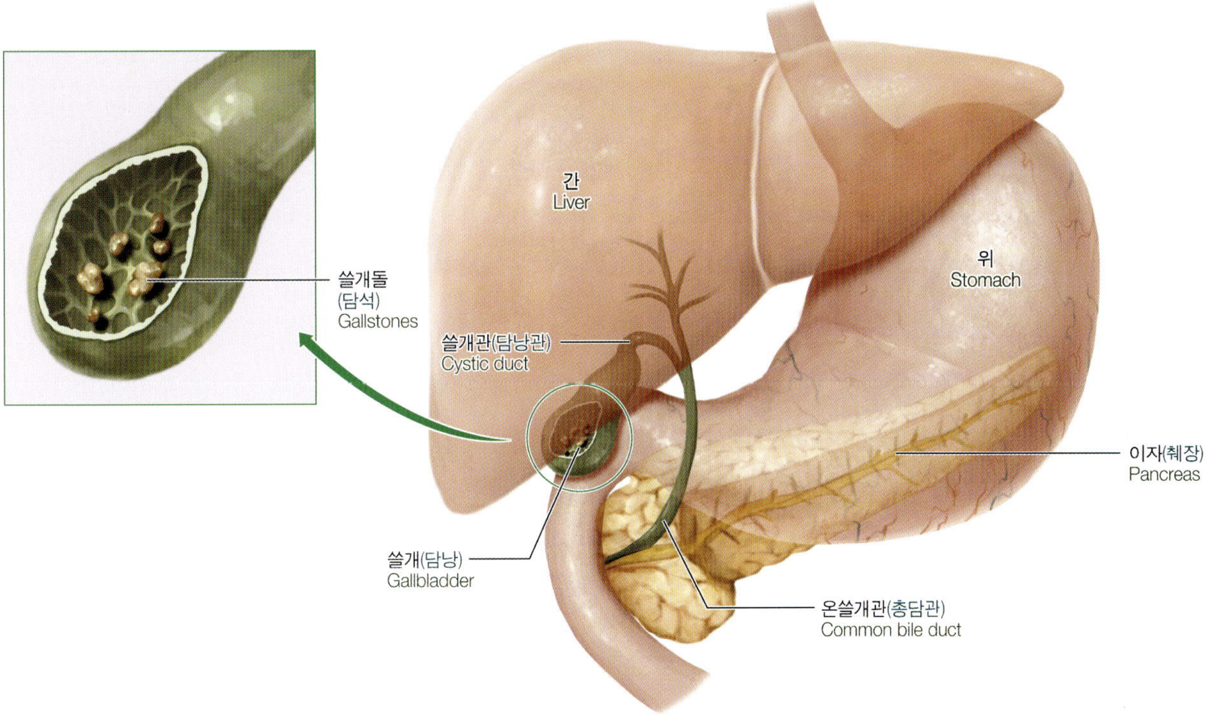

그림 12-36 쓸개돌(담석)

쓸개에서는 쓸개돌(담석, gallstone)이 생길 수 있다. 혹은 쓸개 뿐 아니라 간 내부에서나 쓸개관에서도 쓸개돌이 생길 수 있다. 쓸개에서 생긴 쓸개돌이 쓸개를 빠져나와 쓸개관을 막거나 이자관과 합쳐진 이후 부분에서 관을 막을 수 있다. 이 경우 쓸개즙, 이자액이 제대로 분비되지 못하고 소화작용에 문제를 일으킬 뿐 아니라 쓸개, 이자에 염증을 일으킬 수 있다. 혹은 쓸개관이나 이자, 샘창자에 생긴 종양이 관을 막아 문제를 일으킬 수도 있다(그림 12-36).

작은창자의 점막을 통해 대부분의 영양소가 흡수된다. 이 점막에 손상이 있어 흡수가 제대로 일어나지 않는 경우를 통틀어 스프루(만성흡수불량증, sprue)라고 한다. 장 점막이 어떤 이유로 손상을 받아 정상적인 융모(villi)구조를 이루지 못하거나 장세포가 기능하지 못해 영양소를 흡수하지 못하게 되는 것이다. 이 경우 특히 지방이 제대로 흡수되지 못해 그대로 대변을 통해 배출되고 악취가 심하고 물에 뜨는 지방변(steatorrhea)이 발생한다. 스프루에는 다양한 원인이 있고 그에 따라 다양한 종류로 분류된다. 세균이 원인으로 의심되는 열대성 스프루(tropical sprue), 자가면역이 원인인 복강 스프루(celiac sprue), 특발성 스프루(idiopathic sprue) 등이 있다.

5) 큰창자의 장애

큰창자에서는 주로 대변의 저장과 배출에 관계된 장애가 흔하다. 많은 사람들이 겪고 있는 변비(constipation)와 설사(diarrhea)가 대표적이다. 내림잘록창자(하행결장)와 구불창자(직장)에서 대변이 저장되었다가 적절한 때에 적절한 신호를 받아 적절한 조절을 통해 대변이 배출되어야 하는데 그것이 잘 이루어지지 못하면 변비가 발생한다. 변비는 큰창자의 운동능력이 떨어져 있어 대변의 움직임이 잘 이뤄지지 못할 수도 있고, 대변이 배출되기 위해서는 큰창자의 수축과 조임근의 이완, 골반근육의 적절한 수축이 함께 동반되어야 한다. 특히 골반근육 중 두덩곧창자근(puborectalis muscle)은 곧창자의 위치를 옮기면서 대변이 더 잘 배출될 수 있도록 조정해 준다. 또, 이런 기질적(organic) 문제가 아니더라도 배변활동은 정신, 심리적인 영향이 큰 활동으로 어렸을 때 받은 배변훈련이나 습관 등이 큰 영향을 미칠 수 있다(그림 12-37).

큰창자에서 변이 너무 빨리 이동하거나 수분 전해질의 흡수가 잘 일어나지 않을 때, 혹은 큰창자에서 분비가 과도하게 일어나는 경우 설사가 발생할 수 있다. 변비가 오래된 경우 딱딱한 변의 자극에 의해 분비가 증가하고 오랜 변비 이후에 설사가 나타날 수도 있다. 설사가 일어나는 흔한 경우는 감염이 생긴 경우이다.

장염(enteritis)은 세균이 장 점막을 공격하는 경우로 장 점막은 방어를 위해 많은 점액과 소화물질을 분비하게 되고 내용물을 빠르게 항문으로 이동시켜 배출하려고 한다. 이런 방어작용 때문에 설사가 발생할 수도 있다. 혹은 세균 자체가 장 점막을 공격하여 점막을 통해 수분과 전해질이 제대로 흡수되지 못하고 쏟아져 나와 설사가 발생할 수도 있다.

이 외에도 궤양성 결장염(ulcerative colitis)이나 크론병(Crohn’s disease) 같은 자가면역질환에 의해 점막이 공격받아 점막의 손상과 함께 출혈, 설사가 발생하기도 한다. 변비와 마찬가지로 심리적인 부분도 영향을 미쳐 심한 스트레스 상황에서 설사가 발생하기도 하고 이런 설사를 심인성 설사(psychogenis diarrhea)라고 한다.

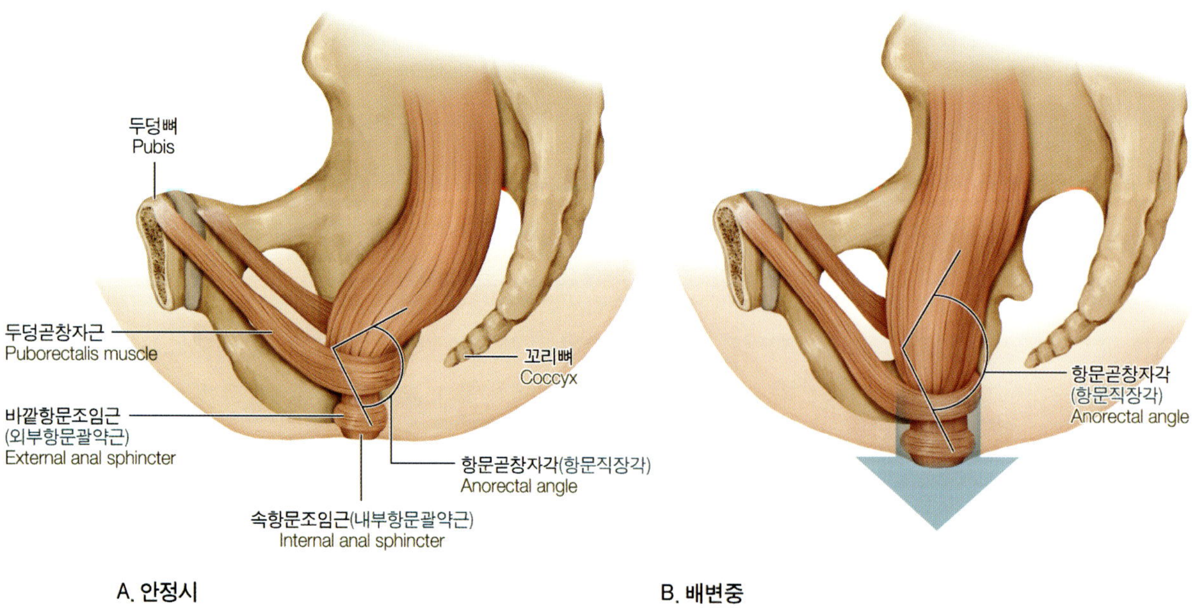

그림 12-37 두덩곧창자근의 작용

- 소화기계는 점막층, 점막하층, 근육층, 장막층으로 구성되어 있으며 소화기계의 민무늬근이 꿈틀운동과 혼합운동을 통해 소화작용을 일으킨다.
- 위의 G세포에서 분비되는 가스트린은 위액의 분비를 촉진시키고 위점막의 상장을 일으킨다.
- 샘창자와 빈창자의 점막에서 분비되는 콜레시스토키닌은 지방에 의해 분비가 촉진되어 쓸개의 수축과 쓸개즙의 분비를 일으키고 위의 운동성을 약화시킨다.
- 세크레틴은 샘창자에서 위산에 의해 분비되며 중탄산염의 분비를 자극하여 위산을 중화시키는 역할을 한다.
- 위억제펩티드는 지방과 아미노산의 자극에 의해 분비되고 위의 운동성을 억제시키며 이자에서 인슐린의 분비를 촉진시킨다.
- 모틸린은 금식 시 샘창자에서 분비되고 위의 운동을 촉진시킨다.
- 위장관에서는 흡수한 영양분을 모세혈관과 물질교환 한 후 간문맥을 통해 간세포에 영양분을 저장하거나 하대정맥을 통해 온몸순환으로 합류한다.
- 귀밑샘(이하선), 턱밑샘(악하선), 혀밑샘(설하선)은 대표적인 침샘으로 장액성타액과 점액성타액을 분비한다. 장액성타액에는 아밀라제인 프티알린이 포함되어 있고, 점액성 타액에는 점액이 포함되어 있다. 타액은 입안의 점막을 보호하고 입안 내에서 항균작용을 한다.
- 위샘의 점액경세포에서는 점액이 분비되고 으뜸세포에서는 펩시노겐, 벽세포에서는 염산과 내인성인자를 분비된다. 내인성인자는 비타민 B_{12}의 흡수에 중요한 역할을 하며, 만약 내인성인자가 부족할 경우 비타민 B_{12} 결핍으로 악성빈혈이 생길 수 있다. 으뜸세포에서는 펩시노겐이 분비되는데 염산과 접촉해 펩신이 되면 단백질을 분해한다.
- 이자에서는 당을 분해하는 아밀라제와 단백질을 분해하는 트립신, 키모트립신 등이 분비되며 지방의 소화를 일으키는 효소들로는 이자리파아제, 포스포리파제 등이 분비된다.
- 간은 쓸개즙을 생성함으로서 지방소화를 돕는다. 체내 과다한 빌리루빈이나 콜레스테롤이 쓸개즙으로 배설되기도 하는데 이러한 과정에 이상이 생길 경우 빌리루빈이 축적되어 황달을 일으키고 콜레스테롤 담석이 생길 수 있다.
- 작은창자 점막에 있는 융모들은 작은창자의 표면적을 넓혀 영양분의 흡수를 용이하게 한다. 술잔세포는 점액을 분비하는 기능을 하고, 장세포는 수분과 전해질을 분비한다. 장점막 상피세포들은 수크라아제, 말타아제, 락타아제 등을 분비하여 탄수화물을 분해하고 펩티다아제를 분비하여 지방을 분해한다.

PACIFIC'S

Human Physiology

13

C·H·A·P·T·E·R

내분비생리

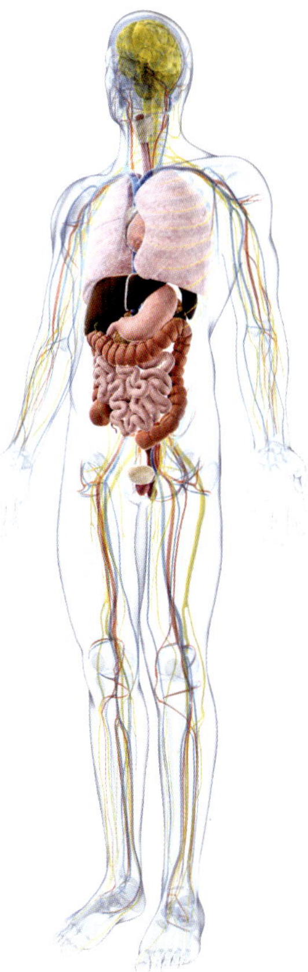
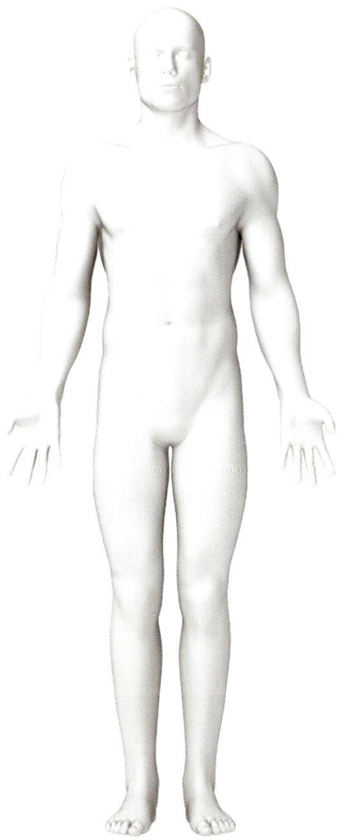
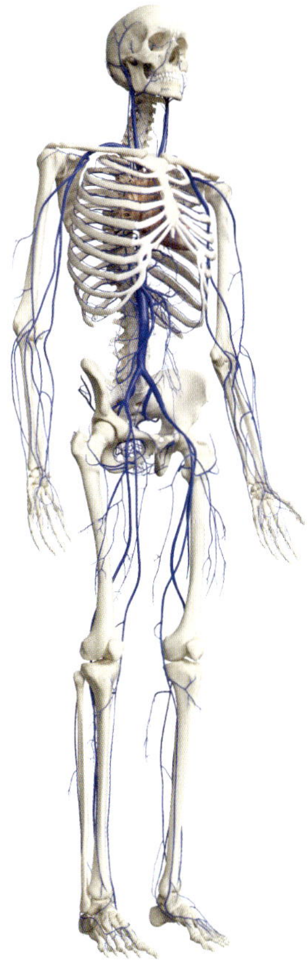

학·습·목·표

1. 각 호르몬의 분비기관에서 분비되는 호르몬의 종류를 나열할 수 있다.
2. 호르몬의 기능 및 역할에 대해 설명할 수 있다.
3. 호르몬의 분비가 조절되는 원리를 설명할 수 있다.
4. 호르몬 분비에 이상이 생겼을 때 나타나는 질병에 대해 알 수 있다.

핵·심·용·어

- 그레이브스 병(Graves' disease)
- 글루카곤(glucagon)
- 노르에피네프린(norepinephrine)
- 당뇨병(diabetes mellitus)
- 성장호르몬(growth hormone)
- 소마토스타틴(somatostatin)
- 안구 돌출증(exophthalmos)
- 애디슨병(Addison's disease)
- 양성피드백(positive feedback)
- 에피네프린(epinephrine)
- 옥시토신(oxytocin)
- 음성피드백(negative feedback)
- 인슐린(insulin)
- 점액수종(myxedema)
- 칼시토닌(calcitonin)
- 코르티코스테로이드(corticosteroid)
- 콘 증후군(Conn's syndrome)
- 쿠싱증후군(Cushing's syndrome)
- 트리요오드타이로닌(triiodothyronine, T_3)
- 티록신(thyroxine, T_4)
- 프로락틴(prolactin, PRL)
- 하시모토병(Hashimoto's disease)
- 항이뇨호르몬(antidiuretic hormone, ADH)
- 황체형성호르몬(luteinizing hormone, LH)
- 갑상샘자극호르몬(thyroid-stimulating hormone, TSH)
- 난포자극호르몬(follicle stimulating hormone, FSH)
- 부갑상샘호르몬(parathyroid hormone, PTH)
- 부신겉질자극호르몬(adrenocorticotropic hormone, ACTH)

CHAPTER 13

내분비생리

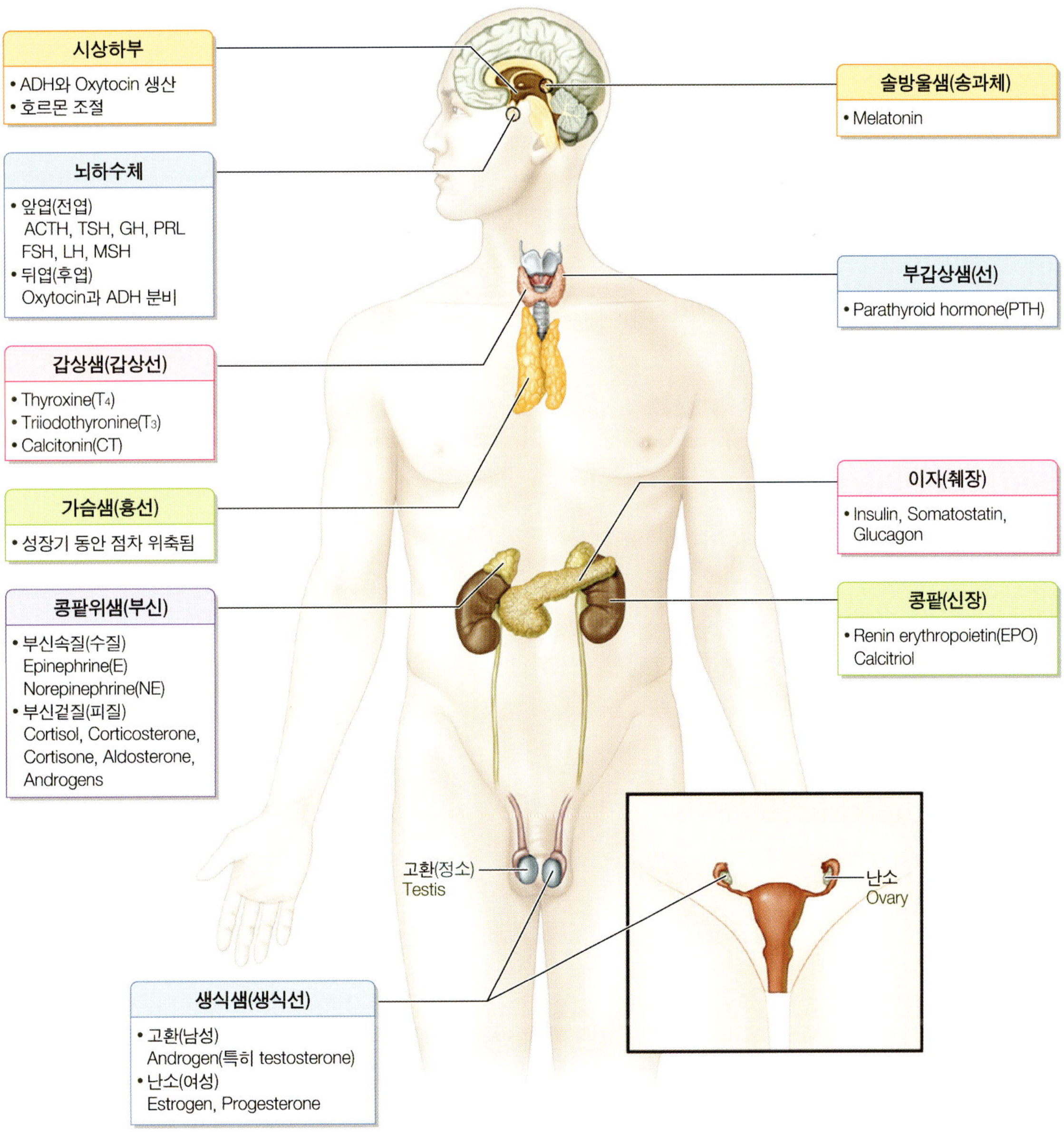

그림 13-1 주요 내분비기관

1 호르몬(Hormone)

내분비계(endocrine system)는 신체의 항상성을 유지하기 위해 호르몬이라는 물질을 분비함으로서 여러 대사활동에 관여할 수 있다. 호르몬은 내분비샘에서 콜레스테롤 또는 아미노산을 이용하여 합성한다. 또한 혈액으로 분비되어 표적기관(target organ)에만 영향을 미친다. 예를 들어 뇌하수체(pituitary gland)에서 분비되는 갑상샘자극호르몬(thyroid stimulating hormone, TSH)은 갑상샘에만 효과를 나타고 갑상샘이 갑상샘호르몬을 분비하게 하는 것이다(그림 13-1).

1) 호르몬의 합성

혈중 호르몬은 화학적 구조에 따라 크게 단백질호르몬(protein hormone), 스테로이드호르몬(steroid hormone), 생체아민(biogenic amine)으로 분류 할 수 있다.

호르몬을 구성하는 단백질 호르몬은 아미노산 여러 개가 결합되어 생성되며 대부분 수용성이다. 구성에 따라 폴리펩티드(polypeptide), 올리고펩티드(oligopeptide), 당단백질(glycoprotein)로 나눌 수 있다(표 13-1).

표 13-1 단백질 호르몬의 분류와 종류

폴리펩티드	올리고펩티드	당단백질
〈이자〉 인슐린, 글루카곤 〈부갑상샘〉 부갑상샘호르몬	〈뇌하수체 뒤엽〉 옥시토신, 항이뇨호르몬	〈뇌하수체 앞엽〉 난포자극호르몬, 갑상샘자극호르몬

펩티드 호르몬들은 다른 단백질과 같이 ❶ 리보솜(ribosome)에서 생성되어 호르몬 전구체로 형태로 번역(translation)된다. 이후 필요에 따라 ❷ 프로호르몬(prohormone)이 되어 ❸ 골지기관(golgi apparatus)을 통해 소포(vesicle)에 저장된다. 소포에 저장된 호르몬들은 적절한 자극이 있을 때 ❹ 소포가 세포외유출(exocytosis)의 형태로 배출된다(그림 13-2).

스테로이드 호르몬은 콜레스테롤(cholesterol)로부터 합성된다. 이들은 지용성이기 때문에 세포막을 쉽게 통과할 수 있는 특징을 가지고 있다. 따라서 소포에 저장되어 있지 않고 신호가 왔을 때 생성되며 확산을 통해 혈액으로 분비된다. 대표적인 호르몬으로 테스토스테론, 프로게스테론, 에스트라디올, 코티솔, 알도스테론 등이 있다(그림 13-3).

생체아민은 아미노산인 티로신(tyrosine)으로부터 합성되며, 하나의 분자 구조를 가지고 있어 크기가 작다. 갑상샘호르몬, 에피네프린, 노르에피네프린, 세로토닌, 도파민 등이 이에 해당하고 에피네프린과 노르에피네프린 등을 카테콜아민(catecholamine) 계열의 호르몬이라 부른다. 펩티드 호르몬과 동일하게 세포내에서 합성되어 소포내에 저장되어 있다가 세포외유출을 통해 혈액으로 분비된다.

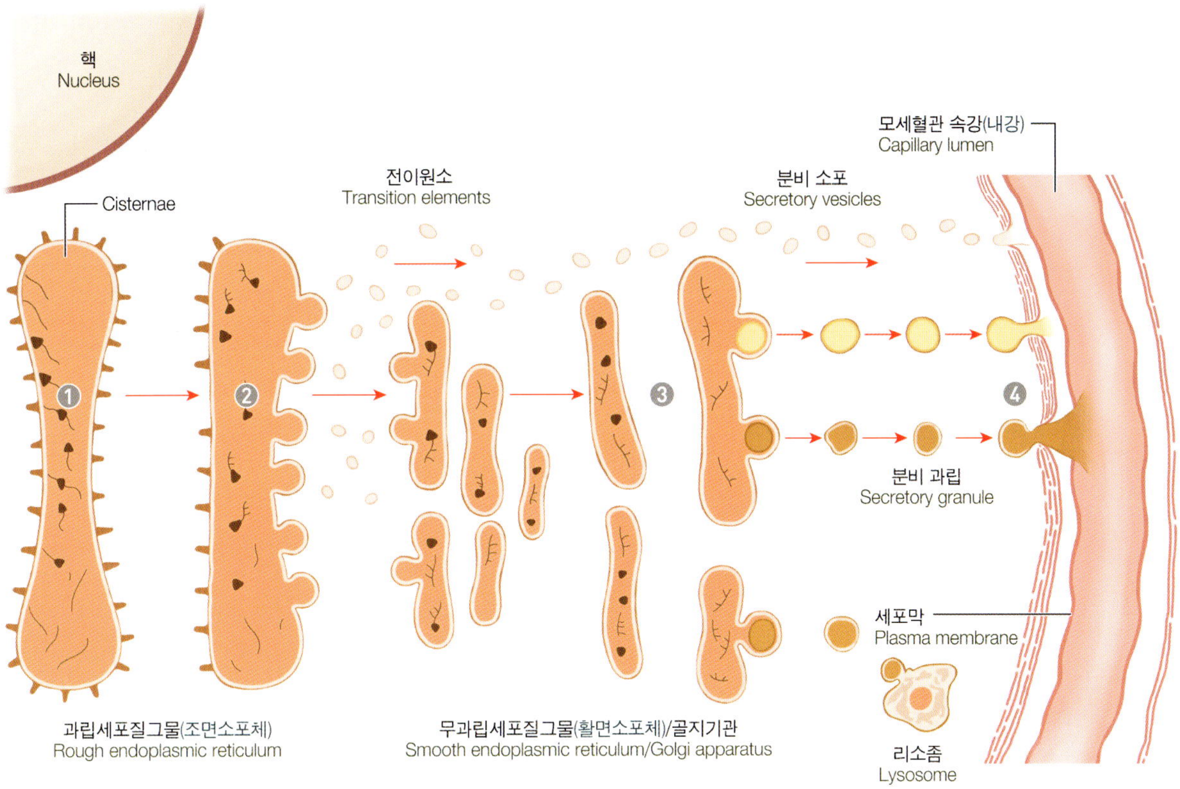

그림 13-2 펩티드 호르몬의 생성과 분비

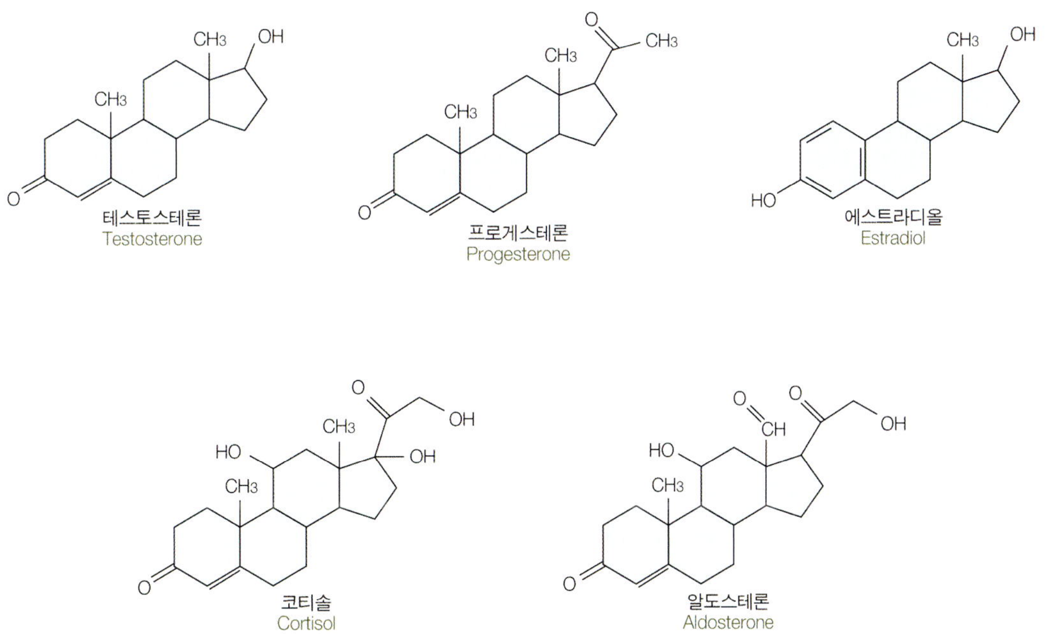

그림 13-3 스테로이드 호르몬

2) 호르몬의 분비와 운반

호르몬은 혈액에서 1pg에서 수 μg까지 아주 적은 농도로 조절기능을 할 수 있다. 아주 적은 농도지만 그 양은 항상 필요에 맞게 적절하고 세밀하게 조절되고 있다. 대게 음성피드백(음성되먹임, negative feedback) 작용에 의해 조절이 이루어진다. 호르몬이 분비될 때 호르몬은 스스로가 분비되는 기관이나 그 호르몬이 분비되는 기관을 조절하는 기관을 억제한다. 이를 통해 호르몬이 과다분비되는 것을 막을 수 있다. 혹은 호르몬의 표적기관이 활성화될 때 활성화에 따른 반응이 호르몬 분비기관에 의해 포착되어 호르몬의 분비가 억제될 수도 있다. 반대로 어떤 호르몬은 양성피드백(양성되먹임, positive feedback)에 의해 분비가 증폭되는 경우도 있다.

옥시토신(oxytocin)은 자궁을 수축시키는 기능을 하는 호르몬인데, 출산시에 옥시토신이 분비되어 분만이 시작된다. 옥시토신이 분비되어 자궁이 수축하면 자궁내 압력이 상승하고 이 압력자극은 다시 옥시토신을 더 분비하게 한다. 결국 옥시토신은 더욱 더 많이 분비되어 자궁을 지속적으로 수축시키고 태아가 자궁 밖으로 나갈 때까지 분비는 지속된다. 또, 어떤 호르몬은 시간에 따라서 주기적으로 농도가 변하기도 한다. 시간대별 변동, 하루에 걸친 변동, 계절에 걸친 변동이 있다.

분비된 호르몬은 혈액을 통해 표적기관으로 이동한다. 혈액속에서 폴리펩티드호르몬과 카테콜아민 호르몬은 혈장에 녹아서 운반된다. 반대로, 스테로이드호르몬과 갑상샘호르몬은 혈장속의 단백질과 결합해서 이동된다. 갑상샘호르몬은 티록신결합글로불린(thyroxine binding globulin)과 결합해 움직이는데, 단백질과 결합한 상태에서는 모세혈관밖으로 나가기 힘들고 따라서 표적조직에 접근하기도 힘들어진다. 이 단백질은 혈장속에 유리된 호르몬이 부족할 때 호르몬을 해리시켜 호르몬 양을 일정하게 만드는 완충제 작용을 한다.

혈액으로 나온 호르몬은 조직속으로 들어가 분해되거나 조직과 결합하거나 콩팥(신장)을 통해서 혹은 간을 통해서 쓸개즙이나 소변으로 배출되면서 제거된다. 호르몬이 제거되는 속도를 알기 위해 대사청소율(metabolic clearance rate)이라는 지표를 사용한다. 대사청소율은 다음과 같이 계산된다.

$$\text{대사청소율} = \frac{\text{시간당 호르몬 제거량}}{\text{혈중 호르몬 농도}}$$

혈장단백질과 결합하지 않는 펩티드호르몬과 카테콜아민호르몬은 빠르게 제거되어서 어떤 호르몬의 경우는 반감기가 1분이 채 되지 않는 경우도 있다. 반대로 혈장단백질과 결합하는 호르몬들은 반감기가 길어서 스테로이드호르몬의 경우 20~100분 정도의 반감기를 갖고, 갑상샘호르몬은 1~6일 정도의 반감기를 가진다.

3) 호르몬의 작용기전

호르몬은 세포에 작용해서 세포의 활동에 영향을 미친다. 호르몬이 작용하기 위해서는 가장 먼저 세포의 수용체(receptor)와 결합해 수용체를 통한 신호를 보내야 한다. 각각의 호르몬은 그 호르몬에 특이적으로 결합할 수 있는 수용체를 가지고 있다. 따라서 특정 호르몬에 반응하는 조직들은 특정 호르몬에 맞는 수용체를 가지고 있어야 한다. 호르몬 수용체들은 보통 세포막, 세포질, 핵내부에 존재하면서 호르몬과 결합할 수 있다. 세포막을 통과하지 못하는 폴리펩티드, 카테콜아민호르몬들은 세포막 수용체와 주로 결합하고, 세포막을 통해 확산될 수 있는 스테로이드나 갑상샘호르몬은 세포의 내부에 존재한다.

호르몬 수용체는 그 개수나 활성도가 끊임없이 변하면서 호르몬에 의한 자극의 정도를 변화시킬 수 있다. 수용체 역시 세포내에서 합성되는 물질로 합성되는 양이 변함으로서 전체적인 수가 변할 수도 있고, 수용체가 불활성화되면서 제 기능을 못 하게 될 수도 있다. 또, 수용체에서 세포 내부로 신호를 전달하는 체계중 일부가 불활성화될 수도 있고, 세포막에 있는 수용체는 세포막과 함께 세포내 이입되면서 기능을 못할 수도 있다. 또, 생성된 수용체가 세포내 이입되어 분해되어버릴 수도 있다. 이런 작용을 하향조절(down regulation)이라고 하고 이를 통해 호르몬에 대한 세포의 민감도(sensitivity)가 감소한다. 반대로 상향조절(up regulation)이 일어날 수도 있다. 수용체가 더욱 많이 생산되거나, 수용체의 신호전달체계에서 신호의 증폭이 더욱 크게 일어난다거나 호르몬과 상호작용할 수 있는 수용체의 가용성을 증가시킴으로서 상향조절이 일어날 수 있다.

호르몬은 수용체와 결합함으로서 그 기능을 한다. 수용체는 크게 네 가지 방법으로 세포내로 신호를 전달할 수 있다(그림 13-4, 그림 13-5).

❶ 이온통로와 결합한 수용체는 호르몬과 결합해 이온통로를 열거나 닫음으로서 세포 내부의 전해질 균형을 조절할 수 있고 그에 따라 세포의 기능변화를 일으킬 수 있다. 대부분의 수용체는 호르몬과 결합해 구조적 변화를 일으킬 수 있다. 이온통로 결합 수용체(ion channel linked receptor) 역시 마찬가지여서 호르몬과 결합했을 때 구조적 변화가 일어나 닫혀있던 이온통로를 열거나 반대로 열려있던 통로를 닫을 수 있다. 대표적으로 연접후세포막(postsynaptic membrane)에 있는 아세틸콜린수용체이다. 아세틸콜린수용체는 아세틸콜린과 결합해 나트륨 통로를 열고 이를 통해 막전위를 생성해 낸다.

❷ G단백질과 결합한 수용체는 호르몬과 결합해 G단백질이라는 α, β, γ 세 개의 소단위(subunit)로 구성된 단백질을 활성화시킬 수 있고 활성화된 G단백질은 세포내부로 신호를 전달한다. 대부분의 호르몬들은 G단백질 결합 수용체(G-protein binding receptor)에 작용한다. 이 수용체는 세포막을 7번 관통하는 구조를 가지고 있고, 세포 바깥쪽 말단에는 호르몬과 결합할 수 있는 구조가 있고, 세포 안쪽 말단에는 G단백질을 활성화시킬 수 있는 부분이 있다. G단백질은 α, β, γ 세 개의 소단위(subunit)로 구성되어 있고, 이중 α소단위는 GDP(guanosine diphosphate)와 결합되어 있다. 호르몬이 수용체와 결합되면 수용체는 G단백질의 α소단위의 GDP를 GTP(guanosine triphosphate)로 바꾸어 G단백질을 활성화시킨다. 그러면 G단백질에서 α소단위가 분리되어 세포 내의 다른 신호전달기관을 활성화시키게 된다. 혹은 억제 G단백질이 있어서 호르몬 수용체가 억제 G단백질과 연결되어 있으면 호르몬에 의한 신호가 억제적 신호로 전달될 수도 있다.

❸ 효소 결합 수용체(enzyme linked receptor)는 호르몬과 결합했을 때 효소로서 활성을 띨 수 있다. 이 수용체들은 세포막을 한번만 관통해 세포 바깥쪽은 호르몬과 결합하는 부분이 있고 세포의 안쪽에서는 효소로서 작동할 수 있는 부분이나 효소와 연결되어 효소를 활성화시킬 수 있는 부분이 있다.

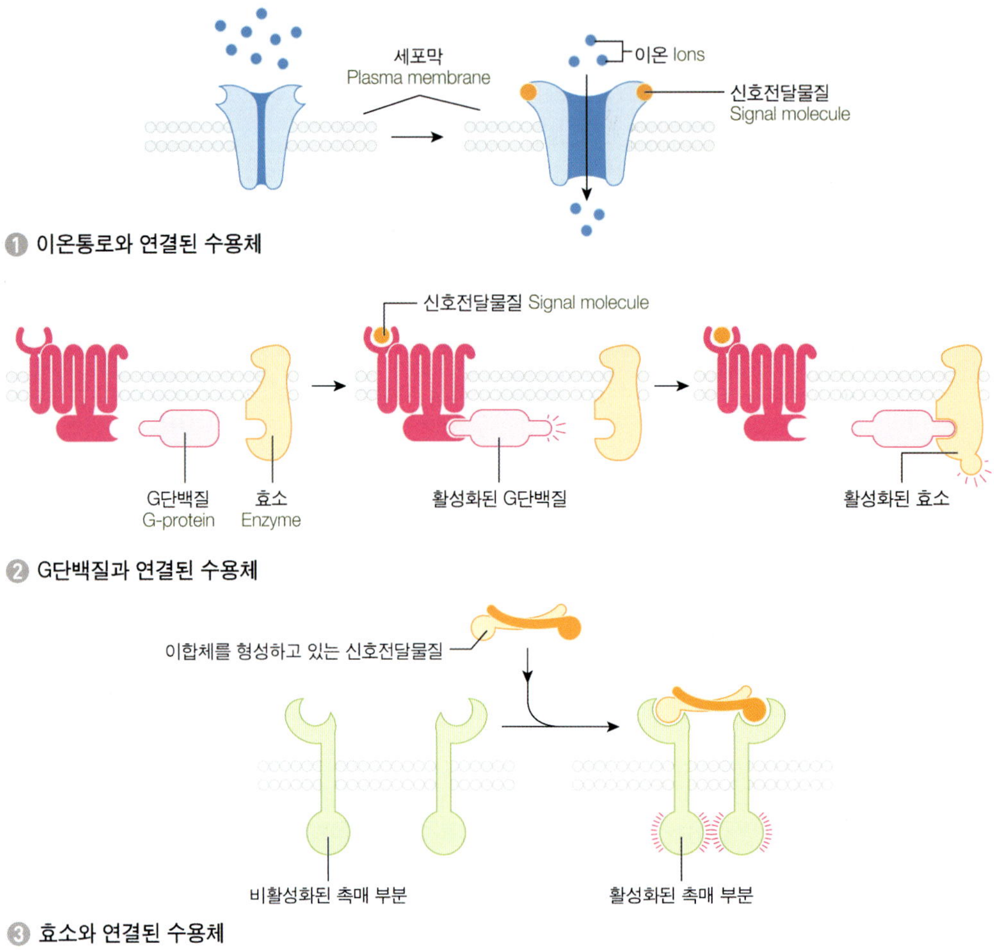

그림 13-4 세포막 수용체

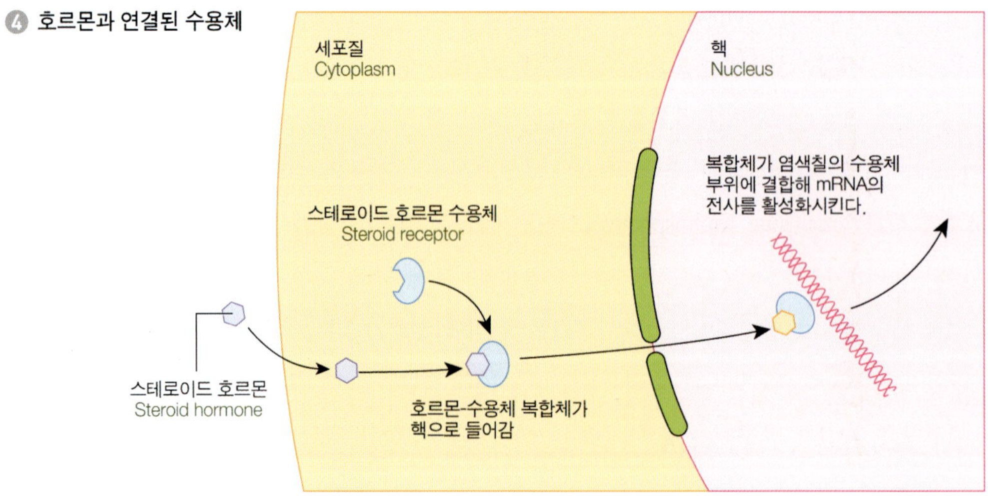

그림 13-5 스테로이드 호르몬 수용체

대표적으로 아데닐사이클라아제(adenylyl cyclase)는 AMP에서부터 cAMP(cyclic AMP)를 만들어내고 이 cAMP는 이차전령(secondary messenger)로서 작동한다. cAMP는 그 자체로 세포내 대사를 바꾸진 못하지만 cAMP에 의해 신호가 다른 세포내 기관으로 전달되면서 세포의 기능을 조절할 수 있다. 어떤 수용체는 아데닐사이클라아제와 결합해서 호르몬과 결합했을 때 cAMP를 만들어 냄으로서 조절작용을 한다.

④ 세포 내부에 존재하는 수용체는 호르몬과 결합해 DNA의 전사를 조절함으로서 세포기능의 변화를 일으킬 수 있다. 세포 내부에서 호르몬과 결합해 신호를 전달하는 수용체들도 있다. 스테로이드호르몬, 갑상샘호르몬이 대표적이다. 이 호르몬들은 쉽게 세포막을 통과해 세포 내부로 확산될 수 있기 때문에 수용체가 세포막에 있을 필요가 없다. 수용체는 호르몬과 결합해서 DNA의 특정영역에 결합할 수 있다. DNA와 결합한 호르몬–수용체 복합체는 DNA의 전사(transcription)를 촉진시키거나 억제함으로서 세포의 기능을 조절하게 된다. 따라서 세포막에 있는 수용체에 의한 반응보다 반응속도가 상대적으로 느려 수분, 수시간, 수일에 걸쳐 세포의 변화를 일으킨다.

4) 혈액 속 호르몬 농도

앞서 설명하였듯이 호르몬은 혈중에 아주 미량 존재하기 때문에 일반적인 방법으로는 그 양을 측정하기가 쉽지 않다. 때문에 특별히 민감한 검사방법들이 고안되었다.

방사면역측정법(radioimmunoassay, RIA)은 측정할 호르몬에 특이적으로 결합하는 항체와 방사성동위원소(radioactive isotope)로 표지된 호르몬을 이용해 호르몬의 농도를 정밀하게 측정할 수 있다. 방사성동위원소란 정상적인 원자핵의 중성자 갯수가 안정된 상태와 달라 방사선을 낼 수 있는 원소를 말한다. 즉 방사성 동위원소로 표지된 호르몬이라고 하면 호르몬을 구성하고 있는 원자 중 하나가 방사성 동위원소로, 방사선을 내뿜게 된다(그림 13-6).

이 방사성동위원소와 측정하고자 하는 호르몬이 포함된 시료를 섞는다. 그리고 호르몬에 대한 항체를 넣으면 항체와 호르몬이 반응해 복합체가 생길 것이다. 이때 방사성동위원소로 표지된 호르몬과 측정하고자 하는 호르몬 사이에 항체와 결합하기 위한 경쟁이 일어나게 된다. 측정하려는 호르몬의 수가 많으면 더 많은 항체와 결합할 수 있을 것이고 그렇지 않다면 방사성동위원소로 표지된 호르몬이 더 많은 항체와 결합할 것이다.

항원–항체반응이 일어난 이후 항체와 결합한 호르몬만을 걸러낸 후 걸러낸 시료의 방사선량을 측정할 수 있다. 이 방사선의 양이 많다면 측정하고자 하는 시료의 호르몬양이 적어 우리가 투입한 방사성동위원소로 표지된 호르몬이 우세하게 항체와 결합했다는 뜻이고, 방사선의 양이 적을수록 시료의 호르몬 양이 많다는 뜻이다. 그리고, 호르몬의 양을 정량하기 위해서 표준곡선(standard curve)이라는 것을 그리게 된다. 방사성동위원소로 표지된 호르몬과 표지되지 않을 호르몬을 다른 비율로 섞어서 항체와 반응시킨 후 그 비율에 따라 방출되는 방사선의 양을 측정한다. 이 값과 우리가 측정하고자 하는 시료가 방출하는 방사선의 양을 비교해서 시료에 들어있는 호르몬의 양을 정량화할 수 있다. 이때 주의하여야 할 점은 항체의 양이 너무나 충분해 방사성동위원소로 표지된 호르몬과 측정하고자 하는 시료의 호르몬이 모두 항체와 결합하게 되면 측정이 이루어질 수 없다.

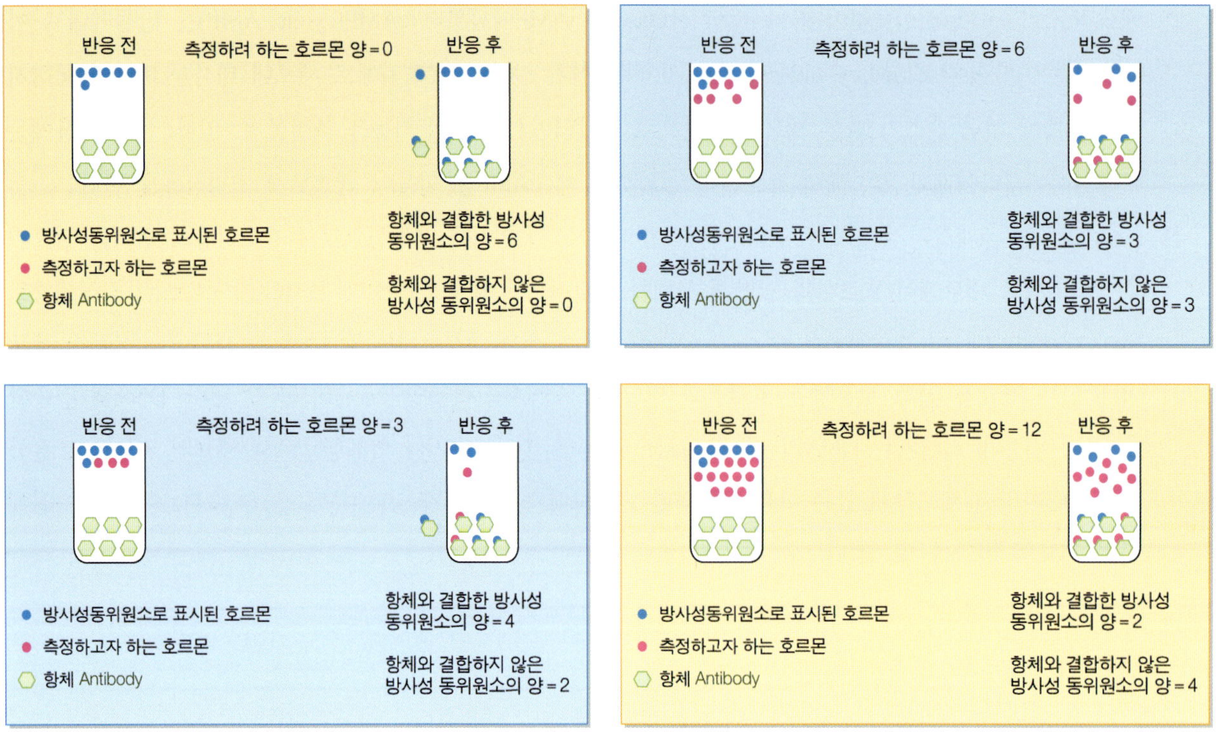

그림 13-6 방사면역측정법(RIA)

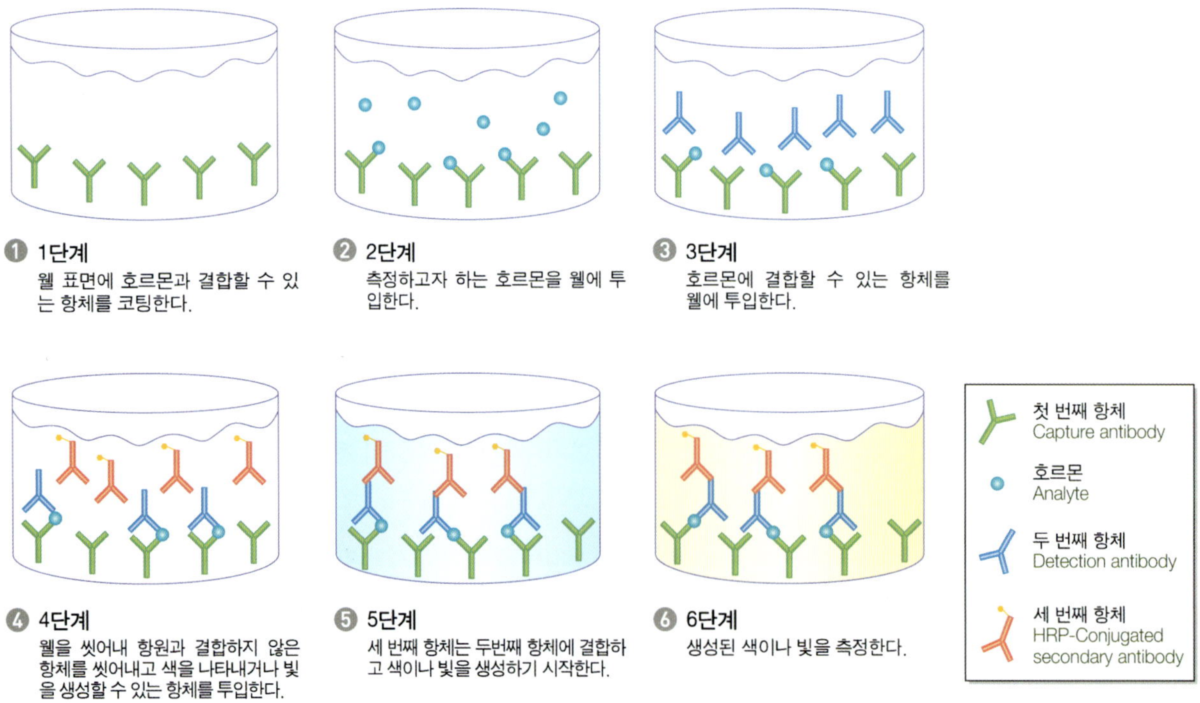

그림 13-7 효소면역측정법(ELISA)

효소면역측정법(enzyme-linked immunosorbent assay, ELISA)은 방사면역측정법과는 달리 과량의 항체를 이용해 모든 호르몬이 항체와 결합할 수 있도록 한다. 먼저, ❶ 측정하고자 하는 호르몬과 결합할 수 있는 항체를 웰(well)의 표면에 충분히 부착시킨다. 이후 ❷ 시료를 웰에 넣으면 시료의 모든 호르몬과 항체가 반응해 호르몬은 항체와 함께 웰의 표면에 고정되고 웰을 씻어내 항체와 결합한 호르몬 이외의 물질을 제거한다. 이후 ❸ 다시 호르몬에 결합할 수 있는 항체를 넣어 모든 호르몬과 항체를 결합시킨다. 이때 호르몬은 벽쪽의 항체와 새로 투입한 항체에 의해 양쪽으로 결합되게 된다. ❹ 새로 투입한 항체의 항체 공통부분에 결합할 수 있는 항체를 새로이 넣는데, 이 항체는 색을 나타낼 수 있거나 빛을 생성할 수 있는, 우리가 측정할 수 있는 물리량을 생성할 수 있는 항체이다. ❺ 세 번째 항체를 웰에 넣고 ❻ 색의 변화나 발광량을 측정함으로서 원하는 시료의 호르몬 농도를 알 수 있다(그림 13-7). 정리하면 첫 번째 항체는 웰의 표면에 코팅되어 있어 호르몬을 붙잡고, 두 번째 항체는 붙잡힌 호르몬과 결합해 세 번째 항체가 결합할 수 있게 해준다. 세 번째 항체는 색을 내거나 빛을 냄으로서 우리가 양적으로 측정을 할 수 있게 해주는 항체이다. 효소면역측정법은 자동화가 가능함으로 비용에 비하여 효율성이 높아 널리 쓰이고 있다.

2 뇌하수체와 시상하부

1) 뇌하수체(Pituitary gland)

뇌하수체는 ❶ 시상하부(hypothalamus)와 ❷ 시각교차(optic chiasm)의 아래쪽에 위치하는 분비샘이다. 뇌 바닥의 골격구조인 ❸ 터키안장(말안장, sella turcica)에 놓여있고 둘러싸여 있다. 시상하부와 줄기(stalk)를 통해 연결되어 있어 시상하부로부터 오는 전달물질을 받을 수 있다. 뇌하수체는 크게 두 부분으로 나뉜다. 뇌하수체 ❹ 앞엽(전엽, anterior pituitary), ❺ 뒤엽(후엽, posterior pituitary)인데, 앞엽은 샘뇌하수체(adenohypophysis)라고도 불리며 인두상피로부터 유래했다.

뇌하수체 앞엽에서는 성장호르몬(growth hormone), 부신겉질자극호르몬(adrenocorticotropic hormone, ACTH), 갑상샘자극호르몬(thyroid-stimulating hormone, TSH), 프로락틴(prolactin, PRL), 난포자극호르몬(follicle stimulating hormone, FSH), 황체형성호르몬(luteinizing hormone, LH), 총 6개의 펩티드 호르몬과 그 외 몇 가지 호르몬이 분비된다. 뇌하수체 뒤엽은 신경뇌하수체(neurohypophysis)라고 불리며 신경조직에서 유래했다. 이곳에서는 항이뇨호르몬(AntiDiuretic Hormone, ADH), 옥시토신(oxytocin)이 분비된다. 각각의 뇌하수체에서 분비되는 호르몬들로 인해 뇌하수체는 내분비계를 조절할 수 있는 능력을 가진다(그림 13-8, 그림 13-9).

뇌하수체 ❶ 앞엽에서 분비되는 6종류의 호르몬은 각각 다른 세포에서 생산되고 분비된다. 단지 난포자극호르몬과 황체형성호르몬만이 같은 종류의 세포에서 생산, 분비된다(그림 13-10).

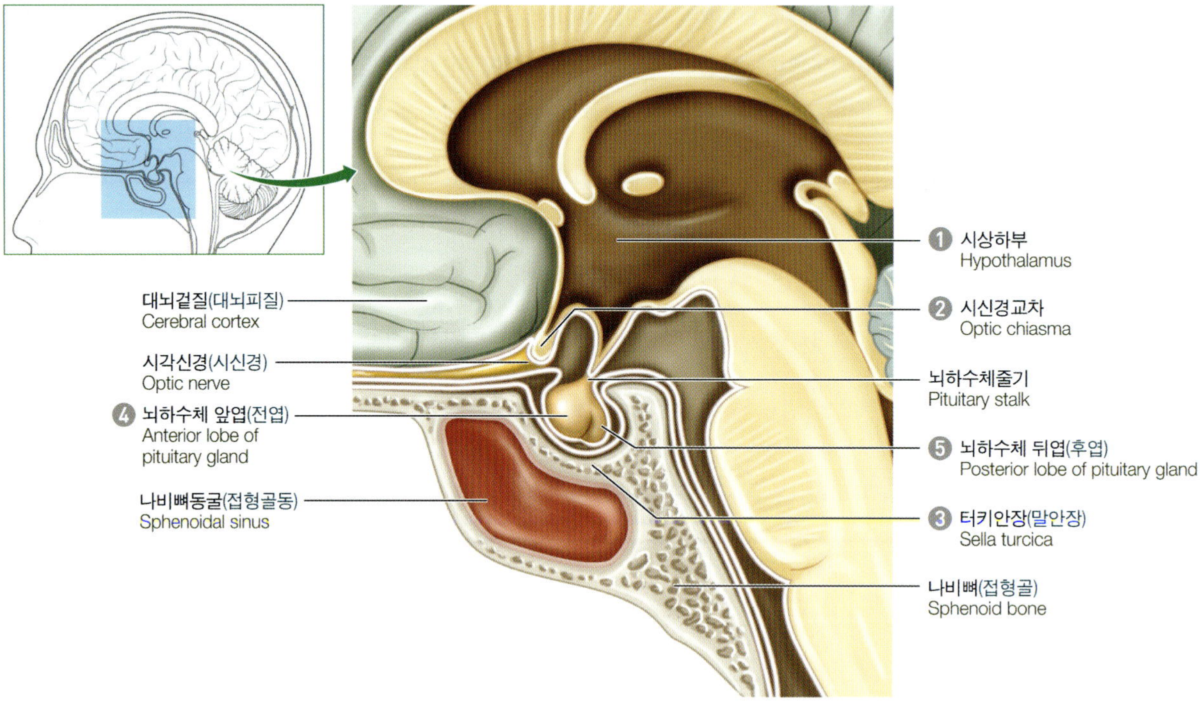

그림 13-8 뇌하수체의 해부학적 위치

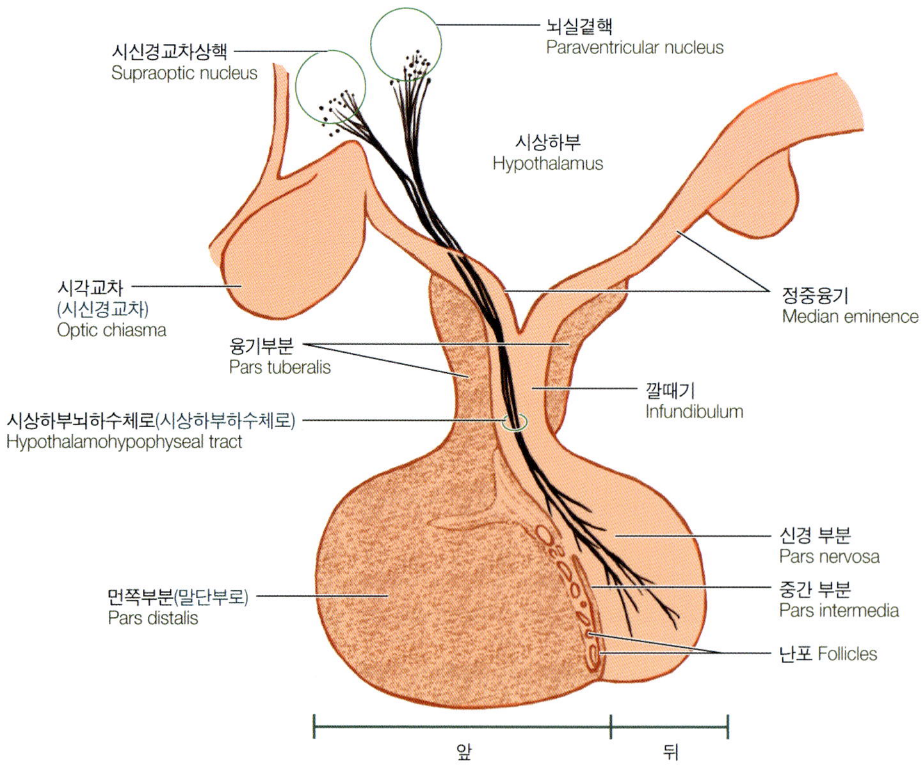

그림 13-9 뇌하수체의 구분

❷ 갑상샘자극호르몬은 갑상샘자극세포(thyrotrope)에서 합성, 분비된다. 갑상샘자극호르몬은 갑상샘이 갑상샘호르몬을 분비하게 해 신체의 대사 정도를 조절할 수 있다. ❸ 멜라닌세포자극호르몬은 멜라닌세포(Melanocytes)를 자극해 멜라닌 호르몬을 분비하게 하고, ❹ 프로락틴은 락토트로프(lactotrope)에서 합성되고 분비되어 젖샘의 발달과 유즙의 분비를 일으킨다. ❺ 성장호르몬을 분비하는 세포는 성장호르몬분비세포(somatotrope)라고 한다. 이 세포는 산성염색시료에 잘 염색되어 빨갛게 보여 호산성세포(acidophil)이라고 불리기도 한다. 이곳에서 분비되는 성장호르몬은 성인이 되기 전 성장을 일으킬 수 있는 주요한 요소일 뿐 아니라 성인이 된 이후에도 단백질의 합성과 세포증식, 세포분화 등 신체의 성장에 영향을 미친다. ❻ 부신겉질자극호르몬은 부신겉질자극세포(코르티코트로프세포, corticotrope)에서 합성되고 분비된다. 부신겉질자극호르몬은 부신겉질에서 생산되는 호르몬을 분비하게 한다. 이곳에서 분비되는 호르몬들은 글루코코르티코이드(glucocorticoid), 미네랄로코르티코이드(mineralocorticoid), 일부 성호르몬(sex hormone) 등이 있어 전반적인 에너지원 대사와 전해질 조절에 영향을 미친다.

❼ 난포자극호르몬과 ❽ 황체형성호르몬은 생식샘자극세포(gonadotrope)에서 ❾ 생식샘자극호르몬(gonadotropin)이 분비되어 정소나 난소의 성장을 일으키고 생식기능을 조절하기 위해 사용된다. 이중 성장호르몬분비세포가 전체 분비세포 중 30~40%를 차지하고 부신겉질자극세포가 20% 정도, 나머지 세 종류의 세포가 3~5%를 차지한다. 뇌하수체 뒤엽에서 분비되는 호르몬은 시상하부의 시삭상핵(supraoptic nucleus), 뇌실결핵(paraventricular nucleus)에 존재하는 신경세포에 의해 합성되고 그 신경세포에서 뻗어 나온 축삭(axon)을 따라 시상하부의 뒤엽으로 온 뒤에 분비된다(그림 13-10).

뇌하수체의 분비세포들은 풍부한 모세혈관들에 둘러싸여 있다. 뇌하수체로 들어오는 혈관들은 대부분 먼저 ❶ 시상하부에서 모세혈관을 만든 후 ❷ 시상하부–뇌하수체 문맥(hypothalamic-hypophyseal portal vein)을 통해 다시 뇌하수체로 들어오는 혈관이다. 위장관에 분포하는 혈관들이 위장관에서 모세혈관을 형성한 후 문맥을 통해 다시 간으로 순환하는 것과 같은 양상이다. 시상하부에서 분비되는 호르몬들을 뇌하수체로 전달하고, 문맥을 거쳐 뇌하수체로 가서 뇌하수체가 분비하는 호르몬들을 전신으로 순환시킬 수 있다(그림 13-11).

2) 시상하부

시상하부에서 분비되는 호르몬들은 뇌하수체의 분비를 조절할 수 있다. 뇌하수체의 분비를 자극해 더 많은 호르몬이 분비되게 할 수도 있고, 반대로 억제해서 호르몬의 분비를 줄일 수도 있다. 시상하부 호르몬들은 앞서 말한 시상하부–뇌하수체 문맥을 통해 시상하부에서 뇌하수체로 전달되어 기능을 한다. 시상하부 자체는 중추신경계의 많은 영역으로부터 신호를 받아 기능할 수 있다.

시상하부에서는 다양한 호르몬들이 분비되지만 대표적으로 6종류의 호르몬이 조절기능을 한다.

- 갑상샘자극호르몬분비호르몬(thyrotropin-releasing hormone, TRH)은 갑상샘자극호르몬의 분비를 일으킨다.
- 부신겉질자극호르몬분비호르몬(corticotropin-releasing hormone, CRH)은 뇌하수체에서 부신겉질자극호르몬이 분비되게 한다.

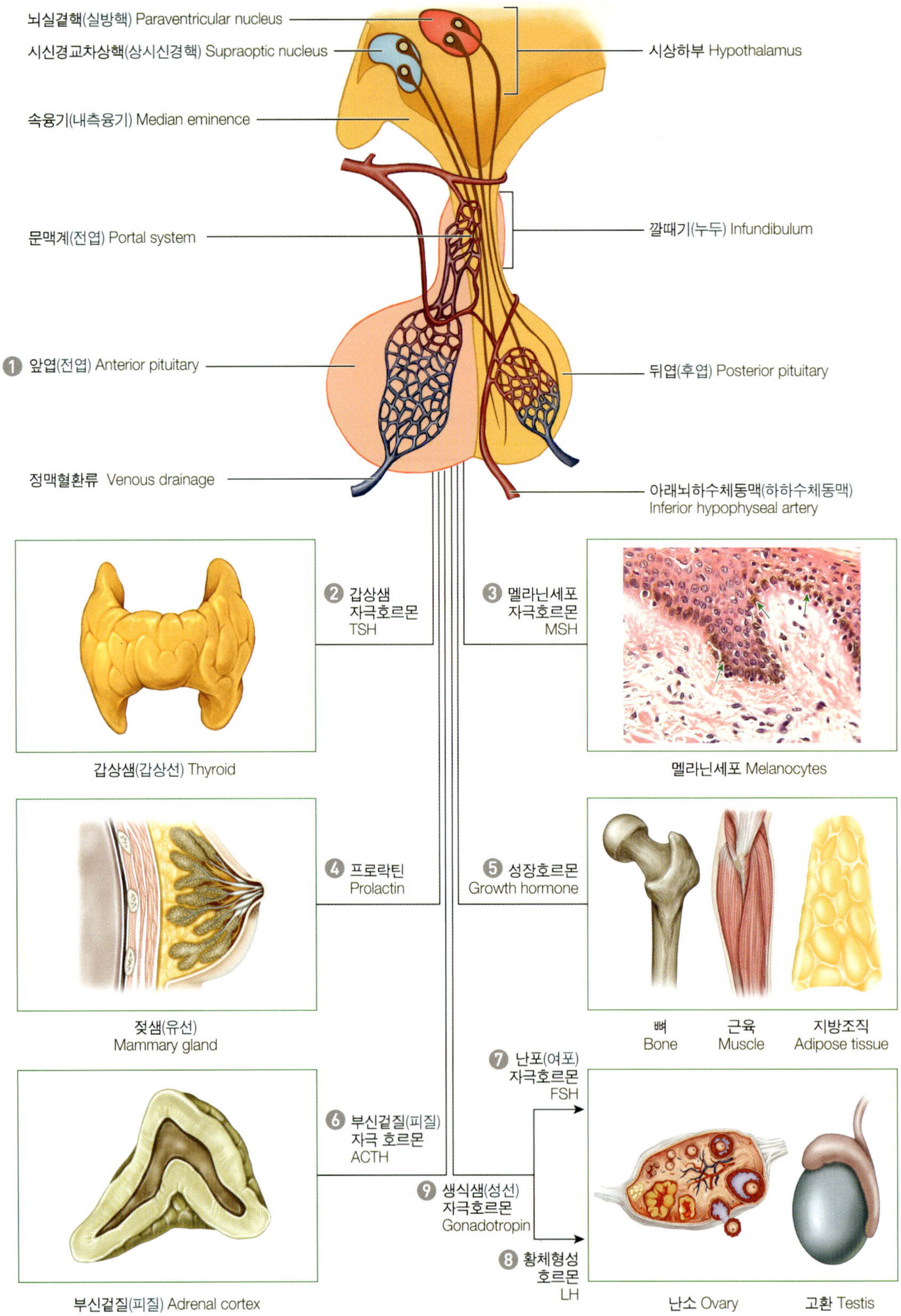

그림 13-10 뇌하수체앞엽호르몬

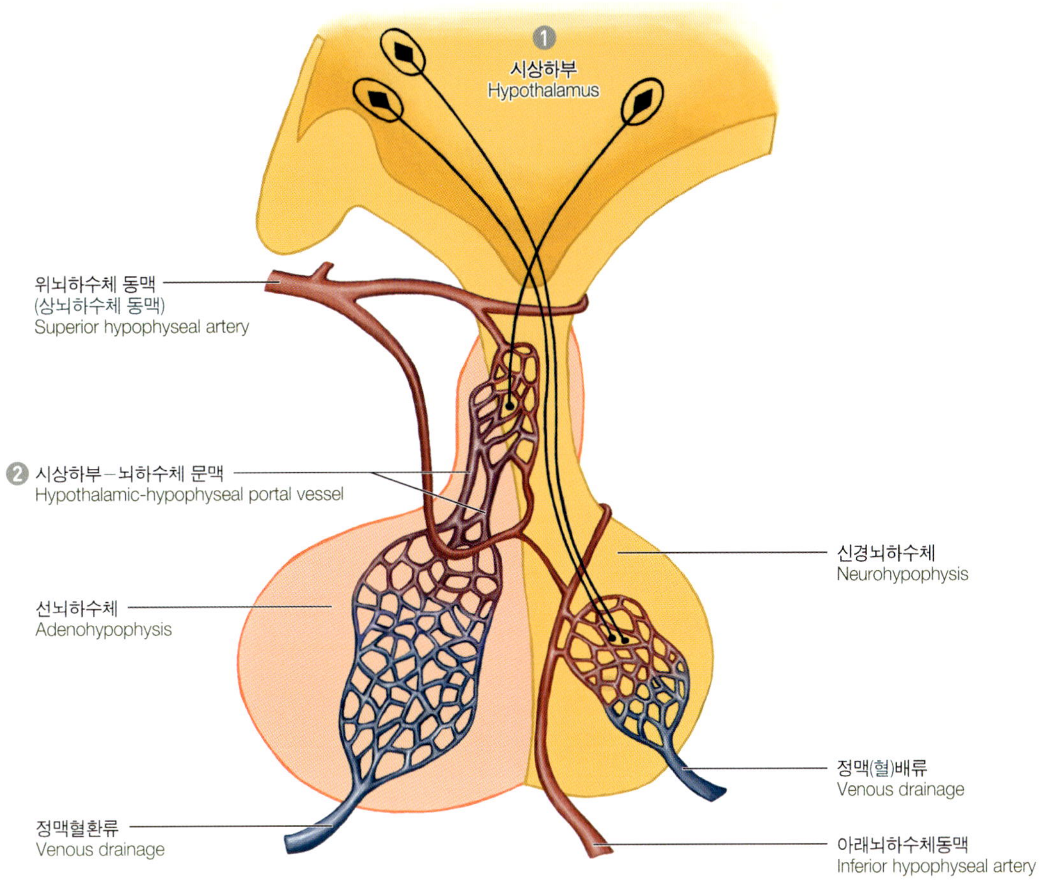

그림 13-11 뇌하수체의 혈액공급

- 성장호르몬분비호르몬(growth hormone releasing hormone, GHRH)은 성장호르몬의 분비를 일으킨다.
- 생식샘자극호르몬분비호르몬(gonadotropin releasing hormone, GnRH)은 난포자극호르몬과 황체형성호르몬의 분비를 일으킨다.
- 소마토스타틴(somatostatin)은 성장호르몬 분비억제호르몬(growth hormone inhibitor hormone)이라고도 불리며 이름대로 성장호르몬의 분비를 억제한다.
- 프로락틴억제호르몬(prolactin-inhibitory hormone, PIH)은 프로락틴의 분비를 억제한다. 프로락틴은 억제되지 않으면 뇌하수체에서 자동적으로 분비가 된다. 만약 시상하부와 뇌하수체의 연결이 끊어져 시상하부의 신호가 뇌하수체로 전달될 수 없다면 다른 호르몬들은 분비가 안 되지만 프로락틴만은 분비되는 것을 관찰할 수 있다.

3) 성장호르몬

성장호르몬은 다른 뇌하수체 호르몬들과는 달리 특정 내분비샘에 작용해서 기능을 하는 것이 아니라 전반적인 신체조직에 작용한다. 191개의 아미노산으로 구성된 성장호르몬은 소마토트로핀(somatotropin)이라고도 불리며 세포분열을 일으키고 대사를 촉진시키며 세포분화를 일으켜 전체적인 성장이 일어날 수 있도록 해 준다. 또, 대사에도 관여해서 단백질의 합성을 증가시키며 탄수화물의 이용을 줄이는 대신 지방의 이용을 늘리는 방향으로 작용한다.

세포 속으로 아미노산의 운반을 증가시키고, 증가된 아미노산을 이용해 RNA로부터 번역이 일어나 단백질을 합성한다. 이를 위해서 DNA로부터 RNA를 만드는 전사과정도 활발히 일어나고, 생성된 단백질이 분해되지 않도록 해 준다. 또, 지방을 에너지원으로 사용하기 위해 지방세포에서 지방산의 분해를 촉진시켜 아세토아세트산을 형성해 분비하게 한다. 반대로 조직에서 탄수화물의 이용을 줄이는데, 이는 조직세포가 탄수화물을 세포 내로 들이지 못하게 하고 간에서 포도당의 합성이 늘어나며 인슐린의 분비를 증가시킨다.

성장기에 있는 어린 신체에서는 성장, 특히 뼈와 연골의 성장을 일으킬 수 있다. 뼈의 성장에는 두 가지 종류가 있는데, 하나는 긴 뼈에서 일어나는 길이성장이고 또 하나는 대부분의 뼈에서 일어나는 두께성장이다. 성장호르몬은 이 두 가지 과정을 모두 자극해 길이성장이 일어나는 뼈끝판(골단판, epiphyseal plate)의 연골에 있는 연골세포(chondrocyte)의 증식을 일으키고 골화과정을 촉진한다. 뼈의 두께는 뼈모세포(osteoblast)와 뼈파괴세포(파골세포, osteoclast)에 의해 각각 뼈가 만들어지고 흡수되면서 일정하게 유지됨으로 조절되는데, 성장호르몬은 뼈모세포의 활동을 증진시킴으로서 더욱 많은 뼈가 표면에서 생성되게 하고 뼈의 두께가 두꺼워지게 한다. 이런 작용이 과다하면 흔히 거인증(gigantism)이라고 하는 길고 두꺼운 골격을 가지게 되는 질병이 발현된다.

뇌하수체에서 분비된 성장호르몬은 간에 작용해서 인슐린양성장인자(insulin-like growth factor, IGF)라고 불리는 물질을 생성하게 한다. 이 물질은 소마토메딘(somatomedin)이라고도 불리며 실질적으로 연골세포를 자극해 뼈의 성장을 일으키는 물질이다. 성장호르몬은 분비된 후에 빠르게 신체에서 제거되어 반감기가 20분 이내인 반면에, 소마토메딘은 간에서 생성된 후 천천히 유리되어 20시간 이상 오랫동안 신체에 존재하며 성장작용을 일으킬 수 있다. 만약 소마토메딘 없이 성장호르몬만 있다면 뼈의 성장은 지체될 것이다.

4) 성장호르몬의 분비조절

성장호르몬은 하루에도 농도가 변동하면서 박동적으로 분비된다. 성장호르몬의 일중 변동에 더해서 일생동안에도 성장호르몬의 농도가 변화한다. 청소년기에 가장 높은 수치를 보이고 이후 낮아져 노년기에는 청소년기의 25% 수준으로 감소한다. 다양한 자극이 성장호르몬을 분비시킬 수 있다. 정상적으로 수면직후 2시간 동안 성장호르몬의 분비가 극대화된다. 이 외에도, 저혈당, 낮은 혈중 지방산의 농도, 혈중 아미노산의 증가, 굶주림, 외상, 운동, 그렐린(ghrelin) 등이 성장호르몬의 분비를 자극할 수 있다. 반대로 비만이나 고혈당, 높은 혈중 지방산의 농도, 외부에서 주입된 성장호르몬 등은 성장호르몬의 분비를 줄인다(그림 13-12).

시상하부에서 분비되는 성장호르몬분비호르몬(GHRH)과 성장호르몬억제호르몬(somatostatin)이 성장호르몬의 분비를 조절하는 주 요소이다. 성장호르몬분비호르몬을 분비하는 시상하부의 배쪽안쪽핵(ventromedial nucleus)의

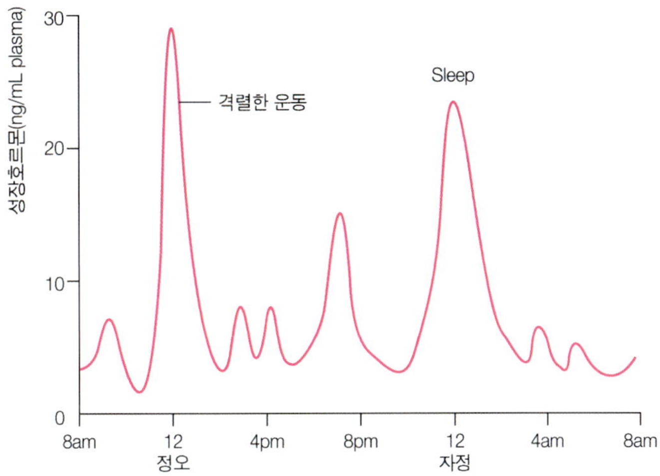

그림 13-12 하루 동안 나타나는 성장호르몬 분비의 변화

신경세포는 주로 혈당농도에 반응해서 호르몬을 분비한다. 이외에 감정, 스트레스 등에 의해 중추신경계가 시상하부로 신호를 보내 조절작용을 일으킬 수 있다. 성장호르몬 역시 다른 호르몬들과 마찬가지로 음성피드백작용에 의해서 과다한 분비나 너무 적은 분비가 조절될 수 있다. 예를 들어 외부에서 성장호르몬을 주입하면 그 성장호르몬이 시상하부를 자극해 성장호르몬분비호르몬의 분비를 억제하고 뇌하수체에서 성장호르몬의 분비가 줄어든다.

5) 성장호르몬 분비의 이상

성장호르몬 분비의 조절이 제대로 이루어지지 않거나 뇌하수체, 시상하부의 이상이 생겨 성장호르몬이 정상적으로 분비되지 않을 수 있다. 문제가 일어나는 시기와 원인에 따라 다양한 양상의 병이 발생한다.

범뇌하수체저하증(panhypopituitarism)이라고 불리는 증후군은 뇌하수체 전체가 분비샘으로서의 기능을 하지 못해 호르몬을 필요한 만큼 생산하지 못하는 것이 원인이다. 뇌하수체에서 분비되는 성장호르몬 역시 제대로 분비되지 않아 어린 시기에 발병한 경우 성장이 제대로 이루어지지 않는 난쟁이증(dwarfism)이 생길 수 있다. 10세가 되어도 4~5세 정도의 발육에 그치고 20세가 되어 성장이 끝나도 7~10세 정도의 신체조건을 가지게 된다. 이런 경우 뇌하수체에서 분비되는 난포자극호르몬이나 황체형성호르몬 같은 생식샘자극호르몬(gonadotrope) 역시 제대로 분비되지 않아 2차성징이 나타나지 않고 갑상샘, 부신 등의 문제가 심각해 인공 호르몬을 주입해 주는 호르몬 대치 치료(hormone replacement therapy)를 해야 한다.

성인에게서 온뇌하수체저하증(범뇌하수체저하증, panhypopituitarism)이 생기는 경우는 종양에 의한 것이거나 뇌하수체를 공급하는 혈류의 문제이다. 뇌하수체에 잘 생기는 머리인두종(두개인두종, craniopharyngioma)이나, 뇌하수체 샘종(pituitary adenoma)은 그 크기가 커져나가면서 좁은 터키안장 안에서 뇌하수체를 압박하고 제 기능을 하지 못하게 하거나 거의 파괴할 수도 있다. 혹은 뇌경색과 같이 뇌하수체를 공급하는 혈관에 문제가 생겨 뇌하수체가 제대로 혈류공급을 받지 못해 경색되거나 뇌하수체는 시상하부를 지난 문맥공급을 받기 때문에 저혈량 쇼크(hypovolemic shock) 등의 충격에 취약하다.

이런 경우 후천적으로 온뇌하수체저하증이 생길 수 있다. 성장이 끝난 성인에게서는 뇌하수체호르몬이 분비되지 않음으로서 갑상샘저하증(hypothyroidism), 부신호르몬의 분비저하, 성기능장애 등이 주 증상으로 나타난다. 이 역시 호르몬 대치 치료로서 조절 가능하다.

성장호르몬이 과다하게 분비되는 경우가 있다. 뇌하수체에서 성장호르몬을 분비하는 세포인 성장호르몬분비세포를 기원으로 하는 종양이 생겨 이 종양에서 조절되지 않고 과다한 양의 성장호르몬을 분비하는 경우가 있다. 이런 종양이 성장기 이전이나 성장기 중에 생긴 경우 뼈의 성장과 함께 전신의 성장이 촉진되면서 거인증(gigantism)

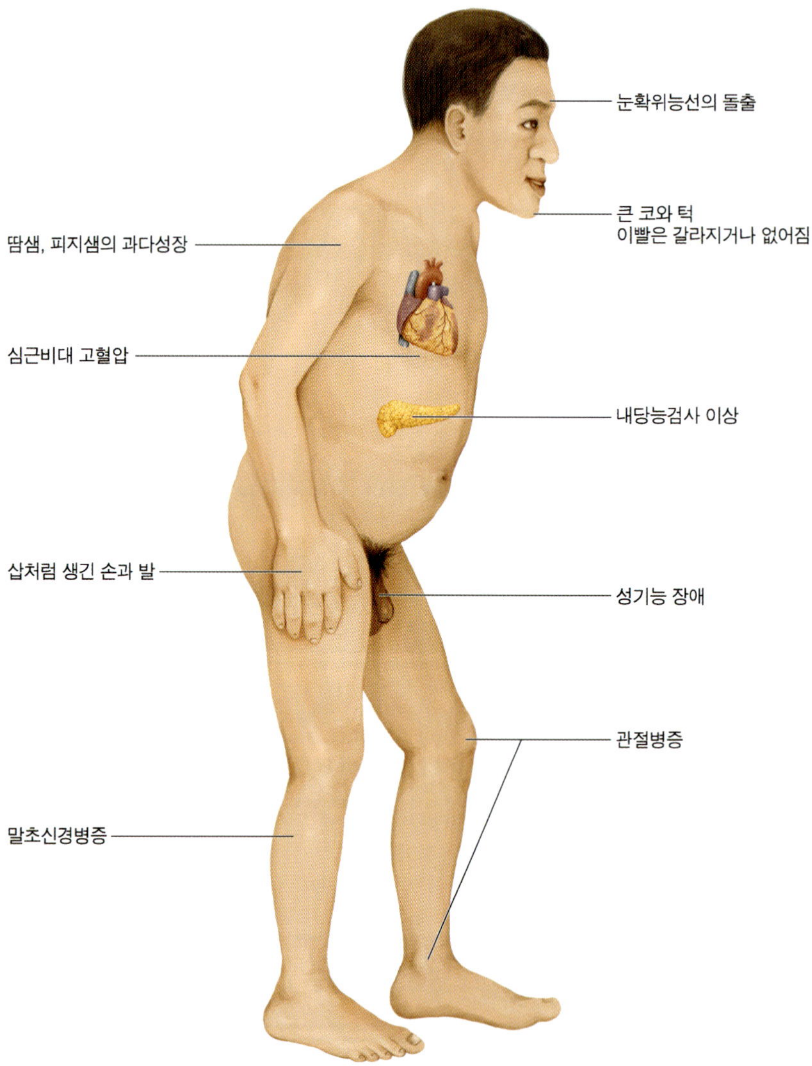

그림 13-13 말단비대증

이 생길 수 있다. 만약 성장이 끝난 후 이런 문제가 생기면 뼈의 길이성장을 이루어지지 않지만 연조직과 뼈의 두께성장은 계속되면서 손과 발의 두께가 두꺼워지고 얼굴뼈가 돌출되는 말단비대증(acromegaly)이 생길 수 있다. 성장호르몬의 다른 작용들에 의해 고혈당이 생기기도 쉽고 이에 대항하는 인슐린분비기관인 이자의 β세포가 결국 지쳐 혈당이 조절되지 않는 당뇨병이 생길 수 있다(그림 13-13).

6) 뇌하수체 뒤엽에서 분비되는 호르몬

뇌하수체 뒤엽에는 뇌하수체세포(pituicyte)라고 하는 세포들이 존재하는데 이 세포들은 호르몬을 분비하지 않고, 시상하부로부터 오는 축삭을 지지해주는 역할을 한다. 뇌하수체 뒤엽에서 분비되는 호르몬들은 사신 시상하부에 세포체가 존재하는 신경세포에서 분비되는 호르몬들인 것이다. 시상하부의 시각교차상핵(supraoptic nucleus)과 뇌실결핵(paraventricular nucleus)에서 오는 축삭이 뇌하수체 뒤엽의 호르몬분비를 담당한다. 이곳에서 분비되는 호르몬은 항이뇨호르몬(antidiuretic hormone, ADH)과 옥시토신(oxytocin)이다. 시각교차상핵에서 주로 항이뇨호르몬이, 뇌실결핵에서 주로 옥시토신이 생산되어 축삭을 따라 뇌하수체 뒤엽으로 전달되고 분비된다. 이 두 호르몬은 아미노산 9개로 구성된 작은 펩티드이다.

항이뇨호르몬은 바소프레신(vasopressin)이라고도 불리며 이름대로 소변의 수분을 흡수해 소변을 농축시키는 작용을 한다. 주로 콩팥의 집합세관, 집합관에 작용해 상피세포의 물에 대한 투과성을 높이고 집합관과 집합세관이 지나는 콩팥속질(신속질, renal medulla)의 높은 삼투압을 이용해 물을 재흡수 할 수 있게 된다. 항이뇨호르몬은 집합세관, 집합관의 상피세포 세포막 수용체와 결합해 아데닐사이클라아제(adenylyl cyclase)를 활성화시켜 cAMP를 생산하게 함으로서 세포내부로 신호를 전달한다. 활성화된 cAMP는 세포내 물질들을 인산화시키면서 신호를 전달하여 세포내부에 함유하고 있던 아쿠아포린(aquaporin)이라는 단백질을 세포막으로 이동시킨다.

아쿠아포린은 물이 통과할 수 있는 구멍을 가지고 있는 단백질로 이 단백질이 세포막으로 이동하면 세포막의 물에 대한 투과성이 높아지게 된다. 이런 작용은 항이뇨호르몬이 분비된 후 5~10분만에 이루어지고 반대로 항이뇨호르몬이 사라지면 역시 5~10분만에 원래상태로 돌아간다.

세포바깥액의 높은 삼투농도, 혈액량감소, 혈압감소 등의 자극은 항이뇨호르몬의 분비를 촉진한다. 시상하부에 존재하는 삼투수용체(osmoreceptor)는 혈장액의 삼투농도를 감지해서 중추신경계의 여러 곳으로 신호를 전달한다. 혈장의 삼투압이 높아 삼투수용체의 수분이 밖으로(혈장으로) 빠져나가게 되면 삼투수용체는 쪼그라들고 이 자극에 의해 신호를 발생시켜 항이뇨호르몬을 분비하게 한다. 반대로 혈장의 삼투압이 낮으면 삼투수용체로 수분이 들어오고 팽창되어 항이뇨호르몬의 분비를 억제하는 신호를 보낸다. 심장의 심방벽에 있는 신전수용체는 심방의 벽이 혈액량에 따라 늘어나고 줄어드는 것을 감지할 수 있다. 심방으로 과도한 혈액이 들어와 신전수용체가 흥분되면 체내 혈액량이 많다고 판단하고 중추신경계로 신호를 보내어 항이뇨호르몬의 분비를 줄인다. 이 외에도 큰 혈관에 있는 압력수용체도 혈압을 감지해서 혈압이 낮을 때 항이뇨호르몬의 분비를 자극할 수 있다.

옥시토신의 주 기능은 자궁을 수축시키는 것이다. 뿐만 아니라 옥시토신은 분만의 시작에도 기여할 수 있다. 분만시에 자궁수축이 시작되면 자궁 안에 들어있던 태아는 자궁목(자궁경부)을 자극하고 자궁목은 중추신경계로 신호를 보내어 옥시토신의 분비를 일으킨다. 이 과정에서 양성피드백작용이 일어나 옥시토신의 분비는 계속해서 높아지고 자궁의 수축도 빈번하고 강해진다. 결국 태아가 밖으로 나와 자궁목의 압박이 없어지면 옥시토신의 분비는 줄어든다.

옥시토신의 또 다른 작용은 젖샘에서 유즙의 배출을 도와주는 것이다. 아기가 젖을 빨면 이 자극이 옥시토신을 분비하게 해서 젖샘을 자극한다. 젖샘에서 유즙을 생산하는 샘꽈리세포(선포세포, acinar cell)주변의 근육상피세포(myoepithelial cell)의 수축을 유도해서 젖이 관을 통해 밖으로 배출되게 한다.

3 갑상샘(Thyroid gland)

갑상샘은 뇌하수체에서 분비되는 갑상샘자극호르몬(TSH)에 의해서 호르몬을 분비한다. 갑상샘에서 분비되는 호르몬은 티록신(thyroxine, T_4)과 트리요오드타이로닌(triiodothyronine, T_3)이다. 이중 T_4가 93%, T_3가 7%의 비율로 분비되지만 T_3가 조직에 더욱 강력한 작용을 한다. 혈중 T_4는 필요할 때 T_3로 전환되어 사용될 수 있고, T_3는

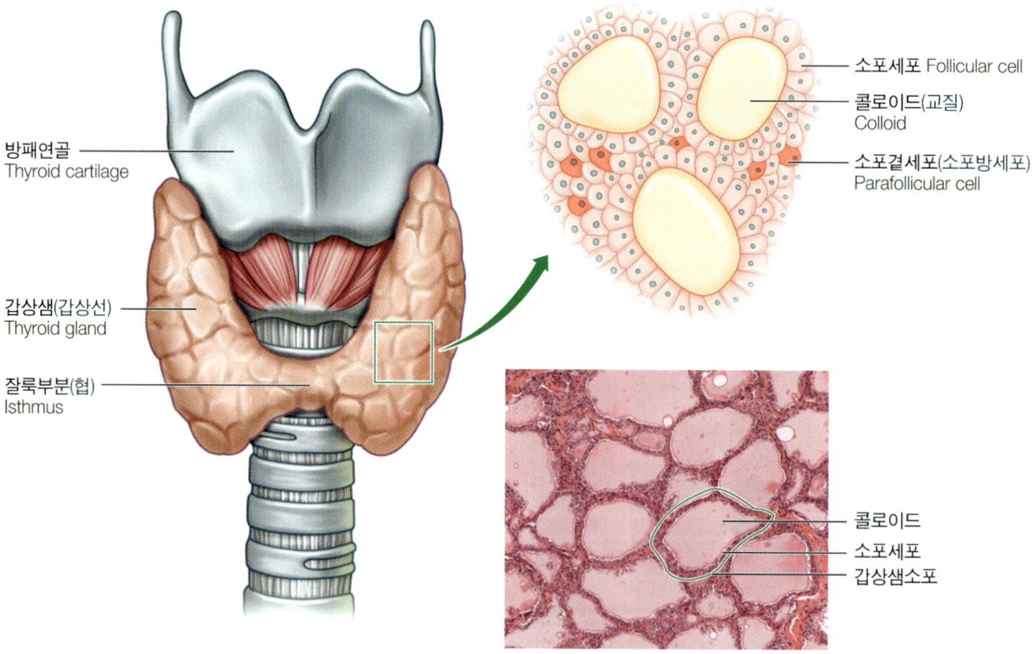

그림 13-14 갑상샘의 해부조직학적 구조

짧은 반감기를 가져 빠르게 작용하고 제거된다. 이 호르몬들은 신체의 대사를 증진시킬 수 있는 능력을 가지고 있어 분비에 따라 신체의 대사율이 40~200%까지 줄거나 늘어날 수 있다. 또, 갑상샘에서는 칼시토닌(calcitonin)이라는 호르몬이 분비되어서 칼슘과 인의 대사에 중요한 영향을 미친다(그림 13-14).

1) 갑상샘호르몬의 합성과 분비

갑상샘의 현미경적 구조를 보면 다른 기관들과는 다름을 알 수 있다. 콜로이드(colloid)로 채워져 있는 소포(follicle)가 눈에 띄고, 소포 주위를 갑상샘의 소포세포가 감싸고 있다. 콜로이드는 갑상샘호르몬이 결합되어 있는 갑상샘글로불린(thyroglobulin)이 들어있고, 이 갑상샘글로불린은 소포세포를 통해 흡수된 후에 분해되어 갑상샘호르몬이 되고 갑상샘호르몬은 상피세포주변을 흐르는 혈액으로 배출된다(그림 13-15).

갑상샘호르몬의 합성에는 요오드가 필요하다. 때문에 연간 50mg 정도의 요오드를 섭취해야 한다. 섭취된 요오드는 염소와 같은 경로를 통해 소화관으로 흡수되고 ❶ 혈액 속을 흐르다가 갑상샘에 이르면 갑상샘세포의 바닥막에 있는 ❷ 나트륨-요오드 공동운반체(Na-I sympoter, NIS)에 의해 세포내부로 능동적으로 흡수된다. 이 과정을 통해 세포내부는 혈중 요오드 농도보다 30배 정도 높은 농도로 요오드가 농축될 수 있고 이 과정을 요오드

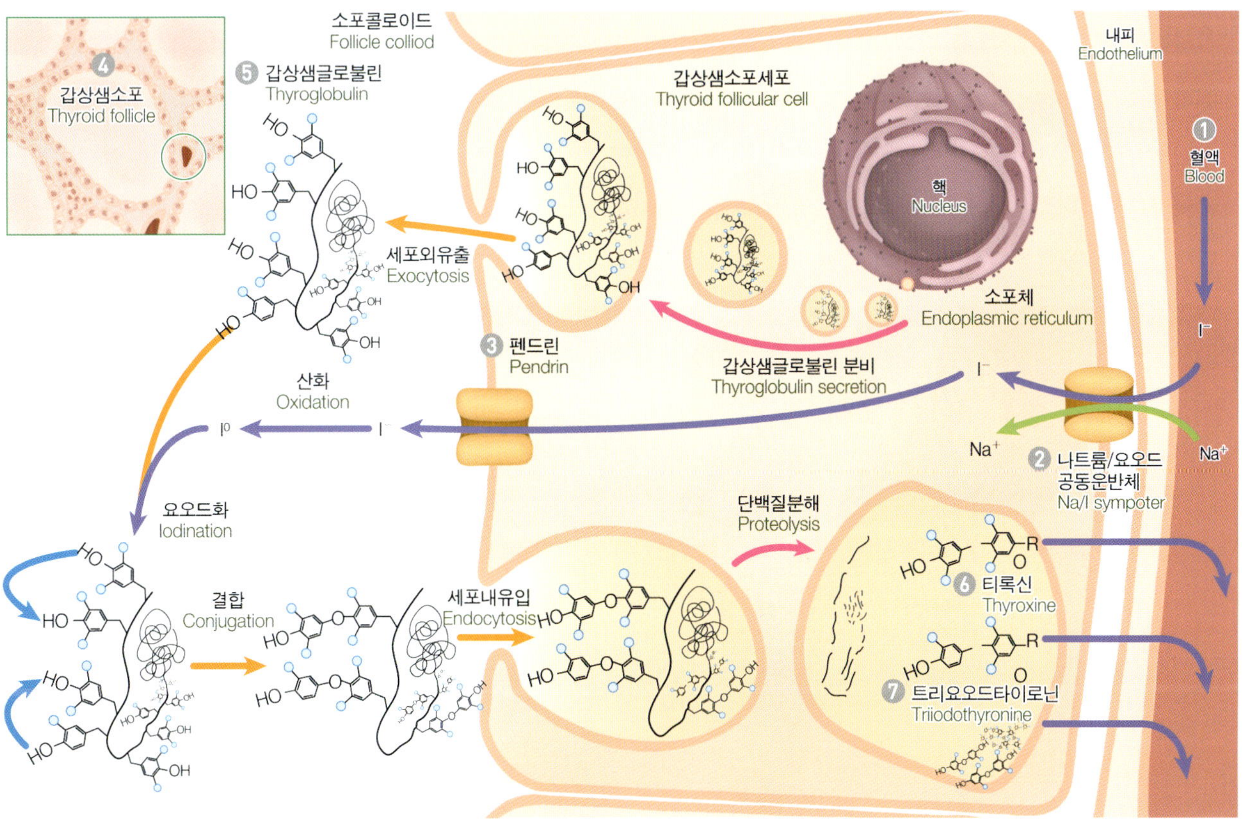

그림 13-15 갑상샘호르몬 합성

포획이라고 한다. 뇌하수체에서 분비되는 갑상샘자극호르몬에 의해 요오드의 능동수송이 가속화되어 혈액에 비해 세포내부에 최대 250배까지도 농축될 수 있다. 세포로 들어온 요오드는 ❸ 펜드린(pendrin)이라는 수송체에 의해 ❹ 소포속으로 전달된다.

소포에서는 분자량이 335,000에 달하는 ❺ 갑상샘글로불린이 생산되어 소포로 분비된다. 갑상샘글로불린은 70여개의 티로신(tyrosine)이 결합되어 있고, 이 티로신을 통해 소포로 전달되는 요오드와 결합할 수 있다. 소포로 전달된 요오드는 먼저 과산화효소(peroxidase)에 의해 산화되어 티로신과 결합할 준비를 하게 된다. 산화되어서 티로신분자와 결합할 준비가 된 요오드는 갑상샘글로불린에 있는 티로신과 결합하게 되는데 이 과정을 유기화(organification)라고 한다. 그림 13-16과 같이 티로신의 벤젠고리(benzene ring)에 요오드가 한 원자씩 결합해 모노요오드티로신(monoiodotyrosine)이 되고 하나 더 결합해 디요오드티로신(diiodotyrosine)이 된다. 이 디요오드티로신이 두 분자 결합하면 요오드 네 원자를 포함하고 있는 ❻ 티록신(tyroxine, T_4)이 형성된다. 만약 디요오드티로신과 모노요오드티로신이 결합하면 ❼ 트리요오드타이로닌(triiodotyronine, T_3)이나 드물지만 벤젠고리에 요오드 원자가 붙은 배열이 다른 역 T_3(reverse T_3, RT_3)가 생성될 수 있다(그림 13-15). 이 과정은 모두 갑상샘글로불린에 결합된 상태로 이루어지고 호르몬으로서 기능을 할 수 있는 티록신이나 트리요오드타이로닌이 되어도 여전히 갑상샘글로불린에 결합된 채로 저장된다. 이 양은 2~3개월 동안 갑상샘호르몬의 합성이 이루어지지 않아도 충분히 신체에 갑상샘호르몬을 분비할 수 있을 만큼 충분히 많다.

갑상샘호르몬이 분비될 때는 갑상샘글로불린과의 결합이 끊어진다. 소포 내부에서 많은 수의 갑상샘호르몬과 결합해 있는 갑상샘글로불린은 음세포작용(pinocytosis)을 통해 소포주위를 감싸고 있는 갑상샘상피세포내부로 흡수된다. 이때 상피세포 내부에 있는 리소좀(lysozyme)들에 의해 분해되어 티록신과 트리요오드타이로닌이 갑상샘글로불린에서 떨어져 나오고 혈액으로 확산되어 배출된다. 이때 갑상샘글로불린에는 티록신과 트리요오드타이로닌 외에도 모노요오드티로신이나 디요오드티로신이 상당수 결합되어 있다가 함께 분해되는데, 이들은 혈액으로 배출되지 않고 세포 내부에서 탈요오드화작용을 통해 분해되고 떨어져 나온 요오드는 다시 재활용되서 갑상샘호

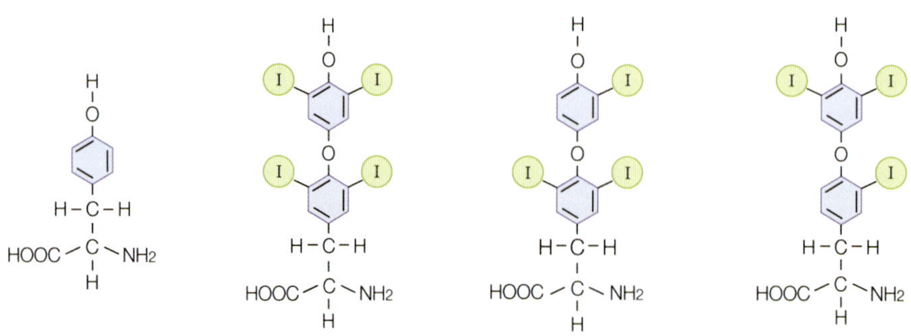

티로신 Tyrosine

티록신 Tyroxine(T_4)

트리요오드타이로닌 Triiodothyronine(T_3)

역 T_3(활성이 없음) Reverse T_3

그림 13-16 갑상샘호르몬 구조

르몬의 합성에 이용된다. 이렇게 분비되는 갑상샘호르몬 중 대부분인 93%는 티록신이고 나머지 7%는 트리요오드타이로닌이다. 티록신은 혈중을 순환하면서 천천히 요오드 하나를 제거해 트리요오드타이로닌이 되고 조직에 갑상샘호르몬으로서 기능한다. 이렇게 하루에 사용되는 트리요오드타이로닌의 양은 35μg 정도이다.

2) 갑상샘호르몬의 운반

혈액 속에서 갑상샘호르몬들은 99% 이상 티록신결합글로불린(thyroxine binding globulin)과 결합한 상태로 운반되고 나머지는 알부민(albumin) 등의 혈장단백질과 결합한 상태로 운반된다. 갑상샘호르몬들은 이 단백질들과 친화력이 좋아 상대적으로 느리게 분리되며, 조직으로 퍼져나간다. 티록신은 단백질과 결합한 상태에서 혈장내 반감기가 6일이고, 트리요오드타이로닌은 하루 정도이다. 조직으로 전달된 갑상샘호르몬들은 혈장에서보다 강하게 조직 세포 내 단백질과 결합하고 다시 저장되어 천천히 이용된다. 때문에 갑상샘호르몬의 혈장 내 수치가 증가하더라도 실제로 대사증진효과가 나타나는 것은 상당한 시간이 걸린다. 일반적으로 티록신의 경우 수치증가가 있은 후, 10일 정도에 최대 활동을 보이고 트리요오드타이로닌의 경우는 2~3일만에 최대 활동을 보일 수 있다.

3) 갑상샘호르몬의 기능

갑상샘호르몬은 세포막을 통해 확산되어 쉽게 세포 내부로 들어갈 수 있다. 세포 내부로 들어간 갑상샘호르몬, 주로 ❶ 트리요오드타이로닌(T_3)은 세포 내부의 수용체와 결합한다. 혈액 중으로 분비되는 양은 ❷ 티록신(T_4)이 훨씬 많지만, 수용체와의 친화성은 트리요오드타이로닌이 훨씬 좋아 90% 이상이 트리요오드타이로닌의 형태로 수용체와 결합한다(그림 13-17).

수용체와 결합한 갑상샘호르몬은 수용체가 결합해 있는 DNA 염기서열이나, 주변에 작용하여 전사과정을 일으킨다. 따라서 세포내 단백질들의 생성이 증가되어 갑상샘호르몬의 효과로 나타나게 된다. DNA에 작용해 단백질을 만들기까지에 비교적 많은 시간이 걸리기 때문에 갑상샘호르몬의 활성에 시간이 지연되는 것을 이해할 수 있다. 하지만 갑상샘호르몬의 어떤 작용은 세포 내 소기관에 작용해 이온통로나, 인산화반응에 관여하고 조금 더 빠르게 세포기능의 변화를 일으킬 수도 있다.

(1) 대사활동의 증가

갑상샘호르몬의 주 기능은 세포의 대사활동을 증진시키는 것이다. 갑상샘호르몬의 자극이 있을 때 세포의 사립체(mitochondria)의 수와 그 활동이 증가한다. 따라서 사립체에서 일어나는 에너지 생성과정이 더욱 빠르게 일어날 수 있고 더 많은 에너지가 생성될 수 있다.

갑상샘호르몬은 세포막에서 세포막전위와 세포내외의 전해질균형을 유지하는데 중요한 나트륨-칼륨 펌프(Na^+-K^+ ATPase)를 통한 전해질 이동을 촉진한다. 나트륨-칼륨 펌프 덕분에 안정 상태에서 세포는 기능을 유지할

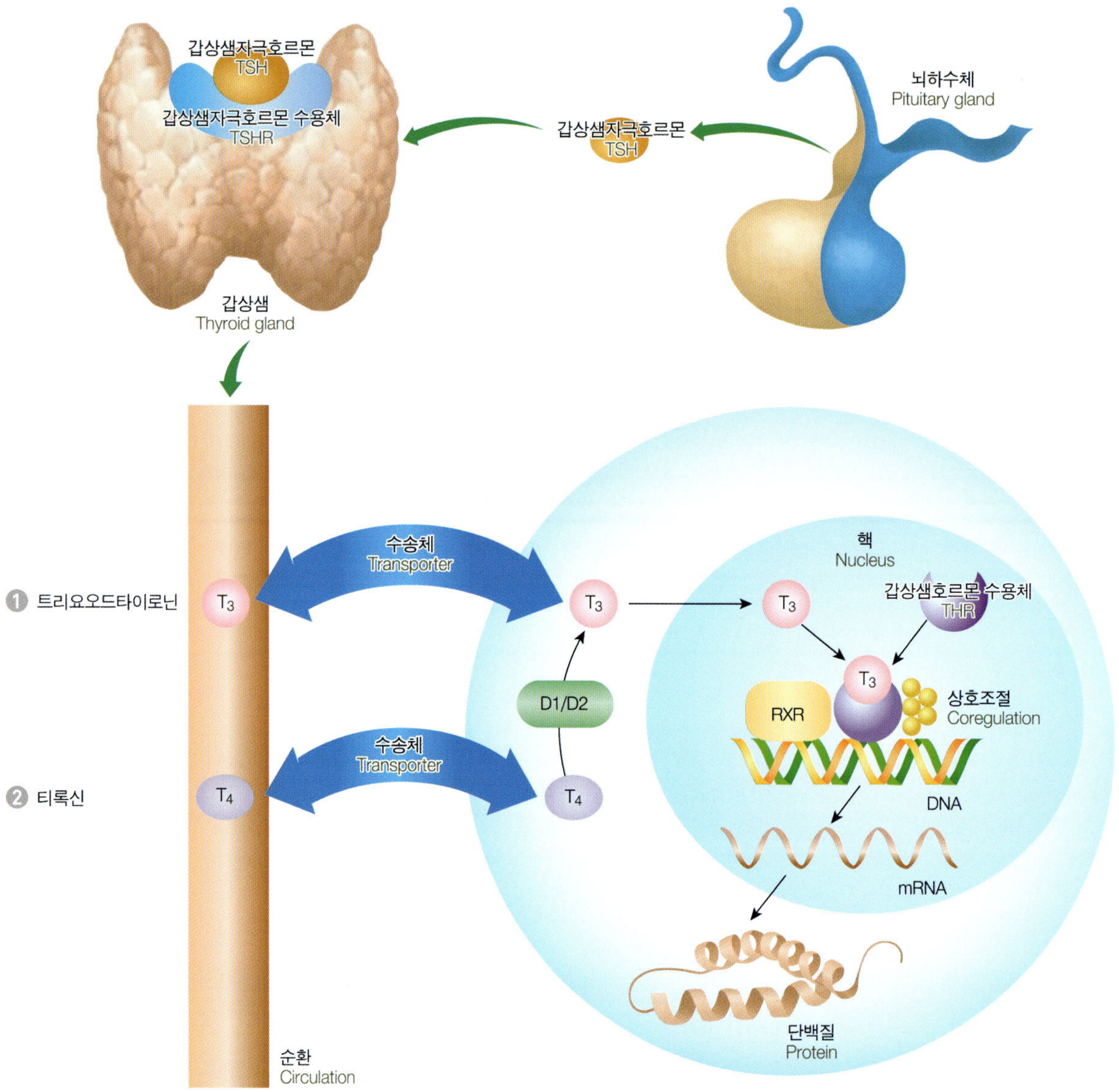

그림 13-17 갑상샘호르몬 작용

수 있는 환경을 제공받는다. 이 과정이 증진됨으로서 더 많은 에너지가 소모되고 열이 발생하게 된다.

(2) 성장

갑상샘호르몬은 성장에도 영향을 미친다. 태아의 성장에서부터 중추신경계의 발달에 중요한 영향을 미친다. 태아기에 갑상샘호르몬에 적절히 노출되지 않으면 뇌의 발달이 제대로 이루어지지 않고 장애가 남을 수도 있다. 출생 후 성장에서도 성장호르몬과 함께 기능한다. 만약 갑상샘기능저하증이 있다면 성장호르몬이 충분히 분비되고 있음에도 성장이 제대로 이루어지지 않아 키와 체중이 정상에 미치지 못한다.

(3) 대사

갑상샘호르몬은 신체 내부의 다양한 에너지원과 영양소 대사에 영향을 미칠 수 있다. 탄수화물의 경우 갑상샘호르몬이 있을 때 더욱 빠르게 세포 안으로 흡수되고 분해되어서 에너지 생산량을 높이며 당신생으로 만들어지는 당의 양도 많아지게 한다. 이뿐만 아니라 소화관에서 흡수되는 양도 많아져 혈당이 높아지고 높은 혈당에 자극받아 인슐린의 분비도 늘어난다. 또한 지방대사도 갑상샘호르몬에 의존해서 증가한다. 지방조직에서 지질을 분해해 혈중으로 내보내고 세포들이 이를 빠르게 이용할 수 있도록 흡수, 분해 능력을 높여준다. 하지만, 콜레스테롤, 인지질, 트리글리세라이드의 혈중농도는 오히려 감소한다. 이는 간에서 저농도지단백(LDL)의 흡수를 촉진시키기 때문이다. 대사량이 많아지면서 그에 필요한 다양한 비타민들의 요구량이 늘어난다. 대사가 활발하게 이루어지면서 기초대사량이 증가하고 정상보다 60~100% 까지 늘어날 수 있다. 그 결과 갑상샘호르몬이 높은 상태가 지속되면 에너지의 소모가 많아지고 체중이 감소한다. 에너지 소모가 많아지면서 식욕이 왕성해져 더 많은 식품을 섭취함에도 불구하고 대사량이 많아 체중이 감소하는 경우가 많다.

(4) 에너지의 생산

세포가 에너지를 더 많이 생산하고 소모하면서 더욱 많은 산소를 요구하고 노폐물을 배출한다. 따라서 조직으로 공급되는 혈류량이 많아지고 심혈관계도 활동이 증가한다. 심박동수와 수축력이 증가하면 심박출량이 증가하고 더 많은 혈류가 조직으로 공급될 수 있다. 갑상샘호르몬에 의한 작용은 수축력보다는 심박동수에 더 많은 영향을 미쳐 심박동수를 증가시킨다. 그 결과 혈압이 상승하고, 심박출량이 60%까지 증가할 수 있다. 이외에도 호흡수와 호흡량이 증가하면서 더 많은 산소를 공급하고, 위장관의 운동성을 증가시켜 심한 경우 설사를 일으킬 수도 있다. 또, 중추신경계의 흥분성을 증가시켜 신경세포의 반응속도가 증가되어 각성상태가 유지되며 졸리지 않고 수면을 취하기 힘들어진다. 심한 경우 불안이나 정신병적 증상이 나타날 수도 있다.

(5) 근육의 활동

근육은 갑상샘호르몬에 의해 활발한 대사를 하고 수축력이 좋아지지만 갑상샘호르몬이 과다한 경우는 단백질의 이화작용이 일어나 오히려 수축력이 떨어질 수도 있다. 그리고 신경의 과도한 흥분성으로 인해 근육접합부에서 미세한 신호가 전달되어 근육에서 10~15Hz 정도의 미세한 떨림이 나타날 수도 있다. 대사가 활발해지면서 많은 내분비샘들이 이에 자극을 받아 활동을 증진시킨다. 대표적으로 이자에서 분비되는 인슐린은 높은 혈당에 자극받아 더 많이 분비되고, 뼈 형성과 관계된 대사 역시 증가되면서 부갑상샘에서 분비되는 칼슘, 인 조절에 관여하는 호르몬의 분비 역시 증가한다. 또, 부신겉질에서 글루코코르티코이드의 분비가 증가하여 대사를 항진시킨다.

(6) 성 기능

성 기능에도 갑상샘호르몬의 역할은 중요하다. 남성의 경우 갑상샘호르몬의 농도가 너무 낮다면 성욕저하가,

너무 높으면 발기부전이 일어날 수도 있다. 여성의 경우는 갑상샘호르몬이 적을 경우 월경량 과다 혹은 더 빈번한 월경이거나 무월경이 나타날 수 있다. 또한, 갑상샘호르몬이 많을 때는 월경이 드물게 나타나는 뜸한월경(희발월경), 월경량이 적은 과소월경, 혹은 무월경이 나타날 수 있다.

4) 갑상샘호르몬 분비의 조절

이와 같이 갑상샘호르몬은 대사에 영향을 미치면서 우리 신체 전반의 기능을 조절할 수 있다. 따라서 항상 적절한 농도로 분비되면서 필요에 따라 분비가 증가되고 감소될 수 있어야 한다. 이런 조절기전은 ❶ 시상하부, ❷ 뇌하수체, ❸ 갑상샘으로 이어지는 조절체계에 의해 관리된다. 시상하부에서 분비되는 ❹ 갑상샘자극호르몬분비호르몬(thyrotropin releasing hormone, TRH)은 시상하부–뇌하수체 문맥을 통해 뇌하수체로 전달되어 ❺ 갑상샘호르몬자극호르몬(thyrotropin stimulating hormone, TSH)이 분비되게 한다(그림 13-18).

시상하부는 중추신경계로부터 전해지는 여러 자극을 받아 TRH를 내보낼 수 있다. 흥분이나 불안과 같은 감정적 상태도 시상하부를 통해 갑상샘호르몬의 분비를 조절할 수 있다. 대표적으로 추위에 노출되면 더 많은 열을 생산하기 위해 갑상샘호르몬의 분비가 증가되는데, 추위신호를 받아들인 중추신경계를 통해 시상하부로 신호가 전달되고 이것이 TRH의 분비를 일으켜 갑상샘호르몬의 분비로 이어진다.

갑상샘자극호르몬 분비호르몬은 뇌하수체에서 갑상샘자극호르몬(thyroid stimulating hormone, TSH)을 분비시킨

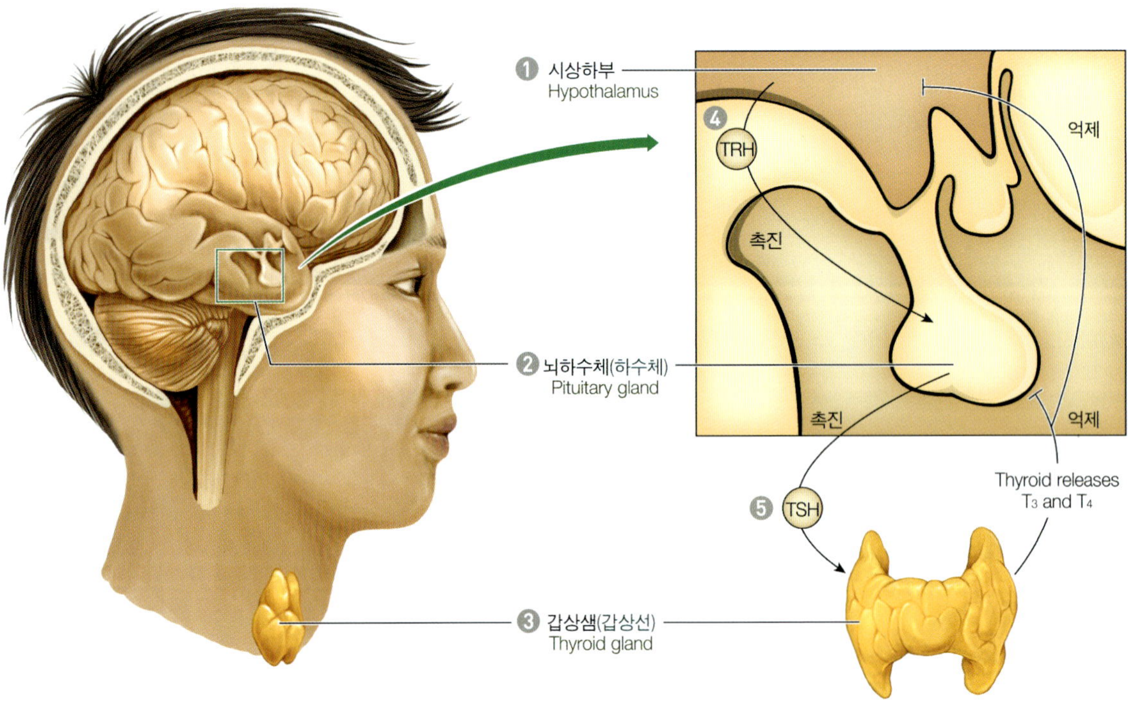

그림 13-18 갑상샘호르몬의 조절

다. 갑상샘자극호르몬은 분자량이 28,000 정도인 당단백질로 갑상샘을 자극할 수 있다. 갑상샘자극호르몬에 의해서 갑상샘 소포에 저장되어 있던 갑상샘글로불린이 분해되어 티록신(T_4)과 트리요오드타이로닌(T_3)이 떨어져 나온다. 또, 갑상샘 상피세포의 나트륨-요오드 펌프의 활성이 증가해 더 많은 요오드가 세포 속으로 들어갈 수 있게 한다. 이것에 더해서 티로신에 요오드가 결합하는 과정을 촉진해 더 많은 티록신이 만들어지게 하고 갑상샘 세포의 수를 증가시킬 수도 있다. 이 결과 갑상샘자극호르몬에 의해 갑상샘이 활성을 띄어 더 많은 갑상샘호르몬을 분비한다.

분비된 갑상샘호르몬은 시상하부와 뇌하수체에 작용해 음성피드백을 한다. 즉 많은 갑상샘호르몬이 분비되면 시상하부에서는 TRH가, 뇌하수체에서는 TSH의 분비가 저하되면서 갑상샘호르몬의 생산이 줄어든다. 실제로 갑상샘호르몬의 혈중 농도가 평소의 75%만 증가하여도 TSH의 분비는 거의 없어진다. 이런 되먹임조절을 통해서 갑상샘호르몬의 농도가 일정하게 유지될 수 있다.

5) 갑상샘호르몬 분비의 이상

다양한 원인에 의해 갑상샘호르몬이 정상적으로 조절되지 않고 혈중농도가 높아지거나 낮아지는 현상이 발생할 수 있다. 혈중 농도가 높은 경우를 갑상샘과다증(갑상선기능항진증, hyperthyroidism), 낮은 경우를 갑상샘저하증(갑상선기능저하증, hypothyroidism)이라고 한다. 각각의 경우에 대해 알아보자.

(1) 갑상샘과다증

갑상샘에 영향을 미칠 수 있는 다양한 원인들에 의해 혈액으로 갑상샘호르몬이 쏟아져 나올 수 있다. 가장 대표적인 질환은 그레이브스 병(Graves' disease)으로 갑상샘의 세포들의, 갑상샘자극호르몬(TSH)에 의해 자극받는 수용체를 자극할 수 있는 갑상샘 자극 면역글로불린(thyroid stinulating immunoglobuin, TSI)이 형성되는 자가면역질환이다. 갑상샘 자극 면역글로불린이 갑상샘호르몬의 농도와 관계없이 생성되어 계속해서 갑상샘을 자극하기 때문에 갑상샘은 계속해서 호르몬을 생산, 분비하고 점점 크기가 커진다. 혹은 갑상샘 세포의 과증식(hyperplasia)나 악성변이가 생겨 세포가 조절 받지 않고 증식해 늘어나면서 많은 호르몬을 갑상샘자극호르몬에 관계없이 생성해낼 수도 있다. 대표적인 경우가 갑상샘 암이다(그림 13-19).

갑상샘 암의 일종은 호르몬을 분비하는 능력을 유지한 채 증식함으로서 많은 갑상샘호르몬을 혈액으로 분비할 수 있다. 또 다른 경우, 갑상샘이 파괴되면서 갑상샘에 저장되어 있던 막대한 양의 호르몬이 쏟아져 나오는 것이다. 감염이나 자가면역질환 등의 이유로 갑상샘 세포들이 파괴되고 소포에 저장되어 있던 갑상샘글로불린과 그에 결합되어 있던 티록신, 트리요오드타이로닌 등이 한번에 쏟아져 나오면서 문제를 일으킬 수 있다.

갑상샘 과다증의 증상은 체중감소, 설사, 근육위축, 흥분 및 신경질적인 심리상태, 수면부족, 손떨림, 열에 못견딤, 땀분비증가 등 갑상샘호르몬의 기능이 과다할 때 생길 수 있는 것들이다. 갑상샘 암의 경우는 세포가 증식하면서 갑상샘에서 불거져 나오는 부분이 생길 수 있고, 그레이브스 병의 경우 갑상샘이 전반적으로 커질 수 있다.

또, 갑상샘과다증이 오래 지속되는 경우 안구돌출증(exophthalmos)이라는 증상이 나타날 수 있다. 안구 뒤쪽의 지방조직의 부종이 생기고 안구를 고정하는 바깥눈 근육이 약해져 안구가 안와 밖으로 튀어나올 듯이 돌출되는 증상이다.

갑상샘과다증의 진단은 혈중에서 티록신, 트리요오드타이로닌, 갑상샘자극호르몬의 농도를 측정함으로서 이루어질 수 있다. 이 요소들의 농도를 측정하고 정상 범위에 있는지 갑상호르몬의 분비를 조절하는 시상하부, 뇌하수체, 갑상샘 중 어느 위치에서 문제가 생겼는지 파악해 치료의 방향을 잡을 수 있다.

(2) 갑상샘저하증

갑상샘저하증의 경우에도 갑상샘과다증의 경우와 같이 다양한 원인이 가능하다. 하시모토병(Hashimoto's disease)이라는 병은 그레이브스병과 같이 갑상샘에 대한 자가면역반응으로 항체가 생겼지만 그 항체가 갑상샘을 자

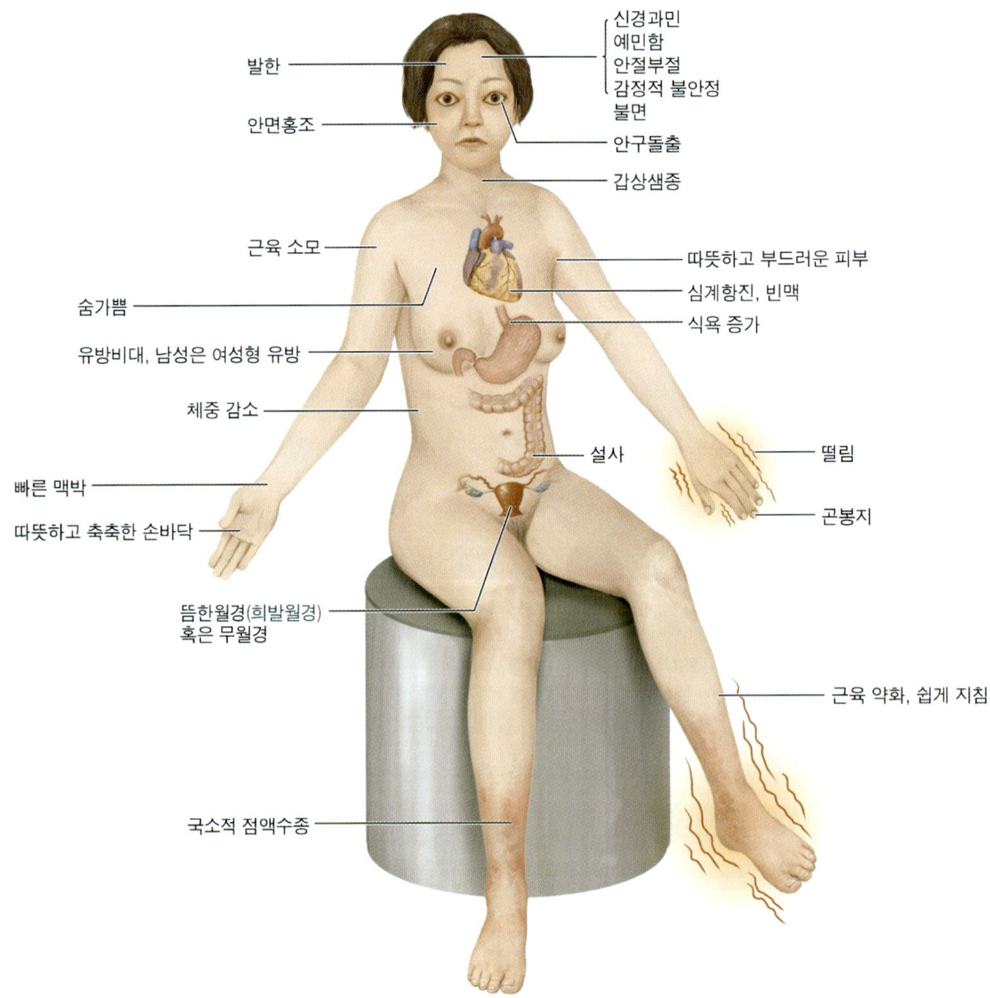

그림 13-19 갑상샘항진증

극하지 않고 반대로 갑상샘을 파괴해서 갑상샘저하증이 생기게 된다. 이 경우 분비기관인 갑상샘이 파괴됨으로서 티록신과 트리요오드타이로닌 등의 갑상샘호르몬수치는 낮아지고 낮아진 갑상샘호르몬수치 때문에 시상하부와 뇌하수체가 자극받아 갑상샘자극호르몬의 분비가 증가한다. 또, 갑상샘이 파괴됨으로서 갑상샘의 염증반응이 나타날 수 있다(그림 13-20).

또 다른 원인으로는 갑상샘호르몬의 합성에 필요한 요오드의 결핍된 경우 호르몬이 제대로 합성되지 않아 문제가 생긴다. 이 경우 갑상샘종(goiter)이라고 하는 비대한 갑상샘이 나타날 수 있다. 요오드가 부족해 갑상샘호르몬이 제대로 만들어지지 않는 상황에서 갑상샘호르몬이 부족하기 때문에 시상하부와 뇌하수체는 계속해서 갑상샘을 자극하기 위한 호르몬을 내보내고 이에 자극받아 갑상샘은 비대해지는 것이다.

또 다른 경우 갑상샘과다증의 경우와 같이 종양이 생겼지만 그 종양이 호르몬을 분비하진 않고 주변조직을 파괴함으로서 갑상샘이 기능을 하지 못하고 오히려 갑상샘저하증이 생기는 경우도 있다. 혹은 선천적 질환으로 갑

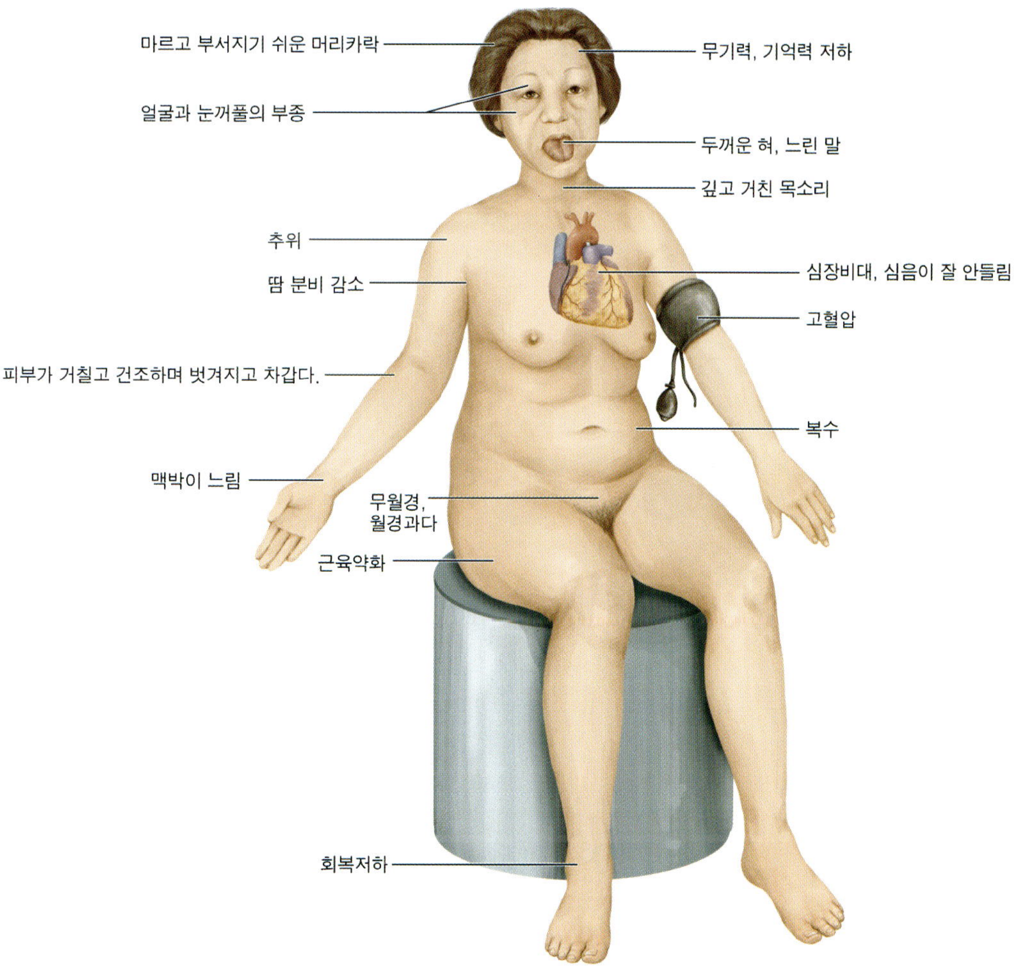

그림 13-20 갑상샘저하증

상샘호르몬을 만드는 과정에 문제가 생겨 호르몬이 제대로 합성되지 못할 수도 있다.

갑상샘저하증은 갑상샘호르몬이 부족해 생길 수 있는 증상들이 생긴다. 과다증과 반대로 체중증가, 변비, 감정이 무뎌지거나 우울증, 근육의 둔함, 심박수 저하, 심박출량 감소, 졸음과 수면과다 등이 증상으로 나타날 수 있다. 심한 경우 점액수종(myxedema)이라는 증상이 생길 수 있다. 조직의 사이질공간에서 히알루론산과 콘드로이틴 황산염의 양이 증가하면서 더 많은 액체를 사이질공간으로 끌어들여 젤(gel)화하고 그 결과 온몸의 부종이 생긴다.

4 부 신(콩팥위샘, Adrenal gland)

부신은 양쪽 콩팥의 위쪽에 있는 4g 정도의 작은 내분비기관이다. ❶ 부신은 크게 ❷ 겉질(피질, cortex)과 ❸ 속질(수질, medulla)로 나뉘어 각각의 내분비기능을 한다. 부신속질은 교감신경과 연결되어 있어 그 자극에 의해 에피네프린(epinephrine)과 노르에피네프린(norepinephrine)을 혈중으로 분비하고 부신겉질은 다른 내분비기관처럼 시상하부, 뇌하수체나 다른 조절기전에 의해 조절 받아 코르티코스테로이드(corticosteroid)라고 하는 스테로이드 계열의 호르몬들을 분비한다(그림 13-21, 그림 13-22).

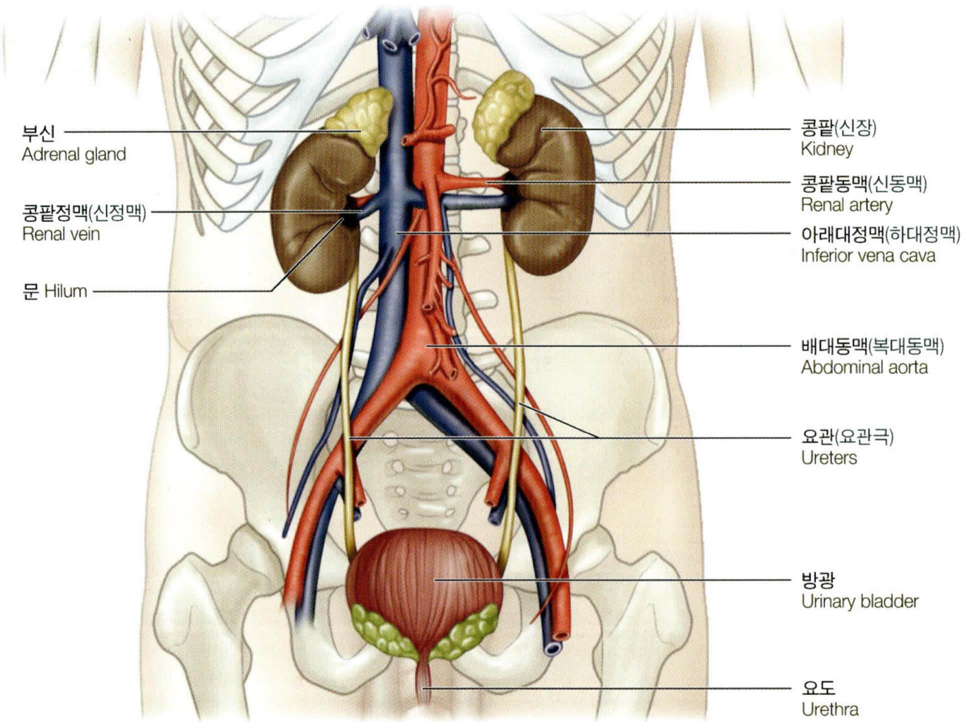

그림 13-21 부신(콩팥위샘)의 해부학적 위치

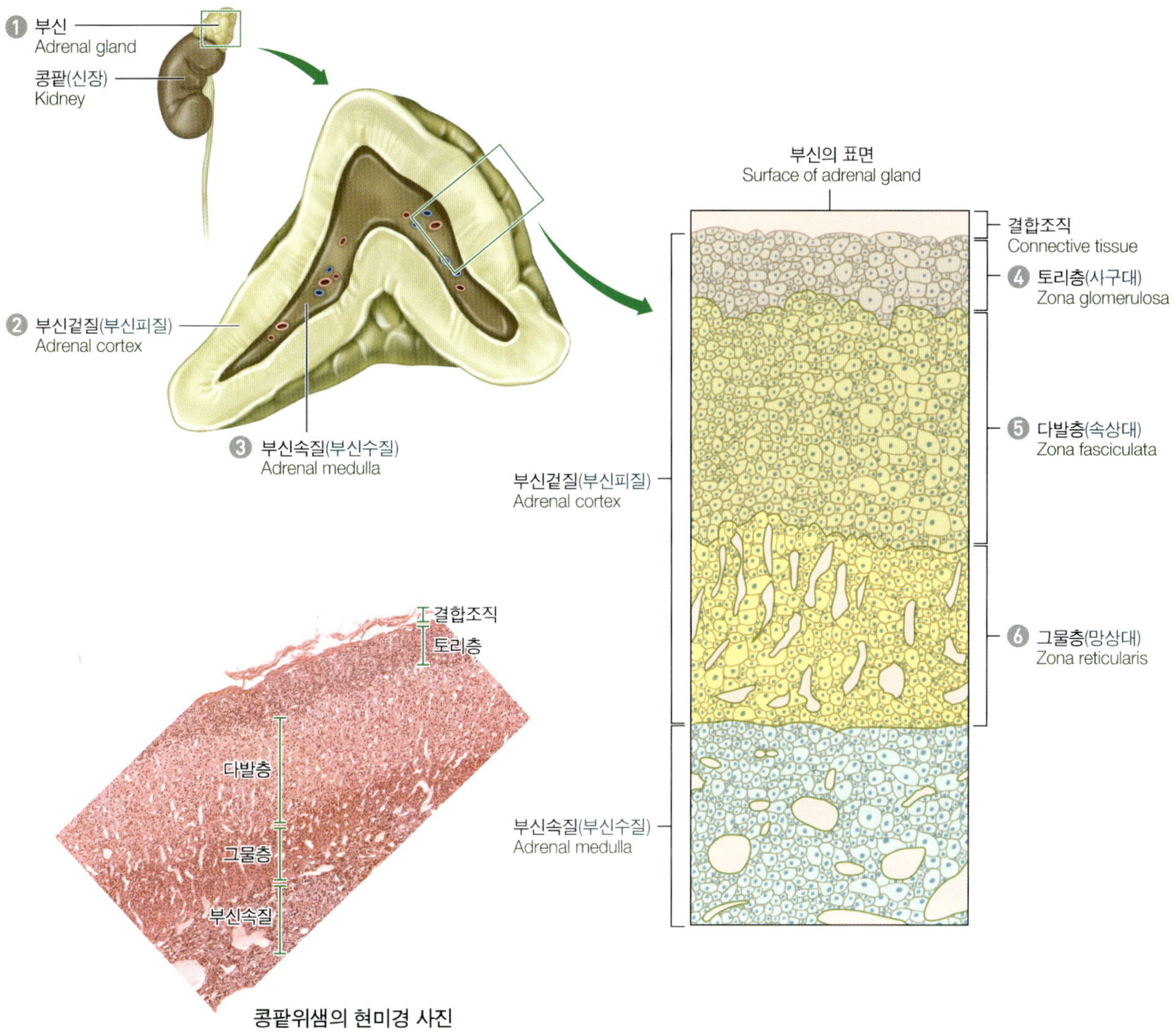

그림 13-22 부신(콩팥위샘)의 조직학적 구조

부신의 80%를 차지하는 부신겉질은 다시 세 개의 층으로 나뉘어 각각의 기능을 한다. ④ 토리층(사구대, zona glomerulosa)은 부신겉질중에서도 가장 바깥쪽에 위치한 얇은 층으로 부신겉질의 15% 정도를 차지한다. 이곳에서는 주로 알도스테론(aldosterone)이 분비된다. ⑤ 다발층(속상대, zona fasciculata)은 토리층보다 안쪽에 있는 비교적 두꺼운 층으로 부신겉질의 75%를 차지하고 코티솔(cortisol), 코티코스테론(corticosterone)과 성호르몬인 안드로겐(androgen)과 에스트로겐(estrogen)을 소량 분비한다.

⑥ 그물층(망상대, zona reticularis)은 겉질의 가장 깊은 층으로 디하이드로에피안드로스테론(dehydroepiandrosterone, DHEA)과 안드로스테네디온(androstenedione), 안드로겐(androgen)과 글루코코르티코이드(glucocorticoid), 에스트로겐(estrogen)을 소량 분비한다 (그림 13-22).

1) 부신겉질호르몬의 합성과 분비

부신겉질호르몬은 코르티코스테로이드, 줄여서 스테로이드계열의 호르몬이라고 한다. 이 호르몬들은 부신겉질에서 콜레스테롤(cholesterol)에서부터 유도되어 합성된다. 이 콜레스테롤들은 부신겉질에서 합성될 수도 있지만 대부분은 혈액을 순환하는 저밀도지단백(LDL)에서 공급받는다. 콜레스테롤이 부신겉질의 세포 안으로 들어오는 과정은 호르몬의 합성과정과 같이 조절받는데, 토리층에서 합성되는 알도스테론은 주로 안지오텐신 Ⅱ의 자극에 의해, 다발층과 그물층에서 분비되는 코티솔은 부신겉질자극호르몬(adrenocorticotropic hormone, ACTH)에 의해 자극되어 분비되고 이들 호르몬에 의해 콜레스테롤의 세포내 유입이 촉진된다. 세포 안으로 들어온 콜레스테롤은 사립체로 이동하여 사립체의 효소인 콜레스테롤데스모라아제(cholesterol desmolase)에 의해 프레그네놀론(pregnenolone)으로 전환되고 여기서부터 부신겉질호르몬의 합성이 시작된다.

그림 13-23과 같이 프레그네놀론으로부터 다양한 부신겉질호르몬들이 합성된다. 이 과정들은 부신겉질세포의 사립체와 세포질그물에서 일어난다. 각각의 호르몬들은 당류코르티코이드(glucocorticoid)와 염류코르티코이드(mineralocorticoid)로서의 작용을 가진다. 염류코르티코이드는 주로 신체의 전해질 조절에 영향을 미치고 당류코르티코이드는 혈당을 높이며 단백질, 지질의 대사에 영향을 미친다. 대표적인 염류코르티코이드는 알도스테론이고 당류코르티코이드는 코티솔이 대표적이다.

2) 염류코르티코이드의 기능

신체에서 염류코르티코이드의 활성 중 90% 이상은 알도스테론이 담당하고 있다. 염류코르티코이드는 신체의 전해질 균형을 조절한다. 염류코르티코이드가 분비되어 기능을 할 때 혈액의 나트륨과 염소의 농도가 높아지고 칼륨의 농도는 낮아진다. 신체의 전해질 균형에 따라 염류코르티코이드의 분비가 조절되면서 전해질이 일정하게 유지될 수 있다. 대표적인 염류코르티코이드인 알도스테론은 콩팥 세뇨관 상피세포에 작용해 나트륨의 재흡수, 칼륨의 분비를 일으킨다. 또, 알도스테론이 작용하면 땀샘, 침샘에서 분비가 일어날 때 분비액에서 나트륨의 재흡수가 늘어나고 장에서 나트륨의 흡수를 높여 적은 양이 대변으로 배설되게 한다. 만약 알도스테론이 분비되지 않는다면 하루에 10~20g의 나트륨이 배설되고, 포타슘은 거의 배설되지 않을 것이다.

나트륨은 세포바깥액의 삼투압을 결정하는 중요한 요소로 알도스테론에 의해 나트륨이 재흡수 되지만 재흡수된 나트륨에 의해 삼투압이 높아지고 그에 따라 수분도 함께 재흡수 되어 세포바깥액의 나트륨 농도자체는 크게 높아지지 않는다. 만약 알도스테론이 계속해서 높은 수준으로 유지되면 나트륨의 재흡수와 동시에 수분도 재흡수되어 체액량이 많아지고 혈압이 증가하면서 소변량이 다시 증가하게 된다. 즉, 알도스테론의 존재하에서도 나트륨과 수분이 소변을 통해 어느 정도 배설될 수 있다. 반대로 알도스테론의 분비가 갑자기 없어진다면 나트륨의 재흡수와 함께 수분의 재흡수도 적어져 혈관을 순환하는 체액량이 모자라게 되고 이 정도가 심해지면 저혈량 쇼크(hypovolemic shock)상태가 되어 심각한 순환부전에 빠질 수 있다.

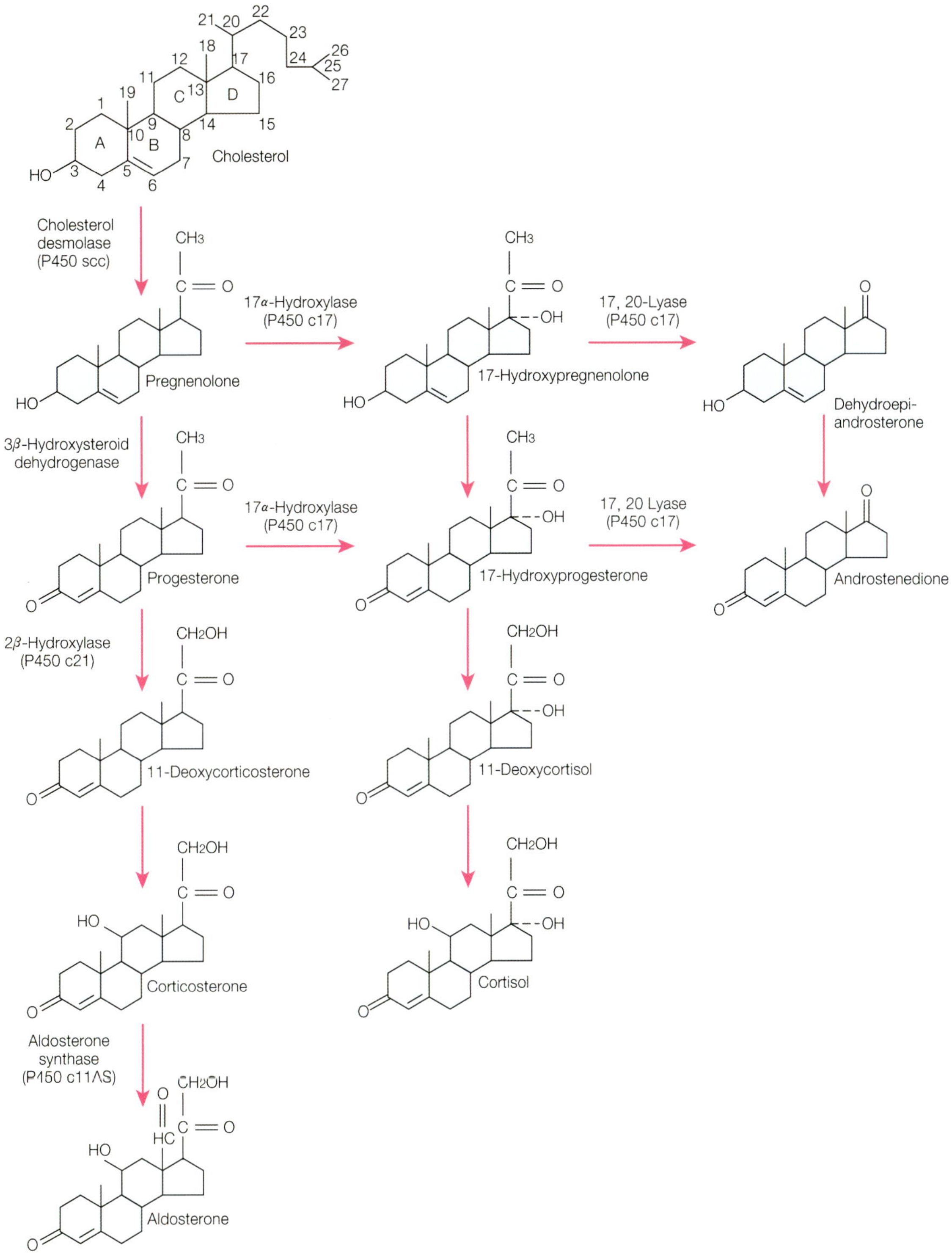

그림 13-23 부신겉질에서의 스테로이드 호르몬들의 합성 경로

세포바깥액에서 칼륨은 적은 양이지만 세포의 흥분성 특히 심장근육의 흥분성에 중요한 영향을 미친다. 알도스테론은 이 칼륨의 배설을 일으킴으로서 알도스테론이 과량 분비되었을 때 저칼륨혈증(hypokalemia)을 일으킬 수 있고 이때 근육과 신경세포의 흥분성이 주로 영향을 받아 근수축력이 약해지고 활동전위의 전도가 방해받는다. 반대로 알도스테론이 부족해 칼륨의 배설이 제대로 이루어지지 않고 세포바깥액의 칼륨농도가 높아지면 근육의 수축력이 약해져 부정맥이 발생할 수 있다.

알도스테론을 비롯한 스테로이드 호르몬은 세포막을 통해 쉽게 확산될 수 있다. 알도스테론은 세포 내부로 확산되어 세포 내부에 있는 수용체와 결합해서 기능을 한다. 수용체와 결합한 알도스테론은 핵으로 이동해 DNA와 결합하고 유전자의 발현을 조절한다. 그 결과 단백질의 합성이 일어나고 전해질의 이동에 관련된 이온 통로가 합성된다. 이런 과정을 거쳐서 알도스테론의 작용이 일어나기 때문에 알도스테론의 작용은 비교적 늦어, 혈중 알도스테론 농도가 증가한 후 45분 정도가 지나야 그 효과가 나타나기 시작하고 최대효과는 몇 시간 후에야 나타난다. 또, 알도스테론은 유전자의 전사, 단백질합성에 영향을 미치는 것 이외에도 수용체와 결합해 cAMP를 생성함으로서 세포 내부로 2차 전령을 보내 신호전달을 일으킬 수 있다.

3) 알도스테론의 분비 조절

부신겉질에서 분비되는 알도스테론은 세포바깥액의 칼륨농도 증가에 자극받아 분비가 촉진되고, 레닌-안지오텐신 체계(renin-angiotensin system)가 활성화될 때 안지오텐신 Ⅱ의 자극에 의해 분비된다. 반대로 세포바깥액의 나트륨농도가 증가하면 분비가 억제된다.

마지막으로 뇌하수체에서 코티솔의 분비를 촉진시키는 부신겉질자극호르몬은 알도스테론의 분비에 필요하지만 분비속도 변화를 일으키지는 않는다. 이중 가장 큰 영향을 미치는 것은 세포바깥액의 칼륨 농도와 레닌-안지오텐신 체계의 활성화이다. 레닌(renin)은 콩팥의 사구체옆 세포에서 분비된다.

먼쪽세관에 나트륨 농도가 높은 소변이 흐르거나 소변의 양이 많을 때 먼쪽세관의 상피세포 중 토리에 가까운 치밀반 세포들이 자극받아 토리 옆의 세포가 레닌을 분비하게 한다. 분비된 레닌은 안지오텐시노겐을 안지오텐신 Ⅰ으로 만들고, 안지오텐신 Ⅰ은 다시 안지오텐신 전환효소(angiotensin converting enzyme)에 의해 안지오텐신 Ⅱ가 된다. 안지오텐신 Ⅱ는 부신겉질의 토리층을 자극해 알도스테론을 분비시킬 수 있다.

4) 당류코르티코이드의 기능

당류코르티코이드 활성의 95% 이상은 코티솔(cortisol)이 담당하고 있다. 당류코르티코이드의 작용은 탄수화물, 지방, 단백질의 대사가 조절과 스트레스에 대한 대항력, 면역력 등에 영향을 미친다(그림 13-24).

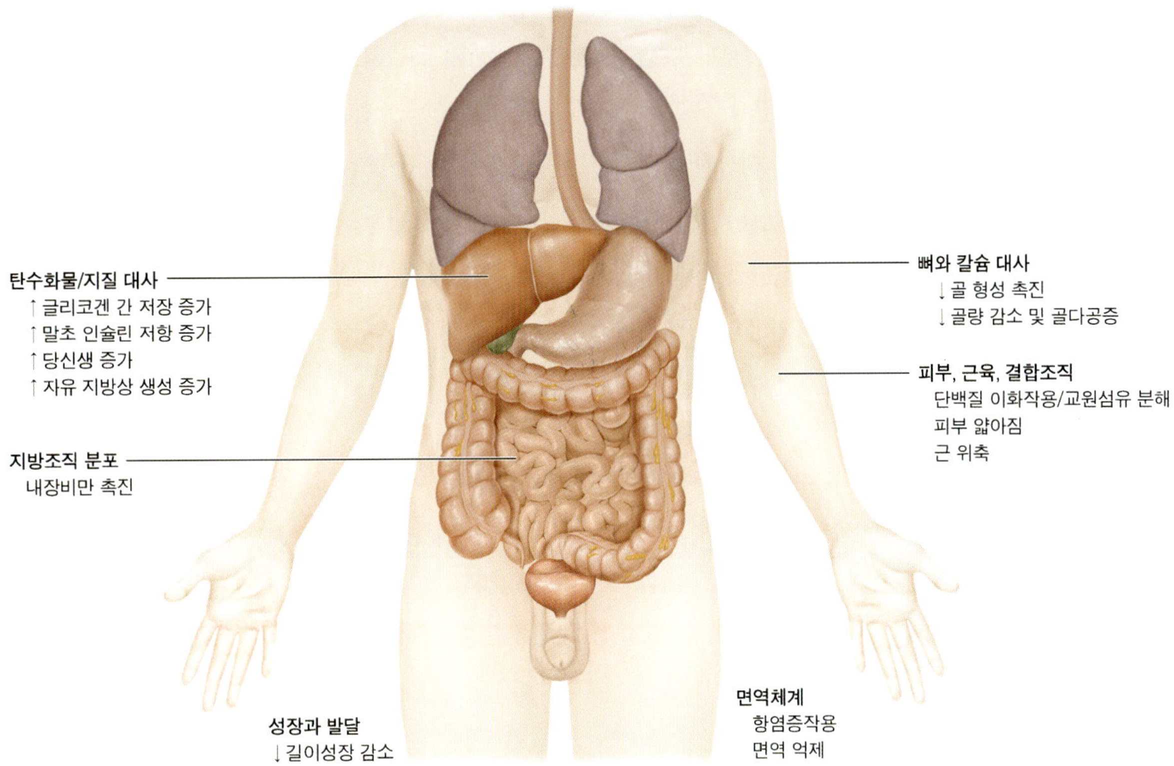

그림 13-24 당류코르티코이드

(1) 포도당 신생

코티솔은 탄수화물의 대사중에서 특히 포도당 신생(gluconeogenesis)을 촉진한다. 포도당 신생은 주로 간에서 일어나는 과정으로 단백질이나 지방 등의 다른 에너지원을 이용해 탄수화물인 포도당을 합성해내는 과정이다. 코티솔은 포도당신생을 촉진하기 위해 근육세포에서 아미노산이 배출되게 해서 이 아미노산이 간으로 이동하게 하고, 간으로 이동된 아미노산은 포도당으로 합성된다. 합성된 포도당은 혈중으로 분비되어 혈당이 높아진다. 게다가 코티솔은 신체조직의 포도당 사용을 약간 낮추고, 인슐린에 대한 감수성을 낮춤으로서 혈중의 포도당을 높인다.

(2) 세포 내 단백질 저하

코티솔은 간세포를 제외한 신체의 세포내 단백질 저장량을 낮춘다. 단백질의 합성을 줄이고, 단백질 분해를 증가시킨다. 특히 근육과 림프조직에서 RNA의 합성을 저해한다. 코티솔 농도가 높은 상태가 지속되어 근육의 단백질 손실이 심한 경우 일상생활에까지 지장이 생길 수 있다. 반대로 간에서는 단백질의 합성이 증가되어 간에서 공급되는 혈장단백질의 양이 늘어난다. 이런 작용을 통해 간 이외의 조직에서 혈중으로 유리되는 아미노산의 양이 많아지고 이 아미노산을 간세포가 이용해 포도당으로 합성하거나 혈장단백질 등의 단백질을 간에서 합성하게 된다.

(3) 지방 대사

지방의 대사에서도 코티솔은 지방을 분해해, 지방세포에서 지방산이 유리되도록 한다. 코티솔의 작용으로 인해 지방세포의 포도당 이용이 줄어들고 세포내 포도당이 부족해지기 때문에 지방세포에 저장되어 있던 중성지방이 분해되기 시작한다. 중성지방의 분해로 생성된 지방산은 에너지원으로 사용되어 포도당이 부족한 기아상태에서 유용하게 사용된다. 지방이 분해되어 사용됨에도 불구하고 오랫동안 코티솔이 높은 상태로 지속되면 얼굴이나 목, 몸통 등에는 오히려 지방이 축적되는 현상이 발생한다. 이런 현상이 발생하는 원인은 정확히 알려져 있지 않지만 과도한 음식물의 섭취가 관계되어 있을 것이라 생각된다.

(4) 항염증 작용

분비된 코티솔은 염증을 억제하는 항염증(anti-inflammatory) 작용을 할 수 있다. 염증은 조직의 손상에서부터 시작되는데, 코티솔은 손상된 조직에서 면역세포들이 히스타민, 브라디키닌, 프로스타글란딘, 단백질 가수분해효소 등의 시토카인(cytokine)을 분비하는 것을 막아주고, 염증이 시작된 후 염증을 빠르게 가라앉히고 치유가 빨리 일어날 수 있도록 해 준다.

염증세포의 단백질 분해효소가 저장되어 있는 세포내 소기관인 리소좀의 막을 안정화시켜 단백질 분해효소가 분비되지 않게 해 주고, 모세혈관의 투과성을 감소시킴으로서 염증세포들과 혈장이 조직으로 빠져나오지 못하게 한다. 또, 프로스타글란딘과 류코트리엔의 합성, 분비를 감소시켜 이들 물질이 매개하는 백혈구의 이동과 탐식작용을 방해한다. 그리고 림프구의 활동, 백혈구에서 인터류킨- I 의 생성을 막음으로서 전반적으로 염증반응을 저해하고 발열을 줄일 수 있다.

이외에도 코티솔에 의한 영양소의 대사작용도 염증반응을 극복하는데 도움을 줄 것이라 생각된다. 혈중으로 풍부하게 유리되는 포도당, 아미노산, 지방산은 조직의 회복과 에너지원으로서 사용될 수 있다. 이런 기전 덕분에 당류코르티코이드는 많은 염증성 질환에 효과적으로 사용되고 있다.

신체에 가해지는 물리적, 정신적 스트레스는 뇌하수체에서 부신겉질자극호르몬이 분비되게 한다. 외상이나 감염, 수술 같은 물리적 스트레스 이외에도 움직이지 못하는 상황 같은 정신적 스트레스에 의해서도 분비되어서 코티솔의 분비를 촉진한다. 코티솔 역시 다른 스테로이드 계열 호르몬처럼 세포막을 통해 쉽게 확산된다. 세포막을 통과한 후 세포 내 수용체와 결합한 후 DNA의 전사 조절부위에 부착되어 유전자의 발현을 일으키거나 저해할 수 있다.

5) 코티솔의 분비 조절

코티솔의 분비는 뇌하수체에서 분비되는 부신겉질자극호르몬(adrenocorticotropic hormone, ACTH)에 의해 일어난다. 부신겉질자극호르몬은 39개의 아미노산으로 구성된 전구체가 절단되어 24개의 아미노산을 가진 폴리펩티드이다. 이 부신겉질자극호르몬은 시상하부에서 분비되는 부신겉질자극호르몬 분비호르몬(corticotropin-releasing hor-

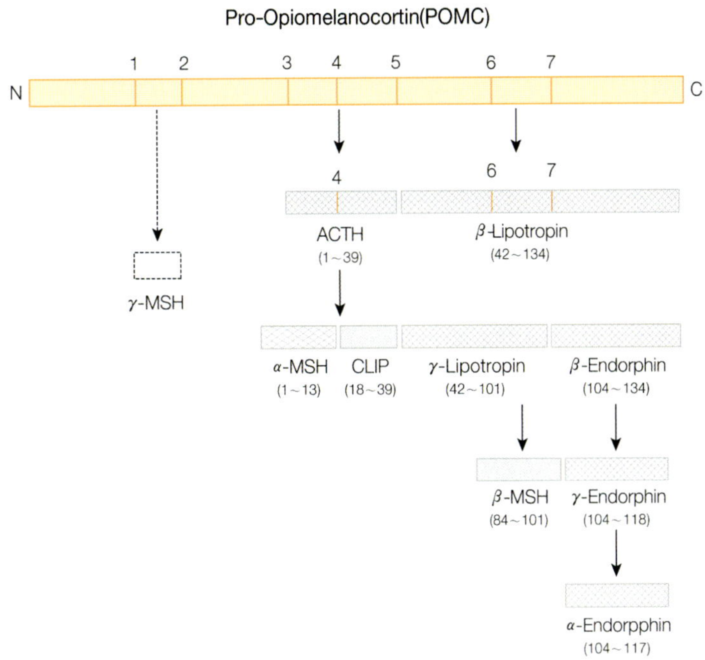

그림 13-25 ACTH 생성

mone, CRH)에 의해 자극받아 분비된다. 즉 코티솔은 시상하부-뇌하수체-부신으로 이어지는 조절체계에 의해 그 분비가 조절된다. 시상하부는 중추신경계로부터 스트레스에 의한 자극신호를 받아서 부신겉질자극호르몬 분비호르몬을 분비해 시상하부-뇌하수체 문맥을 통해 뇌하수체로 전달한다(그림 13-25).

자극받은 뇌하수체는 다시 부신겉질자극호르몬을 분비하고 이 호르몬은 부신으로 가서 부신겉질 세포의 세포막에 있는 수용체와 결합한 후 cAMP를 생성함으로서 2차 전령계를 활성화시킨다. 이후 세포내 신호가 전달되고 단백질이 합성되어서 콜레스테롤에서 프로그네놀론이 합성된다. 콜레스테롤에서 프로그네놀론이 합성되는 단계는 모든 스테로이드호르몬의 합성단계 중 가장 먼저 일어나는 공통과정으로 코티솔 뿐 아니라 알도스테론의 합성에서 부신겉질자극호르몬이 필요한 이유이기도 하다. 형성된 코티솔은 뇌하수체와 시상하부에 음성피드백작용을 해서 부신겉질자극호르몬과 부신겉질자극호르몬 분비호르몬의 분비를 억제한다.

6) 부신에서 분비되는 성호르몬

부신에서 분비되는 성호르몬은 다양한 종류가 있지만 그 중에서도 디하이드로에피안드로스테론(dehydroepiandrosterone, DHEA)이 중요한 역할을 한다. DHEA는 남성호르몬의 효과를 낸다. 특히 정소가 없는 여성에게서 필요한 남성호르몬이 부신에서 충당되어 음부와 겨드랑이부위 털의 성장에 중요한 역할을 한다. 부신에서는 이외에도 여성호르몬인 에스트로겐, 프로게스테론이 소량 분비된다.

7) 부신겉질호르몬의 분비 이상

(1) 부신겉질 기능저하

부신의 기능을 조절하는 여러 가지 요인들 중 하나라도 이상이 생기면 부신의 내분비기능에 문제가 생길 수 있다. 애디슨병(Addison's disease)은 부신 자체가 손상을 받아 위축(atrophy)되면서 호르몬 분비기능을 상실한 것이다. 시상하부나 뇌하수체, 레닌-안지오텐신 체계는 정상적이지만 부신에서 호르몬을 생산할 능력을 잃었기 때문에 일차적 부신 결핍증(primary adrenal insufficiency)이라고 부르기도 한다. 혹은 뇌하수체에 문제가 생겨서 분비되는 부신겉질자극호르몬이 결핍될 수도 있다. 이런 경우를 부신겉질 자체의 문제가 아니라고 해서 이차적 부신 결핍증(secondary adrenal insufficiency)이라고 한다(그림 13-26).

부신에서 생성되는 염류코르티코이드와 당류코르티코이드가 제대로 생성되지 못하면 신체기능에 중대한 변화가 생긴다. 먼저 염류코르티코이드가 충분히 분비되지 못할 경우 체액내 나트륨의 양이 심각하게 줄어들고 이는 곧 체액량의 저하로 이어진다. 반대로 칼륨의 수치는 높아지고, 이와 함께 산증(acidosis)이 나타날 수 있다. 체액량이 줄어들면서 상대적으로 적혈구용적률이 높아지고 혈액의 점도가 높아짐과 동시에 순환 혈류량이 줄어들어 심박출량이 감소하고 쇼크에 빠지기 쉬워진다.

당류코르티코이드가 부족해지면 적절한 혈당을 유지하는 것이 불가능해진다. 당류코르티코이드에 의한 포도당신생이나 단백질, 지질의 분해가 필요한 만큼 일어나지 못하고, 스트레스나 염증에 대한 반응이 악화된다. 일차적 부신 결핍증에서는 신체가 필요로 하는 만큼 부신겉질 호르몬이 생성되지 못해 시상하부, 뇌하수체에서는 계속해서 부신을 자극하는 신호를 보낸다. 즉 부신겉질 자극호르몬이 뇌하수체에서 생성되는데, 이때 부신겉질 자극호르몬의 전구물질인 전구아편양흑색소부신겉질자극호르몬(proopio melanocortin, POMC)이 분해되어 부신겉질 자극호르몬이 생성되는데, 이와 동시에 멜라닌세포자극호르몬(melanocyte stimulating hormone, MSH)이 함께 전구아편양흑색소부신겉질자극호르몬의 분해산물로서 생성된다.

멜라닌세포자극호르몬에 의해 멜라닌세포가 자극받으면 멜라닌이 피부에 침착되어 입술, 유두와 같은 얇은 피부가 어두워진다. 이런 부신겉질 기능저하증에서는 부족한 부신겉질호르몬을 인공적으로 합성해 보충해 주어야 한다.

(2) 부신겉질기능항진증

부신겉질에서 분비되는 대표적인 두 호르몬인 코티솔과 알도스테론의 각각 과다 분비될 수 있다. 코티솔이 과량 분비됨으로서 나타나는 증상들의 모임을 쿠싱증후군(Cushing's syndrome)이라고 하고, 알도스테론의 과다분비로 일어나는 증상들의 모임을 일차성 알도스테론 증후군(primary aldosteronism), 혹은 콘 증후군(Conn's syndrome)이라고 한다. 먼저 쿠싱증후군이 일어나는 원인으로 부신 자체의 과형성(hyperplasia) 혹은 종양으로 인해 코티솔의 생성이 많아지는 경우, 뇌하수체의 부신겉질자극호르몬을 분비하는 종양이 발생한 경우, 뇌하수체이외의 장소에 부신겉질자극호르몬을 분비하는 종양이 생긴 경우, 시상하부의 기능이상으로 부신겉질자극호르몬 분비호르몬이 과다형성되는 경우 등이 있다.

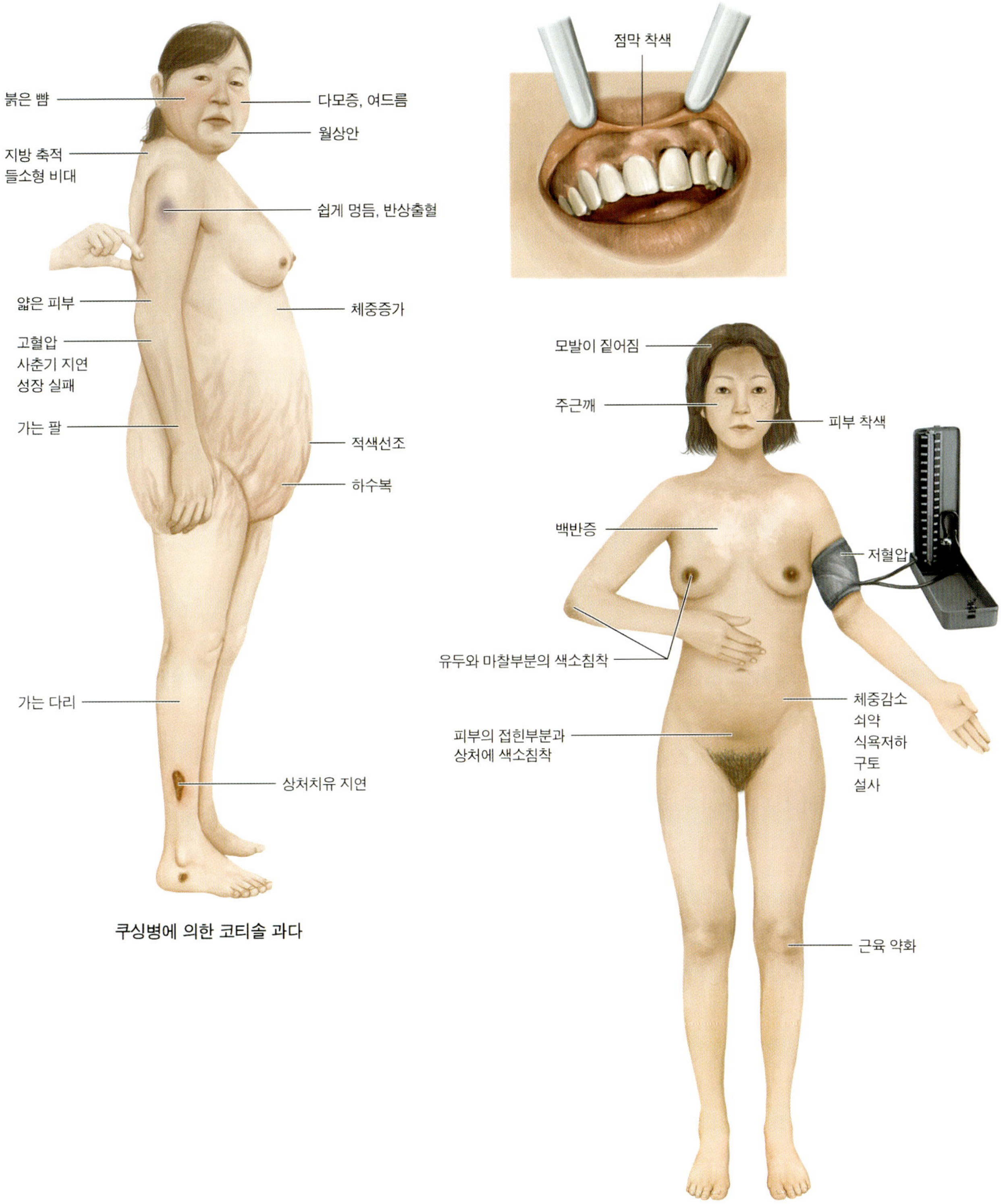

쿠싱병에 의한 코티솔 과다

일차적 부신 결핍증(애디슨병)

그림 13-26 부신겉질호르몬의 분비이상

혹은 염증성, 면역성 질환의 치료목적으로 당류코르티코이드 활성을 가진 합성 스테로이드를 사용하는데 이때 쿠싱증후군이 생길 수도 있다.

과량의 당류코르티코이드는 사지의 지방을 분해하고 얼굴과 목, 몸통 등 신체 중심부에 지방을 축적시켜 월상안(달덩이얼굴, moon face), 들소형 비대(buffalo hump) 등이 생길 수 있다. 또 많은 양의 포도당이 합성되어서 혈당 농도가 상승하고 단백질의 이화작용이 가속되면서 근력이 약해지고 피부밑 결합조직이 분해되어 피부가 약해진다. 배(복부)의 지방이 축적되어 피부가 늘어남과 동시에 피부가 약해져 자주빛 선조가 나타날 수 있다. 이외에도 혈관이 약해져 점상출혈이나 골격의 단백질이 감소해 뼈엉성증(골다공증) 등의 문제가 생긴다. 알도스테론의 분비가 많은 콘 증후군의 경우 대개 알도스테론을 분비하는 부신종양이 원인이다. 알도스테론의 작용이 과다해져 혈장 내 나트륨의 양과 혈액량이 많아져 지속적인 고혈압이 일어나고 세포바깥액의 칼륨량이 부족해져 근육의 마비나 신경전도의 이상이 나타날 수 있다.

부신에서 생성되는 성호르몬들이 과량 생산되는 경우가 있다. 부신의 종양이 생기거나 선천성 이상으로 인해 부신의 스테로이드호르몬 합성과정이 정상적이지 못한 경우인데, 예를 들어 21β-수산화효소(21β-hydroxylase)가 결핍되거나 기능에 이상이 있으면 프로게스테론(progesterone)에서 11-데옥시코티코스테론(11-deoxycorticosterone)이 합성되지 못하고, 17-하이드록시프로게스테론(17-hydroxyprogesterone)에서 11-데옥시코티솔(11-deoxycortisol)이 합성되지 못한다.

따라서 이를 통해 합성되는 알도스테론과 코티솔이 합성되지 못한채, 전구물질은 쌓여만 가고 성호르몬인 안드로스테네디온(androstenedion)이나 디하이드로데피안드로스테론(DeHydroEpiAndrosterone, DHEA)이 합성되어 남성호르몬으로서 작용한다. 부신에서 합성되는 성호르몬은 대개 남성호르몬으로서 작용하고, 성호르몬이 과다 분비되는 경우 여성임에도 불구하고 턱수염이 자란다거나 목소리가 낮아질 수 있고 대머리, 음핵의 성장 등 남성적 특징이 발현될 수 있다. 특히 선천성 문제의 경우는 어린 여아가 남아처럼 발육하게 될 수도 있어 빠른 조치가 필요하다.

5 이 자(Pancreas)

❶ 이자는 샘창자(십이지장)로 소화액을 분비하는 외분비기관이기도 하지만 인슐린(insulin), 글루카곤(glucagon) 등의 호르몬을 분비하는 내분비기관이기도 하다. 이들 호르몬은 혈당의 조절에 중요한 기여를 하고 따라서 당뇨병(diabetes mellitus)과도 관계가 깊다. 이자의 구조를 현미경적으로 살펴보면 외분비를 담당하는 샘꽈리세포(선포세포, acinar cell)들이 관을 중심으로 모여 있는 것이 관찰되고 샘꽈리세포들의 모임을 ❷ 이자샘꽈리(췌세엽, pancreatic acini)라고 한다(그림 13-27).

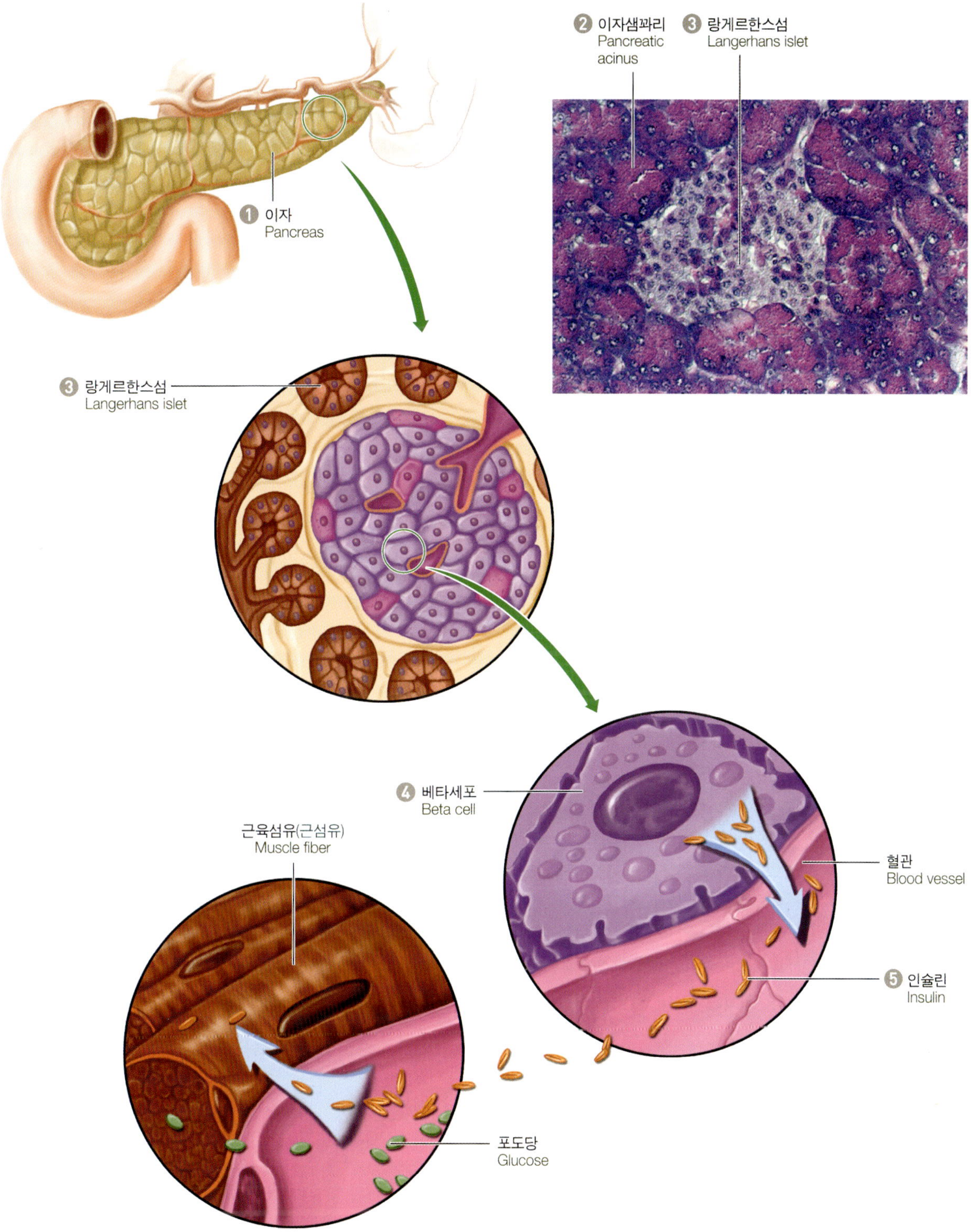

그림 13-27 인슐린의 분비와 작용

이자 꽈리 주변으로 ❸ 랑게르한스섬(Langerhans islet)이라고 불리는 외분비와는 관계없는 세포들의 모임이 있다. 이 랑게르한스섬의 세포들이 이자의 내분비기능을 만들어낸다. 이자에는 100~200만개의 랑게르한스섬이 있고, 각각의 지름은 0.3mm 정도이며 혈류공급이 풍부하다. 랑게르한스섬의 세포들은 α세포, β세포, γ세포로 나뉘는데, α세포는 랑게르한스섬 세포 중 25% 정도를 차지하며 글루카곤을 분비한다. ❹ β세포는 가장 많은 60%를 차지하며 ❺ 인슐린(insulin)과 아밀린(amylin)을 분비한다. γ세포는 10% 정도를 차지하며 소마토스타틴(somatostatin)을 분비한다(그림 13-27).

1) 인슐린의 합성과 분비

이자의 랑게르한스섬에서 분비되는 인슐린은 분자량이 5,800 정도이고 두 개의 펩티드 사슬이 이황결합(disulfide linkage)을 통해 연결되어 있다. 인슐린이 합성되는 과정에서 가장 먼저 풋인슐린전구물질(전전구인슐린, preproinsulin)이 RNA로부터 번역된다. ❶ 풋인슐린전구물질은 ❷ 풋인슐린(전인슐린, proinsulin)을 거쳐 ❸ 인슐린(insulin)이 된다(그림 13-28).

풋인슐린은 A사슬, B사슬, C사슬로 구성되어 있고, 이것이 다시 잘려져 나가 이황결합을 통해 결합된 A, B사슬은 인슐린이 되고 C사슬은 C펩티드(C peptide)가 된다. 인슐린과 C펩티드는 분비되기 전에 같은 분비소포(secretory vesicle)에 저장되어 있다 함께 분비된다. 때문에 C펩티드는 외부로부터 인슐린을 주입받는 당뇨환자에게서 인슐린 합성능력을 평가할 수 있는 좋은 지표이다. 분비된 인슐린은 유리된 형태로 혈장을 순환하다가 표적기관의 수용체와 결합한다. 이후 각 조직에 소량 있는 인슐린분해효소(insulinase)에 의해 분해되어서 6분의 짧은 반감기를 가진다.

인슐린이 분비되는 이자 β세포는 ❶ 포도당운반체(glucose transporter, GLUT 2)를 풍부히 가지고 있다. 이 운반체를 통해 포도당이 유입되면 곧바로 산화되어 ❷ ATP를 생성하고 생성된 ATP는 세포막의 ❸ ATP 의존성 칼륨통로(ATP-sensitive potassium channel)를 막는다. 칼륨의 유출이 일어나지 않아 세포의 막전위가 높아지고 이에 따라 ❹ 전압의존성 칼슘 통로(voltage-gated calcium channel)가 열려 ❺ 칼슘이온이 세포 내부로 들어온다.

칼슘이온은 ❻ 인슐린이 저장되어 있는 소포를 세포외 유출(exocytosis) 시켜 ❼ 인슐린의 분비를 이끌어낸다. 포도당 이외에 ATP를 생성할 수 있는 다른 영양소들도 세포 내부로 들어와 인슐린의 분비를 일으킬 수 있다(그림 13-29).

2) 인슐린의 작용

인슐린은 세포막을 통과하지 못하고 세포막에 있는 수용체와 결합해 작용한다. 인슐린 수용체는 네 개의 소단위(subunit)가 이황결합을 통해 결합되어 있는 구조이고, α소단위가 세포막 밖에 두 개, β소단위가 세포막을 가로지르며 두 개가 있다.

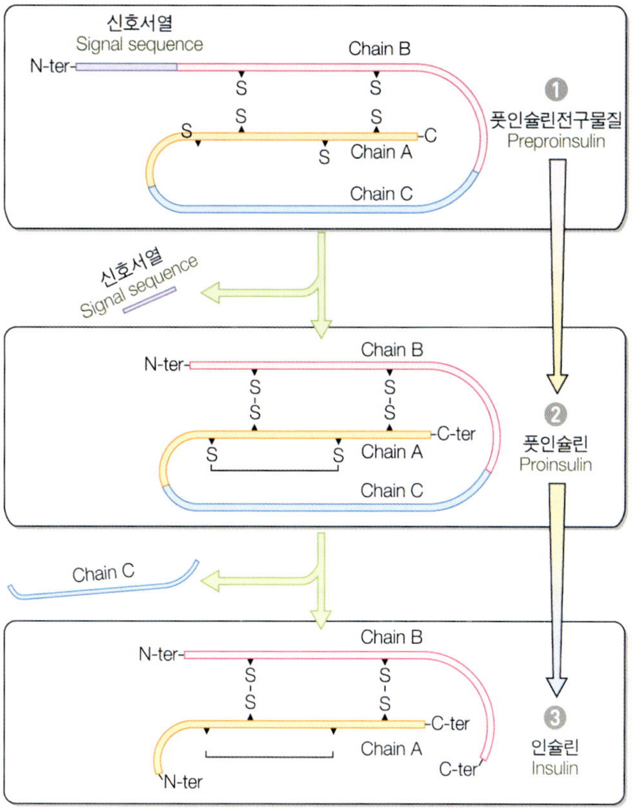

그림 13-28 인슐린 합성

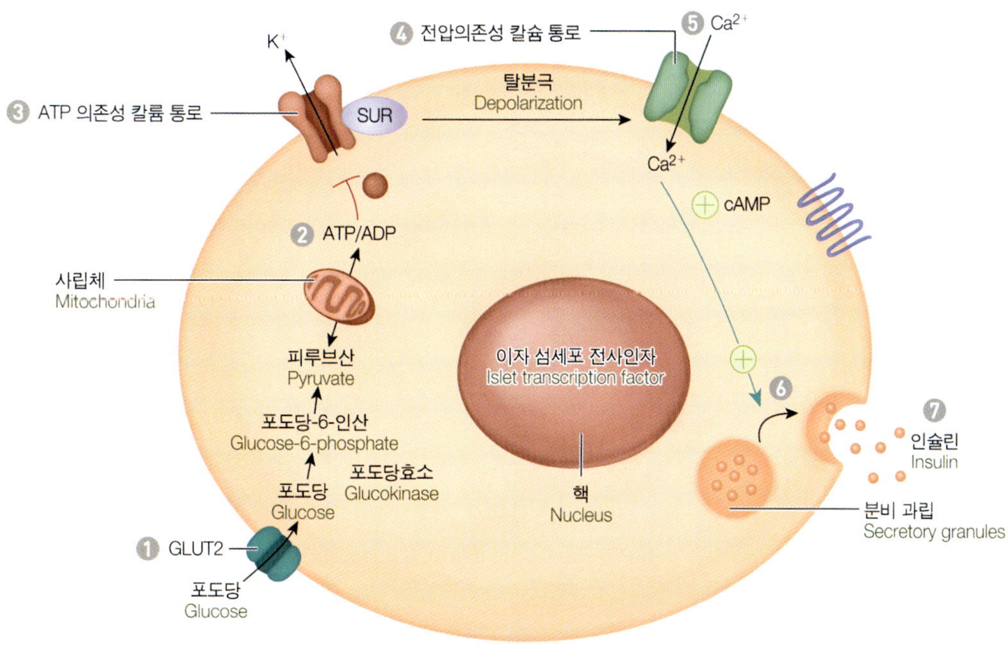

그림 13-29 인슐린 분비

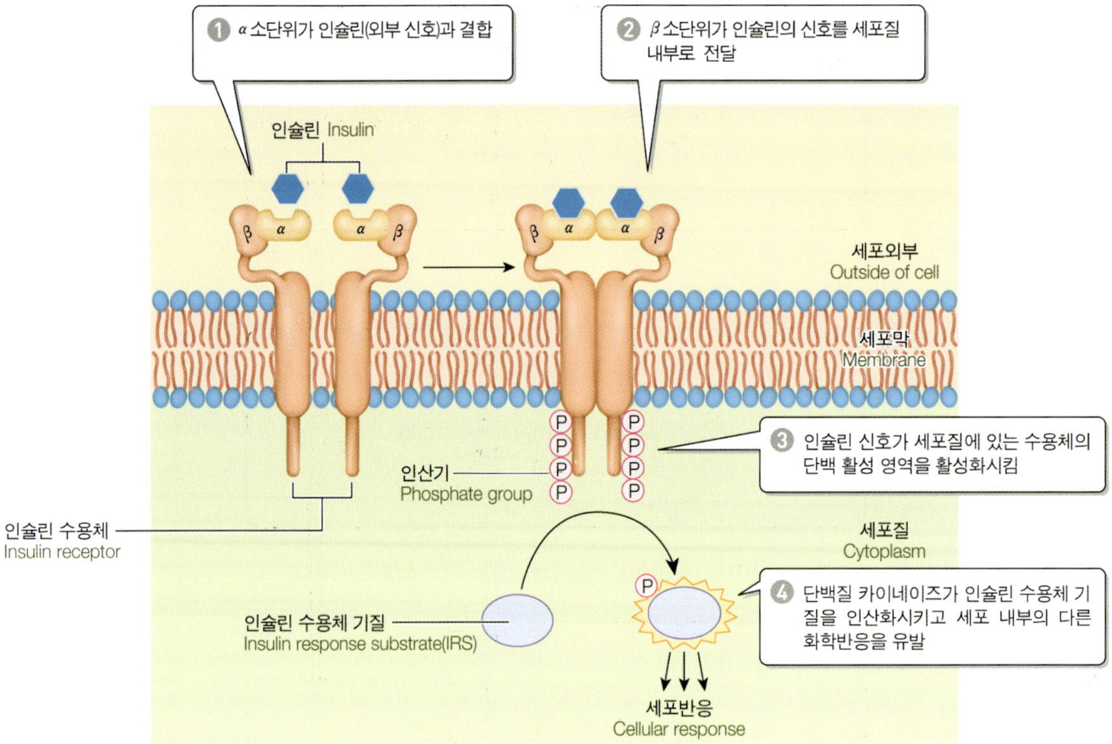

그림 13-30 인슐린 수용체

세포 외부의 ❶α소단위가 인슐린과 결합하면 ❷β소단위가 인슐린의 신호를 세포 질 내부로 전달한다. ❸ 인슐린의 신호가 세포질에 있는 수용체의 단백 활성 영역을 활성화 시킨다. 이렇게 ❹ 활성화된 단백질 카이네이즈(tyrosine kinase)가 인슐린 수용체의 기질을 인산화 시켜 세포 내부의 다른 화학 반응을 일으킨다(그림 13-30).

뇌의 신경세포를 제외한 대부분의 세포에서 인슐린이 세포막 수용체와 결합하면 세포 내부로 포도당 유입이 일어난다. 이는 세포내부에 위치하고 있던 포도당운반체(GLUT)들이 세포막표면으로 이동하면서 포도당이 통과할 수 있는 통로가 많아졌기 때문이다. 또, 세포내부로 전해지는 신호를 통해 아미노산, 칼륨, 인산 등에 대한 막투과도가 높아지고 효소의 활성이 달라진다. 또, DNA의 전사나 RNA의 번역이 일어나는 양상이 변화한다.

3) 인슐린의 기능

(1) 탄수화물 대사

섭취한 음식물이 소화되고 흡수되어 혈당이 높아지면 인슐린이 분비되어 높아진 혈당을 처리한다. 신체 조직 중 대표적으로 근육이 포도당을 사용한다. 인슐린의 작용으로 근육섬유는 포도당을 세포 내부로 들일 수 있다. 인슐린의 작용이 없는 근육세포는 포도당에 대한 막투과도가 낮아 거의 포도당을 들여보낼 수 없어 세포내 포도당 농도가 거의 0mg/dL 수렴하지만 인슐린의 존재하에서는 400mg/dL까지도 상승할 수 있다. 근육세포는 활발한 활동을 할 때나, 인슐린의 작용이 있을 때 포도당을 세포내부로 들여와 에너지원으로 활용하거나 저장할 수 있다. 근육세포 내부로 들어온 포도당은 에너지원으로 사용되지 않으면 글리코겐의 형태로 저장된다(그림 13-31).

인슐린은 간에 작용하여 포도당이 간에서도 글리코겐의 형태로 저장되게 한다. 글리코겐을 분해하는 인산화효소(phosphorylase)의 활성을 낮추고, 근육에서와 같이 간세포 내부로 포도당의 유입을 증가시킨 후 인산화과정을 촉진시켜 들어온 포도당이 나갈 수 없게 한다. 여기서 글리코겐의 중합을 일으킬 수 있는 중합효소(glycogen synthase)를 활성화시켜 글리코겐의 합성을 촉진한다. 반대로 인슐린의 분비가 감소될 때, 즉 혈당이 낮을 때에는 간에서의 포도당 분비가 일어난다. 간세포 내부로 포도당 유입이 줄어들고, 글리코겐의 합성이 줄어든다. 간에서 더 이상 글리코겐의 형태로 포도당을 저장할 수 없을 때 포도당은 지방산으로 전환된다. 간에서 합성된 지방산은 초저밀도지단백(VLDL)을 통해 지방조직으로 가서 저장된다. 또, 이런 상황에서는 포도당 신생(gluconeogenesis)이 억제되어 포도당이 생성되는 것을 막는다.

중추신경계는 인슐린에 관계없이 항상 포도당을 에너지원으로서 활용하기 위해 포도당의 유입과 사용이 이루어진다. 대표적으로 뇌는 포도당을 제외한 에너지원을 사용하기 힘들어 뇌를 위해 항상 어느 정도의 혈당이 유지되어야 한다.

(2) 지방 대사

탄수화물의 대사만큼 지방 대사에 인슐린의 영향이 크진 않지만 분명 인슐린은 지방 대사에 기여를 한다. 인슐린은 혈중에 풍부한 포도당을 조직의 세포들이 활용하고 저장하게 만듦으로서 상대적으로 지방이 덜 사용되고 저장되게 한다. 간접적으로 지방을 보존할 뿐만 아니라 직접적으로 지방산의 합성을 일으키기도 한다. 대표적으로 간세포에서 글리코겐의 저장량이 포화에 다다르면 여분의 에너지는 지방산으로 합성되기 시작한다.

간에서 합성된 지방산은 중성지방으로 합성되어 지단백(lipoprotein)의 형태로 혈액을 통해 운반된다. 이때 인슐린은 지방조직의 모세혈관벽에 있는 지단백 지질분해효소(lipoprotein lipase)를 활성화시켜 지단백 속의 중성지방을 다시 지방산으로 분해하고 지방조직으로 유입시킨다. 또, 인슐린에 의해 포도당의 사용이 증가하면서 시트르산회로(citric acid cycle)가 활발하게 돌아가고 이 과정에서 지방산 생성의 전구물질인 구연산(citric acid), 이소시트르산(isocitric acid)이 풍부하게 생성되면서 지방산 생성이 촉진된다.

인슐린은 지방조직의 지방세포(adipocyte)에 작용해 지방의 저장과 합성을 촉진한다. 지방세포의 내부에 존재하고 있는 지질분해효소를 억제하고, 지방세포내부로 포도당의 유입을 증가시켜 포도당으로부터 글리세롤(glycerol)을 합성하게 한다. 합성된 글리세롤은 지방세포내부로 들어온 지방산과 함께 중성지방을 생성하는데 쓰이게 된다. 인슐린이 분비되지 않는 상황에서는 반대로 지방의 분해와 사용이 촉진된다. 인슐린에 의해 억제되었던 지방세포내 지질분해효소가 활성화되어 저장되어 있던 중성지방이 가수분해되고 생성된 글리세롤과 지방산이 혈중으로 유리된다. 또, 간에서도 지방산의 분해가 일어나고 일부가 콜레스테롤, 인지질로 변해 중성지방과 함께 지단백의 형태로 혈중으로 유리된다. 이때 유리된 콜레스테롤은 죽상동맥경화증(atherosclerosis)의 원인이 되기도 한다.

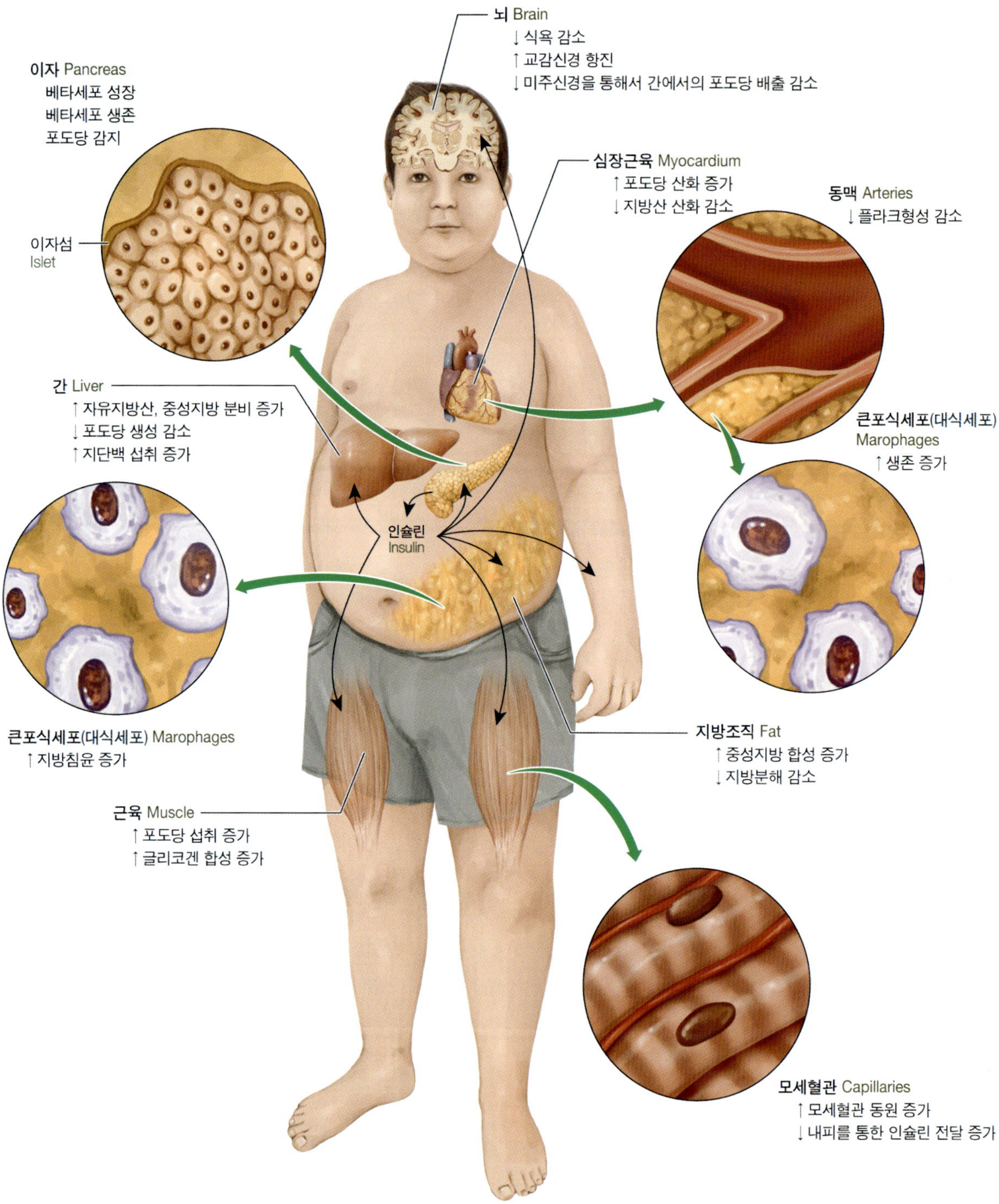

그림 13-31 인슐린 기능

인슐린의 작용이 적어져 세포내 유리 지방산이 많아지면 사립체에서 베타 산화가 일어나 많은 양의 아세틸 CoA(acetyl CoA)가 형성되고 이를 기질로 해서 아세토아세트산(acetoacetic acid)이 형성된다. 아세토아세트산은 혈중으로 유리되어 에너지원으로 사용될 수 있지만 인슐린이 부족한 상황에서는 세포가 아세토아세트산을 잘 사용하지 못한다. 혈중에서 아세토아세트산은 β-하이드록시부틸산(β-hydroxybutyric acid)이나 아세톤(acetone)의 형태로 바뀌는데 이들을 케톤체(ketone body)라고 부른다. 아세토아세트산과 케톤체는 산성을 띄고 있기 때문에 산증(acidosis)을 일으킬 수 있고 이를 케톤산증(ketoacidosis)이라고 한다.

(3) 단백질 대사

인슐린은 아미노산의 세포내 유입을 촉진하고 RNA의 번역을 유도해 단백질이 합성되도록 한다. 또한 DNA에서 RNA로의 전사량도 증가시켜 장기적으로 단백질 합성량이 늘어나도록 할 수 있다. 단백질의 분해역시 억제하고 아미노산을 소모하는 포도당 신생을 억제함으로서 전체적으로 단백질의 합성을 일으킬 수 있다. 때문에 인슐린은 성장호르몬과 함께 세포의 성장에 필요한 호르몬이다. 세포의 성장에는 아미노산이 필요한데, 이 아미노산을 세포가 유입할 수 있도록 도와주기 때문이다. 만약 인슐린이 부족하다면 단백질은 분해되고, 아미노산은 혈중으로 유리되어 에너지원으로 쓰이거나 포도당으로 전환되어 사용될 것이다.

4) 인슐린 분비의 조절

인슐린의 분비는 혈당에 민감하게 반응한다. 공복시 혈당은 80~90mg/dL로 이 수준에서는 인슐린 분비가 자극받지 않지만 혈당이 100mg/dL을 넘어가는 순간부터 인슐린의 분비가 늘어나기 시작한다. 혈당이 올라가면 즉시 3~5분내에 혈중 인슐린 농도가 급격히 상승한다. 하지만 이 상승은 오래 지속되지 못하고 10~15분만에 상승한 양의 절반 정도 수준으로 돌아간다. 이후 혈중 인슐린 농도는 천천히 상승하기 시작해서 혈당이 높은 동안 계속해서 인슐린은 분비된다. 이 기간 동안은 저장되어 있던 인슐린의 분비가 끝나고 새로이 인슐린의 합성이 활성화되고 분비되는 기간으로 생각된다.

혈당이 400~600mg/dL 정도 되는 지점에서 공복시의 10~25배 농도로 유지되면서 최고치가 나타난다. 혈당이 높아 혈중 인슐린 농도가 높아지면 전신 조직들은 포도당을 세포 내부로 들여와 에너지원으로 사용하고 지방을 저장하려고 한다. 반대로 혈당이 낮을 때는 인슐린이 부족해져 지방은 포도당을 에너지원으로 사용하지 않고 다른 에너지원을 활용하는 대신 혈중 포도당은 중추신경계가 사용한다. 즉 인슐린은 혈중 포도당 농도에 따라 분비되면서 조직들이 어떤 에너지원을 사용할지 결정하게 해 주는 호르몬이다.

아미노산 역시 인슐린의 분비에 기여를 한다. 아미노산의 혈중 농도만으로는 인슐린 분비에 큰 영향을 미치지 못하지만 혈당이 높을 때 아미노산은 포도당의 인슐린 분비능을 더욱 강화시켜 더 많은 인슐린이 분비되게 한다. 이렇게 분비된 인슐린은 세포들이 아미노산을 유입해서 단백질을 합성하게 한다.

영양물질 뿐 아니라 여러 호르몬들도 인슐린 분비에 관여한다. 대표적으로 음식물을 섭취하고 소화, 흡수하면서 분비되는 위장관 호르몬들이 있다. 가스트린(gastrin), 세크레틴(secretin), 콜레스시토키닌(cholecystokinin), 위억제호르몬(gastric inhibitory hormone)은 음식물이 위장관을 지나갈 때 분비되면서 음식물이 소화, 흡수되기 이전에 미리 인슐린을 분비하게 한다. 또, 혈당이 높을 때에는 아미노산처럼 인슐린이 더욱 많이 분비되게 하는 강화효과도 가지고 있다. 이외에도 성장호르몬, 코티솔, 프로게스테론, 에스트로겐 등도 미약하게 인슐린분비를 촉진시킬 수 있다.

5) 글루카곤

이자의 랑게르한스섬 α세포에서 분비되는 글루카곤은 29개의 아미노산으로 구성된 분자량 3,500 정도의 폴리펩티드이다. 혈중 포도당 농도를 높이는 작용을 하는 호르몬으로 전반적인 대사에서 인슐린과 반대되는 작용을 한다(그림 13-32).

글루카곤은 주로 간세포에 작용한다. 간세포 세포막의 수용체와 결합한 후 아데닐사이클라제(adenylyl cyclase)를 활성화시켜 cAMP를 생성해 내고 cAMP가 이차전령으로 활동하여 세포 내부로 신호를 전달한다. 그 결과 간세포의 글리코겐이 분해되고, 다른 영양소로부터 포도당을 합성하는 포도당 신생이 활성화되어서 간에서 많은 포도당이 생성되어 혈중으로 유리된다. 정상적인 농도에서는 포도당에 대한 작용이 강하지만 글루카곤의 혈중 농도가 높아질 때 다른 효과를 나타내기도 한다.

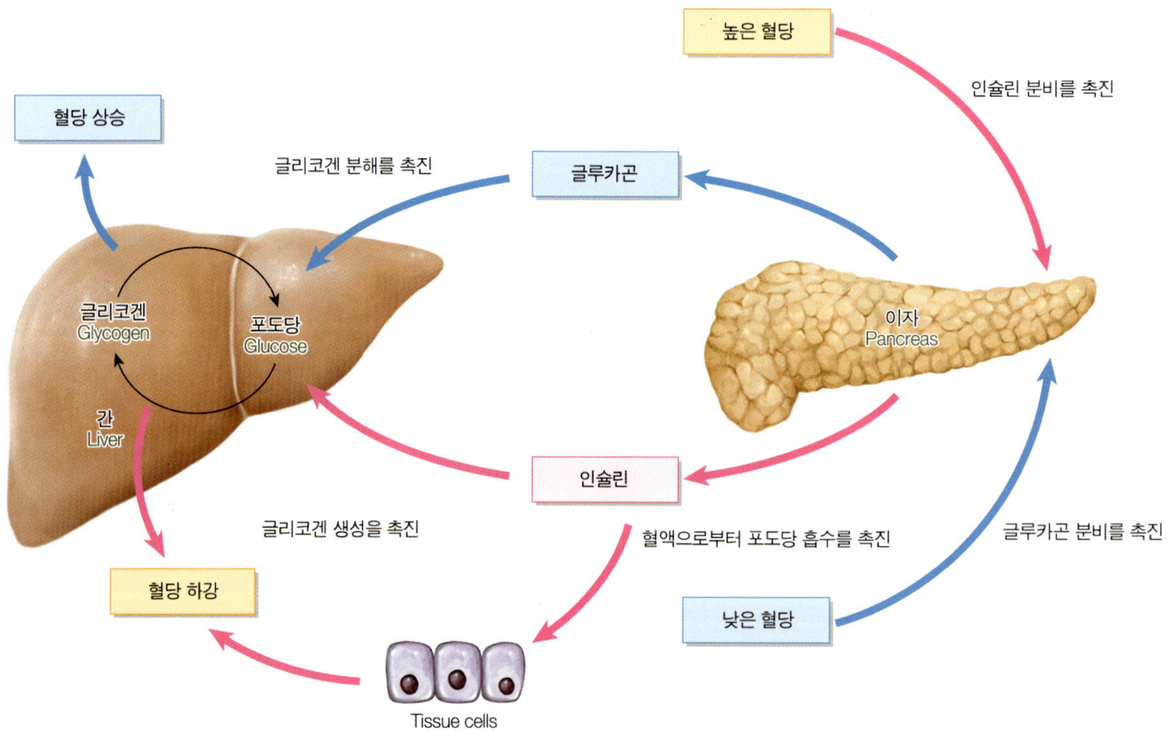

그림 13-32 글루카곤과 인슐린의 역할

가장 대표적인 효과는 지방조직의 지방세포에서 지방산 분해를 촉진시켜 혈중으로 유리 지방산이 배출되게 한다. 따라서 지방산이 에너지원으로 이용된다. 그 외 심장 수축력의 증가, 콩팥 혈류량의 증가, 쓸개즙 분비 촉진, 위산 분비 억제 등의 효과가 고농도에서 나타나지만 생리학적 의미는 크지 않다.

글루카곤의 분비는 인슐린과 마찬가지로 혈당에 가장 큰 영향을 받는다. 인슐린이 높은 혈당에서 분비가 촉진되었던 것에 비해 글루카곤은 낮은 혈당에 자극받아 분비된다. 혈당이 90mg/dL 이하로 낮아질 때 글루카곤의 분비는 많아져 혈중 농도는 높아지고, 반대로 혈당이 높을 때에는 분비량이 줄어든다. 아미노산의 경우, 인슐린과 같이 혈중 아미노산의 농도가 높을 때 글루카곤의 분비가 촉진된다. 이때 분비된 글루카곤은 아미노산을 포도당으로 바꾸어 에너지원으로 사용하게 한다. 운동을 할 때 혈중으로 많은 아미노산이 유리되면서 글루카곤의 분비가 촉진되고 이를 통해 근육이 사용하기에 충분한 혈당수치가 확보될 수 있다.

6) 소마토스타틴

이자 랑게르한스섬 γ세포에서 분비되는 호르몬으로 14개의 아미노산으로 구성된 폴리펩티드 호르몬이다. 혈당 증가, 혈중 아미노산 농도 증가, 혈중 지방산 농도 증가, 소화호르몬의 분비에 자극받아 소마토스타틴이 분비된다. 소마토스타틴은 랑게르한스섬에서 인슐린과 글루카곤의 분비를 억제하고, 위, 샘창자, 쓸개 등 위장관의 운동과 분비, 흡수를 억제한다. 이를 통해 음식물이 천천히 소화되게 하고 흡수된 영양분이 곧바로 이용되지 않게 한다.

7) 혈당조절

뇌와 망막, 생식기의 상피세포들은 오직 포도당만을 에너지원으로 사용한다. 때문에 혈중 포도당 농도인 혈당은 항상 이들이 필요로 하는 이상으로 유지되어야 한다. 그러나 너무 높은 혈당은 포도당에 의한 혈장 삼투압의 증가, 소변으로 포도당의 소실과 그로 인한 삼투성 이뇨, 고혈당에 의한 혈관손상 등으로 이어질 수 있기 때문에 좋지 않다. 따라서 혈당은 어느 정도 범위 내에서 일정하게 유지되어야 하고, 실제로 공복상태에서는 80~90mg/dL, 식후에도 120~140mg/dL 내의 범위에서 일정하게 유지된다.

이자에서 분비되는 인슐린과 글루카곤은 혈당조절에 아주 중요한 역할을 한다. 각각 인슐린은 혈당을 낮추는 방향으로, 글루카곤은 혈당을 높이는 방향으로 조절하면서 음성피드백 작용을 통해 세밀하게 조절하고 있다. 이 과정에서 간은 이 호르몬들에 많은 영향을 받아 포도당을 글리코겐으로 저장하기도 하고 글리코겐을 포도당으로 분해해 내보내기도 한다. 또, 여러 영양소로부터 포도당 신생을 하는 장소이기도 하다. 간은 포도당이 과잉일 때 저장하거나 결핍일 때 보충해 줄 수 있는 완충공간으로서 작용한다. 그 외에 성장호르몬과 코티솔 역시 혈당을 높이는 방향으로 작용할 수 있다. 이들 호르몬은 오랜 기간의 저혈당 자극에 의해 분비되어 조직들이 지방을 사용하게 함으로서 장기적으로 혈당이 일정하게 유지될 수 있도록 해 준다. 또, 저혈당 자극은 교감신경계를 활성화시켜 교감신경계에서 분비되는 에피네프린으로 하여금 혈당을 높이게 할 수 있다.

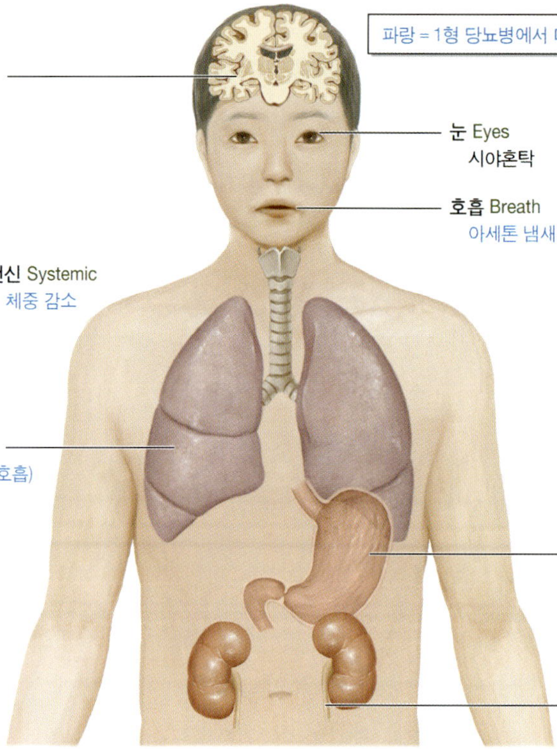

그림 13-33 당뇨병 증상

8) 당뇨병(Diabetes mellitus)

인슐린의 분비나, 조직의 인슐린 감수성에 이상이 생겨 인슐린을 통한 혈당조절이 제대로 이루어지지 않으며, 다른 대사과정에도 문제가 생기는 것이 당뇨병이다. 당뇨병에는 크게 두 가지 형태가 있다. 첫째는 제1형 당뇨병(type Ⅰ diabetes mellitus)이고 둘째는 제2형 당뇨병(type Ⅱ diabetes mellitus)이다(그림 13-33).

제1형 당뇨병은 전체 당뇨병 중 5~10% 정도를 차지하며 인슐린의 생산이 제대로 되지 않아 문제가 생긴다. 때문에 제1형 당뇨병을 인슐린 의존성 당뇨병(insulin dependent diabetes mellitus)이라고 부르기도 한다. 인슐린을 분비하는 이자의 β세포에 문제가 생긴 경우가 많은데, 원인으로는 선천적으로 인슐린 분비기능이 떨어지거나 감염, 이자염(pancreatitis), 자가면역질환 등에 의해 β세포가 파괴된 경우가 있다(그림 13-34).

인슐린 호르몬이 결핍되면 다양한 대사문제가 발생하게 된다. 가장 먼저 인슐린에 의한 포도당 사용이 줄어들고 생산이 늘어남으로서 혈당을 낮출 수가 없어지게 된다. 그 결과 정상적으로 80~90mg/dL 정도의 범위에서 조절되던 혈당이 300~1,200mg/dL 까지도 상승할 수 있다. 정상적으로 포도당은 콩팥의 토리에서 걸러진 다음 능동적으로 재흡수되어 소변으로는 나가지 않는다. 하지만 혈당이 180mg/dL을 초과하게 되면 능동적으로 재흡수할 수 있는 양보다 더 많은 양이 토리에서 걸러져서 소변을 통해 포도당의 손실이 생기기 시작하고 혈당이 높아질수록 손실되는 양은 많아진다.

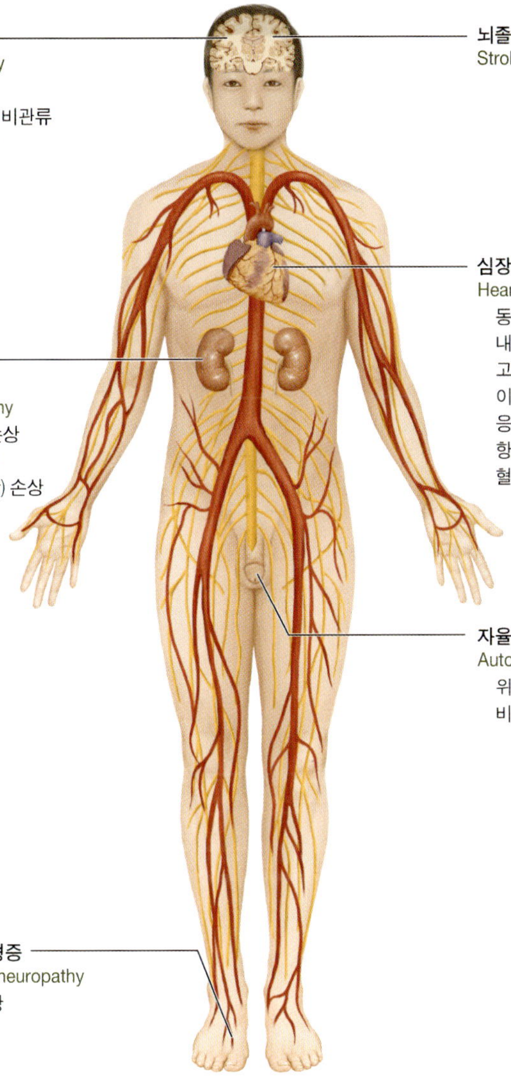

그림 13-34 당뇨 합병증

세포바깥액에서 포도당의 높은 농도는 높은 삼투압을 만들어낸다 따라서 세포내액에서부터 세포바깥액으로 수분의 이동이 일어나고 콩팥을 통해 삼투성 이뇨까지 일어나 수분손실이 일어난다. 이런 기전을 통해 다음(polydipsia), 다뇨(polyuria), 구갈(thirst), 탈수(dehydration) 등의 증상이 나타난다. 혈당이 높은 상태로 지속되게 되면 혈관의 기능에 이상이 생기기 시작한다. 미세한 혈관들이 분포하고 있는 망막이나 콩팥을 시작으로 사지 말단의 괴저(gangrene)가 생길 수도 있다. 망막에 산소를 공급하는 혈관이 제대로 혈류를 통과시키지 못해 시력에 이상이 생길 수도 있고, 콩팥의 미세혈관들의 혈류가 제대로 흐르지 못하면서 콩팥을 통해 단백질 손실이 일어나는 등 콩팥의 체액균형조절기능이 정상적으로 작동하지 못한다. 말초로 흐르는 혈관이 심각한 수준으로 손상 받으면 조직이 괴사할 수도 있다.

신경 또한 손상을 받아 말초신경병증(peripheral neuropathy), 자율신경병증(autonomic neuropathy) 등이 생길 수 있다. 말초신경의 이상으로 손발의 감각이 무뎌지거나 자율신경병증 때문에 자율신경을 통한 혈관민무늬근의 조절, 위장관조절, 방광조절 등에 문제가 생긴다. 인슐린 부족으로 인해 포도당 대신 지방이 에너지원으로서 사용되면서 아세토아세트산과 β-하이드록시부틸산, 아세톤과 같은 케톤산 등이 혈중으로 유리된다. 조직에서 사용하는 케톤산의 양보다 혈중으로 유리되는 케톤산이 더 많아지면서 혈액은 점점 산성화되고 완충작용을 하는 중탄산염이 고갈된다. 결국 당뇨병 케톤산증(diabetic ketoacidosis)이라는 상태에 이르고, 산증성 혼수상태(acidic coma)에 이를 수 있다.

제2형 당뇨병은 당뇨병의 대부분을 차지하고 있고, 성인이 된 이후에 나타나는 경우가 많아 성인성 당뇨병(adult onset diabetes mellitus)이라고 불린다. 제1형 당뇨병과는 달리 인슐린 분비에는 문제가 없지만 인슐린에 대한 조직의 감수성(sensitivity)에 문제가 생겨 인슐린이 제 기능을 하지 못하는 경우이다. 다시 말해 인슐린은 정상적으로 분비가 될 수 있지만 조직은 인슐린에 대한 적절한 반응을 일으키지 못하는 것으로 이것을 인슐린 내성(insulin resistance)이라고도 한다. 인슐린 내성은 대사증후군(metabolic syndrome)이라고 불리는 일련의 증상들과도 관계가 깊다. 대사증후군은 복부지방의 축적, 인슐린 내성, 공복시 고혈당, 고지질혈증, 고혈압 등을 주 증상으로 하는 증후군이다. 이 대사증후군이나 인슐린 내성이 일어나는 기전에 대해서는 정확이 알려진 바가 없다. 하지만 과도한 지방축적이 인슐린에 의한 신호전달체계에 이상을 일으키고 이것이 인슐린 내성으로 이어진다고 생각된다. 제2형 당뇨병의 초기에는 인슐린 내성이 있지만 그 내성을 극복할 만큼 충분한 양의 인슐린이 분비되지만 시간이 갈수록 내성은 강해지고 인슐린의 분비량은 이를 따라가지 못하면서 당뇨병이 발병한다. 발병한 후 나타나는 증상들은 제1형 당뇨병의 증상과 거의 같다.

6 부갑상샘과 칼슘, 인의 대사

세포바깥액의 칼슘농도는 8.4～10.2mg/dL 범위에서 세밀하게 조절된다. 세포바깥액의 칼슘의 양은 많지 않지만 근육의 수축이나 신경의 흥분전도, 혈액응고 등에 영향을 미칠 수 있기 때문이다. 특히 신경의 흥분성은 세포바깥액의 칼슘농도에 민감하게 반응해서 세포바깥액의 칼슘농도가 높은 고칼슘혈증(hypercalcemia)의 경우 신경의 흥분성이 감소하고, 저칼슘혈증(hypocalcemia)의 경우 신경의 흥분성이 증가한다.

체내 칼슘의 대부분은 뼈에 저장되어 있다. 전체 칼슘중 99%가 뼈에 저장되어 있고 나머지가 세포바깥액(0.1%)이나 세포내액(1%)에 분포해 있어 골격계는 거대한 칼슘 저장고로서 작용하며 칼슘농도의 조절을 돕는다. 칼슘대사와 관계가 깊은 인(phosphate)의 경우 85%가 뼈에 저장되어 있고 나머지 14%는 세포내액, 1% 정도가 세포바깥액에 저장되어 있다. 칼슘과 인의 혈장 농도는 일차적으로 뼈와 세포내액의 칼슘에 의한 완충작용으로 조절

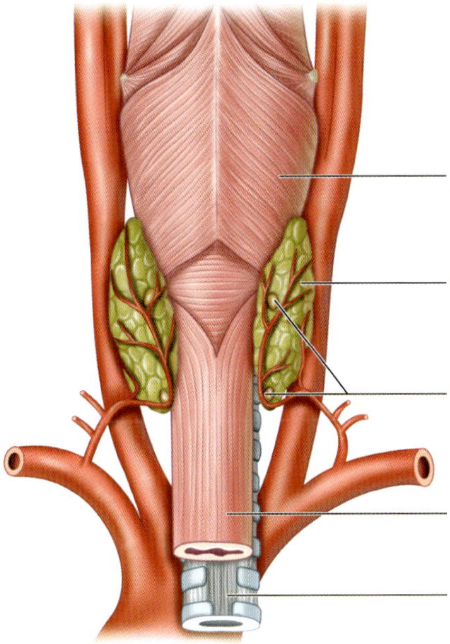

그림 13-35 부갑상샘의 해부학적 위치(뒤에서 본 모습)

되고, 이차적으로 ① 갑상샘에서 분비되는 칼시토닌(calcitonin), ② 부갑상샘에서 분비되는 부갑상샘호르몬(parathyroid hormone, PTH), 비타민 D(vitamin D)에 의해 조절된다(그림 13-35).

1) 칼슘과 인의 기능

혈장 칼슘 농도는 평균적으로 9.4mg/dL(2.4mmol/L)근처에서 조절된다. 하지만 이중 41%의 칼슘은 혈장 단백질과 결합한 형태로 존재하고 9%는 다른 음이온과 결합한 형태로, 나머지 50% 정도만이 이온화된 형태로 존재한다. 단백질과 결합하지 않은 칼슘은 모세혈관을 통과해서 사이질로 전해질 수 있고, 그중 이온화된 형태의 칼슘만이 칼슘으로서의 역할을 수행할 수 있다. 즉 평균적으로 1.2mmol/L의 칼슘이 생리적 기능을 할 수 있는 것이다.

인의 경우 4mg/dL(1.3mmol/L)의 농도로 세포 외액에 존재한다. 그중 1.05mmol/L는 HPO_4^{2-}의 형태로, 0.26 mmol/L는 $H_2PO_4^-$의 형태로 존재한다. 중탄산염과 함께 세포바깥액의 산-염기균형에서 완충계의 역할을 할 수 있다. 세포바깥액의 pH가 낮아지면 $H_2PO_4^-$는 증가하고 HPO_4^{2-}는 감소한다.

상대적으로 인은 칼슘에 비해 정밀하게 조절되지 않고 그 농도변화에 따라 생리적인 변화도 적다. 하지만 칼슘은 신체의 기능이 미치는 영향이 커서, 임상적으로 고칼슘혈증, 저칼슘혈증 등의 증상이 나타날 수 있다. 물론 만성적으로 칼슘이나 인이 부족, 과다한 상태가 지속되면 문제가 생길 수 있다.

저칼슘혈증 상황에서 특히 신경세포의 흥분성이 증가한다. 세포바깥액의 칼슘농도가 낮을 때 세포막을 통한 나트륨의 투과성이 높아져 세포의 막전위가 높아지고 더 약한 자극에도 활동전위를 만들 수 있고 심한 경우는 자발적으로 활동전위를 생성하기도 한다. 세포바깥액의 칼슘농도가 6mg/dL 이하로 낮아지기 시작하면 증상이 나타나기 시작하는데, 신경세포의 자발적인 흥분이 일어나 신경세포가 지배하는 근육이 수축하고, 수축이 지속되어 강직(tetany)이 나타난다. 신경계에서 이런 현상이 발생하면 발작(seizure)이 나타나기도 한다. 반대로 고칼슘혈증에서는 신경계의 흥분성이 낮아진다. 세포바깥액의 칼슘농도가 12mg/dL를 넘어가기 시작하면 심전도에서 QT간격의 증가를 비롯해 위장관의 운동성 저하로 인한 변비, 식욕감소, 중추신경계의 반사활동 둔화 등이 나타날 수 있고, 17mg/dL을 넘어가면 높은 칼슘농도로 인해 신체에 인산칼슘결정이 생겨 침착될 수 있다.

2) 칼슘과 인의 흡수, 배설

정상적으로 하루에 ❶ 칼슘과 인은 1,000mg 정도 섭취된다. 정상적으로 칼슘과 같은 2가 이온은 위장관을 통해 흡수되기 힘들지만 비타민 D의 도움으로 이중 35% 정도인 ❷ 350mg이 흡수된다. 하지만 소화액과 위장관 상피세포의 탈락으로 인해 ❸ 250mg이 다시 배출되고 결국 하루에 ❹ 900mg의 칼슘이 대변을 통해 배설된다. ❺ 흡수된 100mg의 칼슘은 콩팥을 통해 배설된다. 혈액을 순환하는 칼슘 중 단백질과 결합한 41%의 칼슘은 토리를 통과할 수 없고, 이온화된 칼슘이나 음이온과 결합한 칼슘이 토리를 통해 걸러질 수 있다(그림 13-36).

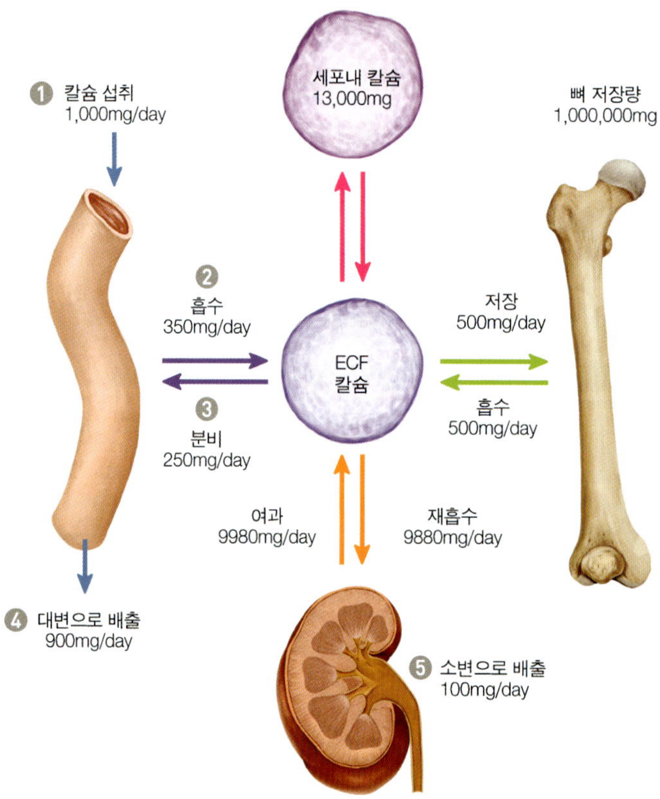

그림 13-36 **칼슘균형**

토리를 통해 세뇨관으로 나온 칼슘 중 99%는 재흡수되고 하루에 100mg만이 소변으로 배출된다. 재흡수되는 양 중 90%는 토리쪽세관에서 흡수되고 남음 10%는 먼쪽세관에서 재흡수되는데 이때 부갑상샘호르몬이 중요한 역할을 한다. 혈중 칼슘농도가 높을 때 먼쪽세관에서 재흡수가 줄어들어 더 많은 칼슘이 배설되고 칼슘농도가 낮을 때는 반대로 더 많은 흡수가 일어나 칼슘이 보존된다. 인의 경우 역시 혈중 인의 농도에 영향을 받는다. 인의 농도가 1mmol/L 이하일 때에는 세뇨관을 지나는 인이 모두 재흡수되지만 1mmol/L 이상일 때 배설이 이루어지면서 인의 농도가 조절된다. 부갑상샘호르몬은 세뇨관에서 칼슘의 재흡수를 촉진하고 인의 배설을 일으키는 작용을 하면서 칼슘, 인 조절에 영향을 미친다.

3) 뼈에서 일어나는 칼슘과 인의 대사

뼈는 70%의 칼슘염(calcium salt)과 30%의 유기기질(organic matrix)로 구성되어 있다. 유기기질은 90~95%가 아교섬유(교원섬유, collagen fiber)로 구성되어 있고, 나머지는 콘드로이틴황산염(chondroitin sulfate)과 히알루론산(hyaluronic acid) 등의 프로테오글리칸(proteoglycan)과 세포바깥액으로 구성된 바탕질(ground substance)이다. 주로 칼슘과 인으로 구성된 칼슘염이 이 유기기질사이에 침착하면서 뼈를 구성한다.

뼈에 침착하는 칼슘염은 주로 수산화인회석(hydroxyapatite)의 형태로 존재한다. 수산화인회석은 $Ca_{10}(PO_4)_6(OH)_2$로 나타내어지는 물질로 길고 납작한 형태를 띠고 있다. 이 수산화인회석을 중심으로 마그네슘이나 나트륨, 칼륨을 비롯해 스트론튬, 우라늄, 플루토늄 등의 원소들도 뼈를 구성하는 물질에 포함될 수 있다. 뼈의 유기기질을 구성하는 아교섬유가 치밀하게 배열되어 있고 이 사이에 칼슘염이 침착하여 튼튼한 결합을 이룬다.

혈장 속에는 파이로인산염(pyrophosphate)과 같은 물질이 수산화인회석의 형성을 막아 혈장 속에 존재하고 있

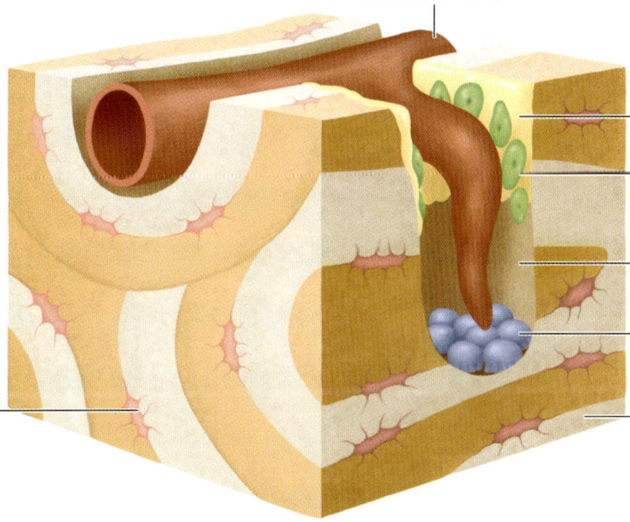

그림 13-37 뼈조직

는 칼슘과 인이 결합해 침전되는 것을 막아준다. 혈액 속의 칼슘과 인의 농도는 수산화인회석을 형성하기에 충분한 농도이지만 이런 물질의 작용 덕분에 유리되어 혈액속을 순환하며 제 기능을 할 수 있다.

뼈의 형성은 뼈모세포(골모세포, osteoblast)가 아교섬유와 프로테오글리칸을 합성해 배출함으로서 시작된다. 배출된 아교섬유는 빠르게 서로 결합해 구조를 형성하고 뼈의 형성의 기초가 되는 풋뼈조직(유골조직, osteoid)이 형성된다. 이후 풋뼈조직 안으로 뼈모세포가 들어가면서 뼈세포(골세포, osteocyte)가 된다. 풋뼈조직이 생성된 후 수일이 지나면 칼슘염이 침착하기 시작한다. 초기의 칼슘염은 수산화인회석의 형태가 아닌 비결정 형태로 존재하다가 수주에서 수개월간 시간이 지난 후 수산화인회석의 형태로 바뀌면서 단단한 구조를 형성하고 뼈의 생성이 완료된다(그림 13-37).

뼈의 전체 칼슘 중 0.4~1% 정도는 수산화인회석이 아닌 비결정 형태로 존재하면서 언제든 혈장으로 나갈 수 있게 저장되어 있다. 뼈에서 비결정 형태로 존재하는 칼슘의 양은 5~10g 정도로, 세포바깥액의 총 칼슘량이 1g 정도인 것을 생각해 볼 때 완충작용을 하기에 충분한 양이다. 혈장의 칼슘농도가 갑자기 높아지면 혈장의 칼슘이 뼈로 저장되면서 곧 정상수치로 내려가고, 혈장의 칼슘농도가 낮아지면 뼈의 비결정 칼슘이 혈액으로 유리되면서 칼슘농도가 높아진다.

4) 뼈의 생성과 흡수

골격계에는 뼈모세포와 뼈파괴세포(파골세포, osteoclast)가 있어서 뼈모세포에서는 뼈의 생성이, 뼈파괴세포에서는 뼈의 흡수가 일어나 끊임없이 뼈가 만들어지고 파괴된다. 전체 골격구조 중 4% 영역에서 이런 활성이 이루어지면서 뼈의 구성물질이 교체되어간다.

뼈파괴세포는 많은 수의 핵을 가진 다핵세포로 포식작용을 할 수 있다. 뼈파괴세포는 뼈조직으로 융모모양의 돌기를 내어 그곳에서 단백질을 분해할 수 있는 효소와 칼슘염을 분해할 수 있는 산을 내보낸다. 이 과정에서 뼈조직은 파괴되어 분해되고 분해산물들은 뼈파괴세포에 의해 포식되고 포식한 물질은 처리되어서 혈중으로 유리된다. 부갑상샘호르몬은 뼈파괴세포를 자극하여 활성화시키고 뼈의 흡수를 촉진할 수 있다.

뼈파괴세포가 한번 활성화되면 수주동안 계속 활동하면서 뼈의 흡수가 일어난다. 그 결과 두께는 0.2~1mm 정도이고, 길이가 수 mm에 달하는 긴 원통형 통로가 생성된다. 뼈의 흡수를 종료한 후 뼈파괴세포는 사라지고 그 자리에 뼈모세포가 들어와 새로운 뼈를 생성하기 시작한다. 새로운 뼈조직이 형성됨에 따라 층판(lamellae) 구조가 생기고 뼈조직이 채워진 후 조직을 공급하는 혈관이 하버스관(haversian canal)으로 들어오면서 뼈의 생성이 완료된다. 이렇게 새로이 생성된 조직을 뼈단위(골단위, osteon)라고 한다(그림 13-38).

뼈가 끊임없이 새로운 조직으로 교체됨으로서 뼈는 장기적인 스트레스에 조금 더 잘 견딜 수 있게 된다. 오래된 건물처럼 낡고 약해질 걱정 없이 늘 새롭게 만들어 지고 있는 것이다. 뼈의 생성과 흡수는 이런 기능뿐 아니라 더 많은 하중이 가해지는 부분이 조금 더 튼튼하게 구성될 수 있도록 뼈의 구조를 변화시킬 수 있게 해준다. 강한 힘을 받는 부분은 상대적으로 더 튼튼하게 재구성된다. 예를 들어 골절이 발생한 후 뼈가 곧게 결합되지 않고 각이 형성되었다고 해도 각이 형성된 안쪽은 더 많은 압력을 받아 뼈가 두꺼워지고, 각의 바깥쪽은 적은 힘을 받아 뼈가 얇아지면서 원래의 곧은 뼈 모양으로 돌아갈 수 있다.

골절이 일어나면 뼈막(골막, bone membrane)과 뼈 내부의 뼈모세포가 활성화되면서 뼈의 생성이 일어난다. 또, 골조상세포(osteoprogenitor cell)로부터 뼈모세포가 만들어져 뼈모세포의 수가 늘어나고 더욱 많은 뼈가 만들어질 수 있다. 그 결과 골절이 일어난 양 끝을 이어주는 애벌뼈(가골, callus)가 형성되고 칼슘염이 침착하면서 회복이 시작된다.

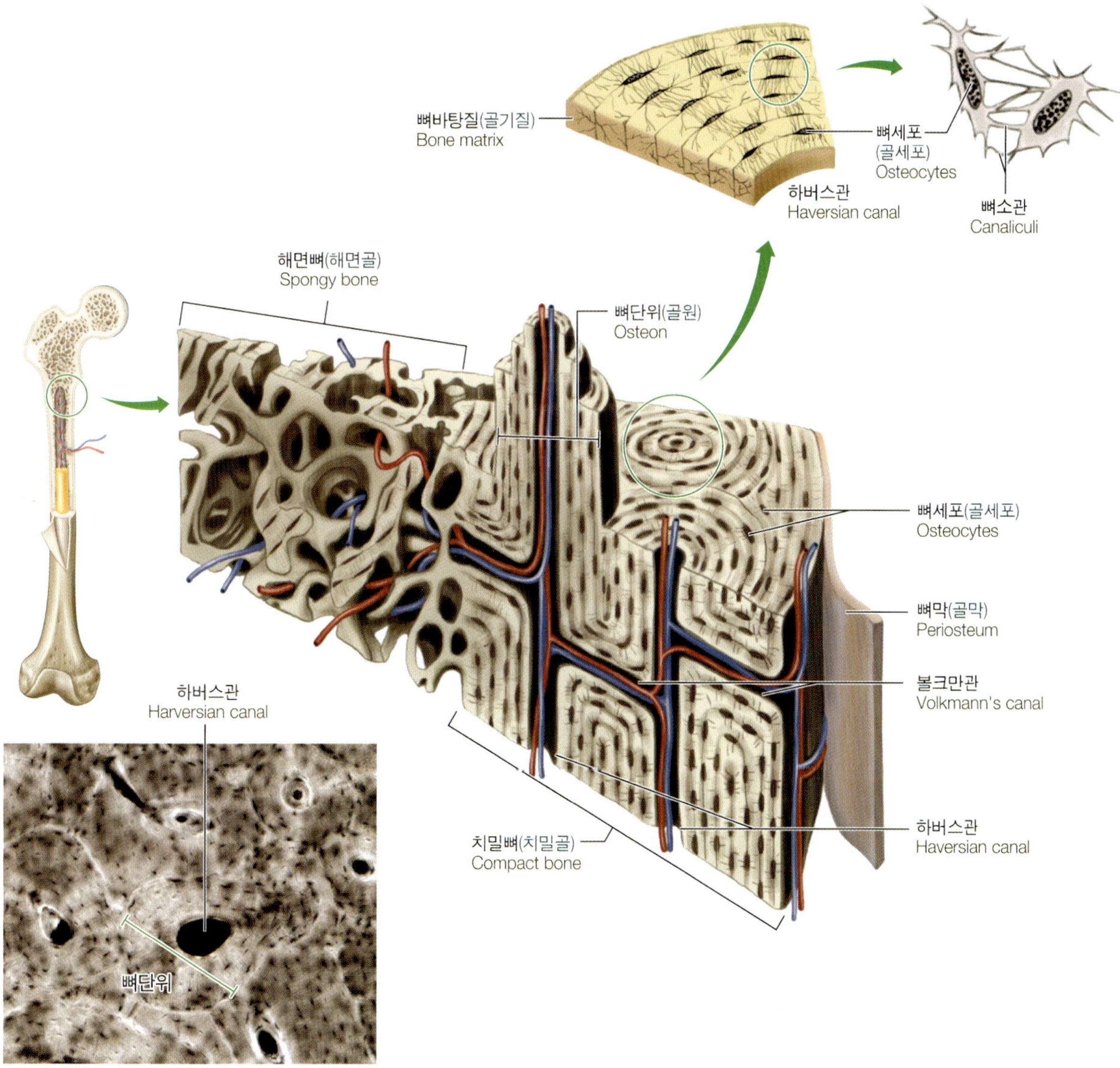

치밀뼈의 현미경 사진

그림 13-38 뼈의 구성

5) 비타민 D

비타민 D는 위장관에서 칼슘 흡수를 촉진하는 등 칼슘 대사에 중요한 영향을 끼치는 물질이다. 많은 비타민 D중에 비타민 D_3(콜레칼시페롤, cholecalciferol)가 가장 중요한 역할을 한다. 비타민 D_3는 그 자체로는 거의 기능을 나타내지 못하고 간과 콩팥에서 1,25-디하이드록시콜레칼시페롤(칼시트리올, 1,25-dihydroxycholecalciferol, calcitriol)로 전환되어야 활성을 나타낼 수 있다(그림 13-39).

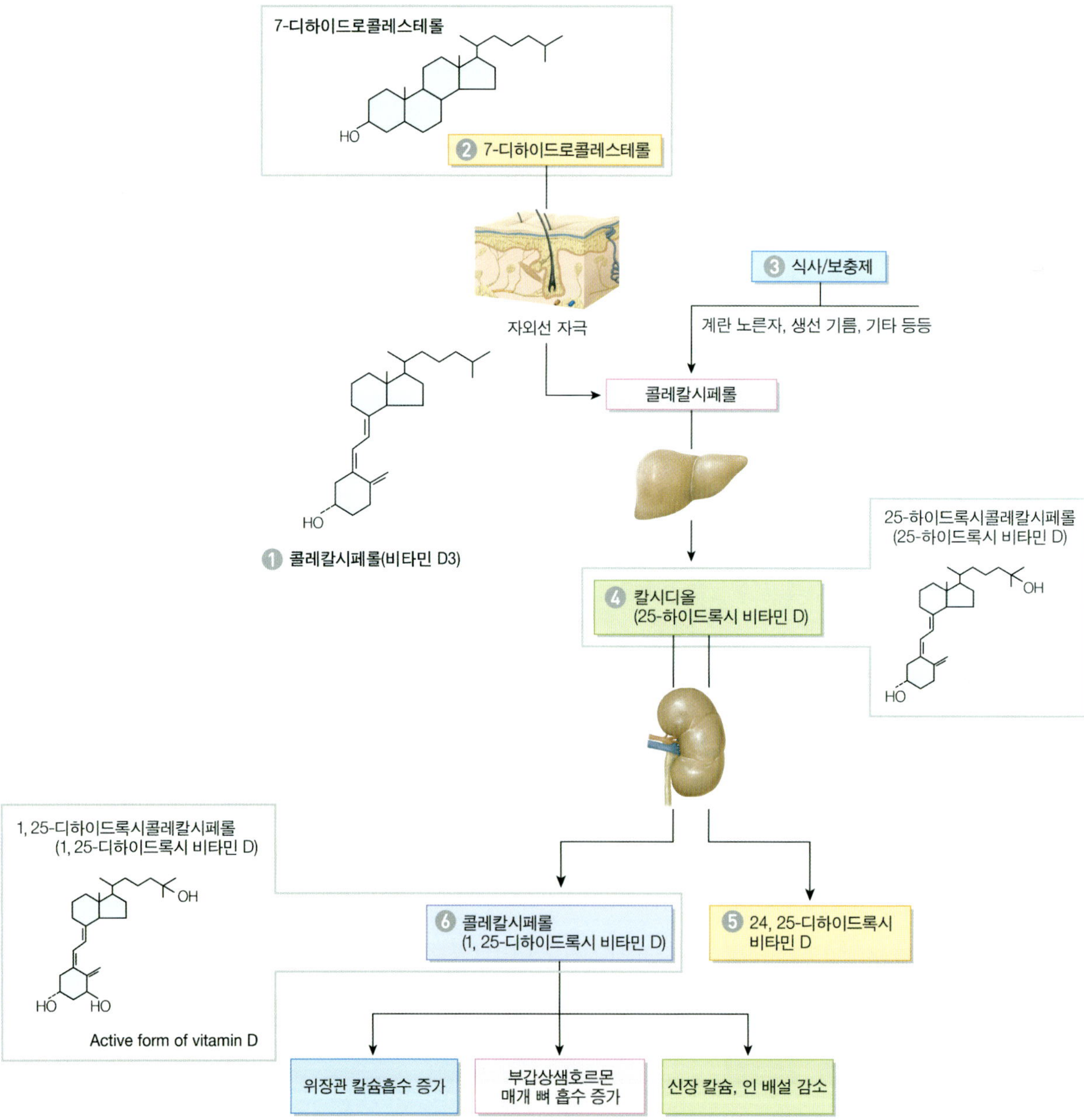

그림 13-39 비타민 D 생성

(1) 비타민 D의 합성

❶ 콜레칼시페롤(비타민 D_3)은 피부의 ❷ 7-디하이드로콜레스테롤(7-dehydrocholesterol)로부터 합성하거나, ❸ 식품으로도 섭취가 가능하다. 피부가 햇빛에 포함된 자외선 자극을 받을 때 콜레칼시페롤의 합성이 일어나고 공급된다. 피부에서 생성된 콜레칼시페롤은 간으로 이동해 ❹ 25-하이드록시콜레칼시페롤(칼시디올, 25-hydroxycholecalciferol, calcidiol)로 전환된다. 이 과정에서 음성피드백작용이 일어나 25-하이드록시콜레칼시페롤의 양이 많을 때 콜레칼시페롤에서 25-하이드록시콜레칼시페롤로의 전환이 저해된다. 따라서 콜레칼시페롤의 양이 많아도 25-하이드록시콜레칼시페롤의 수준은 비교적 일정하게 유지되며 여분의 콜레칼시페롤은 간에 저장되어 필요할 때 사용할 수 있게 된다.

❺ 25-하이드록시콜레칼시페롤도 칼슘대사에 영향을 미칠 수 있지만 ❻ 1,25-디하이드록시콜레칼시페롤이 1,000배 정도 강한 활성을 가진다. 1,25-디하이드록시콜레칼시페롤은 콩팥의 토리쪽세관에서 25-하이드록시콜레칼시페롤로부터 합성된다. 이 과정에 부갑상샘호르몬이 관여해 부갑상샘호르몬의 자극이 없다면 1,25-디하이드록시콜레칼시페롤은 거의 생성되지 못한다. 부갑상샘호르몬의 존재하에 1,25-디하이드록시콜레칼시페롤은 합성될 수 있고, 칼슘과 인 대사에 영향을 미치게 된다(그림 13-39).

1,25-디하이드록시콜레칼시페롤의 합성은 혈중 칼슘농도에 민감하게 반응한다. 혈중 칼슘농도에 의해 부갑상샘호르몬의 분비가 조절된다. 혈중 칼슘 농도가 9～10mg/dL로 상승하면 부갑상샘호르몬의 분비가 억제되어 거의 분비되지 않고, 따라서 부갑상샘의 자극에 의해 일어나는 1,25-디하이드록시콜레칼시페롤의 합성 역시 저해받는다.

(2) 비타민 D의 기능

1,25-디하이드록시콜레칼시페롤은 스테로이드호르몬과 마찬가지로 세포막을 통과할 수 있다. 따라서 세포내 수용체와 결합할 수 있고, 세포내 수용체와 결합한 후 DNA에 작용해 전사과정에 영향을 미침으로서 호르몬기능을 한다.

1,25-디하이드록시콜레칼시페롤로 활성화된 비타민 D는 위장관에 작용해 칼슘 흡수를 촉진한다. 세포내 수용체와 결합해 전사과정을 거쳐 2일 정도가 지나면 위장관 상피세포에서 칼빈딘(calbindin)이라는 단백질이 합성되어 나타난다. 칼빈딘은 칼슘과 결합할 수 있는 단백질로, 상피세포의 속공간쪽 표면에서 세포 내부로 칼슘의 이동을 촉진한다. 위장관에서 칼슘의 흡수는 전적으로 이 칼빈딘의 양에 관계되어 있다. 활성화된 비타민 D가 없어도 칼빈딘은 수주가량 유지되며 계속해서 칼슘의 흡수를 일으킨다. 또, 활성화된 비타민 D는 위장관 상피세포에서 인의 흡수도 촉진할 수 있다.

활성화된 비타민 D가 콩팥 세뇨관 상피세포에 작용하면 칼슘과 인의 재흡수가 촉진되지만 비교적 미미한 효과이기 때문에 세포바깥액에서 칼슘과 인의 농도변화에 큰 영향을 미치지는 못한다.

활성화된 비타민 D, 1,25-디하이드록시콜레칼시페롤은 거대한 칼슘과 인의 저장고인 골격계에도 작용한다. 활성화된 비타민 D는 뼈파괴세포에서 일어나는 뼈흡수를 촉진시킨다. 하지만 활성화된 비타민 D의 농도가 아주 높지 않을 때에는 장에서 흡수되는 칼슘과 인의 양이 더 많아 실질적으로는 뼈의 생성이 일어난다.

6) 부갑상샘호르몬

부갑상샘호르몬은 부갑상샘(parathyroid)에서 분비된다. 갑상샘의 뒤쪽에 붙어있는 4개의 부갑상샘은 각각 길이 6mm, 너비 3mm, 두께 2mm 정도의 작은 분비샘이다. 육안으로는 갑상샘과 부갑상샘을 구분하기가 쉽지 않다. 또, 4개의 부갑상샘 중 절반이 소실되어도 기능상 큰 문제가 없으며 3개가 소실되어도 일시적인 부갑상샘기능저

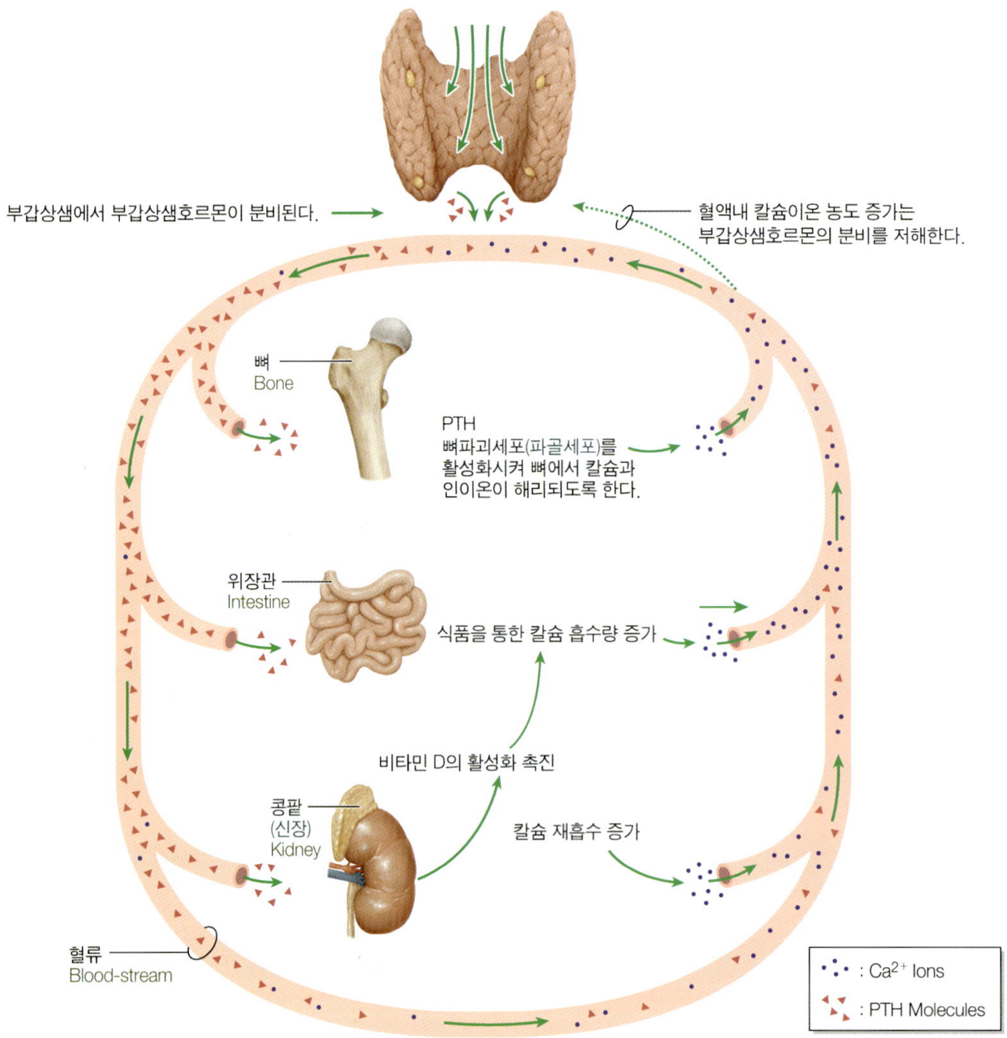

그림 13-40 부갑상샘호르몬

하증(hypoparathyroidism)이 나타날 뿐 곧 남은 하나의 부갑상샘이 회복되어 제 기능을 할 수 있다. 부갑상샘에는 으뜸세포(chief cell)와 호산세포(oxyphil cell)가 존재하며 으뜸세포가 부갑상샘호르몬을 분비하는 세포이다(그림 13-40).

(1) 부갑상샘호르몬의 합성

부갑상샘호르몬은 84개의 아미노산으로 구성된 폴리펩티드호르몬이다. 부갑상샘호르몬의 작용에 의해 비타민 D가 활성화되고 위장관으로부터 칼슘과 인의 흡수가 촉진되며, 뼈로부터 칼슘과 인을 혈중으로 유리시킬 수 있다. 때문에 부갑상샘호르몬이 과다하게 분비되면 고칼슘혈증이, 부갑상샘호르몬이 결핍되면 저칼슘혈증이 생길 수 있다.

부갑상샘의 으뜸세포에서 리보솜에 의해 아미노산 110개로 구성된 전전구호르몬(preprohormone)이 생성된 후 90개의 아미노산으로 구성된 전구호르몬(prohormone)을 거쳐 세포질그물과 골지기관에서 최종적으로 84개의 아미노산을 가진 부갑상샘호르몬이 생성되어 소포에 저장된다. 그리고, 부갑상샘호르몬의 아미노기 말단 쪽 34개의 아미노산만으로 구성된 작은 호르몬 역시 형성되는데 이것이 84개의 아미노산을 가진 호르몬보다 혈중에서 더 오랫동안 활성을 가져 지속적인 효과를 가진다.

(2) 부갑상샘호르몬의 기능

부갑상샘호르몬은 펩티드 호르몬이기 때문에 세포막을 쉽게 통과할 수 없다. 따라서 세포막에 있는 수용체와 결합한 후 주로 cAMP를 생성해 내어 세포 안으로 신호를 전달한다.

부갑상샘호르몬의 혈중 농도가 증가하면 혈중 칼슘 농도는 증가하고 인의 농도는 감소한다. 부갑상샘호르몬에 의해 뼈에서 칼슘과 인의 흡수가 증가하지만 콩팥에서의 작용은 조금 다르다. 콩팥에 부갑상샘호르몬이 작용하면 칼슘의 재흡수가 일어나 배출이 억제되지만 인의 분비가 일어나 소실된다. 콩팥에서의 인의 배출이 뼈에서 흡수되는 양보다 많아 결국 혈중 칼슘농도는 상승하지만 인의 농도는 떨어진다.

부갑상샘호르몬은 골격계에 있는 뼈모세포와 뼈세포를 활성화시켜 뼈의 흡수를 일으킬 수 있다. 뼈모세포와 뼈세포 자체는 뼈의 생성을 담당하는 세포이지만 이 두 세포를 통해 신호가 전달되어 뼈파괴세포가 활성화되고, 더 많은 뼈파괴세포가 생성됨으로서 뼈의 흡수를 일으킬 수 있다. 또 미세하지만 뼈모세포와 뼈세포 자체로도 뼈를 흡수할 수 있다.

콩팥의 토리쪽세관에서 부갑상샘호르몬은 인의 재흡수를 억제한다. 또, 먼쪽세관과 상부 집합관에서는 칼슘의 흡수를 일으켜 배출되지 않게 한다. 칼슘 이외에도 마그네슘, 수소의 재흡수가 부갑상샘호르몬의 도움을 받아 일어나고, 반대로 나트륨, 칼륨, 아미노산 등은 배출된다.

(3) 부갑상샘호르몬의 조절

부갑상샘의 으뜸세포에는 칼슘감지 수용체(calcium sensing receptor)가 있어서 칼슘의 농도변화를 감지할 수 있다. 칼슘감지 수용체는 G단백 결합 수용체(G-protein coupled receptor)로 칼슘이온과 결합해 활성화된다. 수용체가 활성화되면 G단백질이 활성화되고 cAMP의 합성이 억제된다. 이는 세포 내의 이차 전령계에 변화를 일으켜 결과적으로 부갑상샘호르몬의 합성을 저해한다. 즉 세포바깥액의 칼슘이온 농도가 높을 때 부갑상샘호르몬의 생성이 억제되고 반대로 칼슘이온의 농도가 낮을 때 부갑상샘호르몬의 생성이 촉진된다.

7) 칼시토닌

칼시토닌은 갑상샘의 소포곁세포(parafollicular cell, C cell)에서 분비되는 호르몬이다. 갑상샘호르몬이 생성되고 분비되는 소포와 소포주변을 둘러싼 상피세포 사이의 공간에 소포곁세포가 존재한다. 칼시토닌은 32개의 아미노산으로 구성되어 있고 3,400 정도의 분자량을 가진다. 칼시토닌은 혈중 칼슘농도의 증가에 의해 분비된다. 분비된 칼시토닌은 뼈파괴세포에서 일어나는 뼈흡수를 방해하고, 대신 칼슘염의 침착이 잘 일어나게 한다. 따라서 칼시토닌의 작용에 의해 혈중 칼슘농도는 감소하게 된다.

이외 위장관이나 콩팥에서의 칼시토닌의 효과는 부갑상샘호르몬과 반대의 형태로 나타나지만 미약해서 거의 의미가 없다. 실제로 칼시토닌에 의한 혈중 칼슘농도 조절은 부갑상샘호르몬에 의한 조절보다 아주 약하기 때문에 큰 효과가 없다. 하지만 뼈파괴세포와 뼈모세포, 뼈세포에 의한 뼈의 대사가 활발한 어린아이의 경우에서는 칼시토닌에 의한 뼈파괴세포의 자극효과가 성인보다 커서, 칼시토닌에 의한 혈중 칼슘농도의 감소가 의미 있게 일어나기도 한다.

8) 부갑상샘호르몬의 분비 이상

(1) 부갑상샘저하증(Hypoparathyroidism)

부갑상샘에서 충분한 양의 부갑상샘호르몬이 분비되지 못할 때 부갑샘저하증이라고 한다. 이 경우 부갑상샘의 주 기능인 비타민 D의 활성화를 통한 칼슘과 인의 흡수, 골격계로부터 칼슘과 인의 흡수 등이 저하되기 때문에 혈액의 칼슘이 부족한 상황에서도 적절한 보충이 이루어지지 못한다. 부갑상샘저하증이 심하거나 오래 지속되면 혈장 칼슘의 소실이 일어나 곧 저칼슘혈증에 빠지고 대표적인 증상으로 근육강직이 나타난다. 심한 경우 근육강직이 호흡근에도 영향을 미쳐 사망에 이를 수 있다.

부갑상샘저하증을 치료하기 위해 다른 내분비선 기능저하증처럼 해당 호르몬을 투여할 수도 있지만 부갑상샘호르몬은 지속시간이 짧고 호르몬에 대한 항체가 생기는 경향이 있기 때문에 대신 활성화된 비타민 D인 1,25-디하이드로콜레칼시페롤을 투여해 혈장 칼슘농도를 유지한다.

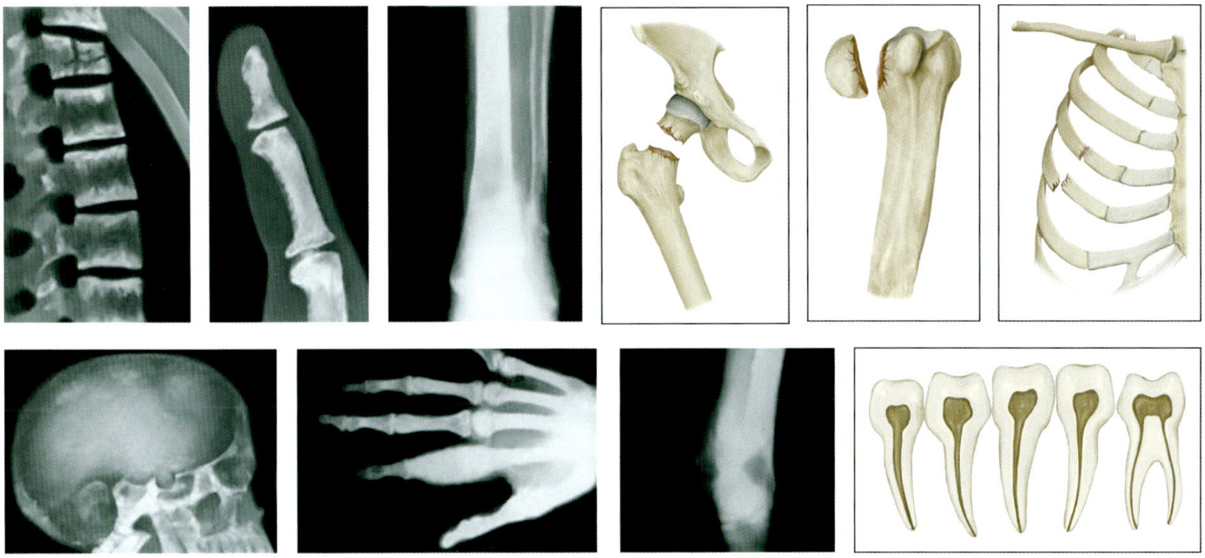

그림 13-41 낭성섬유뼈염(낭성 섬유성 골염)

(2) 부갑상샘기능항진증(Hyperparathyroidism)

부갑상샘에 부갑상샘호르몬을 분비하는 종양이 생겨 일차적으로 부갑상샘호르몬의 양이 많아진 경우를 원발성 부갑상샘과다증(primary hyperparathyroidism)이라고 한다. 다른 경우로, 신체의 저칼슘혈증에 대한 작용으로 부갑상샘호르몬이 과다 분비되는 경우 속발성 부갑상샘과다증(secondary hyperparathyroidism)이라고 한다. 일반적인 경우 일시적인 저칼슘혈증은 부갑상샘호르몬의 일시적인 분비증가로 쉽게 해결되지만 비타민 D의 결핍 때문에 칼슘의 흡수가 안되거나, 콩팥질환 때문에 비타민 D의 활성화가 제대로 이루어지지 않는 경우 부갑상샘호르몬의 지속적인 과분비에도 불구하고 저칼슘혈증이 교정되지 않고 속발성 부갑상샘과다증으로 나타날 수 있다. 속발성과 원발성의 차이는 부갑상샘 자체의 문제에 의한 부갑상샘호르몬 과다 분비 또는 부갑상샘 이외의 문제에 의한 부갑상샘호르몬 과다분비의 차이이다.

원발성 부갑상샘과다증의 경우 과도한 부갑상샘호르몬 분비로 인해 뼈에서 칼슘과 인의 과다 흡수, 고칼슘혈증이 대표적으로 문제가 될 수 있다. 부갑상샘호르몬의 작용에 의해 뼈의 흡수를 일으키는 뼈파괴세포가 활성화되고 부갑상샘호르몬이 과다 분비될 때 뼈파괴세포의 뼈흡수가 뼈모세포나 뼈세포의 뼈생성을 넘어서 다발적으로 뼈의 약화가 일어난다. 이것을 낭성섬유뼈염(낭성 섬유성 골염, osteitis fibrosa cystica)이라고 한다. 이 경우 약해진 뼈에서 쉽게 골절이 일어날 수 있다(그림 13-41).

부갑상샘호르몬의 과다분비로 인해 혈장 칼슘농도가 12~15mg/dL까지, 혹은 더 높게 상승할 수 있다. 고칼슘혈증에 의해 신경세포의 전도성 저하, 근육섬유의 수축력 저하, 변비, 소화성 궤양, 심장근육의 이완부전 등이 생길 수 있다. 또한 혈액에 높은 농도로 존재하는 칼슘과 인이 콩팥을 통해 배출되면서 인산칼슘결정(calcium phosphate stone)이 콩팥에 침착되어 흔히 말하는 요로결석이 생길 수 있다. 간혹 부갑상샘호르몬의 과다분비가 극심

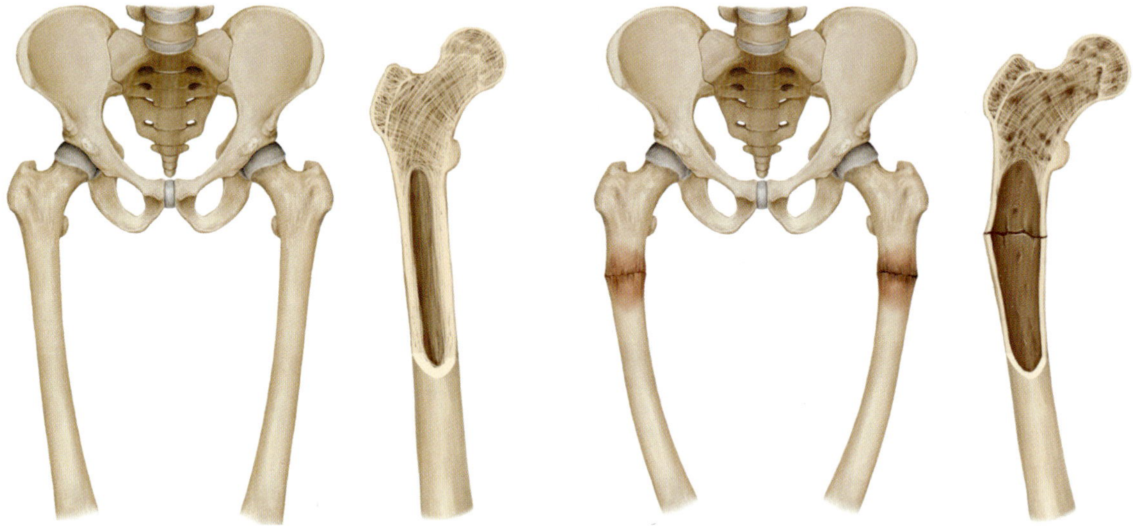

그림 13-42 구루병

한 경우 혈중 칼슘농도가 과도하게 올라가고 인 역시 콩팥으로 배출되는 것 보다 더 많은 양이 뼈에서 유리되어 혈관 내에서 칼슘염의 결정이 생겨 혈관에 침착될 수 있다. 허파나 콩팥 등 미세혈관구조를 가진 기관이 쉽게 타격을 받고 심한 경우 사망에 이를 수 있다.

속발성 부갑샘과다증은 대개 비타민 D의 부족이나 활성화 장애로 인해 비타민 D가 제 기능을 하지 못해 칼슘의 흡수가 잘 일어나지 않아서 문제가 생긴다. 비타민 D의 주 공급원은 피부로, 자외선의 자극으로 피부에서 합성될 수 있다. 때문에 실외 생활이 적은 겨울이나 봄철에 비타민 D의 결핍이 잘 일어난다. 혹은 콩팥의 질환으로 비타민 D의 활성화가 어려울 수 있다. 비타민 D결핍으로 인한 신체의 칼슘과 인의 불균형을 구루병(rickets)이라고 한다(그림 13-42).

구루병에서 비타민 D가 제 기능을 하지 못해 섭취된 칼슘과 인을 흡수하지 못한다. 때문에 혈액의 칼슘과 인의 농도가 낮고 이에 반응해 부갑상샘에서는 부갑상샘호르몬을 분비한다. 부갑상샘호르몬의 대표적인 기능은 비타민 D의 활성화를 촉진시킴으로서 칼슘과 인의 흡수를 촉진하는 것인데, 비타민 D가 결핍되어 있으므로 이 과정이 제대로 일어나지 못해 뼈에서 뼈흡수만 일어나게 된다.

뼈에서 뼈흡수가 일어나 칼슘과 인이 혈중으로 유리되고 어느 정도 적정 농도를 유지할 수 있다. 하지만 부갑상샘호르몬이 콩팥에 작용할 때 세뇨관에서 칼슘의 재흡수를 일으켜 칼슘은 보존하지만 인은 분비를 일으켜 배출한다. 때문에 뼈에서 유리된 칼슘과 인 중에서 칼슘은 어느 정도 혈중 농도가 유지될 수 있지만 인의 경우 혈중농도가 저하된다. 구루병이 오래 지속되면 뼈에서 뼈파괴세포가 계속해서 활성화되고 뼈를 구성하는 칼슘과 인이 과도하게 배출되면서 뼈가 약해진다. 뼈모세포나 뼈세포에 의해 뼈의 기질은 만들어지지만 그곳에 칼슘염이 침착

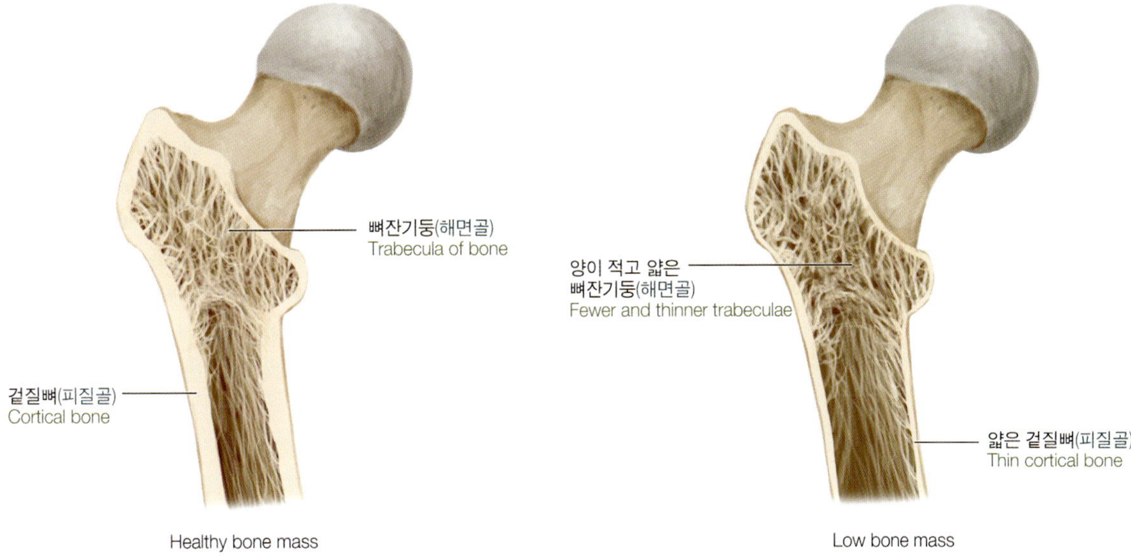

A. 정상 넙다리뼈(대퇴골)

B. 골다공증에 걸린 넙다리뼈(대퇴골)

그림 13-43 뼈엉성증(골다공증)

되지 못해 약하고 연한 뼈가 생성될 뿐이다. 구루병이 더욱 오래 지속되어 뼈에서의 보상이 한계에 다다르면 저칼슘혈증이 생기고 근육의 강직이 나타나기 시작한다. 이 경우 빠르게 칼슘을 혈액으로 주입해 주거나 비타민 D를 공급해 주어야 한다.

9) 뼈엉성증(골다공증, Osteoporosis)

뼈엉성증은 칼슘염의 부족이 아닌 뼈모세포나 뼈세포에 의한 뼈생성의 부족으로 인한 골기질의 감소가 주된 문제로 부갑상샘호르몬의 분비 이상과는 구별된다.

뼈를 생성하는 뼈모세포와 뼈세포는 다양한 자극에 의해 활성을 띠어 뼈생성을 하는데, 뼈를 사용함으로서 가해지는 물리적 자극이 가장 대표적으로 이들 세포를 자극할 수 있고, 비타민 C나 에스트로겐 역시 뼈모세포와 뼈세포를 자극할 수 있다. 따라서 뼈의 사용이 부족한 경우나 비타민 C의 부족, 에스트로겐의 분비가 부족한 폐경 상태 등에서 뼈엉성증이 나타날 수 있고, 뼈의 생성에 필요한 단백질이 부족한 기아상황에서, 혹은 노화에 의해서 성장호르몬이나 단백질 대사가 떨어진 경우, 쿠싱증후군과 같이 단백질의 분해가 증가되는 상황에도 뼈엉성증이 생길 수 있다(그림 13-43).

- 호르몬은 일정한 미량의 농도로써 혈액으로 분비되고, 운반되어 표적기관에만 영향을 미친다. 대부분 호르몬이 분비기관을 억제하는 음성피드백에 의해 호르몬 농도 조절이 이루어지지만 어떤 호르몬은 양성피드백에 의해 분비가 증폭되는 경우도 있다.
- 뇌하수체 앞엽에서는 성장호르몬, 부신겉질자극호르몬, 갑상샘자극호르몬, 프로락틴, 난포자극호르몬, 황체형성호르몬이 분비된다. 부신겉질자극호르몬은 부신겉질에 작용해서 전반적인 에너지원 대사와 전해질 조절에 영향을 미친다. 갑상샘자극호르몬은 갑상샘호르몬을 분비하게 해서 신체의 대사 정도를 조절할 수 있다. 프로락틴은 젖샘의 발달과 유즙의 분비를 일으키고, 난포자극호르몬과 황체형성호르몬은 정소나 난소의 성장을 일으키고 생식기능을 조절하기 위해 사용된다.
- 뇌하수체 뒤엽에서는 항이뇨호르몬과 옥시토신이 분비된다. 항이뇨호르몬은 바소프레신이라고도 불리며 수분을 흡수해 소변을 농축시키는 작용을 한다. 옥시토신은 자궁을 수축시키고 유즙의 분비를 자극한다.
- 시상하부에서는 갑상샘자극호르몬분비호르몬, 부신겉질자극호르몬분비호르몬, 성장호르몬분비호르몬, 생식선자극호르몬분비호르몬, 성장호르몬분비억제호르몬, 프로락틴억제호르몬이 분비된다. 이 호르몬들은 뇌하수체의 분비를 조절한다.
- 성장호르몬은 표적기관이 아니라 세포분열을 일으키고 대사를 촉진시키며 전체적인 성장이 일어날 수 있도록 해준다. 성장호르몬의 분비가 부족할 경우 성장이 이루어지지 않고 2차성징 또한 나타나지 않는 난쟁이증이 생길 수 있다. 반대로 성장호르몬이 과다분비 되면 전신의 성장이 촉진되면서 거인증이나 말단비대증이 생길 수 있다.
- 갑상샘에서 분비되는 호르몬에는 티록신과 트리요오드타이로닌 칼시토닌이 있다. 티록신과 트리요오드타이로닌은 신체의 대사를 증진시키는 역할을 하며, 칼시토닌은 칼슘과 인의 대사에 중요한 영향을 미친다.
- 갑상샘과다증으로 체중감소, 설사, 근육위축, 흥분 및 신경질적인 심리상태, 수면부족, 손떨림, 열에 못견딤, 땀분비증가, 안구돌출증 등의 증상이 나타나는 질병을 그레이브스 병이라고 한다.
- 갑상샘저하증 나타나는 하시모토병은 체중증가, 변비, 감정이 무뎌지거나 우울증, 근육의 둔함, 심박수 저하, 심박출량 감소, 졸음과 수면과다, 점액수종 등이 증상으로 나타날 수 있다.
- 부신은 겉질과 속질로 나뉘어지고 부신속질에서는 에피네프린과 노르에피네프린을 분비한다. 부신겉질은 다시 세 개의 층으로 나뉘어 각각의 기능을 한다. 토리층은 알도스테론을 분비하고, 다발층은 코티솔, 코티코스테론, 안드로겐과 에스트로겐을 소량 분비한다. 그물층은 안드로겐과 글루코코르티코이드, 에스트로겐을 소량 분비한다.
- 부신에서 코티솔이 과량분비되면 달덩이얼굴, 버팔로 혹 등이 나타나며 혈당이 상승하고 점상출혈이나 뼈엉성증 등의 문제가 생기는 쿠싱신드롬이 발생한다. 알도스테론이 과다분비 될 경우에는 콘 증후군이 나타나는데 지속적인 고혈과 근육의 마비가 나타날 수 있다.
- 이자의 α세포는 글루카곤을 분비하고, β세포에서는 인슐린을 분비한다. γ세포는 소마토스타틴을 분비하여 글루카곤과 인슐린의 분비를 조절한다.
- 인슐린을 분비하는 이자의 β세포에 문제가 생긴 경우 제1형 당뇨병, 인슐린 의존성 당뇨병이라고 한다. 이와 반대로 인슐린은 정상적으로 분비되나 인슐린 내성으로 생기는 당뇨병을 제2형 당뇨병이라고 부르며, 당뇨병의 대부분을 차지한다. 당뇨병의 증상으로는 다식, 다음, 다뇨 등의 증상이 나타난다.

14

C·H·A·P·T·E·R

생식생리

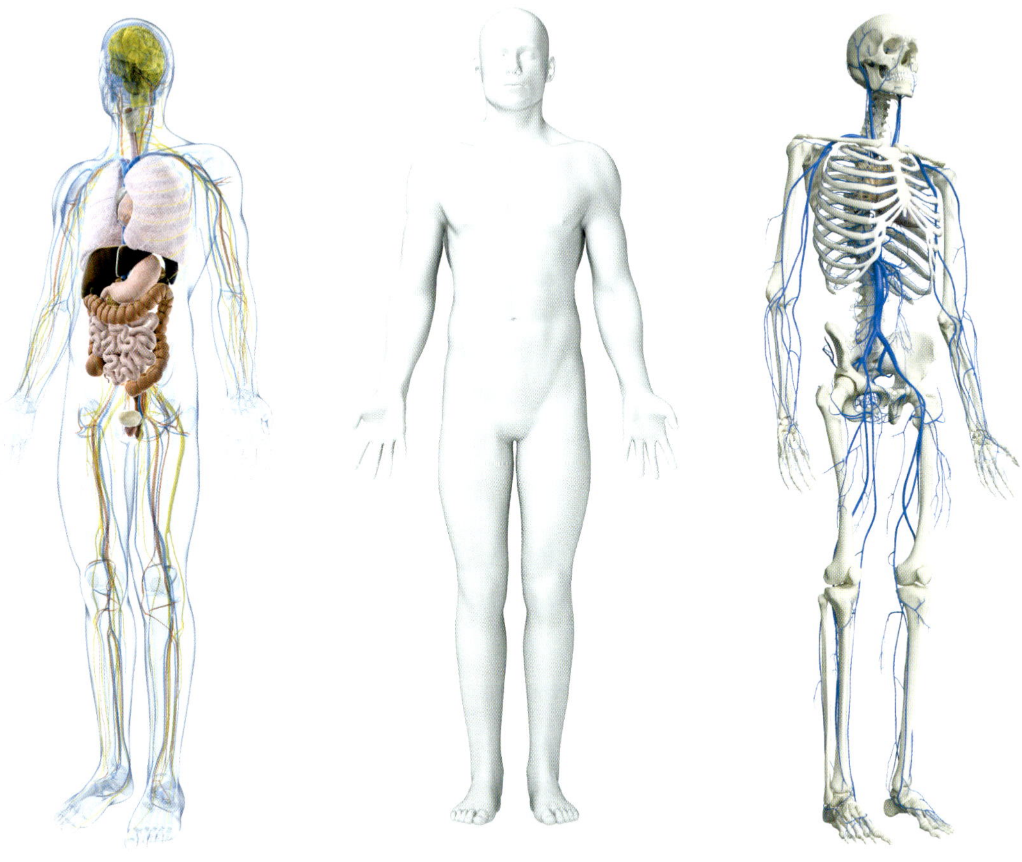

학·습·목·표

1. 정자와 난자의 발생과 성숙에 대해 알 수 있다.
2. 사춘기 이후 남성과 여성에서 분비되는 호르몬에 대해 설명할 수 있다.
3. 임신 시 호르몬의 변화와 분만과 수유에 작용하는 호르몬에 대해 설명할 수 있다.

핵·심·용·어

- 감수분열(meiosis)
- 난포기(follicular phase)
- 라이디히 세포(leydig cell)
- 배란(ovulation)
- 세르톨리 세포(sertoli cell)
- 엉치신경얼기(천골신경얼기, sacral plexus)
- 에스트로겐(estrogen)
- 옥시토신(oxytocin)
- 월경(menstruation)
- 음부신경(pudendal nerve)
- 임신(pregnancy)
- 정자(sperm)
- 정조세포(spermatogonia)
- 테스토스테론(testosterone)
- 프로게스테론(progesterone)
- 프로락틴(prolactin)
- 황체기(luteal phase)
- 황체형성호르몬(luteinizing hormone, LH)
- 난포자극호르몬(follicle stimulating hormone, FSH)
- 사람융모성 생식샘자극호르몬(human chorionic gonadotropin, hCG)
- 생식샘자극호르몬분비호르몬(gonadotropin releasing hormone, GnRH)

CHAPTER 14

생식생리

1 남성의 생식과 남성호르몬

생식기관(reproductive organ)은 생식과정을 통해 후손을 만들기 위한 기능을 한다. 남성의 생식기관에서는 정자형성(정자발생, spermatogenesis)과 생성된 정자를 전달하기 위한 성행위, 그리고 남성호르몬과 다른 호르몬들에 의한 성기능의 조절 등이 이루어지면서 생식기능을 할 수 있게 된다.

정자형성은 ❶ 음낭(scrotum) 속에 들어있는 ❷ 고환(testis)에서 이루어진다. 고환은 900개의 정세관(seminiferous tubule)이 모여 있고, 정세관 각각의 길이는 50cm 정도로 꼬여있다. 이 정세관에서 정자가 만들어지고 ❸ 부고환(epididymis)로 전달된다. 부고환은 6m 정도의 길이를 가진 길고 가는 관으로 생성된 정자를 저장할 수 있는 저장고의 역할을 한다.

부고환은 다시 ❹ 정관(vas deferens)으로 이어져 정관은 방광 밑의 ❺ 전립샘(전립선, prostate)으로 향한다. 전립샘으로 정관이 들어가는 곳 주변에는 ❻ 정낭(seminal vesicle)이 있어 사정액의 일부를 생산한다. 사정(ejaculation)이 일어날 때 정관을 통해 온 정자들과 정낭과 전립샘에서 분비된 액체들이 섞여 전립샘 내부를 지나는 요도(urethra)로 분비되고 요도 내부의 요도샘(urethral gland), 요도의 개구부(opening) 근처에 있는 양쪽의 망울요도샘(구요도선, bulbourethral gland; Cowper's gland)에서 분비되는 점액과 함께 분비된다(그림 14-1).

1) 정자형성

배아기(embryonal period)동안 형성되는 원시 생식세포(원시 종자세포, primodial germ cell)는 태아가 발생하는 과정에서 고환 속의 정세관으로 이동해 ❶ 정조세포(spermatogonia)가 된다. 정조세포는 정세관의 안쪽 표면에 2~3겹의 층을 이루고 있으며 사춘기가 되어 적절한 신호가 있을 때 감수분열(meiosis)을 시작하여 ❷ 정자세포가 되고 마지막으로 ❸ 정자(sperm)로서 분화한다(그림 14-2, 그림 14-3).

남성이 사춘기를 겪으면서 뇌하수체로부터 생식샘자극호르몬들이 분비되기 시작하면 원시 생식세포의 분화가 일어나기 시작한다. 남녀 모두에게 뇌하수체에서는 난포자극호르몬(여포자극호르몬, follicle stimulating hormone;

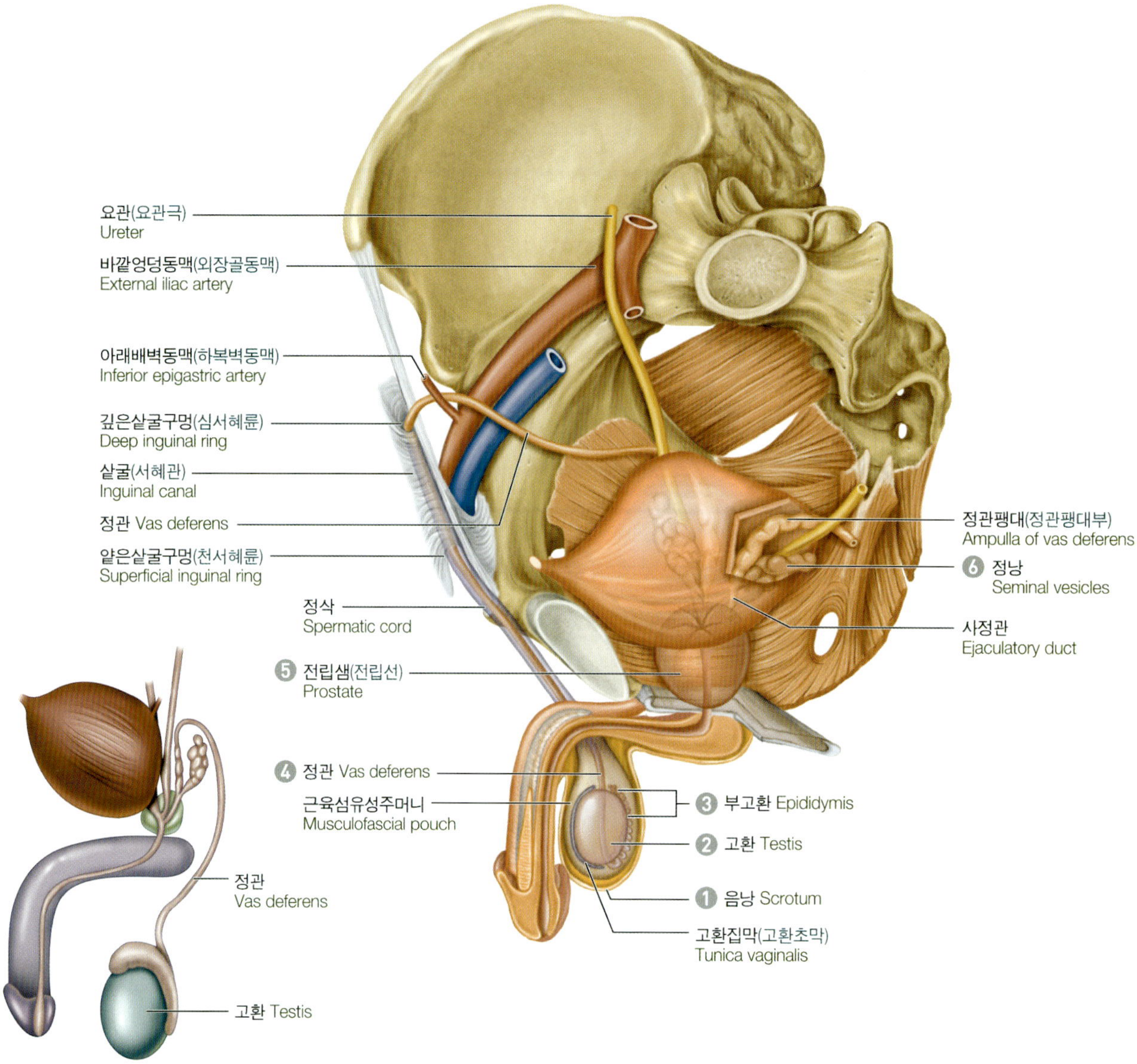

그림 14-1 남성생식기의 구조

FSH)과 황체형성호르몬(luteinizing hormone, LH)이 분비되는데 그 기능을 조금씩 다르다. 남성에게 황체형성호르몬은 정세관의 사이사이 사이질(interstitium)에 있는 라이디히 세포(간질세포, leydig cell)를 자극해 남성호르몬인 테스토스테론(testosterone)을 분비하게 한다.

그리고 난포자극호르몬은 정세관 내부에 있는 세르톨리 세포(버팀세포, sertoli cell)를 자극해 정자 형성을 자극하고, 테스토스테론으로부터 에스트로겐(estrogen)을 합성하도록 한다. 테스토스테론과, 세르톨리 세포의 자극, 에스트로겐은 모두 정자형성에 필요한 요소들이다. 이 외에도 성장호르몬은 세포분열을 유도함으로서 정자형성에 도움을 준다.

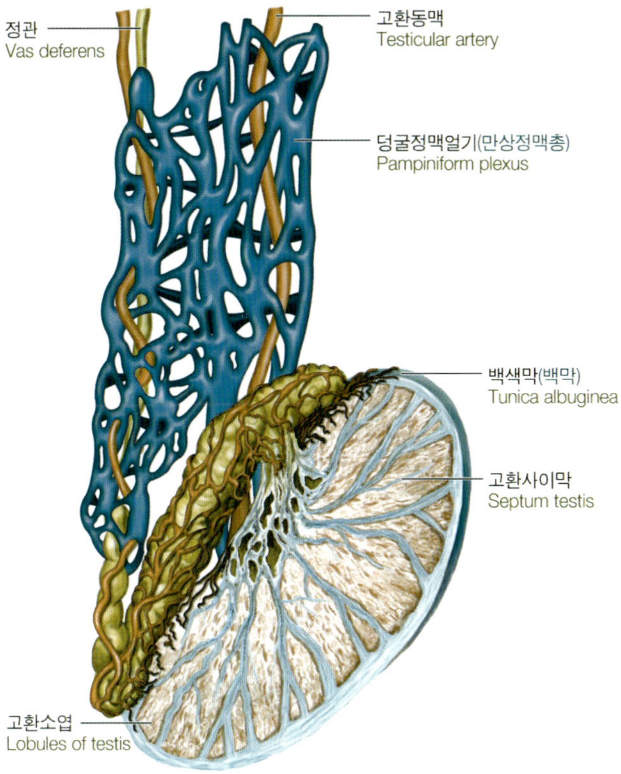

A. 고환의 혈액공급

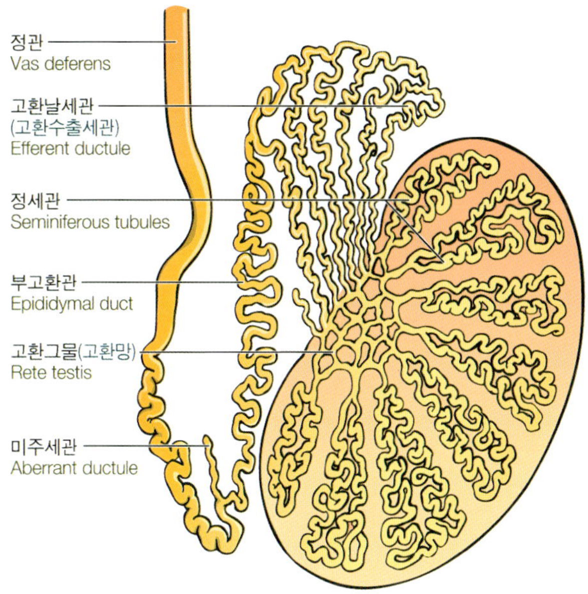

B. 고환 내 정관의 연결

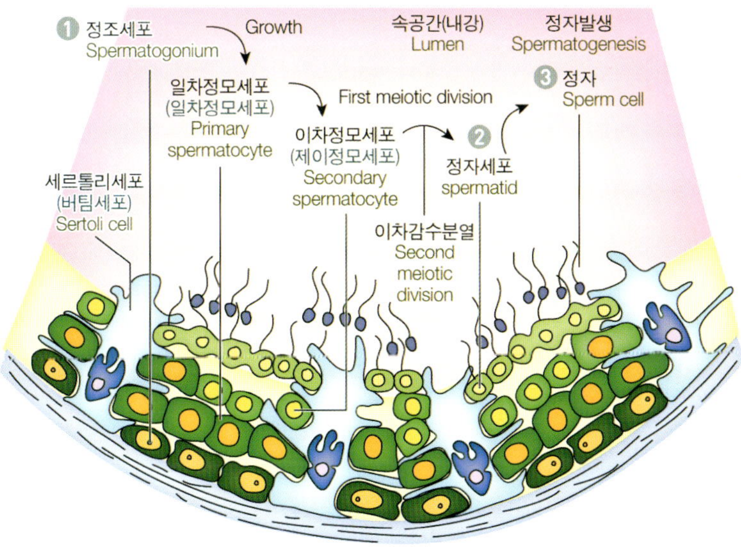

C. 정자의 성숙

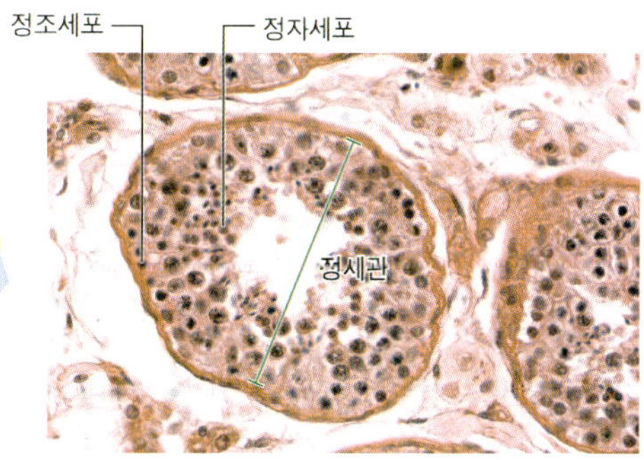

D. 정세관의 현미경 사진

그림 14-2 고환의 구조

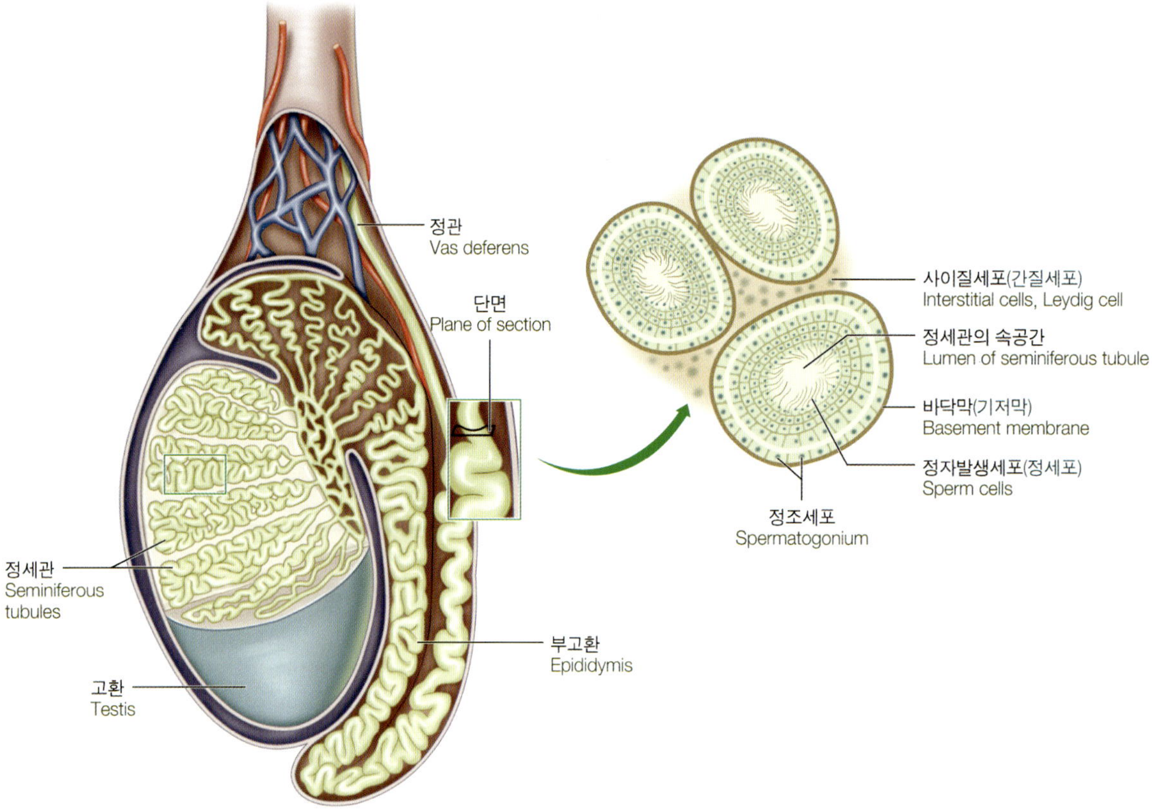

그림 14-3 고환(정소)의 해부학적 구조

적절한 신호가 전해지면 ❶ 정조세포는 정세관의 주변부에서 중심으로, 세르톨리 세포를 향해 이동하기 시작한다. 세르톨리 세포는 풍부한 세포질을 가지고 있어 많은 정조세포를 둘러싸고 있다. 정조세포는 감수분열에 들어가기 전에 유전자의 수에 변화가 없는 유사분열을 하면서 스스로를 복제한다. 세르톨리 세포쪽으로 이동한 정조세포는 점점 커지면서 ❷ 일차 정모세포(primary spermatocyte)가 된다. 일차 정모세포는 한번의 감수분열을 거쳐 이차 정모세포(secondary spermatocyte)가 되고 이차 정모세포는 다시 한번 감수분열을 거쳐 ❸ 정자세포(spermatid)가 된다(그림 14-4, 그림 14-5).

이 과정에서 일차 정모세포가 가지고 있던 23쌍, 총 46개의 염색체(chromosome)는 반으로 줄어들어 23개가 된다. 각각 짝지어져 있던 염색체들이 분리되어 절반씩 정자세포로 나눠진다. 난자의 경우도 같은 과정을 겪어 결국 정자와 난자가 결합하면 23쌍, 46개의 염색체가 된다. 즉 자손은 부계로부터 절반, 모계로부터 절반의 염색체를 받는다. 감수분열을 통해 생성된 정자세포는 형태를 바꾸며 분화해 정자(sperm)가 된다. 크게 머리와 꼬리로 구성되어 있다. 머리는 응축된 핵을 주변으로 얇은 세포질층과 세포막으로 둘러싸여 있고, 머리의 앞쪽 2/3 부분에는 첨단체(첨체, acrosome)가 있다. 첨단체는 많은 단백질 분해효소를 가지고 있어 난자의 외부를 둘러싸고 있는 보호막을 뚫을 수 있다.

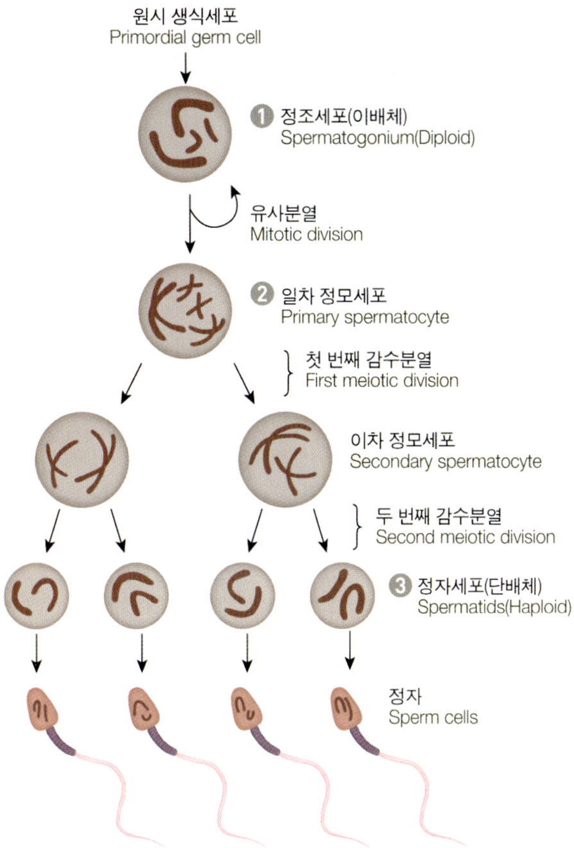

그림 14-4 정자형성

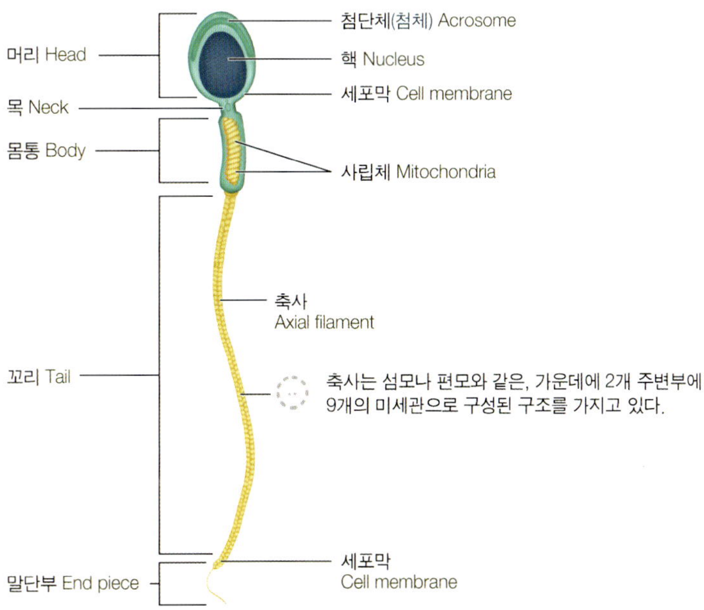

그림 14-5 정자구조

머리의 뒤쪽, 꼬리부분은 편모라고 불린다. 내부 구조는 염색사(axoneme)라고 불리며 정자의 운동성을 제공해 준다. 머리와 가까운 꼬리부분은 몸체(body)라고 불리며 사립체가 풍부하게 분포하고 있다. 이곳에서 생성되는 ATP를 통해 꼬리는 에너지를 얻고 정자를 추진시키는 운동을 한다. 양쪽 고환에서 하루에 1억 2천만 개의 정자가 생성되고, 정조세포로부터 정자가 형성되기 까지 약 74일이 소요된다.

2) 정자의 성숙과 전달

정세관의 주변부에서 중심으로 이동하면서 정자가 형성되고 그 정자는 정세관을 따라 이동하다가 부고환에 저장된다. 부고환 내에서 정자는 여러 억제물질에 의해 활동성이 낮은 상태를 유지하면서 생식능력을 가진 채로 최소한 한 달 이상 저장될 수 있다. ❶ 부고환에서 정자가 성숙하면서 운동능력을 갖게 되고, 사정된 후 다시 한번 사정액에 포함된 여러 호르몬과 영양소에 의해 난자와 수정할 수 있는 능력을 갖게 된다. 이 과정에서 정자의 활성은 주변 환경, 특히 pH와 관련이 깊다. 중성과 알칼리성 환경에서 정자는 활발한 운동성을 가지지만 산성 환경에서는 운동성이 억제되고 심하면 죽을 수도 있다. 또, 높은 온도에서 활발히 움직일 수 있지만 반대로 높은 대사율 때문에 오히려 수명은 짧아진다. 비교적 체온에 비해 낮은 온도로 유지되는 음낭에서는 정자가 오랫동안 살아있을 수 있지만 체내에 있는 여성의 생식기관에서는 높은 온도 때문에 정자가 빠르게 사멸해 보통 1~2일 정도의 수명을 가진다. 사정이 일어날 때 부고환과 ❷ 정세관에 저장되어 있던 정자들은 ❸ 정관을 따라 주행한다. 정관을 지나 ❹ 요도를 거쳐 배출되면서 정낭에 저장되어 있던 액체도 함께 배출된다. 정자가 배출된 직후 정낭의 배출이 일어나는데, 이 속에 프로스타글란딘(prostaglandin)과 피브리노겐(fibrinogen), 과당(fructose), 구연산(citric acid)이 풍부하게 포함되어 있다. 이 액체는 정자가 여성의 생식로 안에서 잘 이동할 수 있게 해주고, 영양분을 공급해 준다. 과당과 구연산은 영양분으로서 정자에 의해 소모되고, 프로스타글란딘은 여성 생식기에서 분비되는 점액과 작용해 정자가 잘 이동할 수 있게 해주며, 자궁과 자궁관에서 내부로 향하는 꿈틀운동을 생성시켜 정자가 더욱 빠르게 이동할 수 있게 한다(그림 14-6, 그림 14-7).

전립샘에서 분비되는 액체도 정액을 구성하는 요소이다. 전립샘에서는 칼슘, 구연산, 인, 응고효소, 프로피브리노라이신(profibrinolysin)이 분비된다. 우윳빛의 탁한 액체로서 알칼리성을 띄어서 여성의 산성 질 분비물(pH 3.5~4)과 약산성을 띄고 있는 다른 정액 분비물들을 중화시켜준다. 사정이 일어나 정액이 여성의 생식로로 들어가면, 여성의 생식기관에서 분비되는 물질들에 의해 정자의 운동성을 억제하고 있던 물질들이 씻겨 나가고 정자는 운동성을 되찾는다. 이후 정자의 세포막에서 칼슘에 대한 투과도가 높아지고 많은 칼슘이온이 세포 내부로 들어오면서 정자 꼬리의 운동성이 더해진다. 첨단체에 포함되어 있는 단백질 분해효소는 과립층세포의 결합을 끊음으로서 정자가 방선관(corona radiata)을 통과할 수 있게 해 준다. 방선관을 통과한 정자의 첨단체는 투명대(zona pellucida)의 수용체와 결합해 빠르게 용해되면서 투명대에 정자의 머리 부분이 통과할 수 있는 구멍이 생기고 유전물질을 가지고 있는 정자의 머리 부분이 난자 내부로 들어간다. 정자가 투명대를 통과해 난자 내부로 들어가면 다른 정자와의 결합을 막는 물질들을 세포 외부로 뿜어내 처음 투명대를 통과한 정자만이 난자 내부로 들어갈 수 있다.

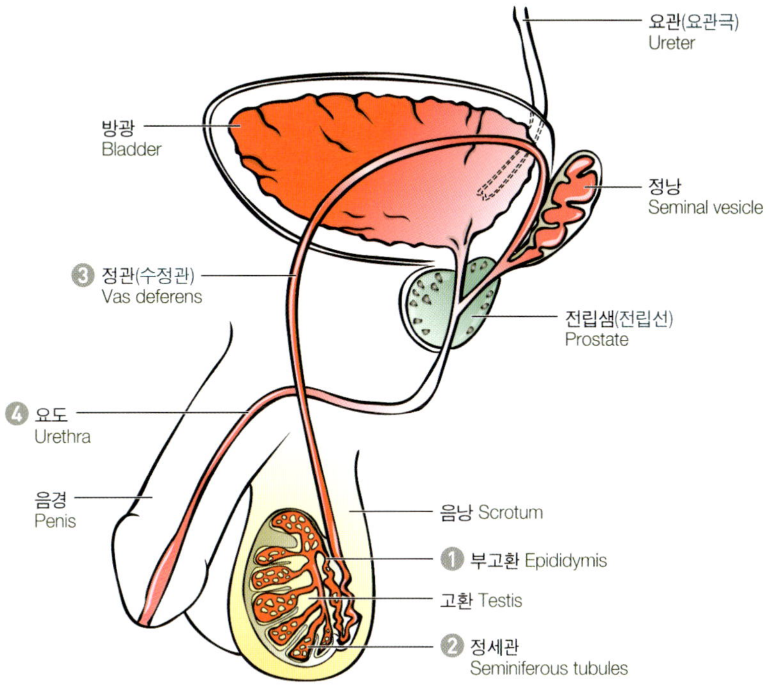

그림 14-6 남성 생식관과 부속샘의 연결

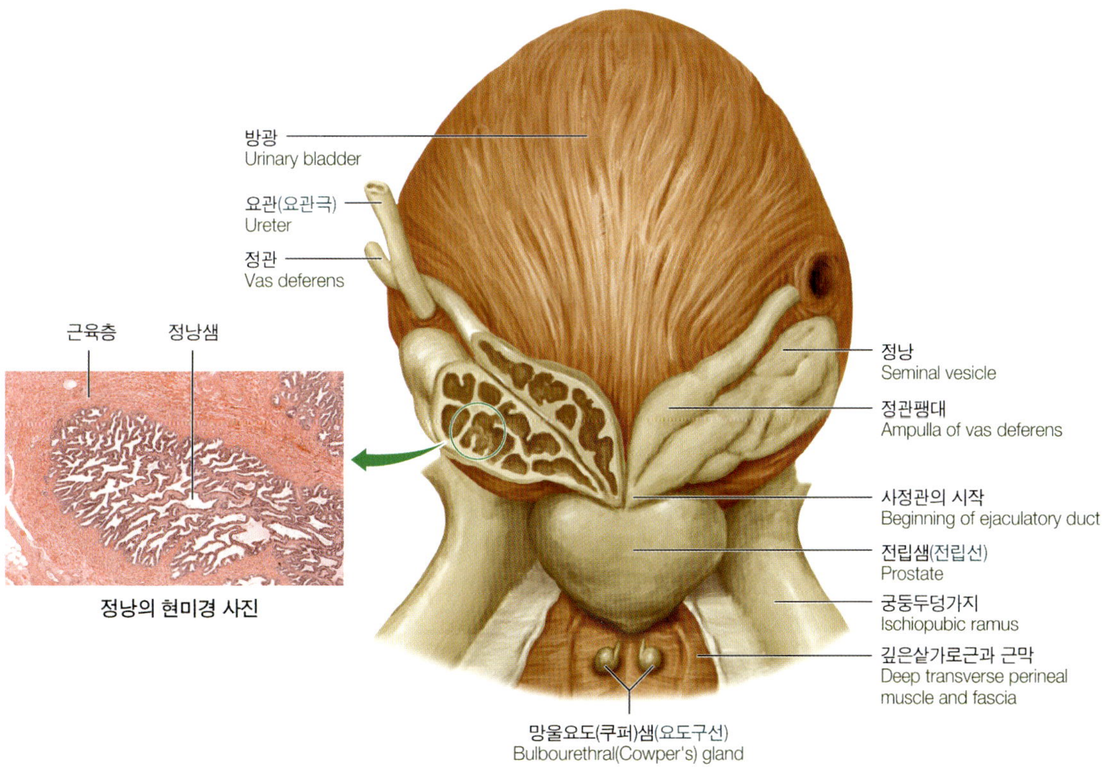

그림 14-7 정낭의 구조

3) 정자형성의 이상

다양한 원인으로 정자형성에 문제가 일어날 수 있다. 크게 고환 전, 고환, 고환 후의 문제로 나눌 수 있다. 고환 전 문제는 고환에서 정자형성을 일으킬 수 있는 환경의 문제이다. 난포자극호르몬이나 황체형성호르몬이 제대로 분비되지 못한 경우 정자의 형성이 잘 이루어지지 않고 불임에 이를 수 있다.

고환의 문제로는 고환에 감염이 생겨 조직의 파괴가 일어나거나 고환의 온도조절이 잘 일어나지 않는 경우 등이 있다. 고환은 온도에 민감한 장기로 온도가 상승할 때 정세관 내부의 세포들의 기능이 떨어지고 정자형성이 방해받는다. 복강 내부에서 발생한 고환은 남성호르몬의 작용으로 천천히 음낭으로 내려와 위치함으로서 체온보다 낮은 온도를 유지할 수 있는데, 이 과정에 문제가 생겨 음낭으로 고환이 들어오지 못한 경우를 잠복고환증(cryptochidism)이라고 한다. 이 경우 고환의 온도가 높은 상태로 유지되고 정자형성이 일어나지 못할 뿐 아니라 악성종양의 발생위험이 높아진다. 고환 후 문제는 고환에서 생성된 정자가 나가는 길의 문제이다. 이 외에도 사정된 정액과 정자의 양, 형태, 운동성 등에 의거해 수정되기에 충분한지 판단할 수 있다.

4) 남성의 성행위

남성의 성행위가 일어나기 위해서는 성행위의 시작을 위한 자극이 필요하다. 그중 음경의 음경귀두(glans penis)에서 전해지는 성적감각(sexual sensation)이 가장 중요한 자극이다. 음경귀두에 가해지는 자극은 엉치신경얼기(천골신경얼기, sacral plexus)를 통해 척수로 전해진다. 이 외에도 음낭(scrotum), 샅(회음부, perineum), 항문(anus) 등에 가해지는 자극이 엉치신경얼기를 통해서 척수로 전해져 성적 자극으로 전해질 수 있다.

이 외에도 정소, 정관, 정낭, 전립샘, 방광, 요도 등에 분비물이 차서 신전 자극이 가해지면 이 또한 성적 자극으로서 전달될 수 있다. 간혹 감염에 의해 이 분비선들의 분비가 증진될 때 성적 충동이 강해지는 경우도 있다. 또, 정신적 자극에 의해서도 성적 자극이 가해질 수 있다. 성적인 상상이나 꿈에 의해서도 남성은 사정에 이를 수 있다. 이런 자극들이 척수를 통해 전해져서 통합되고 대뇌로 전달된다. 자극이 전해진 후 교감신경과 부교감신경의 조절에 의해 성행위가 일어날 수 있게 된다(그림 14-8).

남성에게 성적 자극이 전해지면 가장 먼저 부교감신경의 활성화로 인해 음경 발기(erection)가 일어난다. 앞서 설명했던 자극의 정도에 따라 발기의 정도가 달라질 수 있다. 발기를 일으키는 부교감신경은 아세틸콜린(acetylcholine)뿐 아니라 산화질소(nitric oxide)나 혈관작용성 장펩티드(vasoactive intestinal peptide, VIP)를 말단에서 분비한다.

이중 산화질소는 cGMP를 생성해 내어 신호를 전달하고 전달된 신호는 음경해면체(corpus cavernosum penis)와 요도해면체(corpus spongiosum penis)의 민무늬근, 그리고 음경을 공급하는 동맥을 이완시킨다. 그 결과 해면체 내부의 혈류량이 증가하면서 해면체로 혈액이 들어와 해면체가 부풀어 오른다. 이것이 발기이다. 항진된 부교감신경은 요도샘과 구요도샘을 자극해서 분비를 일으킨다. 이곳에서 분비되는 분비액들은 윤활제로서 작용해 성

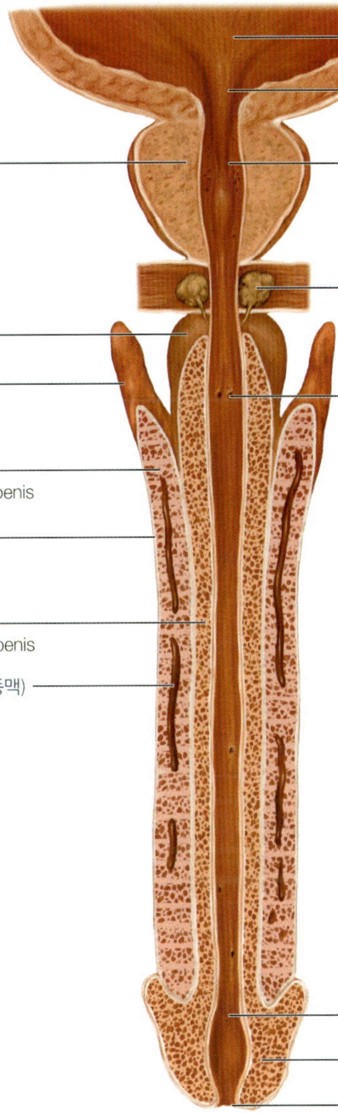

그림 14-8 음경의 구조

교가 진행될 때 도움을 줄 수 있다. 성적 자극이 극도에 달하게 되면 12번 등뼈에서 2번 요추사이에서 반사가 일어나 사정을 위한 교감신경이 활성화된다. 가장 먼저 정관과 정관이 전립샘으로 이어지는 팽대부의 수축이 일어나 속에 들어 있던 정자가 가장 먼저 배출되고 이어서 정낭과 전립샘이 수축하면서 각각의 분비물이 정자가 포함된 액체를 밀어내며 혼합된다. 혼합액은 요도를 지나면서 요도샘과 망울요도샘에서 분비된 점액과 다시 한번 섞인다. 이때까지의 과정을 방출(emission)이라고 한다.

요도가 혼합액으로 채워지면 요도에 가해지는 신전자극이 음부신경(pudendal nerve)을 통해 척수로 전달되고 이 신호는 다시 돌아와 생식기관의 규칙적 수축과 해면체근의 수축을 일으킨다. 이 과정에서 요도 내부로 압력이 가해져 사정액이 배출되는 사정(ejaculation)이 일어나게 된다. 사정에 의해서 정자를 포함한 정액(semen)은 강하게 배출되어서 질의 깊숙한 곳으로 들어갈 수 있다. 성적 자극이 극치에 달하는 배출과 사정의 과정동안을 남성의 절정기(orgasm)라고 한다. 절정기를 맞이한 후 남성의 성적 흥분은 사라지고 성적 자극에 반응하기 힘든 해소기(resolution)로 들어간다.

5) 남성호르몬

(1) 남성호르몬의 대사

남성호르몬은 콜레스테롤이나 아세틸 CoA로부터 형성되는 스테로이드 호르몬이다. 고환의 황체형성호르몬(luteinizing hormone, LH)의 자극을 받아서 다양한 종류의 남성호르몬(안드로겐, androgen)을 분비한다. 남성호르몬에는 테스토스테론(testosterone), 디하이드로테스토스테론(dihydrotestosterone), 안드로스텐디온(androstenedione) 등이 존재하고 이 중에서 테스토스테론이 가장 많은 부분을 차지한다. 테스토스테론은 표적기관에 작용하기 전에 활성화되어 디하이드로테스토스테론으로 전환된다. 라이디히세포는 고환의 사이질세포로서 세르톨리세포(sertoli cell)가 정자형성에 도움을 주고 있는 정세관 사이에 존재한다. 사춘기 이전에는 라이디히세포가 거의 없지만 사춘기를 지난 성인에게서는 고환 세포의 20%를 차지하고 많은 남성호르몬을 분비하게 된다. 정소 이외에도 부신에서도 남성호르몬이 생산될 수 있다. 하지만 정소에서 분비되는 남성호르몬에 비해 그 활성이 미약하여 겨드랑이부위 털이나 음부의 털을 성장시키는 역할정도 밖에 하지 못한다. 혈액으로 배출된 남성호르몬은 97% 이상이 혈장단백질인 알부민(albumin)이나 성호르몬 결합 글로불린(sex hormone-binding globulin)에 결합되어 운반된다. 대부분의 남성호르몬은 표적기관에서 디하이드로테스토스테론으로 전환되어서 작용한다. 조직에서 사용되지 않은 호르몬은 간에서 대사과정을 거쳐 쓸개즙을 통해 배설된다.

(2) 남성호르몬의 작용

테스토스테론은 콜레스테롤로부터 합성되는 스테로이드계열의 호르몬이다. 따라서 세포막을 통과해 자유롭게 확산될 수 있다. 세포 내부로 들어간 테스토스테론은 디하이드로테스토스테론으로 전환되어 단백질의 합성을 조절하고 각각 표적기관마다 다양한 반응이 나타나게 된다(그림 14-9).

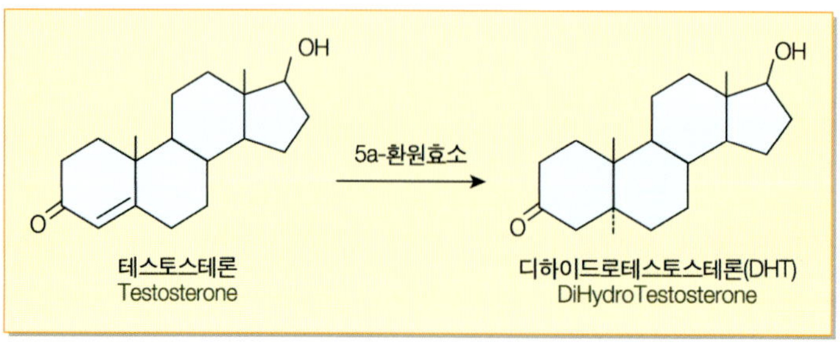

그림 14-9 남성호르몬 구조

(3) 남성호르몬의 기능

대표적인 남성호르몬인 테스토스테론에 의해 흔히 남성적이라고 생각되어지는 특징들이 발현된다. 태아기 때 분비되는 테스토스테론에 의해 남성 생식기인 음경과 음낭이 형성되고 여성 생식기의 생성이 억제된다. 그리고 복강 내부에서 발생한 고환은 임신 말 2~3개월 동안 테스토스테론의 작용에 의해 하강하여 음낭으로 들어온다 (그림 14-10).

이후 사춘기에 접어들 때까지 테스토스테론의 분비는 거의 없는 상태로 유지된다. 사춘기에 접어들면서 테스토스테론이 분비되고 이차성징을 비롯해 많은 대사적, 생리적 변화를 일으킬 수 있다. 남성호르몬은 겨드랑이부위(액와부), 음부 뿐 아니라 배와 가슴, 얼굴부위에서 털이 자라게 해 준다. 이와는 반대로 과도한 남성호르몬과 유전적 특징이 결합되면 머리털의 형성이 저해되면서 대머리가 생겨날 수도 있다(그림 14-11).

남성호르몬이 후두에 영향을 미쳐 후두 점막층의 비대와 후두의 확장이 일어난다. 변화가 일어나는 과정에서는 조화롭지 못한 짧고 날카로운 발성이 생길 수 있지만 변화가 완료되어 완성되면 낮고 굵은 목소리를 가지게 된다. 피부에 작용하면 피지샘에서 더 많은 피지의 분비를 일으키고 특히 얼굴의 피지선 과다분비는 여드름의 원인이 되기도 한다.

남성호르몬은 대사과정에도 많은 영향을 미칠 수 있다. 대표적으로 단백질의 합성을 증가시켜 근육을 발달시킨다. 그리고 뼈에 더 많음 칼슘염이 침착되면서 뼈가 두꺼워진다. 골반뼈의 경우 이런 작용에 의해 골반의 출구(outlet)가 좁아지고, 아래위로 길어진다. 그 결과 더 무거운 하중을 견딜 수 있는 구조로 변한다.

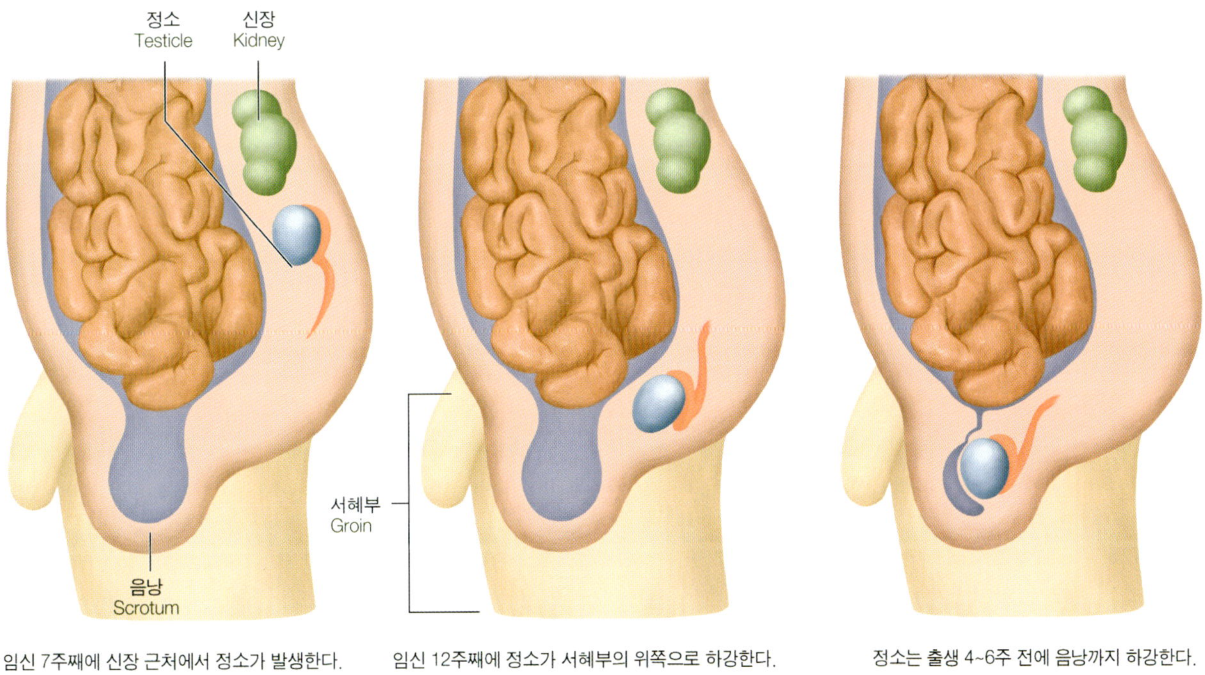

그림 14-10 고환하강

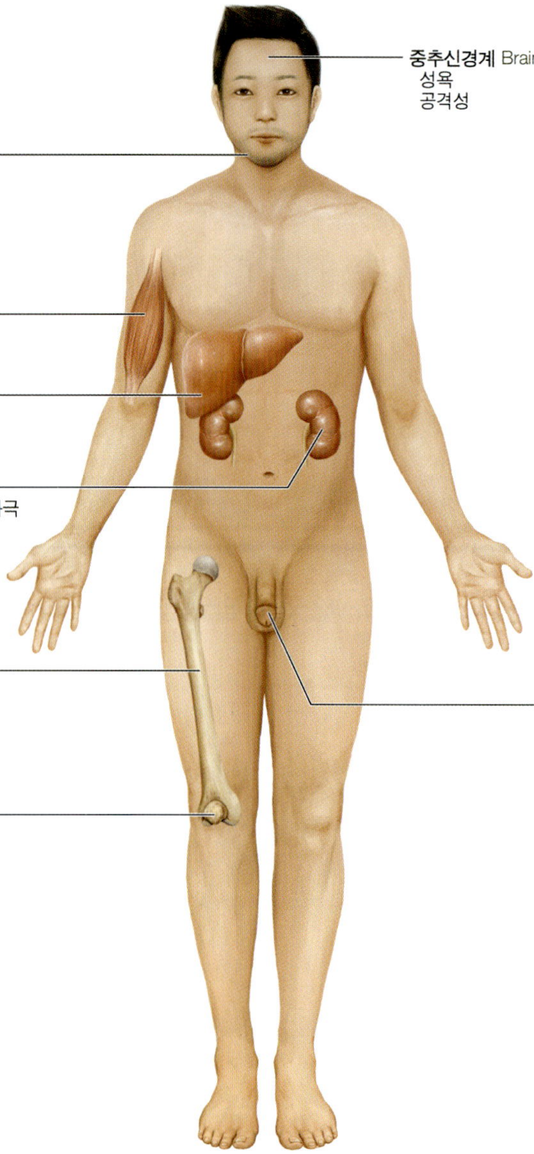

테스토스테론 : 표적기관

그림 14-11 남성호르몬 기능

여성의 경우 골반이 아래위로 납작하고 출구가 넓어 출산에 적합한 모양으로 변하는 것과 대조적이다. 테스토스테론이 뼈에 칼슘염의 침작을 일으키고 그 결과 더 튼튼한 뼈가 생성되는 것을 이용해 남성호르몬을 뼈엉성증의 치료에 이용하기도 한다. 하지만 성장기에 과도한 테스토스테론에 노출되면 장골의 길이성장을 일으키는 성장판의 조기폐쇄가 일어날 수도 있다. 이런 대사변화를 일으키면서 기초대사율의 상승도 가져온다. 이 대사율의 증가로 인해 적혈구의 수가 증가될 수 있다. 이 외에도 콩팥에서 나트륨의 재흡수를 증가시킴으로서 전해질 균형에도 일조한다.

(4) 남성호르몬의 조절(그림 14-12)

남성호르몬의 분비는 시상하부에서부터 조절이 시작된다. 시상하부에서 생식샘자극호르몬분비호르몬(성선자극호르몬분비호르몬, gonarotropin releasing hormone; GnRH)이 분비되어 뇌하수체를 자극한다. 그러면 뇌하수체에서는 난포자극호르몬(follicle stimulating hormone, FSH)과 황체형성호르몬(luteinizing hormone, LH)이 분비되어 정소를 자극한다.

난포자극호르몬은 정자발생을 일으키고 황체형성호르몬은 남성호르몬의 분비를 일으킨다.

뇌하수체 앞엽의 생식샘자극세포(성선자극세포, gonadotrope)에서 난포자극호르몬과 황체형성호르몬이 분비된

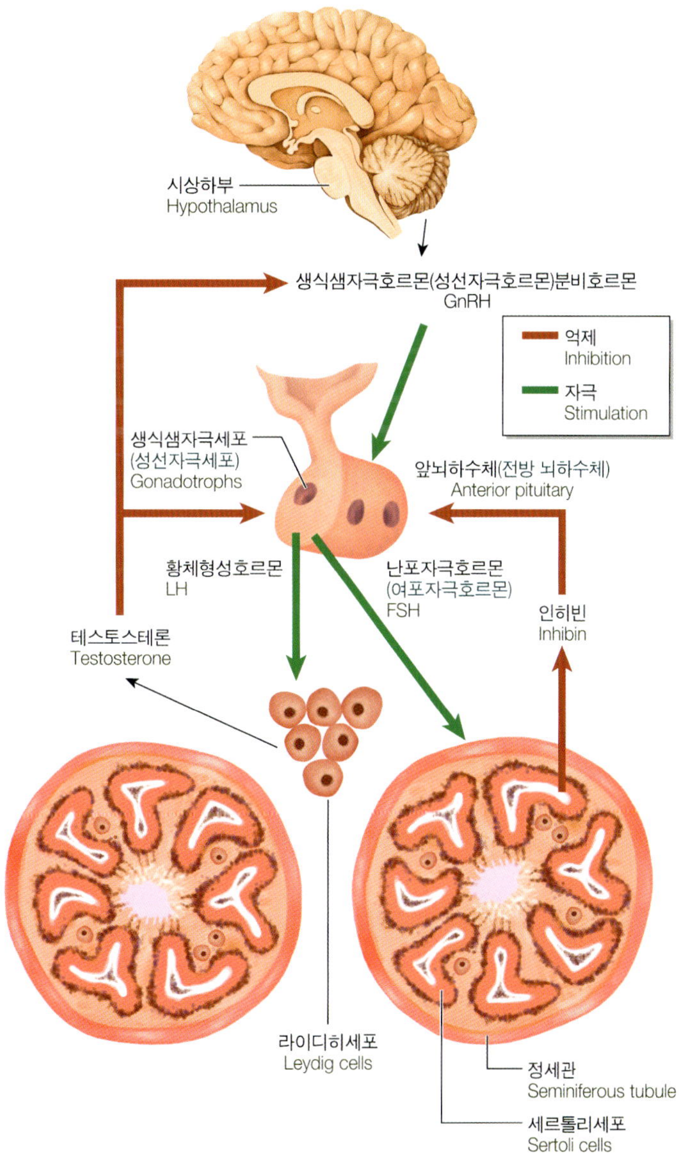

그림 14-12 남성호르몬 조절

다. 황체형성호르몬은 고환의 라이디히세포에 작용해 테스토스테론을 분비시킨다.

라이디히세포는 황체형성호르몬의 자극이 있을 때에만 남성호르몬을 생성해낼 수 있고, 많은 자극이 있을수록 그 생산량은 많아진다. 많은 테스토스테론이 분비되면 시상하부와 뇌하수체에서 생식샘자극호르몬분비호르몬과 황체형성호르몬의 분비가 억제되어 테스토스테론의 분비량이 줄어들고, 반대로 혈중 테스토스테론의 농도가 낮으면 생식샘자극호르몬분비호르몬과 황체형성호르몬의 분비가 많아져 더 많은 테스토스테론이 분비되게 한다.

난포자극호르몬은 정세관의 세르톨리세포를 자극한다. 자극된 세르톨리세포는 정자발생물질을 만들어내고 분비해서 정자발생이 일어나도록 한다. 이 과정에서 테스토스테론의 자극이 필수적이기 때문에 정자발생에는 난포자극호르몬과 테스토스테론이 모두 필요하다고 할 수 있다. 이 과정에서 세르톨리세포에서 분비되는 인히빈(inhibin)이라는 호르몬이 중요한 역할을 하는데, 이 호르몬은 뇌하수체에 작용해서 난포자극호르몬의 분비를 억제하고 미약하지만 시상하부에도 작용해 생식샘자극호르몬분비호르몬의 분비를 억제할 수 있다.

출생 전, 태아단계에서는 태반에서 분비되는 사람융모성 생식샘자극호르몬(human chorionic gonadotropin, hCG)이 황체형성호르몬과 비슷한 작용을 한다. 사람융모성 생식샘자극호르몬의 자극으로 인해 태아의 정소에서 테스토스테론이 만들어지고 분비될 수 있다. 이후 사춘기가 될 때까지 잘 알려지지 않은 이유에 의해 시상하부에서 생식샘자극호르몬분비호르몬은 억제되어 분비되지 않다가 사춘기가 되면 생식샘자극호르몬이 분비되기 시작하고 성호르몬의 생산과 함께 사춘기가 시작된다.

6) 남성 성기능의 이상

남성의 성기능은 사춘기를 겪은 이후 사망할 때까지 유지된다. 시상하부, 뇌하수체, 정소로 이어지는 내분비계의 조절은 잘 유지되어 정자발생은 일생동안 일어날 수 있다. 하지만 50~60세에 이르면 정자발생을 포함한 남성의 성기능은 테스토스테론 분비의 감소와 함께 떨어지기 시작한다. 이는 자연적인 경과로 남성 갱년기라고도 부른다.

(1) 생식샘기능저하증(성선기능저하증, Hypogonadism)

태아기에 테스토스테론에 적절히 노출되지 않으면 태아의 생식기관은 여성의 생식기관으로 발달한다. 생식기관은 기본적으로 여성형으로 발달하게 되어 있고, 만약 남성호르몬에 대해 노출되면 여성형으로의 발달이 억제되고 남성형으로 발달하게 되기 때문이다. 따라서 생식샘기능저하증이 있는 태아는 남성의 성 염색체인 Y염색체를 가지고 있음에도 겉보기에는 여성으로 태어날 수 있다.

선천적으로 생식샘기능저하증이 있거나 후천적으로 사춘기 이전에 생식샘기능저하증이 생긴 경우 사춘기가 제대로 발현되지 않는다. 생식기관을 비롯해 성적인 특징을 나타내는 모든 기관들이 유아 상태에서 발달하지 않는다. 다만, 긴 뼈의 성장이 일어나는 골간단부의 성장판이 늦게 닫혀 더 큰 키를 가지는 경우가 많다. 만약 사춘기를 겪은 이후 생식샘기능저하증이 생긴다면 이미 이차성징을 겪은 생식기관이 이전으로 돌아가지는 않지만 약간

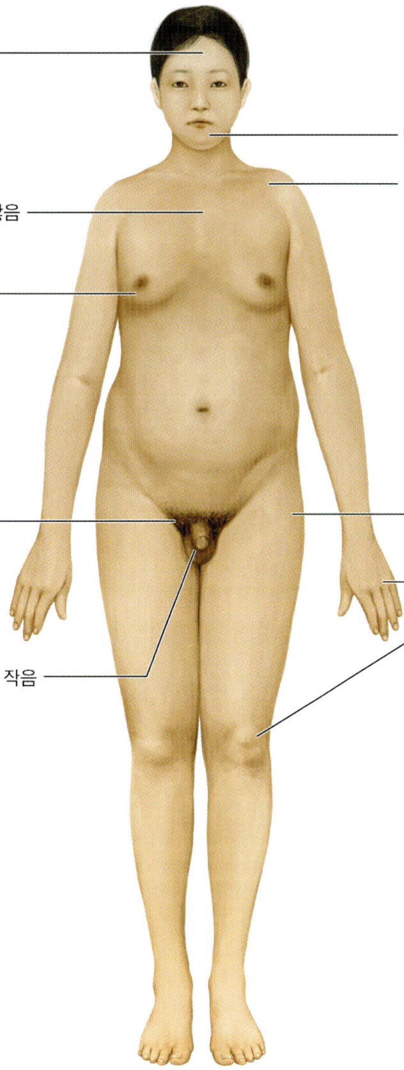

그림 14-13 **클라인펠터 증후군(Klinefelter syndrome).** XXY성 염색체를 가지고 있는 일종의 생식샘기능저하증

의 변화가 나타난다. 예를 들어 음경의 크기는 조금 줄어들고, 목소리가 저음에서 되돌아온다. 또, 뼈가 얇아지고 근육이 소실된다. 성욕의 경우도 거의 없어지지만 완전히 소실되지는 않고 성생활을 할 수도 있으나 정액의 형성이 일어나지 못하고, 사정 또한 거의 일어나지 못한다(그림 14-13).

(2) 발기부전(Impotence)

발기부전은 호르몬의 영향보다는 만성적인 혈관, 신경질환에 의한 것이 많다. 고혈압이나 당뇨, 죽상경화증 같은 혈관문제들이 발기부전을 일으킬 수 있는 질병들이다. 음경은 혈류를 공급받아 해면체에 혈액을 담음으로서 발기를 일으킨다. 하지만 혈관에 문제가 생겨 혈관의 확장에 이상이 생기면 충분한 혈액을 공급받지 못하고 성생활을 할 수 있을 만큼 충분히 발기되지 못할 수 있다. 이 외에도 당뇨에 의한 신경질환이나, 수술에 의한 신경손상 등에 의해 발기부전이 일어날 수 있다.

발기에는 부교감신경의 작용이 중요한데, 신경에 손상이 생겨 자극을 받아들이지 못하거나 자극에 대해 적절한 반응을 하지 못하면 발기부전이 생길 수 있다. 물론 성호르몬인 테스토스테론의 부족에 의해서도 발기부전이 생길 수 있다.

7) 전립샘(전립선, Prostate)

전립샘은 정액의 구성성분을 생산해내는 분비선이다. 테스토스테론의 자극을 받아 크기가 커지고 분비기능을 일으킬 수 있다. 따라서 사춘기 이전 아동기에는 테스토스테론에 의한 자극이 없어 크기가 작고 거의 기능을 하지 않지만 사춘기를 겪은 후 20세가 되면 전립샘의 성장이 완료된다. 이후 50세에 이르기까지 거의 일정한 크기를 유지하고 기능을 유지한다. 이후에는 테스토스테론의 생산 감소와 함께 그 크기가 줄어든다. 간혹 테스토스테론과는 관계없이 전립샘의 세포가 과도하게 분열하여 증식하는 경우가 있다. 이를 양성 전립샘 비대증(benign prostatic hyperplasia)이라고 하며 비대해진 전립샘이 요도를 막아 배뇨과정에 흔히 문제가 생긴다(그림 14-14).

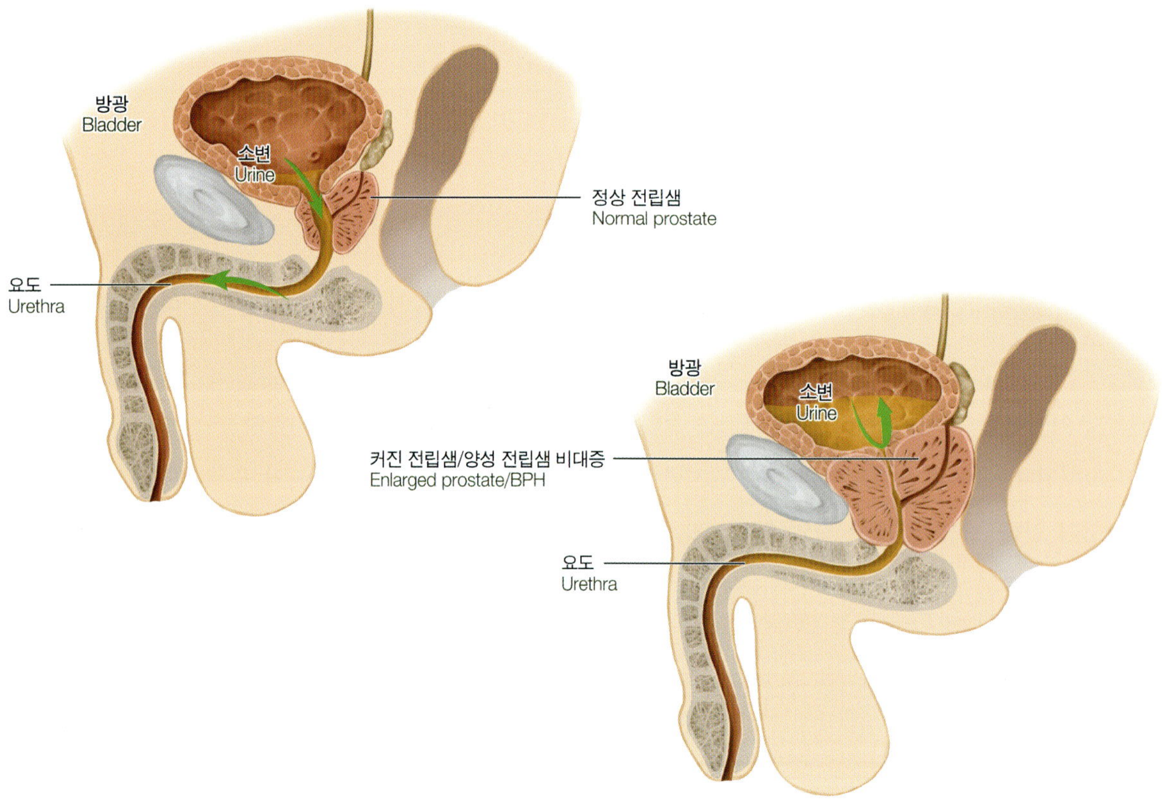

그림 14-14 전립샘 비대

2 여성의 생식과 여성호르몬

자궁(uterus)이 생명이 태어나기에 앞서 성장하는 장소이고, ❶ 자궁은 양쪽으로 ❷ 자궁관(난관, fallopian tube)을 통해 ❸ 난소(ovary)로 연결되어 있다. 난소에서는 난자가 성숙하여 배출되고 배출된 난자는 자궁관을 통해 자궁으로 향하다가 정자와 만나 수정하고 자궁에 착상해 태아가 된다. 다시 자궁으로 돌아가 자궁은 ❹ 질(vagina)을 통해 외부로부터 정자를 받아들일 수 있다(그림 14-15).

태아기에 태아의 난소는 종자상피(germinal epithelium)에 의해 둘러싸이고, 태아가 여성으로 발달함에 따라 종자상피로부터 원시난자(primordial ovum)가 만들어지고 난소의 겉질로 들어간다. 겉질로 들어간 원시난자 주변을 과립층세포(granulosa cell)가 둘러싸고 원시난자와 과립층세포를 합쳐 원시난포(primordial follicle)라고 한다. 이때의 난포(여포, follicle)는 아직 미성숙한 상태이고 원시난자 또한 두 번의 세포분열을 거쳐야 난자로서 성숙하게 된다. 여성은 평균적으로 28일에 한번 씩 난자를 배출하고 사춘기 이후 폐경에 이르기까지 400~500개의 난자가 양쪽 난소로부터 번갈아 배출된다. 태아가 성장을 거치면서 이 정도 수의 난자만 남고 나머지 과다 생성된 원시난포들은 퇴화해 없어진다.

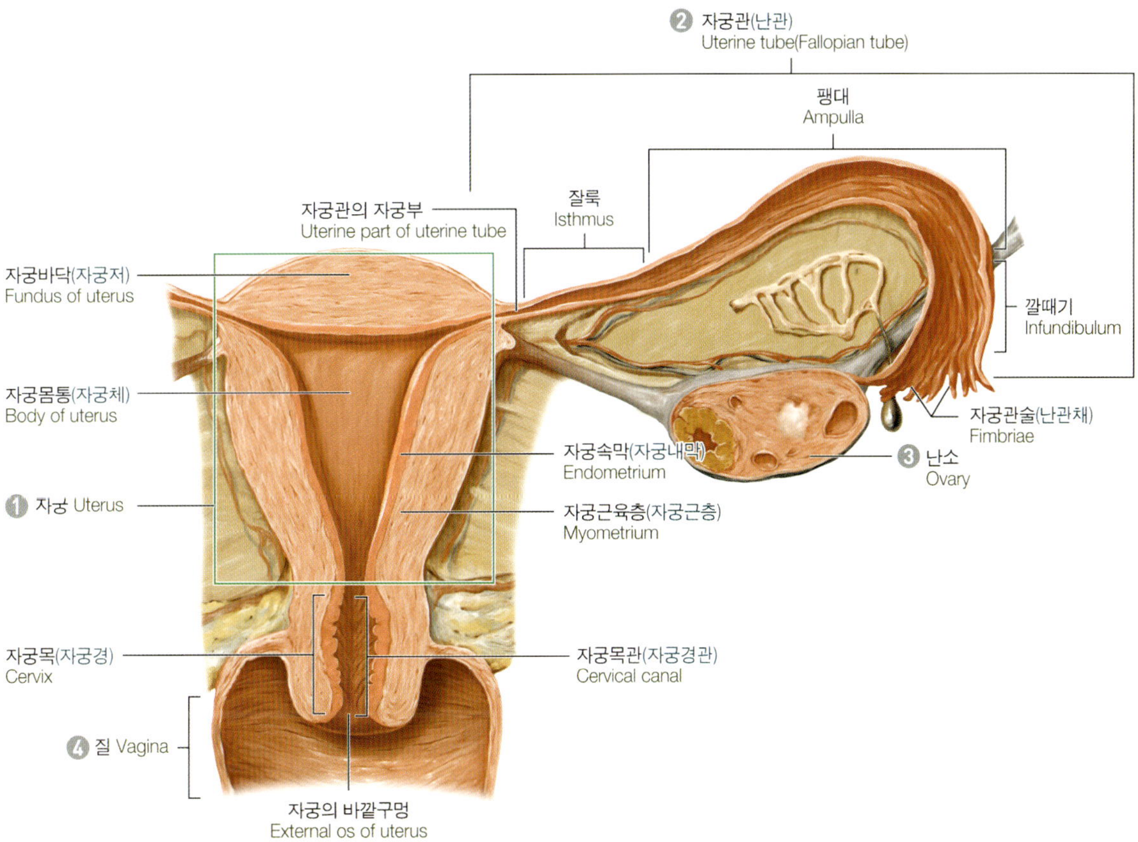

그림 14-15 자궁과 자궁부속기의 구조

CHAPTER 14

1) 월 경(Menstruation)

여성도 남성과 같이 시상하부에서 분비되는 생식샘자극호르몬분비호르몬(gonadotropin releasing hormone, GnRH)에 의해 시상하부가 자극받고 자극받은 시상하부는 ❶ 황체형성호르몬(luteinizing hormone, LH)과 ❷ 난포자극호르몬(follicle stimulating hormone, FSH)을 분비해 여성의 성선인 난소를 자극한다. 난소에서는 ❸ 에스트로겐(estrogen)과 ❹ 프로게스테론(progesterone)을 분비해 성선으로서의 기능을 한다(그림 14-16).

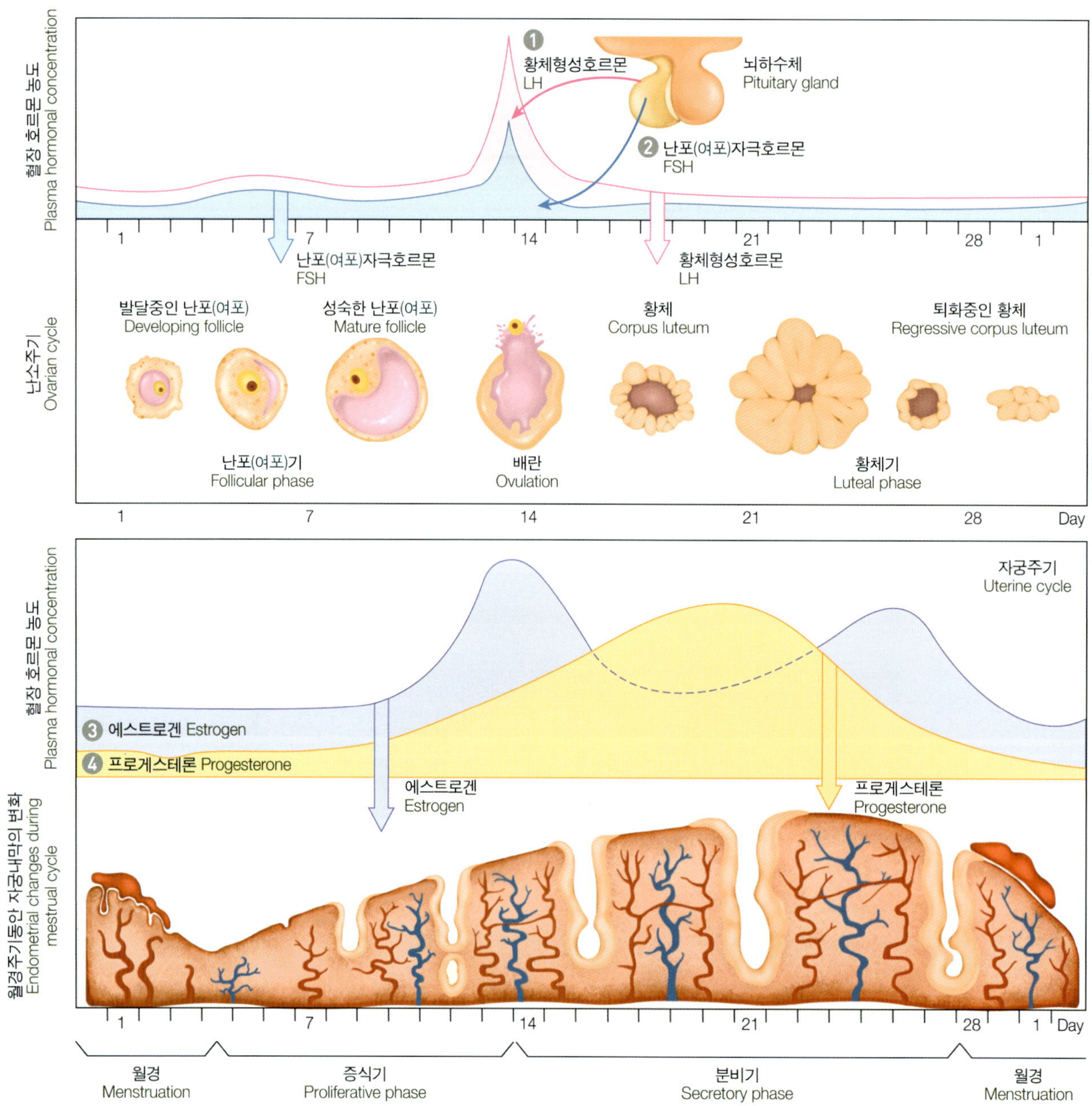

그림 14-16 월경주기

가임기 여성은 평균적으로 28일에 한번 씩 배란(ovulation)을 한다. 수정이 일어나지 않았을 때 새로운 자궁내벽을 만들기 위해 자궁내벽이 허물어지고 그것이 배출되는 것을 월경이라고 한다. 월경과 월경 사이의 기간을 월경주기라고 하고 평균적으로 28일이지만 개인차가 심해 20~50일에 이르기도 하고 불규칙적일 수도 있다.

(1) 생식샘자극호르몬(성선자극호르몬)

뇌하수체에서 분비되는 생식샘자극호르몬인 난포호르몬과 황체형성호르몬이 월경주기를 조절하는데 중요한 역할을 한다. 생식샘자극호르몬이 처음 분비되기 시작하는 사춘기에 여성은 첫 월경인 초경(menarche)을 경험한다 (그림 14-17).

(2) 난포기(Follicular phase)

태아기동안 형성된 ❶ 원시난포는 내부에 원시난자가 있고 주변에 과립층세포가 둘러싸고 있는 모양이다. 과립층세포는 원시난자에 영양분을 공급하고 원시난자가 감수분열을 일으키지 않도록 억제인자를 분비한다. 사춘기가 되어 난포자극호르몬과 황체형성호르몬의 자극이 시작되면 난소가 커지고 원시난포의 일부가 성장하기 시작한다. 원시난포의 난자가 성장하면서 지름이 2~3배 커지고, 과립층세포 역시 성장하면서 원시난포는 ❷ 일차난포(primary follicle)가 된다. 이런 자극은 주로 난포자극호르몬에 의해 일어나고 한번의 월경주기에 6~12개의 난포가

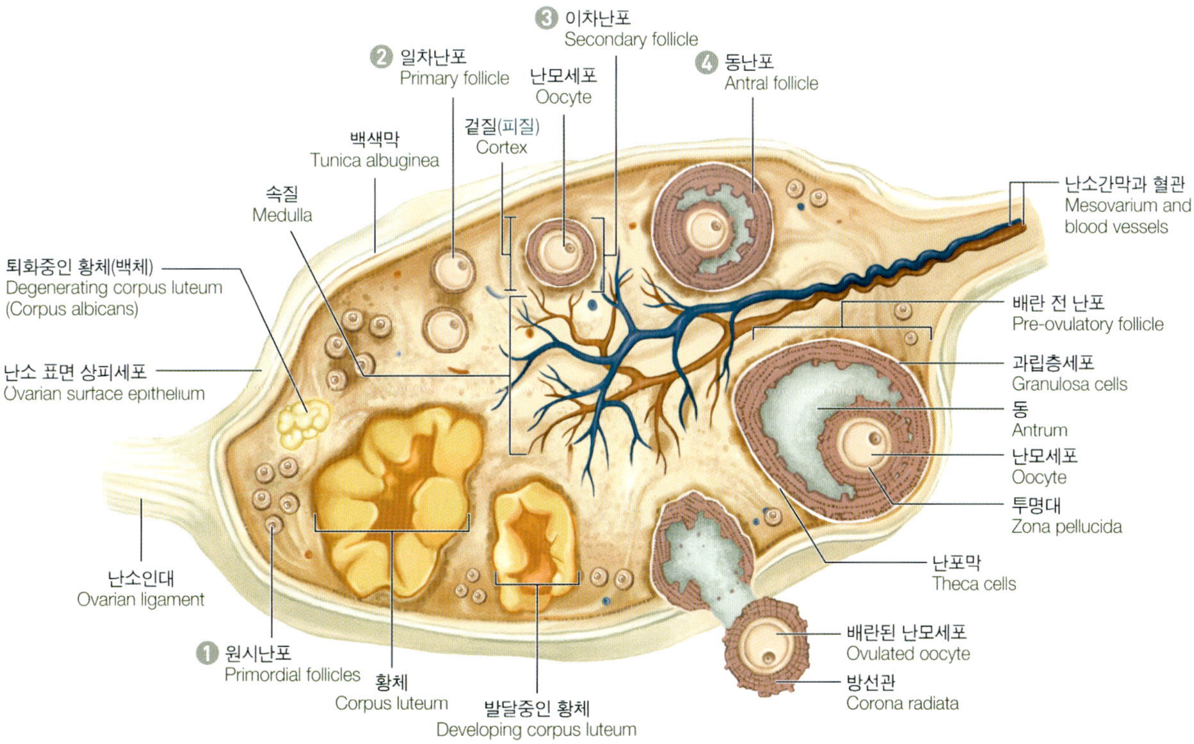

그림 14-17 난소주기

자극되어 일차난포가 된다.

난포가 성장할 때 난소 내 난포 주변의 세포들인 사이질세포들도 함께 자극받아 난포를 둘러싼다. 이것을 난포막(theca)이라 하고 이때부터 일차난포는 ❸ 이차난포(secondary follicle)가 된다. 난포자극호르몬에 의해 난소에서 6~12개의 난포가 자극을 받아 성장하기 시작한다.

난포자극호르몬은 과립층세포로 하여금 에스트로겐을 분비하게 하고, 분비된 에스트로겐은 과립층세포가 난포자극호르몬 수용체를 만들어 난포자극호르몬에 더욱 민감해지게 한다. 즉 난포자극호르몬에 의해 난포자극호르몬에 대한 민감도가 높아지는 양성피드백작용이 일어나는 것이다. 이 과정을 통해 난포는 난포자극호르몬에 의해 더 많은 자극을 받게 되고 성장한다. 생성된 에스트로겐의 일부는 난포 내부로 분비되어 난포 내부에 동(antrum)을 형성하고 이차난포는 ❹ 동난포(antral follicle)가 된다(그림 14-17).

이때 가장 잘 성장하고 있는 난포에서 분비되는 에스트로겐에 의해 뇌하수체에서 분비되는 난포자극호르몬이 억제되고 가장 잘 성장하고 있는 난포는 양성피드백작용에 의해 적어진 난포자극호르몬에 의해서도 성장을 해 나갈 수 있지만 그렇지 못한 나머지 난포는 난포자극호르몬에 대한 반응이 줄어들면서 퇴화된다. 그 결과 난포자극호르몬에 의해 한 월경주기동안 많은 난포가 자극받지만 배란이 이루어지는 난포는 하나밖에 없게 된다. 이 외에 난포자극호르몬과 에스트로겐은 과립층세포의 황체형성호르몬 수용체 합성을 촉진하고 황체형성호르몬의 자극에 반응해 더 많은 호르몬을 분비하게 한다. 그리고 난포막세포(theca cell)는 황체형성호르몬에 의해 자극받아 스테로이드호르몬을 합성하고 분비한다. 난포가 성장하면서 1~1.5cm에 이르면 배란이 일어날 수 있게 된다.

(3) 배 란(Ovulation)

배란이 일어나기 전에 황체형성호르몬과 난포자극호르몬의 분비가 급격히 증가한다. 특히 황체형성호르몬의 분비가 많이 상승한다. 배란은 28일의 생리주기를 가진 여성에게서 생리 후 14일째에 나타난다. 배란된 난자는 24시간 정도 살아남을 수 있다. 그리고 여성생식기관으로 들어온 정자는 최대 5일까지 살아있을 수 있으므로 배란된 난자가 정자와 수정하기 위해서는 배란전 5일에서 배란후 1일 사이에 성행위를 통해 정자가 여성의 생식기관으로 들어와야 한다.

(4) 황체기(Luteal phase)

배란이 일어난 이후 생리가 시작될 때까지의 기간을 황체기(luteal phase)라고 한다. 난포에서 난자가 배출된 후 난포에 남아있는 과립층세포와 난포막세포들은 황체세포로 변하고 난포 역시 황체화(luteinization)과정을 거쳐 황체(corpus luteum)가 된다. 이 과정은 황체형성호르몬에 의해 이루어진다. 황체형성호르몬의 분비가 많아져 과립층세포와 난포막세포의 세포막에 있는 수용체에 결합하면 이들 세포의 황체화가 이루어진다. 난포에서 과립층세포였던 세포들은 콜레스테롤로부터 프로게스테론(progesterone)과 에스트로겐(estrogen)을 만들어 분비한다.

난포막세포들은 콜레스테롤과 과립층세포에서 분비되는 프로게스테론으로 에스트로겐을 만든다. 따라서 황체에서는 프로게스테론과 에스트로겐이 분비된다. 이 호르몬들은 뇌하수체에서 난포자극호르몬과 황체형성호르몬의 분비를 억제하는 음성피드백작용을 할 수 있다. 황체화가 이루어진 후, 배란 7~8일째에 황체는 가장 커져 1.5cm에 달하고 이후로는 점차 작아지며 퇴화해서 12일째에는 퇴화되어 호르몬분비가 중단된다.

그 결과 뇌하수체에 작용한 에스트로겐과 프로게스테론의 음성피드백 작용이 없어져 다시 난포자극호르몬과 황체형성호르몬이 분비되어 새로운 난포의 준비가 시작된다. 퇴화된 황체는 백체(corpus albicans)가 되고 점차 흡수되어 사라진다.

(5) 자궁속막(자궁내막, Endometrium)

자궁속막은 수정된 난자가 착상할 수 있는 장소이고 영양분을 공급받아 생명으로서 발생하는 장소이다. 자궁속막은 난소에서 분비되는 에스트로겐과 프로게스테론에 의해 성장하고 성숙하고 탈락된다. 월경주기 중 난포기 동안 자궁속막은 에스트로겐의 작용에 의해 자궁속막의 기질세포, 상피세포들의 증식해 성장한다.

난포기의 후반기 동안, 즉 배란이 일어나기 1주일 전부터 배란이 일어날 때까지 성장한 자궁속막의 자궁속막샘이 성장하고, 많은 혈관이 생성되어 자궁속막으로 들어온다. 자궁속막샘에서 분비되는 점액들은 자궁목, 질을 통해 흘러 정자들이 자궁으로 들어오는 것을 돕는다. 배란이 일어난 후 난소에서는 에스트로겐과 프로게스테론이 함께 분비된다(그림 14-18).

자궁속막에는 프로게스테론이 자궁속막의 팽창과 함께 분비를 촉진한다. 기질세포에 글리코겐과 지방이 축적되면서 비대해지고 혈관이 더욱 발달해 혈류공급이 원활해진다. 배란 후 1주일이 되면 자궁속막의 두께가 최대치를 나타내어 5~6mm에 달하고 수정란이 착상할 적절한 환경이 조성된다. 이 시기에 수정란이 자궁속막에 착상하면 자궁의 분비선에 의해 영양을 공급받는다. 만약 수정란이 착상되지 않으면 난소의 황체가 퇴화함에 따라 여성호르몬의 수치가 낮아진다. 자궁속막을 자극하면서 유지시켰던 여성호르몬이 없어지면서 자궁속막은 빠르게 퇴화하고 탈락된다. 이 과정에서 평균적으로 40mL의 혈액을 잃는다. 자궁속막이 탈락된 후 4~7일경 다시 상피세포들이 자라나면서 출혈이 멈추고 월경이 끝난다.

2) 여성호르몬

여성호르몬은 크게 에스트로겐과 프로게스테론으로 나뉜다. 이들 호르몬은 여성의 이차성징을 일으킬 수 있고, 월경과 임신, 수유 등 여성의 생식기능에 중요한 영향을 미친다(그림 14-19).

대부분의 에스트로겐은 난소에서 분비된다. 부신에서도 소량이 분비되지만 난소에 비하면 아주 적은 양이다. 프로게스테론의 경우 역시 대부분 난소에서 분비되지만 황체기의 황체에서 대부분이 분비된다. 여성의 생리주기 동안 황체기가 차지하는 비율은 절반 이하이고 이 기간에 프로게스테론이 만들어질 수 있다.

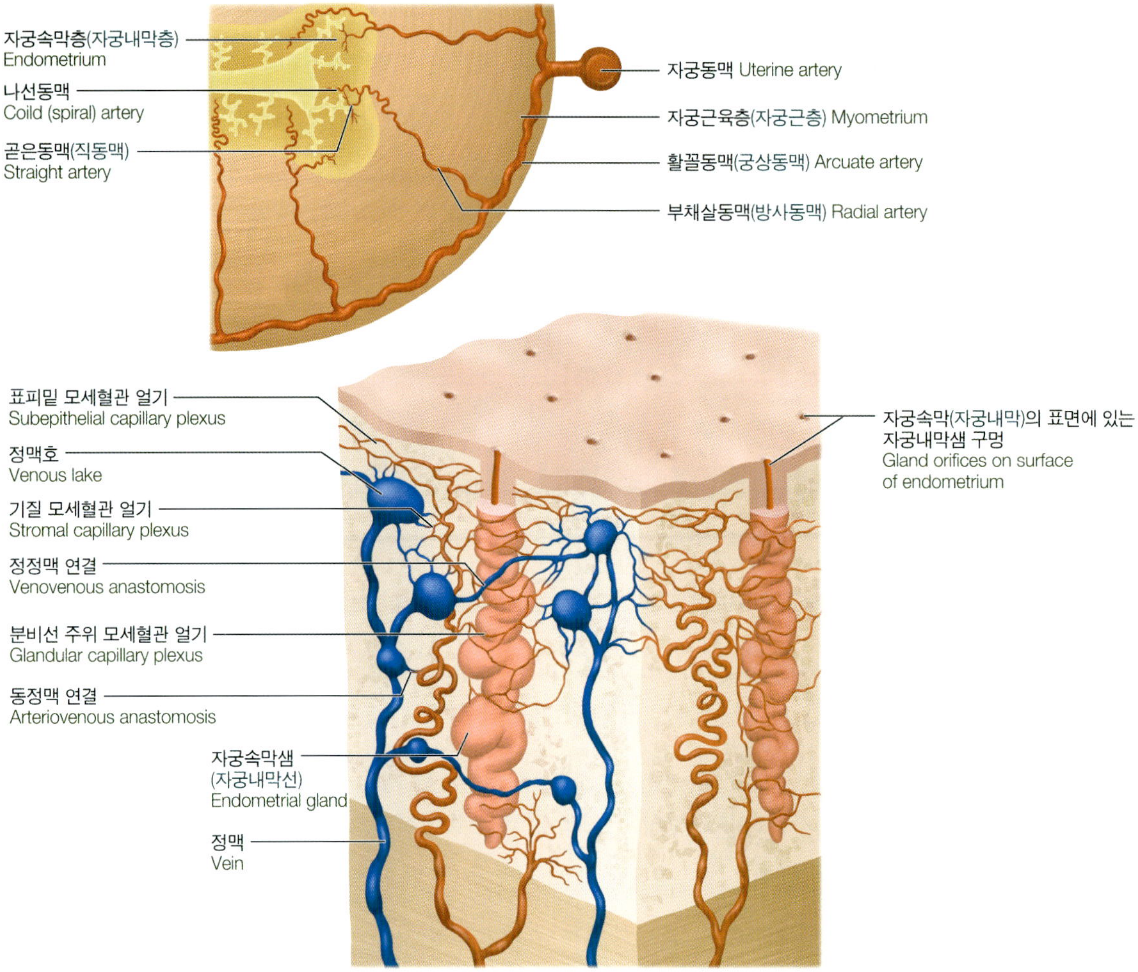

그림 14-18 자궁속막

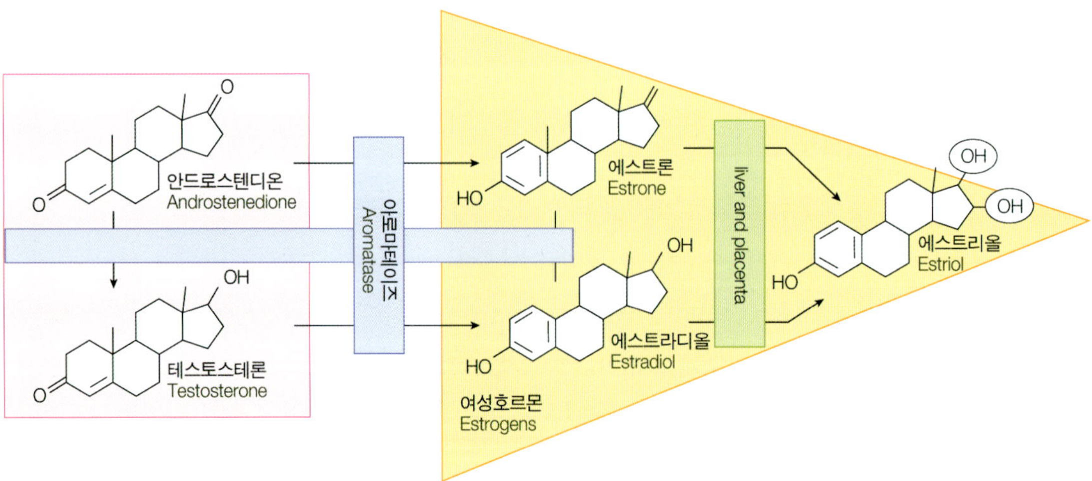

그림 14-19 여성호르몬 구조

(1) 여성호르몬의 합성과 운반

에스트로겐과 프로게스테론은 모두 스테로이드계열의 호르몬으로 콜레스테롤이나 아세틸 CoA로부터 합성될 수 있다. 난소의 과립층세포와 난포막세포에 의해서 합성되고 분비된다. 황체형성호르몬의 자극에 의해 난포막호르몬은 남성호르몬을 만들고, 이 남성호르몬은 다시 과립층세포로 이동해 난포자극호르몬의 자극하에 여성호르몬인 에스트로겐으로 변환된다. 프로게스테론의 경우 과립층세포와 난포막세포에 모두에 의해 합성될 수 있다. 난포기에는 대부분의 프로게스테론이 남성호르몬으로 전환된 후 에스트로겐으로 다시 전환되어 배출되지만 황체기에는 많은 프로게스테론이 생성되어서 배출된다(그림 14-20). 배출된 에스트로겐과 프로게스테론은 혈장단백질과 결합해 운반된다. 대부분 알부민 혹은 각각의 호르몬과 특이적으로 결합할 수 있는 결합 글로불린(binding-globulin)에 결합해 운반된다.

호르몬들이 간에 도달하면 쓸개즙으로 배출되거나 기능이 거의 없는 형태로 전환되어 소변으로 배출된다.

(2) 에스트로겐의 기능

다른 성호르몬과 비슷하게 에스트로겐 역시 사춘기 이전에는 극소량만이 분비되다가 사춘기가 시작되어 적절한 자극이 가해지면 높은 농도로 분비된다. 사춘기에 높은 농도의 에스트로겐은 미성숙한 여성 생식기관을 성장시키는 역할을 한다. 난소, 자궁관(난관), 자궁, 질과 같은 기관들의 크기가 증가하고 외부 생식기 역시 성숙한다. 또한, 질 표면의 상피세포들이 입방상피(cuboidal epithelium)에서 편평상피(squamous epithelium)로 변해 감염 등 외부의 침입에 조금 더 잘 견딜 수 있게 된다(그림 14-21).

자궁의 경우는 크기가 증가할 뿐 아니라 자궁속막(자궁내막)의 기질세포가 증식하고, 수정란이 착상했을 때 영양분의 공급을 도와주는 자궁속막샘이 발생한다. 자궁관에서는 섬모를 가진 상피세포가 증가해 섬모의 운동으로 난자가 조금 더 쉽게 이동할 수 있게 된다. 여성은 사춘기에 에스트로겐이 분비되면서 여성형 유방을 성장시킨다. 에스트로겐의 작용에 의해 유방의 기질조직이 발달하고, 유즙을 분비하기 위한 관 구조의 발달, 그리고 지방의 침착이 일어난다. 최종적으로 유즙을 분비할 수 있게 하는 호르몬은 프로게스테론과 프로락틴(prolactin)이다. 에스트로겐은 유즙을 생산하는 기관으로서의 유방이 발달하는 시초를 제공한다. 생식기관의 발달 이외에도 에스트로겐은 많은 대사적 기능을 가진다. 가장 먼저 골격에서 뼈파괴세포(osteoclast)의 활성을 억제한다. 그 결과 뼈의 흡수가 줄어들어 너 많은 골격이 생성될 수 있다. 성장기의 에스트로겐은 남성에서의 테스토스테론과 마찬가지로 성장판의 폐쇄를 일으킨다. 폐경 후에는 난소에서 거의 에스트로겐이 생성되지 않는다. 그 결과 에스트로겐에 의해 억제되어있던 뼈파괴세포가 다시 활성을 찾고 뼈가 흡수되면서 칼슘염이 유리되어 뼈엉성증(osteoporosis)이 생길 수 있다.

이 외에 에스트로겐은 단백질의 합성을 증가시킬 수 있지만 테스토스테론의 단백질 축적능력에는 미치지 못한다. 그리고 유방을 비롯해 엉덩이와 넓적다리에서 지방의 침착을 일으킨다. 또, 전신의 대사율을 증가시킬 수 있지만 역시 테스토스테론의 대사항진에 비해서는 약하다. 테스토스테론의 경우 피부가 두꺼워지고 피지의 분비가 많아지게 했지만 에스트로겐의 경우, 피부가 두꺼워지지만 피부의 혈관을 잘 발달시키고 매끄럽게 발달하도록 한다. 에스트로겐이 콩팥에 작용하면 미약한 나트륨, 수분저류를 일으킬 수 있다.

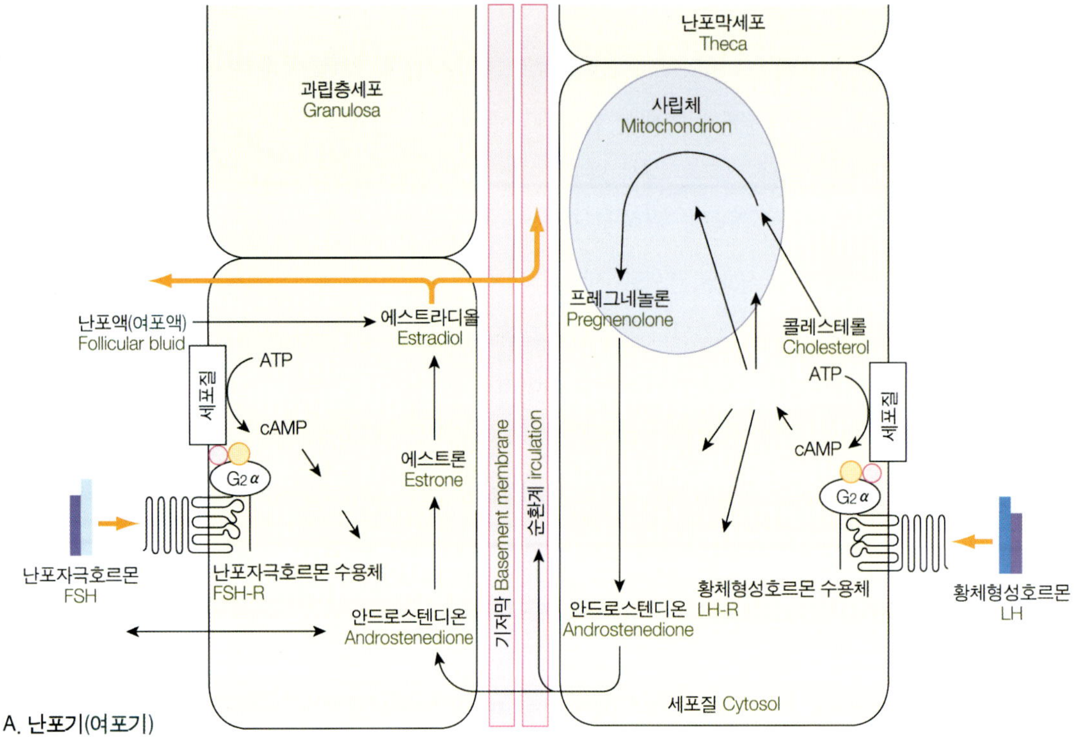

A. 난포기(여포기)

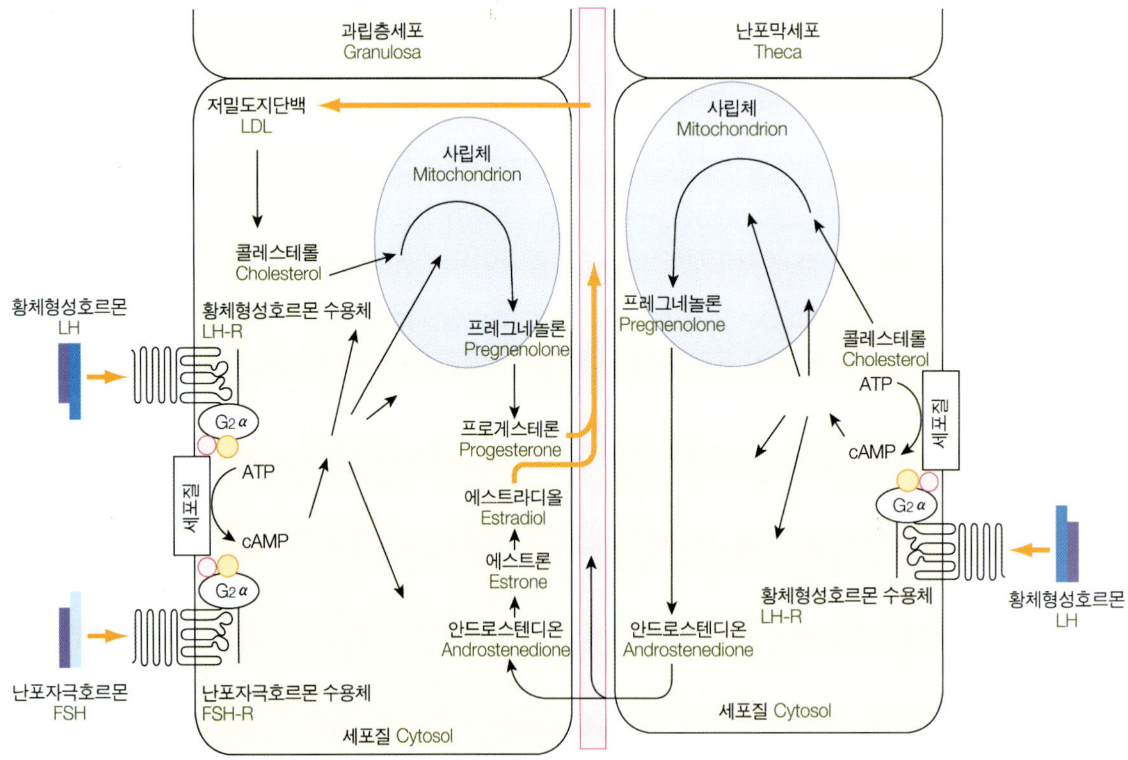

B. 황체기

그림 14-20 여성호르몬합성

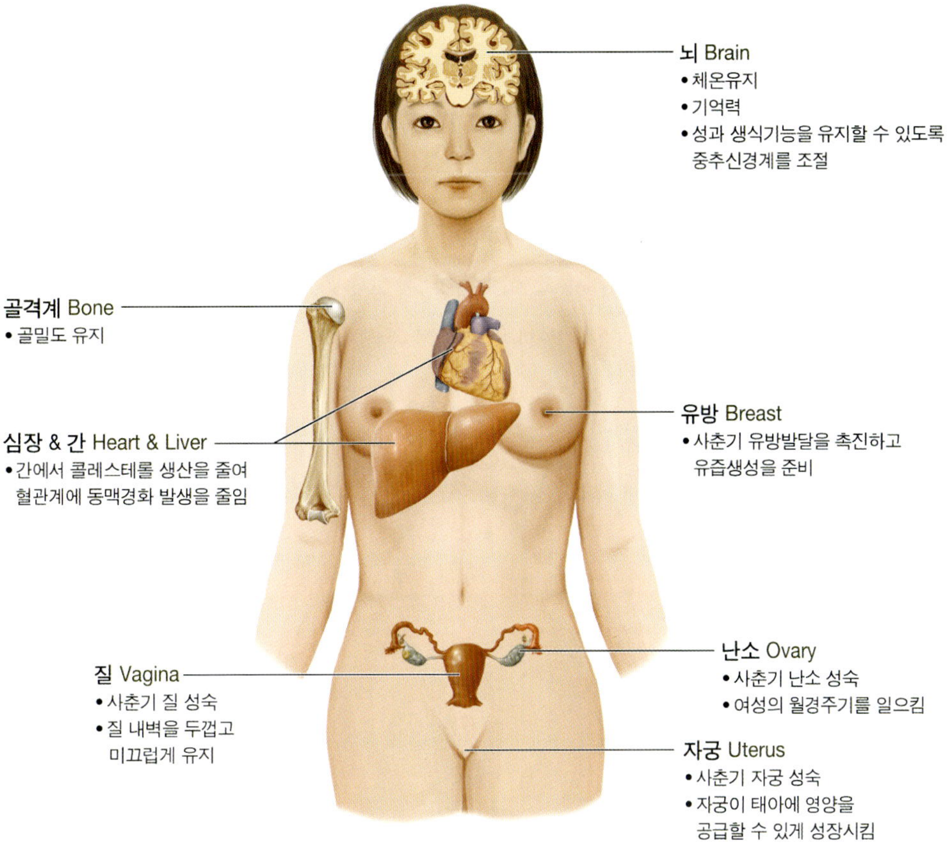

그림 14-21 여성호르몬의 조절

(3) 프로게스테론의 기능

프로게스테론은 월경주기의 황체기동안 주로 자궁속막에 작용한다. 난포자극호르몬에 의해 성장한 자궁속막이 수정란을 받아들이고 보조할 수 있도록 자궁속막을 준비시킨다. 또, 자궁관의 점막에서도 분비를 촉진시켜 난자 혹은 수정란이 자궁관을 지나면서 충분한 영양을 공급받을 수 있도록 해준다. 프로게스테론은 유방에서 분비기능이 일어날 수 있도록 해준다. 유즙이 분비되는 소엽부분의 성장을 일으켜 유방이 분비를 할 수 있게 준비시켜준다. 이후에 유방에 프로락틴이라는 호르몬이 작용하면 유즙의 분비가 일어날 수 있다.

3) 여성호르몬의 조절

여성호르몬 역시 시상하부, 뇌하수체, 난소로 이어지는 축에 의해 그 분비가 조절된다. 시상하부에서 생식샘자극호르몬분비호르몬(gonadotropin releasing hormone, GnRH)이 분비되어 뇌하수체를 자극한다. 만약 생식샘자극호르몬분비호르몬이 지속적으로 분비된다면 뇌하수체에서 분비되는 생식샘자극호르몬들의 분비는 정지된다. 시상하부는 변연계(limbic system) 등 고위 신경계에 의해 조절 받을 수 있고, 이를 통해 스트레스 같은 정신적 상태에 의해 여성의 생리가 조절될 수 있음을 이해할 수 있다(그림 14-22).

시상하부의 자극에 의해 뇌하수체에서는 난포자극호르몬과 황체형성호르몬이 분비된다. 이 두 종류의 생식샘자극호르몬은 난소를 자극해 난소에서 에스트로겐과 프로게스테론이 분비되게 한다. 분비된 에스트로겐과 프로게스테론은 다시 뇌하수체와 시상하부에 작용해 음성피드백을 하고 생식샘자극호르몬과 생식샘자극호르몬분비호르몬의 분비를 줄인다. 또, 여성의 난소에서도 인히빈(inhibin)이 분비된다. 황체의 과립층세포에서 분비되어 뇌하수체에서 난포자극호르몬의 분비를 억제하고 비교적 약하지만 황체형성호르몬의 분비 또한 억제한다.

그런데, 배란이 일어나기 직전에 혈중 에스트로겐의 수치가 높음에도 불구하고 뇌하수체에서 난포자극호르몬과 황체형성호르몬의 분비가 늘어난다. 이는 에스트로겐이 양성피드백작용을 거쳐 뇌하수체를 자극해 황체형성호르몬과 난포자극호르몬의 분비를 촉진하기 때문으로 생각된다. 이때 황체형성호르몬과 난포자극호르몬의 갑작스런 상승이 유발되고 이 덕분에 난포에서 난자가 배란될 수 있다.

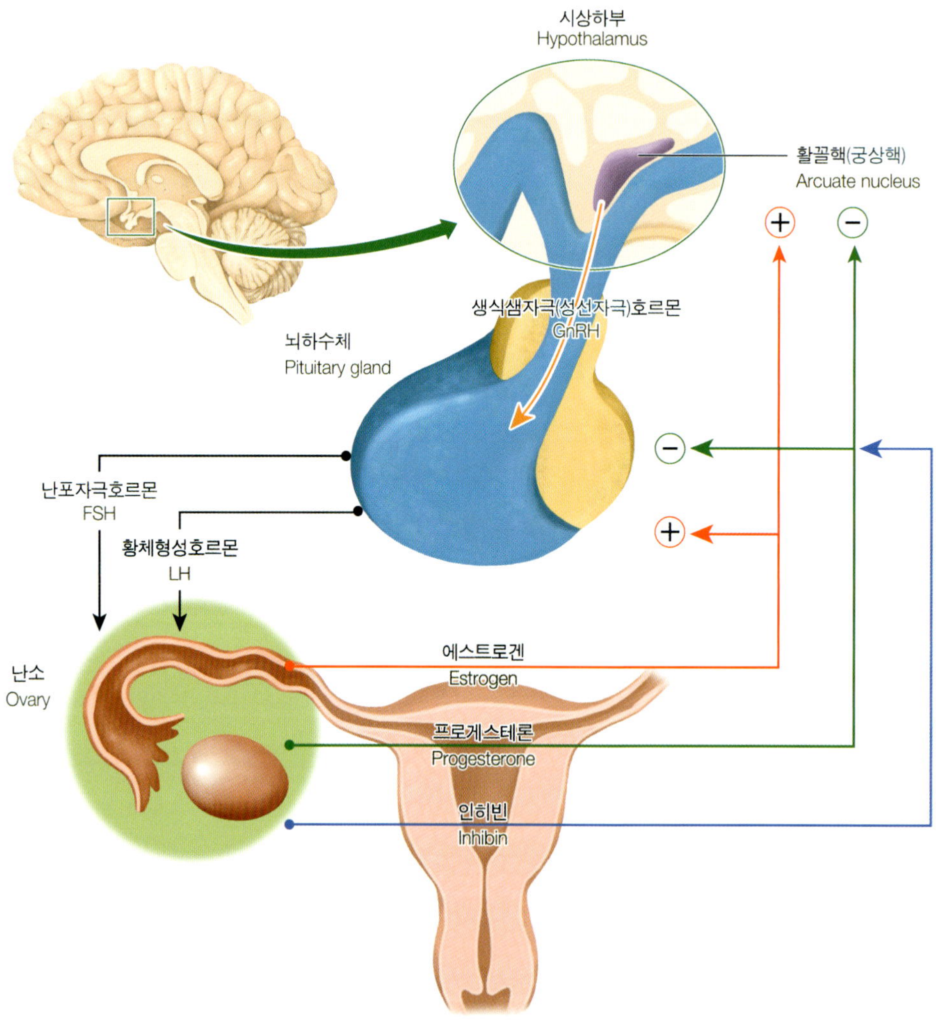

그림 14-22 여성호르몬의 조절

4) 사춘기와 폐경기

여성도 남성과 마찬가지로 사춘기에 이차성징을 겪으면서 여성으로서의 생식기관을 성숙시킨다. 사춘기가 오기 전 시상하부에서 생식샘자극호르몬분비호르몬의 분비가 억제되어 있다. 하지만 사춘기가 되면 생식샘자극호르몬분비호르몬이 주기적으로 분비되기 시작하면서 점차로 뇌하수체, 난소가 활성화되기 시작하고 여성호르몬의 분비가 시작된다. 사춘기에 진입하고 첫 몇 번의 월경을 겪기까지는 성인의 월경처럼 안정적으로 호르몬이 조절되지 않을 수 있고, 호르몬의 분비량이 충분하지 않을 수도 있다. 최초의 월경인 초경을 겪고 나서 불규칙하고 불완전한 월경이 있을 수 있지만 곧 안정되어 주기적으로 월경을 하게 된다.

여성이 40~50세가 될 때까지 점점 에스트로겐의 분비량은 줄어들고 40~50세에 이르면 월경이 불규칙하게 변하고 배란이 잘 일어나지 않는다. 이것을 폐경(menopause)이라고 한다. 난소에는 태아 시기부터 만들어져 있던 원시난포들의 개수가 제한되어 있다. 그 때문에 오랜 시간동안 월경을 하고 배란을 하다보면 이 원시난포들이 고갈되고 더 이상 성숙한 난자를 생산하거나 호르몬을 생산할 난포들이 남아나지 않는다. 그 결과 배란 및 호르몬

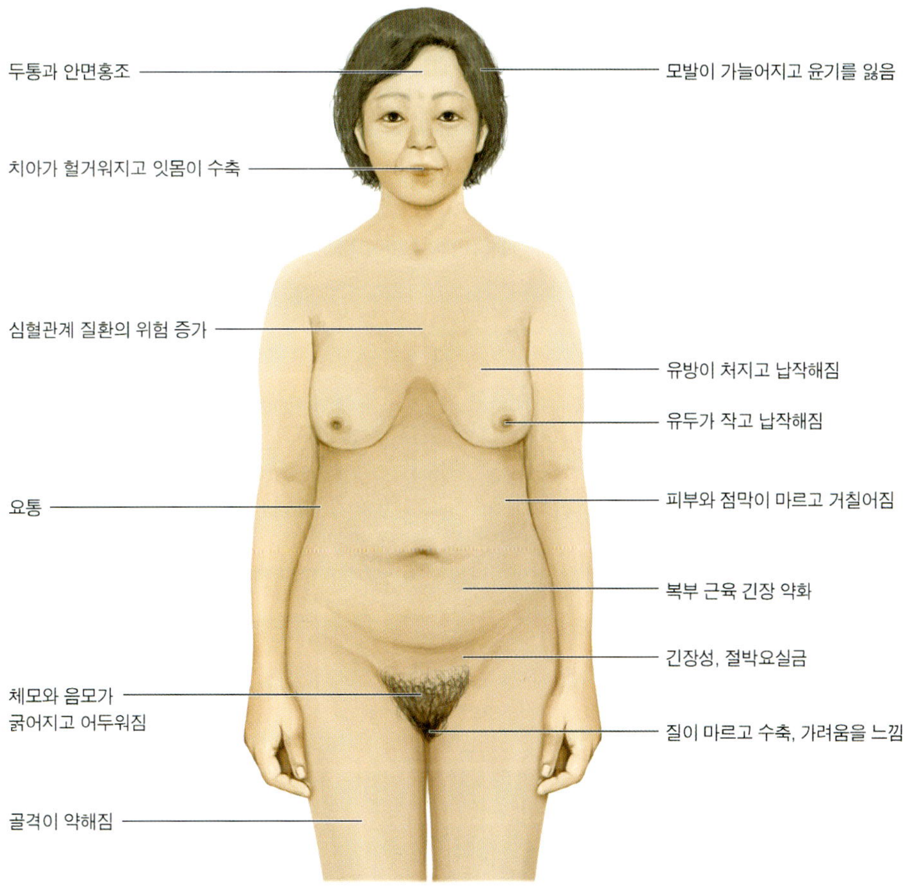

그림 14-23 폐경

의 생산은 정지되고 그 때문에 일시적으로 생식샘자극호르몬이 과다분비되어 난소를 자극하려 노력한다. 여성호르몬의 분비가 정지되면서 다양한 증상들이 나타나는데, 대표적으로 안면홍조, 심리적 불안정, 불안, 우울, 과민성, 피로, 뼈엉성증 등의 문제들이 생길 수 있다(그림 14-23).

5) 여성의 성행위

여성의 경우도 남성과 마찬가지로 성행위를 시작하기 앞서 물리적, 정신적 자극이 중요한 요소로 작용한다. 여성의 성기 중 ❶ 음핵(clitoris)이 가장 민감하고, 그 외에 ❷ 질(vagina), ❸ 회음부(perineum), ❹ 소음순(labia minora)과 ❺ 대음순(labia majora)의 자극들이 성적 자극으로 전달될 수 있다. 여성 성기에서 감각되는 성적 자극은 음부신경(pudendal nerve)과 엉치신경얼기(천골신경얼기, sacral plexus)를 통해 척수로 들어가고 고위 신경계로 전달된다. 또, 호르몬에도 영향을 받는다. 에스트로겐이 높을 때 배란을 전후로 해서 성적 욕구가 높아지는 것으로 생각된다. 이 외에 성적 자극에 대한 상상, 생각 등이 성적 자극으로 전달될 수 있다. 여성에게도 남성과 마찬가지로 발기(erection)할 수 있는 조직이 있다. 음핵을 시작으로 질 양쪽으로 뻗어 내려오는 해면체 조직들이 부교감신경말단에서 분비되는 아세틸콜린, 산화질소, 혈관작용성 장펩티드에 의해 발기할 수 있다. 이들 조직의 발기로 인해 여성의 질 입구가 남성의 성기를 단단하게 압박할 수 있고 남성의 성적 자극을 크게 할 수 있다. 또, 여성 성기 주변에 분포한 부교감신경은 ❻ 바르톨린선(큰질어귀샘, Bartholin's gland)을 자극해 점액을 분비시킨다. 이곳에서 분비되는 점액은 윤활작용을 할 수 있다. 남성의 요도선과 구요도선에서 분비되는 점액 또한 윤활작용을 하지만 여성의 바르톨린선의 윤활작용이 성행위에서 대부분의 윤활작용을 한다(그림 14-24).

성적 자극이 고조되어 극치에 이르면 남성에서 사정(ejaculation)이 일어나듯이 여성에게서도 절정(climax)이라

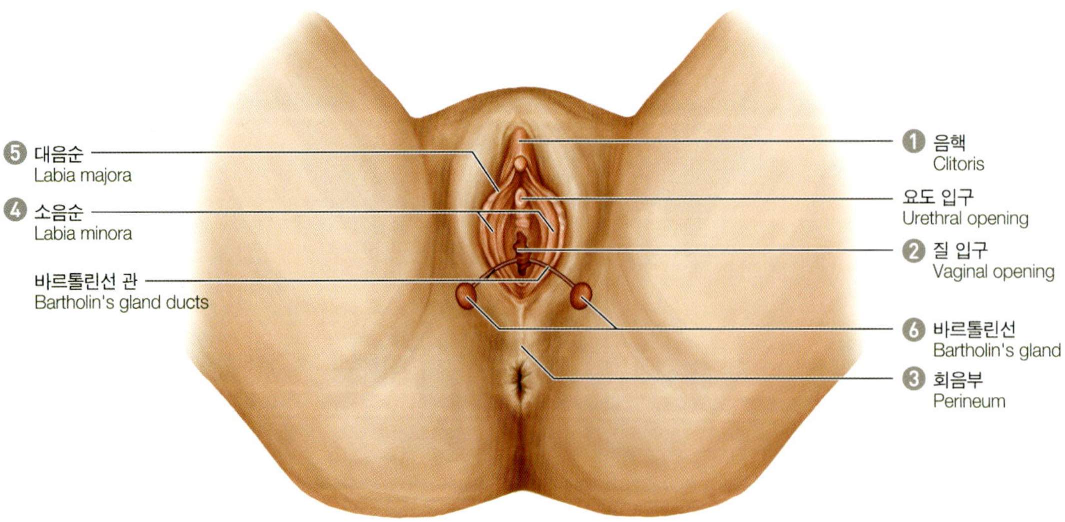

그림 14-24 회음부

고 부르는 일련의 반응이 나타난다. 척수반사에 의해 여성의 회음부 근육들이 규칙적으로 수축하고, 자궁과 자궁관의 움직임이 활발해진다. 그 결과 정자의 이동이 원활해질 수 있다. 또, 뇌하수체에서 옥시토신(oxytocin)이 분비되어 자궁의 수축을 더욱 강하게 하고 이 역시 정자의 움직임에 도움을 준다. 절정기 동안 여성의 전신 근육은 성적 감각에 대해 전신의 근육의 긴장을 유발한다. 이 긴장은 절정기가 끝난 후 곧 풀리고, 해소기가 찾아온다.

6) 여성 성기능의 이상

월경을 비롯한 여성 생식기관은 복잡한 호르몬체계에 의해서 조절되고 있다. 이 내분비체계에 이상이 생기면 월경주기의 이상이 일어날 수도 있고 무월경에 빠지거나 생식능력을 잃을 수도 있다.

생식샘기능저하증(hypogonadism)은 난소의 배란능력과 여성호르몬 분비능력의 감소를 뜻하는 말이다. 만약 생식샘기능저하증이 선천적이거나 사춘기 이전에 일어난다면 사춘기에 일어나야할 이차성징이 제대로 일어나지 않는다. 자궁과 자궁관, 질을 비롯한 여성 생식기는 유아기의 크기에서 더 이상 성장하지 않고 유방의 발달도 일어

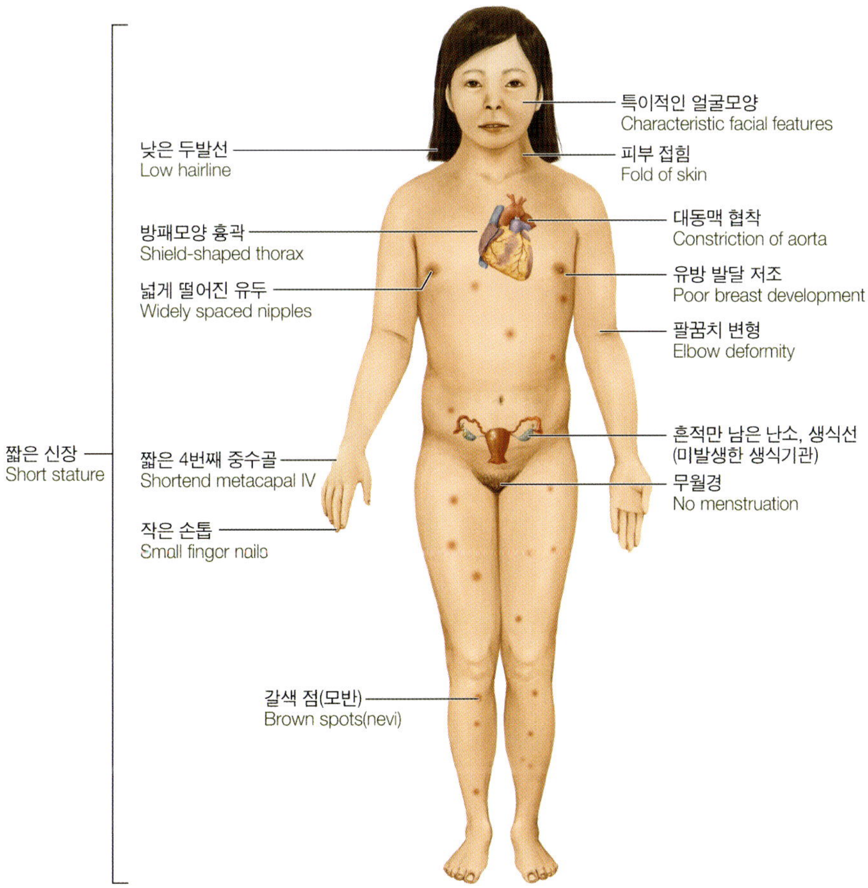

그림 14-25 선천적 생식샘기능저하증을 보이는 터너 증후군(Turner syndrome)

나지 않는다. 에스트로겐에 의해 성장판이 닫히지 않기 때문에 장골의 길이성장이 오랫동안 지속되어 정상보다 키가 클 수 있다. 사춘기가 지난 후 생식샘기능저하증이 생기면 여성의 생식기관이 유아의 생식기관 정도의 크기로 돌아가고 질의 상피세포가 약해져 쉽게 상처받는다. 유방 역시 작아지고 탄력을 잃으며 음모 또한 얇아지고 약해진다. 폐경이 일어나 난소의 기능이 상실된 여성에게서도 이런 변화가 나타난다(그림 14-25).

여성 생식기관의 구조적 이상 또한 문제가 될 수 있다. 생식샘기능저하증을 포함해 이런 이상은 여성의 불임을 유발할 수도 있다. 생식샘기능저하증으로 인해 배란이 제대로 조절되지 않고, 일어나지 않을 수 있고, 구조적 이상으로 인해 배란이 일어나지 않을 수 있다. 가령 난소의 표면이 너무 두꺼운 경우 난자가 이를 뚫고 나오지 못해 배란이 일어나지 않는 경우도 있다. 이 외에 배란된 난자가 이동하는 자궁관에 염증이나 상처가 있어 길이 막혀 있으면 난자와 정자가 만나지 못해 불임이 될 것이고, 난자와 정자가 만나더라도 수정된 수정란이 착상할 공간이 없으면 불임이 될 것이다. 수정란은 자궁에 착상해야 하는데, 자궁속막에 이상이 있거나 자궁의 형태가 이상한 경우 등에서 수정란의 착상에 문제가 발생하고 임신이 시작될 수 없다.

3 임신과 수유

여성에게서 배란이 일어나고 배출된 난자가 정자와 결합해 수정란이 된다. 수정란은 여성의 준비된 자궁에 착상해서 생명으로서 성장할 수 있다. 이후의 과정을 임신(pregnancy)이라고 부르고 수정란과 모체 양쪽 모두에 중요한 생리학적 변화가 일어난다.

1) 난자의 수정과 착상(그림 14-26, 그림 14-27)

난자가 난소 내부에 있는 난포 속에 있을 때는 아직 감수분열을 시작하지 않은 ❶ 1차 난모세포(primary oocyte)로 존재한다. 난포가 성숙해 난포에서 난자의 배출이 일어날 때 일차난모세포는 ❷ 제1감수분열을 하고, ❸ 2차 난모세포(secondary oocyte)가 된다. 이때 정자와는 달리 세포질이 불균등하게 배분되어 일차난모세포가 둘로 나뉘지만 하나의 세포만이 이차난모세포가 되고 나머지 하나의 세포는 세포질이 거의 없는 ❹ 제1극체(primary polar body)가 된다.

난소에서 복강으로 배출된 난자는 자궁관(난관, fallopian tube)의 자궁관술(난소체, fimbriae)에 의해 자궁관 안으로 들어갈 수 있다. 자궁관 내부의 상피세포에는 섬모가 있어 난자를 자궁쪽으로 이동시켜줄 수 있다.

남성이 사정을 한 후 질 내부의 정자들은 빠르게 자궁으로 이동한다. 성관계에 의해 여성에게서 분비되는 옥시토신과 여성의 절정에 의해 여성의 생식기관 근육이 수축하고 정자의 이동을 도우며 정액에 포함되어 있는 프로스타글란딘 같은 물질이 정자의 이동을 촉진한다.

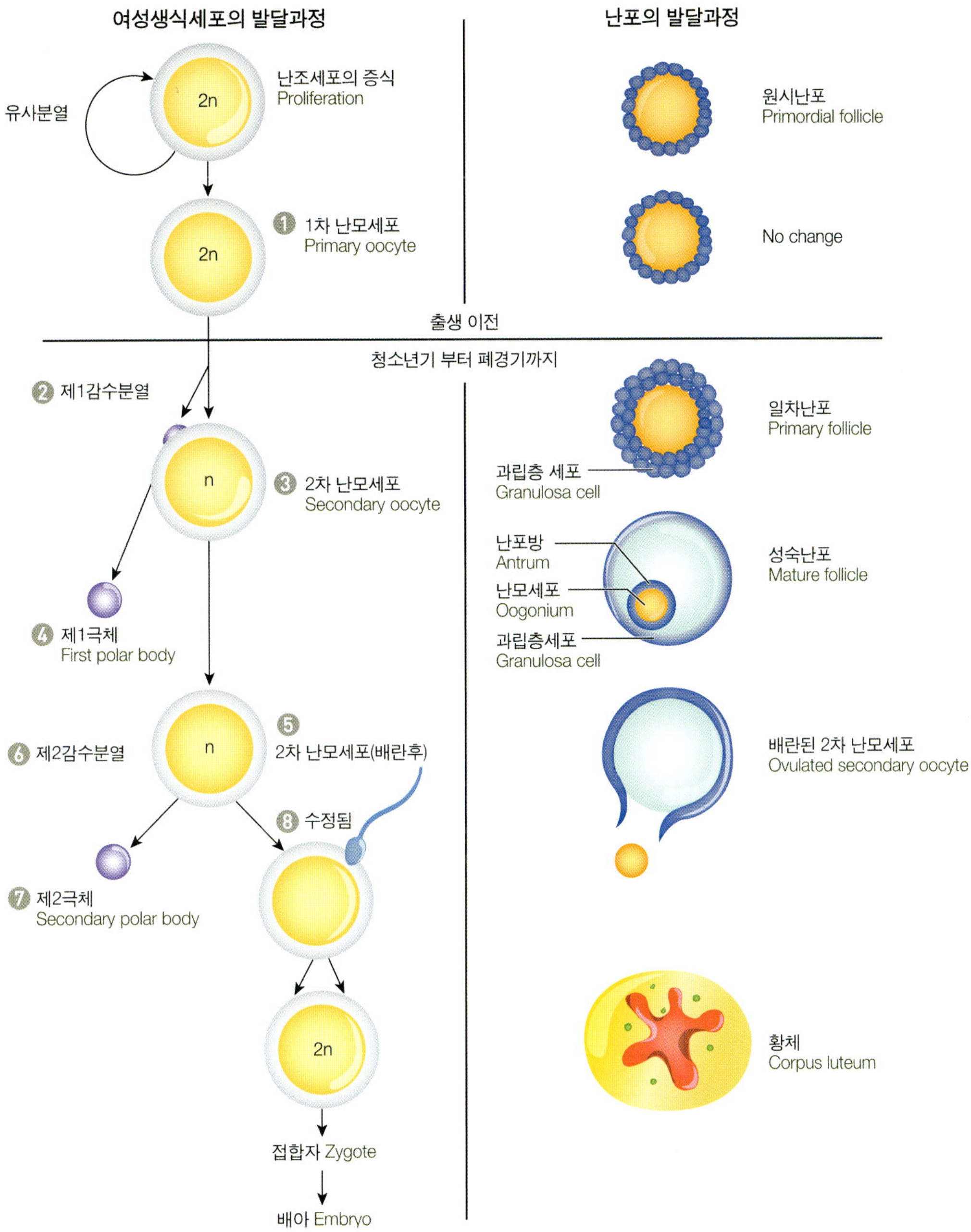

그림 14-26 난자발생과정

정자와 난자는 자궁관의 팽대부(ampullae)에서 만난다. 정자는 난자를 둘러싸고 있는 방선관(corona radiata)과 투명대(zona pellucida)를 뚫어야만 난자와 결합할 수 있다. 정자가 난자 내부로 들어가면 ❺ 2차 난모세포는 ❻ 제2감수분열을 통해 ❼ 제2극체(secondary polar body)를 방출하고 성숙난자가 된다. 성숙난자의 내부에는 여성전핵(female pronucleus)이 생기고, 난자에 진입한 정자의 머리부분 역시 남성전핵(male pronucleus)이 되어 46개의 염색체가 완성된다.

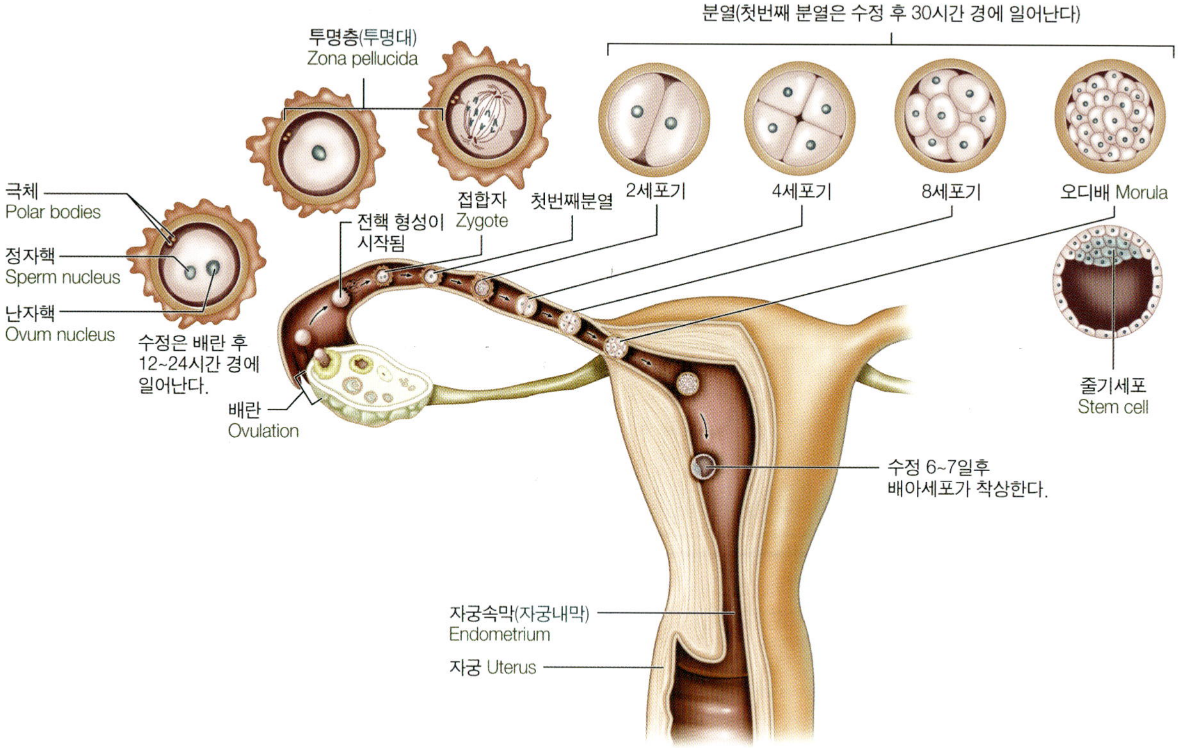

그림 14-27 수정란의 착상

❽ 수정이 일어난 후 수정란은 3~5일만에 자궁에 도착한다. 자궁관에서 분비되는 점액과 자궁관 상피세포의 섬모운동에 의해 자궁쪽으로 느린 점액의 흐름이 생기고 이것을 타고 수정란은 이동할 수 있다. 수정란이 이동하는 동안 자궁관에서 분비되는 점액과 방선관의 과립층세포들에게서 에너지를 공급받고 세포분열을 해 자궁에 도착할 때에는 100여 개의 세포로 구성된 주머니배(포배, blastocyst)가 된다.

자궁에 도착한 주머니배는 자궁속막샘(자궁내막선, endometrial gland)에서 분비되는 자궁유즙(uterine milk)을 통해 에너지를 공급받으며 자궁내부에서 착상을 준비한다. 자궁에 도착한 후 1~3일쯤에 주머니배는 자궁에 착상하게 되는데, 이때 영양막(trophoblast)이 주머니배의 표면에서 발생하고 자궁속막의 세포들을 흡수하고 분해하면서 주머니배가 자궁속막으로 파고들 수 있게 해 준다. 또 영양막은 분해산물이나 자궁유즙 등의 에너지원을 주머니배로 전해주는 역할을 한다.

2) 임신 중 호르몬 변화

임신 중에는 사람융모성 생식샘자극호르몬(human chorionic gonadotropin, hCG), 에스트로겐(estrogen), 프로게스테론(progesteron), 사람융모몸젖샘발육호르몬(사람융모체유선발육호르몬, human chrionic somatomammotropin; hCS)이 태반에서 분비되어 중요한 호르몬으로 작용한다(그림 14-29).

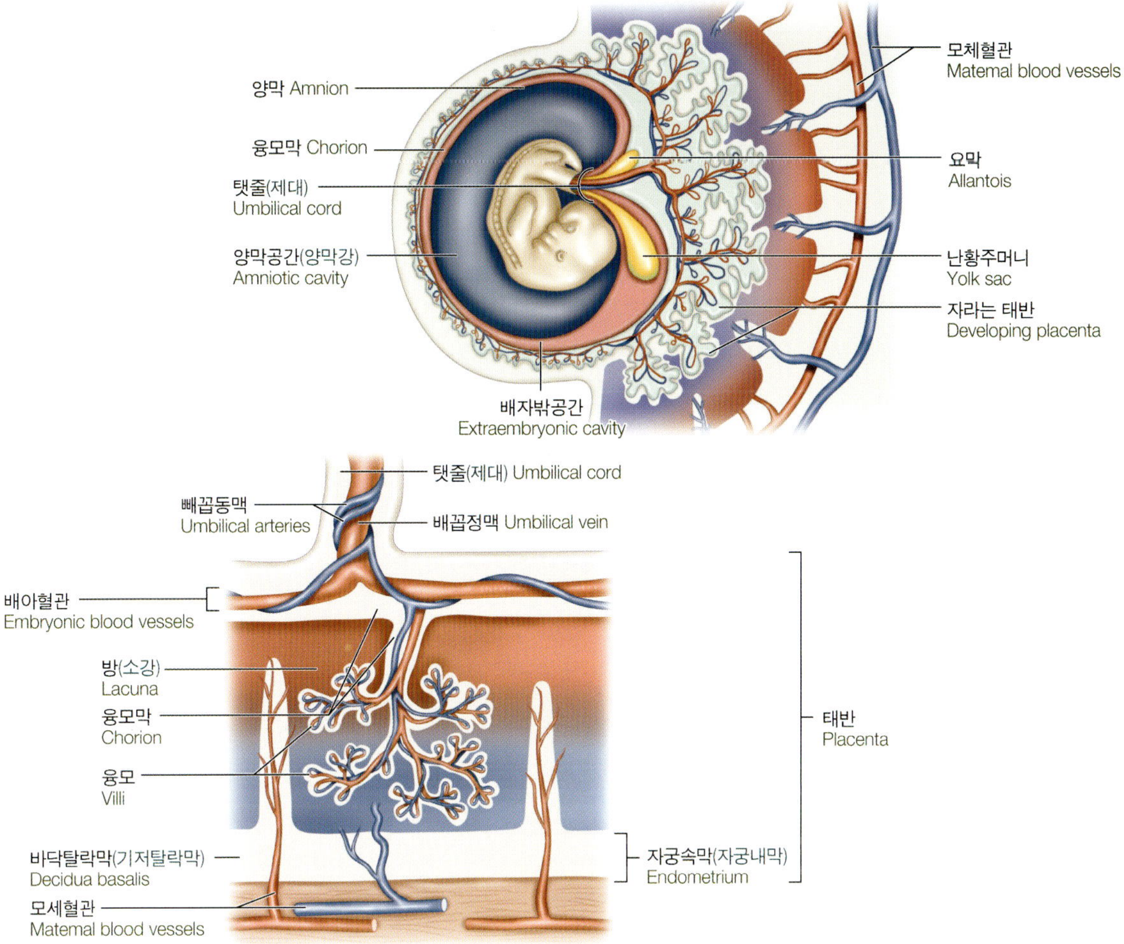

그림 14-28 태반의 해부학적 구조

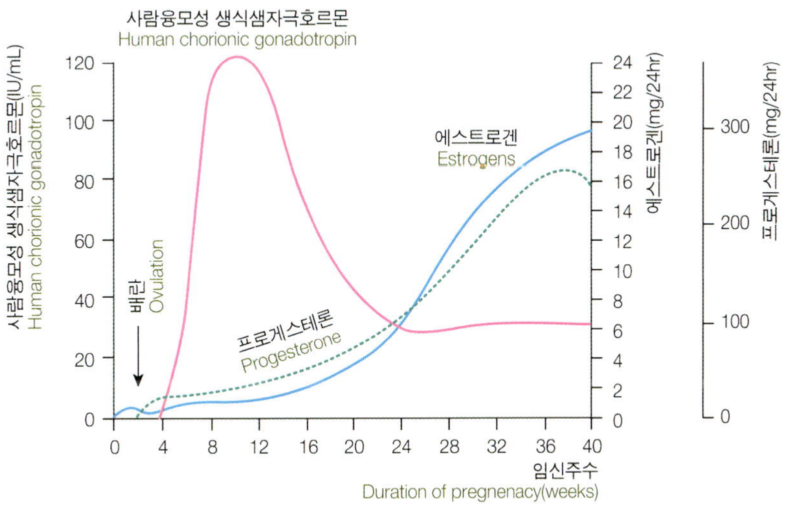

그림 14-29 임신 중 호르몬

(1) 사람융모성 생식샘자극호르몬(사람융모성 성선자극호르몬)

사람융모성 생식샘자극호르몬(human chorionic gonadotropin, hCG)은 황체형성호르몬과 유사한 구조를 가져 비슷한 기능을 할 수 있다. 주머니배가 착상한 후 8~9일째 혈액에서 나타나기 시작하고 임신 10~12주째 최고치를 나타내다가 16~20주차까지 감소하다 유지된다. 비교적 임신 초기에 급격히 증가하는 호르몬이기 때문에 임신 선별검사를 위해 이용되기도 한다.

❶ 사람융모성 생식샘자극호르몬이 임신 초기에 급격이 분비됨으로서 ❷ 난소의 황체가 퇴화되는 것을 막을 수 있다. 사람융모성 생식샘자극호르몬의 분비가 없으면 황체는 점차 퇴화하고 다음 배란을 준비하게 되지만, 착상이 이루어지고 사람융모성 생식샘자극호르몬이 분비되면, 황체에서 계속 ❸ 에스트로겐과 ❹ 프로게스테론이 분비되어 ❺ 자궁속막이 유지되게 하고 ❻ 자궁목을 두껍게 만든다. 또, 사람융모성 생식샘자극호르몬은 남성 태아의 고환에 작용해 고환에서 남성호르몬인 테스토스테론을 분비하게 한다. 이때 분비되는 소량의 테스토스테론은 태아의 생식기관이 남성형으로 발달하게 해 주고, 고환이 음낭으로 자리잡게 해 준다(그림 14-30).

(2) 에스트로겐

임신 초기에 황체에서 에스트로겐이 합성되다 점차 사람융모성 생식샘자극호르몬의 수치가 낮아지면서 황체가 기능을 잃고, 태반이 호르몬 분비기관으로서 활동하기 시작한다.

태반에서 생성되는 에스트로겐의 양은 엄청나서 정상 모체가 생성하는 에스트로겐의 양보다 30배나 많다. 생

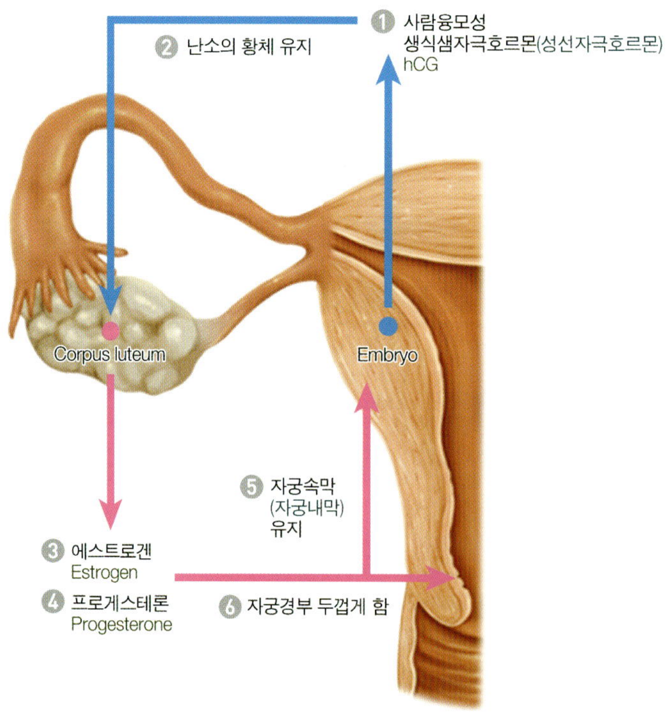

그림 14-30 사람융모성 생식샘자극호르몬

성된 에스트로겐은 모체의 자궁을 확장시키고, 유방의 성장과 발달을 일으켜 유즙분비의 준비과정을 일으킨다. 또, 모체 외부생식기를 확장시켜 분만을 준비한다. 골반을 구성하고 있는 엉치엉덩관절(천장관절, sacroiliac joint)의 인대결합을 느슨하게 하고, 두덩결합(치골결합, symphysis pubis)의 인대 역시 느슨해지면서 분만 시 태아가 지나가는 경로를 넓힌다. 또, 에스트로겐은 태아의 성장과 발달에도 많은 영향을 미치는 것으로 생각된다.

(3) 프로게스테론

프로게스테론 역시 에스트로겐과 비슷하게 임신 초기에는 황체에 의해 분비되다가 점차 태반에 의해 분비가 일어나고 임신 말기에는 초기에 배출되는 양보다 10배까지 증가한다. 프로게스테론은 사람융모성 생식샘자극호르몬과 함께 탈락막세포들의 발달을 돕는다. 또, 높은 농도로 유지되는 프로게스테론은 자궁의 수축을 억제하여 임신기간 중에 자궁이 수축해 태아가 유산되는 것을 막는다. 프로게스테론의 분비로 인해 자궁관과 자궁속막샘의 분비가 늘어나 착상 전후의 수정란이 영양을 잘 공급받을 수 있게 된다. 또, 에스트로겐과 함께 수유를 위해 유방과 유방의 젖샘을 발달시킨다.

(4) 사람융모성체유선발육호르몬

이 호르몬은 임신 5주 후부터 태반에서 분비되기 시작한다. 사람융모성체유선발육호르몬의 주 기능은 모체의 인슐린 감수성을 저하시켜 모체가 포도당을 이용하는 것을 막고 더 많은 포도당이 혈액에 유지되도록 해서 태아가 포도당을 잘 활용할 수 있게 하는 것이다. 대신 모체에게서 지방산의 유리를 일으켜 포도당 대신 지방산이 에너지원으로서 대사되도록 한다. 사람융모성체유선발육호르몬은 이 외에도 미약한 성장호르몬으로서의 작용도 가지고 있다.

태반에서 분비되는 호르몬뿐 아니라 모체에서의 호르몬 분비도 변화를 일으켜 임신 중 대사활동의 조절을 일으킨다. 임신 중 뇌하수체의 크기는 비 임신시기보다 1.5배 이상 커져 더 많은 호르몬을 분비한다. 갑상샘자극호르몬, 프로락틴, 부신겉질자극호르몬의 분비가 늘어나고, 생식샘자극호르몬은 태반에서 생성되는 호르몬들에 의한 음성피드백작용에 의해 억제된다.

뇌하수체의 분비증가로 인해 전신의 내분비샘들이 분비기능변화를 일으킨다. 먼저 뇌하수체의 분비변화에 더해서 태반에서 분비되는 사람융모성 생식샘자극호르몬이 갑상샘을 자극할 수 있다. 그 결과 갑상샘호르몬인 티록신의 분비가 늘어나고 갑상샘의 크기가 커진다. 그리고 부신에서 분비되는 글루코코르티코이드와 알도스테론의 혈중 농도가 높아진다. 증가된 글루코코르티코이드는 모체에서 더 많은 아미노산이 동원되어 태아의 단백질합성에 이용될 수 있도록 하고, 알도스테론은 콩팥으로부터 나트륨 재흡수를 일으켜 체액을 유지하는데 도움이 된다. 태아가 발달, 성장하면서 뼈를 생성하고 모체의 혈액에 포함된 칼슘을 다량 사용하게 된다. 그 결과 모체 혈액의 칼슘농도가 낮아지고 부갑상샘이 활성화되어 부갑상샘호르몬이 더 많이 분비되고 모체 혈액의 칼슘농도를 유지하려고 한다.

3) 분 만

자궁 속의 태아가 성장해 임신 말기에 다다르면 자궁을 비롯한 여성 생식기가 규칙적으로 수축하면서 분만이 일어난다. 이 과정에서 다양한 호르몬의 영향과 그에 따른 생리적 변화가 일어난다(그림 14-31).

임신 말기에는 에스트로겐과 프로게스테론의 분비량이 모두 많아지지만 점차 프로게스테론의 양에 대한 에스트로겐의 비율이 높아진다. 프로게스테론은 임신 중 자궁근육의 수축을 억제하지만 에스트로겐은 민무늬세포들이 함께 수축할 수 있도록 해 주어 자궁의 흥분성을 높인다. 그리고 자궁은 자궁을 수축시키는 호르몬인 옥시토신(oxytocin)에 대한 수용체를 많이 만들어 옥시토신에 대한 감수성을 높이고, 자궁목의 물리적 자극은 뇌하수체 뒤엽으로부터 옥시토신의 분비를 촉진시킨다. 옥시토신은 태아의 뇌하수체에서도 분비되어 모체로 전달되고 자궁을 수축시키는 기능을 할 수 있다. 태아에서 분비되는 코티솔(cortisol)이나 태아막에서 분비되는 프로스타글란딘(prostaglandin) 역시 자궁수축을 일으키는 물질들이다.

태아가 자라면서 자궁의 근육이 폄되고 폄에 대한 자극으로 자궁의 수축성이 증가하고 수축이 일어날 수 있다. 또, 태아의 머리가 자궁 경부를 압박하면 그 자체로도 자궁의 수축을 일으킬 수 있다고 알려져 있다.

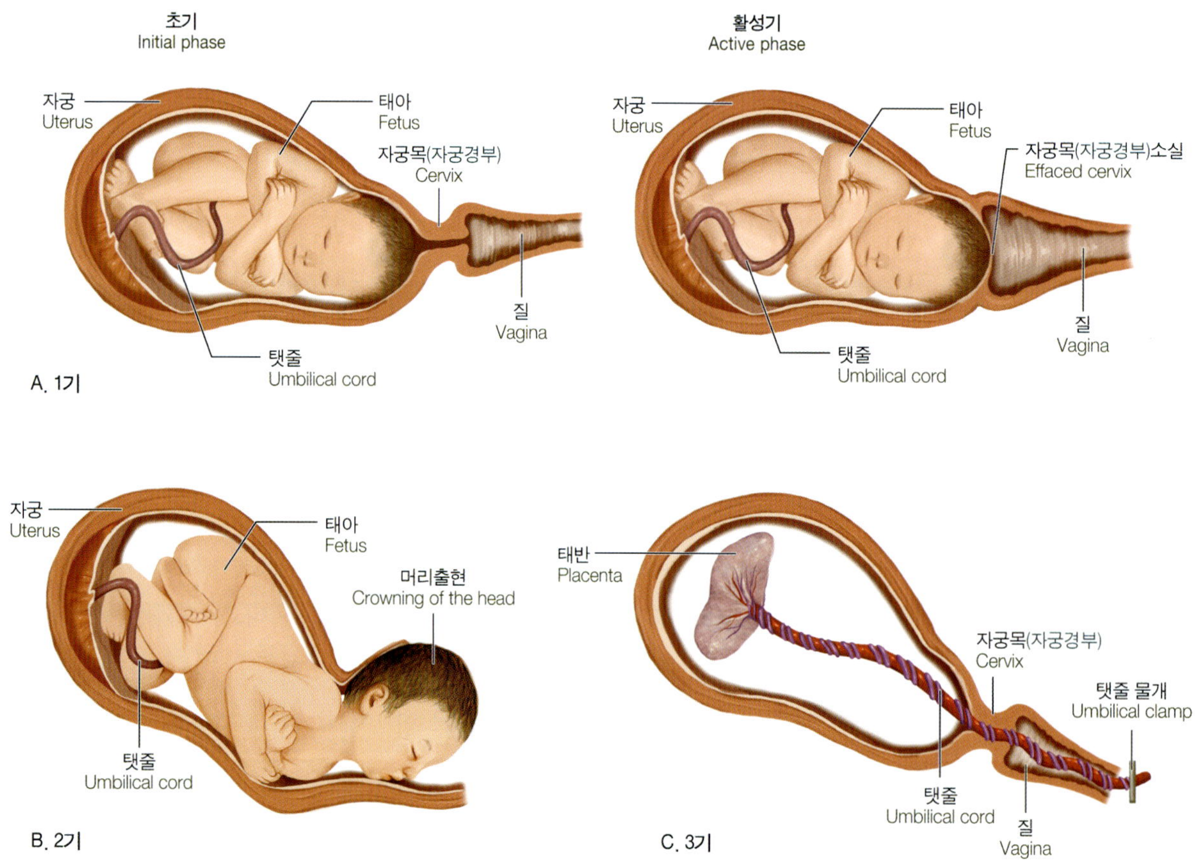

그림 14-31 분만

분만이 일어나는 동안 자궁이 수축할 때 민무늬근이 수축하는 부위는 혈류가 제대로 공급되지 않으면서 일시적으로 허혈상태에 빠진다. 그 결과 자궁의 통증감각이 생기고 이 감각은 아랫배신경(하복신경, hypogastric nerve)을 통해 전달된다. 이것이 흔히 말하는 진통의 근원이다.

태반까지 모두 배출된 후 자궁은 점점 줄어들기 시작한다. 1주일만에 분만 직후의 절반 정도의 무게를 갖고 4주가 지나면 임신 전 상태로 돌아간다. 수축과정에서 증식되어 있던 자궁속막이 퇴화하고 떨어지면서 오로(산후질분비물, lochia)라는 이름의 질 분비물이 질을 통해 배출된다.

4) 수 유

사춘기에 2차 성징이 일어나면서 에스트로겐과 프로게스테론의 분비가 시작된다. 에스트로겐은 유방의 관 구조를 발달시키고 지방이 유방에 침착될 수 있도록 한다. 관구조가 적절하게 발달되면 유즙이 생산되는 소엽과 소포세포가 프로게스테론에 의해 발달한다. 소엽과 소포세포의 발육이 일어나면 유즙을 생산할 준비를 마치게 된다.

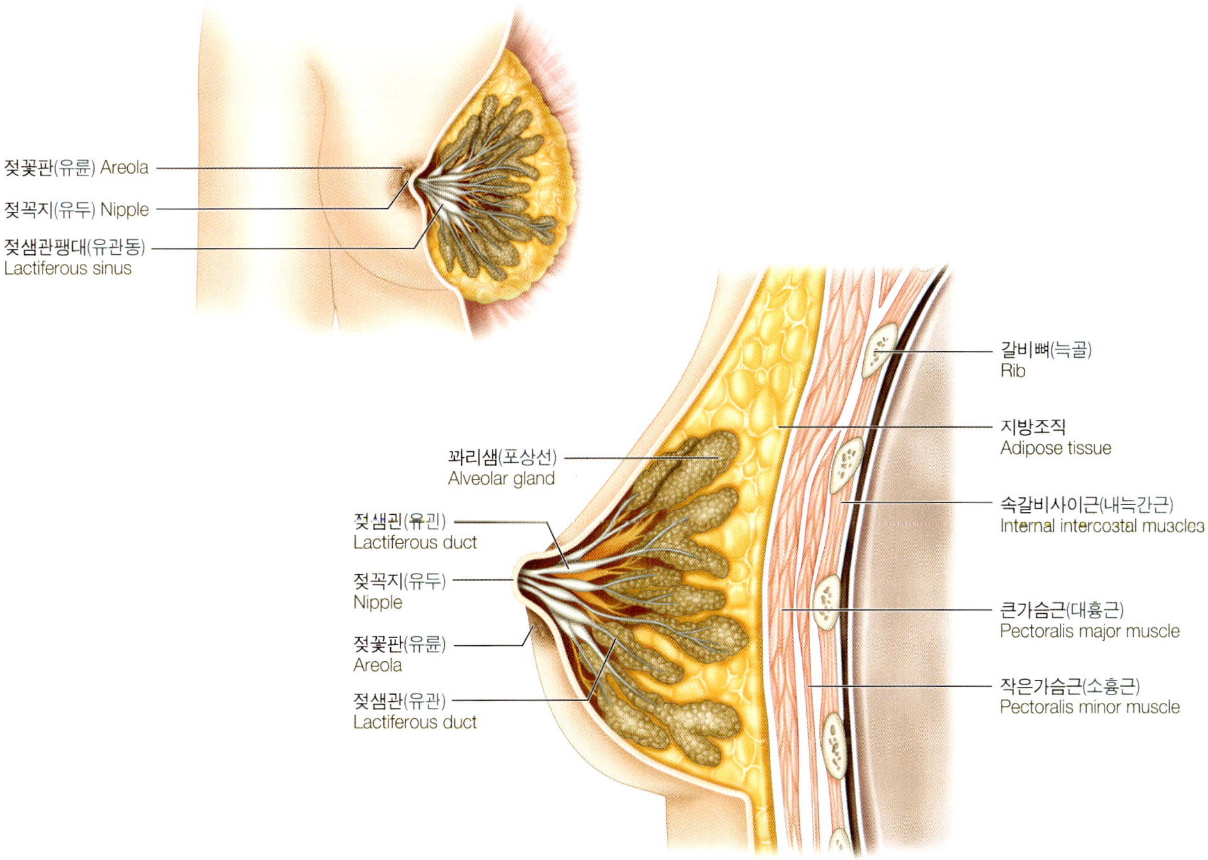

그림 14-32 유방

에스트로겐과 프로게스테론이 유방의 분비기능을 준비시키는 역할을 하지만 오히려 유즙의 분비는 억제한다. 분만 전 임신이 지속되는 동안 에스트로겐과 프로게스테론이 높은 농도로 유지되면서 유방의 발달을 일으키지만 유즙의 분비는 거의 일어나지 않는다. 반면 뇌하수체 앞엽에서 분비되는 프로락틴(prolactin)은 유즙의 분비를 촉진시킬 수 있다. 프로락틴은 임신 후 그 분비수준이 꾸준히 상승해서 임신하지 않은 여성의 10~20배까지 농도가 높아지지만 에스트로겐과 프로게스테론의 억제 때문에 분비를 일으킬 수는 없다. 하지만 분만 후 태반이 떨어져 나가면 태반에서 분비되던 에스트로겐과 프로게스테론이 사라지고 초유(colostrum)가 며칠간 분비된다. 출산 이후 프로락틴의 분비도 임신 전으로 돌아가지만 유방의 유두에 자극이 가해지면 이 신호가 시상하부로 전해져 뇌하수체에서 프로락틴의 분비를 억제하고 있던 도파민(dopamine)의 분비가 억제되고 뇌하수체에서 프로락틴이 분비된다. 그 결과 유방에서 유즙의 분비가 일어나고 수유를 할 수 있게 된다. 이 과정에서 성장호르몬, 글루코코르티코이드, 인슐린, 부갑상샘호르몬에 의해 적절한 대사가 일어나야 유즙에 태아가 필요로 하는 아미노산, 지방산, 포도당, 칼슘 등의 영양소가 포함될 수 있다. 유방의 젖 분비능력은 프로락틴의 자극이 있는 한 계속해서 유지되어 비록 수유가 7~9개월 이상 지속되면 분비능력이 떨어지지만 수년까지 유지될 수 있다. 반대로 프로락틴에 의한 자극이 없어지면 1주일 만에 분비능력이 거의 없어진다.

수유를 하는 산모는 생식샘자극호르몬의 분비가 억제되어 정상적인 월경이 출산 후 수 주간 나타나지 않는다. 프로락틴의 분비를 일으키는 유두의 신호가 시상하부에서 생식샘자극호르몬분비호르몬의 분비를 억제한다. 혹은 프로락틴 자체가 성선자극호르몬분비호르몬의 분비를 억제할 수도 있다. 그 결과 뇌하수체에서 난포자극호르몬과 황체형성호르몬의 분비가 중지되고 월경주기가 일시적으로 사라진다. 수유를 함에도 불구하고 수유하는 시간이 많지 않다면 이런 억제가 제대로 이뤄지지 않고 월경주기가 일찍 나타날 수 있다.

표 14-1 모유의 구성성분

구성물질	양(g/100mL)
지방	4.2
단백질 – 총량	1.1
단백질 – 카세인	0.3
단백질 – IgA	0.1
탄수화물(젖당)	7.5
칼슘	0.03
인	0.014
나트륨	0.015
칼륨	0.055
염소	0.043

에스트로겐과 프로게스테론에 의해 유방의 준비가 이뤄지고, 프로락틴에 의해 유즙의 분비가 일어나지만 이것만으로는 충분한 수유가 이뤄지지 않는다. 신생아가 유두를 물고 빨 때 옥시토신의 분비가 이뤄진다. 옥시토신은 젖샘관의 상피세포가 수축하게 하고, 프로락틴에 의해 분비되었던 유즙이 관을 통해 배출될 수 있도록 해 준다.

준비된 모체에서 유즙은 하루에 1.5L 이상도 생산될 수 있다. 많은 양이 생성되면서 그만큼 많은 양의 영양소가 모체에게서 빠져나간다. 만약 산모가 제대로 영양공급을 받지 못한다면 유즙에도 신생아가 필요로 하는 만큼의 영양소가 포함되지 못할 것이다. 또, 유즙은 신생아에게 에너지를 공급해줄 뿐 아니라 감염에 대항하기 위한 면역물질을 공급한다. 외부물질에 대항할 수 있는 항체(antibody)가 유즙에 포함되어 있을 뿐 아니라 호중구(neutrophil)와 큰포식세포(macrophage)가 유즙에 포함되어 신생아의 장으로 들어가고 장에서 설사를 일으킬 수 있는 대장균을 파괴한다.

- 정자는 고환을 이루고 있는 정세관에서 만들어지고 부고환으로 전달되어 저장된다. 부고환에서 정자가 성숙하면서 운동능력을 갖게 되고, 사정된 후 사정액의 영양분을 통해 난자와 수정할 수 있는 능력을 갖게 된다.
- 시상하부에서 생식샘자극호르몬분비호르몬이 분비되어 뇌하수체를 자극하면 뇌하수체에서 난포자극호르몬을 분비해 정자 형성을 자극하고 황체형성호르몬으로 남성호르몬의 분비를 일으킨다.
- 정조세포는 유사분열을 하면서 스스로를 복제한 후, 점점 커지면서 일차 정모세포가 된다. 일차 정모세포는 감수분열을 거쳐 이차 정모세포가 되고 이차 정모세포는 다시 감수분열을 거쳐 정자세포가 된다. 감수분열을 통해 생성된 정자세포는 형태를 바꾸며 분화해 정자가 된다.
- 남성에서의 성적 자극은 엉치신경얼기를 통해 척수로 전해진다. 성적 자극이 전해지면 부교감신경의 활성화로 인해 해면체 내부의 혈류량이 증가하면서 발기가 일어난다. 성적 자극이 극도에 달하게 되면 교감신경이 활성화되고, 음부신경을 통해 척수로 전달되어 사정이 일어나게 된다.
- 태아기 때 테스토스테론에 의해 남성 생식기인 음경과 음낭이 형성되고 사춘기에 접어들 때까지 테스토스테론의 분비는 거의 없는 상태로 유지되다 사춘기에 접어들면서 테스토스테론이 분비된다. 남성호르몬은 이차성징을 비롯해 후두의 비대, 피지의 분비, 근육의 발달 등 많은 대사적, 생리적 변화를 일으킨다.
- 난자가 난소 내부에 있는 난포 속에 있을 때는 1차 난모세포로 존재한다. 난포가 성숙해 난포에서 난자의 배출이 일어날 때 1차 난모세포는 제1감수분열을 하고, 2차 난모세포가 된다.
- 배란 후 수정란이 착상되기 위해 자궁속막이 두꺼워지지만 수정란이 착상되지 않으면 난소의 황체가 퇴화하고, 여성호르몬의 수치가 낮아지면서 자궁속막은 빠르게 퇴화하고 탈락되어 월경이 나타난다.
- 황체기에는 황체형성호르몬에 의해 황체화가 이루어지고, 난포에서 프로게스테론과 에스트로겐을 만들어 분비한다.
- 난소에서는 여성호르몬인 에스트로겐과 프로게스테론을 분비하여 여성의 이차성징을 일으키고, 월경과 임신, 수유 등 생식기능에 중요한 영향을 미친다.
- 여성에서의 성적 자극은 음부신경과 엉치신경얼기를 통해 척수로 들어가고 성적자극이 고조되면 척수반사에 의해 여성의 회음부 근육들이 규칙적으로 수축한다.
- 임신 중에는 hCG, 에스트로겐, 프로게스테론 등이 태반에서 분비되어 중요한 호르몬으로 작용한다. hCG는 임신 초기에 급격히 분비됨으로서 난소의 황체가 퇴화되는 것을 막아 배란을 억제한다. 에스트로겐은 모체의 자궁과 외부생식기를 확장시키고, 유방의 성장과 발달을 일으킨다. 프로게스테론은 자궁의 수축을 억제하여 임신기간 중에 태아가 유산되는 것을 막는다.
- 임신 말기에 다다르면 에스트로겐과 뇌하수체 뒤엽으로부터 분비된 옥시토신이 자궁의 수축력을 증가시킨다. 분만이 일어나고 태반이 떨어져나가면 에스트로겐과 프로게스테론이 없어지면서 뇌하수체 앞엽에서 프로락틴이 분비되어 유즙의 분비를 촉진시킨다.

15

C·H·A·P·T·E·R

대사생리

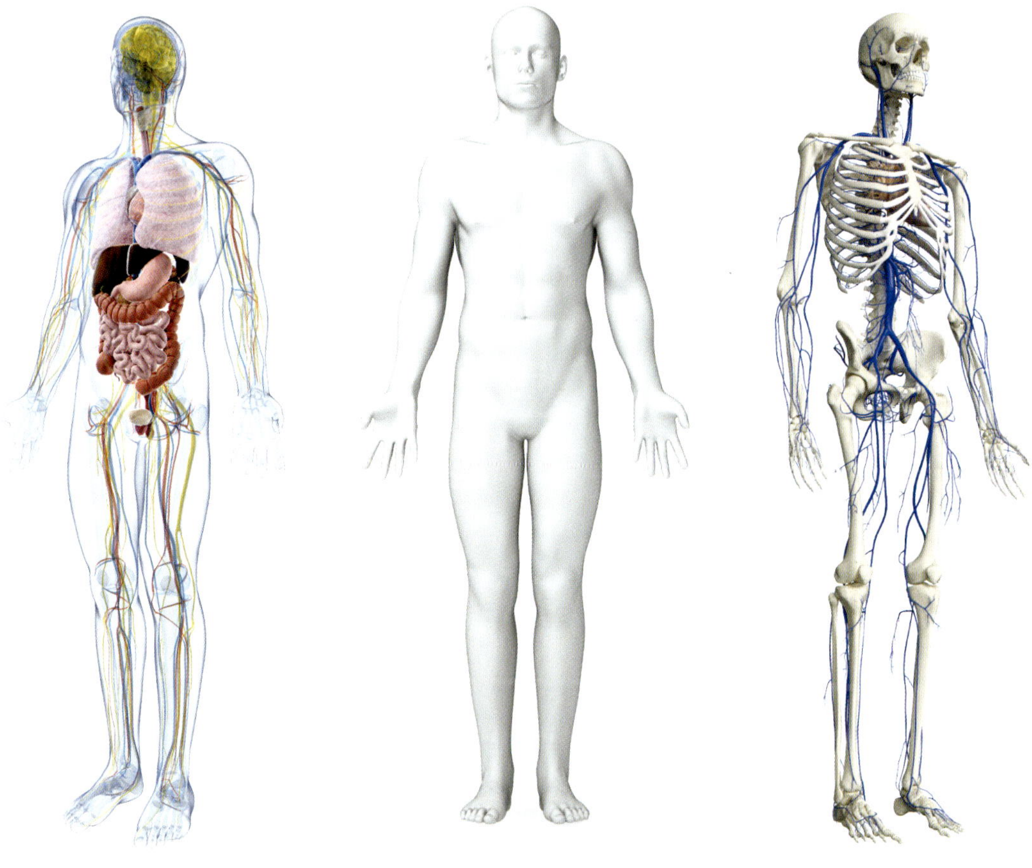

학·습·목·표

1. 탄수화물, 지방, 단백질의 흡수형태와 운반에 대해 알 수 있다.
2. 체내 탄수화물, 지방, 단백질의 저장을 설명할 수 있다.
3. 탄수화물, 지방, 단백질의 분해에 대해 설명할 수 있다.

핵·심·용·어

- 대사(metabolism)
- 베타산화(beta oxidation)
- 시트르산회로(구연산회로, citric acid cycle)
- 아데노신삼인산(Adenosine TriPhosphate, ATP)
- 오르니틴 회로(ornithine cycle)
- 탈아미노화작용(deamination)
- 펩티드 결합(peptide linkage)
- 포도당신합성(gluconeogenesis)
- 해당작용(glycolysis)

15 CHAPTER 대사생리

세포는 생명활동을 하기 위해 대사(metabolism)를 통해 에너지를 얻고 사용한다. 우리가 섭취하는 영양분들은 모두 에너지를 가지고 있다. 인체에서도 탄수화물, 지방, 단백질로 대표되는 에너지원을 이용해 대사활동을 한다. 신체에서는 세포내 환경에 적절한 방식으로 에너지원을 사용하고, 에너지원을 사용해 얻을 에너지를 언제나 쓸 수 있게 저장하기도 하고 적당한 경로를 통해 바로 이용하기도 한다. 대표적으로 아데노신삼인산(Adenosine TriPhosphate, ATP)이 에너지원의 이화작용을 통해 생성되는 에너지가 저장되는 저장소이기도 하고 저장된 에너지를 여러 기관이 이용할 수 있게 에너지를 공급해주는 공급원이기도 하다.

1 아데노신삼인산

ATP는 에너지가 저장되고 에너지를 공급해 줄 수 있는 분자이다. ❶ 아데닌(adenine)과 ❷ 리보스(ribose)에 ❸ 인산기 세 개가 결합해 있는 분자로 각각의 인산기 결합이 고에너지 결합이어서 이 결합이 깨질 때 큰 에너지가 발생된다 (그림 15-1).

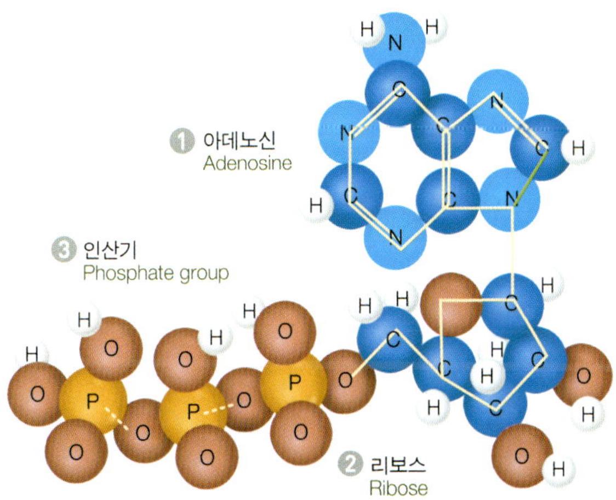

그림 15-1 ATP

신체 내 세포에서 1몰의 ATP에서 인산기가 떨어져 나와 1몰의 ADP(아데노신이인산, Adenosine DiPhosphate)가 될 때 12,000칼로리가 발생된다. ATP는 세포내 모든 기관에 존재하며 세포막 전위를 위한 이온펌프의 작용을 비롯해 물질의 능동수송, 근육의 수축, 물질의 합성 등 생명을 유지하기 위한 다양한 기능에 에너지원으로 이용된다. ATP와 비슷한 구조를 가진 GTP(구아노신삼인산, guanosine triphosphate)도 ATP와 비슷한 역할을 한다.

2 탄수화물의 대사

섭취된 탄수화물은 소화되어 흡수될 때 단당류의 형태로 흡수된다. 단당류는 포도당(glucose), 과당(fructose), 갈락토스(galactose)가 있다. 이 단당류들은 흡수되어 문맥을 거쳐 간으로 향한다. 간세포(hepatocyte)에서 이 단당류들은 대부분 포도당형태로 변환되어 간정맥을 통해 전신을 순환한다.

혈액을 순환하고 있는 포도당을 각 기관의 세포들이 이용하기 위해서는 먼저 포도당을 세포 내부로 들여와야 한다. 포도당은 180 정도의 분자량을 가진 물질로서 세포막을 통과할 수 없다. 따라서 세포막의 통로를 통한 촉진확산이나 운반체에 의한 능동수송이 이루어져야 포도당이 세포 안으로 들어올 수 있다. 하지만 일반적인 조직에서는 이런 능동수송보다는 혈중 포도당농도가 세포내 포도당농도보다 높은 것을 이용해 주로 촉진확산이 일어난다.

인슐린(insulin)이 없는 상황에서는 포도당이 충분히 세포내로 들어오지 못한다. 이자의 랑게르한스섬(Langerhans island)에서 분비되는 인슐린이 혈중을 돌아다니다가 세포 수용체에 결합해 자극하면 세포속 소포(vesicle)벽에 부착되어 있던 포도당 통로 단백질이 세포막으로 나오고 이 통로를 통해 포도당이 더 빠르게 확산된다.

세포 내부로 들어온 포도당은 간에서는 글루코키나아제(glucokinase), 다른 세포에서는 헥소키나아제(hexokinase)라는 효소에 의해 ATP를 소모하면서 포도당-6-인산으로 변환된다. 이 반응은 비가역적으로 일어나고 포도당인산분해효소가 있을 때에만 포도당-6-인산이 포도당으로 다시 분해될 수 있다. 포도당-6-인산은 세포 밖으로 나가지 못하고 따라서 포도당인산분해효소가 없는 대부분의 세포에서 포도당은 세포 안으로 들어와 인산화 된 후 세포 안에 갇히게 된다.

1) 포도당의 분해에 따른 ATP 생성

❶ 포도당 한 분자는 세포질에서 일어나는 ❷ 해당작용(glycolysis)을 거쳐 ❸ 두 분자의 피루브산(pyruvic acid)

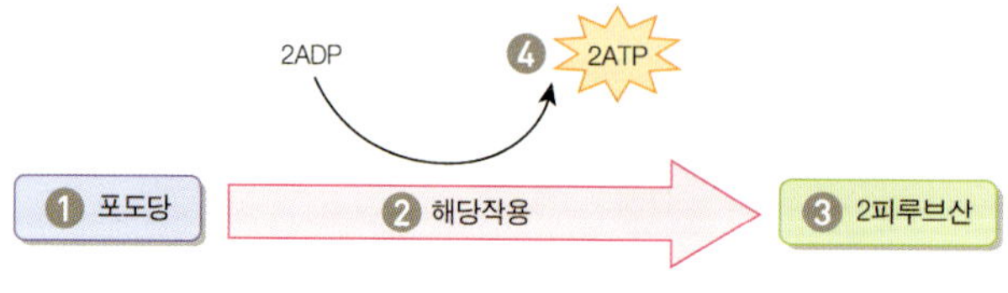

그림 15-2 해당작용

을 생성해 낸다. 이 과정에서 ATP가 사용되고 얻어지는데, 포도당 한 분자가 해당과정을 거치면서 총 ❹ 두 분자의 ATP가 생성되고 4개 원자의 수소가 유리된다(그림 15-2).

해당과정을 통해 생성된 피루브산은 사립체 내부에서 일어나는 시트르산회로(citric acid cycle) 혹은 TCA회로(tricarboxylic acid cycle)라고 불리는 주기를 돌면서 피루브산 한 분자가 한 분자의 ATP를 만들어낼 수 있다. ❶ 피루브산은 ❷ 조효소 A(coenzyme A)에 의해 ❸ 아세틸 CoA(acetyl coenzyme A)로 변환되고 ❹ 시트르산회로로 들어간다. 시트르산회로는 ❺ 옥살아세트산(oxaloacetate)이 기본적인 뼈대로 옥살아세트산과 아세틸 CoA의 결합으로 시작된다. 이 화합물이 분해되면서 수소원자와 ❻ ATP를 생성해 내고 최종적으로 다시 옥살아세트산을 생성해 낸다. 생성된 옥살아세트산은 다시 다음 아세틸 CoA와 결합하면서 계속해서 회로를 순환한다(그림 15-3).

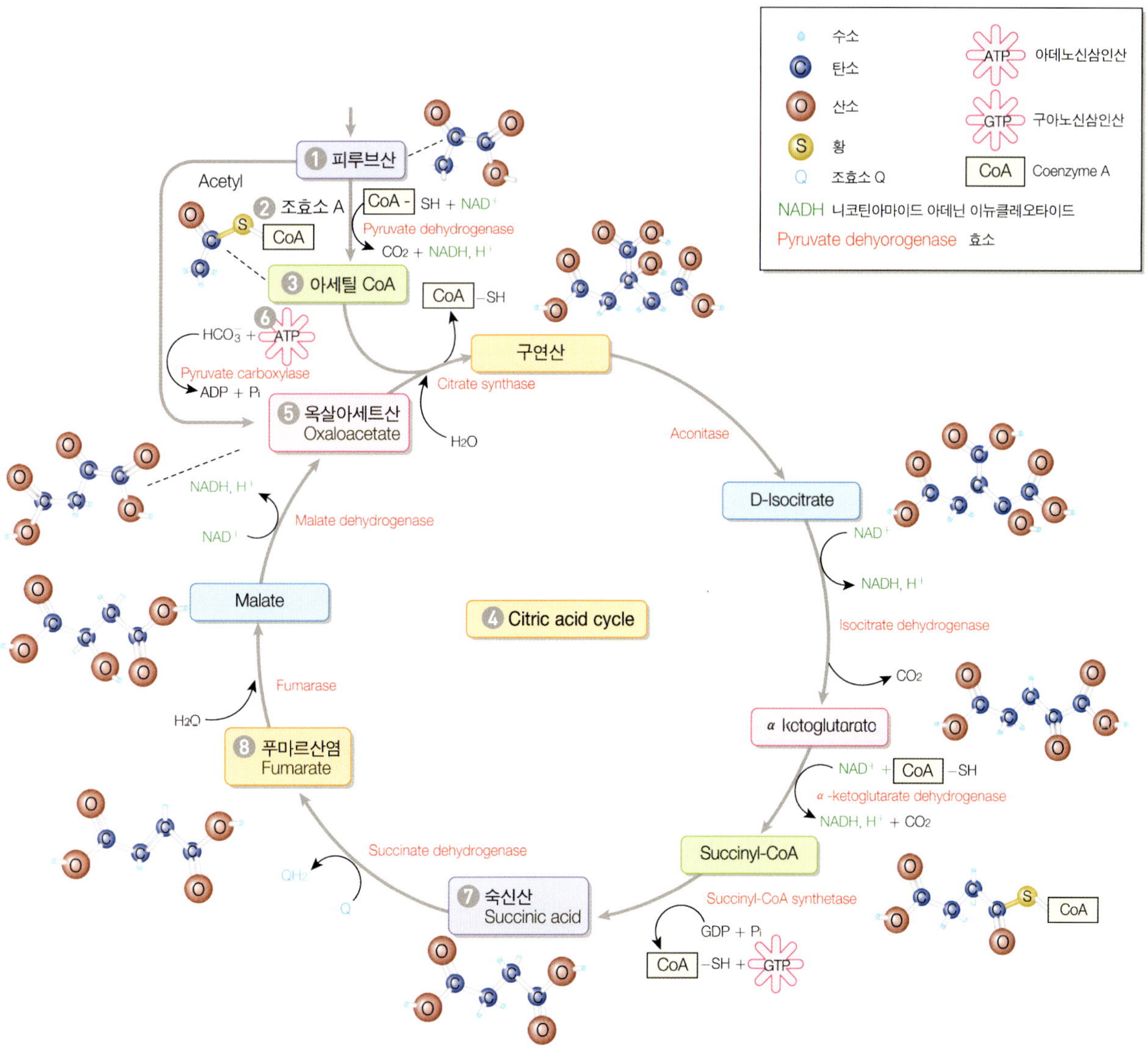

그림 15-3 시트르산회로

수소원자는 해당작용에서 4개, 피루브산이 아세틸 CoA가 될 때 4개, 시트르산회로에서 16개 총 24개로 유리된다. 수소원자들이 유리될 때 탈수소효소(dehydrogenase)의 도움을 받아 NAD^+(Nicotineamide Adenine Dinucleotide)와 결합된 상태로 한 쌍씩 유리된다. 총 24개의 수소원자 중 20개가 NAD^+와 결합해 유리된다. 시트르산회로 중 ❼ 숙신산(succinic acid)이 ❽ 푸마르산염(fumarate)으로 변할 때 생성되는 수소원자 2개는 FAD^+(Flavin Adenine Dinucleotide)에 결합되어 유리된다. 한 포도당 분자에서 피루브산 두 개가 생성되기 때문에 시트르산회로를 두 번 돌릴 수 있고 따라서 포도당 한 분자가 분해될 때 FAD^+와 결합하는 수소원자는 총 4개가 된다. 정리하면 포도당 한 분자가 분해되면서 총 24개의 수소원자가 유리되고 그중 20개는 NAD^+와 4개는 FAD^+와 결합한 채로 유리된다.

NAD^+와 결합한 수소원자는 NADH와 H^+의 형태로 존재한다. 사립체 기질(mitochondria matrix)에서 생성된 NADH는 분해되어 NAD^+와 H^+가 되고 여기서 한 쌍의 전자가 사립체 내막(inner membrane)에 있는 전자전달계(electron transport chain)로 이동한다. 전자전달계는 전자를 받아들이고 방출하면서 구조적 변화를 일으킬 수 있는 단백질들로 구성되어 있다. 전자전달계를 통해 전자가 전달되면서 외측방의 수소이온농도가 높아지고 기질에서 양전하가 빠져나가기 때문에 강한 음전압이 생성된다. 이때, 사립체 내막에 있는 ATP 합성효소(ATP synthase)는 음전압과 수소이온의 농도경사를 이용해 수소이온을 내부로 들여보내면서 그 에너지를 이용해 ADP를 ATP로 합성한다. 이렇게 생성된 ATP는 촉진확산을 통해 사립체 내막을 통과하고 단순확산을 통해 외막을 통과해 세포질로 나온다. 그 결과 NAD^+와 결합한 수소원자 한 쌍은 총 3개의 ATP를, FAD^+와 결합한 수소원자 한 쌍은 총 2개의 ATP를 생성해낼 수 있다.

정리하면 해당과정을 통해 ATP 2분자가 생성되고, 한 쌍의 피루브산이 시트르산회로를 돌면서 한쌍의 ATP를 생성해낸다. 그리고 해당과정과 시트르산회로, 아세틸 CoA의 형성에서 총 24개의 수소원자가 유리되어 20개의 수소원자는 30분자의 ATP를 만들고 4개의 수소원자는 4분자의 ATP를 만든다. 포도당 하나가 분해되면서 총 38분자의 ATP가 생성된다. 세포내에서 포도당이 산화될 때 에너지효율은 66% 정도가 되고 나머지 에너지는 열에너지로 소모된다.

2) 산소가 없는 상황에서 포도당 분해

산소가 없는 상황에서는 전자전달계를 통한 산화에너지를 얻을 수 없다. 대신 무산소 상황에서 세포는 해당작용을 통해 적으나마 에너지를 얻어 생명을 유지한다. 해당작용을 통해 포도당 한분자는 두 분자의 피루브산이 되면서 두 분자의 ATP와 네 개의 수소원자를 만들어낸다. 이때 화학반응의 산물인 피루브산과 ATP, 수소원자가 과도하게 축적되면 화학반응이 진행되지 못한다.

해당작용의 산물 중 ATP는 세포의 활동에 의해 빠르게 사용되므로 대개 ❶ 피루브산과 ❷ NAD^+와 결합해 ❸ NADH와 ❹ H^+형태로 존재하는 수소원자의 농도가 해당 작용을 제한한다. 이를 해결하기 위해 피루브산과 NAHD, H^+는 ❺ 젖산 탈수소효소(lactic dehydrogenase)에 의해 ❻ 젖산(lactic acid)과 NAD^+로 전환된다(그림 15-4).

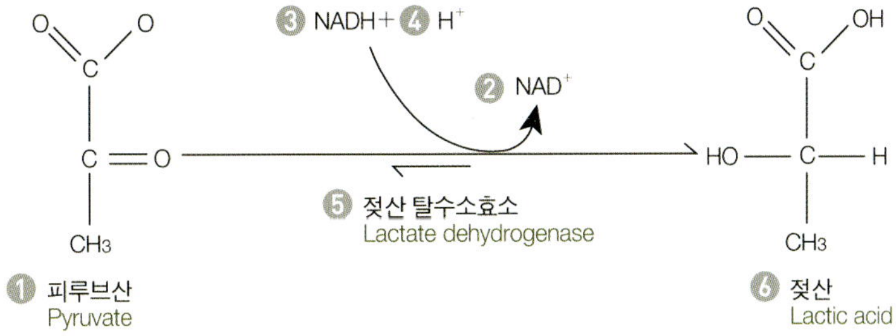

그림 15-4 젖산생성

젖산은 쉽게 세포 밖으로 확산될 수 있고, 혈액을 통해 세포 밖으로 빠져나간다. 이런 작용은 무산소 상황에서 계속적인 해당작용을 일으킬 수 있다. 젖산은 혈액을 순환하다가 심장에 의해서 에너지원으로 활용되기도 하고 다시 산소가 충분한 상황에서 피루브산으로 전환되기도 한다.

3) 인산 펜토스 경로(Pentose phosphate pathway)

인산 펜토스 경로는 시트르산회로를 거치지 않고 포도당이 분해되는 과정이다. 이 과정에서 하나의 포도당이 분해될 때 총 24개의 수소원자가 유리된다. 이때 NAD^+가 아닌 NAD^+에 ❶ 인산기가 결합된 ❷ $NADP^+$에 수소원자가 결합해 ❸ NADPH, H^+의 형태로 유리된다. NADPH는 NADH처럼 전자전달계에 ❹ 전자를 전달하면서 ATP합성을 이끌어낼 수도 있지만 NADH와는 달리 세포내에서 일어나는 물질합성에 에너지원으로 이용될 수 있다. 인산 펜토스 경로는 그림 15-5와 같다.

이 과정에서 ❺ 리보오스-5-인산은 DNA의 구성물질인 ❻ 뉴클레오타이드와 핵산(nucleic acid)의 합성에 이용될 수 있다. 인산 펜토스 경로는 물질 합성에 필요한 에너지원을 공급하고 포도당을 변형시켜 유전물질의 합성에 이용할 수 있도록 해주는 기전이다.

4) 포도당 분해의 조절

포도당의 분해가 과도하게 일어나 필요보다 많은 ATP가 생성될 수 있다. 과량 생성된 ATP는 포스포프룩토키나아제(phosphofructokinase)라는 효소를 억제시킨다. 전체적으로 보았을 때 포도당 분해산물인 ATP가 포도당 분해를 억제하는 음성피드백(negative feedback)이 일어나는 것이다. 또 다른 조절기전으로 시트르산회로가 시작될 때 옥살아세트산(oxaloacetic acid)과 아세틸 CoA(acetyl CoA)이 결합해 구연산(citric acid)이 생성되는데, 이 구연산 역시 포스포프룩토키나아제를 억제한다. 마지막으로 ATP의 수량에 의한 조절이다. ATP가 만들어지기 위해서는 ADP나 AMP(adenosine monophosphate)가 있어야 한다. 포도당을 비롯한 영양소들의 분해가 활발히 일어나 많은 양의 ATP가 생성되면 그 원료인 ADP나 AMP가 부족한 상황에 처할 수 있다. 이런 경우 반응할 물질이 없기 때문에 화학반응은 정지되며 포도당의 분해가 조절된다.

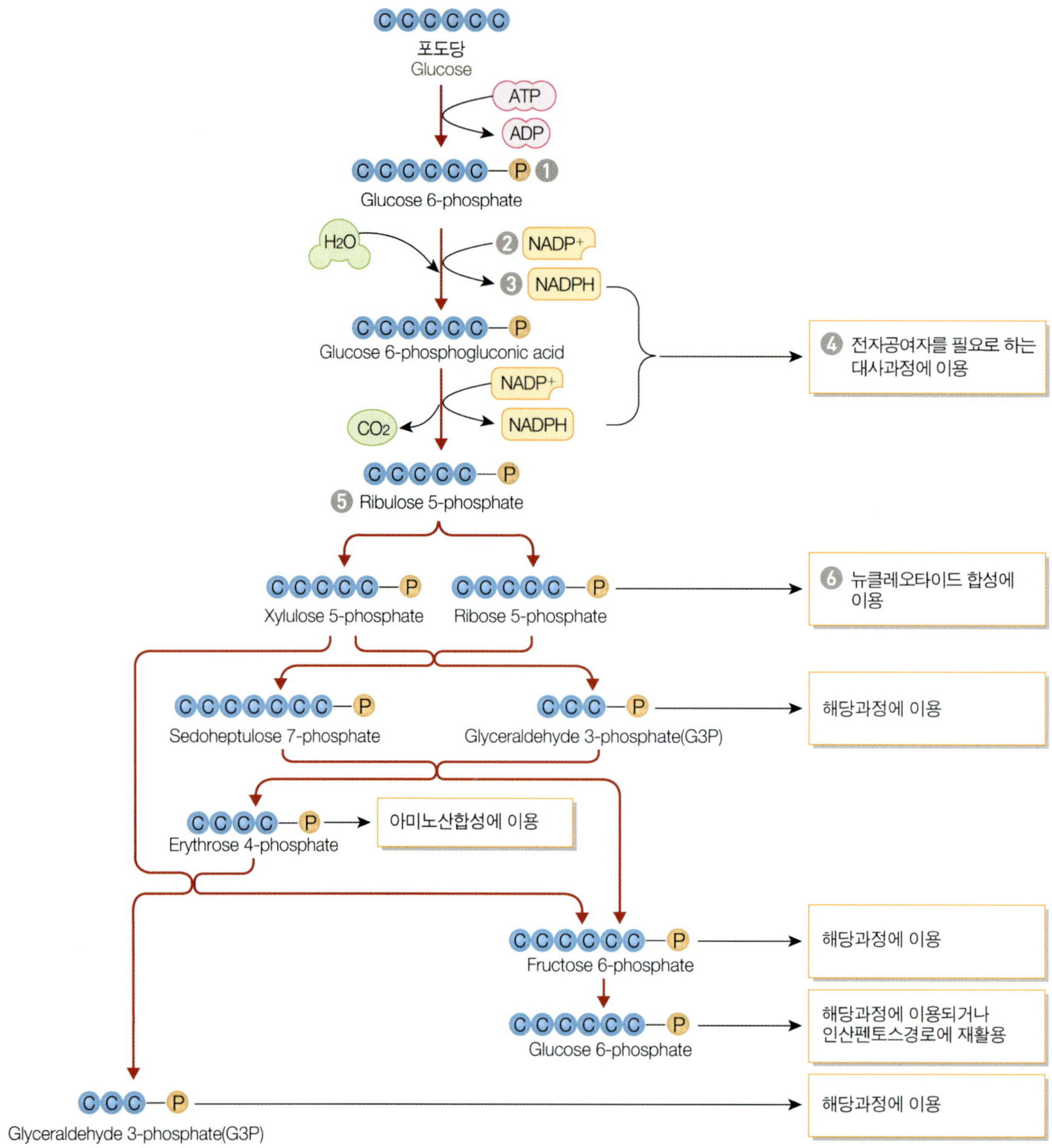

그림 15-5 인산펜토스경로(유전물질의 합성)

5) 글리코겐(Glycogen)의 합성과 분해

세포 안에 포도당이 풍부하게 존재하고 있을 때 그 포도당을 중합시켜 글리코겐으로 만든다. 포도당 한 분자는 180의 분자량을 갖고 있지만 글리코겐은 큰 경우 분자량이 수백만에 달할 수 있다. 즉 글리코겐은 포도당의 저장 형식이라고 생각할 수 있다. 인체의 모든 세포는 글리코겐을 만들 수 있지만 그중 간과 근육세포에서의 합성, 저장능력이 뛰어나 간세포는 세포무게의 5~8%, 근육세포는 1~3%까지 글리코겐을 합성한다. 포도당을 글리코겐으로 합성함으로서 세포는 포도당에 의한 삼투압을 생각하지 않고 포도당을 저장할 수 있다(그림 15-6).

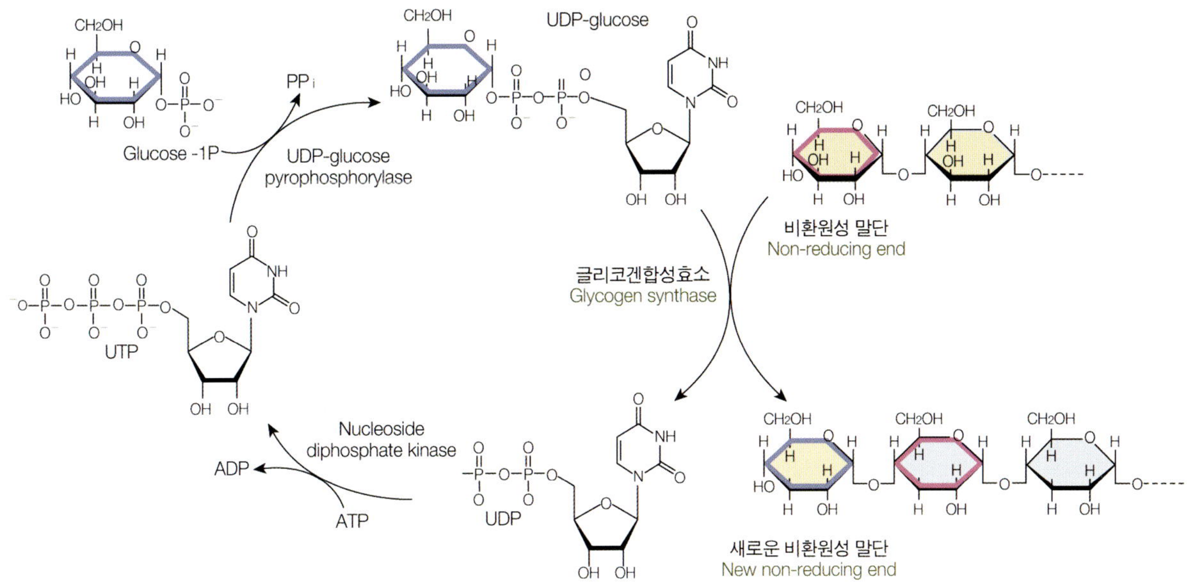

그림 15-6 글리코겐 합성

포도당은 세포 내부로 수송되어 포도당-6-인산으로 합성된다. 이후 필요에 따라 해당작용을 거쳐 에너지를 생성할 수도 있지만 반대로 글리코겐 합성(glycogenesis)을 거쳐 글리코겐으로 합성될 수도 있다. 많은 종류의 단당류와 다른 포도당으로 합성될 수 있는 에너지원들이 포도당으로 전환되어 글리코겐 합성에 참여할 수 있다. 글리코겐 합성은 그림 15-6에 상세히 표현되어 있다. 포도당이 필요한 상황에서 저장되어 있던 글리코겐은 분해되어 에너지원으로 사용할 수 있는 포도당이 될 수 있다. 이 과정은 인산화효소(phosphorylase)에 의해 글리코겐가지에 붙어있는 포도당이 인산화(phosphorylation)되며 일어난다. 따라서 글리코겐의 분해가 일어나려면 인산화효소가 활성화되어야 하는데, 교감신경의 말단이나 부신속질에서 분비되는 에피네프린(epinephrine)과 이자(췌장)에서 분비되는 글루카곤(glucagon)이라는 호르몬에 의해 이루어진다.

6) 포도당신합성(Gluconeogenesis)

인체에 탄수화물이 부족해 필요한 만큼 포도당을 공급할 수 없는 경우 아미노산이나 지방으로부터 포도당이 합성되는 포도당신합성이 일어난다. 신체 대부분의 세포는 포도당을 주 에너지원으로 이용하고 그중 신경조직과 적혈구는 대부분 포도당만을 에너지원으로 사용할 수 있다. 따라서 혈중 포도당 농도인 혈당은 항상 어느 정도 수준으로 유지되어야만 한다. 그 때문에 포도당이 부족한 상황에서는 다른 에너지원들로부터 포도당을 만들어내 혈중으로 순환시키게 된다. 다양한 아미노산들 중 3/5은 탈아미노작용(deamination)에 의해 피루브산으로 전환되고 피루브산을 원료로 포도당을 만들어낼 수 있다. 지방의 구성성분인 글리세롤 역시 간단한 과정을 통해 포도당으로 합성될 수 있다. 세포내부의 탄수화물이 부족해지거나 혈당이 떨어지면 그에 의해 포도당 합성을 일으키는 호르몬들이 분비되어 부족분을 보충한다. 대표적으로 코티솔(cortisol)은 부신겉질(부신피질, adrenal cortex)에서 분비되어 포도당신합성을 일으키고 혈당을 높여주는 호르몬이다. 혈당을 낮추는 인슐린의 작용과 함께 혈중 포도당 농도를 90mg/dL 정도로 유지한다.

3 지질대사

신체가 이용할 수 있는 지질들에는 중성지방(neutral fat, triglyceride), 인지질(phospholipid), 콜레스테롤(cholesterol) 등이 있다. 이 물질들은 지방산(fatty acid)이라고 하는 긴 사슬모양의 탄화수소 유기물을 가지고 있거나 지방산의 변형이다. 인체에 대표적으로 존재하는 지방산은 ❶ 스테아린산(stearic acid, $CH_3(CH_2)_{16}$ $COOH$), ❷ 올레산(oleic acid, $CH_3(CH_2)_7CH=CH(CH_2)_7COOH$), ❸ 팔미틴산(palmitic acid, $CH_3(CH_2)_{14}COOH$)이 있다.

분자식에서 알 수 있듯이 스테아린산은 18개의 탄소원자가 늘어선 중합체이고 각 탄소는 모두 수소원자로 포화되어 있다. 올레산 역시 18개의 탄소원자가 늘어서 있지만 중간에 이중결합이 포함된 불포화 지방산이다. 팔미틴산은 16개의 탄소가 모두 포화된 포화지방산이다. 지질 중 중성지방은 탄수화물과 같이 우리 몸에서 필요로 하는 에너지를 공급하는데 주로 쓰이며 인지질과 콜레스테롤을 비롯한 나머지 지질들은 호르몬으로서 작용하거나 세포의 구성성분으로 기능한다(그림 15-7).

1) 지질의 흡수

지질은 탄수화물이나 단백질과는 다른 흡수방식으로 흡수된다. 가장 먼저 탄수화물과 단백질은 모세혈관을 통해 흡수되지만 지질의 경우 작은 몇몇 지방산을 제외하고는 작은창자 융모(villi)의 중심림프관(central lacteal)을 통해 흡수된다. 중성지방은 장세포로 흡수되기 전에 글리세롤과 지방산으로 분해되고 쓸개즙의 도움을 받아 장세포로 흡수된다. 장세포로 흡수된 후 너무 작은 지방산을 제외하고는 다시 글리세롤과 지방산이 합쳐서 트리글리

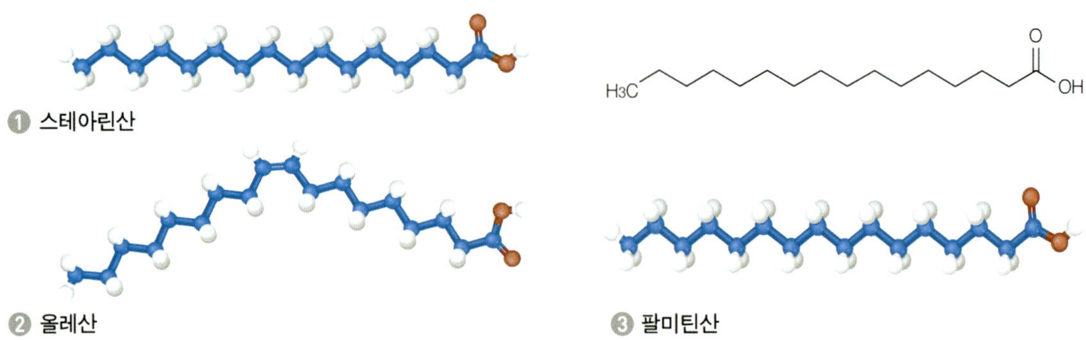

그림 15-7 지방산

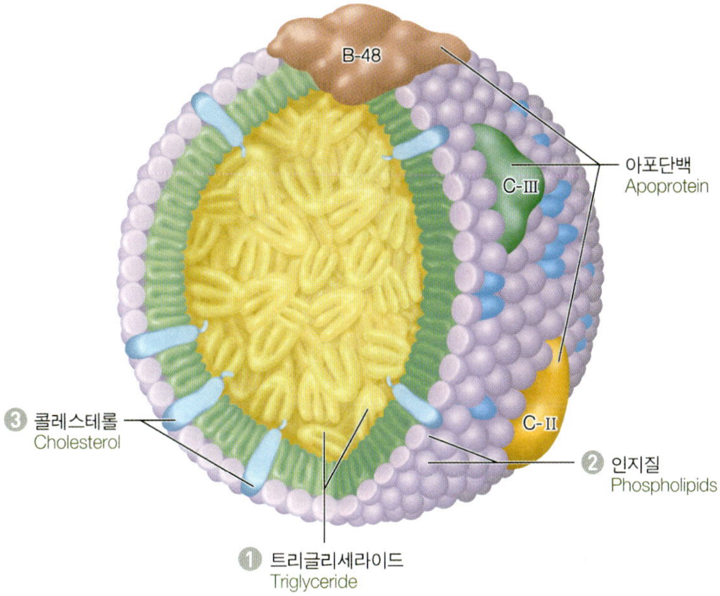

그림 15-8 유미미립

세라이드형태로 합성된 후 유미미립(chylomicron)이라는 형태로 림프관을 통해 배출된다. 유미미립의 내부에는 대부분이 ❶ 트리글리세라이드이지만 흡수된 ❷ 인지질과 ❸ 콜레스테롤도 소량 포함되어 있다. 인지질은 유미미립의 9%, 콜레스테롤은 3% 정도를 차지한다. 유미미립은 림프관을 통해 이동하다가 가슴림프관(thoracic lymphatic duct)을 통해 빗장밑정맥(쇄골하정맥, subclavian vein)과 목정맥(경정맥, jugular vein)이 만나는 곳으로 들어간다(그림 15-8).

혈액으로 들어가 혈액을 순환하는 유미미립은 지방조직, 뼈대근육, 심장세포에 의해 흡수되어 제거된다. 이 조직들은 지질단백지질분해효소(lipoprotein lipase)라는 효소를 가지고 있어 조직으로 들어온 지질을 분해할 수 있다. 유미미립이 조직의 모세혈관으로 들어가 모세혈관 내피세포(endothelial cell)와 만나면 유미미립 내부의 트리글리세라이드는 분해되어 글리세롤과 지방산이 된다. 분해된 지방산은 세포막을 통해 쉽게 확산될 수 있어 세포 내부로 들어간다.

2) 지질의 이동

지방세포에 저장되어 있던 지방산은 글리세롤과 결합한 형태이다. 지방산은 이 상태에서 혈당이 낮거나 지방산의 유리를 일으키는 호르몬의 작용이 있을 때 글리세롤과 분해되어 혈중으로 확산된다. 혈액으로 나온 지방산은 극성을 띄어 쉽게 혈장단백질인 알부민(albumin)과 결합할 수 있다. 이런 지방산을 유리지방산(free fatty acid)이라고 한다. 이렇게 순환하는 지방산의 양은 15mg/dL 정도 되는 적은 양이다. 전체적인 양은 적지만 혈액을 순환하는 지방산은 지방산을 필요로 하는 세포에 의해 끊임없이 사용되고, 다시 지방세포에 의해 유리되는 과정을 겪고 있다.

혈중 지방산의 반감기는 2~3분 정도로 매우 짧아 이런 지방산의 소모와 생성이 재빠르게 일어나고 있다는 것을 알 수 있다. 탄수화물에 의한 영양공급이 매우 부족한 때나 지방이 많이 필요한 상황에서 혈중 유리지방산의 농도는 안정시의 5~8배까지 증가하여 공급될 수도 있다. 안정 상황에서는 알부민 한 분자당 지방산 세 분자정도가 결합하여 운반되지만 이런 상황에서는 30분자까지도 결합하면서 수송능력이 극대화된다.

3) 지질단백질(Lipoprotein)

소화가 되어 흡수된 후 유미미립을 형성하고 유미미립이 세포에 흡수되어 제거된다. 유미미립이 제거된 이후에 혈액속을 순환하는 대부분의 지방은 지질단백질의 형태로 존재한다. 지질단백질은 유미미립보다 훨씬 작은 크기를 가지고 내부에는 트리글리세라이드, 인지질, 콜레스테롤, 단백질을 포함하고 있다. 유리지방산의 혈중 농도가 15mg/dL이었던 것에 비해 지질단백질의 혈중농도는 700mg/dL에 달한다. 이 지질단백질들은 그 구성물질의 밀도에 따라 네 가지로 분류될 수 있다. ❶ 초저밀도지질단백질(very low density lipoprotein, VLDL), ❷ 중밀도지질단백질(intermediate density lipoprotein, IDL), ❸ 저밀도지질단백질(low density lipoprotein, LDL), ❹ 고밀도지질단백질(high density lipoprotein, HDL)이 그것들이다(그림 15-9).

초저밀도지질단백질은 트리글리세라이드의 비율이 높고, 중밀도 지질단백질은 콜레스테롤과 인지질의 비율이 높다. 저밀도지질단백질은 콜레스테롤이 높고 인지질도 높은 편이다. 고밀도지질단백질은 단백질이 과반을 차지하고 나머지 콜레스테롤과 인지질의 농도는 낮다. 지질단백질들은 지방에서 합성되어 지질을 운반하는 기능을 한다.

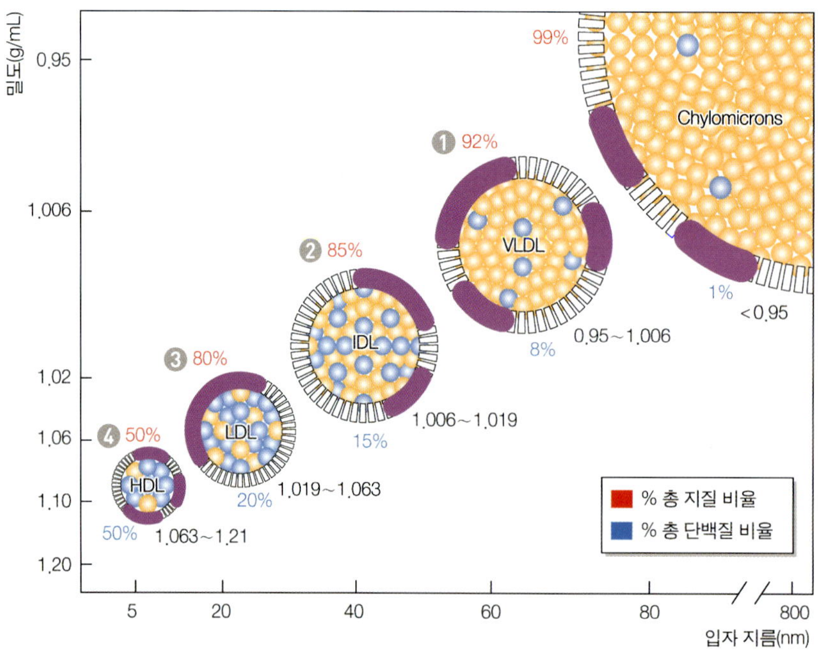

그림 15-9 지질단백질

4) 지방의 저장

지방은 주로 지방조직(adipose tissue)과 간에 저장된다. 주로 트리글리세라이드의 형태로 저장되어 필요할 때 사용할 수 있는 에너지원으로서의 역할이 가장 크고 몸의 체온을 지켜주는 단열재로서의 작용도 할 수 있다. 지방조직의 지방세포(adipocyte)는 세포의 대부분을 지방의 저장에 할애할 수 있어 많은 경우 세포 부피의 95%까지 트리글리세라이드가 채울 수 있다. 세포 내부의 트리글리세라이드는 항상 액체 상태로 유지되며, 언제든지 효소와 작용해 분해되고 에너지원으로 사용되거나 수송될 준비를 하고 있다. 지방세포에는 많은 지질분해효소가 있어서 소화되고 흡수된 지질을 저장하는 것과 동시에 혈액으로 끊임없이 지질을 분해해 내놓는다. 지방세포가 지질을 받아들이고 배출하는 순환이 아주 빨라서 같은 트리글리세라이드가 한 지방세포내에 2~3주 이상 머무르는 경우는 거의 없다.

간세포에서는 주로 지방의 저장보다는 지방의 대사가 주로 일어난다. 지방을 에너지를 생산할 수 있는 형태로 분해하거나, 지방산을 이용해 콜레스테롤이나 인지질과 같은 다른 지질을 합성할 수도 있다. 또 탄수화물이나 단백질로부터 트리글리세라이드를 합성해낼 수도 있다. 또 간에서는 지방이 합성되거나 대사되면서 불포화지방산을 생성해낼 수 있다. 간에서 생성되는 불포화지방산은 섭취를 통한 흡수를 제외하고 우리 몸에서 거의 유일한 불포화지방산의 원천이다.

5) 지방을 통한 에너지의 생성

트리글리세라이드는 지방산과 글리세롤로 분해되면서 에너지를 생성한다. 가수분해효소에 의해 가수분해되면서 글리세롤은 글리세롤-3-인산(glycerol-3-phosphate)이 되어 해당작용을 통해 에너지원으로 활용된다. 지방산의 경우는 조금 더 복잡한 경로를 통해 에너지원으로 활용될 수 있다. 지방산의 분해와 산화는 미토콘드리아 내부에서 일어난다. 미토콘드리아의 막에 있는 카르니틴(carnitine)이 지방산을 미토콘드리아 내부로 수송한다. 미토콘드리아의 내부에서 지방산은 베타산화(beta oxidation)라는 과정을 거치며 분해된다.

베타산화를 통해 지방산의 탄소가지들은 아세틸 CoA(acetyl CoA)형태로 떨어져 나온다. 지방산은 조효소 CoA (coenzyme CoA)와 결합해 지방산 CoA(fatty acyl-CoA)가 된다. 그림 15-10과 같은 과정을 거치면서 지방산 가지에서 두 개의 탄소원자가 아세틸 CoA의 형태로 떨어져 나온다. 이 과정에서 FAD^+와 수소 두 원자, NAD^+와 수소 두 원자가 결합해 FADH, H^+와 NADH, H^+의 형태로 총 네 개의 수소원자가 유리된다. 그리고 생성된 아세틸 CoA는 시트르산회로를 돌면서 ATP와 함께 많은 양의 수소원자를 유리해낸다.

탄소원자 18개를 가지고 있는 스테아린 지방산(stearic acid)은 아세틸 CoA 9분자를 만들어 낼 수 있고 그 과정에서 8번의 베타산화가 일어나므로 FAD^+와 NAD^+에 의해 각각 16원자씩 총 32원자의 수소가 유리된다. 또, 한 분자의 아세틸 CoA가 시트르산회로를 돌면 8원자의 수소가 유리되므로 9분자의 아세틸 CoA에 의해 총 72원자의 수소가 유리된다. 이를 합해보면 총 104개의 수소원자이고 그중 34개는 FAD^+, 70개는 NAD^+에 의해 전자

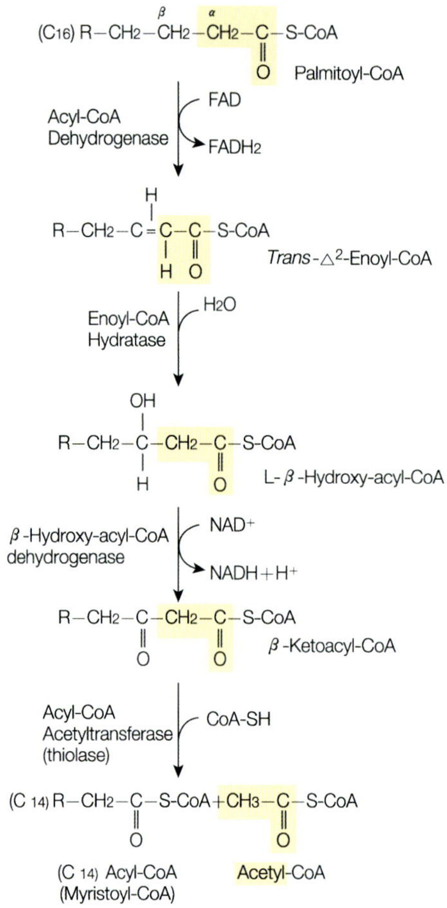

그림 15-10 베타산화

전달계로 전달된다. FAD^+에 의해 전자전달계로 들어가는 수소원자는 2원자당 2분자의 ATP를 만들 수 있고, NAD^+의 경우는 수소 2원자당 3분자의 ATP가 생성된다. 따라서 총 148분자의 ATP가 스테아린산에 의해 만들어질 수 있다. 그런데, 스테아린산이 처음 조효소 CoA와 결합할 때 두 분자의 ATP가 소모되므로 스테아린산의 분해를 통해 얻을 수 있는 순 ATP는 146개이다.

간에서 생성된 아세틸 CoA는 두 분자가 물과 함께 반응하여 아세토아세트산(acetoactic acid)으로 변환될 수 있다. 이 아세토아세트산은 혈액으로 퍼져나갈 수도 있고, β-하이드록시부틸산(β-hydroxybutyric acid)이나 아세톤(acetone)으로 변환되어 혈액으로 퍼져나가기도 한다. 이 물질들은 필요로 하는 세포내부로 들어가 다시 간에서 일어난 반응의 반대방향으로 진행되어 아세틸 CoA가 된다.

이 아세틸 CoA는 그 세포에서 시트르산회로를 돌면서 에너지를 생성해낸다. 간에 의해서 지방이 분해되고 그 분해산물이 에너지를 필요로 하는 세포로 공급되는 것이다. 이 분해산물들의 혈중 농도는 3mg/dL을 넘지 않는데, 유리지방산의 경우와 마찬가지로 간에서 많은 양이 공급되지만 더욱 빠르게 조직에서 소모되므로 높은 농도가 유지되지 않는 것이다. 이 물질들은 신체에 탄수화물이 부족한 상황에서 대체 에너지원으로 사용되므로 기아상황이나 당뇨병의 경우와 같이 탄수화물을 이용할 수 없는 상황에서 혈중농도가 증가한다. 이 물질들은 모두 케톤산(keto acid)에 해당하는 물질들로 많은 양이 혈중에 존재할 경우 혈액의 산성화가 일어나 산–염기균형을 깨뜨릴 수도 있다.

6) 중성지방의 합성

과량의 탄수화물이 소화되어 흡수되면 대부분 간세포에서 대사되어 트리글리세라이드 형태로 전환된다. 전환된 트리글리세라이드는 초저밀도지방단백질에 의해 지방조직으로 수송되고 저장된다. 탄수화물이 어떻게 트리글리세라이드로 합성되는지는 트리글리세라이드가 어떻게 분해되었는지를 생각해 보면 짐작할 수 있을 것이다. 포도당은 해당작용을 거쳐 ❶ 아세틸 CoA를 생성해낼 수 있다. ❷ 아세틸 CoA는 다시 ❸ 이산화탄소와 함께 ❹ ATP를 소모해서 ❺ 말로닐 CoA(malonyl CoA)가 된다. 아세틸 CoA와 말로닐 CoA를 원료로 해서 NADPH, H^+를 소모하면서 ❻ 지방산을 합성해낼 수 있다. NADPH, H^+는 포도당의 인산 펜토스 경로에 의해 생성된 산물로 에너지를 갖고 있어 전달할 수 있다. 지방산이 합성되면서 탄소원자의 개수가 많아져 14개 이상이 되면 글리세롤과 합성돼 트리글리세라이드가 되고 전달될 수 있다(그림 15-11).

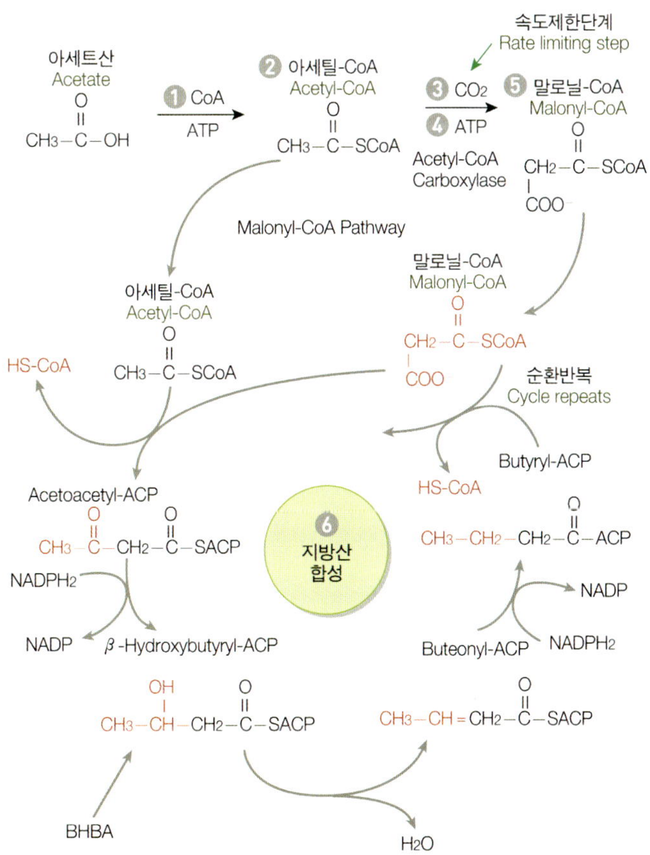

그림 15-11 지방산합성

간세포와 근육세포가 포도당을 글리코겐으로 중합해 저장함으로서 비교적 많은 탄수화물을 저장할 수 있지만 지방으로 저장하는 양과 효율을 따라오지는 못한다. 탄수화물의 저장은 많아야 1kg를 넘기 힘들지만 트리글리세라이드로는 수십 kg도 저장할 수 있다. 또 같은 양을 저장할 때 지방이 글리코겐보다 2.5배 이상의 에너지를 저장할 수 있어 더욱 효율적이다.

7) 지방 이용의 조절

지방의 이용은 여러 가지에 의해 조절되지만 그 중 신체 내 탄수화물의 양이 가장 큰 영향을 미친다. 에너지원으로 이용할 수 있는 탄수화물이 많으면 지방의 분해보다는 합성이 많이 일어나면서 탄수화물을 우선적으로 에너지원으로 사용하지만, 탄수화물이 적은 상황에서는 지방의 분해가 활발해지면서 주 에너지원으로 사용된다. 포도당의 대사산물인 α-인산글리세롤이 많아지면 이 인산글리세롤은 지방세포에서 지방산과 결합해 더 많은 트리글리세라이드를 만들게 된다. 또, 포도당이 해당과정을 거치면서 많은 아세틸 CoA가 생성되면 여분이 지방산으로 전환된다. 즉 포도당이 많아 대사가 활발하게 진행될 때 중성지방의 합성이 늘어나는 것이다. 반대로 포도당이 적은 상황에서는 이 관계가 역전되어 지방산으로부터 아세틸 CoA가, 인산글리세라이드는 에너지원으로서 사용되어 지방의 분해가 촉진된다. 지방의 이용에는 호르몬도 많은 영향을 미친다. 교감신경의 말단과 부신속질(부신수질)에서 분비되는 에피네프린과 노르에피네프린은 호르몬 민감성 트리글리세라이드 지질분해효소(hormone sensitive triglyceride lipase)를 활성화시켜 지방세포에서 더 많은 유리지방산이 방출되게 한다. 또, 부신겉질에서 분비되는 글루코코르티코이드도 같은 효소를 자극해 유리지방산의 혈중농도를 높인다. 이 외에도 갑상샘호르몬이나 인슐린 같은 호르몬도 지방의 대사에 영향을 미칠 수 있다.

8) 인지질(Phospholipid)과 콜레스테롤(Cholesterol)

인지질은 하나 이상의 지방산분자에 인산기가 결합된 지질로 다양한 종류가 있다. 신체의 인지질은 ❶ 레시틴(lecithin), ❷ 세팔린(cephalin), ❸ 스핑고미엘린(sphingomyelin) 등이 대부분을 차지하며 이 분자들에는 질소를 포함한 염기가 결합되어 있다. 인지질은 지질단백질의 형성에 중요한 영향을 미친다. 만약 인지질이 없다면 지질단백질은 제 기능인 지질의 수송을 이뤄내지 못할 것이다. 인지질 중 스핑고미엘린은 신경세포에서 신경전도 속도를 빠르게 해 주는 말이집(수초, myelin sheath)에 분포하며 기능을 한다. 또, 많은 인지질들이 세포막에 존재함으로서 세포막의 구조적 형성을 돕는 것으로 생각된다. 이 외에 세팔린은 혈액응고에서 역할을 맡고 있고, 인지질들에 포함된 인산기는 세포내 대사활동중에 인산기가 필요할 때 인산기를 제공해주는 역할을 하기도 한다. 인지질의 90%는 간세포에서 합성되며 중성지방의 합성과 분해가 조절되는 양상과 비슷하게 조절될 수 있다(그림 15-12).

콜레스테롤은 음식물로 섭취될 수도 있지만 간에서 합성되는 콜레스테롤의 양이 더 많다. 콜레스테롤의 구조 중에서 가장 기본이 되는 구조는 스테롤(sterol) 핵이다.

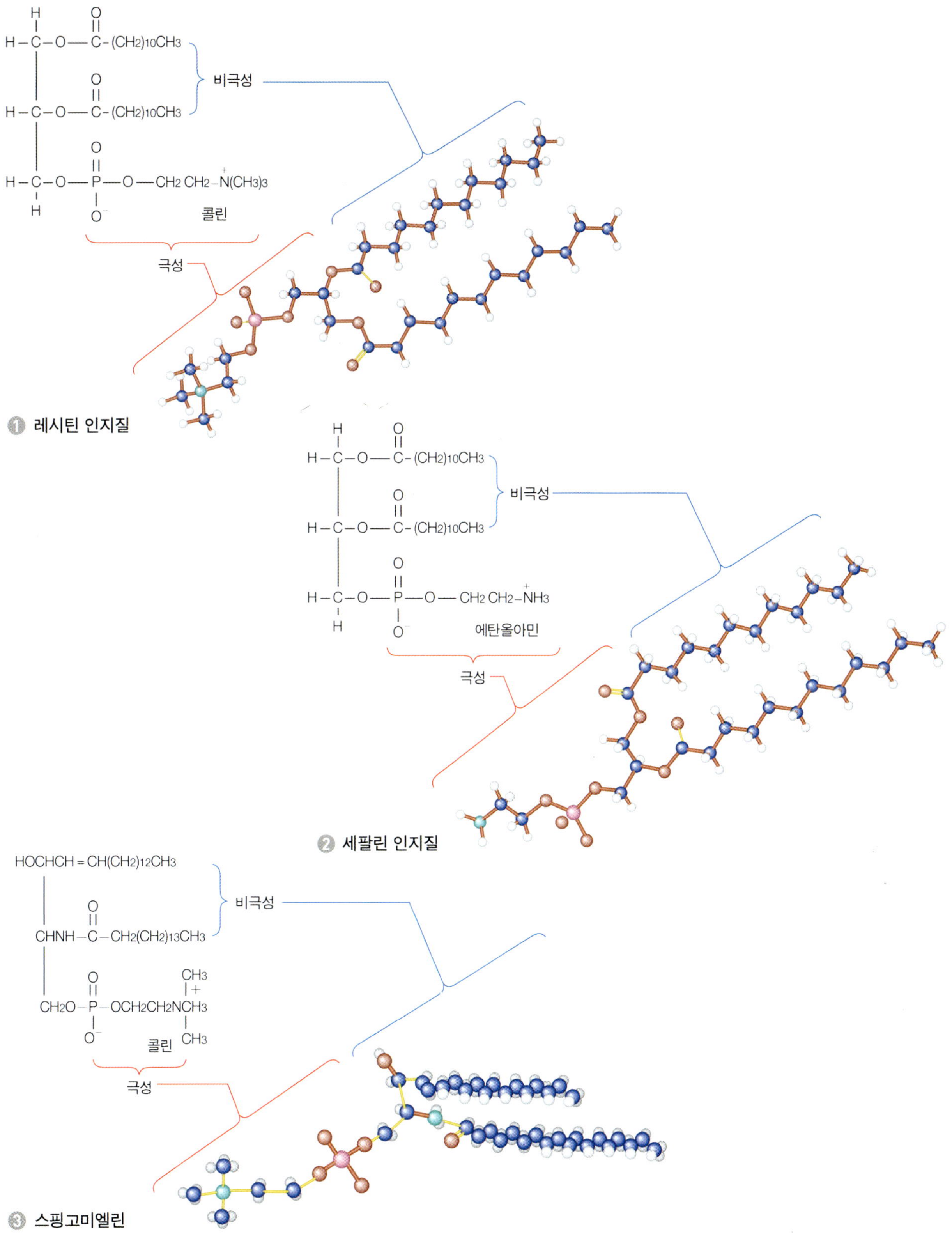

그림 15-12 신체의 인지질

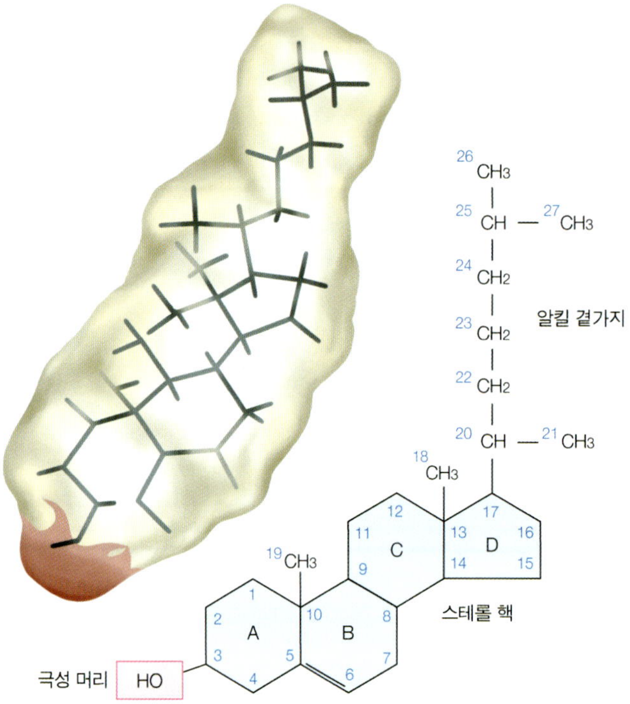

그림 15-13 콜레스테롤

이 스테롤 핵은 아세틸 CoA의 중합으로 만들어지고, 스테롤을 기본뼈대로 하여서 곁가지가 다른 염기로 변환되면서 콜레스테롤이 되기도 하고 담즙산(cholic acid), 스테로이드(steroid)호르몬이 되기도 한다. 스테로이드계열의 호르몬은 우리 몸의 내분비계를 구성하는 중요한 물질로서 부신에서 분비되는 호르몬들, 난소 및 정소에서 분비되는 호르몬 등이 포함되어 항상성 조절에 중요한 작용을 할 수 있다(그림 15-13).

인지질과 콜레스테롤은 특히 세포막에서 중요한 기능을 한다. 이 물질들은 세포막에서 짧게는 수개월에서 수년까지 교체되지 않고 유지되면서 세포막의 유동성을 결정하는데 중요한 역할을 한다. 세포막 뿐만 아니라 세포내 소기관의 막도 지질로 이루어져 있고, 콜레스테롤과 인지질 또한 소기관의 막에도 위치한다. 인지질은 특히 면사이장력(경계면장력, interfacial tension)을 감소시킬 수 있고, 세포막이 막 안팎으로는 막으로서의 역할을, 막 내부에서는 유동적으로 구조를 바꿀 수 있게 해 준다.

4 단백질 대사

단백질은 탄수화물, 지방과 함께 영양소로서 분류되지만 에너지를 공급해 주는 역할보다는 구조적, 기능적 역할이 더 크다. 단백질은 아미노산(amino acid)들이 펩티드 결합(peptide linkage)을 하면서 서로 중합된 고분자물질이다. 아미노산은 카르복실기(−COOH)와 아민기(−NH_2)를 모두 가지고 있는 탄소 화학물로 한 아미노산의 카르복실기와 다른 아미노산의 아민기가 결합하면서 펩티드 결합을 이룬다. 신체 내 아미노산은 20종류 정도가 있으며 하나의 단백질은 평균적으로 400개의 아미노산이 다양한 순서로 결합하면서 복잡한 구조를 가진다. 덕분에 단백질은 신체 내 구조물 역할을 하는 구조단백질이 될 수도 있고, 화학반응을 촉진하는 효소, 세포내부의 대사작용에 관여할 수 있는 등 다양한 기능을 할 수 있다(그림 15-14).

1) 아미노산의 흡수와 운반

단백질은 대부분 아미노산의 형태로 작은창자의 모세혈관을 통해 흡수된다. 흡수된 아미노산은 문맥을 통해 간으로 전해져 빠르게 흡수되고 혈중 농도는 35~65mg/dL 정도로 유지된다. 포도당처럼 아미노산 역시 세포막을 쉽게 통과하지 못한다. 따라서 세포막 표면의 운반체를 통해야만 흡수될 수 있다. 소화관에서 흡수될 때는 나트륨의 농도경사를 이용해 공동운반되는 형식으로 대부분 흡수된다.

세포 내부로 흡수된 아미노산은 빠르게 단백질로 합성된다. 전령 RNA와 전달 RNA, 리보솜 등에 의해서 단백질이 만들어진다. 세포내부에서 아미노산은 대부분 단백질 형태로 저장되므로 세포 내부의 아미노산 농도는 비교적 낮게 유지된다. 반대로 합성된 단백질은 리소좀에 의해 분해될 수 있다. 세포는 아미노산을 흡수해서 단백질을 만들고 단백질을 분해해 아미노산을 만들면서 혈액의 아미노산을 흡수하고 내부의 아미노산을 혈액으로 배출한다. 아미노산은 혈액을 통해 세포와 세포사이로 수송된다. 아미노산의 혈중농도는 35~65mg/dL로 높지 않지만 여러 세포들에 의해 빠르게 흡수되고 배출되면서 시간당 많은 양이 이동한다.

2) 혈장단백질의 기능

혈장단백질의 대부분은 간에서 합성되어서 혈액을 순환한다. 혈장단백질은 각자의 고유한 기능이 있지만 공통적으로 혈장의 콜로이드 삼투압을 형성함으로서 혈량 유지에 기여한다. 혈장단백질은 알부민(albumin), 글로불린(globulin), 피브리노겐(fibrinogen)이 대표적이다. 특히 알부민이 혈장단백질 중 가장 많은 양을 차지하고 있고, 여러 물질들의 혈액내 운반을 담당하기도 하며 교질삼투압의 형성에 가장 많은 기여를 한다. 글로불린은 혈장 효소로서 기능할 수 있을 뿐 아니라 후천면역의 형성에 큰 기여를 한다. 피브리노겐은 응고체계에 의해 활성화됨으로서 응고기능에 중요한 역할을 할 수 있다. 이 외에도 많은 혈장단백질들이 혈장에 존재하면서 각자의 기능을 하고 있다.

단백질과 아미노산은 혈장과 세포사이에서 일정한 평형을 유지하면서 그 농도가 조절된다. 혈장의 단백질이 부족할 때는 세포에서 더 많은 아미노산이 단백질로 합성되거나 세포의 단백질이 혈장으로 나오고, 혈장에 단백질이 풍부하거나 아미노산이 많은 경우 반대로 세포 속으로 들어가는 것이다. 단백질과 아미노산은 가역적으로 합성되고 분해되면서 일정한 농도를 유지한다.

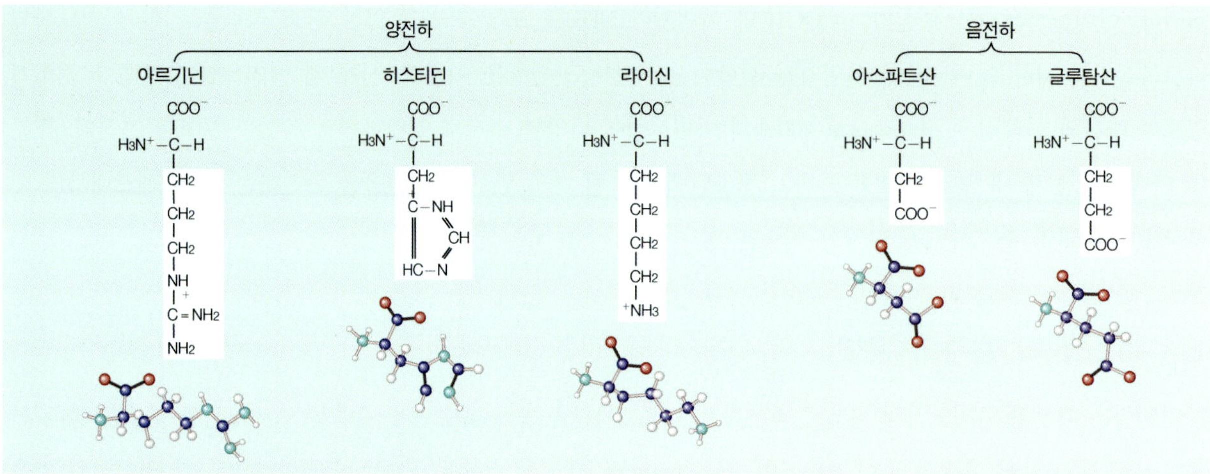

A. 전기적으로 전하를 띈 곁가지를 가진 아미노산

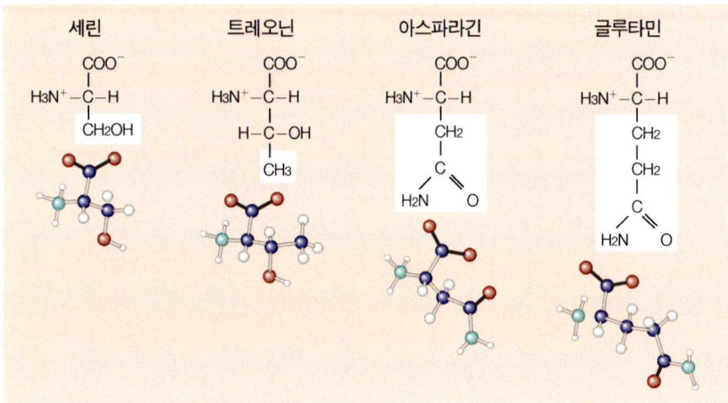

B. 극성을 띄지만 전하를 띄진 않은 아미노산

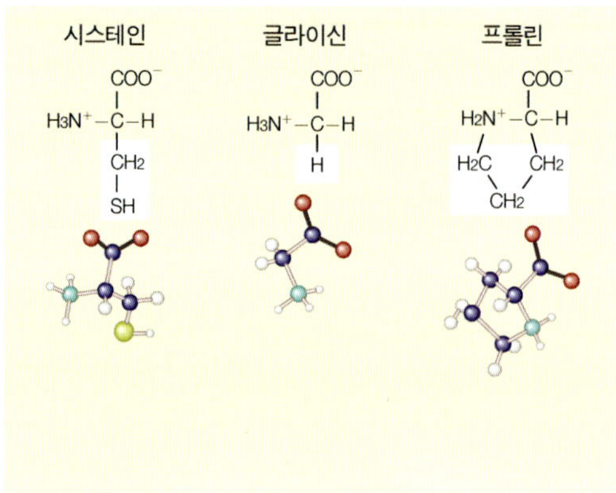

C. 특이한 경우

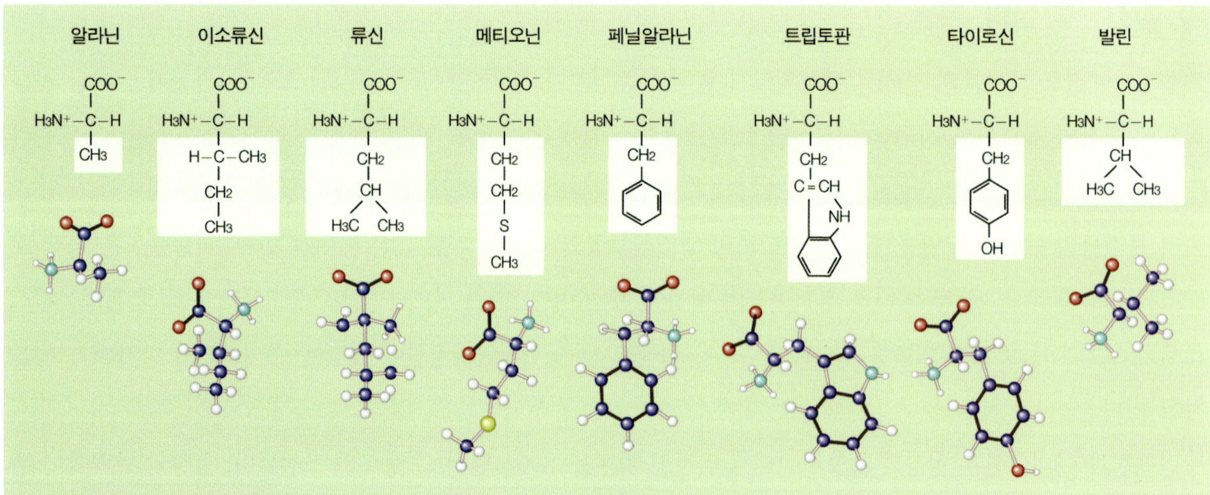

D. 소수성 곁가지를 지닌 아미노산

그림 15-14 아미노산 종류

3) 필수아미노산

신체를 구성하고 있는 아미노산 20종류 중 10종류는 신체에서 합성할 수 없거나 필요량만큼 합성을 하지 못해 섭취를 통해 충족시켜야만 하는 것들이 있다. 그런 종류의 아미노산을 필수아미노산(essential amino acid)이라고 한다. 반대로 필수 아미노산이 아닌 비필수아미노산은 꼭 음식을 통해 섭취할 필요가 없는 것들이다. 비필수아미노산은 케토산(keto acid)에 아미노기전이반응(transamination)이 일어나면서 생성된다. 아미노기전이반응은 케톤기의 산소가 아민기를 전해주는 물질에 전달되면서 아민기가 케토산으로 전달되어 서로 교환되고 아미노산이 만들어진다.

표 15-1 필수아미노산

필수아미노산	비필수아미노산
아르기닌(Arginine)	알라닌(Alanine)
히스티딘(Histidine)	아스파라긴(Asparagine)
이소류신(Isoleucine)	아스파트산(Aspartic acid)
류신(Leucine)	시스테인(Cysteine)
라이신(Lysine)	글루탐산(Glutamic acid)
메티오닌(Methionine)	글루타민(Glutamine)
페닐알라닌(Phenylalanine)	글라이신(Glycine)
트레오닌(Threonine)	프롤린(Proline)
트립토판(Tryptophan)	세린(Serine)
발린(Valine)	타이로신(Tyrosine)

4) 단백질의 분해

아미노산은 α-케토글루타르산(α-ketoglutaric acid)에 아민기를 전해주면서 α-케토산(α-keto acid)이 되고 α-케토글루타르산은 글루탐산(glutamic acid)이 된다. 글루탐산은 아민기를 다시 다른 물질로 전해주면서 α-케토글루타르산으로 돌아갈 수도 있고, 암모니아(ammonia, NH_3)의 형태로 아민기를 유리할 수도 있다. 이 과정은 아미노기전이효소(aminotrasferase)에 의해 일어나며 탈아미노화작용(deamination)이라고 한다. 아민기를 잃어버린 아미노산은 α-케토산이 되어서 글리코겐의 합성에 이용되거나 해당작용, 시트르산회로를 통해 에너지원으로 사용될 수 있다. 혹은 포도당 혹은 케톤체로 전환되어 영양분을 필요로 하는 조직으로 공급될 수도 있다. 혈액 내 아미노산의 농도가 너무 높아 세포내 아미노산의 농도가 높아지고, 단백질의 합성이 더 이상 일어날 수 없을 때 이런 반응이 일어날 수 있다. 유리된 암모니아는 독성을 띄고 있다. 간에서 암모니아를 요소(urea)로 바꿈으로서 독성을 줄이고 배출 할 수 있는 형태로 바꾼다. 간에서 ❶ 오르니틴(ornithine)이라는 아미노산에 이산화탄소와 함께 암모니아가 전해지면서 오르니틴은 ❷ 시트룰린이 되고 오르니틴 회로(ornithine cycle)가 시작된다. 오르니틴 회로는 결과물로 요소를 생성하기 때문에 요소회로라고도 불린다. 다음 그림과 같은 회로를 돌면서 결국 ❸ 두 분자의 암모니아와 ❹ 한 분자의 이산화탄소가 회로로 들어가 한 분자의 ❺ 요소와 ❻ 물을 생성해 낸다(그림 15-15).

이렇게 분해되는 단백질의 양은 하루에 20~30g 정도이다. 분해된 단백질은 포도당과 같은 다른 물질로 전환되거나 에너지로 소모되고 그 부산물인 요소가 콩팥을 통해 배출된다. 이 20~30g을 필연적 손실(obligatory loss)이라고 하고 신체 조건에 따라 더 많은 양이 소실될 수도 있다. 신체가 항상성을 유지하기 위해서는 잃은 만큼 보충해 주어야 한다. 몸에서 합성할 수 없는 필수 아미노산은 포함해서 신체의 아미노산 구성 비율과 비슷한 조성을 가진 단백질을 섭취하는 것이 가장 좋다. 그런 단백질을 완전 단백질(complete protein)이라고 하고 그렇지 못한 경우를 불완전 단백질(partial protein)이라고 한다. 만약 신체에 포도당 같은 에너지원이 충분하지 못한 상황에서는 단백질이 에너지원으로 사용되어 하루에 125g까지도 분해될 수 있다.

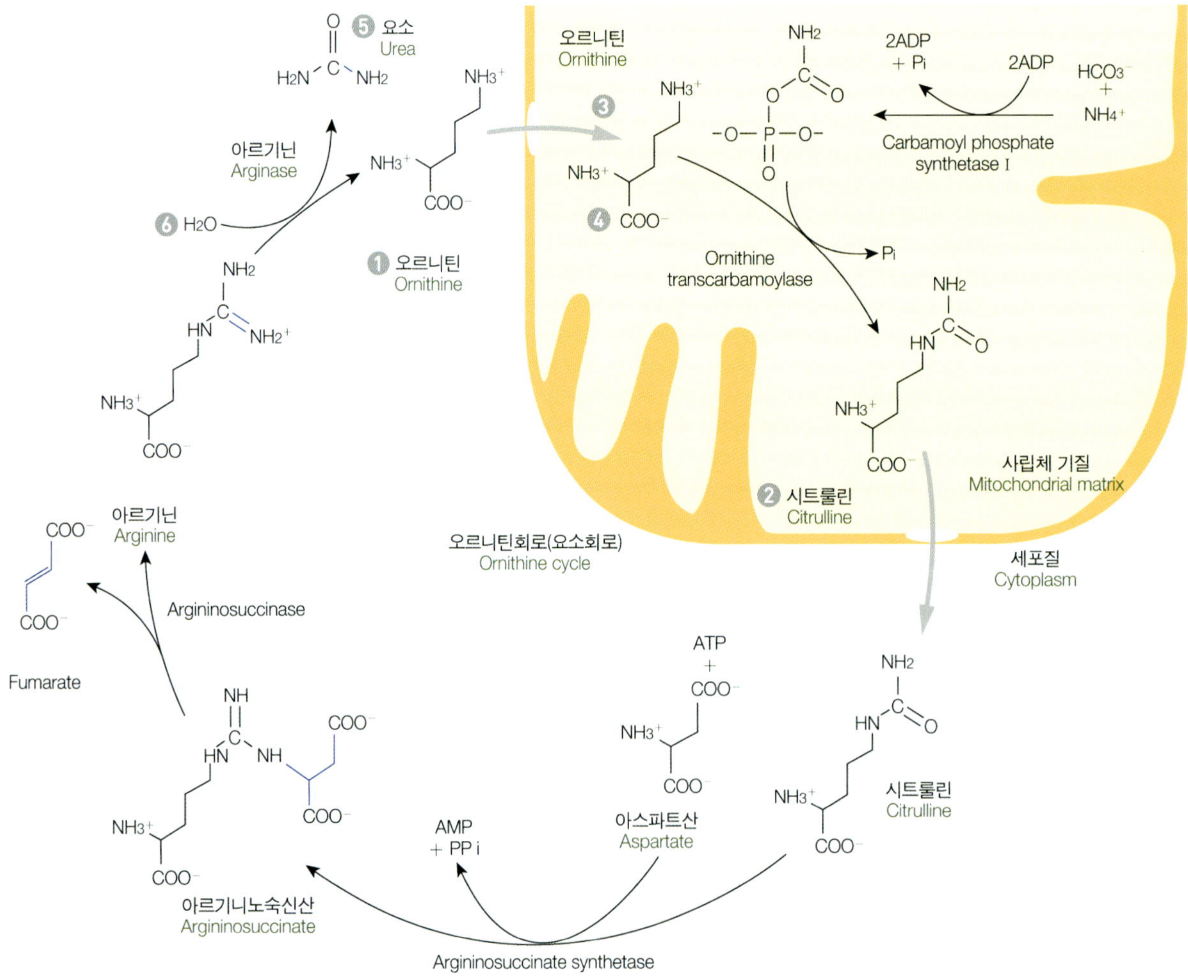

그림 15-15 오르니틴회로(요소회로)

단백질의 분해는 여러 요인에 의해 조절된다. 호르몬 중 성장호르몬과 인슐린은 단백질의 합성을 촉진한다. 반대로 글루코코르티코이드는 단백질의 분해를 촉진시킴으로서 더 많은 아미노산이 혈액으로 나오게 한다. 남성호르몬인 테스토스테론은 단백질이 세포 안에 침착되게 함으로서 근육량을 증가시키는 효과가 있다. 갑상샘호르몬인 티록신은 단백질의 대사속도를 빠르게 한다. 단백질의 분해가 일어나는 상황에서는 더욱 빠르게 분해되게 하고, 합성이 일어나는 상황에서는 더욱 빠르게 단백질이 합성되도록 한다.

5 간의 대사기능

1) 간에서 일어나는 대사

간은 문맥을 통해 소화, 흡수된 영양소를 가장 먼저 받고 처리하여 온몸으로 보내는 역할을 한다. 간에서 일어나는 탄수화물의 대사를 요약하면 다음과 같다. 간세포에는 비교적 많은 양의 글리코겐이 저장될 수 있고, 갈락토스(galactose)와 과당(fructose)이 포도당(glucose)으로 전환될 수 있다. 또, 다른 영양소나 분해산물로부터 포도당을 만들어내는 포도당신생합성(gluconeogenesis)도 일어난다. 그 외에 인산오탄당경로 등을 이용해서 탄수화물을 대사하는 과정에서 우리 몸에 필요한 다른 물질들을 만들어 낼 수 있다. 이런 작용을 통해 간은 혈당을 유지하는 데 중요한 역할을 한다. 혈당이 부족할 때는 더 많은 포도당을 합성하여 혈중으로 내보내고, 넘칠 때는 여분의 포도당을 저장하거나 다른 물질로 바꾼다.

지방은 간에서는 지방의 베타산화(beta oxidation)가 일어나 지방산이 분해되고 아세틸 CoA로 바뀐다. 아세틸 CoA는 간세포 내에서 시트르산회로로 들어가 에너지를 생성해낼 수도 있고, 아세틸 CoA두 분자가 결합해 아세토아세트산(acetoacetic acid)이 형성되어 전신으로 공급된다. 아세토아세트산은 세포내에서 다시 아세틸 CoA로 바뀌어 에너지원으로서 활용될 수 있다. 간에서는 지방산의 분해 외에도 콜레스테롤과 인지질의 합성이 일어날 수 있고, 지방을 운반하는 지질단백질의 합성도 이루어진다. 이 외에 여분의 탄수화물이나 단백질 같은 영양소들이 지질로 전환되어 저장될 수 있다.

단백질은 신체고형물의 75%를 차지하는 중요한 물질이다. 간에서 주로 단백질의 합성, 혈장단백질의 생산, 혈액응고인자(coagulation factor)의 생성이 이루어지며, 아미노산의 합성이 일어나 여분의 아미노산에서 필요한 아미노산을 만들어낼 수 있다. 또한 아미노산의 분해산물인 암모니아를 처리해 요소로 만들어 배출하게 한다.

탄수화물, 지방, 단백질 이외에도 간은 비타민이나 철을 저장할 수 있으며, 우리 몸에 들어온 약물과 같은 화학물질들을 걸러내 배출할 수 있다. 콩팥에서 소변으로 배출하듯이 간에서는 쓸개즙으로 배설이 이루어진다.

2) 빌리루빈(Bilirubin)의 생성과 배설

간에서 생성되는 쓸개즙(담즙, bile)의 주성분은 빌리루빈이다. 빌리루빈이 생성되는 과정을 살펴보면 ❶ 수명이 다한 적혈구로부터 혈색소가 유리되거나 큰포식세포에 의해 포식당하면 ❷ 그물내피계통(망상내피계, reticuloendothelial system)의 혈색소의 햄이 빌리베르딘(biliverdin)을 거쳐 빌리루빈이 되어 혈액으로 배출된다. 이후 ❸ 비결합 빌리루빈이 알부민과 결합해 혈액을 통해 간으로 전달된다. ❹ 비결합 빌리루빈은 간에서 촉진 확산을 통해 간세포 내부로 들어가 글루쿠론산과 결합하고 ❺ 결합한 빌리루빈은 쓸개즙에 포함되어 배출된다. ❻ 장으로 배출된 쓸개즙의 결합 빌리루빈의 글루쿠론산이 장내 세균에 의해 제거되고 빌리루빈은 유로빌리노겐이 된다. ❼ 일부 유로빌리노겐은 문맥으로 재흡수되고, ❽ 일부는 장간순환을 통해 순환한다. ❾ 장간순환에 포함되지 않은 유

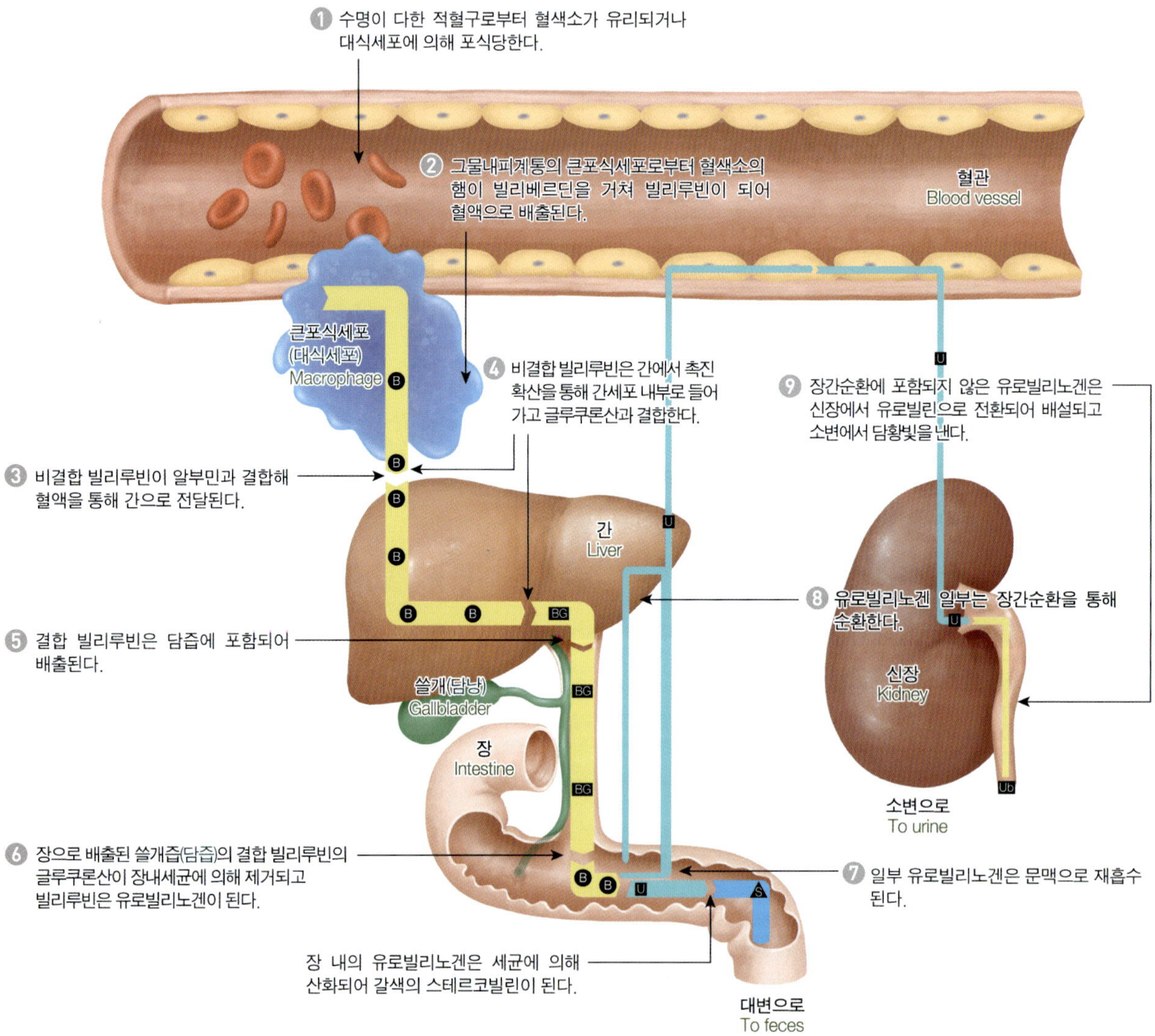

그림 15-16 빌리루빈대사

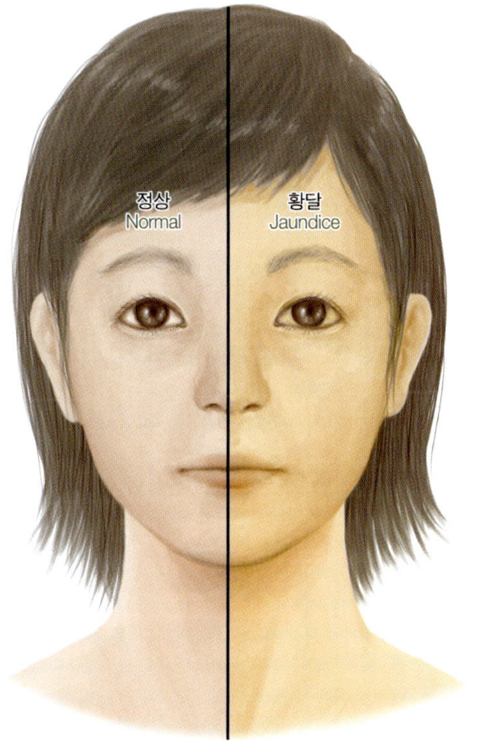

황달은 피부와 눈이 노래지는 증상이다.

그림 15-17 황달

로빌리노겐은 콩팥에서 유로 빌린으로 전화되어 배설되고 소변에서 담황빛을 낸다(그림 15-16).

만약 이런 과정에 이상이 생겨 혈액 속에 빌리루빈이 과다하게 축적되면 황달(jaundice)이라는 현상이 생긴다. 공막을 비롯해 피부, 점막이 황녹색으로 변하고 소변색도 짙어질 수 있다. 황달이 생겼을 때 혈액을 채취해서 결합 빌리루빈이 많은지 비결합 빌리루빈이 많은지에 따라 황달의 분류를 임상적으로 할 수 있다. 황달의 원인은 크게 세 가지로 나눌 수 있다. 가장 먼저 용혈성 황달(hemolytic jaundice)이라고 하는 것으로 적혈구의 파괴가 정상보다 많아져 적혈구에서 유리되는 빌리루빈이 많아지는 것이다. 따라서 이 경우는 비결합 빌리루빈이 많아지게 되는 경우이다(그림 15-17).

또 다른 경우로 쓸개즙의 배출구가 막히는 경우이다. 이 경우에는 결합 빌리루빈이 나가야 하는 담관이 막혀 나가지 못하고 혈액으로 역류한다. 따라서 결합 빌리루빈의 양이 많아진다. 그리고 간세포의 기능이상이 있을 수 있다. 선천적으로 간세포에서 빌리루빈을 결합(conjugation)하는 효소나 과정에 문제가 있는 경우, 혹은 간세포에서 포합한 결합 빌리루빈을 세포 밖으로 내보내는데 이상이 있는 경우 각각 순서대로 전자는 비결합 빌리루빈이 많아지고 후자는 결합 빌리루빈이 많아지게 된다. 정리해 보면 빌리루빈의 생성, 대사, 배출에 문제가 생기면 황달이 발생할 수 있다.

6 섭취와 소비

신체가 항상성을 유지하기 위해 에너지는 필수적이며 그를 위해 영양소의 충분한 섭취와 적절한 소비가 이루어져야 한다. 우리는 식사를 통해 탄수화물, 지방, 단백질을 비롯한 영양소와 직접적으로 에너지를 만들어내진 못하지만 우리 몸에 꼭 필요한 요소들을 외계로부터 얻을 수 있다. 섭취를 통해 대사를 하고 에너지를 만들어낸다.

1) 에너지원으로서의 탄수화물, 지방, 단백질

탄수화물 1g이 세포내에서 산화되면서 4칼로리의 에너지를 생성해낸다. 지방 1g은 9칼로리, 단백질 1g은 4칼로리의 에너지를 생성해낼 수 있으며, 이를 생리적으로 이용 가능한 에너지라고 한다.

2) 식품 섭취와 에너지 저장의 조절

식품 섭취가 과다하면 여분의 에너지가 생겨 지방으로 전환되어 저장된다. 반대로 식품 섭취가 부족하면 에너지가 부족해 쌓아놓고 있던 에너지원을 소모하면서 버티게 된다. 일반인이 일상적인 생활을 할 때 하루에 필요로 하는 칼로리의 양은 2,000~3,000칼로리 내외이지만 운동량이나 활동량이 많은 경우 이 양은 6,000~7,000칼로리까지도 늘어날 수 있다. 우리 몸의 상황에 따라 에너지의 소모가 결정되고 에너지가 소모되는 양에 따라 식품의 섭취가 조절될 수 있다.

시상하부의 섭식중추(hunger center)는 식욕을 조절할 수 있는 부분이다. 시상하부의 가쪽핵(lateral nucleus)이 섭식중추로서 작용하며 이 부분이 자극되면 식욕이 항진된다. 반대로 이곳이 억제되면 식욕도 억제되어 거의 식사를 하지 않게 된다. 반대로 시상하부의 내측전면핵(복내측핵, ventromedial nucleus)은 포만중추(satiety center)로서 작용해 특정한 자극을 받을 때 섭식중추로 신호를 보내어 섭식중추를 억제하는 역할을 한다(그림 15-18).

시상하부의 뇌실곁핵(paraventricular nucleus)이나 등쪽안쪽핵(dorsomedial nucleus), 활꼴핵(arcuate nucleus) 등이 식욕을 조절할 수 있는 중추들이다. 신경계에 의한 조절 외에도 체내 곳곳에서 분비되는 호르몬들이 음식 섭취를 조절할 수 있다. 이 외에도 렙틴(leptin), 인슐린(insulin), 콜레시스토키닌(cholecystokinin), 그렐린(ghrelin) 등이 호르몬으로서 식욕을 조절할 수 있다.

3) 비 만(Obesity)

섭식의 균형이 깨지고 잉여 에너지가 생기면 지방으로 저장되어 체내 지방량이 많아진 비만상태가 될 수 있다. 임상적으로 비만한 정도를 측정하는 방법에는 여러 가지가 있지만 단순하게 키와 몸무게만으로 계산할 수 있는 체질량지수(body mass index, BMI)가 흔히 쓰인다. 체질량지수는 다음과 같은 식으로 나타낼 수 있다(그림 15-19).

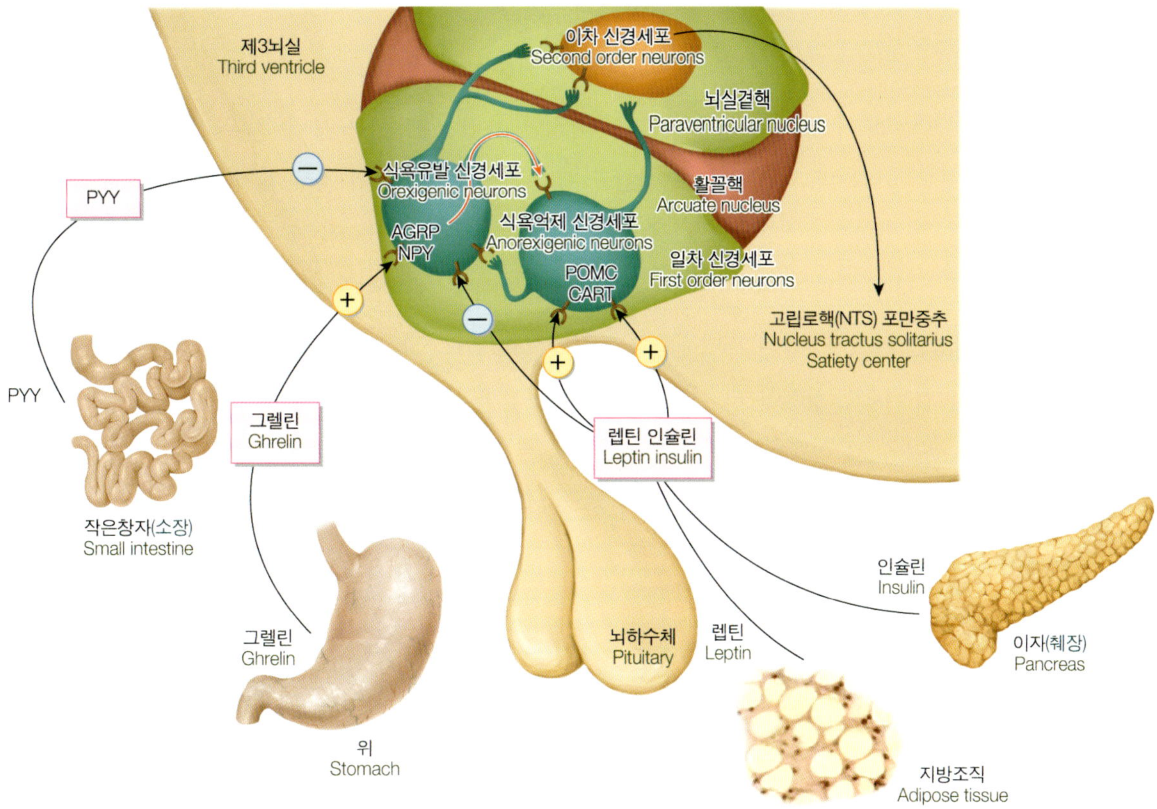

그림 15-18 식욕조절

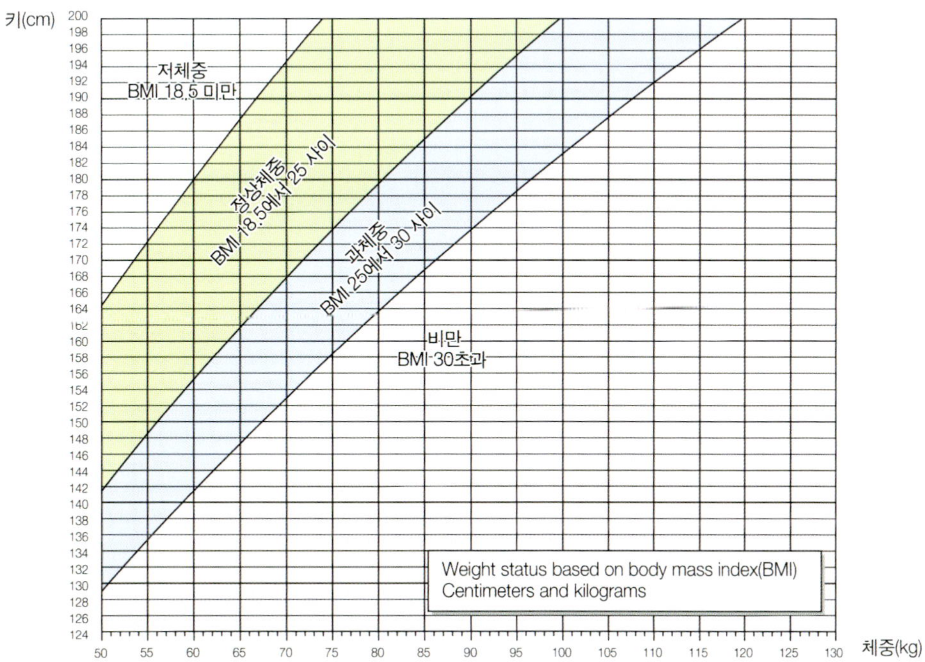

그림 15-19 BMI

$$BMI = \frac{\text{몸무게(kg)}}{\text{키의 제곱(m}^2\text{)}}$$

서양에서는 BMI가 30kg/m^{2}이 넘으면 비만으로 간주하지만 우리나라에서는 우리나라의 실정에 맞게 25kg/m^{2}를 기준으로 비만과 정상을 나눈다. 하지만 근육이 많고 지방량이 적은 사람의 경우 체지방량은 정상임에도 체질량지수는 높게 측정될 수 있다.

우리 몸에서 사용하고 남은 여분의 에너지원은 대게 지방의 형태로 저장된다. 지방 1g에는 9.3칼로리가 저장되어 있다. 대부분의 지방은 피하지방층의 지방세포와 복강에 저장된다. 과거에 지방세포의 수적 증가는 청소년기를 비롯한 성장기에만 일어나고, 성인이 된 이후에는 지방세포 개개의 크기가 커짐으로서 총 지방량이 많아진다고 알려져 있었지만, 성인이 된 이후에도 지방세포의 수적 증가가 일어날 수 있다는 것이 새롭게 밝혀졌다. 즉 성인이 된 이후에도 에너지 소비에 비해 많은 섭취를 하면 지방세포의 크기뿐만 아니라 수가 늘어나면서 비만이 될 수 있다.

4) 기 아

비만과는 반대로 신체에 에너지가 부족한 상황에서 신체는 기아에 빠진다. 기아 상태에서 신체는 지방과 단백질보다는 탄수화물을 에너지원으로서 가장 먼저 이용하기 시작한다. 그러나 탄수화물은 인체 전체에서 몇 백 g 정도밖에 안 되는 적은양만 저장되어 있어 곧 바닥나고 지방과 단백질이 하루 안에 사용되기 시작한다. 가장 풍부한 에너지원인 지방은 안정적으로 소모되면서 모든 양이 소모될 때까지 일정한 속도로 없어진다(그림 15-20).

단백질은 조금 다른 양상을 보여 초기에 급속도로 소모되었다가 중간시기에는 소모 속도가 느려지고 사망에

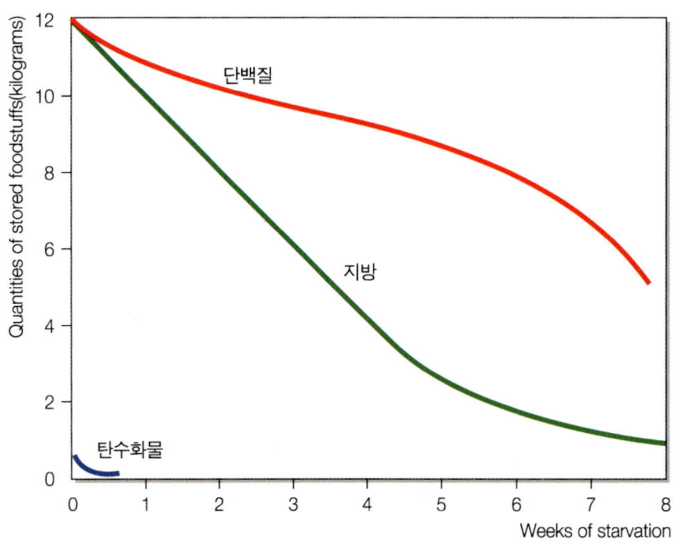

그림 15-20 체내의 지방 저장량에 미치는 기아의 효과

이르는 마지막 단계에서는 다시 빠르게 소모된다. 초기의 빠른 소모는 빠르게 동원될 수 있는 단백질들로 포도당으로 전환되어서 에너지원으로 사용된다. 이 시기가 지나면 쉽게 동원할 수 있는 단백질이 없어 포도당의 생성도 적어지고 지방에 의한 케톤체(ketone body)의 생성이 많아진다. 지방의 에너지로 버티다 지방마저 소모되면 마지막으로 남은 단백질이 빠르게 소모되다가 정상수준의 절반정도가 되면 사망에 이른다.

5) 비타민(Vitamin)

비타민은 에너지를 공급해 주는 영양소들과는 달리 소량으로 우리 몸에 필수적인 기능을 도와주는 물질들이다. 크게 수용성 비타민과 지용성 비타민으로 나눌 수 있다. 수용성 비타민에는 대표적으로 비타민 B, C가 있고, 지용성 비타민으로는 비타민 A, D, K 등이 있다. 이중 지용성 비타민은 오랫동안 섭취하지 않아도 될 만큼 저장이 가능하지만 수용성 비타민의 경우는 그렇지 못한 경우가 많아 지속적으로 섭취해 주어야 한다(표 15-2).

표 15-2 각종 비타민의 하루 요구량

비타민	1일 요구량
비타민 A	5,000IU
티아민	1.5mg
리보플라빈	1.8mg
나이아신	20mg
비타민 C	45mg
비타민 D	400IU
비타민 E	15IU
비타민 K	70μg
엽산	0.4mg
비타민 B_{12}	3μg

- ATP는 세포내 모든 기관에 존재하며 세포막 전위를 위한 이온펌프의 작용을 비롯해 물질의 능동수송, 근육의 수축, 물질의 합성 등 생명을 유지하기 위한 다양한 기능에 에너지원으로 이용된다.
- 탄수화물은 단당류인 포도당, 과당, 갈락토스의 형태로 흡수되어 문맥을 거쳐 간으로 향한다. 단당류는 촉진확산이나 능동수송에 의해 세포 안으로 들어갈 수 있지만 인슐린이 없는 상황에서는 포도당이 충분히 세포 내로 들어가지 못한다.
- 포도당은 해당과정을 거치면서 총 두 분자의 ATP를 생성하고, 한 쌍의 피루브산이 시트르산회로를 돌면서 한 쌍의 ATP를 생성해낸다.
- 인체 내 포도당이 부족하게 되면 저장되어 있던 글리코겐은 에피네프린과 글루카곤에 의해 인산화 되어 포도당이 되고, 부신겉질에서는 코티솔을 분비하여 아미노산이나 지방으로부터 포도당이 합성되는 포도당신합성을 일으킨다.
- 우리 몸이 이용가능 한 지질에는 중성지방, 인지질, 콜레스테롤 등이 있다. 중성지방은 우리 몸에서 필요로 하는 에너지를 공급하는데 주로 쓰이며 인지질은 세포막의 구조를 만들고, 콜레스테롤을 비롯한 나머지 지질들은 호르몬으로서 작용하거나 세포의 구성성분으로 기능한다.
- 지방은 주로 지방조직과 간에 저장된다. 주로 트리글리세라이드의 형태로 저장되어 탄수화물이 적은 상황에서는 지방의 분해가 활발해지면서 주 에너지원으로 사용된다.
- 트리글리세라이드는 지방산과 글리세롤로 분해되면서 에너지를 생성한다. 지방산은 베타산화 과정을 거치면서 분해되어 에너지로 활용되고, 글리세롤은 가수분해 되어 해당작용을 통해 에너지원으로 활용된다.
- 혈장단백질은 간에서 합성되어 혈액량 유지에 기여한다. 혈장단백질에는 알부민, 글로불린, 피브리노겐이 있으며 그 중 알부민이 가장 많은 양을 차지한다. 알부민은 여러 물질의 혈액 내 운반과 교질삼투압의 형성에 기능을 한다. 글로불린은 혈장 효소로서 기능하고, 후천면역의 형성에 큰 기여를 한다. 피브리노겐은 응고체계에 의해 활성화됨으로서 응고기능에 중요한 역할을 할 수 있다.
- 간에서는 암모니아를 요소로 바꿈으로써 독성을 줄이고 오르니틴 회로를 거쳐 몸 밖으로 배출 할 수 있도록 한다.
- 간에서 생성되는 빌리루빈은 적혈구의 헤모글로빈을 구성하는 물질로 파괴되면 혈액으로 유리된다. 쓸개즙을 통해 배출된 빌리루빈은 유로빌리노겐의 형태로 장점막을 통해 일부 재흡수되고, 재흡수된 유로빌리노겐은 다시 간에 의해 대사되거나 소변으로 배출된다.
- 비타민은 소량으로 우리 몸에 필수적인 기능을 한다. 수용성 비타민에는 대표적으로 비타민 B, C가 있고, 지용성 비타민으로는 비타민 A, D, K 등이 있다. 지용성 비타민은 체내에 저장이 가능하지만 수용성 비타민의 경우 체내 저장이 되지 않기 때문에 지속적으로 섭취해야한다.

참·고·문·헌

- 김현지, 임정은(2018), 재미있게 배우는 의학용어, 퍼시픽북스
- 대한해부학회 해부학용어(6판), 아카데미아
- 이강이 외(2014), 인체생리학, 현문사
- 이준철 외(2018), 간호사를 위한 생리학, 수문사
- 인체생리학연구회(2017), 핵심인체생리학, 은학사
- 퍼시픽학술국(2012), 인체해부학, 퍼시픽북스
- Jone Hall(2016), Textbook of Medical Physiology(13th), Elsevier

PACIFIC'S

Human Physiology

PACIFIC'S HUMAN PHYSIOLOGY

I·N·D·E·X

INDEX

ㄴ

ㄷ

ㅅ

ㅇ

ㅈ

ㅊ

ㅋ

ㅌ

ㅍ

A

B

C

F

G

J

K

L

M

N

O

P

U

V

W

X

기타

PACIFIC'S HUMAN PHYSIOLOGY

발　행 2020년 7월 31일

저　자 우희영 외

발행인 이 웅 현

발행처 **퍼시픽북스**

서울시 중구 충무로 29 아시아미디어타워 501호

TEL. 02-2272-7766(代) / FAX. 02-2272-7166

E-mail : papu77@hanmail.net

ISBN 979-11-6375-170-0

정가　**40,000원**